INTEGRATIVE • ONCOLOGY • OF • KOREAN • MEDICINE

제2판

한의 통합 종양학

韓醫統合腫瘍學

대한암한의학회 교재편찬위원회 지음

군자출판사

한의 통합 종양학 제2판

韓醫統合腫瘍學

Integrative Oncology of Korean Medicine

대한암한의학회 교재편찬위원회 지음

한의통합종양학

韓醫統合腫瘍學

제1판 1쇄 발행 | 2013년 7월 30일
제2판 1쇄 인쇄 | 2024년 9월 25일
제2판 1쇄 발행 | 2024년 10월 7일

지 은 이 대한암한의학회 교재편찬위원회
발 행 인 장주연
출 판 기 획 김도성
출 판 편 집 이민지, 김형준
편집디자인 김영준
표지디자인 김재욱
일 러 스 트 유학영
제 작 담 당 황인우
발 행 처 군자출판사(주)
등록 제4-139호(1991. 6. 24)
본사 (10881) 파주출판단지 경기도 파주시 회동길 338(서패동 474-1)
전화 (031) 943-1888 팩스 (031) 955-9545
홈페이지 | www.koonja.co.kr

ISBN 979-11-7068-182-3

정가 60,000원

머리말

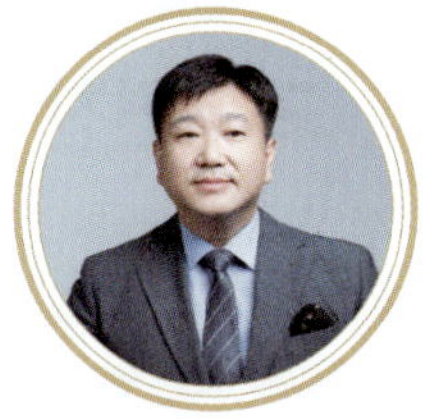

안녕하십니까.

2013년 7월 대한암한의학회 교재편찬위원회를 중심으로 국내에서 한의통합종양학 교과서를 처음 발간한 지 벌써 11년이 흘렀습니다. 변화하는 최신 기술과 의료 지식에 맞는 교과서를 개편할 필요성이 대두되어 새롭게 집필진들이 한자리에 모였습니다.

본 교과서는 암에 대한 전통과 현대를 아우르는 통합의학적 접근에 핵심이 맞추어져 있습니다. 총론편에서는 전통의학의 '적취', '징가'의 범위를 넘어서 종양생물학, 항암본초, 근거 중심의 통합종양학 등을 최신 지견에 근거하여 종양학의 골격을 제시하고 있습니다. 또한 각론편에서는 암의 발생 부위 및 종류에 따라 14개의 단원으로 자세히 나눠 기술하였는데, 단원마다 암종별 진단, 병기, 임상 증상, 현대의학적 치료부터 한의학적 치료까지 다양한 최근 연구 자료를 반영하였습니다. 단원 끝에는 참고문헌을 수록하여 교과서를 읽는 독자들이 알기 쉽게 정보를 찾을 수 있도록 하였습니다.

급속도로 진보하는 현대 의료기술에도 불구하고 암은 여전히 극복하기 어려운 질병이자 아직도 많은 사망률을 기록하고 있습니다. 따라서 암환자의 삶의 질과 증상을 개선하고, 표준치료를 보완하며 최종적으로 생존율을 개선하는 데 다양한 통합의학적 사고가 필요한 상황입니다.

한의통합종양학을 전공하는 학생들과 의료진들에게 이 책이 임상지식과 경험을 곁들여 암환자를 치료하는 작은 길잡이가 되기를 바랍니다. 제한된 지면을 이유로 최신의 연구 동향을 현 교과서에 모두 싣지는 못하고 또 한의 치료의 항암 치료에 작용하는 기전을 명확히 밝혀진 부분만 담아야 하는 아쉬움도 있었지만, 대한암한의학회 교재편찬위원회는 최선을 다해 '한의통합종양학'의 살아 있는 지식을 전달할 수 있도록 노력했습니다.

끝으로 개정 작업에 앞장서서 기존의 교과서를 최선을 다해 개편해 주신 교재편찬위원장이신 조정효 교수님과 바쁘신 와중에 개정 작업에 임해 주신 여러 교재편찬위원 교수님들, 그리고 간사 조영민 선생님에게 감사를 드립니다. 또한 이 책이 나올 수 있도록 수고해 주신 군자출판사 대표님께도 감사의 인사를 올립니다.

2024년 10월

대한암한의학회 회장 **유 화 승**

교재편찬원칙

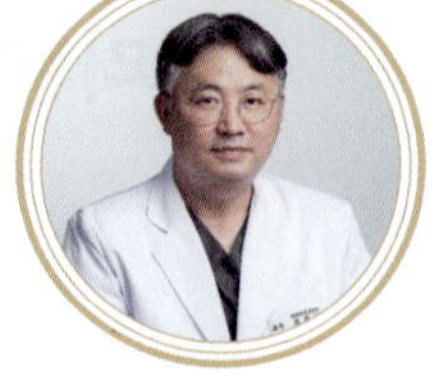

한의통합종양학 초판이 발간된 지 어느덧 11년이 되었습니다. 그동안 종양학과 통합의학 분야는 눈부신 발전을 이루어 왔으며, 이러한 변화를 반영하기 위해 교재의 개정 작업은 필수적이었습니다. 이에 따라 22명의 대학교수님들과 한의 암 전문의들로 새롭게 집필진을 구성하게 되었습니다.

이번 개정판은 암치료에 대한 근거 기반의 환자 중심 치료계획과 방향을 수립하는 데 있어 한의학과 한의학 이외의 통합의학, 현대의학의 최신 지견을 수록함으로써 한의사, 한의대생, 기타 통합의학자들에게 임상에서 알아야 할 기본적 정보를 제공하는 것을 목표로 하고 있습니다. 기존 교재를 바탕으로, 『NCCN (National Comprehensive Cancer Network) 지침』과 『DeVita, Hellman and Rosenberg's Cancer 12판』을 참고하여 최신 정보를 반영하였습니다. 또한, 역학 및 연구 결과물들은 국내외 논문들을 분석 후 가능한 한 최근 5년 이내의 자료로 수정하여, 실무자들이 임상 현장에서 보다 실용적으로 통합종양학을 이해하고 적용할 수 있도록 하였습니다.

이 교재는 명확성과 접근성을 높이기 위해 사용자 친화적으로 설계되었습니다. 정보를 명확하고 간결하게 제시하고, 복잡한 개념은 도표와 그림으로 요약하여 임상에서의 이해와 활용을 돕고자 하였습니다. 특히, 그동안 간과되었던 국내 암 관련 임상 및 실험 연구를 적극적으로 반영하고자 하였으며, 한의학 분야에서도 한의학 진료지침을 바탕으로 기존 변증분류 외에도 최신 임상 연구 결과와 동향을 소개하여 한의암치료에 대한 실질적 이해와 활용을 제공하고자 했습니다.

현대의학은 2010년 이후 면역항암제가 개발되면서 고전항암제, 표적 치료제에 이어 암치료 분야에서 비약적인 발전을 이루어 왔습니다. 그러나, 너무나 복잡한 유전자적 다양성에 따른 맞춤형 치료기술의 개발은 여전히 어려운 도전 과제로 남아 있으며, 암조직을 둘러싼 종양미세환경에서의 상호작용에 대한 연구도 현재 진행 중으로 해결되지 못한 문제들이 많이 존재합니다. 이러한 상황에서, 암환자를 전인적으로 치료하는 한의학과의 통합적 접근은 암치료 영역에서 새로운 대안이 될 수 있습니다. 『한의통합종양학 제2판』은 암치료에 있어 동양과 서양 의학을 통합하는 데 있어서 중요한 진전을 보여줍니다. 최신 연구, 지침 및 임상 내용을 반영한 이 교재는 환자에게 포괄적이고 근거 기반의 치료를 제공하려는 실무자에게 필수적인 자료가 될 것입니다. 또한, 통합종양학 분야에서 지속적인 혁신과 협력을 촉진하여 암환자의 생존율과 삶의 질을 향상시킴에 도움이 되길 바랍니다.

마지막으로 교과서 편찬 과정에서 아낌없는 지원을 해 주신 유화승 대한암한의학회 회장님께 깊이 감사드리며, 교재 개정을 위해 시간과 전문지식을 바쳐 주신 모든 편찬위원 교수님들, 그리고 작업 전반에 걸쳐 열정적으로 도와주신 조영민 간사님과 군자출판사 대표님께도 깊은 감사를 드립니다. 통합종양학 분야를 발전시키려는 그들의 헌신은 매우 귀중하며, 이번 개정판은 그들의 공동 노력이 없었다면 불가능했을 것입니다. 우리는 이 개정판이 통합종양학 분야의 실무자, 교육자 및 학생에게 귀중한 자원이 되기를 기대합니다.

2024년 10월

대한암한의학회 교재편찬위원장 **조 정 효**

집필진

2차 한의통합종양학

대한암한의학회 교재편찬위원회

편찬위원장

조정효 대전대학교 한의과대학 교수

편찬위원

유화승 대전대학교 한의과대학 교수

이상헌 단국대학교 일반대학원 교수

김봉이 경희대학교 한의과대학 교수

이지영 차의과학대학교 의학전문대학원 교수

정미경 한국한의학연구원 책임연구원

최희석 자연그린한방병원 원장

박진봉 경희대학교 한의과대학 교수

장성환 파인힐병원 통합암센터 센터장

박수정 우석대학교 한의과대학 교수

이종훈 (전)우석대학교 한의과대학 교수

박상은 동의대학교 한의과대학 교수

김명호 우석대학교 한의과대학 교수

윤성우 경희대학교 한의과대학 교수

조정효 대전대학교 한의과대학 교수

주종천 원광대학교 한의과대학 교수

송봉근 원광대학교 한의과대학 교수

박지혜 (전)대전대학교 한의과대학 교수

정현정 대구한의대학교 한의과대학 교수

박소정 부산대학교 한의학전문대학원 교수

김경순 대구한의대학교 한의과대학 교수

이남헌 대전대학교 한의과대학 교수

정의민 (전)상지대학교 한의과대학 교수

1차 한의통합종양학

대한암한의학회 교재편찬위원회

편찬위원장 윤성우

편찬위원 김성훈 | 최도영 | 정희재 | 이은옥 | 이효정 | 조종관 | 유화승 | 이종훈 | 문 구 | 원진희 | 백동기 | 김종대 | 김경순 | 홍상훈 | 박지혁

목차

머리말 v

교재편찬원칙 vi

집필진 viii

총론

암환자에 대한 통합의학적 접근 001

암환자 현황과 주요 암 발생률 004 / 암 진단과 병기 결정 006 / 치료와 관리 009 / 지지요법 012 / 암 통증 012 / 오심·구토 013 / 삼출액 014 / 악액질 증후군 015 / 정신적 지지 016 / 임종 017 / 암환자에 대한 통합의학적 접근 018 / 암환자에 대한 한의학적 접근 021

암의 위험 요인과 조기검진 027

암의 위험 요인 030 / 조기검진 055

종양생물학 077

종양의 구분 079 / 암 발생의 원인 080 / 암의 다단계 발암기전 084 / 암의 세포주기적 특징 085 / 암세포의 분자생물학적 특징 086 / 종양대사 087 / 종양면역 091 / 혈관신생과 종양 099 / 종양 전

이 106 / 자연살해와 종양 116

통상의학의 암치료 원칙 125

개요 127 / 수술요법의 원칙 130 / 방사선요법의 원칙 131 / 항암 화학 요법의 원칙 135 / 기타 치료법의 원칙 142

근거 중심의 통합종양학 147

통합종양학의 목적 및 필요성 149 / 통합종양학 치료법 152 / 통합종양학과 한의학 166

암의 한의학적 접근 183

한의학 고서에서 종양에 대한 기록 185 / 암의 한의학적 원인 190 / 암의 한의학적 병리 193 / 암의 한의학적 치료 195 / 의·한의 결합치료 204 / 적취론(積聚論) 209

항암본초 215

개요 217 / 각론 219

암의 증상에 따른 처치 257

암성 통증 ······ 259

역학 261 / 원인 261 / 평가 263 / 치료 266 / 통합의학적 접근 269 / 한의학적 치료 270

말초신경병증 ········ 278
개요 278 / 침치료 279 / 한약 치료 279 / 외용치료 281

식욕부진 ········ 282
개요 282 / 기전 282 / 한약 치료 282

악액질 ········ 284
개요 284 / 기전 284 / 평가 285 / 처치 285 / 예후 286 / 통합의학적 접근 287 / 한약 치료 287

암성 피로 ········ 289
개요 289 / 원인 289 / 평가 290 / 치료 291 / 통합의학적 접근 291 / 한의학적 치료 292

오심과 구토 ········ 295
개요 295 / 원인 296 / 분류 296 / 처치 297 / 통합의학적 접근 298 / 한의학적 치료 298

설사 ········ 300
개요 300 / 원인 300 / 치료 301 / 한약 치료 302

변비 ········ 303
개요 303 / 원인 303 / 평가 303 / 처치 304 / 한약 치료 304

장폐색 ········ 306
개요 306 / 원인 306 / 진단 306 / 처치 307 / 침치료 307 / 한약 치료 308

우울증 ········ 309
개요 309 / 원인 309 / 평가 309 / 처치 310 / 통합의학적 접근 310 / 한약 치료 310

불면 ········ 312
배경 312 / 원인 312 / 처치 312 / 통합의학적 접근 314 / 한약 치료 315 / 비훈요법 315

구강점막염 ······ 317
개요 317 / 원인 317 / 처치 317 / 통합의학적 접근 318 / 한약 치료 318

구강건조증 ······ 320
개요 320 / 침치료 320 / 한약 치료 321

림프부종 ······ 322
개요 322 / 원인 322 / 평가 322 / 처치 323 / 통합의학적 접근 324 / 한의학적 치료 324

저산소증 ······ 325
개요 325 / 고압산소 치료 325

완화요법, 지지요법 ······ 327
환자와의 정확하고 긴밀한 대화 327 / 완화요법에 대한 올바른 설명 328 / 환자와 가족, 의료진의 역할 분담 328 / 완화요법에 한의학이 필요한 이유 328 / 완화의료에서의 한약요법 329 / 소화기 기능 회복 한약 330 / 수면 장애, 불안증상 331 / 갱년기 장애나 말초순환부전, 난소기능부전 331 / 암성 통증 331

각론

두경부암 339

원인 및 위험 인자 342 / 임상 증상 342 / 진단 343 / 병기 344 / 치료 346 / 치료합병증 347 / 통합의학적 접근 348 / 한의학적 치료 348

뇌종양 353

개요 355 / 분류 356 / 예후와 등급 356 / 치료 361 / 한의학적 접근 363

갑상선암 369

개요 371 / 관련 통계 372 / 병리 373 / 진단 374 / 병기 375 / 분류 377 / 갑상선 결절 379 / 치료 380 / 한의학적 치료 382

폐암 385

역학과 위험 인자 387 / 병리 및 분류 388 / 조기 발견과 선별 검사 389 / 임상 증상 390 / 진단과 병기 392 / 치료 393 / 통합의학적 접근 398 / 한의학적 치료 398

위장관암 403

식도암 405

발생 빈도와 병인 405 / 임상 증상 406 / 진단 406 / 치료 407 / 통합의학적 접근 408 / 한의학적 치료 408

위종양 410

위선암 410 / 원발성 위림프종 414 / 위육종 415 / 통합의학적 접근 416 / 한의학적 치료 416

대장직장암 419

용종과 분자생물학적 발생기전 419 / 원인과 위험 인자 420 / 일차예방 423 / 선별 검사 423 / 임상 증상 424 / 병기, 예후 인자 및 전이 424 / 치료 426 / 통합의학적 접근 427 / 한의학적 치료 428

간담도암 433

간세포암 435

발생 빈도와 역학 435 / 병인 436 / 병리 기전 438 / 병기 체계 440 / 임상 증상 442 / 진단 443 / 치료 445 / 통합의학적 접근 449 / 한의학적 치료 450 / 치료 후의 평가 452

담도암 ········ 455

역학 455 / 원인 455 / 임상 증상 456 / 진단 456 / 병기 분류 456 / 치료 457 / 예후 458 / 한의학적 치료 459

췌장암 463

위험 인자 465 / 임상 증상 466 / 진단 467 / 병기 468 / 치료 468 / 예후 469 / 통합의학적 접근 469 / 한의학적 치료 471

비뇨기암 475

방광암 ········ 477

역학 478 / 병리 478 / 임상 증상 479 / 진단 479 / 위험 인자 480 / 치료 481 / 통합의학적 접근 483 / 한의학적 치료 485

신장암 ········ 488

역학 488 / 병리 488 / 임상 증상 489 / 진단 489 / 위험 인자 490 / 치료 491 / 통합의학적 접근 492 / 한의학적 치료 492

전립선암 ········ 495

역학 495 / 병리 496 / 임상 증상 497 / 진단 497 / 위험 인자 499 / 치료 501 / 통합의학적 접근 506 / 한의학적 치료 507

유방암 517

발생 빈도와 역학 519 / 병인 520 / 임상 증상 522 / 진단과 병기 522 / 치료 528 / 통합의학적 접근 532 / 한의학적 치료 533

자궁암 537

자궁경부암 539

역학 539 / 병기 분류 540 / 임상 증상 541 / 진단 541 / 치료 542

자궁체부암 544

역학 544 / 병기 분류 544 / 임상 증상 546 / 진단 546 / 치료 548 / 통합의학적 접근 549 / 한의학적 치료 549

난소암 559

발병과 병인 562 / 난소상피암 563 / 비상피성 난소암 566 / 통합의학적 접근 569 / 한의학적 치료 570

피부암 581

기저세포암 584 / 편평상피세포암 586 / 흑색종 588 / 통합의학적 접근 592 / 한의학적 치료 592

백혈병 595

개요 597 / 급성 골수성 백혈병 597 / 급성 림프모구 백혈병 601 / 만성 골수성 백혈병 603 / 만성림프구백혈병 605 / 골수형성이상증후군 607 / 다발골수종 610 / 한의학적 치료 612

악성 림프종 619

개요 및 역학 621 / 분류 622 / 한의학적 치료 636

색인 641

색인 643

총론 제1장

암환자에 대한 통합의학적 접근

유화승 대전대학교 한의과대학 교수

총론 제1장

암환자에 대한 통합의학적 접근

유화승 대전대학교 한의과대학 교수

암은 그 생리학적 특성뿐만 아니라, 심리적, 사회적, 감정적 요인에서도 환자에게 깊은 영향을 미친다. 현대 의학 기술의 발전으로 우리나라에서 암 진단을 받은 환자들의 약 70%가 수술, 방사선, 그리고 생물학적 요법 등의 치료를 통해 5년 이상 생존하는 것이 가능해졌다.[1] 그러나 이러한 통계치가 의미하는 것은 오직 생존율에 관한 것이지 암이 개인과 가족, 사회에 미치는 영향에 대해서는 말해주지 않는다. 암의 진단은 환자에게 매우 큰 충격으로 다가오며, 그들의 삶의 질, 정신 상태, 사회적 역할에 걸쳐 큰 변화를 일으킨다. 예를 들어, 다른 만성질병인 당뇨병의 경우 환자들은 적절한 관리와 생활 습관의 변화를 통해 병의 진행을 막을 수 있다. 따라서 당뇨병 환자들은 당뇨병을 진단받더라도 본인의 상태를 직접 관리할 수 있다는 느낌을 가질 수 있다. 반면, 암환자들은 암세포의 불확실하고 예측 불가능한 특성 때문에 자신의 건강을 완전히 통제하고 있다는 느낌을 가지기 어렵다. 이러한 현상의 이유 중 하나는 암세포의 특성에 있다. 정상적인 세포들은 서로 협력하여 기관이나 조직의 기능을 수행하는데, 암세포는 이러한 협동체에서 벗어나 스스로를 위해 독립적으로 행동한다. 이러한 암세포의 불확실하고 예측 불가능한 특성으로 인해 환자들은 종종 자신의 건강 상태를 통제하는 것에 어려움을 느낀다. 따라서 암의 위험성은 단지 생물학적인 문제만을 넘어서 개인의 정신적, 감정적, 사회적 측면에까지 미치는 복합적 요소를 모두 포함한다. 이러한 복잡성을 이해하고 대응하는 것은 암환자의 적절한 관리와 치료에 필수적인 요소이다.

통합의학은 이상적인 건강과 치료를 위해 모든 적절한 치료법과 원리를 동원하고, 환자와 의사 간의 관계를 중요시하는 임상의학이다.[2] 통합종양학은 이러한 원칙을 암치료에 적용하여 암환자의 복합적인 건강 상태에 초점을 맞추며, 기존의 수술, 화학요법, 방사선요법, 분자생물학 요법 등과 함께 한의학이나 심신의학과 같은 통합의학적 접근법을 제시한다.[3] 특히 암환자의 전체적인 건강 상태를 고려하여 다양한 치료 방법을 통합적으로 사용하며, 암세포의 불확실하고 예측 불가능한 특성을 고려하여 개인화된 치료 방안을 제공한다. 이는 환자가 자신의 건강 상태를 더 잘 이해하고 관리할 수 있도록 돕는 데 중요한 역할을 한다. 또한 이런 접근법은 항암 치료의 부작용 완화, 암세포의 성장 억제, 스트레스 관리, 의지력 향상 등을 통해 암환자의 생존기간을 연장하고 삶의 질을 높이는데 기여한다.

암환자 현황과 주요 암 발생률

전 세계에서 2020년도에 1,930만 명의 새로운 암환자가 발생하였고 약 1,000만 명이 암으로 사망하였다. 지역별로 나눠보면 아시아에서 49.3%, 유럽에서 22.8%, 북미에서 13.3%, 중남미에서 7.6%, 아프리카에서 5.7%, 그리고 오스트레일리아/뉴질랜드에서 1.3%를 차지한다. 유방암은 전 세계적으로 가장 흔히 발생하는 암이지만(11.7%) 암 사망 원인에서는 폐암(18%), 대장암(9.4%), 간암(8.3%), 위암(7.7%)에 이어 5위(6.9%)를 차지하고 있다. 폐암은 두 번째로 흔한 암이며(11.4%) 가장 높은 암 사망 원인을 기록하고 있다. 상위 8개의 호발암 중에서 폐암(2배), 유방암(3배), 전립선암(2.5배), 그리고 대장암(3배)은 덜 개발된 국가보다 선진국에서 더 많이 발생하며 간암(2배), 자궁경부암(2배), 그리고 식도암(2-3배)은 저개발국가에서 더 흔하게 발생한다. 위암은 선진국과 저개발국가간에 발생 빈도의 차이는 없지만 북미 또는 아프리카보다 아시아에서 많이 발생한다. 전 세계적으로 발생하는 암의 약 1/3은 제거가 가능한 위험 인자로 인하여 생긴다. 이러한 위험 인자는 흡연, 음주, 비만, 운동부족, 과일과 채소 섭취 부족, 안전하지 못한 성관계, 대기오염, 가정 난방에 의한 실내 매연, 그리고 오염된 주사 등이다. 우리나라 국가암등록통계[1]에 따르면 2020년도의 암 발생자수는 247,952명(남자 130,618명, 여자 117,334명)으로 1999년 대비 남자는 226.4%, 여자는 271.6%가 증가하였고 이러한 암 발생은 지속적인 증가 추세에 있다. 평균 수명인 83.5세까지 생존 시 암이 발생할 확률은 36.9%(3명 중 1명)인데 남자는 39%(5명 중 2명)이고 여자는 33.9%(3명 중 1명)이다. 전체적으로 암을 일으키는 가장 유의성 있는 위험 인자는 연령으로 모든 암환자의 48.7%가 65세 이상이다. 2020년도에 남녀 모두 통틀어 가장 많이 발생한 암은 갑상선암(11.8%), 폐암(11.7%), 대장암(11.2%), 위암(10.8%), 유방암(10.1%) 순이었으며 남자에서는 폐암(15.0%), 위암(13.7%), 전립선암(12.9%), 대장암(12.6%), 간암(8.5%)의 순으로 호발했고 여자에서는 유방암(21.1%), 갑상선암(18.5%), 대장암(9.7%), 폐암(7.9%), 위암(7.5%)의 순으로 발생하였다. 연도에 따른 남녀 주요 암의 발생률 변화는 그림 1-1과 같다.

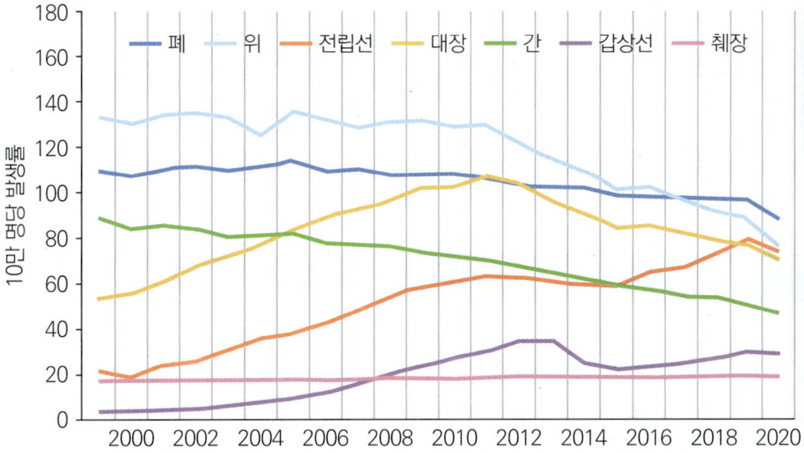

암종	최근 추이	
	발생 기간	연간 변화율 (%)
폐	2005-2020	-1.3*
위	2011-2020	-5.1*
전립선	2015-2020	5.3*
대장	2011-2020	-4.3*
간	2010-2020	-4.0*
갑상선	2015-2020	6.4*
췌장	1999-2020	0.7*

* $p<0.05$

연령표준화발생률: 우리나라 2020년 주민등록연양인구를 표준인구로 사용

【연도별 연령표준화발생률 추이: 남자】

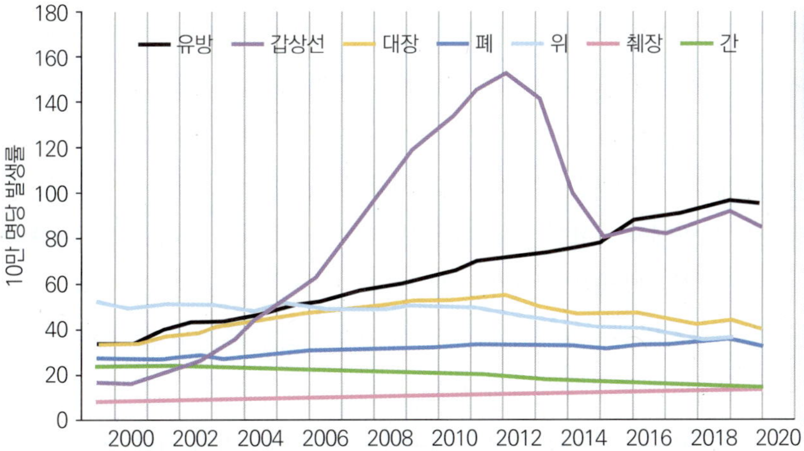

암종	최근 추이	
	발생 기간	연간 변화율 (%)
유방	2008-2020	4.3*
갑상선	2015-2020	1.3
대장	2011-2020	-3.0*
폐	2018-2020	-2.5
위	2011-2020	-4.1*
췌장	1999-2020	2.5*
간	2010-2020	-4.0*

* $p<0.05$

연령표준화발생률: 우리나라 2020년 주민등록연양인구를 표준인구로 사용

【연도별 연령표준화발생률 추이: 여자】

【그림 1-1.】 연도별 연령표준화발생률 추이

1999년부터 2020년까지 암을 진단받은 사람 중 2021년 1월1일 기준으로 생존해 있는 암환자로 암치료를 받고 있는 환자뿐 아니라 완치된 암생존자도 포함한 암유병자의 유병율은 갑상선암(21.5%), 위암(14.5%), 대장암(12.9%), 유방암(12.3%), 전립선암(5.3%)의 순으로 나타났다.[3] 2000년도 전까지는 뇌혈관질환과 심장질환을 포함한 순환기계 질환으로 인한 사망률이 암으로 인한 사망률보다 높았지만 2000년도 이 후로는 현재까지 암(26.0%)으로 인한 사망률이 가장 높고 그 다음으로는 심장질환(9.9%), 폐렴(7.2%) 순으로 높다. 2021년도의 암 사망률은 인구 10만 명당 161.1명으로 폐암(36.8명), 간암(20.0명), 대장암(17.5명) 순으로 높았으며 2011년도 대비 12.8%, 2020년 대비 0.6% 증가하였다.[4]

전체 암환자의 5년 생존율은 71.5%에 달하며 남자는 65.5%, 여자는 77.8%에 해당한다. 5년 생존율이 상 대적으로 높은 암은 갑상선암(100%), 전립선암(95.2%), 유방암(93.8%), 위암(78.0%), 대장암(74.3%) 순이며 간암(38.7%), 폐암(36.8%), 췌장암(15.2%)은 비교적 5년 생존율이 낮다.

암 진단과 병기 결정

암의 진단은 복합적이고 정교한 과정이다. 환자의 증상, 이력 및 물리적 검사를 바탕으로 암이 의심되는 경우, 여러 단계로 특정 검사를 통해 암을 확정하게 된다. 이러한 검사에는 영상 검사, 조직 생검, 종양 표지자 검사가 포함된다.

영상 검사는 의사가 암을 의심할 때 처음으로 실시하는 검사 중 하나로, X선, 초음파, 컴퓨터 단층촬영(CT), 자기공명영상(MRI) 등의 방법이 있다. 이러한 영상 검사는 이상이 있는 덩어리의 존재, 위치, 크기 등을 확인하는 데 사용되며, 병의 위치와 분포를 파악하고, 전이 여부를 확인하는 데도 중요한 역할을 한다. 예를 들어, 만성 기침이나 체중 감소와 같은 증상이 있는 환자는 흉부 X선을 받을 수 있고, 반복적인 두통이나 시력 문제가 있는 환자는 뇌 CT나 MRI를 받을 수 있다. 이와 같이 영상 검사는 암의 초기 진단 및 진행 상황 파악에서 중요한 도구로 활용된다. 하지만 영상 검사만으로는 해당 이상이 암으로 인한 것인지, 다른 이유로 발생한 것인지를 확정하기 어렵다. 이는 암의 진단과 그 진행 상황에 대한 정보가 제한적이며, 오진의 가능성이 있다. 따라서 이상이 발견된 경우, 추가적인 조직 생검 등을 통해 암세포의 존재를 확정하는 과정이 필요하다.

생검은 암 진단에서 필수적인 단계로, 의심되는 부위의 세포나 조직을 채취하여 이를 현미경으로 조사해 암세포의 존재를 확인하는 방법이다. 채취한 조직을 기반으로 종양의 조직학적 특성, 등급, 침습력 등을 평가하며, 분자 수준에서 특정 암에 발현되는 세포 표면 표지자나 세포 내 단백질의 발현을 검사해 암의 성질을 분석한다. 생검 방법은 여러 가지가 있으며, 상황에 따라 적절한 방법을 선택해야 한다. 바늘 생검은 속이 빈 바늘을 통해 조직을 채취하는 방법으로, 작은 부위의 조직을 채취할 때 사용하며, 때로는 갑상선 결절과 같은 경우에는 미세침 흡인술로도 충분히 암을 진단할 수 있다. 반면에 대규모의 조직 채취가 필요한 경우에는 수술적 생검이 필요하다. 이러한 조직 채취 과정은 정확한 위치로 안내되기 위해 초음파나 CT를 사용하기도 한다. 보통 생검 과정은 통증을 동반할 수 있기 때문에 국소 마취가 실시되며, 이후 검체는 현미경을 통해 자세히 검사된다. 이렇게 얻어진 조직 정보를 통해 암의 성질과 진행 상황을 파악하며, 이를 바탕으로 치료 계획을 세우게 된다. 또한, 이 과정에서는 얻어지는 특정 유전자의 발현과 같은 정보를 통해 치료 반응과 예후를 예측하는 데 도움이 된다.

종양 표지자는 특정 암세포에서 생성되어 혈류에 분비되는 물질로서, 이들은 암의 진단, 치료 효과의 모니터링, 그리고 재발 감지 등에 유용하게 사용된다. 암이 의심되는 경우 종양 표지자의 혈중 수치를 측정함으로써 추가적인 증거를 얻을 수 있으며, 일부 특정 암에 대해서는 치료 후 종양 표지자 수준이 낮아졌다가 암이 재발하면 다시 높아지는 패턴을 보이기도 한다. 이를 통해 암의 진행 상황과 치료 반응을 객관적으로 판단하고 모니터링할 수 있다. 그러나 주의할 점은 모든 종양 표지자가 혈액에서 측정할 수 있는 것은 아니며, 때때로 종양세포 내에서만 발견할 수 있다. 이러한 경우에는 생검을 통해 채취한 조직을 현미경으로 검사하여 확인하게 된다. 종양세포에서 발견되는 종양 표지자의 예로는 유방암에서 중요한 역할을 하는 HER2나 비소세포폐암에서 중요한 역할을 하는 EGFR 등이 있다. 이들 표지자는 각각의 암의 특성을 이해하고, 특정 치료 대응성을 예측하며, 암의 예후를 가늠하는 데 도움이 된다.

암으로 진단된 환자에게는 병의 진행 범위 확인이 필요하다. 이는 종양의 근치 가능성을 파악하고 적절한 치료 계획을 세우는 데 중요하다. 이상적으로는 암이 증상을 보이기 전, 초기 단계에서 건강검진을 통해 발견되는 것이 가장 이상적이지만, 실제로는 대부분의 환자들이 암과 관련된 증상이 나타난 후에 진단을 받는다. 이러한 증상은 종양의 압박이나 암에서 발생하는 사이토카인, 호르몬 변화 등에 의해 나타난다.

병의 진행 범위는 침습적, 비침습적 진단검사와 시술을 통해 결정된다. 이 과정을 병기 결정(staging)이라고 부르며, 임상적 병기결정(clinical staging)과 병리학적 병기결정(pathological staging)이 있다. 임상적 병기는 진찰, 방사선 검사, 동위 원소 스캔, CT 촬영 및 기타 영상 검사를 근거로 하며, 병리학적 병기는 수술 중에 촉진, 주변 림프절 또는 종양 인접 조직의 절제, 암 확산 시 흔히 침범되는 장기의 시진과 생검을 포함하는 외과적 시술과정에서 얻어진 정보들과 수술 시 제거된 모든 조직의 조직학적 검사에 근거한다.

병기 결정은 암의 발병과 진행 정도를 정량화하는 데 중요한 과정이다. 이는 주로 암의 크기, 림프절로의 전이 여부, 그리고 원거리 전이의 존재 유무 등을 평가하여 이루어진다. 이 과정은 TNM 시스템이라는 표준화된 분류 체계에 의해 이루어진다. 암의 크기(T)는 T1부터 T4까지로 분류되며, 숫자가 클수록 종양의 크기가 크다는 것을 의미한다. 이는 일반적으로 신체 검사나 영상 진단검사를 통해 확인한다. 작은 종양(T1)은 암이 초기 단계에 있다는 것을 나타내고, 큰 종양(T4)은 암이 진행 상태임을 의미한다. 림프절 침범(N)은 림프절로의 암 전이 여부를 나타낸다. 일반적으로 N0은 림프절 침범이 없음을, N1은 림프절 침범이 있음을 나타낸다. 림프절로의 암 전이는 암세포가 림프계를 통해 다른 부위로 확산될 가능성이 높아진다는 것을 의미하며, 이는 림프절 생검, 초음파, CT, MRI 등을 통해 확인할 수 있다. 원거리 전이(M)는 암이 원래의 위치에서 다른 부위로 확산했는지를 나타낸다. M0은 전이가 없음을, M1은 전이가 있음을 나타낸다. 이는 주로 PET-CT, 고해상도 CT, MRI 등의 고해상도 영상 진단 방법을 통해 확인된다. 이렇게 결정된 T, N, M의 정보를 종합적으로 분석하여 암의 병기를 결정한다. 병기는 로마 숫자 I에서 IV까지로 표시되며, 숫자가 클수록 암이 진행된 상태를 나타낸다. 병기 정보는 암의 치료 계획을 세우고, 예후를 예측하는 데 중요한 역할을 한다. 예를 들어, 초기 병기(I)의 암은 치료 가능성이 높지만, 원거리 전이를 보이는 고병기(IV)의 암은 치료가 더 어려울 수 있다. 그러나, 병기만을 고려하는 것이 아니라 암의 종류, 위치, 환자의 일반적인 건강 상태 등과 같은 다른 요소들을 함께 고려하여 개별 환자에게 가장 적합한 치료 전략을 결정해야 한다. 병기와 종양 부하가 커지면 치유 가능성은 감소하며, 같은 병기라고 하더라도 환자의 생리적 예비력에 따라 예후가 달라질 수 있다. 환자가 암과 그에 대한 치료로 인해 발생하는 생리적 스트레스를 어떻게 대처하느냐는 결정적인 역할을 한다. 이를 평가하기 위해 환자의 연령, ECOG (Eastern Cooperative Oncology Group) 또는 Karnofsky 신체 활동도와 같은 평가지수들을 사용한다(표 1-1). 이는 암의 병기 결정에 있어 중요한 요소로 작용한다.

【표 1-1.】 암환자의 신체활동지수

Karnofsky 신체활동지수		ECOG 신체활동지수	
100	정상상태 - 증상이 없음	0	무증상 상태 - 병에 걸리기 전과 동일하게 모든 일상활동이 가능
90	정상활동가능 - 경미한 증상	1	증상은 있으나 완전한 거동이 가능 - 육체적으로 힘든 일은 제한이 있지만 거동이나 가벼운 집안일, 사무 등은 가능
80	힘들여 정상 활동 가능 - 다소의 증상		
70	자신을 돌볼 수 있으나 정상 활동은 불가능	2	증상이 있고 깨어있는 시간의 50%이상을 일어나서 돌아다님 - 거동이나 자가관리는 가능하나 일은 불가능
60	종종 도움이 필요하나 대부분의 자기 관리는 가능		
50	상당한 도움이 필요하며 빈번한 의료를 요함	3	증상이 있고 깨어있는 시간의 50% 이상을 침상(또는 휠체어)에서 보냄 - 자가관리는 제한적으로 가능
40	장애상태로 특별한 간호나 보조가 필요		
30	심한 장애상태로 죽음이임박하지는 않으나 입원치료 권장	4	완전히 무력한 상태. 대부분의 시간을 침상(또는 휠체어)에서 보냄 - 어떠한 자가관리도 불가능
20	매우 아픈 상태로 입원이 필요하며 적극적인 지지요법이 필요		
10	빈사상태로 임종이 임박한 상태		
0	사망	5	사망

ECOG, Eastern Cooperative Oncology Group.

치료와 관리

환자가 암 진단을 받으면 의료진은 치료 계획을 수립하기 위해 다양한 요소를 고려하게 된다. 이 요소들에는 암의 종류, 진행 단계, 위치, 환자의 전반적인 건강 상태 그리고 환자의 선호와 가치도 포함된다. 치료의 주된 목표는 가장 이상적인 상황에서 암을 완전히 제거하는 것이다. 그러나 이것이 불가능한 경우에는 암의 진행을 늦추거나 증상을 관리하는 것이 주요 목표가 될 수 있다. 가능한 치료 선택지는 수술, 방사선 치료, 화학 치료, 면역 치료, 유전자 치료 등 다양하다. 치료 계획은 표준 연구계획서를 정확히 따르든지 새로운 치료를 평가하는 진행 중인 임상연구계획서에 참여하는 것이 최선이다. 표준 연구계획서를 임기응변식으로 변경하는 것은 치료성적을 나쁘게 할 수 있다. NCCN Guideline은 각종 암의 진단 및 치료에 대한 대표적인 표준 프로토콜을 제시하고 있다.[5] 어떤 치료법이 선택되든 그 선택은 환자와 의료진 사이의 협의를 통해 이루어져야 한다. 이러한 결정은 단순히 암을 제거하거나 생명을 연장하는 것뿐만 아니라, 환자의 삶의 질에 어떤 영향을 미칠지를 고려해야 한다. 암치료의 부작용은 때때로 환자의 삶의 질을 심각하게 저하시킬 수 있기 때문이다.

치료 계획을 수립하고 모니터링하는 데는 종양 표지자와 RECIST (Response Evaluation Criteria in Solid Tumors, 고형 종양에 대한 반응 평가 기준) 등의 도구가 중요하게 작용한다. 종양 표지자는 특정 암 유형이나 암의 진행 상황을 나타내는 혈액 속의 특정 물질이다. 종양 표지자는 다양하게 존재하는데, 예를 들어 CA-125는 난소암, PSA는 전립선암, CEA는 대장암 등을 가리키는 표지자로 사용된다(표 1-2). 이러한 표지자의 수치 변화를 추적함으로써 의료진은 치료의 효과를 평가하고 필요에 따라 치료 계획을 조정할 수 있다. RECIST는 암치료 반응을 평가하는 데 널리 사용되는 기준으로, 이를 통해 의료진은 종양의 크기와 수를 측정하고 이 정보를 바탕으로 치료의 효과를 평가한다. 이런 표준화된 평가 방법은 연구에서도 널리 사용되며, 새로운 암치료법의 효과를 비교 분석하는 데 중요한 역할을 한다.

【표 1-2.】 종양 표지자

종양 표지자	암	비신생물 상태
호르몬		
사람융모생식선자극호르몬(human chorionic gonadotropin, hCG)	임신 영양모세포병(gestational trophoblastic disease), 생식선 배아세포 종양(gonadal germ cell tumor)	임신
Calcitonin	갑상선 수질암(medullary cancer of the thyroid)	
Catecholamine	갈색세포종(pheochromocytoma)	
암태아 항원		
알파태아단백(α-fetoprotein, AFP)	간세포암, 생식선배아세포종양(gonadal germ cell tumor)	간경화증, 간염

종양 표지자	암	비신생물 상태
암배아항원 (carcinoembryonic antigen, CEA)	결장, 췌장, 폐, 유방, 난소의 선암종(adenocarcinoma)	췌장염, 간염, 염증성 장 질환, 흡연
효소		
전립선 산성 인화 분해효소 (prostatic acid phosphatase, PAP)	전립선암	전립선염, 전립선비대
신경세포 특이에놀라제 (neuron-specific enolase, NSE)	소세포폐암, 신경모세포종(neuroblastoma)	
젖산 탈수소효소 (lactate dehydrogenase, LDH)	림프종, 유잉 육종(Ewing's sarcoma)	간염, 용혈성 빈혈, 기타
종양 관련 단백		
전립선특이항원 (prostate-specific antigen, PSA)	전립선암	전립선염, 전립선 비대
단세포군면역글로불린 (monoclonal immunoglobulin)	골수종(myeloma)	감염, MGUS
CA-125	난소암, 일부 림프종	월경, 복막염, 임신
CA 19-9	결장암, 췌장암, 유방암	췌장염, 궤양성장염
CD30	호지킨병, 역형성큰세포 림프종 (anaplastic large cell lymphoma)	-
CD25	털세포백혈병(hairy cell leukemia), 성인T세포백혈병/림프종	-
PD-L1	비소세포 폐암, 간암, 위암, 림프종	
HER2/neu	유방암, 위암	
유전자		
BRCA1/BRCA2	유방암, 난소암	
ALK	폐암, 림포종, 신경교종	
EGFR	폐암, 대장암	
KRAS	폐암, 췌장암, 대장암	
PIK3CA	유방암, 대장암, 자궁내막암	

MGUS, monoclonal gammopathy of uncertain significance.

그러나 암치료는 물리적인 변화뿐 아니라 정신적, 감정적 변화를 수반한다. 암 진단은 환자의 삶에 광범위한 영향을 미치며, 그 영향은 신체적 건강뿐만 아니라 정서, 심리, 사회적 측면까지 미친다. 이러한 복합적인 영향은 '암에 대한 전체적 경험'이라는 개념을 만들어낸다. 이 개념은 암이 개인의 삶에 미치는 영향의 다양한 측면을 포괄하는 것으로, 이를 관리하고 알아차리는 것이 암치료의 핵심적인 부분이다. 각 암환자의 전체적 경험은 다양하다. 환자의 연령, 성별, 사회경제적 상태, 가족 구조, 존재하는 다른 건강 문제, 그리고 진단 받은 암의 종류와 단계에 따라 그 경험은 다르다. 이 모든 요인은 환자가 암과 그 치료를 어떻게 경험하고 이해하는지에 영향을 미친다. 이러한 이유로, 암치료는 개별적인 접근이 필요하다. 각 환자의 개인적 상황과 필요를 이해하는 것은 치료 계획을 개발하는 데 중요하다. 이는 의료진이 환자와 그 가족과 함께 작업하여, 환자의 생명을 연장하거나 암의 증상을 완화하는 것뿐만 아니라, 환자의 삶의 질을 유지하고 향상시키는 데 중점을 두는 계획을 수립하는 것을 가능하게 한다.

암 진단은 깊은 불안과 두려움을 초래하며, 치료 과정은 종종 불편하고 힘들다. 이러한 스트레스 요인은 환자의 심리 건강에 악영향을 미칠 수 있으며, 때때로 우울증이나 불안장애 같은 심각한 정신 건강 문제를 일으킬 수 있다. 이러한 문제는 암치료의 성공에 방해가 될 수 있으므로, 적절한 심리적 지원과 치료가 필요하다. 또한, 암환자는 사회적 고립을 겪을 수 있다. 암치료는 환자가 일상 활동을 중단하게 만들 수 있으며, 이는 환자가 친구나 가족과의 접촉을 줄이고, 이로 인해 사회적 고립감을 느끼게 할 수 있다. 이러한 문제를 해결하기 위해, 의료진은 환자와 그 가족에게 사회적 지원을 제공하고, 환자가 사회적 활동에 다시 참여할 수 있도록 돕는 것이 중요하다. 환자의 의료적 필요와 심리적, 사회적 요구를 동시에 다루는 것은 암치료의 복잡성을 보여준다. 그러나, 이런 복잡성은 암치료의 도전적인 면이자, 그 성공의 가능성을 높이는 기회이다. 개인화된 접근 방식, 종합적인 지원, 그리고 환자와 그 가족의 적극적인 참여를 통해, 암치료는 환자의 삶을 구원하고 향상시킬 수 있다. 이것이 바로 암치료의 궁극적인 목표이다.

암치료가 종결된 후에도, 환자 관리는 그 어느 때보다 중요한 단계이다. 이 과정에서는 치료 후 간호, 재발 예방, 정신사회적 회복 등 다양한 요소들이 포함된다. 치료 후 간호는 환자가 치료 과정에서 겪었던 다양한 부작용들을 관리하는 것을 목표로 한다. 예를 들어, 화학 요법(chemotherapy)은 신체적인 부작용들, 예를 들면 식욕부진, 피로감, 면역 체계 약화 등을 일으킬 수 있다. 이러한 부작용들은 치료가 끝난 후에도 지속될 수 있기에 이를 완화하기 위한 전략이 필요하다. 이는 영양 상담, 신체 운동 프로그램, 물리 치료 등을 통해 이루어진다. 재발 예방은 환자의 건강 상태를 모니터링하고, 잠재적인 재발의 징후를 조기에 발견하는 것이다. 이를 위해, 종양 표지자들을 이용한 정기적인 혈액 검사가 이루어지며, 암의 종류에 따라 CT 스캔, MRI 등의 영상 진단도 필요할 수 있다. 예를 들어, 대장암환자의 경우 CEA 레벨을 모니터링하고, 대장내시경(colonoscopy)을 정기적으로 수행하여 잠재적인 재발을 조기에 감지한다. 암의 진단과 치료는 환자에게 막대한 정신적 스트레스를 주며, 이는 치료 후에도 계속될 수 있다. 따라서 정신사회적 회복은 이러한 스트레스를 완화하고, 환자의 삶의 질을 향상시키는 것을 목표로 한다. 이는 심리 상담, 그룹 치료, 스트레스 관리 기법 등을 통해 이루어진다.

지지요법

지지요법(supportive therapy)은 암치료의 핵심 요소이다. 암에 대한 직접적인 치료와 함께, 지지요법은 환자의 삶의 질을 유지하고 향상시키는 데 결정적인 역할을 한다. 환자의 신체적, 정신적, 사회적 복지를 총체적으로 고려하는 이 접근법은 환자가 치료 과정을 잘 이해하고 효과적으로 대처할 수 있게 돕는다. 암의 증상과 치료로 인한 부작용은 환자의 삶에 광범위한 영향을 미친다. 이러한 문제를 해결하지 못하면 환자가 치료를 포기하거나 삶의 질이 떨어질 수 있다. 이를 막기 위해 지지요법은 중심적인 역할을 한다. 심리상담, 그룹치료, 영양 지원, 통증 관리 등 다양한 지지요법들이 환자가 암과 그 치료를 잘 이해하고 이에 대처하는 데 도움을 준다. 지지요법은 삶의 질을 개선하는 데 있어 중추적인 역할을 한다. 이는 치료와 동등한 중요성을 갖는다. 암치료는 생명을 연장하는 것이 중요하지만, 동시에 환자의 삶의 질을 높이는 것도 매우 중요하다. 삶의 질은 임상 연구에서 중요한 결과 지표로 인식되며, 이는 치료의 효과를 평가하는 데 핵심적인 역할을 한다.

암 통증

암은 전 세계적으로 중요한 건강 문제로, 그에 따른 통증은 환자의 삶의 질을 크게 감소시키는 주요 요인 중 하나이다. 암 통증(cancer pain)은 암환자에서 자주 보고되는 증상 중 하나로, 암환자 중 약 44.5%가 통증을 경험하고 있다. 특히 완치 치료 후의 환자들에서는 통증 발생률이 35.8%로 보고되었다. 중등도에서 심한 통증은 모든 암환자 중 30.6%에서 나타나며, 완치 치료 후의 환자들에서는 이 수치가 22.8%로 낮아진다. 그러나 치료가 불가능한 암환자들 중에서는 중등도에서 심한 통증을 경험하는 비율이 43.3%로 상당히 높다.[6] 통증의 발생률은 암의 종류, 위치, 그리고 단계에 따라 크게 다르다. 암환자의 통증은 다양한 원인으로 발생한다. 가장 일반적인 원인 중 하나는 암 자체로, 암세포가 주변 조직을 침범하거나 신경을 압박할 때 통증이 발생할 수 있다. 또한, 화학요법, 방사선 치료, 수술 등의 치료 방법에 따른 부작용으로 인해 통증이 유발될 수 있다.

통증의 평가는 암환자의 진료 과정에서 중요한 부분이다. 의료진은 환자의 통증 수준, 통증의 성질, 위치, 지속 시간, 악화 또는 완화 요인 등을 이해하기 위해 다양한 도구를 사용한다. 자가 보고 척도, 비주얼 아날로그 척도(Visual Analog Scale, VAS), 숫자 등급 척도(Numeric Rating Scale, NRS), 그리고 통증 질문지는 통증 평가에서 가장 널리 사용되는 도구들 중 일부이다. 암환자의 통증 관리는 다양한 접근법을 포함하며, 개인화된 치료 계획이 필수적이다. 비약물 치료 방법으로는 물리치료, 정신치료, 수면 치료, 그리고 마사지 등이 있고, 약물 치료에는 비스테로이드 소염제(non-steroidal anti-inflammatory drugs), 오피오이드, 항경련제, 그리고 항우울제 등이 포함된다. 또한, 심한 통증의 경우 신경 차단 또는 수술적 치료를 고려할 수 있다.

통합의학은 암 통증 관리에서 기존 의학과 보완적 치료를 결합하여 환자에게 전인적인 관리를 제공함으로써 신체적, 정서적, 심리적 측면의 통증까지 고려한 포괄적인 통증 완화를 제공한다. 이러한 접근 방식은 맞춤형 치료 계획을 통해 환자의 특정 필요와 선호에 부합하도록 하며, 비약물 치료의 활용을 통해 약물 의존도를 낮추고 부작용을 줄이는 한편, 환자의 삶의 질을 향상시킨다. 특히 침치료는 신경을 자극해 엔도르핀과 세로토닌의 방출을 촉진함으로써 통증 완화에 기여하며, 수술 후 통증, 화학요법으로 인한 통증, 그리고 만성적인 통증 관리에 이르기까지 암치료의 다양한 단계에서 효과적으로 사용된다. 미국 국립암종합네트워크(NCCN)를 비롯한 전문 기관들은 암 통증 관리에 침치료의 포함을 권장하고 있으며, 진통제 사용이 어려운 노약자나 어린이에게는 특히 침치료가 훌륭한 대안이 될 수 있다.

오심·구토

암환자들이 진단, 치료, 그리고 병의 진행 과정에서 겪는 오심과 구토(nausea and vomiting)는 상당한 문제로, 환자들의 삶의 질을 저하시키며, 치료 계획에 영향을 미칠 수 있다. 이 문제는 특히 화학요법과 방사선 치료 등 암치료의 부작용으로 흔히 나타난다. 이들 치료는 항암제와 방사선이 소화기관의 세포에 미치는 영향으로 인해 오심과 구토를 유발할 수 있다.

암환자의 구토는 대부분 항암 치료로 인해 발생하며, 항암제의 종류에 따라 그 강도를 예측할 수 있다. 유해자극에 따른 발생 시간을 기준으로 세 가지 유형의 구토가 있으며, 가장 흔하게 발생하는 급성 구토는 항암 치료 후 24시간 이내에 나타난다. 항암 치료 후 1-7일에 걸쳐 나타나는 지연성 구토는 비교적 드물지만, cisplatin과 같은 약물 투여 후에 주로 발생한다. 예기성 구토는 화학요법 투여 이전에 시각적이나 후각적 자극에 의해 조건 반사적으로 발생한다. 급성 구토는 대뇌피질과 연수의 화학 수용체 방아쇠 영역(chemoreceptor trigger zone, CTZ)과 장관의 말초적 자극이 연수의 구토 중추를 자극하는 형식으로 발생한다. 이 과정에는 다양한 수용체들이 관여하는데, 이에는 도파민, 세로토닌, 히스타민, 아편유사체 그리고 아세틸콜린 수용체들이 포함된다. 이들 수용체는 CTZ를 통해 구토를 유발하는 신호를 전달한다.

구토를 조절하는 데는 다양한 약물이 사용되며, 이에는 세로토닌 수용체 길항제인 ondansetron과 granisetron, 그리고 prochlorperazine, dexamethasone 등이 포함된다. 하지만 이러한 치료에도 불구하고, 일부 환자들은 여전히 관리되지 않는 심한 오심과 구토 증상을 겪을 수 있다. 구토를 완전히 예방하는 것은 어렵지만, 초기 치료 단계에서 구토가 발생하지 않도록 조절하는 것이 가장 효과적인 예방 방법이다. 이를 달성하지 못한 경우에는 치료 전날 예방적인 진토제를 사용하는 것이 도움이 될 수 있다. 그럼에도 불구하고, 약물 치료만으로는 부족한 경우도 있기에, 대안적인 치료 방법을 고려하는 것도 중요하다. 생강은 고려할 수 있는 대안 중 하나로, 전통적으로 구토와 오심의 치료에 사용되었다. 최근 연구에서는 생강이 암환자의 화학요법 관련 구토와 오심 증상을 완화하는 데 효과적이라는 결과를 보여주었다.[7] 이러한 한약을 포함한 한의 치료는 소화를 돕고 몸의 내부 환경을 조절하여 구토와 오심을 완화하는 데 도움을 줄 수 있다. 또한, 침치료는 신체의 특정 지점을 자극하여 소화 기능을 조절하고 스트레스를 줄이며, 엔도르핀과 같은 자연 진통제의 방출을 촉진하여 구토와 오심을 효과적으로 완화할 수 있다. 통합의학적 방법은 환자가 약물 치료로 인한 부작용을 경험할 때, 특히 기존의 약물 치료로는 충분한 효과를 보지 못하는 경우에 유용한 대안을 제공할 수 있다.

삼출액

암환자들은 진단과 치료 과정 중에서 많은 물리적, 정서적 고통을 겪게 된다. 이 중 하나가 삼출액(effusion) 문제로, 이는 환자들의 일상생활을 방해하고 통증을 유발하며, 때로는 호흡 곤란을 초래할 수 있다. 이 문제는 특히 흉수(pleural effusion), 심장막 삼출액(pericardial effusion), 악성 복수(malignant ascites) 등의 형태로 나타나곤 한다. 삼출액은 비정상적으로 흉곽, 심장막 또는 복막에 축적될 수 있다. 이러한 삼출액 과다는 주로 병변이 신경을 자극하거나 화학요법, 방사선 치료 등의 부작용으로 인해 발생한다. 무증상의 악성 삼출액은 치료가 필요치 않을 수 있지만, 증상이 있는 삼출액이 전신 화학요법에 반응하지 않을 때는 국소적 치료가 필요할 수 있다.

흉수는 악성세포가 있을 수도 있고 없을 수도 있다. 악성 흉수의 75%가 폐암, 유방암, 림프종 때문이다. 흉수 삼출액의 특징은 보통 삼출액/혈청 단백의 비가 0.5 이상 혹은 삼출액/혈청 젖산 탈수소효소(LDH)의 비가 0.6 이상으로 판단된다. 증상이 나타나면 먼저 흉수천자를 시행하는데 대부분 1개월 안에 증상이 호전된다. 증상이 2주 내에 재발되면 흉부관 배액이 필요하다. 심장막 삼출액은 보통 심장막에 창을 만들어 주거나 박리하여 치료한다. 만약 환자의 상태가 외과적 시술을 받을 수 없다면 doxycycline이나 bleomycin으로 경화요법을 시도할 수 있다. 악성 복수가 있는 경우는 보통 소량을 반복적으로 천자하여 배출시킨다.

전신 화학요법에 반응하지 않는 경우는 복막-정맥 우회로(peritoneovous shunt)를 삽입할 수 있다. 종양세포들이 순환을 통해 전신에 파종될 우려가 있지만 광범위한 전이는 드문 합병증이다. 주요한 합병증은 폐색, 누출 및 수액과다이다. 일반적으로 이러한 삼출액 과다의 증상은 약물 치료를 통해 관리되곤 한다. 이에는 삼출을 억제하거나 점액의 끈성을 줄이는 약물이 포함된다. 약물 치료 외에도 전기 자극 치료, 수술, 병변 주위의 신경 차단 등 다른 치료 방법이 있다. 이런 방법들은 삼출을 줄이거나 제거하려는 노력의 일부로 사용되며, 삼출액 문제를 겪는 환자의 삶의 질을 향상시키는 데 도움을 줄 수 있다.

악액질 증후군

악액질 증후군(cachectic syndrome)은 교감신경계의 과도한 자극으로 인해 빈번하게 발생하며, 이로 인해 입안이 매우 건조해지고 쓴맛이 느껴질 수 있다. 또한 체중이 10% 이상 감소, 식사량의 감소(1,500 kcal/day 이하) 그리고 전신 염증반응(C-reactive protein 10 mg/L이상)으로 정의되며, 이는 환자의 삶의 질을 저하하고 활동량을 줄여 생존기간을 감소시킨다. 악액질의 원인은 다양하며 화학요법, 방사선 치료, 수술, 감염, 약물 부작용, 스트레스 등에 의해 발생할 수 있다. 이러한 요인들은 식욕부진을 유발하며, 이는 종종 악액질과 관련되어 있지만 간혹 뚜렷한 연관성을 찾기 어려울 수도 있다. 악액질로 인한 경우는 골격근만 감소되며 영양보충이나 식욕촉진제로 골격근의 감소를 회복시키기 어려울 수 있다. 이러한 과정에서 악액질 환자의 근육에는 uncoupling protein 3 (UCP3)이 증가되어 있는데 이것으로 말미암아 지방조직(adipose)에서 방출된 지질(lipid)을 열로 변환시킨다. 따라서 저하된 단백질 합성과 증가된 단백질분해가 골격근의 감소를 유도한다. 이러한 과정에는 단백분해유도인자(proteolysis-inducing factor, PIF), 안지오텐신II 그리고 tumor necrosis factor-α 등이 관여하며, 이들은 전사인자인 NF-kB의 활성화를 유도하여 다양한 단백분해 과정을 촉진시킨다. 악액질을 관리하는 방법에는 여러 가지가 있다. 비약물적인 방법으로는 입안을 깨끗이 유지하고 적절한 신체 활동을 증가시키는 것, 스트레스 관리 기법을 사용하는 것 등이 있다. 약물학적 치료에는 progestins (megesterol acetate), corticosteroids, eicosapentaenoic acid (omega-3 fatty acid) 등이 사용되며, 비타민 A, E, C, 폴리페놀, α-lipoic acid, carboxycysteine, 선택적 COX-2 억제제로 구성된 복합요법도 악액질환자의 체중을 증가시키고 삶의 질을 향상시킬 수 있다.

통합의학적 접근은 환자의 전반적인 상태를 고려하여 맞춤형 치료 계획을 수립함으로써, 악액질 증후군에 대한 개인의 필요와 선호를 반영한 맞춤형 치료를 제공할 수 있다. 예를 들어, 여러 한약을 통해 악액질의 원인이 되는 식욕부진과 체중 감소에 대응하는 데 도움을 줄 수 있으며, 침술과 같은 치료법은 신체의 에너지 흐름을 조절하여 식욕을 증진시키고 전반적인 웰빙을 향상시킬 수 있다.

정신적 지지

환자가 암이라는 사실을 알게 되면 초기에는 심한 충격을 받게 되고 우울과 불안을 심하게 느끼며, 당혹감, 짜증, 분노 등 복잡한 정서반응과 함께 불면, 식욕부진 등의 급성반응을 보인다. 이러한 급성반응을 보이는 환자에서 약 50%는 몇 주 안에 비교적 잘 적응하게 되나 나머지 환자의 2/3은 경도의 우울 혹은 불안 반응이 수개월 지속되며, 나머지 1/3은 정신과 치료를 필요로 하는 중증도의 우울 및 불안 장애를 동반한다. 정신적 불안정의 정도는 암과 관련된 요인, 정신의학적 요인, 그리고 사회적 요인에 의하여 결정되는데 미성숙한 사람, 과거 정신과 병력이 있는 경우, 최근에 가까운 주변 인물의 상실이 있었던 경우, 낮은 사회경제적 상태 등이 심한 정서적 불안정과 관련 있는 요인이다. 암환자의 삶의 질은 신체적 요소, 심리적 요소, 사회적 요소 그리고 영적인 요소의 4가지 요소에 의하여 결정되는데 신체적 불편감이나 기능의 정도가 심리적 안정에 영향을 미친다. 또한 동반되는 불안이나 우울 등은 통증의 정도, 항암 치료에 의한 부작용의 정도에 직접적으로 영향을 미치는 등 이러한 4 요소는 상호 밀접히 연관되어 있다.

적응장애는 급성반응이 수개월 이상 지속되는 경우인데 면담을 수시로 하여 정신적 지지(psychological support)를 해주고 이전의 성공적인 극복방법을 지지해 주고 필요한 지식이나 정보도 제공해 준다. 암과 관련된 정서적 어려움을 잘 극복한 경험이 있는 환자와 만나게 해주거나 자조집단(self-help group), 다른 지지집단의 도움을 받도록 하는 것도 하나의 방법이다.

우울증은 가장 흔한 암환자의 정신과적 문제인데 우울증에 동반되는 신체증상인 피로, 식욕부진, 수면 장애, 성욕저하 등은 암치료과정에서 흔히 나타날 수 있는 부작용이므로 감별에 주의해야 한다. 암치료에 사용되는 약물들 중 corticosteroid, vinblastine, vincristine, interferon, procarbazine, asparaginase, tamoxifen 등은 우울증을 유발할 수 있는 약물이다. 우울증은 약물치료와 함께 정신적 지지에 의해 도움을 받을 수 있다.

심한 불안장애는 많지 않으나 일시적인 불안증상은 거의 대부분의 환자들이 자주 경험한다. 가장 중요한 불안이나 공포의 대상은 죽음, 예후나 치료결과의 불확실성 그리고 신체적 불편감 때문이다. 죽음과 관련된 불안은 암의 종류나 단계보다는 진단받은 때부터의 시간경과와 가장 밀접한 관련이 있다. 일반적으로 남자보다는 여자가, 노인보다는 젊은 사람들이 불안을 더 흔히 더 심하게 경험한다. 대부분의 불안은 정서적 지지, 치료진의 안심, 적절한 설명 등으로 호전되나 심한 불안이 오래 지속되는 경우는 항불안제를 사용할 수 있다.

섬망(delirium)은 우울증 다음으로 암환자에게 흔히 나타나는 정신장애로 모든 암환자의 8% 정도가 해당된다. 말기암환자는 75%가 섬망을 보이지만 치료진에 의해 그냥 지나쳐버리는 경우가 적지 않다. 암환자에게서 흔히 있을 수 있는 전해질 불균형, 열, 감염, 각종 치료의 부작용, 영양부족, 대사

장애, 내분비장애 등이 모두 섬망을 초래할 수 있다. 상당수의 항암제가 섬망을 초래할 수 있는데 methotrexate (MTX)가 인지장애를 가장 잘 초래하는 것으로 알려져 있으며 prednisolone이나 5-fluouracil도 인지장애를 잘 초래하는 약물이다. 이 외에도 진통제, 진정수면제, 항불안제, 항구토제 등은 모두 섬망을 초래하거나 악화시킬 수 있는 약제들이다. 암이 중추신경계로 전이된 경우에도 인지장애가 흔하다. 섬망의 원인을 빨리 찾아서 해결하고 환자가 덜 혼동할 수 있는 환경을 만들어 주어야 한다.

2022년 독일에서 수행된 연구에 따르면 암환자가 처음으로 진단받은 후 1년 이내에 자살 위험이 건강한 사람에 비해 약 3배 높았다.[8] 특히 예후가 좋지 않은 암을 진단받은 환자들과 진단 초기 1년 동안의 환자들은 자살 위험이 일반 인구에 비해 약 3.5배 높았다. 이 연구에 따르면, 특히 치명적인 암을 앓는 환자에서 자살 위험이 높았다. 암이 진단된 후 1년 동안은 상대적 위험이 3배로, 시간이 지남에 따라 위험도는 점차 줄어든다. 이 연구는 또한 지역별 자살 사망률에 큰 차이가 있음을 보여주었는데, 미국의 암환자들이 자살 사망률이 가장 높았으며, 유럽의 암환자들에 비해 1.5배 더 높은 자살 사망률을 보였다.

암 진단을 환자에게 알릴 것인가 말 것인가 하는 것은 오랜 기간 동안 논쟁되어 왔지만 환자가 자신의 병의 상태를 정확하게 아는 것은 선택의 문제가 아니라 당연한 권리라는 입장이 주류를 이루고 있다. 일반적인 원칙은 환자가 알려고 하는 만큼 즉 환자가 소화할 수 있는 정도만 대답해 주되 정직하게 그리고 가능한 한 희망을 남기면서 알려준다. 이왕이면 조용한 방에서 가족과 함께 있을 때 알려주는 것이 좋다.

임종

암환자의 사망 원인은 다양하다. 감염, 호흡부전, 간부전 그리고 신부전 등이 흔한 원인이다. 또한, 장 폐색으로 인해 쇠약과 기아 상태에 이를 수 있다. 중추신경계 병으로는 경련, 혼수 및 중추성 호흡저하가 초래될 수 있다. 암환자들이 임종에 직면하게 되면 정서적으로 다양한 감정을 경험한다. 부정, 분노, 협상, 우울, 수용 등의 심리적 과정을 거치게 된다. 이러한 정서적 변화를 이해하고, 환자들이 어떻게 영향을 받고 대처하는지 이해하는 것이 환자 관리에 중요한 목표이다.

임종 단계에서는 적절한 통증 관리와 의료적 지원이 필요하다. 호스피스는 1960년대 영국에서 시작되었으며, 그 이후 전 세계적으로 확산되었다.[9] 이러한 호스피스 완화의료의 목표는 환자가 최상의 삶의 질을 유지하도록 하는 것이다. 환자들의 편안함과 안정을 위해 맞춤형 통증 관리 계획을 수립하고, 영양사의 지도와 영양보충을 통한 환자들의 식욕부진과 체중 감소를 최소화할 수 있다.

한의학은 오래전부터 질병을 하나의 증상으로 간주하는 전인적 관점으로 호스피스 완화의료의 역할을 수행하고 있다. 한약은 임종 단계의 환자들의 체력 회복을 도울 수 있고, 소화기관을 강화해 환자들의 식욕을 개선하고 체중 감소를 방지할 수 있다. 임종 환자들은 수면 문제를 겪을 수 있는데, 한의학에서는 침술과 한약을 활용하여 깊은 수면을 도와줄 수 있다. 적절한 수면 관리와 필요에 따라 합리적인 진통제를 활용하여 수면의 질을 향상시키는 것이 중요하다. 미국 임상종양학회(ASCO)와 통합암학회(SIO)는 암성 통증과 호스피스 완화치료의 통증 관리에 침술과 마사지 요법을 소개하였다.[10] 증상이 경감되면 삶의 질 향상으로 이어진다는 점에서 한의학은 오래전부터 호스피스 완화의료의 역할을 맡아 왔다.

정신적 지지도 임종 단계의 암환자들에게 중요하다. 환자들은 가족과의 이별과 죽음에 대한 불확실성으로 불안과 두려움을 느낄 수 있다. 이때, 치료진은 환자들을 이해하고, 그들의 뜻을 주의 깊게 들으며, 편안한 환경 속에서 존엄하게 임종을 맞이할 수 있도록 도움을 줄 수 있다. 또한 임종 환자들과 가족들에게는 희망과 사랑을 전달하는 것이 중요하다. 환자들과 가족들은 따뜻한 마음과 섬세한 관심을 통해 지지받는다면 임종 단계에서도 편안하고 평화롭게 그 끝을 맞이할 수 있다. 치료진은 지속적인 의료적 지지와 함께 정서적 지지를 제공하여 환자들과 가족들이 힘든 시기를 보낼 수 있도록 돕는 역할을 수행할 수 있다. 이러한 지지는 환자들과 가족들에게 큰 의미를 지니며, 임종 단계를 최대한 편안하고 평온하게 보낼 수 있도록 도와준다.

암환자에 대한 통합의학적 접근

Academic Health Centers for Integrative Medicine의 컨소시움에서 통합의학을 "전인적인 관점에서 환자와 의사와의 관계의 중요성을 재확인하는 의학으로, 근거에 의해 정보화되고, 모든 적절한 치료적 접근법, 치료규율, 건강관련 전문가들이 총 동원하여 이상적인 건강과 치료를 달성하게끔 하는 의학"이라고 정의하였다. 한의학, 아유르베다, 동종요법과 같은 전통의학체계, 생체자기치료, 음식과 영양요법, 약초, 수기 치료, 심신요법, 약리학 및 생물학적 치료 등이 임상적 근거와 적절한 평가에 의해 기존 통상의학(conventional medicine)의 유효성 공백(effectiveness gap)을 메우고 부작용을 감소시키며 신체적, 정신적, 영적인 삶의 질을 상승시키는 학문이다. 통합종양학(integrative oncology)은 암환자에게 적용되는 통합의학을 말하며, 다양한 전통의학을 바탕으로 한 마음과 몸의 실천, 천연제품, 그리고/또는 생활 방식의 변경을 표준적인 암치료와 함께 활용하는 환자 중심의, 증거에 근거한 암 관리 분야이다. 통합종양학의 목표는 암 관리 전반에 걸쳐 건강, 삶의 질, 그리고 임상 결과를 최적화하고, 사람들이 암을 예방하며 암치료 전, 중, 후에 적극적인 참여자가 될 수 있도록 권한을 부여

하는 것이다.[11]

미국에서 48-88%의 암환자가 현대의학 이외에 통합의학을 사용하였는데 심신요법과 식이요법이 가장 큰 비중을 차지하였다. 사용의 목적은 전인적이고 비침습적인 접근을 추구하면서 그들의 건강을 유지하고 삶의 질을 개선하고 질병과 치료와 관련된 부작용을 관리하고 면역계를 강화하며 희망을 키우고 조절되는 느낌을 얻기 위해 사용하였는데 역설적으로 약 38-60%의 환자들이 의료진에게 이러한 병용치료 사실을 알리지 않았다. 그 이유는 암환자들이 냉담한 반응을 받거나 논의 없이 흐지부지되기를 염려하고 의료진들 이 질문에 대답을 할 수 없거나 시간소모적인 논쟁을 회피하고 싶어서였다. 우리나라에서도 암환자의 60% 정도가 보완대체요법을 사용하였는데 그중 한의학적 치료를 사용한 환자는 절반 정도에 불가하였으며, 약 10%만이 한의사의 처방에 의한 한의학적 치료를 받았다. 또한 암환자의 약 66% 정도는 의사와 상의하지 않았다.[12] 환자의 관점은 환자, 의사, 통합의학자 간의 삼각 대화에서 핵심적이다. 캐나다의 유방암환자를 대상으로 한 연구에 따르면 환자들은 감정적 지지의 제공과 경청에 있어서 통합의학자들을 그들의 의사보다 높이 평가했고, 동시에 진실을 말해주고 최신 정보를 얻는 데는 그들의 의사를 더 신뢰했다. 이런 결과는 환자들이 그들의 요구에 다른 방식으로 기여하는 치료의 2가지 보완적 특징을 추구하고 있다는 것을 말해준다. 통합 의학의 효과와 안전성 및 통상의학 치료와의 잠재적 부정적 상호작용의 문제에 관해 불확실성이 존재하는 것이 사실이다. 그럼에도 불구하고 이런 치료법에 대한 암환자의 사용이 증가함에 따라 의사들은 환자들과 통합의학에 대해 새로운 접근과 소통을 할 필요가 있다. 보완통합의학의 사용에 대한 솔직하고 풍부한 논의를 포함한 환자 중심의 새로운 접근은 환자에게 권한을 부여하고 환자와 의사 모두에게 이익이 된다. 이런 접근은 효율적인 소통을 정립하는 필수 요소로서 환자, 의사, 통합의학자의 협력을 요구한다. 의사는 치유가 불가능할 때에도 이런 방식을 통해 돌봐주기, 편안하게 하기, 치료하기의 역할을 이행할 수 있다. 통상의학(conventional medicine)과 통합의학은 유효성, 안전성 및 비용평가 방법이 달라야 하는데 이것은 두 의학이 완전히 반대 방향에서 발전되어 왔기 때문이다. 한의학을 포함한 전통의학은 오랜 임상적 경험의 축적을 토대로 의료시스템이 발생하였기 때문에 임상적 연구가 먼저 이뤄지고 그 다음에 실험적 연구가 수행되는 연구전략을 가져야 한다. 반대로 통상의학의 치료법 개발은 먼저 실험실에서 개발되어 동물에게 평가되고 그 다음에 임상시험이 실시된다(그림 1-2). 통합의학은 하나의 병리적 과정에 집중하지 않고 신체적, 정신적, 영적 그리고 사회적 인자를 포함한 복합성과 전일성을 가진 '아픈 환자'에게 집중한다. 이러한 인자들은 서로 연결되어 있으며 따라서 포괄적이며 다양한 측면에서의 평가가 필요하다. 통상의학의 유효성 근거수준 방법에 사용되고 있는 RCT를 포함한 외부적 근거와 함께 임상의의 내부적 근거, 임상경험, 전문가 지식, 그리고 환자의 관점이 모두 근거의 자료로 활용되어야 한다. 현재 통합의학에 대한 활발한 연구에 힘입어 많은 진전이 이뤄졌으며 관련 웹사이트나 학회, 서적을 통해 유효성과 안전성에 대한 정보를 얻을 수 있다. 통합종양학회(Society of Integrative Oncology)는 유효성과 안전성의 두 가지 측면과 근거의 등급 분류를 통해 통합종양학에 관한 가이드라인을 제시해 놓았다.[13] 그리고 공신력 있는 기관들에서 근거위주의 통합의학에 관한 정보를 웹사이트상에서 무상으로 제공하여 환자와 의사 및 통합의학자들과 그 정보를 공유하고 있다(표 1-3). 암환자를 위한 통합종양학의 구체적 정보는 5장에서 다루었다.

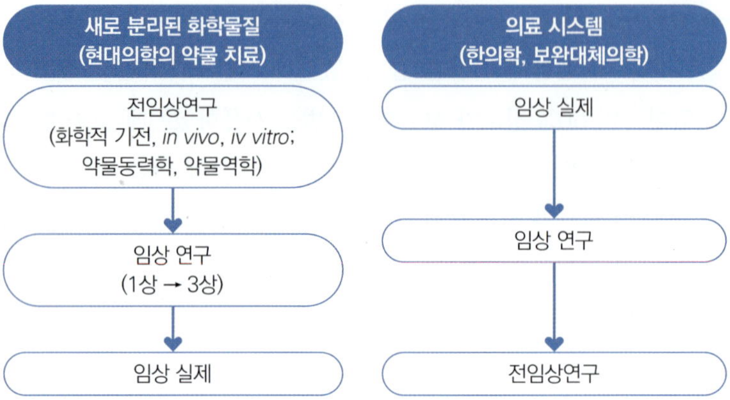

【그림 1-2.】 현대의학과 한의학 및 보완대체의학의 상반된 발전 전략

【표 1-3.】 근거 중심의 통합의료 정보를 제공하는 공신력 있는 웹사이트들

기관 / 웹사이트	웹 주소
National Cancer Institute's Office of Cancer Complementary and Alternative Medicine	https://www.cancer.org/cancer/managing-cancer/treatment-types/complementary-and-integrative-medicine.html
Memorial Sloan-Kettering Cancer Center	http:// www.mskcc.org/aboutherbs
University of Texas M.D. Anderson Cancer Center Complementary / Integrative Medicine Education Resources	http://www.mdanderson.org/CIMER
The Cochrane Review Organization	https://www.cochrane.org/
Natural Standard	http://www.naturalstandard.com
Natural Medicines Comprehensive Database	http://www.naturaldatabase.com
American Botanical Council	http://www.herbalgram.org
National Institutes of Health (NIH)	https://www.nih.gov/
World Health Organization (WHO)	https://www.who.int/
Mayo Clinic	https://www.mayoclinic.org/
Centers for Disease Control and Prevention (CDC)	https://www.cdc.gov/

암환자에 대한 한의학적 접근

한의학에서 암은 고대로부터 積聚 등의 한의학적 병명으로 인식되어 왔다. 덩어리로서의 암은 積聚(복강 내 종양), 崩漏(부인과 종양) 등으로, 증상으로서의 암은 膈 혹은 反胃(상부소화기 종양), 崩漏(부인과 종양), 赤痢(대장암) 등으로 인식되었다.[14] 종양의 한의학적 병기는 내부적 외부적 원인에 의해 발생하는 氣의 鬱滯에서부터 시작되며 濕, 熱, 痰, 血, 食의 연속적이며 병리적인 울체가 암을 발생시키는 기본적인 병기가 된다. 氣는 공기와 음식을 통한 자연과 인간의 물질적 순환으로 인해 발생되는 생체 에너지장인데 氣의 울체는 미세환경의 혈액순환을 저해하고 저산소 상태를 만들어 종양의 발생을 촉진시키며, 운동이 부족하고 영양이 과다한 현대식습관은 濕痰을 발생시키며, 과로와 스트레스, 노화로 인한 생체 에너지의 저하는 氣血陰陽의 虛損을 가져오며, 전신 염증은 熱毒을 일으키는데 이는 모두 암의 병리적 원인으로 기여한다.[15] 암은 영원히 아물지 않는 상처(the wound that never heals)[16]로 인해서 발생하며, 한의학에서는 이것의 이유를 正氣의 부족으로 여겼다. 최근 대두되고 있는 종양미세환경(tumor microenvironment)[15] 이론은 암의 인식과 치법에 있어서 한의학적 이론과 매우 유사하다.

종양의 한의학적 치료 원칙은 종양을 공격하는 것이 아니라 正氣를 손상시키지 않는 범위 내에서 消磨시키는 消法을 원칙적으로 사용하며 종양을 완전히 없애려 하지 않고 반 정도만 줄이는 것을 목표로 삼는데 이는 인체의 생리기능과 면역기능을 최대한 보전하면서 삶을 연장시키는 암 관리(cancer control)를 의미한다.[17]

지난 30년간 개발된 항암제를 살펴보면 약 48.6%의 항암제가 천연물에서 직접적으로 유래했으며 천연물 구조의 모방(mimic)까지 합치면 총 74.8%에 이른다.[18] Paclitaxel, docetaxel, vincristine, vinblastine, irinotecan, topotecan, etoposide 등이 천연물에서 직접 유래된 항암제들이다. 전통의학에서 사용되는 천연 약재들의 주요 성분들이 암을 억제하는 다양한 기전이 있음이 밝혀졌고[19] 새로운 천연물 항암신약의 가능성을 가지고 있다.[20] 薑黃의 주성분인 curcumin은 각종 암에 대한 항암효과가 실험적으로 입증되었으며, 임상 연구에서 대장암을 예방하고 기존 항암제와 병행치료 시 감작제로서의 역할을 한다. 黃芩湯으로 이루어진 PHY906은 항암제로 인한 위장관 독성을 줄이며 항암제의 보조제로서의 잠재적 가치를 가진다. 염증 및 암의 발달과 밀접한 관계가 있는 전사인자인 NF-kB는 과일, 채소, 곡류, 향신료, 인도전통약제 등과 함께, 한약으로 사용되는 乾漆, 雷公藤, 厚朴, 桑黃버섯, 吳茱萸, 蘆薈, 黃連, 牧丹, 青黛, 鬱金, 夾竹桃, 茴香, 丁香, 木香, 龍葵, 香附子, 海桐皮, 甘草, 桂皮, 車前子, 訶子, 華撥, 乳香 등에 의해서 효과적으로 억제되는 실험적 결과를 보여주었다.[21]

4기 폐암환자를 대상으로 백금 위주의 항암제와 표적 치료제 그리고 한약처방을 단독 혹은 병행 치료한 그룹의 생존기간을 비교한 연구에서 백금위주의 항암제나 표적 치료제 단독보다 한약처방을 같이 병행 치료한 군에서 가장 높은 생존율을 보였고[22], 황기 위주의 한약처방이 백금 위주의 항암제와 병행해서 사용했을 때 진행성 폐암환자의 사망률을 줄이고 항암 치료의 종양 수축 반응률을 증가시키는 결과를 보여 주었다.[23] 암치료에 있어 양한방 병행치료의 이러한 상승효과는 폐암뿐만 아니라 위암[24], 대장암[25], 췌장암[26], 자궁암[27] 등의 다양한 암에서도 공통적으로 나타난다.

한의학을 비롯한 전통의학적 체계로만 암환자를 치료해서 종양반응이 객관적으로 나타난 신뢰할 만한 증례보고들이 다수 있다.[28-30] 항암 화학 요법이나 방사선 치료 등의 교란변수(confounder)가 잘 제거된 보고들로서 향후 단독 한의학적 치료법에 대한 임상 연구의 필요성을 충분히 제공한다.

미국의 통합종양학회의 가이드라인에 따르면 침(acupuncture) 치료를 암성 통증, 항암제로 인한 오심과 구토, 방사선 치료 후유증으로 발생한 구강건조증, 그리고 폐경기 여성의 상열감에 매우 효과적이면서도 안전한 치료법으로 규정하고 있다.[31] 그 외에도 한약 치료는 암으로 인한 피로[32]나 악액질에 의한 식욕부진[33]에도 좋은 효과를 나타내어 전반적 암환자의 삶의 질을 향상시키는 효과가 있다.

항암제를 포함한 약제들과 한약제 간의 약물 간 상호작용은 의료진과 환자가 우려하는 부분 중 하나이다. 약동학(pharmacokinetics)적으로는 알로에나 大黃과 같은 사하제가 구강약물의 장관흡수를 저해할 수 있으며 薑黃, 人蔘, 녹차는 P-glycoprotein을 억제하여 다른 약물의 흡수를 촉진시킬 수 있다. 丹蔘은 와파린과 함께 경쟁적으로 ablumin에 대한 친화도를 가지므로 같이 사용하지 않는 것이 좋다. 약력학(pharmacodynamics)적으로는 항암제와 고단위 비타민 C와 같은 항산화제를 같이 사용하면 항암제의 독성을 줄이고 생존기간을 연장시키는 것으로 추정된다.[34] 와파린과 함께 丹蔘, 當歸를 같이 사용하는 것은 출혈의 위험을 높일 수 있고 혈관형성억제제인 bevacizumab과 黃芩, 黃蓮을 같이 사용해도 출혈의 부작용이 높아질 수 있다. 한약물과 약물 간의 상호작용에 관한 정보는 Memorial Sloan Kettering Cancer Center의 “About Herbs” 웹사이트(www.mskcc.org/about-herbs)에 풍부하게 제공되고 있다.[35] 한약과 약물의 병행 치료 시에는 이러한 약물간 상호작용은 예측되어야 하며 자세한 모니터링으로 예측되지 않는 상호작용에 대비해야 한다.

당방기(廣防己, Aristolochia fangchi)나 백선피(白鮮皮, Dictamnus dasycarpus)는 신장 및 간 독성을 유발하는 한약제로 알려져 있으나 일반적으로 임상에서 사용되지 않으며, 일반적인 한약제에 의한 간독성은 많은 양약이 유발할 수 있는 직접 간독성(direct liver injury)이 아닌 특이체질적 간독성(idiosyncratic liver injury)에 해당하여 양약에 비해 상대적으로 안전한 편에 속한다. 한약제에 대한 독성문제는 간과해서는 안 될 문제이나 민간요법의 위험성과 혼재되어 있거나 그 위험성의 정도가 과장되어 있다.[36-38] 일본의 주요 암센터에 근무하는 900명의 의사 중 92.4%가 한약을 처방했으며 이 중 73.5%가 암환자에게 한약을 투여했는데 단지 9.7%에 해당되는 의사만이 한약이 암환자에게 위험할 수 있다고 생각했다.[39]

현대의학이든 전통의학이든 한 가지의 치료법이 암을 모두 치료할 수 있는 것이 아니라, 암의 진행경과와 환자의 신체활력상태에 따라 가장 적절한 통합적 치료계획이 수립될 때 암환자의 생존기간 연장과 삶의 질 제고라는 암치료의 본연의 목표를 달성할 수 있다. 통합의학이란 단순히 현대의학과 한의학을 마음대로 섞어 놓거나 무조건 같이 병행하는 것이 아니라 환자에게 최적의 치료계획과 치료 방법을 객관적인 근거를 기반으로 과학적인 방법을 통하여 치료계획을 수립해 나가는 과정이며, 이 과정을 통해 암환자는 보다 신뢰할 수 있는 정보를 얻을 수 있고 최적의 치료를 선택할 수 있다. 이러한 통합의학적 접근을 하기 위해서는 현대 의학과 한의학의 장단점을 명확히 인식하고 통합종양학에 대한 많은 연구와 경험을 필요로 한다. 그래야만 개개인의 환자가 가장 적절한 치료 시기를 놓치지 않게 되고, 현대 의학적 치료와 간섭 없이 안전하고 유효성 있는 한의학적 치료를 시행할 수 있기 때문이다.

【참고문헌】

1. 보건복지부 중앙암등록본부. 2020년 국가암등록통계. 2023.
2. McCaffrey AM, Pugh GF, O'Connor BB. Understanding patient preference for integrative medical care: results from patient focus groups. J Gen Intern Med. 2007;22(11):1500-5.
3. Sagar SM. The integrative oncology supplement--a paradigm for both patient care and communication. Curr Oncol. 2008;15(4):166-7.
4. 통계청. 2021년 사망원인통계 결과. 2022.
5. National Comprehensive Cancer Network [Internet]. NCCN Guidelines® [cited 2024 Aug 13]. Available from: http://www.nccn.org.
6. Snijders RAH, Brom L, Theunissen M, van den Beuken-van Everdingen MHJ. Update on Prevalence of Pain in Patients with Cancer 2022: A Systematic Literature Review and Meta-Analysis. Cancers (Basel). 2023;15(3):591.
7. Kim SD, Kwag EB, Yang MX, Yoo HS. Efficacy and Safety of Ginger on the Side Effects of Chemotherapy in Breast Cancer Patients: Systematic Review and Meta-Analysis. Int J Mol Sci. 2022;23(19):11267.
8. Heinrich M, Hofmann L, Baurecht H, Kreuzer PM, Knüttel H, Leitzmann MF, Seliger C. Suicide risk and mortality among patients with cancer. Nat Med. 2022;28(4):852-9.
9. Lewenson S, Herrmann EK, editors. Capturing nursing history: A guide to historical methods in research. New York, NY: Springer Publishing; 2007.
10. Mao JJ, Ismaila N, Bao T, Barton D, Ben-Arye E, Garland EL, et al. Integrative Medicine for Pain Management in Oncology: Society for Integrative Oncology-ASCO Guideline. J Clin Oncol. 2022;40(34):3998-4024.
11. Witt CM, Balneaves LG, Cardoso MJ, Cohen L, Greenlee H, Johnstone P, et al. A Comprehensive Definition for Integrative Oncology. J Natl Cancer Inst Monogr. 2017;2017(52).
12. Ryu HS, Yoon SS, Lee LY, Yoon SW. Perspectives of Cancer Patients on Korean Medicine Treatments: A Cross-sectional Survey. The Journal of Internal Korean Medicine. 2017;38(3):319-26.
13. Deng GE, Frenkel M, Cohen L, Cassileth BR, Abrams DI, Capodice JL, et al. Society for Integrative Oncology. Evidence-based clinical practice guidelines for integrative oncology: complementary therapies and botanicals. J Soc Integr Oncol. 2009;7(3):85–120.
14. 박종현, 신상우. 한의학의 종양에 대한 인식론. 동의생리병리학회지. 2002;16(5):867-72.
15. Wicke RW, Cheung CS. Principles for applying traditional chinese medicine to cases of cancer. Integr Cancer Ther [Internet]. 2002;1(2):175–8; discussion 178.
16. Bissell MJ, Hines WC. Why don't we get more cancer? A proposed role of the microenvironment in restraining cancer progression. Nat Med [Internet]. 2011;17(3):320–9.
17. 박재현, 문구. 적취를 위주로 한 종양의 치법에 관한 소고. 대한암한의학회지. 2008;13(1):1-11.
18. Newman DJ, Cragg GM. Natural products as sources of new drugs over the 30 years from 1981 to 2010. J Nat Prod. 2012;75(3):311–35.
19. Ichikawa H, Nakamura Y, Kashiwada Y, Aggarwal BB. Anticancer drugs designed by mother nature: ancient drugs but modern targets. Curr Pharm Des. 2007;13(33):3400–16.
20. Hsiao WL, Liu L. The role of traditional Chinese herbal medicines in cancer therapy--from TCM theory to mechanistic insights. Planta Med. 2010;76(11):1118-31.
21. Aggarwal BB, Prasad S, Yadav VR, Park B, Kim JH, Gupta SC, et al. Targeting inflammatory pathways by dietary agents for prevention and therapy of cancer. J Food Drug Anal. 2012;20(1):231-6.
22. Guo H, Liu JX, Xu L, Madebo T, Baak JP. Traditional Chinese medicine herbal treatment may have a relevant impact on the prognosis of patients with stage IV adenocarcinoma of the lung treated with platinum-based chemotherapy or combined targeted therapy and chemotherapy. Integr Cancer Ther. 2011;10(2):127-37.
23. McCulloch M, See C, Shu XJ, Broffman M, Kramer A, Fan WY, et al. Astragalus-based Chinese herbs and platinum-based chemotherapy for advanced non-small-cell lung cancer: meta-analysis of randomized trials. J Clin Oncol. 2006;24(3):419-30.
24. Xu Y, Zhao AG, Li ZY, Zhao G, Cai Y, Zhu XH, et al. Survival benefit of traditional Chinese herbal medicine (a herbal formula for invigorating spleen) for patients with advanced gastric cancer. Integr Cancer Ther. 2013;12(5):414-22.
25. McCulloch M, Broffman M, van der Laan M, Hubbard A, Kushi L, Abrams DI, et al. Colon cancer survival with herbal medicine and vitamins combined with standard therapy in a whole-systems approach: ten-year follow-

up data analyzed with marginal structural models and propensity score methods. Integr Cancer Ther. 2011;10(3):240-59.

26. Ouyang H, Wang P, Meng Z, Chen Z, Yu E, Jin H, et al. Multimodality treatment of pancreatic cancer with liver metastases using chemotherapy, radiation therapy, and/or Chinese herbal medicine. Pancreas. 2011;40(1):120-5.

27. Takegawa Y, Ikushima H, Ozaki K, Furutani S, Kawanaka T, Kudoh T, et al. Can Kampo therapy prolong the life of cancer patients? J Med Invest. 2008;55(1-2):99-105.

28. Choi W, Jung H, Kim K, Lee S, Yoon S, Park J, et al. Rhus verniciflua stokes against advanced cancer: a perspective from the Korean Integrative Cancer Center. J Biomed Biotechnol. 2012;2012:874276.

29. Yoo HS, Yoon J, Lee GH, Lee YW, Cho CK. Best case series program supportive cases of Cordyceps militaris- and panax notoginseng-based anticancer herbal formula. Integr Cancer Ther. 2011;10(4):NP1-3.

30. Olaku O, Zia F, Santana JM, White JD. The National Cancer Institute best case series program: a summary of cases of cancer patients treated with unconventional therapies in India. Integr Cancer Ther. 2013;12(5):385-92.

31. Kienle GS, Albonico HU, Fischer L, Frei-Erb M, Hamre HJ, Heusser P, et al. Complementary therapy systems and their integrative evaluation. Explore (NY). 2011;7(3):175-87.

32. Jeong JS, Ryu BH, Kim JS, Park JW, Choi WC, Yoon SW. Bojungikki-tang for cancer-related fatigue: a pilot randomized clinical trial. Integr Cancer Ther. 2010;9(4):331-8.

33. Lee JJ, Lee JJ. A phase II study of an herbal decoction that includes Astragali radix for cancer-associated anorexia in patients with advanced cancer. Integr Cancer Ther. 2010;9(1):24-31.

34. Zhao H, Zhu H, Huang J, Zhu Y, Hong M, Zhu H, et al. The synergy of Vitamin C with decitabine activates TET2 in leukemic cells and significantly improves overall survival in elderly patients with acute myeloid leukemia. Leuk Res. 2018;66:1-7.

35. Yeung KS, Gubili J. Clinical guide to herb-drug interactions in oncology. J Soc Integr Oncol. 2007;5(3):113-7.

36. Kim NH, Jung HY, Cho SY, Park SU, Park JM, Ko CN. Liver enzyme abnormalities during concurrent use of herbal and conventional medicines in Korea: a retrospective study. Phytomedicine. 2011;18(14):1208-13.

37. Mantani N, Kogure T, Sakai S, Goto H, Shibahara N, Kita T, et al. Incidence and clinical features of liver injury related to Kampo (Japanese herbal) medicine in 2,496 cases between 1979 and 1999: problems of the lymphocyte transformation test as a diagnostic method. Phytomedicine. 2002;9(4):280-7.

38. Melchart D, Linde K, Hager S, Kaesmayr J, Shaw D, Bauer R, et al. Monitoring of liver enzymes in patients treated with traditional Chinese drugs. Complement Ther Med. 1999;7(4):208-16.

39. Ito A, Munakata K, Imazu Y, Watanabe K. First nationwide attitude survey of Japanese physicians on the use of traditional Japanese medicine (kampo) in cancer treatment. Evid Based Complement Alternat Med. 2012;2012:957082.

총론 제2장

암의 위험 요인과 조기검진

이상헌 단국대학교 일반대학원 교수

총론 제2장

암의 위험 요인과 조기검진

이상헌 단국대학교 일반대학원 교수

일반적으로 어떤 사람은 암에 걸리고 다른 사람은 암에 걸리지 않는 이유를 정확히 아는 것은 불가능하나 많은 연구들은 특정 위험 요소들이 암 발병 가능성을 높일 수 있다는 것을 보여주고 있다. 이러한 위험 요소들은 유전적 요소뿐만 아니라 생활 방식과 환경 요인에 의해 영향을 받을 수 있는데, 한편으로 낮은 암 위험과 관련된 요인은 보호 요인이라 한다.

일부 유전적 돌연변이는 암 발생 위험을 증가시킬 수 있어, 가족력이 강하고 해당 유전적 돌연변이를 가지고 있는 경우 암 발병 위험이 높아질 수 있다. 그러나 이러한 유전적 요인들은 모든 암의 발생에 영향을 주는 것은 아니다. 이외 변화 가능한 생활 방식과 환경 요인들은 암 발생 위험에 큰 영향을 미칠 수 있는데, 대표적으로 흡연, 과도한 음주, 비건강한 식습관, 비만, 운동 부족, 자외선 노출, 환경 오염, 직업성 발암물질 노출 등은 암 발병 위험을 증가시킬 수 있는 요인들이다. 이러한 요인들을 조절하고 예방적인 생활 방식을 채택함으로써 암 발병 위험을 줄일 수 있다. 또한, 일부 암은 감염과 관련이 있을 수 있는데 헬리코박터 파일로리 감염과 위암, 인유두종 바이러스(HPV) 감염과 자궁경부암, 간염 B 및 C 바이러스와 간암 등이 그 예이다. 이러한 감염을 피하거나 조기에 치료함으로써 암 발병을 예방하는 데 도움이 된다.

보건학적으로 암 예방은 매우 중요하며, 예방을 위해 건강한 생활 방식을 유지하고 위험 요소들을 피하는 것이 중요하다. 그러나 암은 여러 요인들이 복합적으로 작용하기 때문에 예방이 절대적으로 암 발생을 완전히 예방해 주지는 않는다. 따라서 정기적인 검진과 건강한 생활 습관 유지는 암 발견과 치료에 도움이 되는 중요한 요소이다.

암의 위험 요인

대부분의 암 위험요인(risk factors) 및 보호요인은 역학 연구를 통하여 많은 사람들을 관찰하고 암에 걸린 사람들과 그렇지 않은 사람들을 비교하여 확인된다. 이러한 연구에서 암에 걸린 사람들이 암에 걸리지 않은 사람들보다 특정 방식으로 행동하거나 특정 물질에 노출될 가능성이 더 높거나 혹은 낮다는 것을 제시할 수 있다. 그러나 이런 연구만으로 특정 행동이나 특정 물질이 암을 유발한다는 것을 단정할 수 없다. 예를 들어 결과가 우연의 결과일 수도 있고 실제 위험 요소가 의심되는 위험 요소가 아닌 다른 것일 수도 있기 때문이다. 많은 연구가 잠재적인 위험 요소와 암 위험 증가 사이의 유사한 연관성을 지적하고 위험 요소가 실제로 어떻게 암을 유발할 수 있는지 설명할 수 있는 가능한 메커니즘이 존재할 때 암과 요인 둘 사이의 관계에 대해 더 확신할 수 있다. 아래 항목에서 암에 대해 가장 많이 연구된 알려진 또는 의심되는 위험 요소를 설명하고 있는데, 이러한 위험 요인 중 일부는 피할 수 있지만 노화와 같은 요인은 피할 수 없다. 따라서 피할 수 있는 위험 요소에 대한 노출을 제한하면 특정 암 발병 위험을 낮추어 예방이 가능할 수 있다.[1]

노화

노화(aging)는 전반적인 암 및 많은 개별 암 유형에 대한 가장 중요한 위험 요소이다. 전반적인 암 발병률은 미국의 경우 연령이 증가함에 따라 꾸준히 증가하여 20세 미만 연령 그룹의 경우 전체 건수의 1% 미만에 불과하지만, 45-54세 연령 그룹의 경우 11.3%, 55-64세 연령 그룹에서 24.1%, 65-74세 연령대의 경우 가장 많은 29.7%로 증가를 보여준다.

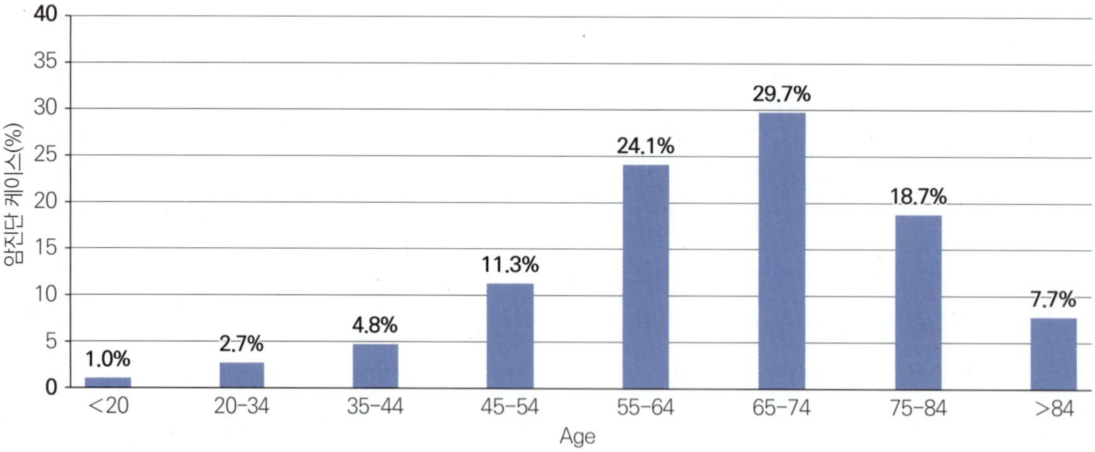

【그림 2-1.】 진단 당시 연령별 발생률, 모든 암 유형[2]

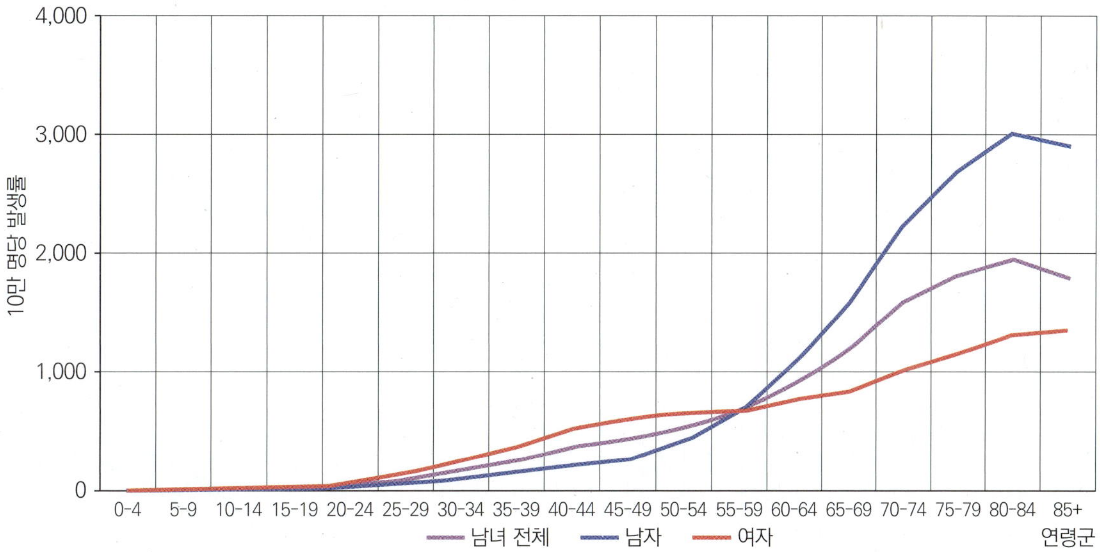

【그림 2-2.】 모든 암의 연령군별 발생률(2021년)

우리나라의 경우도 모든 암의 연령군별 발생률을 보면, 65세 이상에서의 암 발생률은 10만 명당 1,569.1명에 달하여 고령층에서 암 발생이 급격하게 증가하는 특성이 관찰된다.

이와 같은 암 발생의 특성과 최근의 전체 암 연령표준화발생률 추세를 고려할 때, 인구 고령화에 따른 자연적인 암 발생 증가가 최근 암 발생 증가의 주요 원인으로 판단된다.

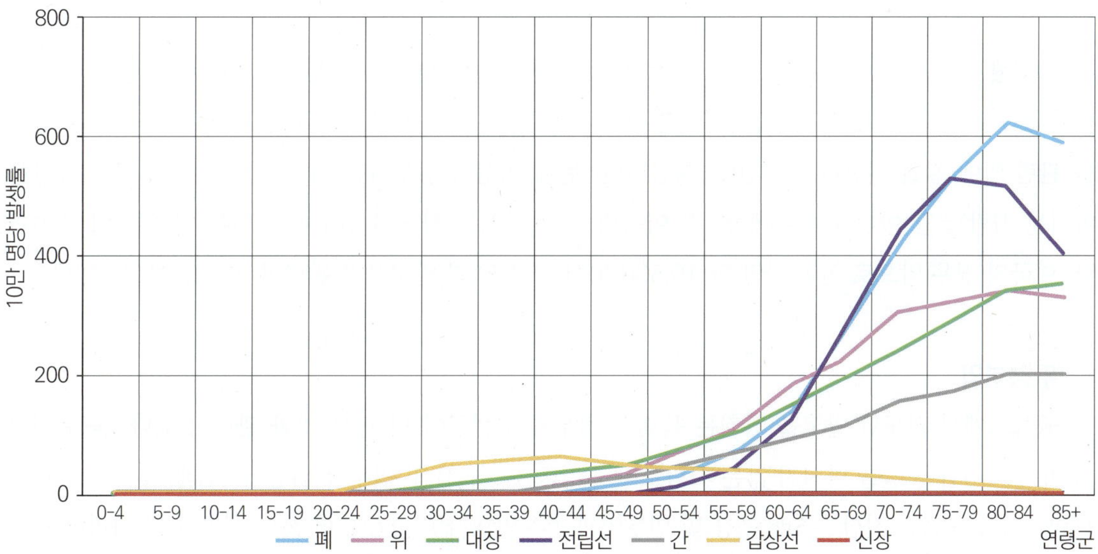

【그림 2-3.】 모든 암의 연령군별 발생률: 남자(2021년)

남자의 경우 44세까지는 갑상선암, 45세-54세까지는 대장암, 55세-64세까지는 위암, 65세 이후에는 폐암이 가장 많이 발생하였으며, 여자의 경우 39세까지는 갑상선암이, 40세-69세까지는 유방암이, 70세-74세까지는 폐암이, 75세 이후에는 대장암이 가장 많이 발생하였다.

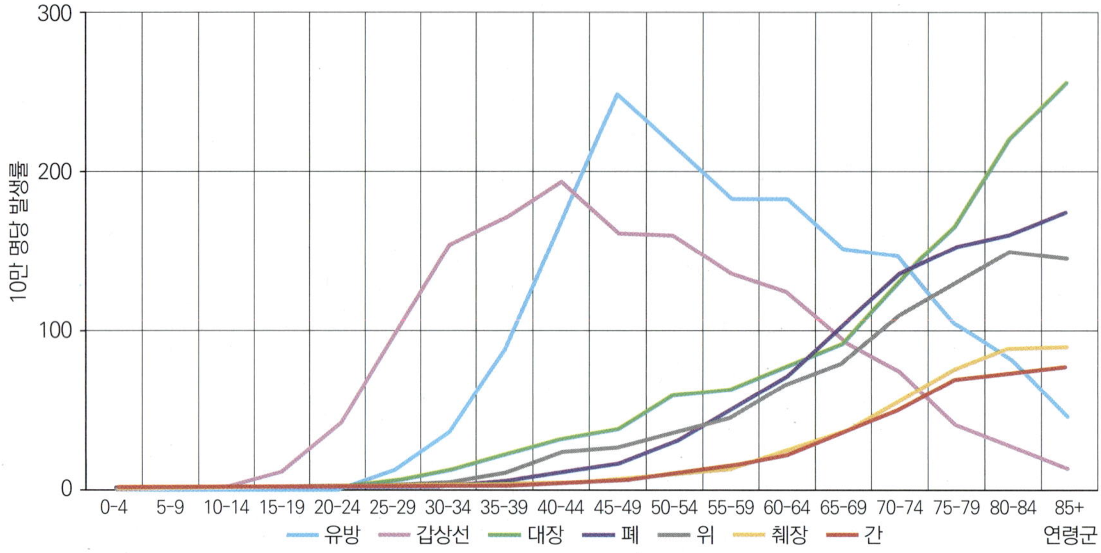

【그림 2-4.】 모든 암의 연령군별 발생률: 여자(2021년)

음주

알코올 섭취가 여러 유형의 암을 유발할 수 있다는 많은 연구를[3, 4] 통하여 현재 알코올성 음료는 발암 물질로 분류된다. 사람이 술을 더 많이 마실수록, 특히 규칙적으로 술을 더 많이 마실수록 알코올 관련 암에 걸릴 위험이 높아진다. 폭음자(한 번에 여성의 경우 4잔 이상, 남성의 경우 5잔 이상을 마시는 사람)뿐만 아니라 하루에 한 잔 이하의 술을 마시는 사람의 경우에도 일부 암 위험이 증가한다. 미국의 경우 암으로 인한 사망(약 19,500건)의 약 3.5%가 알코올과 관련이 있다고 보고되었다.[5]

두경부암

중등도에서 과도한 알코올 섭취는 특정 두경부암의 위험이 더 높은 것과 관련이 있다. 술을 적당히 마시는 사람은 술을 마시지 않는 사람보다 구강(입술 제외) 및 인두암 위험이 1.8배, 후두암 위험이 1.4배, 과음을 하는 사람은 5배 구강 및 인두암과 후두암 위험이 2.6배 더 높다.[6, 7] 더욱이 이러한 암의 위험은 이 정도 양의 알코올을 섭취하고 담배를 피우는 사람들 사이에서 훨씬 더 높다.[8]

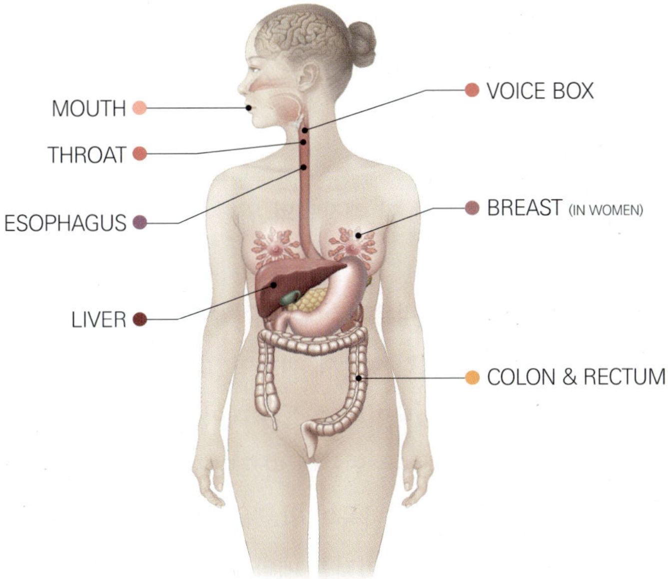

【그림 2-5.】 알코올로 인하여 발생되는 암종

식도암

모든 수준의 알코올 섭취는 식도 편평 세포 암종이라는 식도암 유형의 위험 증가와 관련이 있다. 술을 마시지 않는 경우와 비교하여 위험은 가벼운 음주의 경우 1.3배 더 높고 과음의 경우 거의 5배 더 높다.[6, 7] 또한 알코올을 대사하는 효소의 결핍을 유전받은 사람들이 알코올을 섭취할 경우 식도 편평 세포 암종의 위험이 상당히 증가하는 것으로 밝혀졌다.

간암

과도한 알코올 섭취는 두 가지 유형의 간암(간세포 암종 및 간내 담관암종)의 위험이 약 2배 증가하는 것과 관련이 있다.[6, 7, 9, 10]

유방암

역학 연구에서는 알코올 섭취가 증가함에 따라 유방암 위험이 증가한다는 사실을 일관되게 발견했다. 118개의 개별 연구에서 수집한 데이터에 따르면 가벼운 음주자는 비음주자에 비해 유방암 위험이 약간 증가했다(1.04배 더 높음). 위험 증가는 적당한 음주자(1.23배 더 높음)와 과도한 음주자(1.6배 더 높음)에서 더 크다.[6, 7] 2건의 미국 코호트 연구에 참여한 88,000명의 여성에 대한 전향적 데이터 분석 결과, 흡연 경험이 없는 여성의 경우 가벼운 음주에서 적당한 음주가 알코올 관련 암(주로 유방암)의 위험이 1.13배 증가하는 것으로 나타났다.[11]

결장직장암

중등도에서 다량의 알코올 섭취는 알코올 섭취가 없는 경우에 비해 결장암 및 직장암 위험이 1.2-1.5배 증가한다.[6, 7, 12]

이외 알코올 섭취가 흑색종, 전립선암 및 췌장암의 위험 증가와 관련이 있다는 연구결과가 축적되고 있다.[6, 13]

한편으로 알코올 소비는 신장암[14] 및 비호지킨 림프종[15, 16]의 위험 감소와 관련이 있으나, 일부 암의 위험을 줄이기 위한 알코올 소비의 잠재적 이점에 비하여 알코올 소비의 해악이 훨씬 더 클 수 있다. 실제로 1,000개 이상의 알코올 연구 및 데이터 소스의 데이터와 1990년부터 2016년까지 195개 국가 및 영토의 사망 및 장애 기록을 포함하는 연구에 따르면 단 한 잔의 알코올도 건강에 대한 전반적인 도움을 주지 못하는 것으로 나타났다.[17] 더욱이 알코올 섭취는 2차 원발성 암의 위험 증가와 관련이 있을 수 있다. 예를 들어, 19개 연구의 데이터를 메타 분석한 결과 구강, 인두, 후두 및 식도를 포함하는 상부 암환자의 경우 첫 암 진단 이전 하루 10 g의 알코올을 섭취할 시에 두 번째 원발성 암의 위험이 1.09배 더 높았다.[18]

암유발 물질

암은 세포가 기능하는 방식을 바꾸는 특정 유전자의 변화로 인해 발생하는데, 이러한 유전적 변화 중 일부는 세포 분열 과정에서 DNA가 복제될 때 자연적으로 발생한다. 그러나 상당수는 DNA를 손상시키는 환경 노출의 결과이다. 이러한 노출에는 담배 연기의 화학 물질과 같은 물질이나 태양의 자외선과 같은 방사선이 포함될 수 있다. 이 외에도 어떤 환경적 노출이 암 발병을 유발하거나 기여할 수 있는지 많은 연구가 진행되고 있다. 따라서 어떤 노출이 해롭고 어디에서 발견되는지 알게 된다면 사람들이 해당 노출을 피하는 데 도움이 될 수 있다.

미국 NTP (National Toxicology Program)는 발암 물질에 관한 NTP의 15차 보고서에서[19] 아래에 나열된 화학 물질을 알려진 인간 발암 물질로 제시하였다. 그러나 단순히 어떤 물질이 발암물질로 지정되었다고 해서 그 물질이 반드시 암을 유발한다는 것을 의미하지는 않는다. 왜냐하면 발암 물질에 노출된 사람이 암에 걸릴지 여부에 영향을 미치는 여러 요인 가운데 노출의 양과 기간, 개인의 유전적 배경이 포함되기 때문이다.

아플라톡신

아플라톡신(aflatoxins)은 옥수수, 땅콩, 목화씨 및 견과류와 같은 농작물에서 발견되는 특정 균류에 의해 생성되는 독소 계열이다. 아플라톡신에 대한 노출은 간암 위험 증가와 명백한 관련이 있다. 아플라톡신을 생산하는 주요 균류는 *Aspergillus flavus*와 *Aspergillus parasiticus*로, 온난하고 습한 지역에 많으며 수확 및 보관 중에 농작물을 오염시킬 수 있다.

아리스토로크산

아리스토로크산(*aristolochic acids*)은 쥐방울덩굴속(*Aristolochia*)로 알려진 여러 유형의 식물과 전 세계적으로 자라는 족도리풀속(*Asarum*)으로 알려진 일부 유형의 식물에서 자연적으로 발견되는 산성 분자이다. 상부 요로(신우 및 요관) 및 방광의 암이 아리스토로크산을 함유한 약초 제품의 섭취로 인해 신장 손상을 입은 사례가 보고되었다.

비소

비소(arsenic)는 공기, 물, 토양에서 발견될 수 있는 자연 발생 물질이다. 또한 채광 및 금속 제련과 같은 특정 농업 및 산업 공정에 의해 환경으로 배출될 수 있다. 비소는 두 가지 형태(유기 및 무기)가 있는데, 무기 형태는 유기 형태보다 독성이 더 강하다. 비소 함유 식수의 장기간 섭취는 방광암 및 피부암의 위험 증가와 관련이 있으며, 역학 연구에서 비소에 대한 의학적 노출은 피부암과 분명히 관련이 있다. 또한 폐암, 소화관암, 간암, 신장암, 림프계 및 조혈계 암은 비소 노출과 관련이 있다.

석면

석면(asbestos)은 열과 부식에 강한 자연 발생 섬유질 광물로서 이러한 특성으로 인해 단열 및 내화재, 자동차 브레이크 및 벽판재와 같은 상업용 제품에 많이 사용되었다. 석면 노출은 대부분의 중피종(가슴과 복부를 둘러싸고 있는 얇은 막의 비교적 드문 암)을 유발하고, 폐암, 후두암 및 난소암 등을 유발할 수 있다.

벤젠

벤젠(benzene)은 실온에서 무색 또는 담황색 액체 화학 물질로서 주로 화학 및 제약 산업의 용매, 수많은 화학 물질의 합성 및 가솔린의 출발 물질 및 중간체로 사용된다. 벤젠은 천연 및 인공 공정 모두에서 생산되는데, 오늘날 생산되는 벤젠의 주요 공급원은 원유의 천연 성분이다. 다른 천연 공급원에는 화산 및 산불로 인한 가스 배출이 포함된다. 벤젠에 노출되면 백혈병 및 기타 혈액 장애가 발생할 위험이 높아진다.

카드뮴

카드뮴(cadmium)은 공기, 물, 토양 및 음식에서 소량 발견되는 자연 원소이다. 석탄과 광물질 비료를 포함한 모든 토양과 암석에는 약간의 카드뮴이 포함되어 있다. 카드뮴은 쉽게 부식되지 않으며 배터리, 안료, 금속 코팅 및 플라스틱 제조에 사용되었다. 다양한 카드뮴 화합물에 대한 직업적 노출은 폐암 위험 증가와 관련이 있다.

콜타르

콜타르(coal tar)는 석탄에서 추출되는데, 주로 탄소를 포함하는 고체 연료인 코크스와 석탄 가스 생산의 부산물이다. 콜타르는 주로 정제된 화학 물질과 크레오소트 및 콜타르 피치와 같은 콜타르 제품의 생산에 사용된다. 특정 콜타르 제제는 습진, 건선, 비듬과 같은 다양한 피부 상태를 치료하는 데 오랫동안 사용되어 왔다. 직업상 콜타르 또는 콜타르 피치에 노출되면 피부암 위험이 높아지고, 폐, 방광, 신장 및 소화관 암을 포함한 다른 유형의 암도 콜타르 및 콜타르 피치에 대한 직업적 노출과 관련이 있다.

포름알데히드

포름알데히드(formaldehyde)는 산업적으로 생산되고 파티클보드, 합판 및 기타 압축 목재 제품과 같은 건축 자재에 사용되는 무색의 강한 냄새가 나는 가연성 화학 물질이다. 또한 살균제, 살균제 및 소독제로 일반적으로 사용되며 영안실 및 의료 실험실에서 방부제로 사용된다. 포름알데히드는 환경에서 자연적으로 발생하는데, 토양에서 식물 물질이 부패하는 동안과 대부분의 살아있는 유기체에서 정상적인 화학 과정 중에도 생성된다. 또한 담배 연기에서 발견되는 연소 생성물이다. 산업 노동자 및 방부 처리자와 같이 높은 수준의 포름알데히드에 노출된 근로자에 대한 연구에서 포름알데히드가 골수성 백혈병과 부비동암, 비강 및 비인두암을 포함한 희귀 암을 유발한다는 사실이 밝혀졌다.

6가 크롬 화합물

크롬은 지각에서 발견되는 무취, 무미의 금속 원소로서 공기, 물, 토양 및 음식에서도 발견된다. 6가 크롬 화합물(hexavalent chromium compounds)은 내식성, 내구성 및 경도에서 우수한 특성을 가진 화학 물질 그룹이다. 이 화합물은 부식 억제제 및 안료 제조, 금속 마감 및 크롬 도금, 스테인리스강 생산, 가죽 무두질 및 목재 방부제로 널리 사용된다. 또한 섬유 염색 공정, 인쇄 잉크, 드릴링 머드, 불꽃 놀이, 수처리 및 화학 합성에 사용된다. 이러한 화합물에 대한 직업적 노출은 폐암 및 부비동암과 비강암의 위험 증가와 관련이 있다.

실내 연기(indoor emissions from the household combustion of coal)

난방이나 요리를 위해 가정 내에서 석탄을 태우면 벤젠, 일산화탄소, 포름알데히드 및 다환 방향족 탄화수소와 같은 유해한 화학 물질을 포함할 수 있는 미립자와 가스 배출물이 생성된다. 폐암은 실내 석탄 연소 배출에 대한 노출과 관련이 있다.

미네랄 오일

미네랄 오일(mineral oils)이라는 이름은 많은 무색, 무취 액체를 설명하는 데 사용되는데, 대부분의 경우 원유에서 휘발유 및 기타 석유 기반 제품을 생산하기 위한 석유 증류의 액체 부산물을 의미한다. 윤활유 베이스 오일 및 이들로부터 파생된 제품을 포함하는 오일은 제조, 광업, 건설 및 기타 산업에서 널리 사용된다. 화장품에 사용되는 오일은 일반적으로 고도로 정제된 반면, 자동차 오일 및 유체에 사용되는 오일은 정제되지 않았거나 약하게 처리되는 경향이 있다. 정제되지 않았거나 약하게 처리된 미네랄 오일에 대한 노출은 비흑색종 피부암, 특히 음낭암의 위험 증가와 밀접한 관련이 있다.

라돈

라돈(radon)은 암석과 토양에 있는 우라늄, 토륨, 라듐 원소의 정상적인 붕괴에서 방출되는 방사성 가스이다. 눈에 보이지 않는 무취의 가스가 땅을 통해 스며들어 공기 중으로 확산된다. 일부 지역에서는 라돈이 지하수에 용해되어 물을 사용할 때 대기 중으로 방출될 수 있다. 라돈 가스는 일반적으로 실외에 매우 낮은 수준으로 존재하지만 지하 광산과 같이 적절한 환기가 되지 않는 지역에 가스가 축적될 수 있다. 라돈에 노출된 지하 우라늄 광부들이 높은 비율로 폐암으로 사망했다고 보고되어 라돈의 위험성이 확인되었다. 동물에 대한 실험적 연구는 높은 농도의 라돈에 노출된 설치류에서 더 높은 비율의 폐 종양을 보여줌으로써 광부 연구의 결과를 확인했다. 이외 라돈 노출과 관련된 백혈병 위험 가능성이 보고되었다.

간접흡연

간접흡연(secondhand tobacco smoke)은 타는 담배 제품에서 방출되는 연기와 흡연자가 내뿜는 연기의 조합이다. 간접흡연에서 7,000가지 이상의 화학물질이 확인되었는데, 비소, 벤젠, 베릴륨, 크롬 및 포름알데히드를 포함하여 이러한 화학 물질 중 최소 69가지가 암을 유발하는 것으로 알려져 있다. 간접흡연을 흡입하면 비흡연자에게도 폐암이 발생하고, 일부 연구에 따르면 간접흡연이 성인의 경우 유방암, 비강암, 비인두암, 어린이의 경우 백혈병, 림프종 및 뇌종양의 위험을 증가시킬 수 있다.

그을음

그을음(soot)은 목재, 연료유, 플라스틱 및 가정용 쓰레기와 같은 유기(탄소 함유) 물질의 불완전한 연소의 부산물이다. 그을음을 구성하는 검은색 또는 갈색의 미세한 분말에는 비소, 카드뮴 및 크롬을 비롯한 여러 가지 발암 물질이 포함되어 있을 수 있다. 그을음에 대한 노출은 1775년 영국 굴뚝 청소부 중 음낭 피부암 발생으로 처음 보고되었다. 그 이후로 많은 연구에서 굴뚝 청소부에서 음낭 및 기타 피부암의 위험이 증가한다는 사실이 밝혀졌고, 여러 유럽 국가의 굴뚝 청소부 연구에서도 폐암, 식도암, 방광암을 포함한 다른 암과의 연관성이 발견되었다.

황산

실온에서 황산(sulfuric acid)은 투명하고 무색이며 기름진 부식성 액체이다. 각종 제조 공정에서 황산을 함유한 강한 무기산 미스트가 발생할 수 있다. 황산을 함유한 강한 무기산 미스트에 대한 직업적 노출은 후두암 및 폐암의 위험 증가와 관련이 있다.

염화비닐

염화비닐(vinyl chloride)은 쉽게 타는 무색의 가스인데, 자연적으로 발생하지 않으며 상업적 용도로 생산된다. 염화비닐은 주로 파이프, 전선 및 케이블 코팅, 포장재 등 다양한 플라스틱 제품을 만드는 데 사용되는 경질 플라스틱 수지인 폴리염화비닐(PVC)을 만드는 데 사용된다(PVC는 알려지거나 의심되는 발암 물질이 아니다). 염화비닐은 담배 연기에서 연소 생성물로도 생성되는데, 염화비닐 노출은 드문 형태의 간암(간 혈관 육종), 원발성 간암(간세포 암종), 뇌암 및 폐암, 림프종 및 백혈병의 위험 증가와 관련이 있다.

목재 분진

목재 분진(wood dust)은 기계나 도구를 사용하여 목재를 자르거나 모양을 만들 때 생성된다. 많은 양의 목재 먼지가 제재소, 가구 제작, 캐비넷 제작 및 목공 산업에서 생성된다. 나무 먼지 노출과 관련된 직업을 가진 사람들에 대한 연구와 나무 먼지 노출을 직접 추정한 연구 모두에서 부비동 및 비강암과의 강력하고 일관된 연관성이 관찰되었다.

만성 염증

일반적인 염증은 손상된 조직이 치유되도록 하는 정상적인 생리학적 반응으로 손상된 조직에서 화학 물질이 방출되면 염증 과정이 시작된다. 이에 대한 반응으로 백혈구는 세포가 분열하고 성장하여 손상을 복구하며 조직을 재건하는 물질을 만드는데, 상처가 치유되면 염증 과정이 끝난다. 이와 달리, 만성 염증에서는 손상이 없더라도 염증 과정이 시작될 수 있으며 종료되어야 할 때에도 끝나지 않는다. 염증이 계속되는 이유는 항상 알려진 것은 아니지만, 만성 염증은 사라지지 않는 감염, 정상 조직에 대한 비정상적인 면역 반응 또는 비만과 같은 상태로 인해 발생할 수 있다. 이러한 만성 염증은 시간이 지남에 따라 DNA 손상을 일으켜 암으로 이어질 수 있다. 예를 들어, 궤양성 대장염 및 크론병과 같은 만성 염증성 장 질환이 있는 사람은 대장암 위험이 증가한다.

많은 연구에서 아스피린이나 비스테로이드성 항염증제와 같은 항염증제가 암 위험을 감소시키는지 여부를 조사했다. 그러나 명확한 답변은 아직 없으나 많은 연구에서 저용량의 아스피린을 정기적으로 복용하는 사람들이 암 진단을 받거나 암으로 사망할 위험이 감소할 수 있다고 제안했다. 그러나 ASPREE라고[20] 불리는 무작위 임상 시험의 새로운 발견은 이러한 상식과 반대된 결과를 제시하였다(그림 2-6, 7).

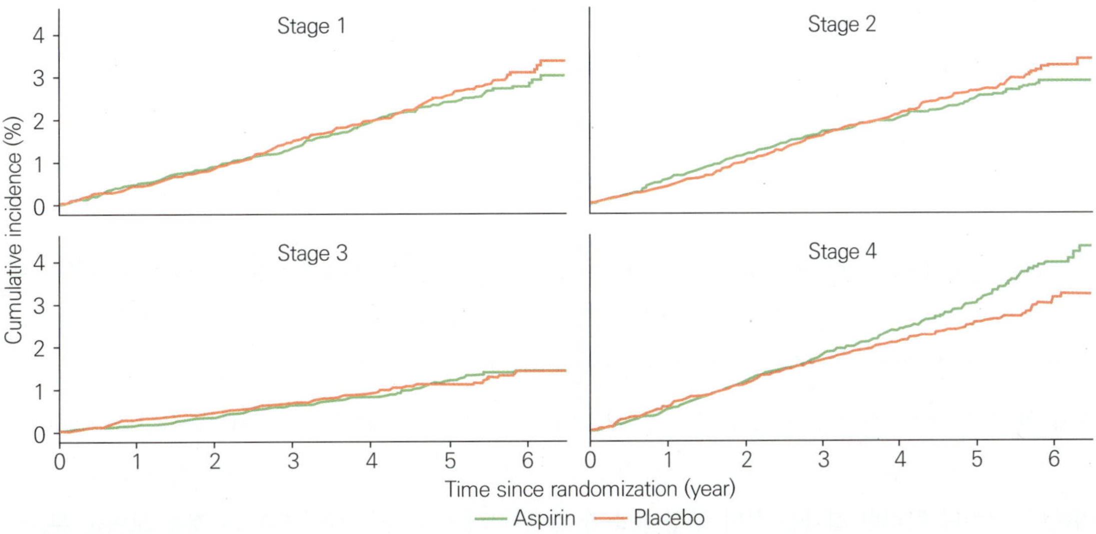

Number at risk

	Entry	Year 1	Year 2	Year 3	Year 4	Year 5	Year 6
Aspirin	9,525	9,268	8,944	7,635	5,667	3,434	1,193
Placebo	9,589	9,326	9,012	7,697	5,722	3,473	1,164

【그림 2-6.】 병기 및 치료군별 고형암의 첫 발생 누적 발생률

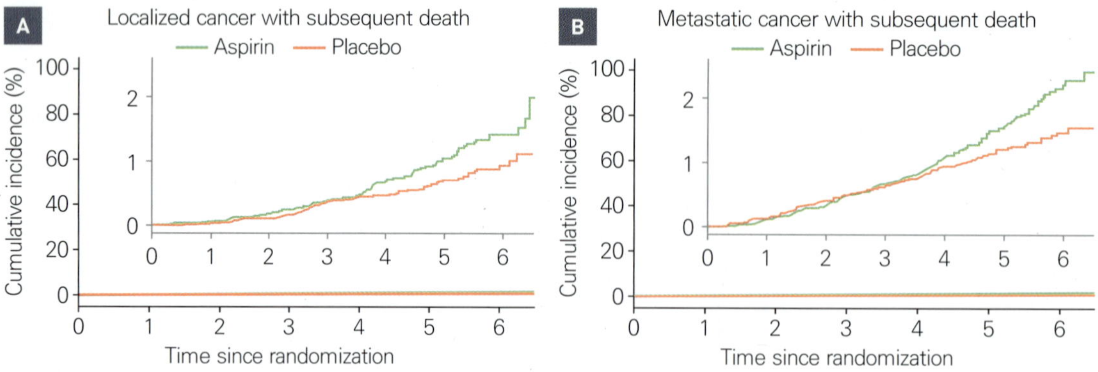

Number at risk

Aspirin	9,525	9,481	9,408	8,286	6,291	4,016	1,495
Placebo	9,589	9,545	9,466	8,369	6,367	4,077	1,476

Number at risk

Aspirin	9,525	9,481	9,408	8,286	6,291	4,016	1,495
Placebo	9,589	9,545	9,466	8,369	6,367	4,077	1,476

【그림 2-7.】 국소 또는 전이성 암의 첫 발현 후 암 관련 사망의 누적 발생률

(A)는 국소 암을 나타내고 (B)는 전이성 암을 보여준다. 시간은 무작위 할당에서 암 발생 이후 사망까지이다.
*Number at risk: 해당 시점에서 위험에 처한 환자 수로서 연구에 남아 있는 총피험자 수.

구체적으로 살펴보면 70세 이상의 일반적으로 건강한 약 19,000명의 사람들을 대상으로 매일 100 mg의 아스피린을 복용한 사람들이 위약을 복용한 사람들보다 암 진단을 받을 가능성은 유사한 반면, 진행성 암 진단을 받고 암으로 사망할 가능성이 오히려 더 컸다. 이러한 증가된 암 사망 위험의 발견은 결장직장암에 대해서도 확인되었다. 이처럼 해당 연구는 기존 대부분의 연구에서 관찰된 아스피린 사용이 대장암 진단 또는 사망 위험 감소와 반대되는 것이다.

음식

특정 식이 성분(diet)이나 영양소가 암 위험의 증가 또는 감소와 관련이 있을 가능성을 암세포에 대한 실험실 및 동물 모델 연구를 통하여 특정 화합물이 발암성 또는 항암 활성이 있음을 밝혔다. 그러나 몇 가지 예외를 제외하고, 인간 집단 연구에서는 어떤 식이 성분이 암을 유발하거나 암을 예방한다는 것을 아직 명확하게 보여주지 못하였다. 한편, 암이 있는 사람과 그렇지 않은 사람의 식단을 비교하는 역학 연구 결과는 암이 발생한 사람과 그렇지 않은 사람이 특정 식이 성분의 섭취에 차이가 있음을 보여준다. 그러나 이러한 결과는 식이 구성 요소가 암 위험의 변화와 연관이 있다는 것을 보여줄 뿐, 식이 구성 요소가 위험 변화의 직접적 원인이 된다는 것은 아니다. 예를 들어, 암이 있는 참가자와 없는 참가자는 식단 외에 다른 생활방식이 다를 수 있으며, 이러한 차이점이 암의 발생을 설명할 수 있다. 식이 구성 요소가 암 위험 감소와 관련이 있다는 역학 연구에서 보고가 되면 이 가능성을 검증하기 위해 무작위 임상시험을 수행할 수 있다. 그러나 식이 성분이 암 위험 증가와 관련될 수 있다는 증가가 있는 경우에도 윤리적 이유로 무작위 임상연구는 일반적으로 수행되기 어렵다. 지금까지 암 위험과의 연관성에 대해 많은 첨가물, 영양소 및 기타 식이 성분을 연구되었는데 소개하면 다음과 같다.

아크릴아미드

아크릴아미드(acrylamide)는 담배 연기와 일부 식품에서 발견되는 화학 물질인데, 감자와 같은 특정 야채를 고온으로 가열하면 생성될 수 있다. 동물 모델에 대한 연구에서 아크릴아미드 노출이 여러 유형의 암에 대한 위험을 증가시키는 것으로 나타났다. 그러나 식이성 아크릴아미드 노출이 인간의 암 위험과 관련이 있다는 근거는 아직 부족하다.

항산화제

항산화제(antioxidants)는 세포를 손상시킬 수 있는 자유 라디칼로 알려진 화학 물질의 활동을 차단하는 물질이다. 실험실 및 동물 연구에서는 외인성 항산화제가 암 발병과 관련된 자유 라디칼 손상을 예방하는 데 도움이 될 수 있음을 보여주었지만 인간에 대한 연구에서는 항산화제 보충제를 복용하는 것이 암 발병 또는 암으로 인한 사망 위험을 줄이는 데 도움이 될 수 있다는 것을 설득력 있게 입증하지 못했다. 특히 일부 연구에서는 일부 암의 위험이 증가한 것으로 나타났다(표 2-1).

여러 무작위 배정 대조 임상시험에서 암치료 중 항산화 보충제를 복용하면 특정 요법의 효과가 변경되거나 독성이 감소하는지 여부를 조사했다.[42] 이 임상시험들의 결과는 엇갈렸지만, 일부에서는 암치료 중 항산화 보충제를 복용한 사람들, 특히 흡연자일 경우 결과가 더 나빴다는 결과를 제시하였다. 일부 전임상연구에서 항산화제는 종양 보유 마우스에서 종양 성장 및 전이를 촉진하고 순환하는 종양세포의 전이 능력을 증가시키는 것으로 밝혀졌다.[43-45] 따라서 암환자에 대한 항산화 보충제의 효과에 대해 충분히 연구될 때까지 이러한 보충제는 주의해서 사용해야 한다.

인공 감미료

FDA 승인을 받은 6가지 인공 감미료(artificial sweeteners; 사카린, 아스파탐, 아세설팜칼륨, 수크랄로스, 네오탐, 아드반탐)의 안전성에 대한 많은 연구가 진행되었다. 실험실 동물 연구에서 이러한 감미료는 일반적으로 암이나 기타 건강에 부정적인 영향을 미치는 것으로 밝혀지지 않았다. 인공 감미료 섭취와 인간의 암 사이의 연관성에 대한 대부분의 연구에서도 위험이 증가하지 않는 것으로 나타났지만, 한 대규모 코호트 연구에서는 여러 감미료 사용자 사이에서 암 위험이 약간 증가한 것으로 나타났다.[46]

【표 2-1.】 항산화제 관련 주요 임상 연구 및 결과

임상시험, 국가(참고문헌)	항산화제 복용	연구대상자	연구결과
Linxian General Population Nutrition Intervention Trial, 중국 [21, 22]	15 milligrams (mg) beta-carotene, 30 mg alpha-tocopherol, and 50 micrograms (μg) selenium daily for 5 years	식도암과 위암 발생 가능성이 높은 건강한 남성 및 여성	초기분석: 식도암과 위암의 발생 위험성에 미치는 효과 차이가 없음; 다만 위암으로 인한 사망가능성이 줄어듦. 후기분석: 위암으로 인한 사망가능성 미치는 효과 차이가 없음.
Alpha-Tocopherol/Beta-Carotene Cancer Prevention Study (ATBC), 핀란드 [23-27]	Alpha-tocopherol (50 mg per day) and/or beta-carotene (20 mg per day) supplements for 5 to 8 years	중년의 남성 흡연자	초기분석: 베타카로틴 섭취군에서 폐암의 발생이 증가됨. 후기분석: 비뇨기암, 신장암, 췌장암, 대장암, 상부 호흡기 및 소화기계 관련 암 발생에 미치는 효과 차이가 없음.
Carotene and Retinol Efficacy Trial (CARET), 미국 [28-30]	Daily supplementation with 15 mg beta-carotene and 25,000 International Units (IU) retinol	과거 비소의 노출 또는 흡연력으로 인하여 폐암 발생 가능성이 높은 환자	초기분석: 모든 사망 건수의 증가 및 폐암 발생 증가로 인하여 조기 종료됨. 후기분석: 모든 사망 건수의 증가 및 폐암 발생 증가가 지속됨. 전립선암에 대한 영향은 없음.
Physicians' Health Study I (PHS I), 미국 [31]	Beta-carotene supplementation (50 mg every other day for 12 years)	남성 의사	흡연 유무에 상관없이 암 발생, 암 사망, 모든 사망건수에서 효과 차이가 없음.
Women's Health Study (WHS), 미국 [32, 33]	Beta-carotene supplementation (50 mg every other day), vitamin E supplementation (600 IU every other day), and aspirin (100 mg every other day)	만 45세 이상의 여성	Initial: no benefit or harm associated with 2 years of beta-carotene supplementation 초기분석: 베타카로틴의 2년간 복용은 어떤 이득 및 해로움이 관찰되지 않음. 후기분석: 비타민 E의 2년간 복용은 어떤 이득 및 해로움이 관찰되지 않음.
Supplémentation en Vitamines et Minéraux Antioxydants (SU.VI.MAX) Study, 프랑스 [34-37]	Daily supplementation with vitamin C (120 mg), vitamin E (30 mg), beta-carotene (6 mg), and the minerals selenium (100 μg) and zinc (20 mg) for a median of 7.5 years	남성과 여성	초기분석: 남성에서 전체 암 발생 건수, 전립선암 및 모든 사망건수에서 감소를 보인 반면, 여성에서 피부암의 증가가 관찰됨. 후기분석: 5년간의 복용 후 남성에서 보호 효과 및 여성에서의 유해 효과는 관찰되지 않음.
Heart Outcomes Prevention Evaluation-The Ongoing Outcomes (HOPE-TOO) Study, 다국가 [38]	Daily supplementation with alpha-tocopherol (400 IU) for a median of 7 years	심혈관계 질환 또는 당뇨병 진단을 받은 환자	암 발생, 암 사망 및 주요 심혈관계 질환 발생에 미치는 효과가 없음.
Selenium and Vitamin E Cancer Prevention Trial (SELECT), United 미국 [39, 40]	Daily supplementation with selenium (200 μg), vitamin E (400 IU), or both	만 50세 이상의 남성	초기분석: 전립선암을 포함한 암 발생에서 개선효과가 나타나지 않아 조기 중단됨. 후기분석: 비타민E단독 복용군에서 전립선암 발생의 증가가 관찰됨.
Physicians' Health Study II (PHS II), 미국 [41]	400 IU vitamin E every other day, 500 mg vitamin C every day, or a combination of the two	만 50세 이상의 남성 의사	전립선암을 포함한 기타 암에서 발생 감소 효과가 관찰되지 않음.

칼슘

칼슘(calcium)은 음식과 보충제를 통해 얻을 수 있는 필수 식이 미네랄이다. 연구 결과는 전반적으로 칼슘 섭취량 증가와 결장직장암 위험 감소 사이의 관계를 뒷받침하지만 연구 결과가 항상 일관성이 있는 것은 아니다.[47-52] 지나친 칼슘 섭취와 유방암 및 난소암과 같은 다른 암의 위험 감소 사이에 관계가 있는지 여부는 불분명하다.[53, 54] 일부 연구에서는 지나친 칼슘 섭취가 전립선암의 위험을 증가시킬 수 있다고 제안하였다.[55, 56]

탄 고기(charred meat)

소고기, 돼지고기, 생선, 가금류 등의 살코기를 고온에서 조리할 때 HCA (heterocyclic amines) 및 PAH (polycyclic aromatic hydrocarbons)라고 하는 특정 화학 물질이 생성된다. 높은 수준의 HCA 및 PAH에 노출되면 동물에서 암을 유발할 수 있다.[57] 그러나 그러한 노출이 인간에게 암을 유발하는지 여부는 아직 불분명하다.[58-67]

십자화과 채소

십자화과 채소(cruciferous vegetables)에는 가능한 항암 효과에 대해 연구되고 있는 여러 화합물로 분해되는 글루코시놀레이트로 알려진 화학 물질이 포함되어 있다. 이 화합물 중 일부는 세포와 동물에서 항암 효과를 보였지만 인간을 대상으로 한 연구 결과는 불명확했다.[68-70]

전립선암

네덜란드, 미국 및 유럽의 코호트 연구에서 일일 십자화과 야채 섭취량을 광범위하게 조사한 결과 전립선암 위험과의 연관성이 거의 또는 전혀 없는 것으로 나타났다. 그러나 일부 환자 통제 연구에서는 십자화과 채소를 더 많이 섭취한 사람들이 전립선암 위험이 더 낮다는 것을 발견했다.[71, 72]

대장암

미국과 네덜란드의 코호트 연구에서는 일반적으로 십자화과 야채 섭취와 대장암 위험 사이에 연관성이 없음을 발견했다.[73-75] 예외적으로 십자화과 야채를 많이 섭취한 여성(남성 제외)이 결장암(직장암 제외) 위험이 감소한 연구(식단 및 암에 대한 네덜란드 코호트 연구)가 있다.[76]

폐암

유럽, 네덜란드 및 미국의 코호트 연구에서 다양한 결과가 나타났다.[77-79] 대부분의 연구는 연관성이 거의 없다고 보고했지만, Nurses' Health Study 및 Health Professionals' Follow-up Study의 데이터를 사용한 미국 분석에 따르면 일주일에 십자화과 야채를 5인분 이상 섭취한 여성은 폐암 위험이 낮았다.[80]

유방암

한 환자-대조군 연구에서 십자화과 채소를 더 많이 섭취한 여성은 유방암 위험이 더 낮았다.[81] 미국, 캐나다, 스웨덴 및 네덜란드에서 수행된 연구의 메타 분석에서는 십자화과 야채 섭취와 유방암 위험 사이에 연관성이 없음을 발견했다.[82] 미국 여성에 대한 추가 코호트 연구에서도 유사하게 유방암 위험과의 연관성이 약한 것으로 나타났다.[83]

차

차(tea)에는 항산화제인 폴리페놀 화합물, 특히 카테킨이 포함되어 있다. 차 소비와 암 위험 사이의 연관성을 조사한 역학 연구 결과는 결정적이지 않았다.[84-87] 차 소비와 암 예방에 대한 임상 시험에서도 분명한 결과를 보이지 않았다.[88-96]

비타민 D

비타민 D (vitamin D)는 신체가 칼슘과 인을 사용하여 튼튼한 뼈와 치아를 만드는 데 도움을 주는데, 주로 햇빛에 피부를 노출시켜 얻을 수 있지만 일부 음식과 식이 보조제에서도 얻을 수 있다. 인간을 대상으로 한 역학 연구에 따르면 비타민 D 섭취량이 많거나 혈액 내 비타민 D 수치가 높을수록 대장암 위험이 감소할 수 있음을 제시하였고[97-99] 무작위 연구 결과에서 비타민 D는 전체 암 발병률을

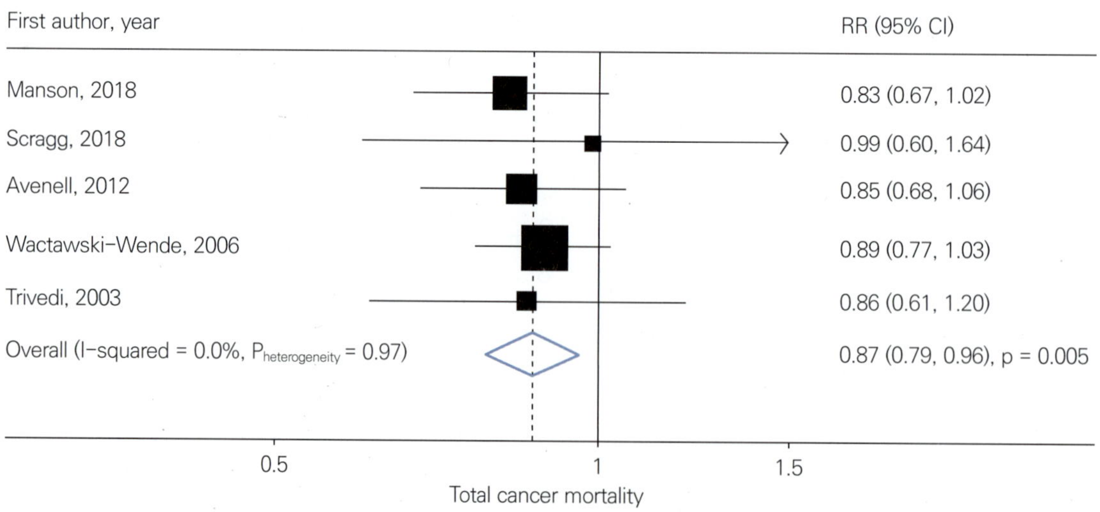

【그림 2-8.】 전체 암 사망률에 미치는 비타민D 복용 관련 무작위 임상시험의 메타 분석 결과[101]

크게 감소시키지 않았지만[위험비(HR)=0.96 (95% 신뢰 구간 0.88-1.06)], 전체 암 사망률 감소에 대한 유의한 개선효과가 나타났다[HR=0.83 (0.67-1.02)].[100]

호르몬

여성 호르몬의 일종인 에스트로겐은 인체 발암 물질로 알려져 있다. 이러한 호르몬은 여성과 남성 모두에게 필수적인 생리학적 역할을 하지만 특정 암의 위험 증가와도 관련이 있다. 예를 들어, 복합 폐경기 호르몬 요법(여성 호르몬 프로게스테론의 합성 버전인 에스트로겐과 프로게스틴)을 복용하면 여성의 유방암 위험이 높아질 수 있다. 에스트로겐만을 사용하는 폐경기 호르몬 요법은 자궁내막암의 위험을 증가시키므로 자궁절제술을 받은 여성에게만 사용된다. 따라서 폐경기 호르몬 요법에 대해 생각하고 있는 여성은 가능한 위험과 이점에 대해 판단해야 한다. 연구에 따르면 여성의 유방암 위험은 난소에서 생성되는 에스트로겐 및 프로게스테론(내인성 에스트로겐 및 프로게스테론으로 알려짐)과 관련이 있다. 장기간 또는 높은 수준으로 이러한 호르몬에 노출되면 유방암 위험이 증가될 수 있다. 호르몬 노출 증가는 월경을 일찍 시작하고, 폐경을 늦게 거치고, 첫 임신 시 나이가 많고, 출산을 한 적이 없는 경우에 발생할 수 있다. 반대로, 출산은 유방암에 대한 보호 요인이다.

유방암

호르몬 보충요법으로 에스트로겐만 복용한 여성은 위약을 복용한 여성보다 유방암 위험이 낮았다.[102] 거의 11년의 추적 조사 결과, 에스트로겐만 복용한 여성의 유방암 위험은 위약을 복용한 여성보다 낮았다.[103] 에스트로겐과 프로게스틴을 함께 복용한 여성은 위약을 복용한 여성보다 유방암 진단을 받을 가능성이 더 높았다. 이 여성들의 유방암은 진단을 받았을 때 병기가 진행되어 림프절로 퍼질 가능성이 더 높았다.[104] 더불어 유방암의 위험은 여성이 복합 호르몬 요법을 오래 받을수록 더 크지만 호르몬 사용을 중단하면 현저하게 감소하였다.[105] 이러한 연구는 조합 및 에스트로겐 단독 호르몬 사용 모두 유방암의 조기 발견에 대해 유방조영술의 효과를 떨어뜨린다는 것을 보여주었다.[104, 106] 호르몬을 복용하는 여성은 선별 유방조영술에서 발견된 이상을 확인하기 위해 더 많은 반복 유방조영술이 필요했고, 유방조영술에서 발견된 이상이 암인지 여부를 결정하기 위해 더 많은 유방 생검이 필요했다.

또한 복합 호르몬 요법의 사용이 유방조영상에서 보이는 치밀한 유방 조직(유방암 위험 인자)의 양의 증가와 관련이 있음이 보고되었다.[107] 환자-대조군 연구 결과에 따르면 여성이 에스트로겐과 프로게스틴을 함께 복용하기 시작한 후 첫해에 유방 조영술 밀도가 증가한 것이 이후 유방암 위험이 증가한 이유를 설명했다.[108] 위약을 복용한 여성보다 에스트로겐과 프로게스틴을 함께 복용한 여성에서 유방암 진단 후 유방암 및 모든 원인으로 인한 사망 역시 더 많았다.[109] 18년의 추적 기간 동안 위약을 복용한 여성에 비해 복합 호르몬 요법을 받은 여성에서 유방암 사망이 더 많았고 에스트로겐만 복용한 여성에서 유방암 사망이 더 적었다.[110]

폐암

복합 호르몬 요법을 받은 여성은 위약을 복용한 여성과 폐암 위험이 동일했다.[111] 그러나 폐암 진단을 받은 사람들 중 에스트로겐과 프로게스틴을 함께 복용한 여성은 위약을 복용한 여성보다 질병으로 사망할 가능성이 더 높았다. 위약을 복용한 여성과 비교하여 에스트로겐을 단독으로 복용한 여성 사이에서 폐암으로 인한 사례 수 또는 사망 수에는 차이가 없었다.[112]

대장암

초기 연구 보고서에서 복합 호르몬 요법을 받는 여성은 위약을 복용한 여성보다 대장암 위험이 낮았다.[113] 그러나 병용 호르몬 요법군에서 발생한 대장암은 위약군보다 발견 시 더 진행되었다. 또한 후속 연구에서는 연구 참가자가 복합 호르몬 요법 약물 복용을 중단한 후 대장암 위험 감소가 사라진 것으로 나타났다.[114] 에스트로겐을 단독으로 복용한 여성은 위약을 복용한 여성과 진단 시 대장암 및 질병 단계의 위험이 동일했다.[102] 후속 분석에서는 에스트로겐 단독 또는 에스트로겐과 프로게스틴이 결장직장암, 진단 시 종양 단계 또는 결장직장암으로 인한 사망 위험에 영향을 미친다는 강력한 증거를 발견하지 못했다.[110, 115]

면역 저하(Immunosuppression)

장기 이식을 받는 많은 사람들은 신체가 장기를 거부하지 않도록 면역 체계를 억제하는 약물을 복용한다. 이러한 '면역억제제' 약물은 면역 체계가 암세포를 탐지 및 파괴하거나 암을 유발하는 감염과 싸우는 능력을 저하시킨다. 잘 알려진 HIV 감염은 면역 체계를 약화시키고 특정 암의 위험을 증가시킨다.[116-118] 연구에 따르면 이식 수혜자는 다양한 암에 걸릴 위험이 증가하는데, 이러한 암 중 일부는 감염원에 의해 발생할 수 있지만 다른 암은 그렇지 않는다. 이식 수혜자 사이에서 가장 흔하고 일반 인구에 비해 더 일반적으로 발생하는 4가지 암은 비호지킨 림프종(NHL)과 폐암, 신장암, 간암이다. NHL은 엡스타인-바 바이러스(EBV) 감염에 의해, 간암은 B형 간염(HBV) 및 C형 간염(HCV) 바이러스에 의한 만성 감염에 의해 발생할 수 있다. 폐암과 신장암은 일반적으로 감염과 관련이 있는 것으로 생각되지 않는다. HIV/AIDS 환자는 EBV, 인간 헤르페스바이러스 8 또는 카포시 육종 관련 바이러스, 간암을 유발하는 HBV와 HCV, 자궁경부암, 항문암, 구인두암 및 기타 암을 유발하는 인간 유두종 바이러스(HPV)를 포함한 감염성 원인에 의해 발생하는 암의 위험이 증가한다.[119, 120] 또한, HIV 감염은

감염성 원인과는 관련이 없는 폐암과 같은 암의 위험 증가와도 연관이 있다.[121]

【표 2-2.】 암 발생과 연관된 주요 바이러스 및 감염원

바이러스	전파경로	연관 암
Epstein-Barr virus (EBV)	키스나 칫솔 또는 잔을 함께 사용하는 것과 같이 타액과의 접촉을 통해 가장 일반적으로 전염된다. 성적 접촉, 수혈, 장기 이식을 통해서도 전염될 수 있다.	헤르페스 바이러스의 일종인 EBV는 단핵구증과 특정 유형의 림프종 및 코와 목의 암을 유발한다. EBV 감염은 평생 지속되고, 전 세계적으로 90% 이상의 사람들이 일생 동안 EBV에 감염되며 대부분 증상이 나타나지 않는다.
Hepatitis B virus and Hepatitis C virus (HBV and HCV)	두 바이러스 모두 혈액을 통해(예를 들어 바늘을 공유하거나 수혈을 통해) 출생 시 엄마에게서 아기에게 전염될 수 있다. 또한 HBV는 성적 접촉을 통해 전염될 수 있다.	간암
Human immunodeficiency virus (HIV)	HIV는 혈액과 성적 접촉을 통해 전염될 수 있다.	HIV 자체가 암을 유발하지는 않지만, HIV 감염은 면역 체계를 약화시키고 신체가 암을 유발하는 다른 감염과 싸울 수 있는 능력을 저하시킨다. HIV에 감염된 사람들은 여러 암, 특히 카포시 육종, 림프종(비호지킨 림프종 및 호지킨병 모두 포함), 자궁경부암, 항문암, 폐암, 간암, 인후암의 위험이 증가한다.
Human papillomaviruses (HPVs)	고위험 HPV는 질, 구강 및 항문 성교를 포함한 직접적인 성적 접촉을 통해 쉽게 퍼진다.	고위험 유형의 HPV 감염은 거의 모든 자궁경부암을 유발한다. 또한 대부분의 항문암과 많은 구강인두암, 질암, 외음부암 및 음경암을 유발한다.
Human T-Cell leukemia/lymphoma virus type 1 (HTLV-1)	이 바이러스는 혈액(바늘 공유 또는 수혈을 통해), 성적 접촉을 통해, 어머니에서 아기로 자궁 내에서 또는 모유 수유를 통해 퍼진다. 이 바이러스 감염은 미국보다 일본, 아프리카, 카리브해 및 남미에서 더 흔하다.	HTLV-1은 성인 T세포 백혈병/림프종(ATLL)이라고 하는 공격적인 유형의 비호지킨 림프종을 유발할 수 있다. 그러나 HTLV-1에 감염된 대부분의 사람들은 증상이 없거나 질병이 발생하지 않는다.
Kaposi sarcoma-associated herpesvirus (KSHV)	KSHV는 침을 통해 가장 흔하게 퍼진다. 또한 장기나 골수 이식을 통해 퍼질 수 있으며, 수혈로 퍼질 수 있다는 보고가 일부 있지만 혈액 저장 및 백혈구 제거와 같은 관행으로 위험을 최소화한다.	인간 헤르페스바이러스-8 (HHV-8)로도 알려진 카포시 육종 관련 헤르페스바이러스(KSHV)는 카포시 육종을 유발할 수 있다. KSHV는 또한 원발성 삼출성 림프종 및 다발성 캐슬만병을 유발할 수 있다.
Merkel cell polyomavirus (MCPyV)	대부분의 성인은 MCPyV에 감염되며, 어린 시절에 우연한 직접(즉, 피부 대 피부) 또는 간접(즉, 감염된 사람이 만진 표면을 만짐) 접촉을 통해 전파가 발생할 가능성이 가장 높다.	MCPyV는 희귀한 유형의 피부암인 메르켈 세포 암종을 유발할 수 있다. 메르켈 세포 암종의 위험은 HIV에 감염되었거나 다른 이유로 면역이 억제된 노인과 젊은 성인에서 크게 증가한다. 감염은 일반적으로 증상을 일으키지 않으며 MCPyV에 대한 치료법은 없다
Helicobacter pylori (H. pylori)	오염된 음식이나 물을 섭취하고 직접적인 구강 접촉을 통해 퍼지는 것으로 생각된다. 세계 인구의 약 2/3가 *H. pylori*를 보유하고 있으며 선진국보다 개발도상국에서 감염률이 훨씬 높은 것으로 추정한다. 대부분의 인구에서 박테리아는 어린 시절에 처음 획득된다.	*H. pylori*는 위암과 위벽의 림프종인 위 MALT 림프종을 일으킬 수 있는 박테리아의 일종이다. 위궤양을 일으키기도 한다.
Opisthorchis viverrini	사람들은 유충이 들어 있는 날것 또는 덜 익힌 민물 생선을 먹을 때 감염된다.	동남아시아에서 발견되는 이 기생충 편충(흡충)은 담관암(간에 있는 담관의 암)을 일으킬 수 있다.
Schistosoma hematobium	감염성 자유 유영 편형 벌레 유충이 오염된 담수와 접촉한 피부에 파고들면 감염된다.	아프리카와 중동에서 발견되는 특정 유형의 민물 달팽이에 서식하는 이 기생충 편충(흡충)은 방광암을 일으킬 수 있다.

감염성 병원체(Infectious agents)

바이러스, 박테리아 및 기생충을 포함한 특정 감염원은 암을 유발하거나 암 형성 위험을 증가시킬 수 있다. 일부 바이러스는 일반적으로 세포 성장과 증식을 억제하는 신호 전달을 방해할 수 있고, 일부 감염은 면역 체계를 약화시켜 신체가 다른 암유발 감염과 싸울 수 있는 능력을 떨어뜨린다(표 2-2). 그리고 일부 바이러스, 박테리아 및 기생충도 만성 염증을 일으켜 암으로 이어질 수 있다. 암 위험 증가와 관련된 대부분의 바이러스는 혈액 또는 기타 체액을 통해 한 사람에서 다른 사람으로 전달될 수 있다. 따라서 예방접종을 받고 안전한 성관계를 갖도록 하며 바늘을 공유하지 않음으로써 감염 위험을 낮출 수 있다.

과체중 및 비만

미국 암 통계 데이터베이스의 BMI와 암 발병률 데이터를 사용한 전국적인 단면 연구는 2011년부터 2015년까지 매년 30세 이상의 연령대 남성에서 약 37,670건의 새로운 암 사례(4.7%)와 여성에서 74,690건의 새로운 암 사례(9.6%)가 과체중(과체중, 비만 또는 심한 비만) 때문으로 제시되었다.[122] 과체중(overweight)으로 인한 사례의 비율은 암 유형에 따라 다른데, 여성의 경우 간암 또는 담낭암의 경우 51%, 자궁내막암의 경우 49.2%, 남성의 경우 간암 또는 담낭암의 경우 48.8%, 식도 선암의 경우 30.6%로 높았다(이는 미국의 통계로 한국의 경우 대다수의 간담도암의 발생은 바이러스가 원인이 된다). 2019년 연구에 따르면 전 세계적으로 2012년에 과체중이 모든 암의 약 3.9% (544,300건)를 차지했으며, 이러한 암 발생의 빈도는 남성(175,800건)보다 여성(368,500건)에서 더 높았다.[123] 과체중으로 인한 암의 비율은 저소득 국가의 1% 미만에서부터 일부 고소득 서구 국가와 중동 및 북아프리카 국가의 7% 또는 8%까지 다양하다.

비만(obesity)과 암 위험을 연결하는 거의 모든 근거는 일종의 관찰 연구인 대규모 코호트 연구에서 비롯되는데, 관찰 연구의 한계로서 비만 또는 과체중이 있는 사람은 체지방 이외의 방식으로 이러한 조건이 없는 사람과 다를 수 있고, 체지방이 아닌 다른 차이점이 암 위험 증가를 설명할 수 있기 때문이다. 그러나 IARC (International Agency for Research on Cancer)은 체지방이 많을수록 여러 암의 위험이 증가한다는 일관된 근거가 있다고 결론지었다.[124] 더욱이 BMI가 더 높을수록 암 진단 당시 또는 암생존 후에도 관련 없는 두 번째 암(두 번째 원발성 암) 역시 발생할 위험이 더 높다.[125-127]

【표 2-3.】 비만 및 과체중과 관련된 암 발생 위험

암 종류(참고문헌)	비만 또는 과체중이 아닌 정상인과 비교
자궁내막암[128, 129]	7 times as likely in people with severe obesity* 2-4 times as likely in people with obesity or overweight
식도 선암[130]	4.8 times as likely in people with severe obesity 2.4-2.7 times as likely in people with obesity 1.5 times as likely in people with overweight
위암[131]	2 times as likely in people with obesity
간암[132, 133]	2 times as likely in people with obesity or overweight
신장암[134, 135]	2 times as likely in people with obesity or overweight
다발성 골수종[136]	1.1-1.2 times as likely in people with obesity or overweight
뇌수막종[137]	1.5 times as likely in people with obesity 1.2 times as likely in people with overweight
췌장암[138]	1.5 times as likely in people with obesity or overweight
대장암[139]	1.3 times as likely in people with obesity
담낭암[140, 141]	1.6 times as likely in people with obesity 1.2 times as likely in people with overweight
유방암	
Postmenopausal[142, 143]	1.2-1.4 times as likely in people with obesity or overweight 1.2 times as likely for every 5-unit increase in BMI
Premenopausal**[143, 144]	0.8 times as likely in people with obesity or overweight
난소암***[145, 146]	1.1 times as likely for every 5-unit increase in BMI
갑상선암[147]	1.3 times as likely in people with obesity 1.26 times as likely in people with overweight

BMI, body mass index.
* Risk for type I endometrial cancer
** Hormone receptor-positive premenopausal breast cancer
*** 높은 BMI는 전반적으로 난소암의 위험이 약간 증가하는 것과 관련이 있으며, 특히 폐경기 호르몬 요법을 사용한 적이 없는 여성의 경우 더욱 그렇다.[145] 연관성은 난소암 아형에 따라 다르며 희귀한 비장액성 아형에 대해 가장 강력한 위험 증가가 관찰되었다.[146]

체중 감량이 암 위험을 줄이는지 여부에 대한 대부분의 데이터는 코호트 및 환자-대조군 연구에서 기반한다. 앞서 언급한 것과 같이 비만과 암 위험에 대한 관찰 연구는 비만이 암을 유발한다는 것을 확정적으로 확립할 수 없고 체중 감량을 하는 사람이 그렇지 않은 사람과 다른 방식으로 다를 수 있기 때문에 주의해서 해석해야 한다. 이러한 연구 중 일부는 체중이 감소한 비만인 사람들 사이에서 유방암, 자궁내막암, 결장암 및 전립선암의 위험 감소를 제시하였다. 예를 들어, 폐경 후 여성에 대한 한 대규모 전향적 연구에서 의도적으로 체중의 5% 이상을 줄이는 것은 비만 관련 암, 특히 자궁내막암의 위험을 낮추는 것과 관련이 있었다.[148] 그러나 의도하지 않은 체중 감소는 암 위험과 관련성이 나타나지 않았다. Women's Health Initiative의 체중과 유방암에 대한 후속 연구에서는 연구 시작 시 이미 과체중이거나 비만인 여성의 경우 체중 변화(증가 또는 감소)가 유방암과 관련이 없다는 사실을 제시하였다.[149] 그러나 10개 코호트의 데이터를 통합한 연구에서 지속적인 체중 감소는 50세 이상 여성의

유방암 위험 감소와 관련성이 있었다.[150] 비만인 사람들의 체중 감소와 암 위험 사이의 관계를 더 잘 이해하기 위해 일부 연구자들은 비만 위절제수술을 받은 비만인 사람들의 암 위험을 조사하였는데 비만 환자, 특히 여성의 비만 수술은 전반적인 암 위험 감소와 관련이 관찰되었다.[151]

신체 활동

신체 활동(physical activity)은 골격근을 사용하고 휴식보다 더 많은 에너지를 필요로 하는 모든 움직임으로 정의된다. 신체 활동에는 걷기, 달리기, 춤, 자전거 타기, 수영, 집안일 수행, 운동 및 스포츠 활동 참여가 포함될 수 있다. 더 높은 신체 활동과 더 낮은 암 위험을 연결하는 증거 역시 주로 관찰 연구에서 기반한다. 관찰 연구에서는 개인이 자신의 신체 활동에 대해 보고하고 암 진단을 위해 수년 동안 추적하므로 인과 관계를 증명할 수 없지만 다른 모집단에 대한 연구에서 유사한 결과가 있고 인과 관계에 대한 가능한 메커니즘이 존재하는 경우 인과 관계의 증거를 가진다고 판단한다. 다양한 연구를 통하여 높은 수준의 신체 활동이 여러 유형의 암 위험 감소와 관련이 보고되었다.[152-154]

방광암

11개의 코호트 연구와 4개의 환자-대조군 연구에 대한 2014년 메타 분석에서 방광암의 위험은 신체 활동 수준이 가장 높은 개인이 가장 낮은 수준의 사람보다 15% 더 낮았다.[155] 100만 명 이상의 개인을 종합 분석한 결과 역시 여가 시간 신체 활동이 방광암 위험을 13% 감소시키는 것으로 나타났다.[156]

유방암

많은 연구에서 신체적으로 활동적인 여성이 비활동적인 여성보다 유방암 위험이 낮다는 사실이 밝혀졌다. 38개의 코호트 연구가 포함된 2016년 메타 분석에서 신체 활동이 가장 활발한 여성은 신체 활동이 가장 적은 여성보다 유방암 위험이 12-21% 낮았다.[157] 신체 활동은 폐경 전 및 폐경 후 여성 모두에서 유사한 유방암 위험 감소와 관련이 있다.[157, 158] 폐경 후 신체 활동을 늘리는 여성도 그렇지 않은 여성보다 유방암 위험이 낮을 수 있다.[159, 160]

결장암

2016년 126개 연구의 메타 분석에서 가장 높은 수준의 신체 활동을 하는 개인은 가장 적게 활동하는 사람들보다 결장암 위험이 19% 낮았다.[161]

자궁내막암

여러 메타 분석 및 코호트 연구를 통하여 신체 활동과 자궁내막암 위험 사이의 관계를 조사했다.[162-165] 33개 연구의 메타 분석에서 신체 활동이 많은 여성은 신체 활동 수준이 낮은 여성보다 자궁내막암 위험이 20% 낮았다. 비만은 자궁내막암의 강력한 위험 요소로서 신체 활동이 비만을 줄여야 이점이 관찰된다는 점에서 연관성이 간접적일 수 있다.

식도암

2014년 9개의 코호트와 15개의 환자-대조군 연구에 대한 메타 분석에 따르면 신체 활동이 가장 활발한 사람은 가장 활동적이지 않은 사람보다 식도 선암종 위험이 21% 낮았다.[166]

신장암

2013년 11개의 코호트 연구와 8개의 환자-대조군 연구에 대한 메타 분석에서 신체 활동이 가장 활발한 사람은 가장 활동이 적은 사람보다 신장암 위험이 12% 낮았다.[167] 100만 명 이상의 개인을 종합 분석한 결과 여가 시간 신체 활동이 신장암 위험을 23% 감소시키는 것으로 나타났다.[156]

위암

2016년 10개의 코호트 연구와 12개의 환자-대조군 연구에 대한 메타 분석에 따르면 신체 활동이 가장 활발한 사람은 활동이 가장 적은 사람보다 위암 위험이 19% 낮았다.[168]

폐암

신체 활동이 폐암 위험 감소와 관련이 있다는 몇 가지 연구 보고가 있다.[152, 154] 그러나 신체 활동보다는 흡연의 차이가 신체 활동과 폐암 위험 감소의 연관성을 설명할 수 있다. 2016년 25개의 관찰 연구 메타 분석에서 신체 활동은 이전 및 현재 흡연자 사이에서 폐암 위험 감소와 관련이 있었지만 비흡연자 사이에서는 폐암 위험과 관련이 없었다.[169]

방사선

이온화 방사선이라고 하는 특정 파장의 방사선(radiation)은 DNA를 손상시키고 암을 유발하기에 충분한 에너지를 가지고 있다. 이온화 방사선에는 라돈, X선, 감마선 및 기타 형태의 고에너지 방사선이 포함되는데, 가시광선이나 휴대폰에서 나오는 에너지와 같은 저에너지 비이온화 형태의 방사선은 사람에게 암을 유발하는 것으로 밝혀지지 않았다.

라돈

라돈은 암석과 토양에서 방출되는 방사성 가스이다. 라돈은 방사성 원소 라듐이 분해될 때 형성된다. 라듐은 방사성 원소인 우라늄과 토륨이 분해될 때 차례로 형성된다. 라돈은 빠르게 붕괴하여 작은 방사성 입자를 방출한다. 이 방사성 입자를 흡입하면 폐를 감싸고 있는 세포를 손상시킬 수 있다. 라돈에 장기간 노출되면 폐암으로 이어질 수 있으며, 이 암은 라돈 흡입과 관련이 있는 것으로 입증된 유일한 암이다.[170-173] 성인과 어린이에서 라돈 노출과 관련된 백혈병 위험 증가에 대한 보고도 있다.

엑스레이 및 기타 방사선 노출 인자

X선, 감마선, 알파 입자, 베타 입자, 중성자와 같은 고에너지 방사선은 DNA를 손상시키고 암을 유발할 수 있다. 이러한 형태의 방사선은 원자력 발전소 사고와 원자 무기를 제조, 시험 또는 사용될 때 방출될 수 있다. 병원에서 이루어지는 흉부 X선, 컴퓨터단층촬영(CT) 스캔, 양전자방출단층촬영(PET) 스캔 및 방사선요법과 같은 특정 의료 절차도 암으로 이어지는 세포 손상을 유발할 수 있다. CT 영상은 이온화 방사선의 한 형태인 X선을 사용한다. 이러한 전리 방사선에 노출되면 암 위험이 증가하는 것으로 알려져 있다.

전리 방사선을 사용하여 신체 이미지를 생성하는 CT 및 기타 절차의 광범위한 사용은 암 위험이 조금만 증가해도 미래에 많은 수의 암으로 이어질 수 있다는 우려를 불러일으켰다.[174, 175] 어린이가 성인보다 방사선에 더 민감하고 기대 수명이 더 길기 때문에 어릴 때 CT 절차를 받은 사람은 위험이 더 높을 수 있다. 여성은 남성보다 같은 연령에 동일한 방사선 노출을 받은 경우 암 발병 위험이 다소 높다.[174] 그러나 일상적인 흉부 X선 및 유방조영술과 같은 표준 X선 절차는 상대적으로 낮은 수준의 이온화 방사선을 사용한다. CT의 방사선 노출은 표준 X선 절차보다 높지만 한 번의 CT 스캔으로 인한 암 위험 증가는 여전히 작다. 특히 질병의 징후나 증상이 있는 사람의 암이나 다른 심각한 상태를 진단하기 위해 CT를 사용하는 경우 검사를 받지 않는 것이 받는 것보다 훨씬 더 위험할 수 있다.

모든 사람이 매일 자연적으로 발생하는 전리 방사선의 어느 정도 배경 수준에 노출된다는 점에 유의하는 것도 중요하다. 평균적인 사람은 라돈 및 우주 공간의 방사선과 같이 자연적으로 발생하는 방사성 물질로부터 연간 약 3밀리시버트(mSv)의 추정 유효 선량을 받는다.[177] 그에 비해 저선량 흉부 CT 스캔 1회(1.5 mSv)의 방사선 피폭은 6개월의 자연 배경 방사선과 유사하며 정기적인 흉부 CT 스캔(7 mSv)은 2년 동안의 자연 배경 방사선 노출과 유사하다.

CT 스캔의 방사선 노출은 성인과 어린이에게 다르게 영향을 미치는데, 어린이는 성장하는 신체로 세포 분열 속도가 빠르기 때문에 성인보다 방사선에 훨씬 더 민감하다. 또한 어린이는 성인보다 기대 수명이 더 길어 방사선 관련 암이 발생할 가능성이 더 높다.[178] 15세 이전에 여러 번 CT 스캔을 받은 개인은 첫 번째 스캔 후 10년 동안 백혈병, 뇌종양 및 기타 암 발병 위험이 증가한 것으로 보고되었다.[179, 180] 그러나 한 번의 CT 스캔으로 인한 암의 평생 위험은 작았는데, 어린이에게 수행된 스캔 10,000회당 약 1건의 암 발병 사례였다.

햇빛

자외선 노출이 심한 지역에서는 암환자의 약 3%가 자외선과 관련이 있는데, 햇빛(sunlight) UV는 피부암, 흑색종, 기저세포암 및 편평암과 연관성이 있음이 알려져 있다. 파장 280-320 nm의 UVB 자외선은 세포의 DNA 분자를 깨뜨리거나 cross-linkage를 유도하게 되는데, 문제가 생긴 세포는 이를 복구하기 위해 복구 시스템이 가동되는데 제대로 적절하게 수복되지 않을 경우 피부가 조기 노화되고 피부암을 유발한다. 태양, 태양등, 태닝 부스는 모두 자외선(UV)을 발산하여 손상을 유발시키므로 모든 연령대의 사람들은 특히 오전 중반과 오후 사이에 태양 아래에서 보내는 시간을 제한하고 태닝 베드와 같은 다른 자외선을 피해야 한다. UV 복사선은 모래, 물, 눈, 얼음에 의해 반사되며 유리와 창문을 통과할 수 있다. 피부암은 피부색이 밝은 사람들에게 더 흔하지만 피부색이 어두운 사람을 포함하여 모든 피부색의 사람들이 피부암에 걸릴 수 있다.

담배

담배(tobacco) 연기에는 흡연자와 비흡연자 모두에게 해로운 많은 화학 물질이 포함되어 있어 담배 연기를 조금이라도 들이마시면 해로울 수 있다.[181, 182] 담배 연기에 포함된 7,000개 이상의 화학 물질 중 시안화수소, 일산화탄소 및 암모니아를 포함하여 최소 250개가 유해한 것으로 알려져 있다. 담배 연기에 포함된 250가지 유해 화학 물질 중 적어도 69가지가 암을 유발할 수 있다. 이러한 암유발 화학 물질에는 다음이 포함된다.

- Acetaldehyde
- Aromatic amines
- Arsenic
- Benzene
- Beryllium (a toxic metal)
- 1,3-Butadiene (a hazardous gas)
- Cadmium (a toxic metal)
- Chromium (a metallic element)

- Cumene
- Ethylene oxide
- Formaldehyde
- Nickel (a metallic element)
- Polonium-210 (a radioactive chemical element)
- Polycyclic aromatic hydrocarbons (PAHs)
- Tobacco-specific nitrosamines
- Vinyl chloride

흡연자의 사망률은 담배를 전혀 피우지 않은 사람보다 약 3배 더 높은데,[183, 184] 흡연은 신체의 거의 모든 장기와 기관에 해를 끼치며 사람의 전반적인 건강을 해친다. 흡연은 폐암, 식도암, 후두암, 구강암, 인후암, 신장암, 방광암, 간암, 췌장암, 위암, 자궁경부암, 결장암, 직장암, 급성 골수성 백혈병 등을 유발한다고 보고되었다.[181, 182] 흡연은 또한 심장 질환, 뇌졸중, 대동맥류(가슴 동맥의 풍선 모양 팽창), 만성 폐쇄성 폐질환(COPD)(만성 기관지염 및 폐기종), 당뇨병, 골다공증, 류마티스 관절염, 연령 관련 황반 변성 등 다양한 질환을 유발한다.

1960년대 이후 흡연자의 폐암 또는 COPD 발병 위험은 흡연자당 소비되는 담배의 수가 감소했음에도 불구하고 비흡연자에 비해 실제로 증가했다. 시간이 지남에 따라 흡연자 폐암 유형에도 변화가 있는데, 편평 세포 암종은 감소했지만 선암종은 급격히 증가했다. 이러한 변화는 모두 담배 디자인과 구성, 담배 잎이 경화되는 방식, 흡연자가 담배 연기와 그 안에 포함된 독성 물질을 얼마나 깊이 흡입하는지의 변화로 인한 것일 수 있다.[185] 흡연자의 흡연 기간이 길수록 조기 사망을 포함하여 흡연으로 인한 피해를 경험할 가능성이 커진다.[184] 그러나 나이에 관계없이 흡연자는 금연을 통해 암을 비롯한 질병의 위험을 크게 줄일 수 있다.

궐련 외에도 다양한 형태의 담배 관련 제품의 위험성은 다음과 같다.

무연 담배

무연 담배는 태우지 않는 담배의 일종이다. 대부분의 제품은 입안에서 담배를 씹거나 빨면서 담배즙이 쌓이면 뱉어 내는 방식으로 구강점막을 통하여 니코틴이 흡수된다. 무연 담배는 구강암, 식도암, 췌장암 등을 유발하며 잇몸질환 및 심장병을 유발할 수도 있다.[186]

시가

프리미엄 시가, 작은 여과 시가(LFC) 및 시가릴로가 포함되는데, LFC는 담배와 비슷하지만 LFC와 시가릴로 모두 청소년과 젊은 성인에게 관심을 끌기 위해 향이 첨가된다.[187, 188] 대부분의 시가는 주로 단일 유형의 담배(공기 건조 및 발효)로 구성되며 담배 잎 포장지가 있다. 연구에 따르면 시가 연기는 담배 연기보다 더 높은 수준의 독성 화학 물질을 포함하고 있지만, 담배 연기와 달리 시가 연기는 종종 흡입되지 않는 경우가 많다.[189] 시가 흡연은 구강, 후두, 식도 및 폐암을 유발하고, 췌장암의 원인이 되기도 한다. 더욱이, 매일 시가 흡연자, 특히 흡입하는 사람은 심장 질환 및 기타 유형의 폐 질환 발병 위험이 증가한다.

파이프

파이프 흡연에서는 담배를 다른 쪽 끝에 마우스피스가 있는 줄기에 연결된 그릇에 넣는다. 연기는 일반적으로 흡입되지 않으나, 파이프 흡연은 폐암을 유발하고 입, 목, 후두 및 식도암의 위험을 증가시킨다.[190, 191]

물담배

물담배는 부분적으로 채워진 물그릇에 연기를 통과시켜 담배를 피우는 데 사용되는 장치이다. 일부 사람들은 물담배 흡연이 담배 흡연보다 덜 해롭고 중독성이 낮다고 생각하지만,[192] 연구에 따르면 물담배 연기는 적어도 담배 연기만큼 독성이 있다.[193, 194]

조기 사망의 위험과 흡연 관련 암으로 발전하여 사망할 가능성은 흡연 기간, 하루 흡연 담배 수, 흡연을 시작한 연령 등 여러 요인에 따라 달라진다. 그러나 흡연량 관련하여 안전한 흡연 수준은 없다. 평생 동안 하루에 단 한 개비의 담배라도 흡연하면 흡연 관련 암(폐, 방광, 췌장)과 조기 사망을 유발할 수 있다.[195, 196] 금연은 흡연으로 인한 암 및 기타 질병으로 발전하고 사망할 위험을 줄이다. 금연의 혜택을 받기에 너무 늦은 때는 없지만 그 혜택은 더 어린 나이에 금연하는 사람들에게서 가장 크다.[182]

조기검진

암의 조기검진을 목적으로 시행하는 선별 검사는 증상이 나타나기 전인 초기 단계에서 암을 발견하는 데 도움이 될 수 있다. 비정상적인 조직이나 암이 조기에 발견되면 치료 또는 치유가 더 쉬울 수 있다. 반면, 증상이 나타날 때쯤이면 암이 자라고 전이되었을 수 있어 암을 치료하거나 완치하기 어렵

게 만들 수 있다.[197]

선별 검사

신체 검사 및 병력: 덩어리 또는 비정상적으로 보이는 것과 같은 질병의 징후를 확인하는 것을 포함하여 일반적인 건강 징후를 확인하기 위한 신체 검사. 환자의 건강 습관과 과거 질병 및 치료에 대한 병력도 수집된다.

- 검사실 검사: 신체의 조직, 혈액, 소변 또는 기타 물질의 샘플을 검사하는 의료 절차
- 이미징 절차: 신체 내부 영역의 사진을 만드는 절차
- 유전자 검사: 유전자나 염색체의 변화를 찾기 위해 세포나 조직을 분석하는 실험실 검사. 이러한 변화는 사람이 특정 질병이나 상태를 가지고 있거나 가질 위험이 있다는 신호일 수 있다.

선별 검사에는 위험이 있다.

모든 선별 검사가 도움이 되는 것은 아니며 대부분 위험하다. 따라서 검사의 위험과 암으로 사망할 확률을 감소시키는 것으로 입증되었는지 여부를 아는 것이 중요하다.

일부 선별 검사는 심각한 문제를 일으킬 수 있다.

일부 선별 검사 절차는 출혈이나 기타 문제를 일으킬 수 있다. 예를 들어, 대장내시경검사를 이용한 결장암 선별검사는 결장 내벽에 파열을 일으킬 수 있다.

위양성 테스트 결과가 가능하다.

암이 없는데도 선별 검사 결과가 비정상적으로 나타날 수 있다. 위양성 검사 결과(암이 실제로는 없지만 암이 있음을 보여주는 결과)는 불안을 유발할 수 있으며 일반적으로 위험이 있는 더 많은 검사와 절차가 뒤따른다.

위음성 테스트 결과가 가능하다.

암이 있어도 선별 검사 결과가 정상으로 나타날 수 있다. 위음성 검사 결과(암이 실제로 있는데 암이 아님을 보여주는 것)를 받은 사람은 증상이 있어도 진료를 미룰 수 있다.

암을 발견하는 것이 사람의 건강을 개선하거나 더 오래 사는 데 도움이 되지 않을 수 있다.

일부 암은 증상을 일으키지 않거나 생명을 위협하지 않지만 선별 검사에서 발견되면 암을 치료할 수 있다. 이러한 경우에 암치료가 치료를 받지 않은 경우보다 더 오래 사는 데 도움이 되는지 여부를 알 수 있는 방법은 없다. 일부 암의 경우, 암을 조기에 발견하고 치료해도 완치 가능성이 높아지거나 환자가 더 오래 살 수 있는 데 도움이 되지 않을 수도 있다.

선별 검사의 이점과 피해를 이해하고 적합한 선별 검사에 대해 정보에 입각한 선택을 하는 것이 중요하다.

모든 선별 검사에는 이점과 해악이 모두 있다. 따라서 의료 서비스 제공자는 선별 검사의 이점과 피해에 대해 환자에게 충분히 설명하고 선별 검사가 환자에게 적합한지 여부를 결정하는 데 환자의 의견을 고려하여야 한다.

선별 검사의 이점과 해악을 이해한 후 환자에게 가장 적합한 선별 검사를 받을지 여부를 결정할 수 있는데 때로는 피해와 이점이 밀접하게 일치하여 선별 검사를 받을지 여부를 결정하기 어려울 수도 있다.

선별 검사만으로 암을 진단할 수 없기 때문에 선별 검사 결과가 비정상인 경우 암을 확인하기 위해 추가 검사를 실시한다. 예를 들어, 유방조영술 선별검사에서 유방의 종괴를 찾을 수 있지만 종괴가 암일 수도 있고 아닐 수도 있다. 따라서 종괴가 암인지 확인하려면 더 많은 검사를 수행해야 하는데 이를 진단 테스트라고 한다. 이 진단 검사에는 해당 부위의 세포나 조직을 얻어서 병리학자가 현미경으로 암의 징후를 확인할 수 있는 생검이 포함된다.

검진대상자

특정 선별 검사는 특정 암에 걸릴 위험이 높은 사람들에게만 권장될 수 있으므로, 암 검진에는 암 위험이 증가한 사람을 찾는 것이 포함된다. 그러나 특정 유형의 암에 대해 알려진 위험 요인이 있다고 해서 암에 걸린다는 의미는 아니고, 위험 요인이 없다고 해서 암에 걸리지 않는다는 의미는 아니다.

다른 사람들보다 암에 걸릴 위험이 더 높은 것으로 알려진 사람들은 다음 중 하나에 해당하는 사람들을 포함한다. 암 위험이 높은 사람들은 다른 사람들보다 더 자주 또는 더 이른 나이에 선별 검사를 받아야 할 수 있다.

- 과거 암의 진단 경험
- 암의 가족력

- 암과 관련된 특정 유전자 돌연변이
- 담배 연기 또는 작업장 화학 물질과 같은 암유발 인자에 대한 노출
- 원인을 알 수 없는 혈전
- 특정 감염성 병원체 보균자

암 위험도 평가

암 위험은 다양한 방식으로 측정되는데, 암 위험에 대한 조사 및 연구 결과를 연구하고 그 결과를 다양한 방식으로 설명한다. 위험을 설명하는 방법에는 절대 위험, 상대 위험 및 승산비가 포함된다.

절대 위험

특정 인구(예: 특정 연령 그룹의 여성)에 속하는 많은 사람들을 연구하여 절대 위험(absolute risk)을 추정하는데, 특정 기간 동안 특정 질병에 걸린 그룹의 사람들 수를 계산한다. 예를 들어 50세에서 59세 사이의 여성 10만 명을 1년 동안 관찰했는데 그중 9명이 그 기간 동안 유방암에 걸렸다면 이는 해당 연령대의 여성이 유방암에 걸릴 1년 절대 위험이 9/100,000라는 것을 의미한다.

상대적 위험

상대 위험(relative risk)은 위험 비율이라고도 하는데, 특성이나 요인이 질병의 위험과 연결될 수 있는지 여부를 알아보기 위해 연구 조사에서 자주 사용된다. 매우 유사한 두 그룹의 사람들을 비교하여 그룹 중 하나에 속한 사람들은 연구 중인 특성이나 요소를 가지고 있어야 하고(그들은 '노출'되었다), 다른 그룹의 사람들은 그것을 가지고 있지 않는다(그들은 노출되지 않았다). 상대적 위험도를 파악하기 위해 노출된 그룹에서 질병에 걸린 사람들의 비율을 노출되지 않은 그룹에서 질병에 걸린 사람들의 비율로 나누어 계산한다.

상대적 위험은 다음과 같다.

- 1보다 큼: 특성 또는 요인이 위험 증가와 관련이 있다.
- 1과 같음: 특성 또는 요인이 위험과 연결되어 있지 않는다.
- 1 미만: 특성 또는 요인이 위험 감소와 관련이 있다.

승산비

일부 유형의 연구에서 상대적 위험을 파악하기에 충분한 정보가 없을 때 대신 승산비(odds ratio)

라는 것을 사용한다. 승산비는 상대 위험의 추정치일 수 있는데, 상대적 위험 대신 승산비를 사용하는 한 유형의 연구를 환자-대조군 연구로서 두 그룹의 사람들을 비교한다. 그러나 각 그룹의 개인은 특정 질병이 있는지 여부에 따라 선택된다. 연구자들은 각 그룹의 사람들이 질병을 일으켰을 수 있는 무언가(특성 또는 요인)에 노출되었을 확률을 분석한다. Odds는 특성 또는 요소가 존재하거나 발생한 횟수를 존재하지 않았거나 발생하지 않은 횟수로 나눈 값을 나타낸다. 한 그룹의 승산을 다른 그룹의 승산으로 나누어 승산비를 계산한다.

승산비는 다음과 같다.

- 1보다 큼: 특성 또는 요인이 위험 증가와 관련이 있다.
- 1과 같음: 특성 또는 요인이 위험과 연결되어 있지 않는다.
- 1 미만: 특성 또는 요인이 위험 감소와 관련이 있다.

암이 있거나 없는 사람들의 특성과 노출을 살펴보면 가능한 위험 요소를 찾는 데 도움이 될 수 있다. 특정 유형의 암에 걸릴 위험이 높은 사람이 누구인지 아는 것은 언제 얼마나 자주 검사를 받아야 하는지를 결정하는 데 도움이 될 수 있다.

선별 검사의 평가

암 검진에 대한 연구는 특정 암에 대해 검진을 받은 사람들의 사망률과 검진을 받지 않은 사람들의 해당 암으로 인한 사망률을 비교한다. 일부 선별 검사는 암을 조기에 발견하고 암으로 인한 사망 가능성을 줄이는 데 도움이 되는 것으로 나타났다. 여기에는 유방암에 대한 유방 X선 촬영과 위장관 내시경 검사 및 대장암에 대한 분변 잠혈 검사가 포함된다. 증상이 나타나기 전에 일부 사람들에게서 특정 유형의 암을 발견하는 것으로 나타났지만 해당 암으로 인한 사망 위험을 감소시키는 것으로 입증되지 못하면 선별 검사로써 사용되기 어렵다. 그리고 암이 빠르게 성장하고 빠르게 퍼지는 경우에는 조기에 발견해도 도움이 되지 않을 수 있다.

암환자의 수명에 대한 정보를 수집할 때 일반적으로 암 진단 후 5년 동안 생존하는 것으로 정의하는데, 이는 암치료가 얼마나 잘 효과적인지 평가하는 데 사용된다. 그러나 선별 검사가 유용한지 확인하기 위해 일반적으로 선별 검사를 받은 사람들의 암으로 인한 사망이 얼마나 감소하는지 여부를 조사해야 한다. 만약 암 선별검사가 효과가 있다면 시간이 지남에 따라 다음과 같은 징후가 관찰된다.

- 발견되는 초기 암의 수가 증가한다.

- 발견되는 진행 암의 수가 감소한다.
- 암으로 인한 사망자 수가 감소한다.

오늘날 암으로 인한 사망자 수는 과거보다 낮은데, 이것이 선별 검사에서 암을 더 일찍 발견했기 때문인지 암치료가 더 좋아졌기 때문인지 또는 둘 다인지 항상 명확하지는 않다. 또한 특정 요인으로 인해 생존 시간이 향상되지 않은데도 좋아지는 것처럼 보일 수 있다. 이러한 요소에는 리드 타임 편향, 과잉진단 및 건강한 피검자 편향이 포함된다.

리드 타임 편향

암환자의 생존 시간은 일반적으로 암 진단을 받은 날부터 사망한 날까지 측정한다. 환자는 종종 암의 징후와 증상이 나타난 후에 진단을 받는다. 환자가 증상이 나타나기 전에 선별 검사를 통해 진단이 내려지면 진단 날짜가 앞당기기 때문에 환자의 생존 기간이 늘어나게 된다. 이러한 생존 시간의 증가는 그렇지 않은 경우와 비교 시 선별된 환자가 더 오래 사는 것처럼 보이게 하는 효과를 가지므로 이를 리드 타임 편향(lead-time bias)이라고 한다. 선별 검사를 받은 환자는 선별 검사 없이 사망했을 때와 동시에 사망할 수 있지만 생존 기간이 더 길어 보이는 유일한 이유는 선별된 환자의 경우 진단 날짜가 더 빠르기 때문이다.

과잉진단

때로는 선별 검사에서 자연적으로 사라지거나 증상을 유발하지 않는 암을 발견할 수 있다. 이러한 암은 선별 검사(예: 컴퓨터 단층촬영 스캔)가 없었다면 결코 발견되지 않았을 것이다. 이러한 암을 발견하는 것을 과잉진단(overdiagnosis)이라고 하는데, 과잉진단을 하면 더 많은 사람들이 암에서 더 오래 생존하는 것처럼 보일 수 있지만 실제로는 암으로 사망하지 않았을 사람들이다.

건강한 피검자 편향

선별 검사를 받기로 선택한 사람들은 종종 일반 대중보다 건강에 더 관심이 많으며 삶에서 다른 건강한 선택을 하는 경향성이 있다. 검진을 통해 발견된 초기 암환자는 검진을 받지 않은 사람보다 더 오래 살 수 있는데 이는 선별 검사보다 건강한 생활 방식의 이점 때문에 더 오래 살 수 있다. 이를 건강한 피검자 편향(healthy screenee bias)이라고 한다.

조기검진 목적의 국가 암 검진사업

우리나라는 암의 치료율을 높이고 암으로 인한 사망률을 줄이기 위해 다음과 같이 해당 암종을 조기에 발견하는 검진사업을 시행하고 있다(「암관리법」 제11조제1항 및 「암관리법 시행령」 제6조).

【표 2-4.】 국가 암 검진사업 대상 암종

암종	대상자 기준	검진주기	기본검사	추가검사
위암	40세 이상 남녀	2년 간격	위내시경검사 어려운 경우 위장조영검사를 선택적으로 시행	위장조영검사 결과 위암이 의심되는 경우에 위내시경검사를 실시하고, 위내시경검사 과정 중 필요한 경우에 조직진단을 실시함.
대장암	50세 이상 남녀	1년 간격	분변잠혈검사(fecal occult blood test, FOBT)	분변잠혈검사 결과가 '잠혈반응 있음'인 경우, '대장내시경검사' 실시
유방암	40세 이상 여성	2년 간격	유방촬영술(Mammography)	
자궁경부암	20세 이상 여성	2년 간격	자궁경부세포검사(Pap smear test)	
간암	40세 이상 남녀 간암발생 고위험군 간경변증, B형 간염항원 양성, C형 간염항체 양성, B형 또는 C형 간염 바이러스에 의한 만성 간질환 환자로서 해당하는 질병분류코드로 의료이용을 한 경우 대상자로 선정함	6개월 간격	간초음파검사와 혈청알파태아단백검사(정성법 또는 정량법)를 병행	
폐암	54-74세 중 30갑년[하루 평균 담배소비량(갑)×흡연기간(년)] 이상의 흡연력을 가진 흡연자	2년 간격	저선량 흉부 CT 검사	

유전자 검사

유전정보는 암 발병 위험이 높은 사람을 식별하는 수단을 제공하는데, 유전 정보의 출처에는 생물학적 DNA 샘플, 개인의 질병 가족력에서 파생된 정보, 신체 검사 결과 및 의료 기록이 포함된다. DNA 기반 정보는 개인의 생애주기 동안 언제든지 수집, 저장 및 분석될 수 있는데, 가족력은 암 위험이 증가한 사람을 식별할 수 있거나 평생 암 위험이 매우 높은 유전적 암 소인을 식별하는 중요한 판단을 제공한다. 많은 질병이 발생하는 경우 DNA 기반 검사를 사용하여 유전 위험의 원인인 특정 병원성 변이를 식별하고 가족 구성원이 질병 관련 변이를 유전했는지 여부를 확인할 수 있다. 유전적 변이 또는 특정 유전자의 일반적인 DNA 서열의 변화는 건강에 해롭거나 유익하거나 중립적이거나 불확실한 영향을 미칠 수 있으며 상염색체 우성, 상염색체 열성 또는 X-연관 특성으로 유전될 수 있다.[198] 생애 초기에 심각한 장애를 일으키는 병원성 변이는 기대 수명과 생식에 부정적인 영향을 미치기 때문에 일반적으로 드물다.

유전성 암의 특징은 다음과 같다.

개별 환자의 경우

- 동일한 기관에 여러 개의 원발성 종양
- 다양한 기관에 여러 개의 원발성 종양
- 쌍을 이루는 기관의 양측 원발성 종양
- 단일 기관 내 다병소성(예: 동일한 유방에 여러 종양이 있으며 모두 하나의 원발 종양에서 발생함)
- 종양 진단 시 연령이 평소보다 젊음
- 드문 조직형을 가진 종양
- 일반적으로 영향을 받지 않는 성별에서 발생한 종양(예: 남성의 유방암)
- 다른 유전적 특성과 관련된 종양
- 선천적 결함과 관련된 종양

환자 가족의 경우

- 동일 타입 종양을 가진 직계 가족 1명 이상
- 동일 부위에 종양이 발생한 직계 가족 2명 이상
- 알려진 가족성 암 증후군에 속하는 종양 유형을 가진 직계 가족 2명 이상
- 희귀 종양이 있는 직계 가족 2명 이상
- 동일한 부위 또는 병인학적으로 관련된 부위의 종양이 있는 두 세대 이상의 친척 3명 이상

가족성 암 위험에 대한 정보는 개인의 미래 계획 능력(생활 방식 및 건강 관리 결정, 가족 계획 또는 기타 결정)에 대한 정보를 제공할 수도 있다. 유전 정보는 유전된 암 감수성이 없음을 입증함으로써 직접적인 건강상의 이점을 제공할 수도 있는데, 예를 들어, 가족의 특정 유전자에 암을 유발하는 변이가 있는 것으로 알려진 경우, 가족 구성원의 유전자 검사 결과 가족의 질병을 옮기지 않는 것으로 나타나면 가족 구성원의 걱정이 줄어들고 의료 비용이 낮아질 수 있다. 그러나 반대로, 가족성 암 위험에 대한 정보는 심리적 영향이나 사회적 비용(예: 걱정, 죄책감 또는 의료 비용 증가)을 초래할 수 있다.

유전자 분석법

최근 다중 유전자(패널) 테스트, 전체 엑솜 시퀀싱(WES), 전체 게놈 시퀀싱(WGS)을 포함한 광범위한 게놈 시퀀싱 접근법(NGS)이 빠르게 개발되고 있으며 암치료제 및 암을 포함한 다양한 임상 환경에 통합되고 있다. 여러 기관과 기업에서 종양 서열 분석을 제공하고 일부 기관에서는 환자의 치료 혜택을 목표로 하는 유전적 변이를 식별하기 위해 종양 게놈 서열을 분석하는 정밀 의학 프로그램을 개발하고 있다.[199-201] NGS는 여러 가지 잠재적인 임상 적용 가능성을 가지는데, 게놈 서열 분석은 주요 응용 분야는 두 가지이다. 암의 예후 및/또는 표적 치료법 선택을 위해 종양의 체세포 변이를 평가하거나, 암 위험 대립유전자를 확인하기 위한 생식계열 변이를 평가한다.

- 생식계열 변이(germline mutation): 자손의 신체에 있는 모든 세포의 DNA에 전달되는 생식 세포(난자 또는 정자)의 유전자 변화로서, 생식계열에 포함된 변이는 부모에서 자손으로 전달된다.
- 체세포 돌연변이(somatic mutation): 수정 후 발생하며 생식계열 내에 존재하지 않는 DNA의 변이로서 체세포 돌연변이는 생식 세포(정자와 난자)를 제외한 신체의 모든 세포에서 발생할 수 있으므로 자식에게 전달되지 않는다. 체세포 돌연변이는 암이나 기타 질병을 유발할 수 있지만 항상 그런 것은 아니다.

체세포 변화에 대한 종양 검사에는 여러 가지 접근법이 있는데, 표적 다중유전자 검사를 통해 다양한 유전자를 동시에 평가할 수 있다. 이러한 표적 다중유전자 검사는 포함된 유전자가 다를 수 있으며 개별 종양 유형에 맞게 맞춤화될 수 있다. 표적 다중 유전자 테스트는 분석할 데이터를 제한하고 알려진 유전자만 포함하므로 전체 엑솜이나 전체 게놈보다 해석이 더 간단하다. 반면, WES와 WGS는 훨씬 더 광범위한 기술이며 알려진 유전자와 선험적으로 의심되지 않는 유전자의 변이를 찾아내는 것을 목표로 한다. 특정 종양 유형에 대해 예상치 못한 변이체의 발견은 맞춤 치료법의 사용으로 이어질 수 있으며, 이는 환자 치료 결과를 개선할 수 있다.

생식계열 평가는 유전적 암 위험과 관련된 병원성 변이를 식별하고 암 위험 관리 결정을 안내하는 목적으로 시행된다. 일반적으로 생식계열 검사는 진단 시 치료 결정에 도움을 줄 수 있다. 예를 들어 린치증후군에서 불일치 복구(MMR) 유전자의 변이는 결장절제술 시행 및 BRCA1/BRCA2 병원성 변이 환자의 반대측 유방절제술에 대한 결정에 도움이 될 수 있다. 현재까지 상업적으로 이용 가능하거나 기관 내에서 이용 가능한 표적 다중 유전자 테스트에는 다양한 유전자 세트가 포함되어 있다. 일부는 모든 암을 대상으로 하고 다른 일부는 특정 암(예: 유방암, 결장암 또는 전립선암)을 대상으로 한다. 다중 유전자 검사의 유전자에는 특정 종양과 관련된 고침투성 유전자(예: 유방암 패널의 BRCA1/BRCA2)가 포함되어 있지만, 이 외에도 다른 유형의 암과 관련이 있지만 참조 종양에 대한 위험도는 중간 정도인 높은 침투도 유전자(예: 유방암 패널의 CDH1 또는 MSH6) 및 임상적 유용성이 불확실한 중간 정도의 침투 유전자(예: 유방암 패널의 NBN) 등도 포함되어 있기 때문에 검사 결과에 대한 신중한 해석이 요구된다.

다중 암 검출 검사

다중 암 검출 검사(MCD)는 액체 생검 검사(liquid biopsy)라고도 불리는데 암세포가 체액에서 발산할 수 있는 생물학적 신호를 측정하는 검사이다. 해당 분석법은 액체 생검(암세포 또는 다른 암세포 관련 분자 증거를 찾기 위해 혈액, 소변 또는 기타 체액 샘플에 수행되는 테스트)과 같은 샘플에서 특정 물질의 양을 찾아 측정하는 실험실 테스트이다.[202-205] MCD 분석이 테스트하는 생물학적 요소는 바이오마커 또는 종양 마커로 알려져 있다.

MCD 검사는 두 가지 주요 방식에서 기존 암 선별검사와 다르다. 첫째, X선이나 영상 검사(예: 유방조영술) 또는 기타 보다 침습적인 의료 절차(예: 대장내시경 검사 또는 Pap 테스트) 대신 단일 혈액 검사를 사용한다. 둘째, 기존 선별 검사로는 확인되지 않는 일부 암을 포함하여 다양한 장기 부위에서 동시에 여러 유형의 암을 확인할 수 있다. 그러나 모든 선별 검사와 마찬가지로 MCD 검사 자체만으로 암을 진단하지 못한다. 비록 MCD 검사가 측정하는 생물학적 신호에 따라 여러 종류의 암을 선별할 수 있지만, 현재까지 전문 학회에서 암 검진을 위한 MCD 테스트 사용에 대한 권장 사항을 발표하지 않고 있다. 그러나 현재 많은 연구가 진행되고 있어 향후 진단적 가치가 높아질 것으로 예상된다. 현재 개발 중인 MCD 테스트는 다음과 같은 혈장의 다양한 생물학적 신호를 측정한다.

- DNA 및/또는 RNA 서열의 변화
- DNA 메틸화 패턴(유전자 산물이 표현되는 방식을 바꾸는 DNA의 화학적 변화)
- DNA 단편화의 패턴(DNA가 더 작은 조각으로 부서지는 방식)
- 단백질 바이오마커 레벨
- 성장하는 암세포의 구성 요소에 대해 신체에서 생성될 수 있는 항체

연구자들은 더 많은 생물학적 신호(예: 사람의 면역 세포가 적극적으로 검색하는 것)를 측정하기 위해 이 목록을 확장할 수 있는 새로운 기술적 접근 방식을 계속 찾고 있다.

유전자 검사와 MCD 검사의 차이

MCD 검사는 종양세포에서 방출된 분자를 분석하는 반면, 암 위험에 대한 유전자 검사는 건강한

세포를 포함하여 사람의 유전자에서 특정 유전 패턴을 찾는다. 유전적 변이는 질병 발병 위험에 유해하거나 유익하거나 중립적(영향 없음), 알 수 없거나 불확실한 영향을 미칠 수 있다. 특정 유전자의 유해 변이체(pathologic mutation)는 암 발병 위험 증가와 관련이 있는 것으로 알려져 있는데, 이러한 유전 변이는 모든 암의 약 5%에서 10%에 기여하는 것으로 알려져 있다.

MCD 검사와 액체 생검 용어

MCD 검사는 체액을 분석하여 암의 징후를 감지하는 데에도 사용되기 때문에 액체 생검 검사의 하위 집합이다. '액체 생검'이라는 용어는 잠재적인 암 관련 이상을 감지하기 위해 혈액이나 소변과 같은 체액을 분석하는 조기 발견을 위한 것뿐만 아니라 더 광범위한 암 검사 그룹에 적용된다. 예를 들어 미국 식품의약국(FDA)에서 동반 진단으로 승인한 액체 생검 검사가 있는데, 이러한 검사 중 다수는 암환자의 종양이 특정 유전적 변화가 있는 DNA를 혈장 또는 기타 종양 표지자로 방출했는지 여부를 감지한다. 이 정보는 특정 암치료가 개인의 암에 효과적인지 여부에 대한 결정에 도움이 될 수 있다. 또한 액체 생검 검사는 암이 재발하는지 확인하기 위해 암치료 후 환자를 모니터링하는 데 사용될 수 있다. 그러나 아직까지 FDA의 승인을 받은 MCD 테스트는 없고, 현재 일부 회사는 실험실 개발 테스트(LDT)로 의사와 소비자에게 테스트를 제공하고 있다. LDT는 단일 실험실 내에서 설계, 제조 및 사용되는 테스트로서 현재 3개의 MCD 테스트가 FDA로부터 혁신 기기 지정을 받았지만 이것이 FDA의 엄격한 시판 전 검토 과정을 거쳤다는 의미는 아니다.

상용화된 MCD 검사

현재 사용할 수 있는 MCD 테스트 중 하나는 Grail이라는 생명 공학 회사에서 제공하는 실험실 개발 테스트인 Galleri™ 테스트이다. 미국에서 이 검사를 이용할 수 있지만 가능한 암을 감지하기 위해 검사를 사용하는 것이 이익보다 해를 끼칠 가능성이 더 높은지 여부는 아직 연구 중으로 MCD의 위험/이득 비율을 평가를 위하여 현재 대규모 무작위 임상 시험이 진행되고 있다.

대부분의 MCD 검사는 암세포에 의해 발산될 수 있는 다양한 생물학적 신호를 측정한다. 따라서 무엇을 측정하느냐에 따라 발견할 수 있는 암이 달라지는데, 하나의 MCD 검사는 결장직장암, 방광암 및 전립선암 등을 선별할 수 있고, 타깃에 따라 다른 종류의 암 유형을 선별할 수 있다. 현재까지 개발 중인 각 MCD 테스트는 서로 다른 암 그룹을 찾고자 하는데 현재 모든 유형의 암을 선별하는 MCD 테스트는 없으며 대부분의 테스트는 15개 미만의 암 유형을 대상으로 한다.

MCD 검사의 주의점

MCD 테스트의 양성 결과는 사람이 암에 걸렸을 수 있다는 신호일 뿐이다. MCD 결과가 양성이면 더 많은 검사가 필요할 수 있는데 침습적 검사 및 생검이 포함될 수 있다. MCD 검사가 치료가 필요한 암만 찾아낼 수 있는지 또는 사람의 건강에 전혀 영향을 미치지 않는 천천히 자라는 암을 식별할 수 있는지 여부는 많은 연구가 필요하다. 아직까지 음성 결과가 암에 걸리지 않았다는 것을 의미할 정도로 정확하다고 할 수 없다. 일부 MCD 검사는 암의 가능성 있는 장기 부위를 나타내는데, 다른 조기 발견 테스트와 마찬가지로 MCD 테스트는 가능한 암에 대한 신호만 제공할 뿐이다. 따라서 암에 걸렸는지 그리고 암에 걸렸다면 어떤 종류의 암인지 진단하기 위해 이미징, 조직 생검 및/또는 수술과 같은 추가 검사가 필요하다. 그러나 아직까지 양성 MCD 검사 후 사용해야 하는 추가 검사의 유형이나 순서는 정해져 있지 않다.

한편, 양성 MCD 테스트를 받은 사람들에 대한 발표된 연구에서 절반 이상은 암이 발견되지 않았다. 그리고 양성 MCD 결과 이후에 필요한 후속 진단 테스트는 관련될 수 있는 모든 가능한 암 부위를 확인하기 위한 침습적 절차로 이어질 수 있다. 이러한 절차로 인한 합병증, 직장과 가족을 떠나 보내는 시간, 검사 과정에 대한 불안과 불확실성이 있을 수 있다는 점을 반드시 고려해야 한다.

【참고문헌】

1. National Cancer Institute [Internet]. Risk Factors for Cancer [cited 2024 Aug 13]. Available from: https://www.cancer.gov/about-cancer/causes-prevention/risk.
2. Wikipedia [Internet]. Epidemiology of cancer [cited 2024 Aug 22]. Available from: https://en.wikipedia.org/wiki/Epidemiology_of_cancer.
3. IARC Working Group on the Evaluation of Carcinogenic Risks to Humans. Personal habits and indoor combustions. IARC Monogr Eval Carcinog Risks Hum. 2012;100(Pt E):1-538.
4. IARC Working Group on the Evaluation of Carcinogenic Risks to Humans. Alcohol consumption and ethyl carbamate. IARC Monogr Eval Carcinog Risks Hum. 2010;96:3-1383.
5. Nelson DE, Jarman DW, Rehm J, Greenfield TK, Rey G, Kerr WC, et al. Alcohol-attributable cancer deaths and years of potential life lost in the United States. Am J Public Health. 2013;103(4):641-8.
6. Bagnardi V, Rota M, Botteri E, Tramacere I, Islami F, Fedirko V, et al. Alcohol consumption and site-specific cancer risk: a comprehensive dose-response meta-analysis. Br J Cancer. 2015;112(3):580-93.
7. LoConte NK, Brewster AM, Kaur JS, Merrill JK, Alberg AJ. Alcohol and Cancer: A Statement of the American Society of Clinical Oncology. J Clin Oncol. 2018;36(1):83-93.
8. Hashibe M, Brennan P, Chuang SC, Boccia S, Castellsague X, Chen C, et al. Interaction between tobacco and alcohol use and the risk of head and neck cancer: pooled analysis in the International Head and Neck Cancer Epidemiology Consortium. Cancer Epidemiol Biomarkers Prev. 2009;18(2):541-50.
9. Grewal P, Viswanathen VA. Liver cancer and alcohol. Clin Liver Dis. 2012;16(4):839-50.
10. Petrick JL, Campbell PT, Koshiol J, Thistle JE, Andreotti G, Beane-Freeman LE, et al. Tobacco, alcohol use and risk of hepatocellular carcinoma and intrahepatic cholangiocarcinoma: The Liver Cancer Pooling Project. Br J Cancer. 2018;118(7):1005-12.
11. Cao Y, Willett WC, Rimm EB, Stampfer MJ, Giovannucci EL. Light to moderate intake of alcohol, drinking patterns, and risk of cancer: results from two prospective US cohort studies. BMJ. 2015;351:h4238.
12. Fedirko V, Tramacere I, Bagnardi V, Rota M, Scotti L, Islami F, et al. Alcohol drinking and colorectal cancer risk: an overall and dose-response meta-analysis of published studies. Ann Oncol. 2011;22(9):1958-72.
13. Zhao J, Stockwell T, Roemer A, Chikritzhs T. Is alcohol consumption a risk factor for prostate cancer? A systematic review and meta-analysis. BMC Cancer. 2016;16(1):845.
14. Mahabir S, Leitzmann MF, Virtanen MJ, Virtamo J, Pietinen P, Albanes D, et al. Prospective study of alcohol drinking and renal cell cancer risk in a cohort of finnish male smokers. Cancer Epidemiol Biomarkers Prev. 2005;14(1):170-5.
15. Tramacere I, Pelucchi C, Bonifazi M, Bagnardi V, Rota M, Bellocco R, et al. Alcohol drinking and non-Hodgkin lymphoma risk: a systematic review and a meta-analysis. Ann Oncol. 2012;23(11):2791-8.
16. Psaltopoulou T, Sergentanis TN, Ntanasis-Stathopoulos I, Tzanninis IG, Tsilimigras DI, Dimopoulos MA. Alcohol consumption and risk of hematological malignancies: A meta-analysis of prospective studies. Int J Cancer. 2018;143(3):486-95.
17. GBD 2016 Alcohol Collaborators. Alcohol use and burden for 195 countries and territories, 1990-2016: a systematic analysis for the Global Burden of Disease Study 2016. Lancet. 2018;392(10152):1015-35.
18. Druesne-Pecollo N, Keita Y, Touvier M, Chan DS, Norat T, Hercberg S, et al. Alcohol drinking and second primary cancer risk in patients with upper aerodigestive tract cancers: a systematic review and meta-analysis of observational studies. Cancer Epidemiol Biomarkers Prev. 2014;23(2):324-31.
19. National Toxicology Program [Internet]. 15th Report on Carcinogens [cited 2024 Aug 13]. Available from: https://ntp.niehs.nih.gov/whatwestudy/assessments/cancer/roc/index.html.
20. McNeil JJ, Gibbs P, Orchard SG, Lockery JE, Bernstein WB, Cao Y, et al. Effect of Aspirin on Cancer Incidence and Mortality in Older Adults. J Natl Cancer Inst. 2021;113(3):258-65.
21. Blot WJ, Li JY, Taylor PR, Guo W, Dawsey S, Wang GQ, et al. Nutrition intervention trials in Linxian, China: supplementation with specific vitamin/mineral combinations, cancer incidence, and disease-specific mortality in the general population. J Natl Cancer Inst. 1993;85(18):1483-92.
22. Qiao YL, Dawsey SM, Kamangar F, Fan JH, Abnet CC, Sun XD, et al. Total and cancer mortality after supplementation with vitamins and minerals: follow-up of the Linxian General Population Nutrition Intervention Trial. J Natl Cancer Inst. 2009;101(7):507-18.

23. Alpha-Tocopherol, Beta Carotene Cancer Prevention Study Group. The effect of vitamin E and beta carotene on the incidence of lung cancer and other cancers in male smokers. N Engl J Med. 1994;330(15):1029-35.

24. Rautalahti MT, Virtamo JR, Taylor PR, Heinonen OP, Albanes D, Haukka JK, et al. The effects of supplementation with alpha-tocopherol and beta-carotene on the incidence and mortality of carcinoma of the pancreas in a randomized, controlled trial. Cancer. 1999;86(1):37-42.

25. Virtamo J, Edwards BK, Virtanen M, Taylor PR, Malila N, Albanes D, et al. Effects of supplemental alpha-tocopherol and beta-carotene on urinary tract cancer: incidence and mortality in a controlled trial (Finland). Cancer Causes Control. 2000;11(10):933-9.

26. Albanes D, Malila N, Taylor PR, Huttunen JK, Virtamo J, Edwards BK, et al. Effects of supplemental alpha-tocopherol and beta-carotene on colorectal cancer: results from a controlled trial (Finland). Cancer Causes Control. 2000;11(3):197-205.

27. Wright ME, Virtamo J, Hartman AM, Pietinen P, Edwards BK, Taylor PR, et al. Effects of alpha-tocopherol and beta-carotene supplementation on upper aerodigestive tract cancers in a large, randomized controlled trial. Cancer. 2007;109(5):891-8.

28. Omenn GS, Goodman GE, Thornquist MD, Balmes J, Cullen MR, Glass A, et al. Effects of a combination of beta carotene and vitamin A on lung cancer and cardiovascular disease. N Engl J Med. 1996;334(18):1150-5.

29. Goodman GE, Thornquist MD, Balmes J, Cullen MR, Meyskens FL Jr, Omenn GS, et al. The Beta-Carotene and Retinol Efficacy Trial: incidence of lung cancer and cardiovascular disease mortality during 6-year follow-up after stopping beta-carotene and retinol supplements. J Natl Cancer Inst. 2004;96(23):1743-50.

30. Neuhouser ML, Barnett MJ, Kristal AR, Ambrosone CB, King IB, Thornquist M, et al. Dietary supplement use and prostate cancer risk in the Carotene and Retinol Efficacy Trial. Cancer Epidemiol Biomarkers Prev. 2009;18(8):2202-6.

31. Hennekens CH, Buring JE, Manson JE, Stampfer M, Rosner B, Cook NR, et al. Lack of effect of long-term supplementation with beta carotene on the incidence of malignant neoplasms and cardiovascular disease. N Engl J Med. 1996;334(18):1145-9.

32. Lee IM, Cook NR, Manson JE, Buring JE, Hennekens CH. Beta-carotene supplementation and incidence of cancer and cardiovascular disease: the Women's Health Study. J Natl Cancer Inst. 1999;91(24):2102-6.

33. Lee IM, Cook NR, Gaziano JM, Gordon D, Ridker PM, Manson JE, et al. Vitamin E in the primary prevention of cardiovascular disease and cancer: the Women's Health Study: a randomized controlled trial. JAMA. 2005;294(1):56-65.

34. Hercberg S, Galan P, Preziosi P, Bertrais S, Mennen L, Malvy D, et al. The SU.VI.MAX Study: a randomized, placebo-controlled trial of the health effects of antioxidant vitamins and minerals. Arch Intern Med. 2004;164(21):2335-42.

35. Hercberg S, Kesse-Guyot E, Druesne-Pecollo N, Touvier M, Favier A, Latino-Martel P, et al. Incidence of cancers, ischemic cardiovascular diseases and mortality during 5-year follow-up after stopping antioxidant vitamins and minerals supplements: a postintervention follow-up in the SU.VI.MAX Study. Int J Cancer. 2010;127(8):1875-81.

36. Hercberg S, Ezzedine K, Guinot C, Preziosi P, Galan P, Bertrais S, et al. Antioxidant supplementation increases the risk of skin cancers in women but not in men. J Nutr. 2007;137(9):2098-105.

37. Ezzedine K, Latreille J, Kesse-Guyot E, Galan P, Hercberg S, Guinot C, et al. Incidence of skin cancers during 5-year follow-up after stopping antioxidant vitamins and mineral supplementation. Eur J Cancer. 2010;46(18):3316-22.

38. Lonn E, Bosch J, Yusuf S, Sheridan P, Pogue J, Arnold JM, et al. Effects of long-term vitamin E supplementation on cardiovascular events and cancer: a randomized controlled trial. JAMA. 2005;293(11):1338-47.

39. Lippman SM, Klein EA, Goodman PJ, Lucia MS, Thompson IM, Ford LG, et al. Effect of selenium and vitamin E on risk of prostate cancer and other cancers: the Selenium and Vitamin E Cancer Prevention Trial (SELECT). JAMA. 2009;301(1):39-51.

40. Klein EA, Thompson IM Jr, Tangen CM, Crowley JJ, Lucia MS, Goodman PJ, et al. Vitamin E and the risk of prostate cancer: the Selenium and Vitamin E Cancer Prevention Trial (SELECT). JAMA. 2011;306(14):1549-56.

41. Gaziano JM, Glynn RJ, Christen WG, Kurth T, Belanger C, MacFadyen J, et al. Vitamins E and C in the prevention of prostate and total cancer in men: the Physicians' Health Study II randomized controlled trial. JAMA. 2009;301(1):52-62.

42. Lawenda BD, Kelly KM, Ladas EJ, Sagar SM, Vickers A, Blumberg JB. Should supplemental antioxidant administration be avoided during chemotherapy and radiation therapy? J Natl Cancer Inst. 2008;100(11):773-83.

43. Sayin VI, Ibrahim MX, Larsson E, Nilsson JA, Lindahl P, Bergo MO. Antioxidants accelerate lung cancer progression in mice. Sci Transl Med. 2014;6(221):221ra15.

44. Le Gal K, Ibrahim MX, Wiel C, Sayin VI, Akula MK, Karlsson C, et al. Antioxidants can increase melanoma metastasis in mice. Sci Transl Med. 2015;7(308):308re8.

45. Piskounova E, Agathocleous M, Murphy MM, Hu Z, Huddlestun SE, Zhao Z, et al. Oxidative stress inhibits distant metastasis by human melanoma cells. Nature. 2015;527(7577):186-91.

46. Debras C, Chazelas E, Srour B, Druesne-Pecollo N, Esseddik Y, Szabo de Edelenyi F, et al. Artificial sweeteners and cancer risk: Results from the NutriNet-Santé population-based cohort study. PLoS Med. 2022;19(3):e1003950.

47. McCullough ML, Robertson AS, Rodriguez C, Jacobs EJ, Chao A, Carolyn J, et al. Calcium, vitamin D, dairy products, and risk of colorectal cancer in the Cancer Prevention Study II Nutrition Cohort (United States). Cancer Causes Control. 2003;14(1):1-12.

48. Wu K, Willett WC, Fuchs CS, Colditz GA, Giovannucci EL. Calcium intake and risk of colon cancer in women and men. J Natl Cancer Inst. 2002;94(6):437-46.

49. Pietinen P, Malila N, Virtanen M, Hartman TJ, Tangrea JA, Albanes D, et al. Diet and risk of colorectal cancer in a cohort of Finnish men. Cancer Causes Control. 1999;10(5):387-96.

50. Terry P, Baron JA, Bergkvist L, Holmberg L, Wolk A. Dietary calcium and vitamin D intake and risk of colorectal cancer: a prospective cohort study in women. Nutr Cancer. 2002;43(1):39-46.

51. Zheng W, Anderson KE, Kushi LH, Sellers TA, Greenstein J, Hong CP, et al. A prospective cohort study of intake of calcium, vitamin D, and other micronutrients in relation to incidence of rectal cancer among postmenopausal women. Cancer Epidemiol Biomarkers Prev. 1998;7(3):221-5.

52. Park Y, Leitzmann MF, Subar AF, Hollenbeck A, Schatzkin A. Dairy food, calcium, and risk of cancer in the NIH-AARP Diet and Health Study. Arch Intern Med. 2009;169(4):391-401.

53. Goodman MT, Wu AH, Tung KH, McDuffie K, Kolonel LN, Nomura AM, et al. Association of dairy products, lactose, and calcium with the risk of ovarian cancer. Am J Epidemiol. 2002;156(2):148-57.

54. Shin MH, Holmes MD, Hankinson SE, Wu K, Colditz GA, Willett WC. Intake of dairy products, calcium, and vitamin d and risk of breast cancer. J Natl Cancer Inst. 2002;94(17):1301-11.

55. Allen NE, Key TJ, Appleby PN, Travis RC, Roddam AW, Tjønneland A, et al. Animal foods, protein, calcium and prostate cancer risk: the European Prospective Investigation into Cancer and Nutrition. Br J Cancer. 2008;98(9):1574-81.

56. Ahn J, Albanes D, Peters U, Schatzkin A, Lim U, Freedman M, et al. Dairy products, calcium intake, and risk of prostate cancer in the prostate, lung, colorectal, and ovarian cancer screening trial. Cancer Epidemiol Biomarkers Prev. 2007;16(12):2623-30.

57. Sugimura T, Wakabayashi K, Nakagama H, Nagao M. Heterocyclic amines: Mutagens/carcinogens produced during cooking of meat and fish. Cancer Sci. 2004;95(4):290-9.

58. Abid Z, Cross AJ, Sinha R. Meat, dairy, and cancer. Am J Clin Nutr. 2014;100 Suppl 1(1):386S-93S.

59. Cross AJ, Ferrucci LM, Risch A, Graubard BI, Ward MH, Park Y, et al. A large prospective study of meat consumption and colorectal cancer risk: an investigation of potential mechanisms underlying this association. Cancer Res. 2010;70(6):2406-14.

60. Chiavarini M, Bertarelli G, Minelli L, Fabiani R. Dietary Intake of Meat Cooking-Related Mutagens (HCAs) and Risk of Colorectal Adenoma and Cancer: A Systematic Review and Meta-Analysis. Nutrients. 2017;9(5):514.

61. Nagao M, Tsugane S. Cancer in Japan: Prevalence, prevention and the role of heterocyclic amines in human carcinogenesis. Genes Environ. 2016;38:16.

62. Anderson KE, Sinha R, Kulldorff M, Gross M, Lang NP, Barber C, et al. Meat intake and cooking techniques: associations with pancreatic cancer. Mutat Res. 2002;506-507:225-31.

63. Stolzenberg-Solomon RZ, Cross AJ, Silverman DT, Schairer C, Thompson FE, Kipnis V, et al. Meat and meat-mutagen intake and pancreatic cancer risk in the NIH-AARP cohort. Cancer Epidemiol Biomarkers Prev. 2007;16(12):2664-75.

64. Cross AJ, Peters U, Kirsh VA, Andriole GL, Reding D, Hayes RB, et al. A prospective study of meat and meat mutagens and prostate cancer risk. Cancer Res. 2005;65(24):11779-84.

65. Sinha R, Park Y, Graubard BI, Leitzmann MF, Hollenbeck A, Schatzkin A, et al. Meat and meat-related compounds and risk of prostate cancer in a large prospective cohort study in the United States. Am J Epidemiol. 2009;170(9):1165-77.

66. Bylsma LC, Alexander DD. A review and meta-analysis of prospective studies of red and processed meat, meat cooking methods, heme iron, heterocyclic amines and prostate cancer. Nutr J. 2015;14:125.

67. Le NT, Michels FA, Song M, Zhang X, Bernstein AM, Giovannucci EL, et al. A Prospective Analysis of Meat Mutagens and Colorectal Cancer in the Nurses' Health Study and Health Professionals Follow-up Study. Environ Health Perspect. 2016;124(10):1529-36.

68. Schuurman AG, Goldbohm RA, Dorant E, van den Brandt PA. Vegetable and fruit consumption and prostate cancer risk: a cohort study in The Netherlands. Cancer Epidemi-

ol Biomarkers Prev. 1998;7(8):673-80.

69. Giovannucci E, Rimm EB, Liu Y, Stampfer MJ, Willett WC. A prospective study of cruciferous vegetables and prostate cancer. Cancer Epidemiol Biomarkers Prev. 2003;12(12):1403-9.

70. Key TJ, Allen N, Appleby P, Overvad K, Tjønneland A, Miller A, et al. Fruits and vegetables and prostate cancer: no association among 1104 cases in a prospective study of 130544 men in the European Prospective Investigation into Cancer and Nutrition (EPIC). Int J Cancer. 2004; 109(1):119-24.

71. Kolonel LN, Hankin JH, Whittemore AS, Wu AH, Gallagher RP, Wilkens LR, et al. Vegetables, fruits, legumes and prostate cancer: a multiethnic case-control study. Cancer Epidemiol Biomarkers Prev. 2000;9(8):795-804.

72. Jain MG, Hislop GT, Howe GR, Ghadirian P. Plant foods, antioxidants, and prostate cancer risk: findings from case-control studies in Canada. Nutr Cancer. 1999;34(2):173-84.

73. McCullough ML, Robertson AS, Chao A, Jacobs EJ, Stampfer MJ, Jacobs DR, et al. A prospective study of whole grains, fruits, vegetables and colon cancer risk. Cancer Causes Control. 2003;14(10):959-70.

74. Flood A, Velie EM, Chaterjee N, Subar AF, Thompson FE, Lacey JV Jr, et al. Fruit and vegetable intakes and the risk of colorectal cancer in the Breast Cancer Detection Demonstration Project follow-up cohort. Am J Clin Nutr. 2002;75(5):936-43.

75. Michels KB, Edward Giovannucci, Joshipura KJ, Rosner BA, Stampfer MJ, Fuchs CS, et al. Prospective study of fruit and vegetable consumption and incidence of colon and rectal cancers. J Natl Cancer Inst. 2000;92(21):1740-52.

76. Voorrips LE, Goldbohm RA, van Poppel G, Sturmans F, Hermus RJ, van den Brandt PA. Vegetable and fruit consumption and risks of colon and rectal cancer in a prospective cohort study: The Netherlands Cohort Study on Diet and Cancer. Am J Epidemiol. 2000;152(11):1081-92.

77. Neuhouser ML, Patterson RE, Thornquist MD, Omenn GS, King IB, Goodman GE. Fruits and vegetables are associated with lower lung cancer risk only in the placebo arm of the beta-carotene and retinol efficacy trial (CARET). Cancer Epidemiol Biomarkers Prev. 2003;12(4):350-8.

78. Voorrips LE, Goldbohm RA, Verhoeven DT, van Poppel GA, Sturmans F, Hermus RJ, et al. Vegetable and fruit consumption and lung cancer risk in the Netherlands Cohort Study on diet and cancer. Cancer Causes Control. 2000;11(2):101-15.

79. Chow WH, Schuman LM, McLaughlin JK, Bjelke E, Gridley G, Wacholder S, et al. A cohort study of tobacco use, diet, occupation, and lung cancer mortality. Cancer Causes Control. 1992;3(3):247-54.

80. Feskanich D, Ziegler RG, Michaud DS, Giovannucci EL, Speizer FE, Willett WC, et al. Prospective study of fruit and vegetable consumption and risk of lung cancer among men and women. J Natl Cancer Inst. 2000;92(22): 1812-23.

81. Terry P, Wolk A, Persson I, Magnusson C. Brassica vegetables and breast cancer risk. JAMA. 2001;285(23):2975-7.

82. Smith-Warner SA, Spiegelman D, Yaun SS, Adami HO, Beeson WL, van den Brandt PA, et al. Intake of fruits and vegetables and risk of breast cancer: a pooled analysis of cohort studies. JAMA. 2001;285(6):769-76.

83. Zhang S, Hunter DJ, Forman MR, Rosner BA, Speizer FE, Colditz GA, et al. Dietary carotenoids and vitamins A, C, and E and risk of breast cancer. J Natl Cancer Inst. 1999; 91(6):547-56.

84. Ogunleye AA, Xue F, Michels KB. Green tea consumption and breast cancer risk or recurrence: a meta-analysis. Breast Cancer Res Treat. 2010;119(2):477-84.

85. Steevens J, Schouten LJ, Verhage BA, Goldbohm RA, van den Brandt PA. Tea and coffee drinking and ovarian cancer risk: results from the Netherlands Cohort Study and a meta-analysis. Br J Cancer. 2007;97(9):1291-4.

86. Zhou B, Yang L, Wang L, Shi Y, Zhu H, Tang N, et al. The association of tea consumption with ovarian cancer risk: A metaanalysis. Am J Obstet Gynecol. 2007;197(6):594. e1-6.

87. Tang N, Wu Y, Zhou B, Wang B, Yu R. Green tea, black tea consumption and risk of lung cancer: a meta-analysis. Lung Cancer. 2009;65(3):274-83.

88. Li N, Sun Z, Han C, Chen J. The chemopreventive effects of tea on human oral precancerous mucosa lesions. Proc Soc Exp Biol Med. 1999;220(4):218-24.

89. Tsao AS, Liu D, Martin J, Tang XM, Lee JJ, El-Naggar AK, et al. Phase II randomized, placebo-controlled trial of green tea extract in patients with high-risk oral premalignant lesions. Cancer Prev Res (Phila). 2009;2(11):931-41.

90. Hakim IA, Harris RB, Brown S, Chow HH, Wiseman S, Agarwal S, et al. Effect of increased tea consumption on oxidative DNA damage among smokers: a randomized controlled study. J Nutr. 2003;133(10):3303S-3309S.

91. Luo H, Tang L, Tang M, Billam M, Huang T, Yu J, et al. Phase IIa chemoprevention trial of green tea polyphenols in high-risk individuals of liver cancer: modulation of urinary excretion of green tea polyphenols and 8-hydroxydeoxyguanosine. Carcinogenesis. 2006;27(2):262-8.

92. Bettuzzi S, Brausi M, Rizzi F, Castagnetti G, Peracchia G, Corti A. Chemoprevention of human prostate cancer by oral administration of green tea catechins in volunteers with high-grade prostate intraepithelial neoplasia: a pre-

liminary report from a one-year proof-of-principle study. Cancer Res. 2006;66(2):1234-40.

93. Jatoi A, Ellison N, Burch PA, Sloan JA, Dakhil SR, Novotny P, et al. A phase II trial of green tea in the treatment of patients with androgen independent metastatic prostate carcinoma. Cancer. 2003;97(6):1442-6.

94. Choan E, Segal R, Jonker D, Malone S, Reaume N, Eapen L, et al. A prospective clinical trial of green tea for hormone refractory prostate cancer: an evaluation of the complementary/alternative therapy approach. Urol Oncol. 2005;23(2):108-13.

95. Hamajima N, Tajima K, Tominaga S, Matsuura A, Kuwabara M, Okuma K. Tea polyphenol intake and changes in serum pepsinogen levels. Jpn J Cancer Res. 1999;90(2):136-43.

96. Wang LD, Zhou Q, Feng CW, Liu B, Qi YJ, Zhang YR, et al. Intervention and follow-up on human esophageal precancerous lesions in Henan, northern China, a high-incidence area for esophageal cancer. Gan To Kagaku Ryoho. 2002;29 Suppl 1:159-72.

97. Gandini S, Boniol M, Haukka J, Byrnes G, Cox B, Sneyd MJ, et al. Meta-analysis of observational studies of serum 25-hydroxyvitamin D levels and colorectal, breast and prostate cancer and colorectal adenoma. Int J Cancer. 2011;128(6):1414-24.

98. Woolcott CG, Wilkens LR, Nomura AM, Horst RL, Goodman MT, Murphy SP, et al. Plasma 25-hydroxyvitamin D levels and the risk of colorectal cancer: the multiethnic cohort study. Cancer Epidemiol Biomarkers Prev. 2010;19(1):130-4.

99. Jenab M, Bueno-de-Mesquita HB, Ferrari P, van Duijnhoven FJ, Norat T, Pischon T, et al. Association between pre-diagnostic circulating vitamin D concentration and risk of colorectal cancer in European populations:a nested case-control study. BMJ. 2010;340:b5500.

100. Manson JE, Bassuk SS, Buring JE; VITAL Research Group. Principal results of the VITamin D and OmegA-3 TriaL (VITAL) and updated meta-analyses of relevant vitamin D trials. J Steroid Biochem Mol Biol. 2020;198:105522.

101. Keum N, Lee DH, Greenwood DC, Manson JE, Giovannucci E. Vitamin D supplementation and total cancer incidence and mortality: a meta-analysis of randomized controlled trials. Ann Oncol. 2019;30(5):733-43.

102. Anderson GL, Limacher M, Assaf AR, Bassford T, Beresford SA, Black H, et al. Effects of conjugated equine estrogen in postmenopausal women with hysterectomy: the Women's Health Initiative randomized controlled trial. JAMA. 2004;291(14):1701-12.

103. LaCroix AZ, Chlebowski RT, Manson JE, Aragaki AK, Johnson KC, Martin L, et al. Health outcomes after stopping conjugated equine estrogens among postmenopausal women with prior hysterectomy: a randomized controlled trial. JAMA. 2011;305(13):1305-14.

104. Chlebowski RT, Anderson G, Pettinger M, Lane D, Langer RD, Gilligan MA, et al. Estrogen plus progestin and breast cancer detection by means of mammography and breast biopsy. Arch Intern Med. 2008;168(4):370-7; quiz 345.

105. Chlebowski RT, Kuller LH, Prentice RL, Stefanick ML, Manson JE, Gass M, et al. Breast cancer after use of estrogen plus progestin in postmenopausal women. N Engl J Med. 2009;360(6):573-87.

106. Chlebowski RT, Anderson G, Manson JE, Pettinger M, Yasmeen S, Lane D, et al. Estrogen alone in postmenopausal women and breast cancer detection by means of mammography and breast biopsy. J Clin Oncol. 2010;28(16):2690-7.

107. McTiernan A, Martin CF, Peck JD, Aragaki AK, Chlebowski RT, Pisano ED, et al. Estrogen-plus-progestin use and mammographic density in postmenopausal women: Women's Health Initiative randomized trial. J Natl Cancer Inst. 2005;97(18):1366-76.

108. Byrne C, Ursin G, Martin CF, Peck JD, Cole EB, Zeng D, et al. Mammographic Density Change With Estrogen and Progestin Therapy and Breast Cancer Risk. J Natl Cancer Inst. 2017;109(9):djx001.

109. Chlebowski RT, Anderson GL, Gass M, Lane DS, Aragaki AK, Kuller LH, et al. Estrogen plus progestin and breast cancer incidence and mortality in postmenopausal women. JAMA. 2010;304(15):1684-92.

110. Manson JE, Aragaki AK, Rossouw JE, Anderson GL, Prentice RL, LaCroix AZ, et al. Menopausal Hormone Therapy and Long-term All-Cause and Cause-Specific Mortality: The Women's Health Initiative Randomized Trials. JAMA. 2017;318(10):927-38.

111. Chlebowski RT, Schwartz AG, Wakelee H, Anderson GL, Stefanick ML, Manson JE, et al. Oestrogen plus progestin and lung cancer in postmenopausal women (Women's Health Initiative trial): a post-hoc analysis of a randomised controlled trial. Lancet. 2009;374(9697):1243-51.

112. Chlebowski RT, Anderson GL, Manson JE, Schwartz AG, Wakelee H, Gass M, et al. Lung cancer among postmenopausal women treated with estrogen alone in the women's health initiative randomized trial. J Natl Cancer Inst. 2010;102(18):1413-21.

113. Rossouw JE, Anderson GL, Prentice RL, LaCroix AZ, Kooperberg C, Stefanick ML, et al. Risks and benefits of estrogen plus progestin in healthy postmenopausal women: principal results From the Women's Health Initia-

tive randomized controlled trial. JAMA. 2002;288(3):321-33.

114. Heiss G, Wallace R, Anderson GL, Aragaki A, Beresford SA, Brzyski R, et al. Health risks and benefits 3 years after stopping randomized treatment with estrogen and progestin. JAMA. 2008;299(9):1036-45.

115. Prentice RL, Pettinger M, Beresford SA, Wactawski-Wende J, Hubbell FA, Stefanick ML, et al. Colorectal cancer in relation to postmenopausal estrogen and estrogen plus progestin in the Women's Health Initiative clinical trial and observational study. Cancer Epidemiol Biomarkers Prev. 2009;18(5):1531-7.

116. Grulich AE, van Leeuwen MT, Falster MO, Vajdic CM. Incidence of cancers in people with HIV/AIDS compared with immunosuppressed transplant recipients: a meta-analysis. Lancet. 2007;370(9581):59-67.

117. Hernández-Ramírez RU, Shiels MS, Dubrow R, Engels EA. Cancer risk in HIV-infected people in the USA from 1996 to 2012: a population-based, registry-linkage study. Lancet HIV. 2017;4(11):e495-e504.

118. Wang CC, Silverberg MJ, Abrams DI. Non-AIDS-Defining Malignancies in the HIV-Infected Population. Curr Infect Dis Rep. 2014;16(6):406.

119. Goncalves PH, Montezuma-Rusca JM, Yarchoan R, Uldrick TS. Cancer prevention in HIV-infected populations. Semin Oncol. 2016;43(1):173-88.

120. Park LS, Hernández-Ramírez RU, Silverberg MJ, Crothers K, Dubrow R. Prevalence of non-HIV cancer risk factors in persons living with HIV/AIDS: a meta-analysis. AIDS. 2016;30(2):273-91.

121. Silverberg MJ, Lau B, Achenbach CJ, Jing Y, Althoff KN, D'Souza G, et al. Cumulative Incidence of Cancer Among Persons With HIV in North America: A Cohort Study. Ann Intern Med. 2015;163(7):507-18.

122. Islami F, Goding Sauer A, Gapstur SM, Jemal A. Proportion of Cancer Cases Attributable to Excess Body Weight by US State, 2011-2015. JAMA Oncol. 2019;5(3):384-92.

123. Sung H, Siegel RL, Torre LA, Pearson-Stuttard J, Islami F, Fedewa SA, et al. Global patterns in excess body weight and the associated cancer burden. CA Cancer J Clin. 2019;69(2):88-112.

124. Lauby-Secretan B, Scoccianti C, Loomis D, Grosse Y, Bianchini F, Straif K; International Agency for Research on Cancer Handbook Working Group. Body Fatness and Cancer--Viewpoint of the IARC Working Group. N Engl J Med. 2016;375(8):794-8.

125. Feigelson HS, Bodelon C, Powers JD, Curtis RE, Buist DSM, Veiga LHS, et al. Body Mass Index and Risk of Second Cancer Among Women With Breast Cancer. J Natl Cancer Inst. 2021;113(9):1156-60.

126. Sung H, Hyun N, Leach CR, Yabroff KR, Jemal A. Association of First Primary Cancer With Risk of Subsequent Primary Cancer Among Survivors of Adult-Onset Cancers in the United States. JAMA. 2020;324(24):2521-35.

127. Gibson TM, Park Y, Robien K, Shiels MS, Black A, Sampson JN, et al. Body mass index and risk of second obesity-associated cancers after colorectal cancer: a pooled analysis of prospective cohort studies. J Clin Oncol. 2014;32(35):4004-11.

128. Setiawan VW, Yang HP, Pike MC, McCann SE, Yu H, Xiang YB, et al. Type I and II endometrial cancers: have they different risk factors? J Clin Oncol. 2013;31(20):2607-18.

129. Dougan MM, Hankinson SE, Vivo ID, Tworoger SS, Glynn RJ, Michels KB. Prospective study of body size throughout the life-course and the incidence of endometrial cancer among premenopausal and postmenopausal women. Int J Cancer. 2015;137(3):625-37.

130. Hoyo C, Cook MB, Kamangar F, Freedman ND, Whiteman DC, Bernstein L, et al. Body mass index in relation to oesophageal and oesophagogastric junction adenocarcinomas: a pooled analysis from the International BEACON Consortium. Int J Epidemiol. 2012;41(6):1706-18.

131. Chen Y, Liu L, Wang X, Wang J, Yan Z, Cheng J, et al. Body mass index and risk of gastric cancer: a meta-analysis of a population with more than ten million from 24 prospective studies. Cancer Epidemiol Biomarkers Prev. 2013;22(8):1395-408.

132. Chen Y, Wang X, Wang J, Yan Z, Luo J. Excess body weight and the risk of primary liver cancer: an updated meta-analysis of prospective studies. Eur J Cancer. 2012;48(14):2137-45.

133. Campbell PT, Newton CC, Freedman ND, Koshiol J, Alavanja MC, Beane Freeman LE, et al. Body Mass Index, Waist Circumference, Diabetes, and Risk of Liver Cancer for U.S. Adults. Cancer Res. 2016;76(20):6076-83.

134. Wang F, Xu Y. Body mass index and risk of renal cell cancer: a dose-response meta-analysis of published cohort studies. Int J Cancer. 2014;135(7):1673-86.

135. Sanfilippo KM, McTigue KM, Fidler CJ, Neaton JD, Chang Y, Fried LF, et al. Hypertension and obesity and the risk of kidney cancer in 2 large cohorts of US men and women. Hypertension. 2014;63(5):934-41.

136. Wallin A, Larsson SC. Body mass index and risk of multiple myeloma: a meta-analysis of prospective studies. Eur J Cancer. 2011;47(11):1606-15.

137. Niedermaier T, Behrens G, Schmid D, Schlecht I, Fischer B, Leitzmann MF. Body mass index, physical activity, and risk of adult meningioma and glioma: A meta-analysis. Neurology. 2015;85(15):1342-50.

138. Genkinger JM, Spiegelman D, Anderson KE, Bernstein L, van den Brandt PA, Calle EE, et al. A pooled analysis of 14 cohort studies of anthropometric factors and pancreatic cancer risk. Int J Cancer. 2011;129(7):1708-17.

139. Ma Y, Yang Y, Wang F, Zhang P, Shi C, Zou Y, et al. Obesity and risk of colorectal cancer: a systematic review of prospective studies. PLoS One. 2013;8(1):e53916.

140. Li L, Gan Y, Li W, Wu C, Lu Z. Overweight, obesity and the risk of gallbladder and extrahepatic bile duct cancers: A meta-analysis of observational studies. Obesity (Silver Spring). 2016;24(8):1786-802.

141. World Cancer Research Fund International. Diet, nutrition, physical activity and gallbladder cancer. 2018.

142. Renehan AG, Tyson M, Egger M, Heller RF, Zwahlen M. Body-mass index and incidence of cancer: a systematic review and meta-analysis of prospective observational studies. Lancet. 2008;371(9612):569-78.

143. Munsell MF, Sprague BL, Berry DA, Chisholm G, Trentham-Dietz A. Body mass index and breast cancer risk according to postmenopausal estrogen-progestin use and hormone receptor status. Epidemiol Rev. 2014;36(1):114-36.

144. Schoemaker MJ, Nichols HB, Wright LB, Brook MN, Jones ME, O'Brien KM, et al. Association of Body Mass Index and Age With Subsequent Breast Cancer Risk in Premenopausal Women. JAMA Oncol. 2018;4(11):e181771.

145. Collaborative Group on Epidemiological Studies of Ovarian Cancer. Ovarian cancer and body size: individual participant meta-analysis including 25,157 women with ovarian cancer from 47 epidemiological studies. PLoS Med. 2012;9(4):e1001200.

146. Wentzensen N, Poole EM, Trabert B, White E, Arslan AA, Patel AV, et al. Ovarian Cancer Risk Factors by Histologic Subtype: An Analysis From the Ovarian Cancer Cohort Consortium. J Clin Oncol. 2016;34(24):2888-98.

147. Kitahara CM, Pfeiffer RM, Sosa JA, Shiels MS. Impact of Overweight and Obesity on US Papillary Thyroid Cancer Incidence Trends (1995-2015). J Natl Cancer Inst. 2020;112(8):810-7.

148. Luo J, Hendryx M, Manson JE, Figueiredo JC, LeBlanc ES, Barrington W, et al. Intentional Weight Loss and Obesity-Related Cancer Risk. JNCI Cancer Spectr. 2019;3(4):pkz054.

149. Neuhouser ML, Aragaki AK, Prentice RL, Manson JE, Chlebowski R, Carty CL, et al. Overweight, Obesity, and Postmenopausal Invasive Breast Cancer Risk: A Secondary Analysis of the Women's Health Initiative Randomized Clinical Trials. JAMA Oncol. 2015;1(5):611-21.

150. Teras LR, Patel AV, Wang M, Yaun SS, Anderson K, Brathwaite R, et al. Sustained Weight Loss and Risk of Breast Cancer in Women 50 Years and Older: A Pooled Analysis of Prospective Data. J Natl Cancer Inst. 2020; 112(9):929-37.

151. Tee MC, Cao Y, Warnock GL, Hu FB, Chavarro JE. Effect of bariatric surgery on oncologic outcomes: a systematic review and meta-analysis. Surg Endosc. 2013;27(12): 4449-56.

152. McTiernan A, Friedenreich CM, Katzmarzyk PT, Powell KE, Macko R, Buchner D, et al. Physical Activity in Cancer Prevention and Survival: A Systematic Review. Med Sci Sports Exerc. 2019;51(6):1252-61.

153. Rezende LFM, Sá TH, Markozannes G, Rey-López JP, Lee IM, Tsilidis KK, et al. Physical activity and cancer: an umbrella review of the literature including 22 major anatomical sites and 770000 cancer cases. Br J Sports Med. 2018;52(13):826-33.

154. Patel AV, Friedenreich CM, Moore SC, Hayes SC, Silver JK, Campbell KL, et al. American College of Sports Medicine Roundtable Report on Physical Activity, Sedentary Behavior, and Cancer Prevention and Control. Med Sci Sports Exerc. 2019;51(11):2391-402.

155. Keimling M, Behrens G, Schmid D, Jochem C, Leitzmann MF. The association between physical activity and bladder cancer: systematic review and meta-analysis. Br J Cancer. 2014;110(7):1862-70.

156. Moore SC, Lee IM, Weiderpass E, Campbell PT, Sampson JN, Kitahara CM, et al. Association of Leisure-Time Physical Activity With Risk of 26 Types of Cancer in 1.44 Million Adults. JAMA Intern Med. 2016;176(6):816-25.

157. Pizot C, Boniol M, Mullie P, Koechlin A, Boniol M, Boyle P, et al. Physical activity, hormone replacement therapy and breast cancer risk: A meta-analysis of prospective studies. Eur J Cancer. 2016;52:138-54.

158. Hardefeldt PJ, Penninkilampi R, Edirimanne S, Eslick GD. Physical Activity and Weight Loss Reduce the Risk of Breast Cancer: A Meta-analysis of 139 Prospective and Retrospective Studies. Clin Breast Cancer. 2018;18(4):e601-e612.

159. Eliassen AH, Hankinson SE, Rosner B, Holmes MD, Willett WC. Physical activity and risk of breast cancer among postmenopausal women. Arch Intern Med. 2010;170(19): 1758-64.

160. Fournier A, Dos Santos G, Guillas G, Bertsch J, Duclos M, Boutron-Ruault MC, et al. Recent recreational physical activity and breast cancer risk in postmenopausal women in the E3N cohort. Cancer Epidemiol Biomarkers Prev. 2014;23(9):1893-902.

161. Liu L, Shi Y, Li T, Qin Q, Yin J, Pang S, et al. Leisure time physical activity and cancer risk: evaluation of the WHO's recommendation based on 126 high-quality epidemio-

logical studies. Br J Sports Med. 2016 Mar;50(6):372-8.

162. Schmid D, Behrens G, Keimling M, Jochem C, Ricci C, Leitzmann M. A systematic review and meta-analysis of physical activity and endometrial cancer risk. Eur J Epidemiol. 2015;30(5):397-412.

163. Du M, Kraft P, Eliassen AH, Giovannucci E, Hankinson SE, De Vivo I. Physical activity and risk of endometrial adenocarcinoma in the Nurses' Health Study. Int J Cancer. 2014;134(11):2707-16.

164. Friedenreich C, Cust A, Lahmann PH, Steindorf K, Boutron-Ruault MC, Clavel-Chapelon F, et al. Physical activity and risk of endometrial cancer: the European prospective investigation into cancer and nutrition. Int J Cancer. 2007;121(2):347-55.

165. Borch KB, Weiderpass E, Braaten T, Jareid M, Gavrilyuk OA, Licaj I. Physical activity and risk of endometrial cancer in the Norwegian Women and Cancer (NOWAC) study. Int J Cancer. 2017;140(8):1809-18.

166. Behrens G, Jochem C, Keimling M, Ricci C, Schmid D, Leitzmann MF. The association between physical activity and gastroesophageal cancer: systematic review and meta-analysis. Eur J Epidemiol. 2014;29(3):151-70.

167. Behrens G, Leitzmann MF. The association between physical activity and renal cancer: systematic review and meta-analysis. Br J Cancer. 2013;108(4):798-811.

168. Psaltopoulou T, Ntanasis-Stathopoulos I, Tzanninis IG, Kantzanou M, Georgiadou D, Sergentanis TN. Physical Activity and Gastric Cancer Risk: A Systematic Review and Meta-Analysis. Clin J Sport Med. 2016;26(6):445-64.

169. Schmid D, Ricci C, Behrens G, Leitzmann MF. Does smoking influence the physical activity and lung cancer relation? A systematic review and meta-analysis. Eur J Epidemiol. 2016;31(12):1173-90.

170. Darby S, Hill D, Deo H, Auvinen A, Barros-Dios JM, Baysson H, et al. Residential radon and lung cancer--detailed results of a collaborative analysis of individual data on 7148 persons with lung cancer and 14,208 persons without lung cancer from 13 epidemiologic studies in Europe. Scand J Work Environ Health. 2006;32 Suppl 1:1-83.

171. Field RW. A review of residential radon case-control epidemiologic studies performed in the United States. Rev Environ Health. 2001;16(3):151-67.

172. Field RW, Steck DJ, Smith BJ, Brus CP, Fisher EL, Neuberger JS, et al. Residential radon gas exposure and lung cancer: the Iowa Radon Lung Cancer Study. Am J Epidemiol. 2000;151(11):1091-102.

173. Frumkin H, Samet JM. Radon. CA Cancer J Clin. 2001; 51(6):337-44, 322; quiz 345-8.

174. Berrington de González A, Mahesh M, Kim KP, Bhargavan M, Lewis R, Mettler F, et al. Projected cancer risks from computed tomographic scans performed in the United States in 2007. Arch Intern Med. 2009;169(22):2071-7.

175. Smith-Bindman R, Lipson J, Marcus R, Kim KP, Mahesh M, Gould R, et al. Radiation dose associated with common computed tomography examinations and the associated lifetime attributable risk of cancer. Arch Intern Med. 2009;169(22):2078-86.

176. National Academies [Internet]. HEALTH RISKS FROM EXPOSURE TO LOW LEVELS OF IONIZING RADIATION [cited 2024 Aug 13]. Available from: https://nap.nationalacademies.org/catalog/11340/health-risks-from-exposure-to-low-levels-of-ionizing-radiation.

177. Radiologyinfo.org. Radiation Dose in X-Ray and CT Exams. 2013.

178. Frush DP, Donnelly LF, Rosen NS. Computed tomography and radiation risks: what pediatric health care providers should know. Pediatrics. 2003;112(4):951-7.

179. Pearce MS, Salotti JA, Little MP, McHugh K, Lee C, Kim KP, et al. Radiation exposure from CT scans in childhood and subsequent risk of leukaemia and brain tumours: a retrospective cohort study. Lancet. 2012;380(9840):499-505.

180. Mathews JD, Forsythe AV, Brady Z, Butler MW, Goergen SK, Byrnes GB, et al. Cancer risk in 680,000 people exposed to computed tomography scans in childhood or adolescence: data linkage study of 11 million Australians. BMJ. 2013;346:f2360.

181. National Center for Chronic Disease Prevention and Health Promotion (US) Office on Smoking and Health. The Health Consequences of Smoking—50 Years of Progress: A Report of the Surgeon General. Atlanta (GA): Centers for Disease Control and Prevention (US); 2014.

182. Office of the Surgeon General (US); Office on Smoking and Health (US). The Health Consequences of Smoking: A Report of the Surgeon General. Atlanta (GA): Centers for Disease Control and Prevention (US); 2004.

183. Jha P, Ramasundarahettige C, Landsman V, Rostron B, Thun M, Anderson RN, et al. 21st-century hazards of smoking and benefits of cessation in the United States. N Engl J Med. 2013;368(4):341-50.

184. Nash SH, Liao LM, Harris TB, Freedman ND. Cigarette Smoking and Mortality in Adults Aged 70 Years and Older: Results From the NIH-AARP Cohort. Am J Prev Med. 2017;52(3):276-83.

185. Hecht SS. Tobacco carcinogens, their biomarkers and tobacco-induced cancer. Nat Rev Cancer. 2003;3(10):733-44.

186. Piano MR, Benowitz NL, Fitzgerald GA, Corbridge S, Heath J, Hahn E, et al. Impact of smokeless tobacco products on cardiovascular disease: implications for pol-

icy, prevention, and treatment: a policy statement from the American Heart Association. Circulation. 2010;122(15):1520-44.

187. Villanti AC, Richardson A, Vallone DM, Rath JM. Flavored tobacco product use among U.S. young adults. Am J Prev Med. 2013;44(4):388-91.

188. Corey CG, Ambrose BK, Apelberg BJ, King BA. Flavored Tobacco Product Use Among Middle and High School Students--United States, 2014. MMWR Morb Mortal Wkly Rep. 2015;64(38):1066-70.

189. IARC Working Group on the Evaluation of Carcinogenic Risks to Humans. Personal habits and indoor combustions. IARC Monogr Eval Carcinog Risks Hum. 2012;100(Pt E):1-538.

190. Henley SJ, Thun MJ, Chao A, Calle EE. Association between exclusive pipe smoking and mortality from cancer and other diseases. J Natl Cancer Inst. 2004 2;96(11):853-61.

191. Wyss A, Hashibe M, Chuang SC, Lee YC, Zhang ZF, Yu GP, et al. Cigarette, cigar, and pipe smoking and the risk of head and neck cancers: pooled analysis in the International Head and Neck Cancer Epidemiology Consortium. Am J Epidemiol. 2013;178(5):679-90.

192. Smith-Simone S, Maziak W, Ward KD, Eissenberg T. Waterpipe tobacco smoking: knowledge, attitudes, beliefs, and behavior in two U.S. samples. Nicotine Tob Res. 2008;10(2):393-8.

193. Knishkowy B, Amitai Y. Water-pipe (narghile) smoking: an emerging health risk behavior. Pediatrics. 2005;116(1):e113-9.

194. Cobb C, Ward KD, Maziak W, Shihadeh AL, Eissenberg T. Waterpipe tobacco smoking: an emerging health crisis in the United States. Am J Health Behav. 2010;34(3):275-85.

195. Inoue-Choi M, Liao LM, Reyes-Guzman C, Hartge P, Caporaso N, Freedman ND. Association of Long-term, Low-Intensity Smoking With All-Cause and Cause-Specific Mortality in the National Institutes of Health-AARP Diet and Health Study. JAMA Intern Med. 2017;177(1):87-95.

196. Inoue-Choi M, Hartge P, Liao LM, Caporaso N, Freedman ND. Association between long-term low-intensity cigarette smoking and incidence of smoking-related cancer in the national institutes of health-AARP cohort. Int J Cancer. 2018;142(2):271-80.

197. National Cancer Institute [Internet]. Cancer screening [cited 2024 Aug 13]. Available from: https://www.cancer.gov/about-cancer/screening.

198. Lindor NM, McMaster ML, Lindor CJ, Greene MH; National Cancer Institute, Division of Cancer Prevention, Community Oncology and Prevention Trials Research Group. Concise handbook of familial cancer susceptibility syndromes - second edition. J Natl Cancer Inst Monogr. 2008;(38):1-93.

199. Dancey JE, Bedard PL, Onetto N, Hudson TJ. The genetic basis for cancer treatment decisions. Cell. 2012;148(3):409-20.

200. Meric-Bernstam F, Farhangfar C, Mendelsohn J, Mills GB. Building a personalized medicine infrastructure at a major cancer center. J Clin Oncol. 2013;31(15):1849-57.

201. Sleijfer S, Bogaerts J, Siu LL. Designing transformative clinical trials in the cancer genome era. J Clin Oncol. 2013;31(15):1834-41.

202. Etzioni R, Gulati R, Weiss NS. Multicancer Early Detection: Learning From the Past to Meet the Future. J Natl Cancer Inst. 2022;114(3):349-52.

203. Mattox AK, Bettegowda C, Zhou S, Papadopoulos N, Kinzler KW, Vogelstein B. Applications of liquid biopsies for cancer. Sci Transl Med. 2019;11(507):eaay1984.

204. Sorbara L, Srivastava S. Liquid biopsy: a holy grail for cancer detection. Biomark Med. 2019;13(12):991-4.

205. Minasian LM, Pinsky P, Katki HA, Dickherber T, Han PKJ, Harris L, et al. Study design considerations for trials to evaluate multicancer early detection assays for clinical utility. J Natl Cancer Inst. 2023;115(3):250-7.

총론 제3장

종양생물학

김봉이 경희대학교 한의과대학 교수

한의통합종양학

총론 제3장

종양생물학

김봉이 경희대학교 한의과대학 교수

종양의 구분

학술적인 용어로 종양(tumor)을 신생물(neoplasm, 新生物)이라 하는데, 이는 그리스어로 새로운(new)이란 뜻의 'neos'와 형성(formation)이란 뜻의 'plasma'가 결합된 단어로 우리 몸 속에서 새롭게 형성된 덩어리, 또는 새로운 성장(new growth)을 의미한다. 즉 정상적인 세포가 내적 또는 외적인 자극을 받아 유전자가 변형되어 세포의 모양과 기능이 변하고, 생체 내의 조절기능에서 벗어나 비정상적으로 급속한 증식 을 하는 변형된 세포의 집단이다. 일반적으로 신생물이란 용어보다 종양이란 용어를 자주 쓴다. 종양은 사람의 생명에 위험을 초래하지 않는 양성종양과 생명을 위협하는 악성종양으로 구분된다. 악성종양은 통상 '암(cancer)'이라고 불리는데 이 용어는 그리스어 'karkinos'와 라틴어 'cancrum'에서 유래된 것으로 '게(crab)'란 뜻이다. 즉 암이 게처럼 조직 내부로 침투하여 신체의 어느 부위에나 유착하여 그 부위를 꽉 붙잡고 있는 양상을 나타내기 때문이다. 일단 종양이 발견되면 양성인지 악성인지를 구별하여 대처해야 한다. 양성종양과 악성종양의 구별은 형태학적으로 이루어지며, 종양세포의 분화도와 역형성, 성장속도, 국소 침윤성 및 전이 등에 따라 비교할 수 있다(**표 3-1**).

【표 3-1.】 양성종양과 악성종양의 비교

특성	양성종양	악성종양
분화/역형성	고분화 세포가 성숙 세포의 핵 대 세포질 비율정상 핵 모양 정상 유사분열이 없거나 적음	분화화의 소실과 역형성 세포가 미성숙 세포의 핵이 커져 핵 대 세포질 비율 증가 핵변화가 심함(다형성의, 농염한, 불규칙적인, 큰 핵소체) 유사분열 많음
성장 속도	천천히 자람	불규칙(천천히 또는 빨리 자람)
국소침윤	주위와 경계 분명 섬유성 피막형성 - 침윤방지 유동성이 적고 적출이 쉬움	주위와 경계가 불분명 피막 부재 - 침윤성 성장 주위 조직에 고정됨
전이	없음	흔함

암 발생의 원인

거의 모든 암에서 암의 발생원인이나 기전이 명확히 규명되어 있지 않지만 암은 크게 외부에서 가해지는 외적 요인과 생체내부 또는 세포 자체에게 나타나는 내적 요인이 복합적으로 작용하여 발생한다.

외적 요인

화학적 발암물질

18세기 영국의 굴뚝 청소부에게서 음낭의 피부암이 발생하면서 발암성 연구가 시작되었고, 굴뚝 내부의 콜타르(coal tar)가 음낭 피부암을 유발시키는 것을 1915년 토끼 실험결과로 확인하였다. 타르(tar) 성분, methylcholanthrene, dimethylbenzanthracene (DMBA), benzopyrene 등의 방향족탄화수소계 발암물질, 방향족 아민계 발암물질, 아조색소(azo dye), 자연계에 존재하는 소철 열매의 성분인 사이카신, 또 진균 특히 아스페르길루스(A. flavus)의 대사산물인 아플라독소(aflatoxin) 등에도 발암 작용이 있다는 것이 알려지게 되었다. 국내에서도 가장 많은 위암의 발생에는 식염(salt)과 니트로소화합물(nitroso compounds)의 관여가 주목되고 있다. 특히 담배는 각종 화학적 발암물질을 포함하는 대표적인 발암원인으로 폐암 특히 편평세포암을 일으키는 것으로 잘 알려져 있다. 화학적 발암물질의 일반적인 특성은 다양한 화학물질이 관여하고 있고, 대부분은 체내에서 대사되어 최종적인 발암물질로 전환된다. 무기화합물로서는 크롬, 니켈, 비소 등도 약하지만 발암성이 있고, 또 최근에는 석면(asbestos)이 폐암이나 중피종(mesothelioma)과 관계가 있어 사회문제가 되고 있다.

물리적 자극

방사성 물질에 의한 자극으로서는 X선 기사의 피부암, 백혈병, 라듐 광산 노동자에게 볼 수 있는 폐암들이 있으며, 이것들은 직업성 암으로서 중요하다. 또한 히로시마와 나가사키의 원폭 피해자들에서 백혈병, 유방암, 대장암, 갑상선암 등의 발생이 증가하였다. 자외선은 X선과 마찬가지로 세포손상을 주며, DNA에 대해서 돌연변이 작용이 있다는 것이 알려져 있다. 또한, 파이프 구순암, 담석증에 이어지는 담낭암 등도 기계적 자극과 관계가 있으나, 화학적 발암 인자와의 협동 작용에 의한다고 여겨지고 있다.

발암 바이러스

라우스(Rous)가 닭의 육종에서 바이러스(Rous sarcoma virus, RSV)를 발견하고 나서, 오늘날까지 약 100종 이상의 발암 바이러스가 알려졌다. 바이러스의 종류는 핵산(유전자의 종류)에 의해서 RNA 바이러스와 DNA 바이러스로 구분되며 RNA 바이러스는 역전사효소를 통하여 DNA를 만들고 그 후에 숙주 내로 들어가는 단계가 하나 더 있다. 사람에게서는 HTLV-I 바이러스가 사람 T세포 백혈병(ATL)의 발병에 관계하는 것이 새롭게 확인되었다. 이 사람 T세포 백혈병에 관계하는 바이러스는 레트로바이러스(retrovirus)라 불리는 RNA 바이러스에 속한다. 또한 아프리카에 흔한 버킷트 림프종(Burkitt lymphoma)이나 비인두암종(nasopharyngeal carcinoma)의 경우에는 엡스타인 바르(Epstein-Barr) 바이러스가 직접적인 원인으로 시사되고 있다. 부모로부터 아이에게 전달되는 수직전달은 RNA 종양바이러스에서 많이 일어나고, DNA 종양 바이러스는 대부분이 개체에서 개체로 전해지는 수평 전달에 의한다. 기타 알코올, 음식 및 식사요인, 약물 등도 암 발생에 중요한 작용을 한다.

내적 요인

유전적 요인

어떤 가계 내에 일정한 암이 호발되는 일이 있는데, 나폴레옹 1세의 가계는 위암가계로 유명하다. 망막모세포종, 신경섬유종증, 윌름즈종양이나 가족성대장 폴립증 등은 유전적 요인이 지배적이다. 예시로, 망막모세포종의 종양억제유전자(retinoblastoma antioncogene, RBI)가 있는데 이 유전자가 결손되어 있을 경우 망막모세포종이 발생된다는 사실은 증명되었다.

유전체 수준에서 암을 이해하고 그 치료 방법을 탐구하는 방법론을 'genomic approach'라 지칭하는데, 이는 DNA 시퀀싱, 유전자 발현 프로파일링 및 기타 유전체 분석 기술을 사용하여 암의 유전적 변이를 식별하고 분석하는 방법이다. 이러한 종양의 genomic approach는 암의 발생, 발전, 전이 및 치료에 대한 통찰력을 제공하며 이를 통해 특정 유전적 이상을 가진 종양을 타깃팅하거나 개인화된 치료 전략을 개발할 수 있는 장점이 있다. 세포의 유전체(genome)는 내인성 요인과 외인성 요인에 의해 지속적으로 공격받는데, 즉 발암물질이 다양한 경로를 통해 체내에 침투하여 세포내 DNA를 공격함으로써 돌연변이 유전체를 만들고 이것이 결국 암세포의 형성을 유도한다는 것이다.

면역학적 요인

면역학의 진보에 따라, 암세포의 종양관련 항원이 밝혀지게 되고, 종양의 증식과 억제에 개체의 면역 상태가 크게 관계하고 있는 것이 알려지게 되었다. 한편, 개체의 면역 상태가 종양의 발생과도 관계가 깊은 것도 밝혀져 있다. AIDS환자나 면역억제제를 사용하는 사람에서 암 발생 빈도가 높고, 특히 노년에는 생리적으로 흉선이 퇴축(involution)되어 면역 감시 기구를 포함한 면역력의 저하 내지는 면역 불완전 상태가 되므로, 이것이 암의 발생에 유리한 환경을 제공하며, 여러 가지 면역 질환 환자에게 때때로 암의 발생이 수반되는 것도 잘 알려진 사실이다.

종양유전자

암을 유발할 수 있는 유전자인 종양유전자(oncogene)는 정상적인 암의 성장을 유도하는 원 종양유전자(protooncogenes)의 돌연변이에 의해 생성된다. 세포성장인자(growth factors), 세포성장인자 수용체(growth factors receptors), 신호 전달에 관여하는 인자(proteins involved in signal transduction), 세포주기조절인자(cell cycle regulators) 등의 유전자가 이상을 일으키면 종양유전자가 된다(표 3-2). 근래, 종양유전자가 사람의 암세포에서도 발견되었고, 암화와의 관련에서 왕성하게 연구되고 있다. 특히 최근에는 분자 생물학적 수법으로 약 30종의 종양유전자가 발견되고 있다. 발암 과정에서 이들은 DNA의 구조에 돌연변이, 전위 또는 과발현 등으로 활성화되어 정상적인 세포의 변이를 일으켜 정상적인 제어를 받지 않도록 함으로써 암을 유발한다. 세포에서 세포고사(apoptosis)를 저해하는 bcl-2 유전자가 과발현되면 림프 종이 유발되는데 이는 유전자의 14염색체와 18염색체 사이의 전좌, 즉 t (14:18)에 의해서 주변유전자의 조절 기능에서 벗어나기 때문이다.

【표 3-2.】 종양유전자와 활성화 기전 및 인체 암과의 연관성

혈관형성 유도인자	원종양유전자	활성화기전	연관된 종양
Growth Factors			
PDGF-chain	SIS	과발현	성상교종, 골육종
Fibroblast growth factors	HST-1	과발현	위암, 방광암, 유방암
	INT-2	증폭	흑색종
TGF	TGFα	과발현	신경교종
			간세포암

혈관형성 유도인자	원종양유전자	활성화기전	연관된 종양
HGF	HGF	과발현	갑상선암
Growth Factor Receptors			
EGF-receptor family	ERB-B1 (ECFR)	과발현	폐 편평상피암, 신경교종
	ERB-B2	증폭	유방암, 난소암
CSF-1 receptor	FMS	점돌연변이	백혈병
Receptor for neurotrophic factors	RET	점돌연변이	다발성 내분비종양 2A와 B, 가족성
PDGF receptor	PDGF-R	과발현	신경교종
Receptor for stem cell (steel) factor	KIT	점돌연변이	위장관간질종양, 연부조직 종양
Proteins Involved in Signal Transduction			
GTP-binding	K-RAS	점돌연변이	대장, 폐, 췌장종양
	H-RAS	점돌연변이	방광, 신장종양
	N-RAS	점돌연변이	흑색종, 혈액암
Nonreceptor tyrosine kinase	ABL	전위	만성 골수성 백혈병
			급성 림프모구성 백혈병
RAS signal transduction	BRAF	점돌연변이	흑색종
WNT signal transduction	B-catenin	점돌연변이	간모세포종, 간세포암종
		과발현	
Nuclear Regulatory Proteins			
Transcriptional activators	C-MYC	전위	버킷림프종
	N-MYC	증폭	신경모세포종, 폐의 소세포암종
	L-MYC	증폭	폐의 소세포암종
Cell-Cycle Regulators			
Cyclins	CYCLIN D	전위	Mantle cell lymphoma
		증폭	유방암, 식도암
	CYCLIN E	과발현	유방암
Cyclin-dependent kinase	CDK4	증폭	교모세포종, 흑색종, 육종
		점돌연변이	

종양억제유전자

정상세포에는 세포의 암화를 억제하는 유전자가 존재하는데, 이 유전자를 '종양억제유전자'라고 부른다. 이들 종양억제유전자의 산물은 세포증식조절에 중요한 역할을 하는데, 이들 유전자에 유전적 변이가 일어나면 세포증식이 조절되지 않아서 세포가 암화된다. 지금까지 알려진 종양억제유전자인 p53 유전자에 돌연변이가 일어나면 세포고사(apoptosis) 유도기능이 없어져 세포사멸이 억제되므로 세포는 계속 증식하게 되고 그 결과 암을 일으킨다. 대장암에서 70%, 유방암에서 30% 정도가 발견되고 있는데 다양한 암종에서 이 유전자의 돌연변이가 발견된다. 또한 윌름 종양(Wilms tumor)의 WT1, 망막아세포종의 RB가 대표적인 종양억제유전자이다(표 3-3).

【표 3-3.】 사람의 종양억제유전자

세포내 위치	유전자	기능	신체돌연변이를 보이는 암	유전성 돌연변이를 보이는 암
Cell surface	TGF-β receptor	Growth inhibition	대장암	미상
	E-Cadherin	Cell adhesion	위암	가족성 위암
Inner aspect of plasma membrane	NF-1	Inhibition of RAS signal transduction and of p21 cell-cycle inhibitor	신경섬유종	제1형 신경섬유육종증 육종
Cytoskeleton	NF-2	Cytoskeletal stability	신경초종, 수막종	제2형 신경섬유육종증 신경초종, 수막종
Cytosol	APC/β-catenin	Inhibition of signal transduction	위암, 대장암, 췌장암, 흑색종	가족성 샘종성 폴립증
	PTEN	PI-3 kinase signal transduction	자궁내막암, 전립선암 대장암, 췌장암	미상
	SMAD 2 and SMAD4	TGF- signal transduction		미상
Nucleus	RB	Regulation of cell cycle	망막모세포종, 골육종, 유방암, 대장암, 폐암	망막모세포종, 골육종
	p53	Cell-cycle arrest and apoptosis in response to DNA damage	대부분의 인체암종	Li-Fraumeni 증후군, 다발성 암종과 육종
	WT-1	Nuclear transcription	윌름종양	윌름종양
	P16(INK4a)	Regulation of cell cycle by inhibition of cyclin-dependent kinases	췌장암, 유방암, 식도암	악성 흑색종
	BRCA-1 and BRCA-2	DNA repair	미상	유방암, 난소암, 남자유방암
	KLF-6	Transcription factor	전립선암	미상

암의 다단계 발암기전(Multi-step carcinogenesis)

제1단계(암유발 개시단계, Initiation)

정상세포가 발암원의 공격을 받아서 DNA에 손상을 유발하고 돌연변이를 일으키는 비가역적인 변화를 일으키는 단계이다.

제2단계(암유발 촉진단계, Promotion)

촉진단계는 개시단계만으로는 암을 유발하는 데 불충분하므로 개시단계를 거친 세포가 잘 성장하고 증식할 수 있도록 유도하는 단계이다. 대표적인 물질로 1967년 헤커(Hecker) 등에 의해 규명된 TPA (12-0-tetradecanoylphorbol-13 acetate)를 들 수 있는데 이때 TPA는 발암원이 아니며, 발암원의 작용을 촉진하는 '종양촉진제'로 작용하며 이 단계에서 양성 종양을 유발하게 된다. 이 단계는 적어도 초기에는 가역반응이다.

제3단계(암 진행단계, Progression)

양성 종양에서 악성 종양으로 전환하여 악성 종양의 특성이 증대되는 과정으로 이 단계에서는 암유전자와 암억제 유전자의 돌연변이가 점차 증가하며, 염색체의 이상도 나타나게 된다.

암의 세포주기적 특징

종양은 정상세포와 마찬가지로 세포 주기(cell cycle)를 겪는다. 그러나 대부분의 정상 세포는 외부로부터 성장촉진인자의 자극이 없는 한 증식(proliferation)을 하지 않는 반면, 종양세포는 종종 이 주기를 비정상적으로 빠르게 진행시키거나 조절에 균형을 잃을 수 있다. 이러한 이상적인 세포 주기 제어는 세포 주기 단계에서의 특정 유전자 및 단백질의 조절에 의해 유지된다. 이것을 결정하는 최고 결정권자는 세포주기시계(cell cycle clock)로, 세포의 핵으로 들어오는 세포 밖의 신호와 세포 내의 다양한 신호를 처리,통합하고 세포주기의 활성 상태나 비증식 상태(nonproliferating state) 여부를 결정하는 분자적 회로를 의미한다. 이 cell cycle clock이 cell proliferation 쪽으로 결정하면 세포는 성장과 분화를 할 수 있도록 여러 가지가 조화를 이루어 증식하게 되며, 반면 이 시스템이 휴식을 결정하면 세포는 더 이상 증식할 수 없는 상태로 머물게 된다. 즉, 정상세포는 체크포인트 조절능력이 있어 DNA의 손상, chromosome의 잘못된 배열이 생기게 되면 세포주기(cell cycle)의 진행을 막는다.

그러나 종양 발생 과정에서 암세포로 발전하게 되는 초기 세포는 증식에서 큰 이점을 얻기 위해 다양한 방법으로 유전적 변이를 일으키게 되는데, 이러한 유전체 돌연변이 비율의 증가로 인해 세포는 증식에 유리한 방향으로 여러 조합의 변이를 경험한다. 암세포의 증식과정을 살펴보면 암세포는 단백질뿐만 아니라 종양억제유전자(tumor suppressor gene)의 불활성화나 종양유전자(oncogene) 활성화의 영향을 받는다. 이 종양유전자는 정상적인 조절 기전을 방해하거나 다양한 신호전달체계에 영향을 미쳐 세포의 운명을 결정하게 되는 것이다. 즉, 많은 종류의 초기 암세포는 세포주기의 체크포인트 감시를 낮추어 빠르게 돌연변이 유전자를 축적하고 chromosome의 이상을 유발하여 결국 암세포 성장을 촉진시킨다.

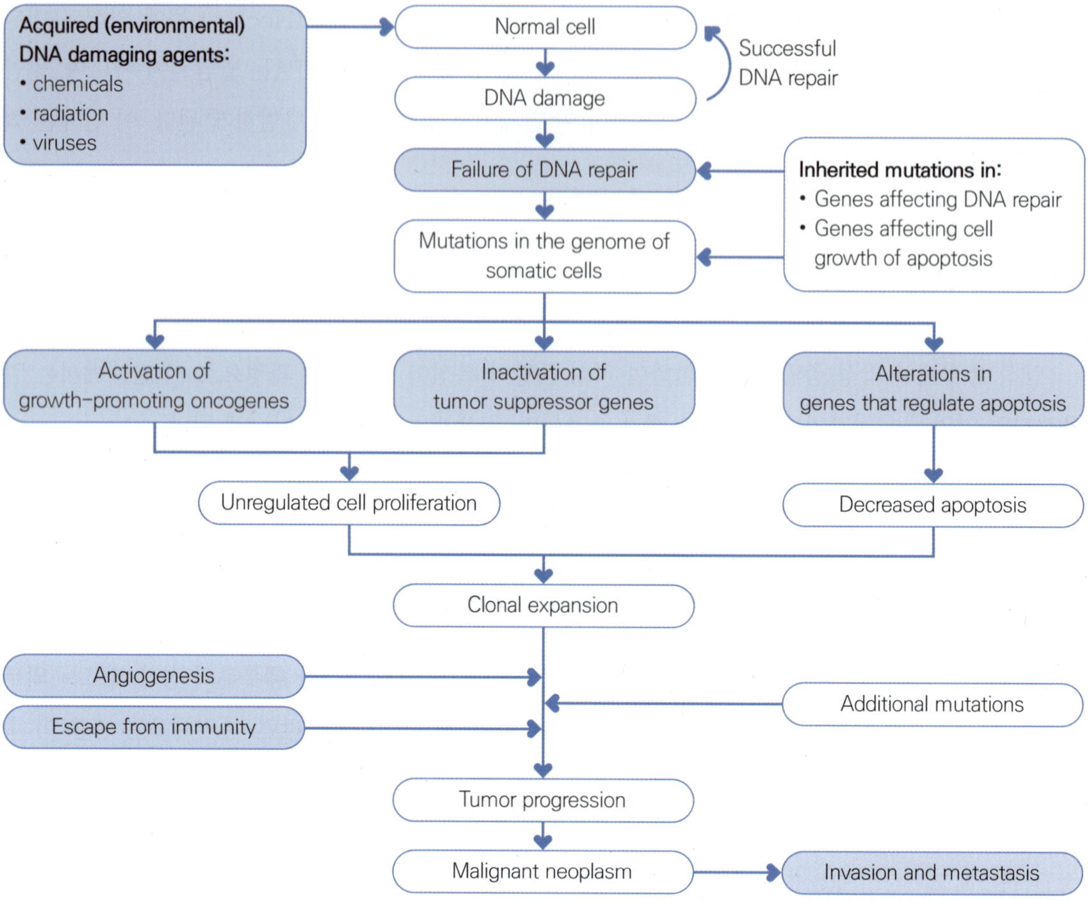

【그림 3-1.】 암세포의 분자생물학적 특징

암세포의 분자생물학적 특징

내외부의 원인에 의해 변형된 DNA를 가진 세포는 여러 가지 분자생물학적 특징(그림 3-1)을 통해 그 수를 확장하고, 전이를 통하여 급속도로 온몸에 퍼지게 된다.

종양유전자의 활성화

정상적인 세포는 외부에서 성장 인자에 의한 증식자극이 올 때 세포증식으로 이어지지만, 암세포는 정상적인 세포의 증식을 조절하는 원종양유전자가 변이되어 종양유전자(oncogene)로 활성화되므로 증식신호 없이도 세포의 분열을 초래한다.

종양억제유전자의 불활성화

종양억제유전자는 세포주기 조절과 세포고사 조절을 통해 세포의 생존과 성장을 엄격하게 조절하는데, 암세포에서는 이들이 소실되어 있거나 변이되어 기능 소실이 일어난다. 따라서 제 기능을 상실하게 되고 암세포는 과도한 증식을 하게 되는 것이다.

DNA 복구의 결함

정상적으로는 내외부적인 요인에 노출되어 DNA의 손상이 유발된 경우 DNA 복구 프로그램이 작동되지만 암세포에서는 이들의 기능에 결함이 있어 유전자의 불안정성을 초래하여 발암 가능성이 크게 증가시킨다.

텔로머레이즈의 활성

세포는 분열할 때마다 DNA 말단에 존재하는 반복적인 염기서열인 텔로미어(telomere)가 짧아지며, 텔로미어가 극도로 짧아져서 더 이상 분열할 수 없을 때에는 세포분열을 정지시키거나 세포사멸을 자극한다. 따라서 정상세포는 일반적으로 제한된 횟수만큼 분열하는데 암세포는 텔로머레이즈(telomerase)라는 효소가 활성화되어 있어 DNA 말단에 텔로미어를 붙여주고 텔로미어 길이가 짧아지는 것을 막아줌으로써 계속적으로 분열을 할 수 있게 된다.

이 밖에 암세포의 혈관형성, 조직 침투와 전이, 세포고사 및 면역 탈피는 각각 다음 내용에서 다루고자 한다.

종양대사

종양세포가 정상 세포와 다른 점 중에 하나는 대사 과정의 차이이다. 이에 종양세포와 정상 세포의 대사 방식의 차이와 과정, 관련 인자들과 함께 종양대사의 특징이 새로운 암치료 타깃이 될 수 있는 가능성에 대해 살펴보고자 한다.

생물에너지학

암세포는 발암 유전자의 활성화, 종양 억제 인자의 손실 및 PI3K 경로의 상향 조절로 인해 호기성 해당 작용을 나타내며, 높은 해당 속도의 이점 중 하나는 단백 동화 경로의 전구체를 사용할 수 있다는 점이다. 종양이 높은 포도당 소비율을 보인다는 Warburg의 관찰은 플루오로데옥시글루코스 양전자 방출 단층촬영(F-18 FDG PET)을 통해 많은 인간 암에서 검증되었다.

고형 종양 내의 영양소에 대한 접근성은 맥관 구조에 대한 근접성에 의해 조절된다.맥관 구조에 인접한 세포는 증식을 지원하는 단백 동화 경로에 연료를 공급하기 위해 영양분과 산소를 사용한다. 그러나 맥관 구조에서 멀리 떨어진 세포는 영양분과 산소에 대한 접근성이 감소하고 지방산 및 BCAA (Branched chain amino acids)의 산화뿐만 아니라 자가포식 및 거대음작용을 통한 거대분자 분해를 포함한 대체 형태의 대사에 관여하여 세포 생존력을 지원할 수 있다.

Warburg 효과

1920년대 Otto Warburg는 종양 절편과 복수 암세포가 구성적으로 포도당을 흡수하고 산소 가용성에 관계없이 젖산염을 생성하는 것을 관찰했다. 종양세포는 빠른 분열을 위하여 정상세포보다 더 많은 에너지가 필요한데, 암세포는 보통의 정상세포와는 달리 산소농도가 충분한 상태에서도 미토콘드리아에서의 산화가 아닌 호기성 해당(작용)을 통해 포도당을 젖산으로 전환시키면서 ATP를 생성하는데, 이것을 Warburg 효과라고 한다. 호기성 해당을 통한 ATP 생산은 산화보다 빠르기는 하지만 소비된 포도당별 ATP 생성 효율은 낮은 편이므로 이러한 전환은 종양세포가 증가된 에너지, 생합성 및 산화환원에 대한 필요성에 대처하기 위해서 높은 비율의 포도당 흡수가 요구된다.

암 대사를 조절하는 신호전달경로

성장 인자에 의한 자극 시 포스파티딜이노시톨 3-키나제(PI3K)와 그 하류 경로인 AKT 및 포유동물 라파마이신 표적(mTOR)을 활성화하여 저산소증의 활성화를 통해 당분해 플럭스 및 지방산 합성을 증가시키는 강력한 단백 동화 프로그램을 촉진한다. 유도 인자-1 (HIF-1) 및 스테롤 조절 요소 결합 단백질(SREBP) 각각 종양세포는 PI3K-AKT-mTOR 네트워크가 성장 인자에 의한 외인성 자극에 대한 최소한의 의존성으로 높은 수준의 신호 전달을 달성할 수 있도록 하는 돌연변이를 자주 포함한다. 가장 잘 특성화된 많은 발암 유전자 및 종양 억제 인자는 PI3K-AKT-mTOR 네트워크에 상주하며 이 경로의 비정상적인 활성화는 다양한 암 세트에서 볼 수 있는 가장 빈번한 변경 중 하나이다.

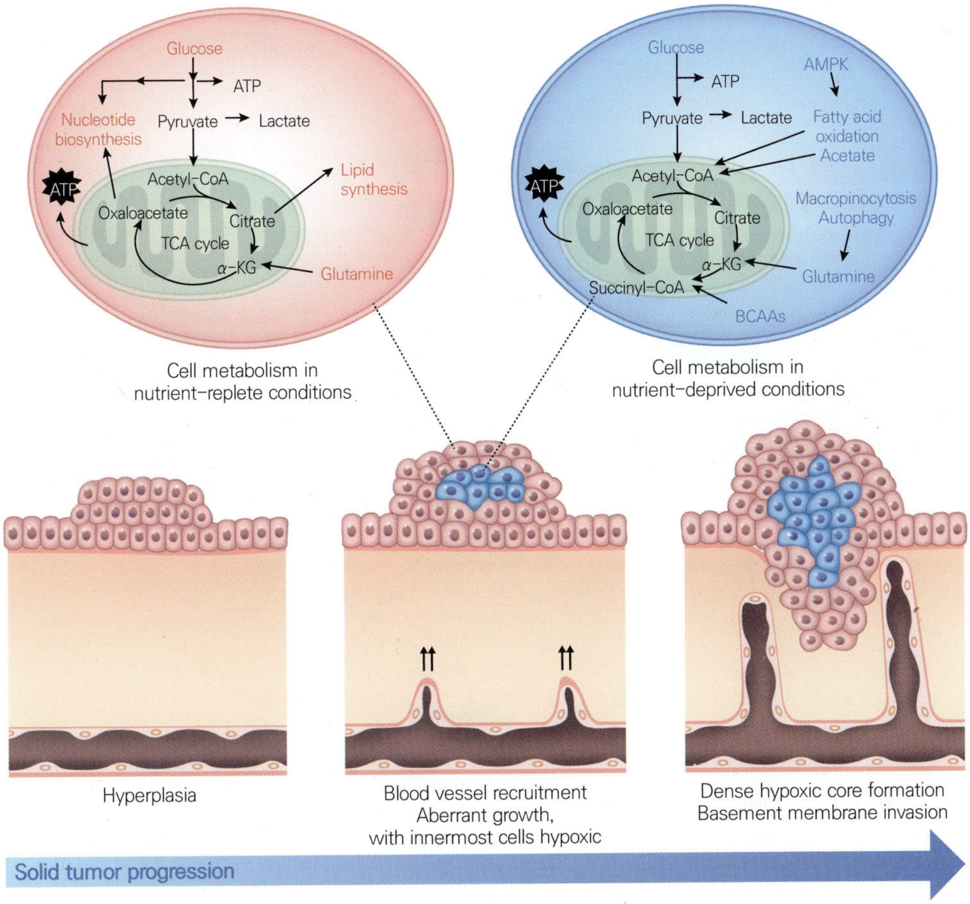

【그림 3-2.】 영양이 풍부한 상태와 영양이 부족한 상태에서의 대사 경로

고형 종양 내의 영양소에 대한 접근성은 맥관 구조에 대한 근접성에 의해 조절된다. 맥관 구조에 인접한 세포는 증식을 지원하는 단백 동화 경로에 연료를 공급하기 위해 영양분과 산소를 사용한다. 그러나 맥관 구조에서 멀리 떨어진 세포는 영양분과 산소에 대한 접근성이 감소하고 지방산 및 BCAA (branched chain amino acids)의 산화뿐만 아니라 자가포식 및 거대음작용을 통한 거대분자 분해를 포함한 대체 형태의 대사에 관여하여 세포 생존력을 지원할 수 있다.

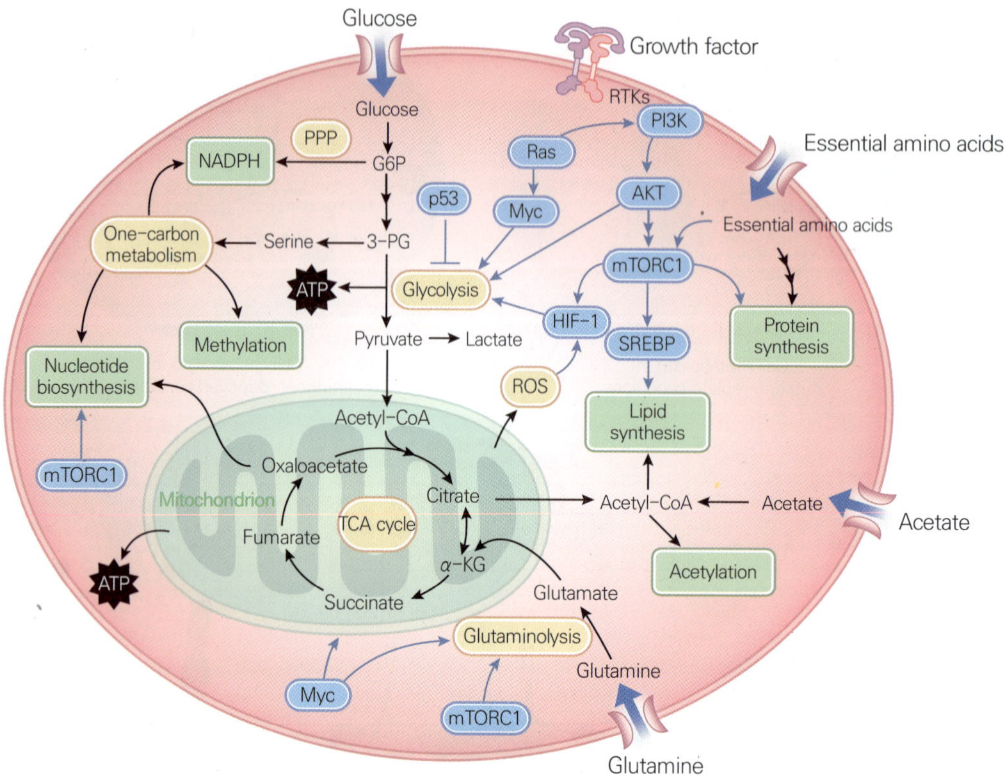

【그림 3-3.】 암 대사를 조절하는 신호전달경로

종양세포는 단백 동화 성장 프로그램을 유도하여 뉴클레오티드, 단백질 및 지질 합성을 일으키는 mTORC1의 비정상적 활성화를 가지고 있다. p53과 같은 종양 억제 인자의 손실 또는 MYC와 같은 발암 유전자의 활성화는 대사 유전자의 전사 조절을 통해 동화 작용을 더욱 촉진한다. 신진대사는 반응성 산소종(ROS), 아세틸화 및 메틸화를 조절하여 신호를 조절한다.
PPP, 오탄당 인산 경로; G6P, 글루코스-6-포스페이트; 3-PG, 3-포스포글리세르산; ATP, 아데노신 5'-트리포스페이트; mTORC1, mTOR 복합체 1; α-KG, α-케토글루타레이트; RTK, 수용체 티로신 키나아제.

암에서 일반적으로 규제가 완화된 또 다른 경로는 염색체 전좌, 유전자 증폭 및 단일 뉴클레오티드 다형성에 의한 MYC의 기능 획득이다. MYC는 당분해, 지방산 합성, 글루타민분해, 세린 대사 및 미토콘드리아 대사에 관여하는 수송체 및 효소를 포함하여 단백 동화 성장을 지원하는 많은 유전자의 발현을 증가시킨다. 폐암, 결장암 및 췌장암에서 자주 돌연변이가 되는 KRAS와 같은 발암 유전자는 종양형성을 촉진하기 위해 PI3K 및 MYC 경로의 생리학적 기능을 선택한다. 발암 유전자 외에도 p53 전사 인자와 같은 종양 억제 인자도 신진대사를 조절할 수 있다. p53 단백질 암호화 유전자 TP53(종양 단백질 p53)은 모든 인간 암의 50%에서 돌연변이가 된다. p53의 종양 억제 기능은 DNA 복구, 세포 주기 정지, 노화 및 세포 사멸의 실행에 기인한다. 그러나 최근 연구에 따르면 p53 종양 억제 작용은 이러한 표준 p53 활동과 독립적일 수 있지만 오히려 대사 및 산화 스트레스의 조절에 의존할 수 있다. p53의 손실은 종양 형성을 촉진하는 두 가지 주요 과정인 단백 동화 작용과 산화 환원 균형을 촉진하기 위해 해당 과정의 플럭스를 증가시킨다.

암치료를 위한 표적 대사

암치료의 방법 중 표적 치료는 종양세포와 정상세포의 대사방식의 차이에 따라 정상세포에 해를 끼치지 않으면서 종양세포만을 타깃으로 하는 약물 치료방법이다.

표적 치료에 쓰이는 약물은 종양세포가 성장하고, 분열하고 확산하는 과정을 컨트롤하는 단백질을 표적으로 삼는 약물로서 주로 저분자의약품과 단일클론항체를 이용한 것으로 나뉜다.[1] 이때, 분자량 1,000 이하의 저분자의약품을 사용하는 이유는 그 분자의 크기가 작아 타깃으로 하는 세포 내부로 쉽게 들어갈 수 있기 때문이다.

단일클론항체는 종양세포에서 발견되는 특정 표적에 잘 부착될 수 있도록 실험실에서 설계하여 생산하는 치료용 항체로서, 항원항체반응을 활용한 것이다. 이는 체내의 면역체계가 이 단일클론항체가 부착된 종양세포를 인지하도록 만들어 인체가 스스로 종양세포를 파괴하게 만들거나, 종양세포의 표면에서 특정단백질 수용체와 결합하여 해당 단백질이 종양세포의 성장과 분열을 촉진하지 못하도록 만들어 결과적으로 종양세포의 증식을 방해하는 방식 등으로써 암치료에 활용된다.[2]

실제적인 예시로, 유방암의 표적 치료제로 사용되는 트라스투주맙(trastuzumab)은 상피성 암환자의 수명을 연장시킨 최초의 단일클론항체이다.[3] 침습적 유방암의 20%에서 30%에서 상피세포 증식인자 수용체 유형 2 (HER-2, HER-2/neu 또는 c-ErbB-2이라고도 함)가 과다 발현되며 이는 불리한 예후를 야기한다. 이 HER-2 단백질 과다 발현을 타깃으로 하는 단일클론항체가 트라스투주맙인 것이다. 이 항체는 HER-2 이성 이형체화 또는 절단을 차단할 수 있다. 트라스투주맙은 또한 HER-2 단백질의 세포 내 흡수 및 분해를 촉진하거나 항체 의존적 세포 매개 사멸을 통해 종양을 제거하는 효과를 나타낸다. 메커니즘에 관계없이 표준 화학 요법에 추가로 단일클론 항체 요법을 받은 환자는 약 50% 더 나은 반응률을 보여주며, 생존율이 현저히 향상된다고 보고되고 있다.

또, 종양세포의 지질대사 경로의 특이점을 표적 치료의 대상으로 삼을 수도 있다.[4] 산소와 영양분이 충분치 않은 환경에서도 증식 속도를 유지하기 위해 암세포는 포도당 흡수 및 호기성 해당 작용을 증가시키는 것 외에도, 지질을 획득하고 지질의 산화반응을 증가시키도록 대사과정을 재프로그래밍하는 특성이 있다. 이렇게 변형된 지질 대사가 암의 진행을 지원하고 종양 미세 경의 구축에 주요 역할을 한다는 점에서 이 대사 경로를 표적으로 하는 것은 암치료의 새로운 접근 방식이라 할 수 있다.[5]

종양면역

생체 내 정상 체세포가 여러 가지 요인들에 의해 다단계를 거쳐 암세포로 변이되고, 암세포가 순환계를 거쳐 다른 장기나 조직 등으로 전이될 때, 우리 인체는 암세포에 대해 면역 반응을 일으킨다. 이에 암세포들은 면역인지(immune recognition)에 대한 저항성을 키우며 면역회피(immune escape)라는 과정을 통해 생체 면역반응을 교묘히 피하고, 살아남은 암세포는 더욱더 성장을 하게 된다.

종양 면역반응

종양 면역반응은 T림프구가 작동하는 세포성 면역반응과 B 림프구가 생산한 항체에 의해 작동되는 체액성 면역반응 모두 관여하지만 주된 기전은 세포독성 T림프구에 의한 종양세포의 살해반응이다. 종양이 면역 반응을 일으킨다는 것은 1950년대에 수행된 실험에 의해 증명되었다(그림 3-4). 화학적 발암물질로 유발된 종양을 절제한 후 종양세포를 분리하여 원래 생쥐에 이식시킬 경우에는 종양이 제거되었다. 하지만, 다른 동종 생쥐에 이식할 경우에 종양은 성장하였으나 원래 생쥐에서 분리한 세포독성 T림프구를 종양이 성장한 생쥐에 주입하였을 경우 종양이 제거됨을 확인하였다. 이는 종양이 면역 반응을 유도하고, 이 면역 반응은 기억성을 갖는다는 사실과 방어기전은 T림프구에 의해 매개된다는 사실을 알 수 있다.

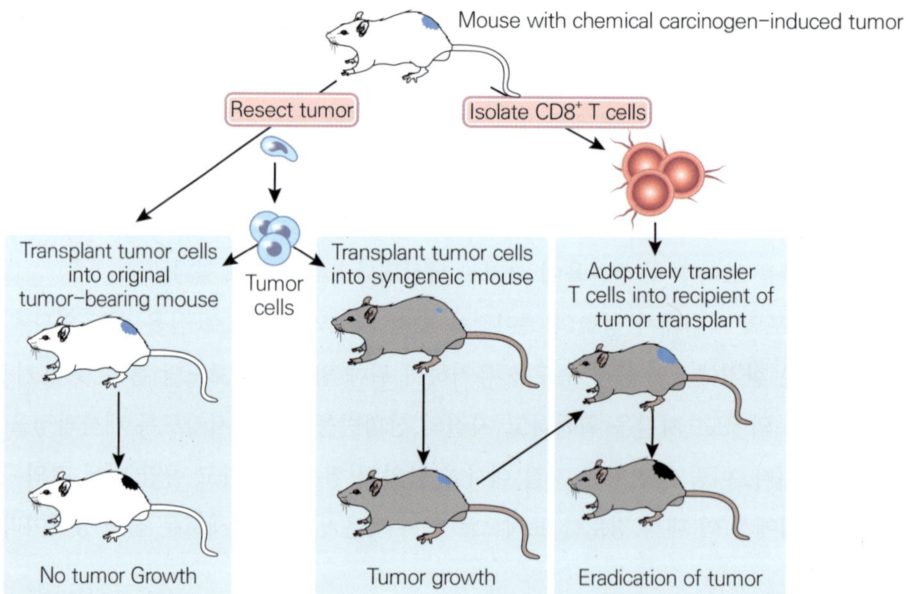

【그림 3-4.】 종양면역의 실험적 증명

화학적 발암물질(MCA)로 유발된 종양을 수술적으로 치유된 생쥐에 다시 이식할 경우에 종양은 거부되지만, 정상 동종 생쥐에 이식할 경우 종양은 성장한다. 종양 발생 원래 생쥐에서 분리한 T림프구를 이식한 생쥐에서는 종양 거부된다.

T림프구(T lymphocytes)에는 보조 T림프구(helper T lymphocytes), 세포독성 T림프구(cytotoxic T lymphocytes), 조절 T림프구(regulatory T lymphocytes)가 있다. T림프구는 자신의 세포막에 존재하는 T림프구 항원 수용체(T cell antigen receptor, TCR)가 항원제공세포(antigen presenting cell, APC)15 또는 표적세포의 주조직적합성 복합체(major histocompatibility complex, MHC)16 분자에 결합된 항원을 인식하여 면역 반응을 매개하는데 세포독성 T림프구는 class I MHC 분자에 결합된 항원을, 보조 T림프구는 class II MHC 분자에 결합된 항원을 인식한다. 이를 통해 T림프구의 활성화 및 증식이 유도되는데 이 단계에서 보조 자극제(B7-1, B7-2)와 인터루킨 2(IL-2) 같은 사이토카인 등의 2차 자극에 의해 더욱 활성화된다.

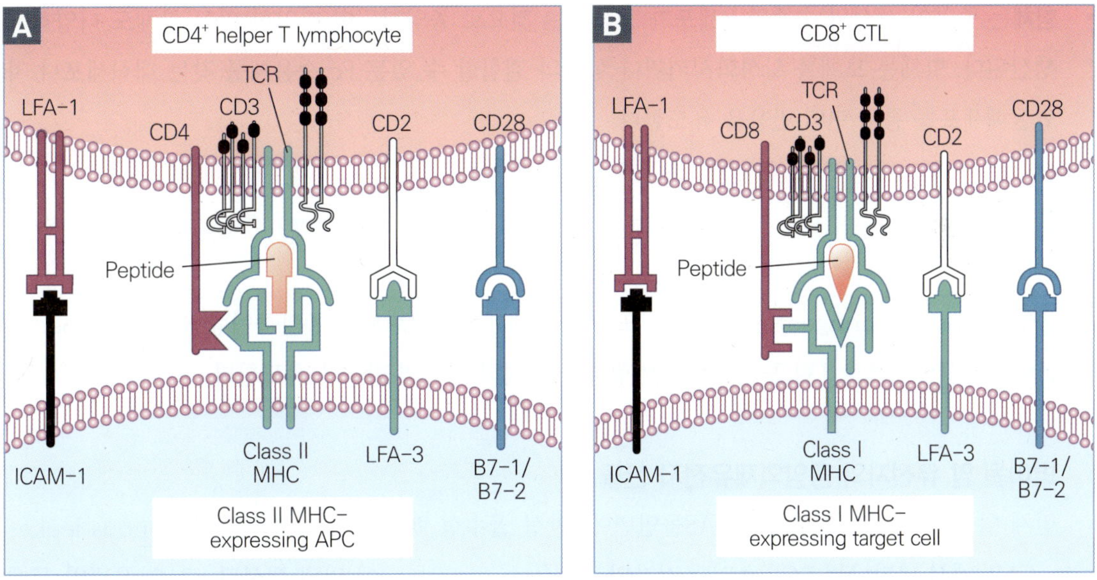

【그림 3-5.】 T림프구와 부속 분자

보조 T림프구와 항원제시세포(A), 세포독성 T림프구와 표적세포(B) 간의 상호작용에서 항원제시세포 또는 표적세포에서 발현된 펩타이드를 인식하는 과정에 여러 가지 부속분자가 관여한다.
CD4, CD8: 보조수용체, CD28: 보조 자극제 수용체, LFA-1: 인테그린, B7-1, B7-2: 보조 자극제.

- **보조 T림프구**는 여러 가지 사이토카인을 분비하여 B림프구를 활성화시켜 항체를 생성하게 하고, 인터페론 감마(IFN-γ)를 분비하여 대식세포를, 인터루킨2 (IL-2)를 분비하여 세포독성 T림프구와 자연살해세포를 활성화시킨다.
- **세포독성 T림프구**는 감염된 세포나 종양세포 등을 인식하여 세포고사 단계를 통하여 표적 세포들을 파괴시킨다.
- **조절 T림프구**는 T림프구에 직접 작용해 면역활성을 저해하거나, transforming growth factor-β (TGF-β)와 인터루킨 10 (IL-10) 같은 사이토카인을 분비하여 T림프구의 기능을 억제시킨다.
- **자연살해세포(natural killer cells, NK cells)**는 IL-2, IL-12에 의해 활성화되고, T림프구와는 달리

종양항원을 인식할 때 MHC항원에 의존하지 않아 MHC항원의 발현이 적은 종양세포와 바이러스에 감염된 세포를 직접적으로 파괴시킨다.

- **대식세포(macrophages)**는 보조 T림프구와 자연살해세포가 분비하는 IFN-γ 사이토카인에 의해 활성화되어 세균, 바이러스, 감염된 세포 등을 식세포작용(phagocytosis)에 의해 분해하고 이물질들이 갖는 항원정보를 보조 T림프구에 제공하는 항원제공세포(APC)로서의 기능을 한다. 활성화된 대식세포는 class II MHC 분자와 B7 같은 보조 자극제의 발현을 증가시키고, 사이토카인을 분비하여 T림프구를 활성화시킨다. 또한 종양괴사인자(tumor necrosis factor, TNF)를 분비하여 암세포를 직접 파괴시킨다.
- **항체**는 종양이 생성된 숙주의 B세포가 생산하는 것으로 종양항원이 다양한 만큼 항체도 다양하게 생산된다. 항체는 보체를 활성화시키거나 항체와 결합할 수 있는 Fc 수용체를 갖는 대식세포나 자연살해세포를 통해 면역 반응을 유도한다.

종양항원

종양항원(tumor antigen)은 종양세포 표면에 특이적으로 발현되는 종양특이항원(tumor-specific antigens, TSAs)으로 T림프구가 이 종양항원을 인지하여 면역 반응을 유도한다.

변이된 암 유전자와 종양억제유전자 산물

인체 암종의 10%를 차지하는 RAS돌연변이, 만성 골수성 백혈병(chronic myelogenous leukemia, CML)에서 나타나는 BCR-ABL유전자의 전좌(translocation)에 의해 생성된 p210, 유방암 등에서 나타나는 HER-2/nue 등은 암 유전자의 변이에 의해 생성된 종양항원이다. 한편 종양억제유전자는 점 돌연변이, 유전자 소실, 염색체 전좌(translocation)와 감염된 바이러스의 유전자 형질전환에 의해 변형되는데 이는 인간 종양의 약 50%에서 나타나는 p53가 대표적이다.

종양유발과 관련 없는 돌연변이 유전자 산물

종양세포에서는 종양유발과 관련 없거나 기능이 알려진 바가 없는 여러 다양한 유전자에서 변이가 일어나는데, 이는 자연발생적으로 인간에게 나타나는 암보다 화학적 발암물질이나 방사선으로 유발된 동물종양에서 빈번히 나타난다.

비정상적으로 발현된 정상세포의 유전자 산물

종양항원은 정상세포 단백질의 과발현 또는 비정상적인 발현에 의해 생성된다. 멜라닌 생합성에 관여하는 효소인 tyrosinase는 정상멜라닌 세포에서는 낮은 수준으로 발현하고 흑색종 같은 종양세포에서는 과다 발현되는 정상 단백질이다. 또한 흑생종에서 발현되는 gp100, MART도 같은 예이다.

종양원성 바이러스 게놈에 의한 종양항원

종양원성 바이러스의 감염에 의해 생산되는 산물들은 종양항원으로 작용하며 종양을 제거하는 특이적 T림프구 면역반응을 일으킨다. 자궁경부암과 관련된 인간 유두종바이러스(human papillomavirus)의 단백산물인 E6과 E7이 대표적이다.

암태아성 항원

암태아성 항원(oncofetal antigens)은 성인의 조직에서는 발현되지 않으나 정상 발달과정 중인 태아나 암세포에서 높게 발현되는 항원이다. 이 항원은 종양진단에 매우 유용한 표식자로서 대장암, 위암, 췌장암 등 소화기계의 암과 폐암 등에서 발견되는 암태아항원(carcinoembryoic antigen, CEA)과 간암의 지표로 잘 알려진 알파 태아단백질(alpha fetoprotein, AFP) 등이 있다.

변형된 세포표면의 당지질과 당단백질 항원

대부분의 인간과 실험동물의 종양에서 비정상적인 유형의 표면 당단백질 또는 당지질이 과발현되는데, 이는 암치료의 표식자가 될 수 있다. 이러한 변형된 분자들은 ganglioside, 혈액군 항원, 그리고 mucin을 포함한다. 그 대표적인 예가 흑색종의 GM2와 GD2, 난소암의 CA-125, 유방암의 MUC-1이다.

기타

각 조직에서 발견되는 특이적인 종양항원이 존재하는데, 전립선암의 전립선특이항원(prostate specific antigen, PSA)이 대표적이다.

종양의 면역회피 방법

종양세포는 주조직적합성 복합체의 발현을 감소시킨다

일부 종양세포에서는 주조직적합성 항원 분자의 유전자에 돌연변이를 일으키거나 결손시킴으로써 T림프구의 기능에 중요한 작용을 하는 주조직적합성 복합체(MHC)를 발현하지 않는다. 세포독성 T림프구(cytotoxic T cells, CTLs)는 class I MHC와 결합된 상태의 종양항원(tumor antigen)을 인식하여 종양세포를 제거한다. 하지만 종양세포는 class I MHC 발현을 감소시킴으로써 세포독성 T림프구가 종양세포를 인지하지 못하게 한다. 또한 class II MHC를 발현하지 않기 때문에 보조 T림프구(helper T cells)를 활성화시킬 수 없다.

종양항원을 소실시킨다

종양세포는 면역 반응을 유도하는 항원을 발현하지 않거나, 표면에 존재하는 항원에 방해 항체(blcking antibodies)를 만들어 결합시킨 후 세포 내로 이 결합체를 흡수(endocytosis)하거나 세포표면에서 떨어져 나가게 함으로써 면역 반응을 회피한다.

종양항원을 숨긴다

종양세포는 정상세포보다 sialic acid가 함유된 mucopolysaccharide의 glycocalyx분자를 다량 분비하여 종양항원을 감싸서 T림프구가 인지하지 못하도록 한다.

종양세포는 보조 자극제의 발현을 줄인다

class I/II MHC 분자와 T림프구의 항원 수용체(T cell antigen receptor, TCR)가 상호작용하는 동안 항원제시세포(antigen presenting cell, APC)는 세포표면의 B7 같은 보조 자극제(costimulators)와 T림파구의 보조 자극제 수용체인 CD28와의 결합신호를 통해 T림프구의 완전한 활성이 일어나는데, 종양세포에서는 이 보조 자극제의 발현이 적으므로 T림프구의 활성이 저해된다.

종양생성물에 의해 항종양 면역반응이 억제된다

종양세포는 transforming growth factor-β (TGF-β)와 인터루킨-10 (IL-10) 등의 면역억제 사이토카인(cytokine)을 분비하여 림프구(lymphocytes)와 대식세포(macrophages)의 기능을 저해한다.

종양세포가 T림프구를 살해한다

종양세포가 세포표면에 Fas ligand (FasL)를 생성하여 Fas를 발현하는 T림프구의 세포고사(apoptosis)를 유도한다.

종양세포는 세포고사 저항성을 유발한다

종양세포는 세포독성 T림프구에 인지되면 세포고사 과정을 겪게 되는데, 이때 세포고사를 유도하는 분자들의 발현을 줄이고, 세포고사를 저해하는 분자들의 발현을 늘림으로써 세포고사에 저항성이 생겨 면역 반응에서 살아남게 된다.

조절T세포를 이용한다

종양세포는 면역세포를 직접 또는 사이토카인을 통해 간접적으로 활성을 억제시키는 조절T세포를 이용하여 면역탈피를 한다.

종양면역요법

종양면역요법은 생체 내의 면역 반응을 이용하여 종양을 치료하는 방법으로 능동적인 면역 반응과 수동적인 면역 반응으로 나뉜다.

능동적인 면역 반응

비특이적 면역 반응의 자극

BCG (bacille de Calmette-Guerin vaccine, 결핵예방백신) 같은 보조제(adjuvant)를 주사하여 대식세포의 활성을 통한 종양세포의 살상을 유도하거나, anti-CD3 항체를 이용하여 T림프구를 활성화시켜 종양세포의 성장을 저해하는 방법이다.

죽은 종양세포를 이용한 예방접종(vaccination)

종양항원을 갖는 죽은 종양세포나 방사선 조사된 종양세포와 같이 활동하지 못하게 만든 종양세포를 비특이적 보조제(adjuvant)와 함께 면역원으로 숙주세포에 접종하여 면역성을 부여하는 방법으로 세포독성 T림프구를 활성화시키는 기능은 약하다.

종양항원과 펩타이드를 이용한 예방접종

세포독성 T림프구가 인지할 수 있는 펩타이드나 종양항원을 직접 주사하거나 이들을 발현시키는 유전자를 삽입시킴으로써(DNA vaccines) 세포독성 T림프구를 활성화시켜 면역성을 부여한 방법이다.

보조 자극제와 사이토카인을 이용한 숙주면역의 증가

B7 같은 보조 자극제와 T림프구, 자연살해세포와 B림프구를 활성화시키는 인터루킨2 (IL-2), 대식세포에서 생성되어 암세포를 직접 파괴하는 TNF, T림프구와 자연살해세포에서 생성하여 대식세포와 자연살해세포를 활성화시키고 T림프구의 분화를 유도하는 IFN-γ, 주로 대식세포에서 생성되어 보조 T림프구의 분화를 유도하고 자연살해세포와 세포독성 T림프구와 살해능을 증가시키는 IL-12 등의 사이토카인을 발현시키는 유전자를 암세포에 삽입시킴으로써 면역세포의 활성을 증가시키는 방법이다.

수동적인 면역 반응

양자면역

양자면역(adoptive cellular immunotherapy)은 암세포에 대해 항암활성을 갖는 면역세포를 직접 이식하는 면역요법으로 암환자의 림프구를 시험관상(*in vitro*)에서 다량의 IL-2와 함께 배양하여 얻은 lymphokine-activated killer (LAK) cell을 암환자에게 주입하는 요법과 암환자의 종양조직을 분리 후 IL-2와 함께 배양하여 종양조직 주변에 침윤해 있던 림프구를 증식시켜 얻은 tumor-infiltrating lymphocyte (TIL)을 암환자에게 주입하는 요법으로 종양을 특이적으로 제거하는 방법이다. 하지만 부작용이 있고 항암 효능이 지속적이지 못한 단점이 있다.

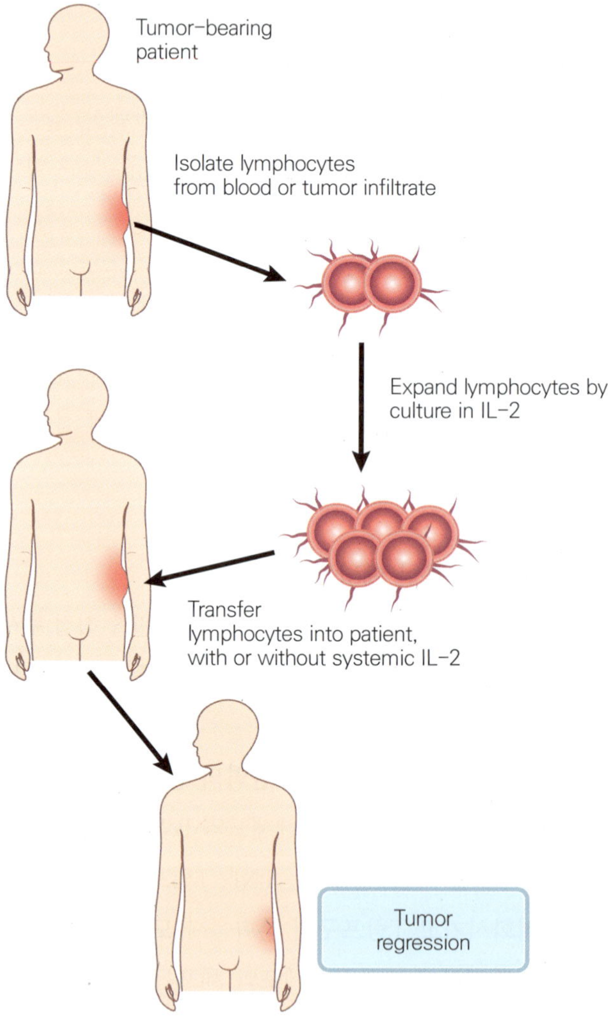

【그림 3-6.】 양자면역요법

환자의 혈액이나 종양 침윤조직에서 분리된 림프구를 인터루킨2로 배양하여 늘어난 세포를 다시 환자에게 주입한다.

항종양 항체

종양항원에 결합하는 항체를 이용하여 종양을 특이적으로 제거하 는 요법으로 항종양 항체(anti-tumor antibodies)에 항암제, 방사선동위원소, 독소 등을 결합하여 만든 항체독소(immunotoxins), B 림프구 종양의 표면에 많이 발현되는 idiotypes에 결합하는 anti-idiotypic antibodies, 종양항원에 특이 적인 항체와 세포독성 T림프구나 자연살해세포에 특이적인 항체를 결합함으로써 종양세포와 면역세포를 결합하게 만드는 heteroconjugate antibodies, 종양세포의 증식에 필요한 성장 인자의 수용체에 결합하는 항체 등의 항체가 있다.

혈관신생과 종양

혈관신생의 정의

혈관생성경로는 혈관형성(vasculogenesis)과 혈관신생(angiogenesis)으로 나뉜다. 혈관형성이란 초기 배아 발생과정에서 혈관전구세포(endothelial precursor cell)인 혈관 모세포(angioblast)가 혈관 내피세포(vascular endothelial cell)로 분화하여 혈관구조가 처음으로 생성되는 과정이다. 혈관신생(angiogenesis)은 기존에 형성된 혈관으로부터 새로운 혈관이 형성되는 일련의 모든 과정을 의미한다(그림 3-7).

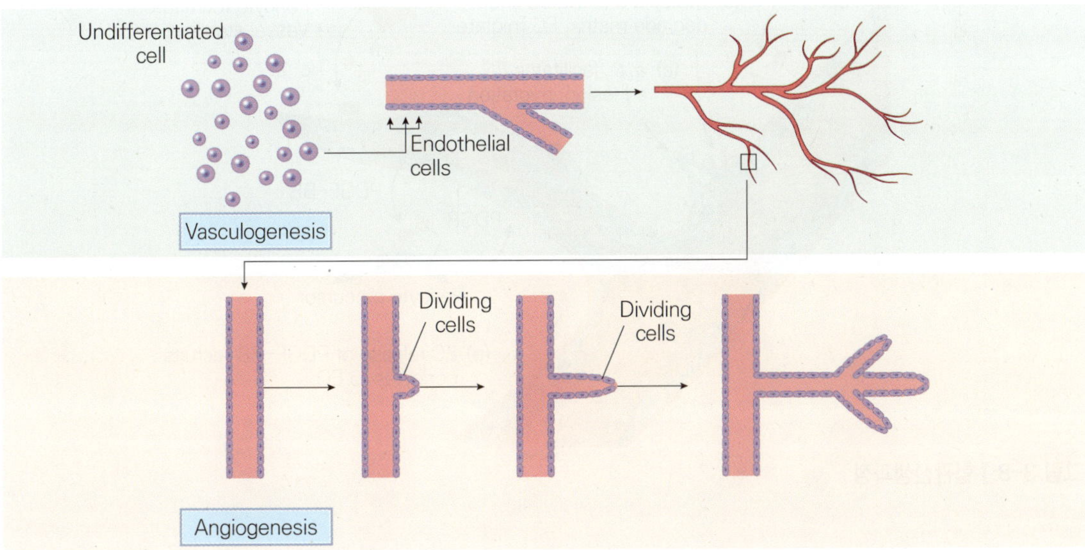

【그림 3-7.】 혈관형성(Vasculogenesis)과 혈관신생(Angiogenesis)

혈관신생은 배아발생(embryonic development), 상처치유(wound healing)와 여성의 생식기능 등 정상적인 생리작용 등에서 제한적으로 나타난다.

혈관신생의 중요성

Folkman은 혈관으로부터 일정 범위(110 μm) 안에 있는 암세포만 생존한다는 것을 확인하였다. 특히 고형암은 직경 1-2 mm 이상 성장하게 되면 산소와 영양분의 공급 차단으로 인해 저산소증(hypoxia)의 유발로 내부에서 괴사가 발생하므로 더 이상 생존과 성장을 할 수 없다. 그러므로 자신의 성장과 생존을 위해서 새로운 혈관 형성이 필수적이다. 또한 이렇게 형성된 새로운 혈관은 암세포가 원발부위에서 주위 장기로 전이(metastasis)되는 과정의 통로로 이용된다. 따라서 암 조직의 성장과 전이는 혈관신생에 의존적이므로 이의 저해는 암치료에 있어 매우 중요하다.

혈관신생 과정

혈관신생 과정은 단순히 혈관 내피세포의 증식만이 아닌, 여러 단계의 복잡한 과정을 거쳐 이뤄지며(그림 3-8), 혈관형성 저해인자와 유도인자(표 3-4)의 균형에 의해 조절된다.

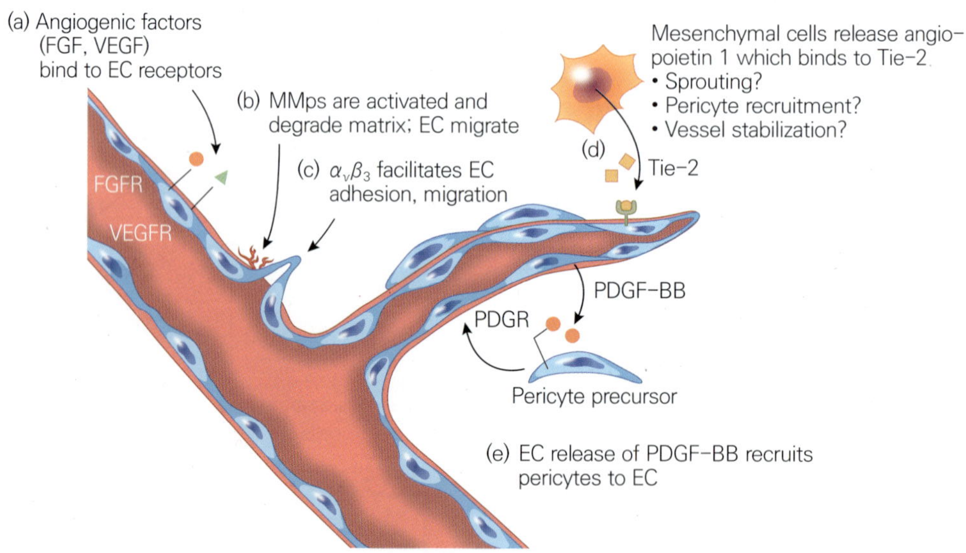

【그림 3-8.】 혈관신생과정

첫째, 저산소증 같은 상태에서 종양은 hypoxia inducible factor (HIF)-1α의 발현과 안정화를

증가시키고, 핵 내로의 유입을 통해 혈관내피세포성장인자(vascular endothelial growth factor, VEGF) 같은 혈관형성 유도인자를 생성한다. 생성된 혈관형성 유도인자는 주변의 기존 혈관 내피세포의 해당 수용체에 결합함으로써 혈관 내피세포를 활성화시키고 막의 투과성을 증가시킨다.

둘째, 활성화된 혈관 내피세포가 matrix metalloproteinases (MMPs)와 같은 단백질 분해효소 등을 분비하고 활성화시킴으로써 혈관 내피세포 주변의 기저막(basement membrane, BM)과 세포외기질(extracellular matrix, ECM)은 분해된다. 따라서, 혈관 내피세포들이 혈관형성 유도인자를 분비하는 조직을 향해 이동하고 증식하게 된다. 셋째, 혈관 내피세포는 혈관형성 유도인자로 인해 증식하고, 혈관 내피세포의 표면에 integrin ($\alpha v\beta 3$, $\alpha v\beta 5$, $\alpha 5\beta 1$ 등)들이 발현되고 활성화됨으로써, 세포외기질을 통한 세포부착 및 세포이동이 유도된다. 넷째, 지속적인 이동과 증식된 내피세포들은 혈관 모양의 관(tube) 구조를 이룬다. 다섯째, 혈관 내피세포는 platelet-derived growth factor (PDGF-BB)를 분비하여 혈관주위세포 (pericyte)를 끌어들여 새로이 형성된 혈관을 성숙되고 안정화시킨다.

【표 3-4.】 내인성 혈관형성 조절인자

혈관형성 유도인자	혈관형성 저해인자
Vascular endothelial growth factor family	Angiostatin
Fibroblast growth factor family	Endostatin
Platelet-derived growth factor	Thrombospondins
Angiopoietins	Interferon-$\alpha/\beta/\gamma$
Transforming growth factor-α/β	Interleukin-4
Hepatocyte growth factor	Tissue inhibitors of metalloproteinases
Interleukin-8	Vasostatin
Integrins	Platelet factor-4
Matrix metalloproteinases	Anti-thrombin III fragment
Plasminogen activators	Plasminogen fragment
Cyclooxygenase-2	Prolactin 16kD fragment

Angiogenesis 조절인자

혈관신생 조절인자는 유도인자와 저해인자로 나누어진다(표 3-4). VEGF는 1989년 Ferrara와 Henzel에 의해 혈관 내피세포의 성장을 촉진시키는 활성 단백질로 분리·정제되었고, 이는 1983년 Senger 그룹에서 발견한 혈관 투과성을 유도하는 vascular permeability factor (VPF)와 동일한 물질로 밝혀졌다. VEGF family member에는 VEGF-A, VEGF-B, VEGF-C, VEGF-D, VEGF-E, placenta growth factor (PIGF), svVEGFs가 알려져 있는데 이들은 혈관 내피세포와 림프관 내피세포에 존재하는 3가지 VEGF-receptor (VEGFR1, VEGFR2, VEGFR3)와 2가지 co-receptor (neuropilin-1, neuropilin-2)와 결합하여 혈관신생 활성을 나타낸다. 혈관신생의 주요 조절자인 VEGF-A는 일반적으로 VEGF라고 부르며, 주로 tyrosine kinase activity가 가장 강한 VEGF2를 통해 신호가 전달되므로 VEGF와 VEGFR2는 혈관신생 억제를 위한 주된 목표물로 간주된다.

Fibroblast growth factor-2 (FGF-2)

1984년 Folkman 그룹에서 발견한 basic FGF (FGF-2)는 혈관신생 유도인자로 내피세포의 이동과 증식에 관여하고, uPA와 MMPs의 발현을 높여 세포외기질의 분해를 돕는다. 또한 cadherins, integrins, tyrosine kinase receptors, angiogenic growth factors과 세포외기질의 구성분과의 상호작용을 통해 혈관신생을 유도한다.

Angiopoietins과 tie receptors

angiopoietins은 현재까지 3종류(Ang1, Ang2, Ang4/Ang3)가 알려져 있고 내피세포에서 발현하는 2종류의 Tie receptors (Tie1, Tie2)와 결합한다. Ang1는 Tie2와 결합하여 혈관 내피세포의 이동, 부착과 생존을 유도하고, 신생혈관 주위에 pericyte를 끌어들여 혈관의 성숙 및 안정화에 기여한다. 반면에 Ang2는 Ang1의 길항제로 Ang1-Tie2의 활성을 방해하고, Ang2-Tie2의 결합에 의해 혈관을 불안정한 상태로 만든다. 이때 VEGF가 VEFGR에 결합하는 반응이 이어지면 불안정한 상태의 혈관으로부터 새로운 혈관의 발아가 시작된다. 반면에 VEGF-VEGFR 신호가 없다면 혈관 내피세포는 세포고사가 유발되고 혈관은 퇴화된다(그림 3-9).

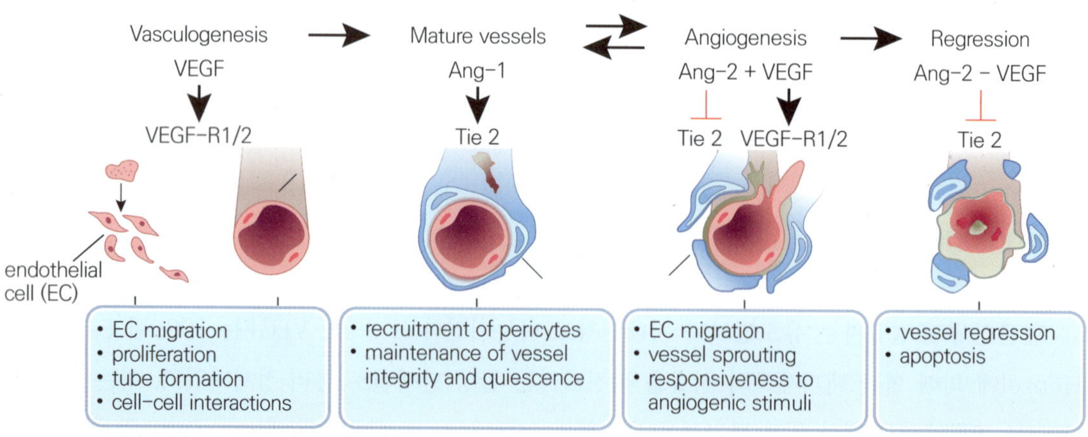

【그림 3-9.】 혈관형성에서 안지오포이에틴(Angiopoientins)과 혈관내피성장인자(Vascular endothelial growth factor, VEGF)의 역할

Angiostatin

Angiostatin은 1994년 Folkman 그룹에 의해서 최초로 분리해 낸 혈관형성 저해인자로 내피세포의 증식, 혈관신생, 종양증식과 암전이를 억제시킨다. 원발부위의 종양을 제거했을 때보다 원발부위의 종양이 존재할 때 전이된 세포의 성장이 저해되는 것은 실험 생쥐의 혈청과 소변에서 분리한 Angiostatin에 의한 것이라는 것을 알게 되었다.

Endostatin

Endostatin은 1997년 Folkman 그룹이 쥐의 혈관내피종(hemangioendothelioma) 세포인 EOMA 세포의 배양액에서 분리된 혈관형성 저해인자로 혈관 내피세포의 세포고사유도와 혈관 내피세포에 존재하는 인테그린 $\alpha5\beta1$과 결합하여 혈관 내피세포와 fibronectin과의 결합을 억제함으로써 혈관 내피세포의 이동을 저해하고, 종양의 성장 및 전이를 억제한다.

Angiogenesis와 항암 치료

암을 비롯한 혈관의 과도한 형성으로 유발되는 여러 질환은 혈관신생을 저해함으로써 치료가 가능하다. 혈관신생 저해제는 작용기전에 따라 5가지 그룹으로 분류된다. 혈관신생 유도인자와 그들의 수용체의 생산 및 활성을 저해하는 angiogenesis activator inhibitors, 내피세포의 증식과 이동을 막고 세포고사를 유도하는 endothelial cell inhibitors, 혈관주변의 세포외기질을 분해하여 혈관신생에 관여하는 MMPs를 표적으로 하는 matrix-breakdown inhibitors, 내피세포와 세포외기질과의 결합에 관여하여 내피세포의 이동, 증식과 생존에 기여하는 인테그린을 표적으로 하는 integrin inhibitors와 정확한 기전은 모르지만 COX-2와 같이 혈관신생 유도인자를 저해하는 inhibitors이다. 이 중에서 angiogenesis activator inhibitors의 개발이 가장 활발한데, 그 개발 전략(그림 3-10)을 보면 혈관신생 유도인자인 VEGF와 VEGFR를 무력화시키는 monoclonal antibody, VEGF와 VEGFR의 결합을 방해하는 soluble VEGF receptors (VEGF trap)와 aptamers, VEGF-VEGFR 신호 전달을 차단하는 small-molecule VEGFR tyrosine kinase inhibitors으로 분류된다. 특히 humanized anti-VEGF monoclonal antibody인 bevacizumab (avastin)이 혈관신생 저해제로는 최초로 2004년 전이성 대장암환자들의 생명연장 효과를 통해 미국 FDA승인을 받은 이후로 많은 저해제들이 FDA 승인 후 임상에서 실제로 쓰이고 있으며, 현재 임상 실험중인 다양한 약물들이 있다(표 3-5, 6). 혈관신생 저해제는 종양세포에 직접적인 독성을 나타내지 않고, 종양 주변에 존재하는 혈관의 내피세포의 이동과 증식을 저해하고 세포고사를 유도함으로써 종양의 성장을 억제시킨다. 정상세포인 혈관 내피세포를 표적으로 하여 약물저항성 유발이 낮지만, 최근에는 고혈압, 출혈, 위장관 천공

(gastrointestinal perforation) 등의 부작용이 보고되고 있고, 치료 중단 시 다시 종양의 증식이 유도되는 단점이 있다(그림 3-11). 따라서 혈관형성저해제 단독요법으로는 치료에 한계가 있어, 실제로 전임상 및 임상에서는 항암 화학 요법, 방사선요법 등의 기존의 항암치료요법과 병행하는 치료가 많이 진행되고 있다.

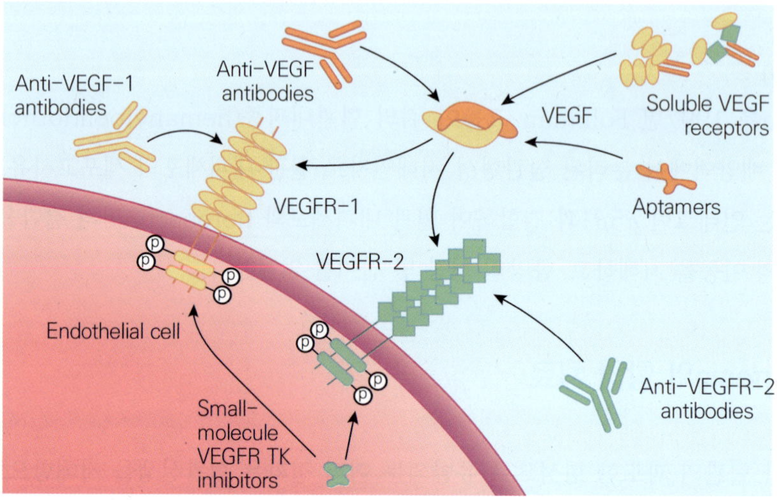

【그림 3-10.】 혈관내피성장인자(Vascular endothelial growth factor, VEGF) 신호를 차단하는 다양한 저해제 개발

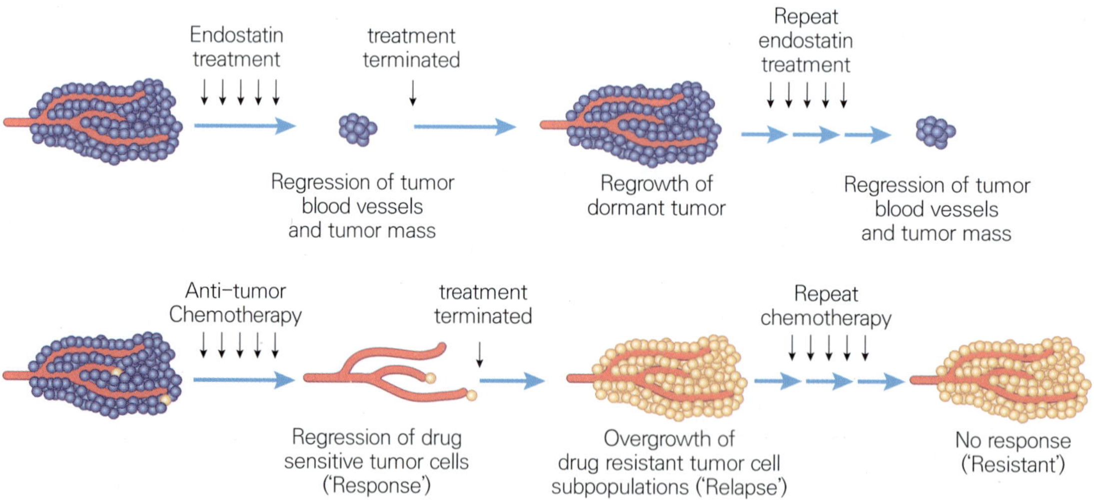

【그림 3-11.】 항혈관신생저해제와 기존 항암제의 치료모식

【표 3-5.】 US FDA 승인을 받은 혈관신생 저해제

Drug	Indication (year of approval)	Class	Mechanism (cellular targets)
Bevacizumab (Avastin)	Colorectal cancer (2004);Non-small cell lung cancer (2006)	Anti-VEGF monoclonal antibody	VEGF
Sorafenib (Nexavar, BAY439006)	Renal cell cancer (2005)	Small-molecular raf kinase & tyrosine kinase inhibitor	VEGFR2, VEGFR3, PDGFR, FLT3, c-Kit
Sunitinib (Sutent, SU11248)	Gastrointestinal stromal tumor & Renal cell cancer (2006)	Small-molecular tyrosine kinase receptor inhibitor	VEGFR1, VEGFR2, VEGFR3, PDGFR, FLT3, c-Kit, RET
Talildomid (Thalomid)	Mutilpe myeloma (2006)	Immunomodulatory agent	Unknown
Lenalidomide (Revlimid, CC-5013)	Myelodysplastic syndrome (2005); Mutilpe myeloma (2006)	Immunomodulatory agent	Unknown
Pegaptanib (Macugen)	Age-related mascular degeneration (2004)	Anti-VEGF aptamer	VEGF
Ranibizumab (Lucentis)	Age-related mascular degeneration (2006)	Anti-VEGF monoclonal anti-body fragment	VEGF

【표 3-6.】 임상진행 중인 혈관신생 저해제

Drug	Cellular targets	Clinical development
Anti-VEGF agents		
VEGF-AS (antisense oligonucleotide, Veglin)	VEGF, VEGF-C, VEGF-D	RCC, mesothelioma, leukemia, lymphoma
VEGF trap	VEGF, PIGF	NSCLC, RCC, ovarian
(Multi) targeted agents: small molecule TKIs		
Axtinib (AG13736)	VEGFR1, VEGFR2, PDGFR	Breast, NSCLC, melanoma, thyroid, pancreatic, RCC
AZD2171	VEGFR1, VEGFR2, VEGFR3, PDGFR, c-Kit	NSCLC, CRC, breast, HRPC, HCC, GIST, RCC, ovari-an, glioblastoma, melanoma, mesothelioma
BMS582664	VEGFR2, FGFR	HCC
Motesanib (AMG706)	VEGFR1, VEGFR2, VEGFR3, PDGFR, c-Kit	Solid tumors, NSCLC, GIST, breast, thyroid, CRC
OSI930	VEGFR2, c-Kit	Solid tumors
Pazopanib (GW786034)	VEGFR1-3, PDGFR, c-Kit	Solid tumors, breast, cervical, NSCLC, glioma, RCC, glioblastoma, CRC, mesothelioma
Tandutinib (MLN518/CT53518)	FLT3, PDGFR, c-Kit	HRPC, glioblastoma, RCC
Vatalanib (PTK787/ZK222584)	VEGFR1, VEGFR2, VEGFR3, PDGFR, c-Kit	NSCLC, neuroendocrine, RCC, pancreatic, breast, hematological malignancies
Vandetanib (ZD6474)	VEGFR2, VEGFR3, EGFR, Ret	CRC, NSCLC, HNC, thyroid, solid tumors
XL184	VEGFR2, MET, c-Kit, FLT3, Tie2	Solid tumors
XL999	VEGFRs, FGFR, PDGFR, FLT3	Solid tumors, CRC, RCC, NSCLC, MM

Drug	Cellular targets	Clinical development
Agents that target other proteins or pathways		
AMG386	Angiopoietins	Solid tumors
AMG479	Insulin-like growth factor-1 receptor	Solid tumors
ATN161	Alpha5beta 1 integrin receptor	RCC, malignant glioma
CP751871	Insulin-like growth factor-1 receptor	MM, HRPC, breast, lung
Volociximab (M200)	Alpha5beta 1 integrin receptor	RCC, melanoma

CRC, colorectal cancer; HCC, hepatocellular carcinoma; HNC, head and neck cancer; HRPC, hormone-refractory prostate cancer; MM, multiple myeloma; NSCLC, non-small cell lung cancer; RCC, renal cell carcinoma.

종양 전이

정의

'Metastasis'는 그리스어로 '상태의 변화'라는 뜻으로, 종양 전이(tumor metastasis)라 함은 암세포가 최초의 발생 장소인 원발장기에서 성장하여 직접적으로 주위장기를 침윤하는 것과, 혈관이나 림프관을 따라 다른 장기나 조직 등 신체부위로 옮겨 가서 새로운 암세포를 확산시키는 일련의 과정을 말한다. 지금까지 항암제나 항암치료법이 많이 개발되었음에도 불구하고 암이 완치되지 않거나 암으로 인한 사망률이 높은 것은 전이가 결정적인 역할을 담당하고 있기 때문이며, 실제로 암환자의 90% 이상이 전이로 인해 사망한다.

전이의 경로

혈행성 전이

혈관 중에서 동맥의 벽은 두껍고 또한 탄력섬유와 근육층을 가지고 있는 것에 비해, 정맥은 벽이 얇기 때문에 종양세포가 침입하기 쉽다. 모든 문맥부 혈류는 간으로 흘러가고 모든 대정맥성 혈류는 폐로 흘러가기 때문에 혈행성 전이는 간이나 폐가 가장 빈번한 침범부위가 된다. 척추에 연하여 발생한 악성종양은 척추주위 혈관총을 통해 골에 전이를 하게 된다.

파종성 전이

복강이나 흉막강과 같은 체강내 장기의 악성종양은 종양세포가 장기의 표면에 침윤한 후 체강으로 빠져나오고 씨앗이 옮겨가듯이 멀리 떨어진 부위의 복막 및 흉막 그리고 다른 장기의 표면에 퍼져

그곳에서 증식할 수 있다. 체강 내 파종이 광범위하게 일어나면 복수나 흉수가 저류되어 복막염이나 흉막염이 된다. 복강 내의 파종성 전이는 위장관이나 간 또는 난소에 발생한 암종에서 가장 빈번하다.

림프성 전이

림프성 전이는 림프관의 자연 관류경로를 따라서 일어나기 때문에 우선 국소 림프절부터 침범한다. 국소 림프절로의 전이는 악성종양이 발생한 원래의 위치에 따라 다르다. 유방암종은 외상방에서 많이 발생하므로 동측의 액와 림프절로의 전이가 많다. 국소 림프절로 침범한 후 여기서부터 림프의 흐름을 따라 몸의 중심방향을 향해 차례로 림프절 전이를 만든다. 종양세포가 림프절로 들어오면 종양특이항원에 의해 활성화된 종양특이 면역반응에 의해 종양세포가 파괴될 수 있기 때문에 종양세포가 더 이상 확산되지 않도록 방어벽의 역할을 할 수도 있다. 종양세포 조직파편이나 종양특이항원 또는 이 양자의 림프절로의 관류는 반응성 변화를 초래하여 림프절비대가 나타날 수 있기 때문에 악성종양 주위의 국소 림프절비대가 꼭 전이를 의미하는 것은 아니다.

종양 전이의 발생기전

종양 전이는 암 발생의 경우와 마찬가지로 다단계의 복잡한 과정을 밟는다. 암세포의 전이과정은 원발부위에서 세포의 이동과 침윤이 일어나고, 혈관이나 림프관을 거쳐 순환하다 최종 목적지에 도착하여 증식하는 단계로 구성된다(그림 3-12).

암세포의 침윤

전이의 첫 번째 단계는 종양세포가 혈관계나 림프계로 들어가기 위해 기저막 및 세포외기질을 분해하는 작업으로 세포와 세포 사이의 연결을 끊는 분리(detachment), 기저막 및 세포외기질의 구성분과 종양세포의 수용체가 결합하는 부착(attachment), 종양세포에서 단백질분해 효소들을 분비하거나, 숙주세포로부터 분비하도록 하여 기저막 및 세포외기질을 파괴하는 분해(degradation), 종양세포가 파괴된 빈 공간으로 옮겨가는 이동(migration) 단계로 진행된다(그림 3-13). 이런 과정의 반복에 의해 기저막을 통과하고 기질속으로의 침윤(invasion)이 계속 진행될 수 있다.

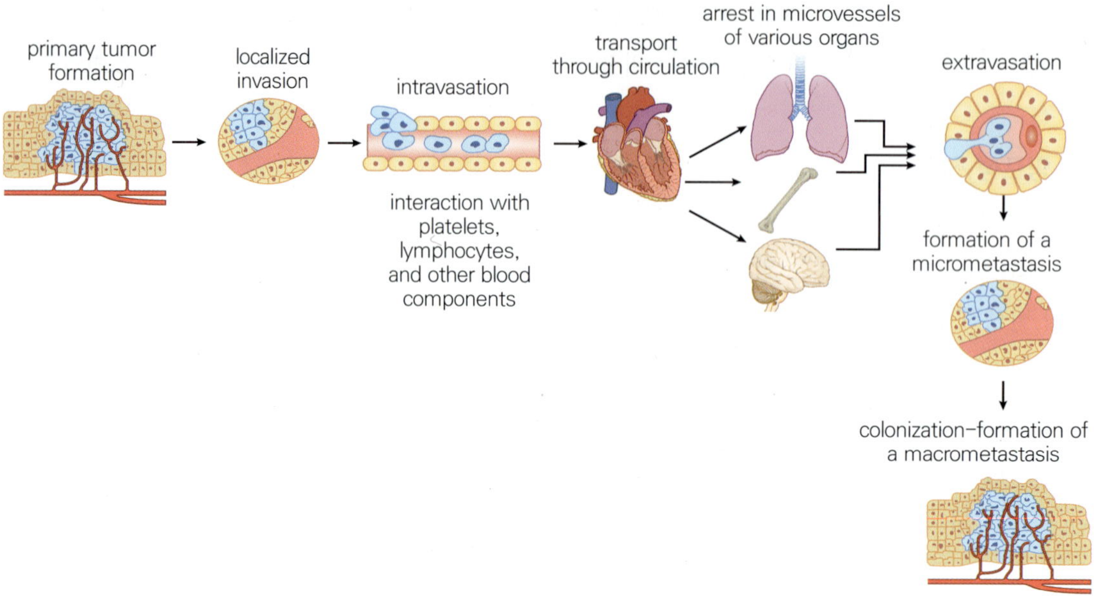

【그림 3-12.】 종양 전이과정

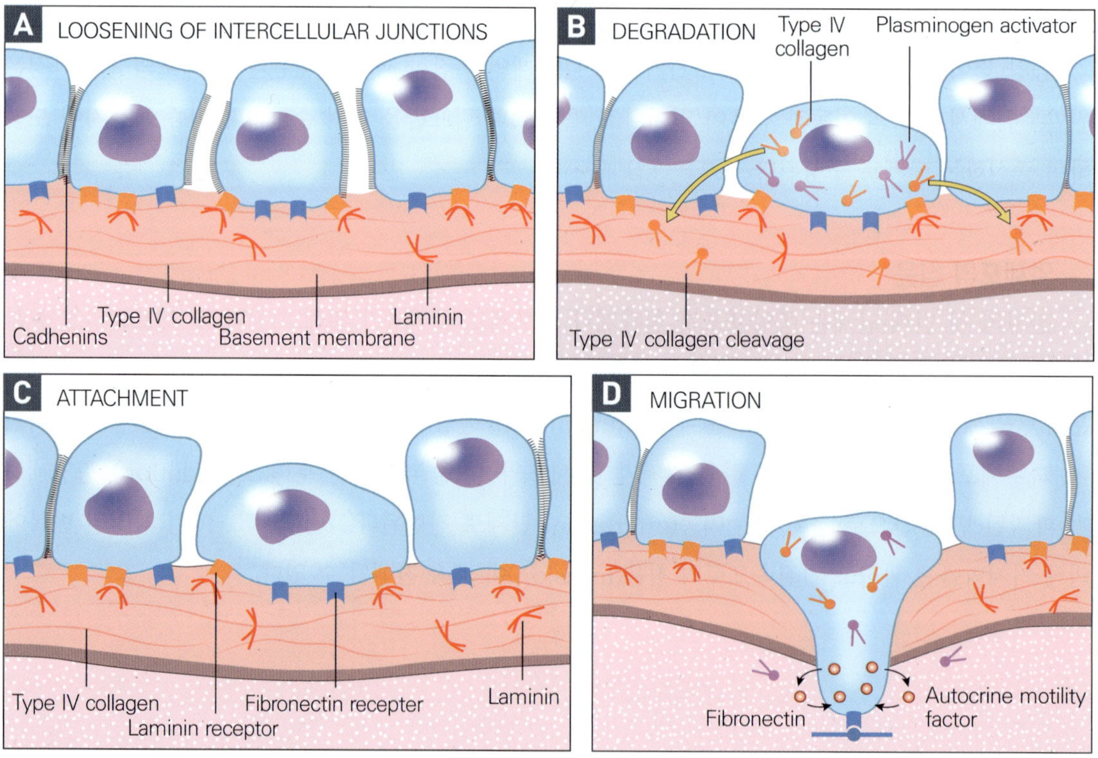

【그림 3-13.】 침윤(Invasion)의 4단계

암세포의 순환

기저막 및 세포외기질의 부착, 분해, 침윤의 과정을 거친 암세포는 혈관이나 림프관을 통해 순환계로 들어가게 된다. 혈관순환 과정에서 종양세포들은 숙주의 선천면역과 후천면역 방어기전의 면역체계에 의해 쉽게 파괴되는데, 이때 종양세포들은 종양세포 간의 동형유착과 혈소판과의 이형유착으로 종양색전을 만들거나 여러 가지 종양 면역회피(immune escape) 과정을 거쳐 생존과 전이에 더욱 효율적인 상태로 만든다. 이런 과정을 통해 살아남은 종양세포들은 다른 장기나 림프절에 포획되어 정착하게 된다. 암세포의 정착 및 증식 순환경로에 들어온 종양세포는 혈관의 형태 및 크기, 종양세포의 크기, 혈압 등 생태물리학적 특성에 의해 타 장기에 정착하는데, 종양의 해부학적 위치 및 혈관분포와도 어느 정도 관련이 있다. 즉 대장의 정맥이 문맥을 통해 간으로 들어감으로써 대장암이 간으로 전이하는 경우를 흔히 볼 수 있다. 그러나 전립선암이 골수로 전이하고, 기관지암이 부신과 뇌로 전이하며, 신경모세포종은 간과 골수로 전이하는 것은 기관지향성 전이현상으로 다음 사항들과 관련이 있다. 첫째, 종양세포가 특정 표적 장기 내피세의 리간드에 부착할 수 있는 유착분자(adhesion molecules)를 발현하는 것이다. 둘째, 종양세포가 케모카인(chemokine) 수용체를 발현하여 특정 케모카인을 생성하는 장기로 모여드는 것이다. 셋째, 골격근의 경우처럼 표적조직이 종양이 성장하기에 적합한 환경을 만드는 것이다. 이렇게 표적 장기에 정착한 종양세포는 혈관을 새롭게 형성하고 증식하고 또 다른 전이를 준비하게 된다.

종양 전이와 EMT

종양세포에서 일어나는 상피조직에서 중간엽 조직으로의 세포 형질의 전환(epithelial-to-mesenchymal transition, EMT) 과정은 종양의 전이와 연관되어 있지만, 많은 논란의 대상이 되고 있다. 현재 암에서 이 현상이 배아발달과정과 유사하게 얼마나 복잡한지와 관련하여 연구자들에게는 앞으로 답할 많은 흥미로운 질문들이 남아 있는 도전적인 분야이다. 현재 EMT 관련연구가 폭발적으로 증가하고 있는 이유는 전이성 암의 예후 및 치료와 관련하여 현재까지 수많은 EMT표지자(marker)가 종양의 전이와 유의미한 상관 관계가 있음이 밝혀졌기 때문이다. 최근 연구에서는 임상의가 EMT표지자(marker)를 활용하면 화학 요법(chemotherapy)에 대한 암환자의 내성을 예측할 수 있어 예후 판단에 도움이 된다는 사실이 알려진 바 있다.

EMT는 원래 배아의 초기 발달 동안 정상적인 세포 분화의 맥락에서 설명되었다. 보다 최근에 특정 발암성 종양의 섬유증 및 전이의 발병기전에서 부착성 EMT의 역할이 밝혀지면서 연구자들이 정상적인 세포 분화 과정과 유사한 병리적 EMT 과정 사이의 관계를 밝히기 시작하였다. 본디 배아 발달은 성장과 분화를 포함하는 과정이다. 이 과정의 상당 부분은 세포 분화와 조직 형성을 포함하며 모든 주요 구조가 형성되면 성장과 체중 증가가 이어지게 된다. 단일 세포가 점점 더 전문화된 세포로 분화되거나 동일한 세포로 성장 및 분열하는 과정은 기본 후성유전학적 제어로 프로그래밍되는데, 만약 암세포에서 이와 유사한 후성유전학적 변형이 발생한다면 이는 종양의 전이를 의미하게 된다.[6]

EMT는 주로 SNAIL, TWIST 및 ZEB 계열의 소위 EMT 활성화 전사 인자(EMT-TF)에 의해 실행된다. EMT-TF는 시작, 원발성 종양의 성장, 침습, 파종 및 전이에서 집락화에 이르기까지 암 진행의 모든 단계와 치료에 대한 내성에서 중요한 역할을 한다. 종양학에서 EMT의 역할에 대한 상충되는 견해는 EMT가 단일 경로로 정의되는 균일한 프로그램이 아니기 때문에 발생했으며, '고전적인' EMT를 활성화하는 것 외에도 EMT-TF가 여러 다른 기능을 가지고 있기 때문이다.

배아 발달에서와 같이 고전적 EMT는 상피(E) 세포가 E-cadherin 및 vimentin과 같은 원형적 표지자(marker)에 의해 정의되는 중간엽(M) 표현형을 가진 세포로 전이되는 결과를 초래한다. EMT-TF에 의한 부분 활성화(부분 EMT)는 종양세포의 운동성을 증가시켜 종양의 전이가 유리해지도록 만든다.

그러나 고전적인 EMT 관련 특성을 활성화하는 것 외에도 암 생물학에서 EMT-TF의 훨씬 더 중요한 역할은 EMT-TF에 기인한 추가 다면발현기능에 의해 표시된다. 따라서 더 제한적인 용어인 EMT가 아닌 EMT-TF의 역할에 초점을 맞출 필요가 있을 것이다. EMT-TF는 줄기세포로서의 특성을 유지하고 종양 생성을 증가시켜 암 줄기 세포(cancer stem cell, CSC)의 개념과 연결된다. EMT-TF는 이중 나선 DNA의 복구, 항노화 및 항세포자멸 및 친생존 표현형의 유도에 관여하여 다양한 유형의 스트레스 조건에서 이점을 제공하며 암세포에서 호염증성 및 면역억제성 사이토카인의 발현을 상향조절하여 침윤 면역 체계를 포함한 종양 미세환경(TME)의 구성에 대한 종양-촉진 효과를 유발한다.[7]

종양 전이와 Seed and soil theory

종양 전이는 암환자들의 사망 주요 원인으로 꼽힌다. 원발성 종양은 외과적 수술로서 치유가 가능하나 암세포가 다른 부위로 전이되고 토양과 종자설(seed and soil theory)은 원발성 종양에서 전이세포가 발생하는 메커니즘과 특정 종양 유형이 특정 기관으로 전이되는 경향이 있는 이유에 대한 이론이다.[8] 이 이론은 1889년 영국의 외과의사인 Stephen Paget이 제시한 것으로, 그는 유방암에 걸린 여성 735명의 부검 기록을 통해 전이 발생률이 간, 난소, 특정 뼈는 높은 반면 비장으로의 종양 전이 발생률은 낮다는 점에 주목하였다. 그가 제시한 이 이론에 의하면 종양 전이는 우연에 기인하는 것이 아니라 어떤 씨앗이 싹틔우고 자라나기 위해서는 그 씨앗에 맞는 환경인 토양이 가장 중요하듯 종양세포의 성장과 전이과정도 이와 같다고 비유한 것이다. 식물이 씨앗을 뿌릴 때에 씨앗은 사방으로 퍼지지만, 모든 곳에서 씨앗이 뿌리내리고 생존할 수는 없다. Seed, 종자는 종양세포이고 Soil, 토양은 특정 기관의 미세환경이 된다.

종자 요인은 종자 내재적 요인과 외적 요인으로 나누어 설명할 수 있다. 종자 외인성 형질은 종양 분비 인자를 통해 1차 토양과 2차 토양을 리모델링하고, ECM 리모델링 및 저산소증을 유도하고, 전이 전 틈새 형성을 촉진한다. CSC(줄기세포유사 특징을 갖는 종양세포), EMT-MET, autophagy 및 전이성 휴면을 포함한 종자 고유의 특성은 암 전이에 관여하며 EMT 및 autophagy는 CSC의 줄기와 연결된다. 내인성 CSC는 종양 형성의 초기 단계부터 원발성 종양에 존재하는 것으로 생각되며 유도된 CSC는 EMT의 결과로 발생할 수 있다. 전이 가능성이 있는 CSC는 주변 조직으로 '종자' 침입, 혈관 내 침입, 순환계 생존을 거쳐 원격 장기에서 궁극적으로 군체 형성을 하게 된다.[9]

이 전이과정에서 전이전 틈새(premetastatic niche)의 형성은 전이를 촉진하는 요인이 된다. 종양 미세환경과 유사하게 면역 세포, 내피 세포, 섬유아세포 등 다양한 유형의 세포가 전이전 틈새 형성에 관여한다. 그리고 혈관내피 성장인자(VEGF), 간질 세포 유래 인자 1 (SDF-1), 전환 성장인자β (TGF-β), 종양 괴사 인자(TNF)와 같은 분비된 사이토카인이 전이 전 틈새를 형성하게 되는 것이다.[10]

이 토양과 종자설(seed and soil theory)에 대해 암 전이 과정의 복잡성을 지나치게 단순화하며, 환자의 유전적 그리고 후성유전적 요인, 생활 습관 같은 외부 환경적 요인 등의 추가적 요인이 미치는 영향을 충분히 고려하지 않는다는 비판도 존재한다. 그러나 종양세포를 특정 원격 장기로 전이 유도하는 케모카인의 역할과 종양 성장을 촉진하는 종양 미세 환경의 중요성에 있어 이 이론 덕분에 토양, soil을 제어하고 전이를 억제하는 표적 치료의 개발이 가능해졌기 때문에 주요한 이론이라고 할 수 있다.

기저막과 세포외기질

기저막(basement membrane, BM)은 collagen type IV, perlecan, laminin, nidogen (entactin), glycosaminoglycans (GAGs) 등이 서로 연결되어 격자구조를 형성하여 세포의 극성, 세포의 조직화, 세포 사이의 장벽, 세포이동의 통로 역할을 한다(그림 3-14).

세포외기질(extracellular matrix, ECM)은 세포를 지지해 주는 주변 구조물로 구조적인 기능을 하는 elastin, collagen 등 세포부착에 관여하는 fibronectin, laminin 등과 주변의 구조물 역할을 하는 proteoglycans, GAGs 등의 단백질들이 격자를 형성하고 있다(그림 3-14). 이 세포외기질은 장력과 탄력을 부여하는 등 조직의 기본 골격을 결정하고, 물을 보유하고 세포외부 변화에 대한 완충작용을 하며, 성장 인자 또는 세포표면의 수용체와의 결합을 통해 세포의 활동반경을 조절 등 중요한 생물학적 기능을 한다.

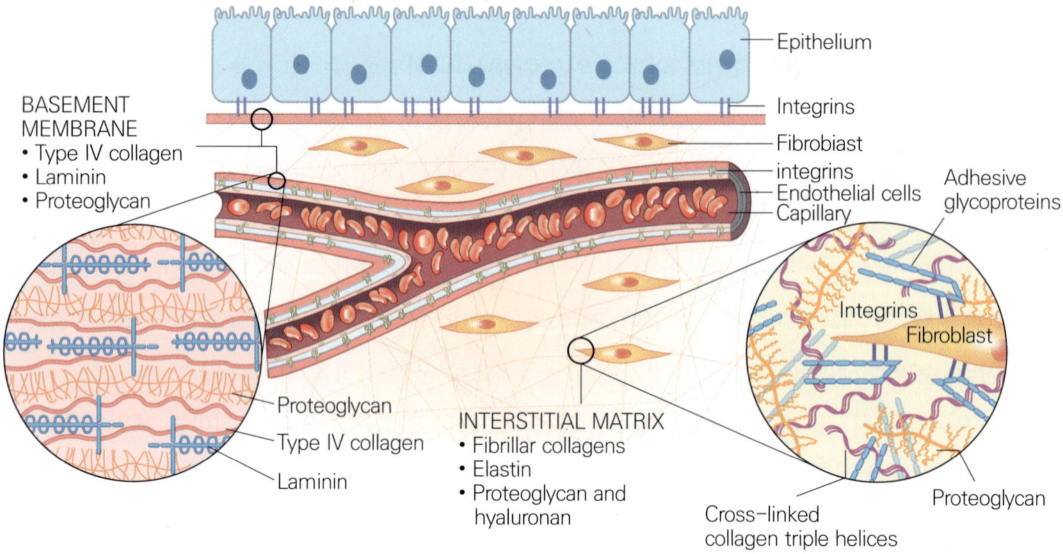

【그림 3-14.】 기저막(Basement membrane, BM)과 세포외 기질(Extracellular matrix, ECM)의 구성분

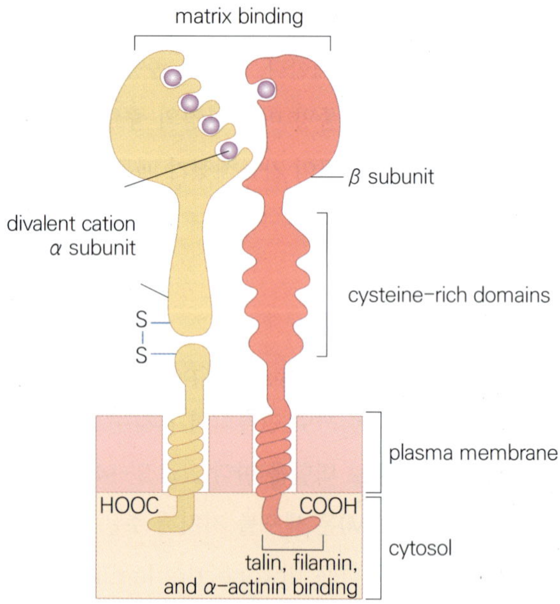

【그림 3-15.】 인테그린(Integrins)의 구조

전이 관련 인자들

유착분자

유착분자(cell adhesion molecules, CAMs)는 세포표면에 존재하는 transmembrane receptors로 세포와 세포 또는 세포와 세포외기질 간의 부착을 돕는 것으로 integrins, Ig (immunoglobulin) superfamily, cadherins, selectins 등이 있다.

- **인테그린(integrins)**은 α subunit과 β subunit으로 이뤄진 dimer로(그림 3-15) IgSF CAMs와의 결합을 통한 세포와 세포 간 또는 세포와 세포외기질 간의 결합에 관여하는 유착분자로 18개의 α와 8개의 β subunits의 결합에 따라 24종류가 있는데 특히 α와 β2 의 결합으로 이뤄진 군이 세포와 세포 사이의 부착에 관여한다. 나머지 군에서는 세포외기질과 부착하는데 인테그린의 종류에 따라 부착하는 세포외기질이 다르다. 인테그린은 세포외기질과의 부착을 통해 세포 내부로 종양세포의 침윤, 혈관형성, 전이 등의 신호를 여러 경로를 통해 전달한다.
- **IgSF CAMs**은 서로 다른 IgSF CAMs 또는 인테그린과 결합하는 유착분자로 NCAMs (neural cell adhesion molecules), ICAMs (intercellular adhesion molecules), VCAM-1 (vascular cell adhesion molecule), PECAM-1 (platelet-endothelial cell adhesion molecule), L1, CHL 1 등이 있다. 이 중 ICAMs은 활성화된 내피세포에서 발현하여 백혈구에 있는 인테그린과 부착한다.
- **카드히린(cadherins)**은 동종 간에 결합하는 유착분자로 adhesion belts, desmosomes 같은 특별한 junction을 이룬다. 그 종류로는 상피세포에 존재하는 E-cadherin, P-cadherin, 표피나 태반에 존재하는 desmosomal cadherin, 신경, 근육 등에 존재하는 N-cadherin 등이 있다. 특히 E-cadherins은 전이 억제인자로서 단백질 분해효소인 MMPs를 조절하고, 세포의 활동성을 조절한다. 즉 정상상태의 E-cadherins 존재하에서는 전이가 쉽지 않지만 E-cadherins에 변이가 일어나면 오히려 전이가 쉽게 일어난다.
- **셀렉틴(selectins)**은 백혈구의 mucins과 같은 특정한 당과 결합하는 유착분자로 내피세포의 E-selectin, 백혈구의 L-selectin, 혈소판의 P-selectin 등이 있다.

단백질분해효소

단백질분해효소는 침윤과 전이의 방해물인 기저막과 세포외기질을 분해하는 작용을 하는 것으로 plasminogen activators, plasmin과 matrix metalloproteinases 등이 있다(표 3-7).

【표 3-7.】 단백질분해효소

구분	종류	저해제
Plasminogen activators	tissue-type (t-PA)	PAI-1/2
	urokinase-type (u-PA)	PAI-1/2
Plasmin	Plasmin	Antiplasim
Matrix metalloproteinases (MMPs)	24 families (MMP-2, 9 …)	tissue inhibitor of metalloproteinase (TIMP)

Plasminogen activator

Plasminogen activator에는 t-PA와 u-PA가 있는데 이들은 모두 plasminogen을 plasmin으로 분해시키는 효소로, 불활성화 상태(zymogen)로 분비되며 성장 인자와 사이토카인 등에 의해 그 분비량이 조절되며 plasminogen activator inhibitors (PAIs)에 의해 그 활성이 저해된다.

- **uPA**는 최초 소변에서 발견되었으며, 혈액이나 암세포에서 많이 존재한다. 불활성화 상태로 분비된 후 plasmin, factor XIIa와 cathepsin B 등에 의해 활성화되어, 수용체인 uPAR과 결합 후 작용을 나타낸다. Plasminogen을 plasmin으로 변환시켜 세포외기질을 분해하고, 이를 통해 혈관형성에 필요한 내피세포나 암세포 자체의 이동을 가능하게 한다. 또한 세포 내 신호 전달과 세포의 부착작용에 관여하여 전이과정을 유도하는 암의 지표물질이다.
- **tPA**는 최초 조직(tissue)에서 발견됐다고 하여 이름이 붙여졌으며 혈액 중에 많이 존재한다. Fibrin에 의해 활성화된 tPA는 혈액응고 과정 중 fibrin에 의해 발생되는 혈전덩어리를 분해하는 작용을 한다.
- **PAIs**는 plasminogen activator의 저해인자로 순환하는 tPA의 저해제인 PAI-1 (serpin E1), 세포 내부에 존재하는 uPA의 저해제인 PAI-2 (serpin B2), protein C저해제인 PAI-3 (serpin A5), plasmin의 저해제인 α2-antiplasmin 등이 있다. 특히 PAIs는 uPA/uPAR에 결합하여 uPA를 분해시킴으로써 uPA의 기능을 저해한다.

Plasmin

plasminogen activator 작용에 의해 plasminogen으로부터 분해되어 생성된 plasmin은 uPA와 또 다른 세포외기질 분해효소인 MMPs를 활성화시키며, 직접 세포외기질을 분해한다.

Matrix metalloproteinases (MMPs)

Matrix metalloproteinases (MMPs)는 Zn함유 단백질 분해효소로 1962년 올챙이 꼬리가 소실

되는 과정에서 interstitial collagenase가 최초로 발견된 이후, 현재까지 24여 종의 MMPs가 발견되었다(표 3-8). MMPs의 발현은 호르몬, 성장 인자. 사이토카인, 인테그린, 세포와 세포 또는 세포외기질 간의 상호작용 등에 의해 조절되며, 불활성화 상태로 분비되거나, TIMPs (tissue inhibitors of metallopreteinases)와의 결합에 의해 그 활성이 조절된다. MMPs는 정상세포와 암세포에서 모두 불활성화상태로 생성되어 분비되어지나, MT-MMPs는 분비되지 않고 세포막에 부착되어 다른 MMPs의 활성화를 돕는다. 특히 MT1-MMP는 불활성화 상태의 MMP-2를 기질로 하며, 저해인자인 TIMP-2로부터 MMP-2를 보호하여 국소적으로 MMP-2의 활성증가를 유도한다. 정상세포에서는 MMPs 유전자 발현이 매우 엄격하게 조절되어 상처치유, 조직재생, 기관형성 등 정상적인 기능을 유지하나 암세포에서는 이러한 조절기능이 상실되어 epidermal growth factor, transforming growth factor B, tumor necrosis factor α, interleukin-1, 암발생유전자, 호르몬 그리고 tumor promotor의 활성화에 의해 MMP의 mRNA발현이 비정상적 증가한다. 이렇게 과발현된 MMPs는 세포외기질을 분해하여 암세포의 침윤과 이동을 통해 전이와 혈관형성에 관여한다. 한편 MMPs 저해인자인 TIMPs는 -1, -2, -3, -4의 4종류가 알려져 있으며 TIMP-1은 불활성형의 MMP-9과 TIMP-2는 불활성형의 MMP-2와 1:1 강력한 비공유결합으로 MT-MMPs의 작용을 차단시킴으로써 MMPs의 기능을 억제하여 세포외기질의 생성과 분해의 균형을 유지시킨다.

【표 3-8.】 Zn함유 단백질 분해효소(Matrix metalloproteinases, MMPs)의 종류 및 그들의 기질

	Enzymes	Substrates
Gelatinases	MMP-2, -9	Gelatin, collagen IV, V
Collagenaes	MMP-1, -8, -13, -18	Collagen I, II, III
Stromelysins	MMP-3, -10, -11	Laminin, fibronectin, proteoglycan, gelatin
Matrilysins	MMP-7, -26	Collagen IV
Enamelysin	MMP-20	Enamel
Metalloelastase	MMP-12	Elastin
Membrane-Type	MMP-14, -15, -16, -17, -24, -25	Pro-MMP-2, collagen
Others	MMP-19, -21, -22, -23A, -23B, -28	

전이 억제인자

NM23

NM23은 1988년 Steeg 등에 의해 분리된 전이 억제 유전자로 전이성이 높은 세포에서는 NM23 유전자 발현이 낮고, 전이성이 없는 세포에서는 NM23 유전자 발현이 전이성이 높은 세포에 비해 2-8배 정도 증가되어 있음이 밝혀졌다. 실제 종양과의 관련성은 인간유방암 등의 연구결과에서 볼 수

있는데, 유방암세포에 NM23를 주입(transfection)시킨 결과 암세포의 이동과 군락 형성이 억제되었음이 확인되었다. 임상적으로도 NM23의 발현 정도가 전이 상태와 임상적 예후에 관련이 있다는 것이 악성 흑생종, 간세포암, 난소암, 및 유방암 등에서 확인되었다. 이는 NM23이 KSR (kinase suppressor of RAS)를 인산화시킴으로써 결국 ERK의 활성도를 감소시키고, MAPK의 신호전달체계를 차단함으로써 암 발생과 전이에 관여하는 전사인자 등의 활성 억제를 통해 일어난다.

KAI-1

CD82로 알려진 KAI-1은 전립선암이나 유방암세포에서 확인된 전이 억제 인자로 인테그린(integrin)과 epidermal growth factor receptor (EGFR)와의 결합을 통해 전이 억제에 관여한다. 실제로 과발현된 KAI-1은 유방암세포의 침윤이나 군락형성을 억제함을 확인하였다.

Mitogen-activated protein kinase kinase 4 (MKK4)

MKK4는 전립선암이나 난소암에서 확인된 전이 억제 인자로 전립선암이나 난소암의 예후가 좋지 않은 경우에 발현이 감소되어 있음이 관찰되었다. MKK4는 MAPK/JNK와 p38의 신호전달회로의 전 단계인 MAPKK에 존재하면서 JNK와 p38의 세포사멸에 관여한다. 따라서 MKK4의 발현이 감소되면 이 회로가 차단되어 세포사멸을 막음으로써 전이를 촉진하게 된다.

자연살해와 종양

세포괴사

세포사는 세포괴사(necrosis)와 세포고사(apoptosis)로 구분된다. 세포괴사(necrosis)는 사고에 의한 세포의 죽음으로 물리적 또는 화학적 자극에 의해 일어나는 타의적이며 수동적인 세포사멸이다. 일반적으로 괴사는 외인성으로 손상을 받거나 감염된 세포가 세포막의 구조를 유지하지 못하고 세포의 내용물이 밖으로 빠져 나와 주위조직에 염증반응을 일으켜 발생되는 세포사이다. 세포괴사의 원인으로는 pH, 온도의 변 화, 고압전류, 외상, X선, 방사선 등의 물리적 작용, 각종 약품 등의 화학적 작용, 상처나 박테리아 등에 의한 감염, 조직의 혈액공급 부족으로 인한 국소혈행장애 등이 있으며, 육안 및 조직학적 소견으로는 세포의 팽창, 세포막이나 소기관 막의 파괴 및 손상, 세포핵의 소실, 원형질의 변화, 세포간질의 변화가 있다. 세포괴사는 결핵감염 병소에서 볼 수 있는 건락괴사(caseous necrosis), 급성췌장염에 의한 지방괴사(fat ncerosis), 허혈성 손상에 의한 액화괴사(liquefaction necrosis)와 하지에서 혈액 공급이 상실된 후 일어나는 광범위한 괴저괴사(gangrenous necrosis)가 있다.

세포고사

세포고사(apoptosis)는 programmed cell death (PCD)라고도 하며, 내부와 외부의 신호 자극에 의해 원치 않는 세포나 쓸모없는 세포, 손상된 세포를 제거하는 자의적이며 능동적인 정상적인 세포 자살 기전이다. 세포고사는 유전자에 의해 제어되어 죽는 방식의 한 형태로 1972년 Kerr 등이 쥐유방암세포가 죽는 것을 관찰한 후 shrinkage necrosis로 표현하다가 그리스어의 falling off의 뜻을 가진 apo (off)와 ptosis (falling)의 합성어인 apoptosis(떨어져 나간다)라고 명명하였다. 세포고사는 괴사와 달리 세포내부 물질의 유출이 없어 염증반응을 일으키지 않으므로 주위 세포에 영향을 미치지 않는다. 세포고사는 성장 인자, 사이토카인, 호르몬 등이 부족할 때, 방사선 조사나 항암제에 노출되어 DNA가 손상된 경우에 유도되고, 세포독성 T림프구가 감염된 숙주세포를 제거하는 과정에도 세포고사가 유도된다.

세포고사와 질병

세포고사의 조절 이상은 일차 또는 이차적으로 여러 가지 질병이 유발시킨다. 세포고사가 너무 많이 일어나서 발생하는 질병으로는 알츠하이머, 파킨슨씨병 등 퇴행성 신경계질환, 심근경색, 중풍 등의 뇌혈관병에 의한 허혈성 손상이나 후천성면역결핍증후군(AIDS) 등이 있다. 반면, 세포고사가 일어나지 않으면 비정상적인 세포의 증가와 치료에 대한 저항성 형성, 자가면역 활성을 갖는 림프구와 감염된 세포의 제거 실패 현상이 나타난다. 이와 관련된 질환으로는 악성종양과 류마티스성 관절염, 전신홍반루푸스 등의 자가면역질환, 기관지 천식, 염증성 장 질환(inflammatory bowel disease) 등의 염증질환 등이 있다.

세포고사의 특징

형태학적 특징

세포고사가 유도되면 세포막이나 세포소기관 등은 정상적인 형태를 유지하면서 세포가 수축되고(cell shrinkage) 염색질의 응축(chromatin condensation)이 핵막 주변으로 일어나며 핵 자체가 분절되어 나누어진다. 세포막은 기포를 형성하고(membrane blebbing 또는 budding) 차츰 분절 현상이 일어나고, 세포고사가 유도된 세포는 여러 조각의 세포사멸체(apoptotic body)를 형성한다. 세포

사멸체는 세포막이 완전히 존재하므로 세포의 내용물이 밖으로 유출되지 않아 주변세포에 염증반응을 유발하지 않으며 결국 실질세포 또는 대식세포 등 이웃 세포에 의해 탐식된 후 분해된다. 이에 반해 세포괴사가 유도된 세포는 세포질과 세포 기관들이 부풀고 세포막이 소실되어 결국 세포파괴가 일어나 세포 내부물질이 유출되어 주위조직에 염증반응을 일으킨다(그림 3-16).

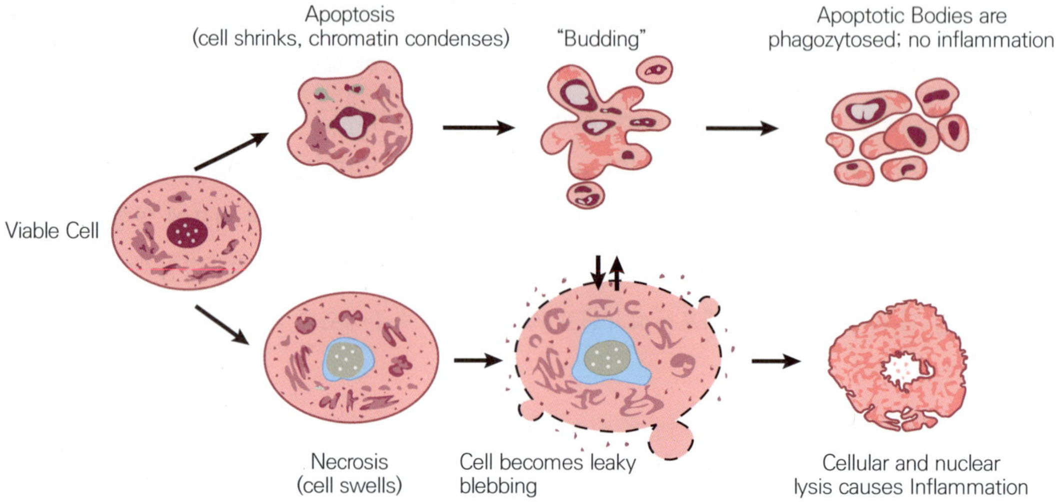

【그림 3-16.】 세포고사(Apoptosis)와 세포괴사(Necrosis)

생화학적 특징

세포막의 변화

세포고사 초기에 세포막의 안쪽에 있는 세포막을 구성하는 인지질인 phosph- atidylserine (PS)이 세포막 밖으로 노출된다.

Caspases의 활성화

세포고사에서는 시스테인 단백질분해효소에 속하는 caspases (cysteinyl aspartate-specific proteinases)가 활성화되고, 활성화된 caspases는 핵이나 세포골격을 이루는 여러 단백질을 분해시켜 핵과 세포질의 특징적인 변화를 일으킨다.

미토콘드리아의 변화 세포고사

미토콘드리아의 변화 세포고사가 유도되면 미토콘드리아 막의 depolarization이 일어나 투과성에 변화가 생기고, 세포고사와 관련된 cytochromec를 유출시켜 caspases의 활성을 돕거나 apop-tosis initiating factor (AIF)를 분비하여 직접 세포고사를 유도한다.

DNA의 분절현상

caspases는 DNase를 활성화시켜 핵내 DNA를 분해하는데 DNA의 분절현상은 괴사와 구별되는 세포고사의 특징으로 DNA가 180-200 bp 크기로 잘려져 agarose 젤을 이용한 전기 영동 방법에 따라 분리하였을 때 DNA band들이 마치 사다리처럼 보인다 하여 DNA ladder라고 표현하기도 한다.

세포고사의 기능

모든 세포가 가지고 있는 이 프로그램화된 죽음은 정상세포의 성장, 기관의 발생 및 유지, 암과 같은 질병으로부터 방어, 바이러스나 박테리아의 감염으로부터 자신을 방어, 세포의 항상성을 유지하는데 그 중요한 생리학적 의미를 가지고 있다.

Development(개체발생)

세포고사는 발생과 분화의 과정 중에 불필요한 부분을 제거하여 형태를 갖추기 위해 일어나는 것으로, 태아의 손가락이 처음에는 물갈퀴 모양으로 형성된 뒤 손가락 위치가 아닌 나머지 부분에서 세포들이 자살함으로써 손가락의 윤곽이 나타나는 과정과 올챙이가 개구리로 될 때 꼬리가 없어지는 과정, 수컷에서 Müllerian duct의 퇴화과정 등에서 살펴볼 수 있다. 이들은 이미 개체 발생과정 중에 죽음이 예정돼 있다고 해서 이런 과정을 programed cell death (PCD)라고도 부른다.

Defense(방어기작)

방사선과 세포독성 항암제 등에 의해 DNA가 손상되거나 DNA 복원작용에 장애가 발생되면 손상된 DNA에 의해 돌연변이가 발생하거나, 잘못된 단백질의 합성을 유도하므로 이의 진행을 막기 위해 세포고사가 진행된다. 또한 화학약품이나 바이러스 감염 등에 의해 세포가 손상을 받거나 유전자 변형이 일어난 경우에도 전체 개체를 보호하기 위해 세포자살이 일어난다.

Homeostasis(항상성 유지)

분열하는 세포수와 세포고사에 의해 제거되는 숫자가 균형을 이룰 때 그 정상 기능과 구조가 유지되는데 만약 그 기능에 결함이 초래되면 암과 같은 병이 생기므로 개체 조직의 항상성 유지에 세포고사가 중요한 역할을 한다. 면역세포나 신경세포의 발생과정에서 세포의 증식과 더불어 세포의 수를 일정하게 유지하는 것은 세포고사에 기인된 것이다. 또한 오래된 소화관의 상피세포가 탈락되고 새로운 세포가 생성되는 과정도 세포고사에 기인된 것이다.

세포고사 조절인자

Caspases (cysteinyl aspartate-specific proteinases)는 세포고사 과정에 중요하게 작용하는 단백질 분해효소로 세포 내에서 전구(pro) 부위를 갖는 전구체(zymogen) 형태의 비활성 효소로 합성된다. 이후 세포고사 자극에 의해 caspase들은 전구 부위가 절단됨으로써 활성화되고, 한 종류의 caspase가 다른 caspase를 활성화시키며 이러한 기작을 통해 caspase 효소들의 상호활성화가 일어난다. 한편 caspase-8은 스스로의 자가절단(auto proteolysis)을 통해 활성화되기도 한다. Caspases는 신호전달체계에서 세포고사의 유도와 마지막 실행 역할자로서 작용하여 그 목표물인 기질들을 분해시킴으로써 세포고사를 일으킨다. 1993년에 인간의 caspase-1이 예쁜꼬마선충의 CED-3와 유사한 유전자로 알려지면서 그 이후 많은 유사유전자들이 밝혀졌고 현재까지 알려진 caspase는 14종류가 존재하며, 그 기능에 따라 세포고사 촉진 그룹(caspase 2, 9, 8, 10), 세포고사의 실행 그룹(caspase 3, 6, 7), 사이토카인 생산을 매개하는 그룹의 3가지로 분류된다.

BCL-2 family는 intrinsic or mitochondrial pathway에 주로 작용하는 단백질군으로 extrinsic or death receptor pathway로 유도되는 caspase 8의 신호 전달이 intrinsic or mitochondrial pathway로 연결시키는 기전도 매개한다. 이 군에는 BCL-2, BCL-XL, MCL-1 등과 같이 세포고사를 저해하는 anti-apoptotic proteins와 세포고사를 유도하는 BAX, BAK, BOK 등의 pro-apoptotic pore-formers와 BAD, BID, BIK, BLK 등의 pro-apoptotic BH3-only proteins로 나뉜다(Mol Cell Biol. 2002 Jul; 22(13): 4929-4942. doi: 10.1128/MCB.22.13.4929-4942.2002). BCL-2 family는 미토콘드리아의 외막, endoplasmic reticulum (ER), 핵막의 세포질 쪽에 존재하며 세포 내 기관의 손상신호에 따라 단백질 등의 유입을 변화시킴으로써 미토콘드리아에서 cytochrome C의 분비를 조절하여 세포고사에 영향을 준다.

p53은 가장 대표적인 종양억제유전자(tumor suppressor gene) 산물로 DNA가 손상된 세포에 작용하여 DNA 복구 유도, 세포주기 조절에 의한 세포의 이상증식억제 또는 BCL-2 유전자군에 속하는 단백질인 BAX-subfamily의 발현을 통해 세포의 사멸을 유도한다.

세포고사 유도과정

Caspase dependent pathway

caspase 의존성 세포고사유도는 외인성과 내인성으로 경로로 구별되며, 이 2가지 경로는 BID라는 BCL-2 family에 의해 연결된다.

Extrinsic or death receptor pathway

Extrinsic or death receptor pathway는 외부에서의 자극으로부터 유도되는 세포고사 기전으로 Fas (CD95) 또는 TNF 수용체 같은 death receptor들에 의해 매개된다. 이들 수용체는 세포표면에 존재하는 것으로 각각 Fas리간드(FasL) 또는 TNF와 결합하여 외부의 정보를 내부로 전달한다. 이후 리간드-수용체 결합으로 caspase 8이 활성화되고, 여러 단계의 caspase 활성화로 인해 세포고사가 유도된다(그림 3-17).

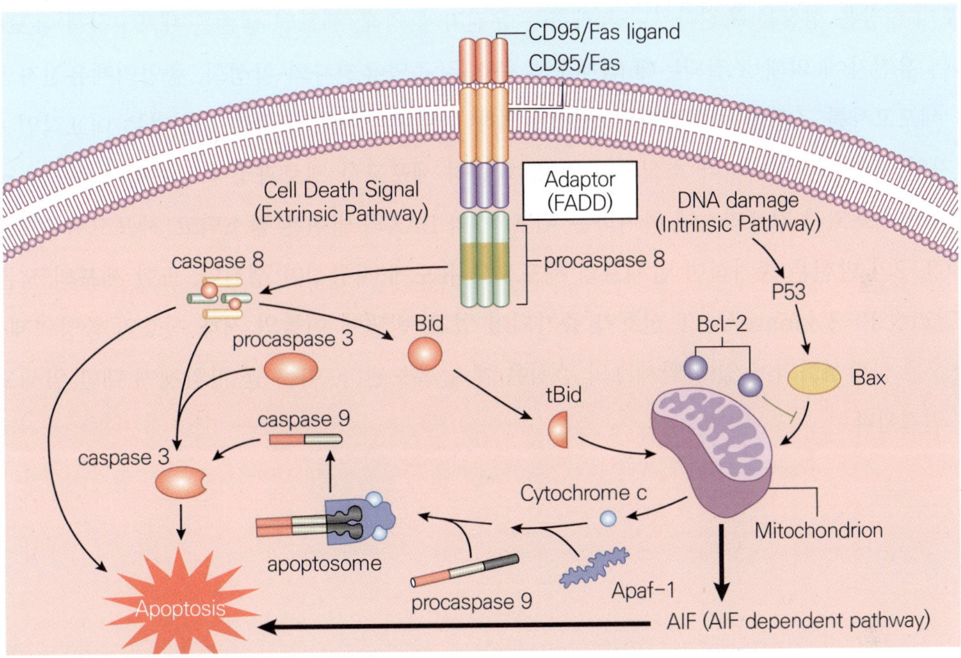

【그림 3-17.】 세포고사유도과정

Intrinsic or mitochondrial pathway

DNA 손상, 미토콘드리아 손상, 산화적 스트레스 등 내부요인에 의해 유도되는 기전이다. 이 기전에서는 종양억제유전자인 p53이 관여하여 세포사멸을 촉진시키는 물질인 BAX, BAK, APAF-1의 발현을 유도함으로써 카스파아제의 활성을 돕는다. 세포고사 신호가 전달되면 세포고사를 유도하는 BCL-2 family인 BAX가 미토콘드리아로 이동하고, 미토콘드리아 막의 전위에 영향을 주어 cytochrome C를 분비한다. 분비된 cytochrome C는 apoptosis activating factor-1 (APAF-1)과 결합한 후 비활성화 상태의 caspase 9과 apoptosome을 형성하여 caspase 9을 활성화시킨다. 이후 여러 단계의 caspase 활성화로 인해 세포고사가 유도된다(그림 3-17).

Caspase independent pathway

apoptosis-inducing factor (AIF) dependent pathway는 caspases에 비의존적으로 일어나는 세포고사로서, 세포고사 신호에 의해 미토콘드리아 내막에 존재하는 AIF가 세포 밖으로 유출되고 핵으로 이동하여 DNA와 결합 후 DNA분절을 통해 세포고사를 유도한다(그림 3-17).

암세포의 세포고사 탈피

세포의 성장은 성장을 촉진하거나 저해하는 유전자에 의해, 세포의 생존은 세포고사를 유도하거나 저해하는 유전자에 의해 조절되는데 암세포의 증식은 종양유전자의 활성화, 종양억제유전자의 불활성화와 세포고사를 조절하는 유전자의 변이에 의해 나타난다. 세포고사를 조절하는 대표적인 종양억제유전자인 p53이 변이되거나 소실되어 있고, 외인성 세포고사 경로과정에 관여하는 death receptor, 내인성 세포고사 경로과정에 관여하는 APAF-1와 BAX의 발현은 감소되고, 세포고사유도를 방해하는 BCL-2의 발현은 증가하여 암세포의 세포고사 유도에 저항성이 생긴다. 또한 세포의 생존 신호로 잘 알려진 PI-3 kinase/AKT 신호가 증가되어 있고, 반면에 이들의 저해 신호인 종양억제유전자인 PTEN은 불활성화되어 있어 암세포의 증식은 계속 유도된다. 이는 곧 항암제에 대한 암세포의 내성과도 연결된다.

【참고문헌】

1. National Cancer Institute [Internet]. Targeted Therapy to Treat Cancer [Cited 2024 Aug 13]. Available from: www.cancer.gov/about-cancer/treatment/types/targeted-therapies.
2. The New England Journal of Medicine [Internet]. Targeting Targeted Therapy [Cited 2024 Aug 13]. Available from: https://www.nejm.org/doi/abs/10.1056/NEJMe048101.
3. Kumar V, Abbas AK, Aster JC. Robbins & cotran pathologic basis of disease. 10th ed. Kumar V, Abbas A, Aster JC, editors. Philadelphia, PA: Elsevier - Health Sciences Division; 2020.
4. Jin HR, Wang J, Wang ZJ, Xi MJ, Xia BH, Deng K, Yang JL. Lipid metabolic reprogramming in tumor microenvironment: from mechanisms to therapeutics. J Hematol Oncol. 2023;16(1):103.
5. Schcolnik-Cabrera A, Chávez-Blanco A, Domínguez-Gómez G, Taja-Chayeb L, Morales-Barcenas R, Trejo-Becerril C, et al. Orlistat as a FASN inhibitor and multitargeted agent for cancer therapy. Expert Opin Investig Drugs. 2018;27(5):475-89.
6. Heerboth S, Housman G, Leary M, Longacre M, Byler S, Lapinska K, et al. EMT and tumor metastasis. Clin Transl Med. 2015;4:6.
7. Brabletz T, Kalluri R, Nieto MA, Weinberg RA. EMT in cancer. Nat Rev Cancer. 2018;18(2):128-34.
8. Fidler IJ. The pathogenesis of cancer metastasis: the 'seed and soil' hypothesis revisited. Nat Rev Cancer. 2003;3(6):453-8.
9. Liu Q, Zhang H, Jiang X, Qian C, Liu Z, Luo D. Factors involved in cancer metastasis: a better understanding to "seed and soil" hypothesis. Mol Cancer. 2017;16(1):176.
10. Deguchi A, Maru Y. Inflammation-associated premetastatic niche formation. Inflamm Regen. 2022;42(1):22.
11. DeBerardinis RJ, Chandel NS. Fundamentals of cancer metabolism. Sci Adv. 2016;2(5):e1600200.

【읽을거리】

1. 대한병리학회. 병리학. 제8판. 서울: KMS; 2017.
2. 서울대학교 의과대학. 종양학. 제2전정판. 서울: 서울대학교출판문화원; 2009.
3. Abbas AK, Lichtman AH, Pillai S. Cellular and molecular immunology. 10th ed. Philadelphia, PA: Elsevier - Health Sciences Division; 2021.
4. Amiji MM, Milane LS, editors. Cancer immunology and immunotherapy: Volume 1 of delivery strategies and engineering technologies in cancer immunotherapy. San Diego, CA: Academic Press; 2021.
5. Anisman H, Kusnecov AW. Cancer: How lifestyles may impact disease development, progression, and treatment. San Diego, CA: Academic Press; 2022.
6. Brabletz T, Kalluri R, Nieto MA, Weinberg RA. EMT in cancer. Nat Rev Cancer. 2018;18(2):128-34.
7. Deguchi A, Maru Y. Inflammation-associated premetastatic niche formation. Inflamm Regen. 2022;42(1):22.
8. Fidler IJ. The pathogenesis of cancer metastasis: the 'seed and soil' hypothesis revisited. Nat Rev Cancer. 2003;3(6):453-8.
9. Figg WD, Folkman J, editors. Angiogenesis: An integrative approach from science to medicine. 2008th ed. New York, NY: Springer; 2008.
10. Green MR. Targeting targeted therapy. N Engl J Med. 2004;350(21):2191-3.
11. Heerboth S, Housman G, Leary M, Longacre M, Byler S, Lapinska K, et al. EMT and tumor metastasis. Clin Transl Med. 2015;4:6.
12. Jin HR, Wang J, Wang ZJ, Xi MJ, Xia BH, Deng K, et al. Lipid metabolic reprogramming in tumor microenvironment: from mechanisms to therapeutics. J Hematol Oncol. 2023;16(1):103.
13. Kleinsmith LJ. Principles of cancer biology. Philadelphia, PA: Pearson Education; 2005.
14. Kumar V, Abbas AK, Aster JC. Robbins & cotran pathologic basis of disease. 10th ed. Kumar V, Abbas A, Aster JC, editors. Philadelphia, PA: Elsevier - Health Sciences Division; 2020.
15. Kumar V, Abbas AK, Fausto N. Robbins and cotran pathologic basis of disease international edition. 10th ed. Philadelphia, PA: Elsevier - Health Sciences Division; 2020.
16. Liu Q, Zhang H, Jiang X, Qian C, Liu Z, Luo D. Factors involved in cancer metastasis: a better understanding to "seed and soil" hypothesis. Mol Cancer. 2017;16(1):176.
17. National cancer institute [Internet]. Targeted Therapy to Treat Cancer [cited 2024 Aug 13]. Available from: https://www.cancer.gov/about-cancer/treatment/types/targeted-therapies.
18. Prendergast GC, Jaffee EM, editors. Cancer Immunotherapy: Immune Suppression and Tumor Growth. 2nd ed. San Diego, CA: Academic Press; 2013.
19. ResearchGate [Internet]. Introduction to Apoptosis [cited 2024 Aug 13]. Available from: https://www.researchgate.net/publication/285760892_Introduction_to_Apoptosis.
20. KIM SM. Review : Angiogenesis: From Bench to Bedside. KSBMB News. 2005;25(4):263-85.
21. Weinberg R. The biology of cancer CD-ROM. Boca Raton, FL: CRC Press; 2006.

총론 제4장

통상의학의 암치료 원칙

이지영 차의과학대학교 의학전문대학원 교수

한의통합종양학

총론 제4장

통상의학의 암치료 원칙

이지영 차의과학대학교 의학전문대학원 교수

개요

암 진단은 많은 경우 영상의학적 검사로 처음 발견하고 조직 검사로 확진하게 된다. 이상적인 진단 시술은 암의 유형, 해부학적 위치, 환자의 상태에 따라 다양하나 근본적인 원칙은 가능한 많은 조직을 안전하게 얻는 것이다. 충분한 조직은 종양의 성장양상, 세포의 부정형성, 침습력, 감별진단에 도움이 되는 형태적 특징을 보여줄 수 있을 뿐만 아니라 감별진단에 도움을 주고 예후나 치료반응성에 대한 정보를 제공하는 유전적 이상, 단백질 표면 형태를 찾아내는 데 기여한다. 이후 악성 종양이 강력하게 의심되면 종양 절제를 시도하고 수술을 통해 절제한 종양의 조직학적 검사를 통해 원발암, 종양의 분화 정도, 유전자 이상 여부뿐만 아니라 종양의 구체적인 크기, 림프절 전이 정도 등을 가장 정확하게 진단할 수 있게 한다. 이를 방사선이나 다른 영상 검사로 결정한 임상적 병기와 구분하여 병리학적 병기로 지칭하기도 한다.

암치료의 1차적인 목적은 근치적 목적으로 체내에서 암을 소거하는 것이다. 이를 위하여 우선적으로 종양을 체내에서 물리적으로 제거하거나 화학적인 방법 등을 이용하여 육안으로 보이지 않는 수준으로 소거하고 체내에서 암의 증거가 없는 상태(no evidence of disease, NED)를 충분히 오랜 기간 동안 유지하며 재발하거나 전이되지 않음을 정기적인 추적 조사를 통해 확인하여 완치 판정을 내리게 된다. 이러한 1차적인 목적이 달성될 수 없다면 암치료의 두 번째 목적은 생명 연장이 된다. 종양이 지속적인 분열을 통해 과도하게 증식하여 물리적인 문제를 일으키거나 정상 장기의 기능과 경계를 훼손

하거나 타 장기로 더 이상 전이되지 않도록 체내에서 적절하고 효과적으로 억제된 상태를 충분히 유지하고 그를 통해 환자의 장기 기능을 충분히 보존하고 생존기간이 치료를 하지 않았을 때와 비교하여 유의미하게 연장되는 것을 목표로 한다. 이를 위하여 항암 화학 요법을 비롯한 전신요법을 시행하여 원발암 및 전이 상태, 혹은 미세전이 상태를 해결하고 문제가 되는 종양을 국소적으로 억제하는 것이 필요할지를 아울러 결정한다.[1-4]

이 외에 암치료의 목적에는 완화적 목적이 있다. 종양으로 인하여 발생하는 증상 및 종양을 억제하기 위한 주요 표준치료를 시행함으로써 경험하게 되는 부작용을 완화하여 환자의 삶의 질을 보전하고 적절한 수준의 일상생활을 영위할 수 있도록 보조하는 일체의 치료를 말한다. 완화의료는 근치적 목적(curative care)을 위해 시행하는 치료가 아닌 환자의 불편과 정신적 고통을 완화하기 위하여 일체의 모든 치료 및 돌봄을 말하는 포괄적 범위의 의료 행위로, 암 또는 암 관련 치료를 수행하는 도중에 동반되는 신체적, 심리적 증상이 존재하거나, 암 진단 또는 암 관련 치료로 인하여 중등도 이상의 스트레스를 받고 있거나 조절되지 않는 증상이 존재하거나, 의사결정과 질병의 진행 과정에 대하여 염려가 존재하거나 영적 스트레스를 받고 있거나 높은 수준으로 사망이 예측되는 자 모두에게 요구된다. 가장 좁은 의미의 완화의료는 말기암환자를 위한 지지 및 증상 완화를 위한 대증적 지지요법(supportive care)을 뜻한다.[5]

이상의 목적을 달성하기 위해 현재까지 알려진 통상의학의 암치료는 국소요법과 전신요법으로 나누어 파악할 수 있으며 수술, 방사선 치료, 항암 화학 요법, 호르몬 억제요법, 생물학적 치료 등의 범주에서 주로 결정된다. 치료방법은 단독으로 시행되기도 하지만 유기적으로 시행되거나 병용하여 함께 시행되기도 한다.

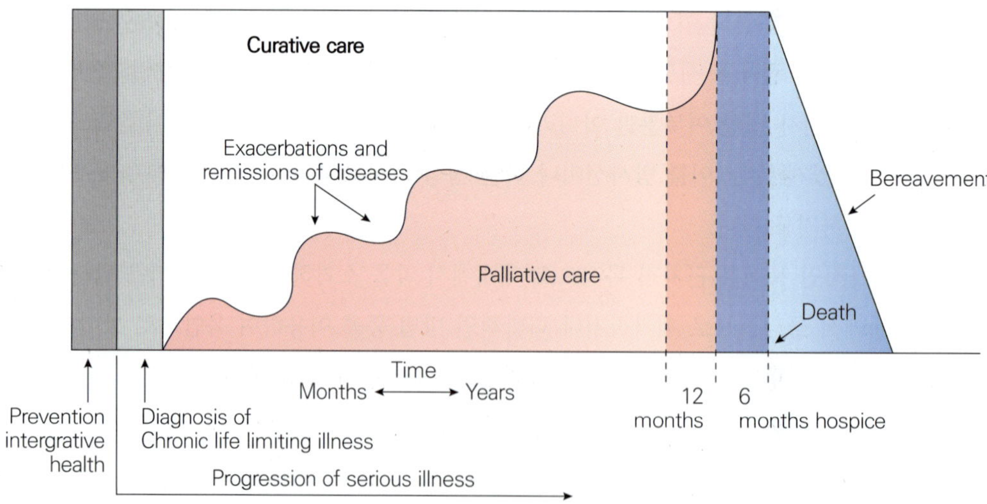

【그림 4-1.】 완화의료의 연속적 치료 모델[6]

이 중 수술요법과 방사선요법은 국소적 요법으로 볼 수 있다. 수술은 암세포가 원발 장기나 국소 림프절까지에만 국한되어 있는 고형암의 국소 병기에 가장 유효한 치료법으로 완치를 기대할 수 있는 가장 오래되고 가장 성공적인 치료법이다. 일반적으로 전이가 있으면 수술 적응증이 아닌 것으로 여겨지지만, 일부 암종에 있어서는 단독 전이 또는 소수 전이가 있는 경우에도 수술 적응증으로 보기도 한다. 암을 근치적으로 제거할 수 없는 시기에도 수술은 완화적 목적으로도 시행되는 경우가 있다. 대표적으로 뼈전이로 인하여 신경학적 응급 상황이 발생하거나 암으로 인한 위장관의 물리적 폐색 등에 우회로를 확보하기 위한 목적 등의 예를 들 수 있다.

방사선요법은 수술에 비교하여 상대적으로 국소 억제 정도가 불확실하며 병리조직 소견, 세포 주기 및 상태 등에 따라 치료 효과가 다를 수 있다는 특이점이 있지만 병소 주위 정상조직의 기능 및 형태를 최대한 보존할 수 있으며 일반적으로 분할하여 조사하므로 전신적 영향이 적어 환자의 상태에 덜 구애받고 수술이 어려운 부위에도 접근이 가능하다. 두경부, 식도 및 폐, 유방, 부인과 및 직장 종양, 암의 뼈 혹은 뇌전이 등에 주로 활용된다. 방사선 조사 범위 내에 포함되는 정상 조직에도 일부 영향을 미칠 수 있으므로 골수, 유아기의 성장판, 위장관 점막, 생식선 등이 가급적 포함되지 않도록 주의할 필요가 있다.

항암 화학 요법은 대표적인 전신 요법으로 전이 등의 사유로 암이 원발 장기를 이탈하여 외과적 절제로 모두 소거하는 것이 불가능할 때 시행하거나, 암의 근치적 절제 전에 종양의 효과적인 축소를 통해 정상 장기를 최대한 보존함으로써 정상적인 장기의 기능을 확보하고자 선행항암 화학요법(neoadjuvant chemotherapy)의 형태로 시행하거나, 근치적 절제 이후 육안적으로 확인되지 않는 잔류 암세포나 미세전이 암세포의 완전 파괴 및 사멸을 위하여 보조항암 화학 요법(adjuvant chemotherapy)의 형태로 시행되고 있다. 항암 화학 요법은 세포독성항암 화학요법과 표적 치료, 면역항암 화학요법 등으로 분류되며 일반적으로 정맥 또는 경구로 투여되어 전신요법으로 기능하지만 투여 경로에 따라 동맥 내로 투여되는 경우(transarterial chemoembolization), 척수(intrathecal chemotherapy), 뇌실(intraventricular chemotherapy), 복강 내(intraperitoneal chemotherapy)로 투여되는 경우도 있다.

면역요법(immunotherapy)은 다양한 치료를 포함한다. 면역요법은 크게 환자의 자체적인 면역 반응을 항진시켜 종양에 대한 면역 회피를 통해 종양의 증식이 이루어지던 기전을 해결하는 능동 면역(active immunity) 치료와 종양 특이적인 항체나 T림프구 등을 주입하여 암세포를 공격하고 암세포에 대한 세포성 면역 체계를 강화하는 수동 면역(passive immunity) 치료로 나뉘어진다.[7] 이 중 면역관문억제제(immune checkpoint inhibitor)는 면역항암 화학요법(immunochemotherapy)이라고도 불리기도 한다.[8,9] 이 외에도 종양 침윤 림프구(tumor infiltrating lymphocytes, TIL)나 키메릭 항원수용체-T 세포 치료(chimeric antigen receptor T cell therapy, CAR-T therapy) 등의 입양 세포치료(adoptive cell therapy), 항체 치료 등이 대표적인 수동면역 치료이며, 백신 치료나 면역조절제(immune system modulator) 등은 능동면역 치료로 볼 수 있다.[10, 11] 이 외에 종양 용해 바이러스, 장내미생물(microbiome)을 활용한 면역 치료 등도 연구되고 있다.[12] 이들은 단독으로, 또는 다양한 기전의 여러 가지 치료와 병합하여 암을 억제하기 위해 활용되고 있다.

호르몬 억제요법은 호르몬의 영향에 크게 영향을 받는 유방암 혹은 전립선암의 경우에 적극적으로 활용된다. 유방암 환자군에 선택적 에스트로겐 수용체 조절제(selective estrogen receptor modulator)나 아로마타제 억제제(aromatase inhibitor)를 사용하거나, 전립선암 환자군에 안드로겐 박탈요법(androgen deprivation therapy)을 활용하는 등의 예를 들 수 있다.

이들 치료법 중 어느 치료법을 주치료법으로 사용하느냐는 암의 생물학적 특성, 즉 암의 종류, 위치, 성장도 및 침윤방법, 방사선 감수성, 화학요법제에 대한 감수성 및 암의 진행도에 따라 결정한다. 각론을 살펴 암종 및 병기 별 적절한 치료 원칙을 알아야 할 것이다.

암의 예방과 조기 발견의 첫 관문에는 1차 진료를 담당하는 의사가 있다. 국가 검진 및 1차 의료기관의 발견을 통해 암을 발견하고, 진단하며, 치료하는 일련의 암치료 과정이 시작된다. 성공적인 암치료를 위해서는 다학제적 진료가 요구된다. 좁게는 내과, 외과, 병리과, 영상의학과, 방사선종양학과 등으로 구성된 다학제적 진료에서, 넓게는 의사, 간호사, 진료협력 및 사회복지와의 연결을 위한 전문가, 영양사, 약사, 전문치료사 및 성직자에 이르기까지 다양한 방면의 다학제적 전문가로 이루어진 팀을 통해 의료 기관 내, 의료 기관 외의 돌봄 시설, 그리고 가정형 돌봄 등 다양한 환경에서 환자의 상황과 수요에 적합하게 대응할 수 있도록 의료 서비스를 제공할 필요가 있다.

이 모든 치료 과정에서 잊지 말아야 할 원칙은 치료는 환자의 최선의 이익을 보장하고 자기 결정을 존중함으로써 인간으로서의 존엄과 가치를 보호하기 위한 행위여야 한다는 것이다.

수술요법의 원칙

수술은 여전히 종양의 제거 및 완치를 기대할 수 있는 가장 효과적인 치료방법이다. 수술은 종양이 특별한 해부학적 부위로 국한되었을 때 효과적인 방법이다. 수술 단독으로는 질병이 완치되지 않더라도 종양의 제거는 종양의 국소적 조절, 장기기능의 보존, 종양의 감소를 통한 이후 치료 효과의 증가, 병기결정을 위한 정보 획득 등의 이점이 있다.

암 수술에서 고려되어야 할 3가지 기본요건은 안전성, 근치성, 기능보전성이다. 수술의 목적은 근치적 목적(curative)과 고식적 목적(palliative)이 있다. 종양을 완전히 제거하면서 기존 장기의 기능을 최대한 보전하기 위하여 이들 3 요건을 충족시키는 수술이 가장 이상적인 암 수술이지만 그렇지 못한 경우에는 고식적 또는 축소수술을 하게 된다. 근치성을 위하여 절제부위의 변연에는 육안적 및 현미경적으로 종양이 존재하지 않는 것이 우선적인 목표가 된다. 만약 수술 후 절제부위의 변연이 육안적으로 남아있을 경우 R2 margin, 경계로부터 1 mm 이내에 남아있을 경우 R1 margin, 절제 부위의 변연으로부터 종양세포가 1 mm 이상 떨어진 경우를 R0 margin 이라고 한다. 완치를 목표로 하는 수술은 가능하면 종양을 접촉하지 않고 수술의 위험을 최소화하면서 정상조직의 적당한 변연을 포함한 종양의 완전한 절제를 하도록 계획해야 한다. 종양 절제 수술의 결과가 변연 양성일 경우 방사선요법 등의 국소 제어가 추가로 요구될 수 있다.

악성 종양의 특징 중 하나는 림프절 전이 및 혈행 전이를 할 가능성이 있다는 것이다. 이 때문에 상당수의 종양 절제 수술은 감시림프절 생검을 포함하여 림프절 절제를 병행하게 된다. 이로 인하여 골반강 내 종양이나 유방암 등 우회가 불가능한 림프절의 절제를 시행할 경우 간혹 수술 부위보다 원위부에서는 림프부종이 발생할 가능성이 있으며 환자의 추적 관찰 시 림프 부종의 발생 여부를 주의 깊게 관찰할 필요가 있다.

암치료에서 수술의 적응증으로는 단일치료형태로서 원발종양에 대한 확실한 치료가 보장되는 경우, 방사선요법 또는 화학요법과 병용하는 경우, 난소암과 같이 원발종양 제거 후에 나타나는 잔류질환의 축소수술의 경우, 고환암, 육종의 폐전이, 결장직장암의 간전이와 같이 근치 목적의 전이암 절제의 경우, 국소적 림프절 침윤을 포함한 암의 범위를 결정할 경우, 장폐색과 같은 응급성 합병증 치료의 경우, 국소적으로 침윤되었거나 전이된 암의 증상과 증후를 경감시킬 경우와 복구와 재활의 목적일 경우가 있다.

예방적 수술을 시행하는 경우도 있다. 절제할 수 있는 범위의 암전구성 병변, 기저질환이나 BRCA1/BRCA2 유전자 등을 비롯하여 유전적 병변 혹은 발달이상이 있어 정상인보다 암 발생위험이 높은 경우 등에서 예방적 수술을 시행하는 경우가 있다.

방사선요법의 원칙

X선, 전자선, 양성자, 중성자, 중입자 등의 고에너지선의 운동에너지는 세포에 전달되면 주로 세포 내 물 분자에서부터 전자를 방출하고 하이드록시 유리기(hydroxyl radical)를 생성한다. DNA의 일부는 이온에 의해 직접 이온화되기도 하며, 주로 유리기가 주된 손상을 유발하는데, 주요 세포 구조, 특히 그중에서도 DNA에서 화학반응을 일으켜 DNA의 생물학적 손상 및 이중나선 손상을 유발하게 된다. 산소가 이 과정을 촉진한다. 중성자는 중성자가 원자핵과 충돌하는 과정에서 양성자, 알파입자 및 분열파편 등을 생성함으로써 생체 내에서 직접 전리 작용을 유도하여 DNA의 손상을 유도한다.

대부분의 DNA 손상은 재생되어 복구 가능하지만 일정 한계치를 넘는 손상이 누적될 경우 염색분체 이상을 유발하며 결국 세포 사멸에 이르게 된다. 이러한 영향은 세포 주기와 손상 부위의 환경에 따라 다르게 나타나며, 방사선 치료의 효과와 영향이 달라지는 결과를 초래한다.

방사선 치료는 선형 가속기나 사이클로트론 같은 발생장치를 사용하여 방사성 성질을 가진 고에너지선을 외부에서 발생시키는 체외 조사(external beam radiation therapy)와 방사성 동위원소를 사용하여 병소에 근접하여 치료하는 근접 조사(brachytherapy)로 나뉜다. 근접 조사는 자궁경부암, 전립선암, 일부 두경부암 등에서 주로 사용되며 주로 체외 조사 방식이 통상적인 방사선요법으로 간주되고 있다.

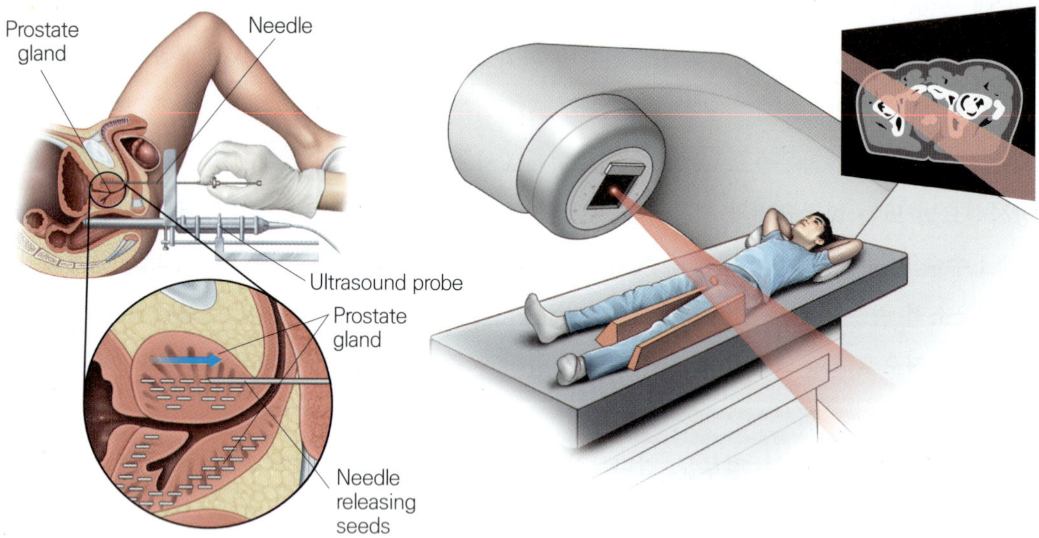

【그림 4-2.】 근접 조사 및 체외조사의 모식도

방사선 치료는 치료 계획 수립을 위한 시뮬레이션을 거쳐 정확한 치료부위, 방향, 선량 등을 계획하게 된다. 육안적 종양체적(gross tumor volume, GTV), 육안적 병소에 잠재 미세종양을 설정한 임상적 표적체적(clinical target volume, CTV), 호흡 등 생리학적 움직임이나 내부 표적의 위치 변동, 오차 범위 등을 고려한 계획 표적체적(planning target volume, PTV) 등을 구성하고 고정할 수 있는 장치를 사용하거나 적절한 차폐물을 설정하여 정확한 위치에 정확한 선량을 주입하고 주요 부위를 방사선의 영향으로부터 보호한다. 체외 조사는 일반적으로 분할하여 조사하는 방식을 취하게 되는데, 재분포(redistribution), 재산소화(reoxygenation), 회복(repair), 재증식(repopulation) 등 4R을 통해 종양세포는 방사선에 좀 더 예민한 유사분열기에 노출되고 산소 공급을 받아 살상 효과를 증대시키고, 손상된 정상세포는 회복할 시간을 확보하고 재생할 수 있게 된다.[13] 이에 따라 요구되는 총방사선양(biologically effective dose, BED)을 회당 적절하게 분할하는 분할 조사 방식으로 구성하여 각 분할 치료당 1.5-2.0 Gy, 기계 종류와 경우에 따라 1.5-2.3 Gy의 분할 조사를 시행하는 것을 기본으로 하여 범위와 필요에 따라 분할횟수는 조정할 수 있다. 과거에는 특정 부위에 방사선 치료를 한번 하면 같은 부위에 방사선 치료를 다시 할 수 없는 것으로 여겨져 왔으나, 방사선이 영향을 미치는 범위를 정교하게 설정하여 치료계획을 설정하는 것이 가능해지면서 현재는 정밀한 기계를 적절하게 사용할 경우 종양의 재발 시 같은 부위에 방사선요법의 재조사를 시행하는 경우가 생기고 있다.

방사선요법의 종류

전통적인 방사선요법은 일반 영상의학검사를 참고로 하여 신체에 중심선을 전후 좌우 양옆의 3 방향에서 표시하여 방사선 양을 결정하고 불필요한 부분은 차폐물을 제작하여 치료 부위에서 제외하였다. 이후 CT를 이용하여 종양과 종양 이외의 관심 장기를 삼차원으로 구현하고 보다 다양한 방향에서 방사선 빔을 조사하는 삼차원 입체 조형 방사선요법(three dimensional conformal radiation therapy)으로 발전하였다. 이후 개개의 방사선 빔의 선량 분포를 조절하여 목표물에 방사선을 보다 집중하면서도 표적 체적 범위 이내에서는 균일한 선량 분포를 확보하며 보호 장기에는 방사선을 덜 조사함으로써 정상 조직에 대한 부작용 정도를 감소시키는 세기 조절 방사선요법(intensity modulated radiation therapy, IMRT)이 도입되었으며, 방사선 치료 직전에 영상을 확인하여 위치 확인과 조사 범위 교정을 거쳐 방사선요법이 진행되는 영상 유도 방사선요법(image guided radiation therapy, IGRT)도 존재한다. 특히 호흡, 심장박동, 위장관 운동 등 불수의적인 운동에 따라 종양의 위치가 변하는 경우, 종양 주위에 뇌 실질 등 중요한 장기가 위치하는 경우 등에 활용된다. 이 외에 volumetric modulated arc therapy (VMAT), 양성자 치료(proton therapy), 중입자 치료 등이 있다.

방사선요법의 치료 시기

대부분의 방사선요법은 근치적 목적으로 시행되며, 이에 따라 일반적으로 수술과 병행하여 시행되는 경우가 많다. 수술과 병행함으로써 환자는 수술 범위를 적절하게 축소하여 중요한 기능 상실 및 미관적 손해를 피하면서도 적절하게 종양을 제어하고 생존율을 향상시킬 수 있다.

수술 전 방사선요법은 상대적으로 종양의 침습과 미세전이의 정도를 줄여 종양 절제율을 증가시키고 보다 작은 수술 범위로도 종양 제어 효과를 얻을 수 있다는 장점이 있으나 방사선요법의 부작용 중 하나인 영향 범위(radiation field) 내에서의 조직의 섬유화(fibrosis)의 위험이 있고 수술을 어렵게 하며 수술 후 고위험 범위가 발생할 경우 방사선요법을 시행하지 못하게 하고 많은 경우 핵심적인 1차 치료로 여겨지는 수술의 시기를 늦추며 수술 후 부작용의 빈도가 증가할 수 있다.

수술 중 방사선치료(intraoperative radiation therapy, IORT)는 수술 시 직접 종양 부위를 확인하면서 방사선을 조사함으로써 국소 제어 효과를 극대화하고 수술 시야에서 정상 조직을 조사부위 밖으로 이동시키거나 차폐하여 정상 조직 보호 효과도 극대화할 수 있다. 몇몇 복강 내 종양, 골반종양 등에 사용되었다. 그러나 수술 중간에 수술실에서 방사선 조사실로 이동하기가 어렵고 수술실로 이동시킬 수 있는 이동식 IORT 기계는 5 cm 이하의 종양에 적절하며 수술 시간을 늘린다는 위험성 등을 고려하여 아직 보편적으로 시행되고 있지 않다.

수술 전후 시기의 방사선치료는 이러한 시기적 특성을 고려하여 수술 후에 시행되는 경우가 더 보편적이다. 수술 후 방사선치료는 병변의 정도를 정확하게 알고 잔존 병소 여부를 확실하게 아는 상태에서 계획되므로 환자마다 맞춤형으로 고안될 수 있다. 수술 변연을 정확하게 알고 불필요하게 시행되지 않도록 한다. 다만 수술 후 방사선요법은 수술에 의한 부작용이나 상처 회복 속도에 영향을 받고 또한 수술에 의해 조사 범위에 혈액 공급이 원활하지 않을 수 있어 종양이 방사선 치료에 상대적으로 덜 민감하다.

간혹 고식적 목적으로 시행되는 경우가 있다. 우선 뇌전이가 있거나 뇌전이가 우려될 때 시행할 수 있다. 방사선이 고식적으로 시행되는 경우는 환자의 전신 상태가 좋지 않은 경우가 많고 신경학적 손상 또는 기타의 우려로 응급 방사선치료를 시행하는 경우가 있어 1-2주가량의 단기간에 고선량의 분할 조사로 시행하게 되며, 종양의 척수 압박, 상대정맥 증후군의 발생, 기도 폐색 우려, 뼈 전이로 인한 통증 등에 시행된다.

방사선요법의 부작용

방사선요법의 부작용은 미국 방사선종양학임상연구회(Radiation Therapy Oncology Group, RTOG) 등에서 제시하는 등급에 따라 체계적으로 분류된다.[14] 방사선요법의 부작용은 영향 범위(radiation field)에 포함되는 조직 및 장기에서 국한하여 나타나는 국소적 증상이 대부분이고, 피로, 식욕 저하 등 약간의 전신 증상을 겸할 수 있다. 방사선 치료는 대개 상대적으로 장기간인 6-7주 내외에 걸쳐 시행되는 치료로, 이 치료가 진행되는 시기 이내에 나타나는 증상을 급성 이상반응으로 판단한다. 재생 및 분비의 역할을 하는 점막 조직이나 타액선, 피부 등이 영향을 받으며 구강 건조증, 위장관 점막의 영향 및 출혈, 오심·구토 등 소화기 증상 및 피부염, 골수 억제로 인한 백혈구 감소증, 혈소판 감소증, 빈혈 등의 증상이 대표적이다. 가벼운 수준의 경우 저절로 회복되거나 증상 완화 약물로 회복되는 경우가 많으나 간혹 치료의 지연 또는 중단이 있을 수 있으며 건조, 경화, 섬유화, 협착 등의 증상의 경우 만성화되거나 회복되기까지 긴 시간이 소요된다.

만성 이상반응은 치료가 끝난 후 수개월 또는 수년이 지나 발생한다. 증상은 식도 등 위장관의 협착 혹은 경화, 천공, 간질성 폐렴 및 조직의 섬유화, 뇌의 경우 괴사, 척수염, 심막염, 심근손상, 간염, 간정맥혈전증, 신부전, 신병증, 골수무형성증 등이 있다. 세포의 위축과 섬유화 때문에 증상이 나타나는 경우가 많으며 특징적으로 돌연변이성(mutagenicity), 기형성(teratogenicity), 발암성(carcinogenicity)이 있다. 방사선요법은 전에 조사되었던 부위에서 고형 종양을 발전시킬 위험을 증가시킨다. 속발성 종양은 치료가 끝나고 10년 이상이 지나도 가끔 나타난다. 각 장기별로 5년간 5% 또는 50%에서 부작용이 나타나는 선량이 보고되어 있다.[15, 16]

항암 화학 요법의 원칙

항암 화학 요법의 반응평가

화학요법을 시행한 뒤 그 효과를 판정함에 있어서 환자의 자각증상개선은 참고사항이며 원칙적으로 판정에 포함시키지 않는다. 항암 화학 요법의 반응 평가는 WHO 기준에서 시작하였으나 현재는 주로 response evaluation criteria in solid tumor (RECIST) 1.1에 근거하고 있다.

반응평가는 객관적인 종양의 퇴축을 기준으로 평가하는데 다음과 같은 4단계로 구분한다. 완전관해(complete remission or complete response, CR)는 계측이 가능한 모든 암병소의 완전소실을 말한다. 부분 반응(partial response, PR)은 계측가능 종양병소의 크기가 현저하게 감소한 경우를 말한다. 불변(stable disease, SD)은 줄어들지도 ,늘어나거나 새롭게 생기지도 않은 경우를 말한다. 질병 진행(progressive disease, PD)은 종양의 크기가 현저하게 증대되거나 새로운 병소가 나타나는 경우를 말한다.

RECIST 1.1 은 측정 병변을 1차원적으로 평가할 것, 병변의 계측은 장경으로 하고 림프절은 단축으로 측정할 것, CT 검사에서 10 mm 이상의 측정가능한 병변이거나 임상적 병변의 경우 반드시 계측이 가능하고 10 mm 이상의 측정가능한 병변과 측정 불가능한 병변으로 평가할 것, 단축 15 mm 이상의 림프절은 측정 가능한 병변으로 간주하며 10 mm 미만의 림프절은 병리적이지 않은 림프절로 평가할 것, 다발성 병변의 경우 병변의 숫자는 최대 5개, 한 장기당 2개로 한정하며 측정 병변의 장경의 합으로 평가할 것을 전제하에 완전 관해(CR), 부분 반응(PR), 불변(SD), 질병 진행(PD)으로 나누며, 완전 관해의 경우 병소의 전체 소실 및 병적 림프절이 10 mm 미만으로 축소되었을 경우, 부분 반응의 경우 장축의 합이 최소 30% 이상 감소한 경우, 질병 진행의 경우 표적 병변의 장경의 합이 가장 적을 때와 비교해 가장 긴 장축의 합이 최소 20% 이상 증가하고 또 절대적 크기로 최소 5 mm 이상의 크기 증가를 보였을 경우를 동시에 만족하거나 새로운 병변이 생겼을 때로 정의하였다.

면역항암 화학요법의 경우 가성진행(pseudoprogression) 및 과진행(hyperprogression)의 존재 때문에 일반적인 RECIST에 근거해서 평가하기 어려워 irRC 및 iRECIST가 새롭게 제안되었다.[17] iRECIST는 CR, PR, SD, PD의 분류는 같으며 CR, PR, SD의 판단도 같다. PD의 경우에 있어 iRECIST 는 불확실한 면역 관련 질병 진행(unconfirmed immune progressive disease, iUPD)과 확실한 면역 관련 질병 진행(confirmed immune progressive disease, iCPD)으로 나누고 있다. 일반적으로 종양의 반응 평가를 진행하고 나면 6주에서 12주 이후에 다음 반응 평가를 하게 되지만 iUPD의 경우, 재평가가 4-8주 이후에 이루어진다. 이상을 통해 확인이 된 이후에 iCPD 상태가 된다.[18, 19]

그럼에도 불구하고 임상 연구 및 실제 임상에서 가장 중요하게 간주되고 있는 결과 지표는 환자의 생존기간이다. 전체생존기간(overall survival)은 환자가 사망에 이르기까지 걸린 시간을 의미하며 무질병진행 생존기간(progression free survival)이나 무질병 생존기간(disease free survival) 등이 종양의 상태 및 반응을 평가하기 위하여 사용된다.

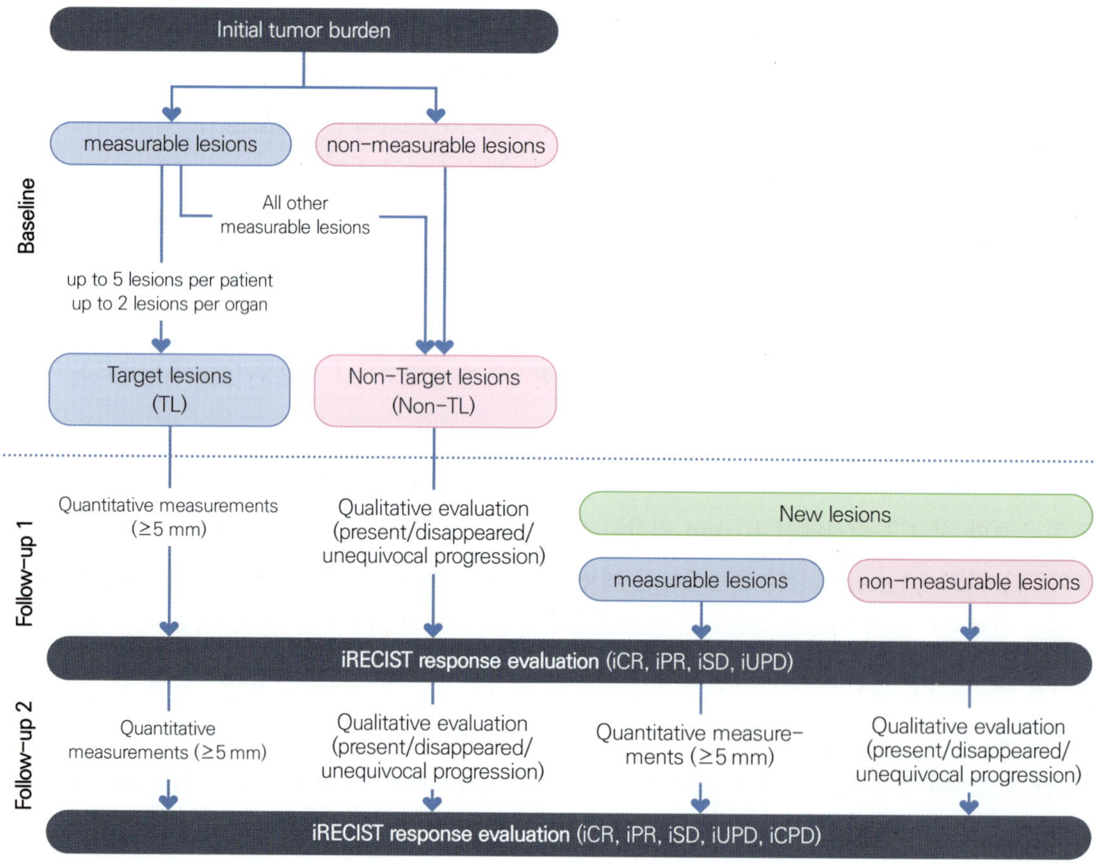

【그림 4-3.】 iRECIST에 의한 종양 반응 평가

이 외에도 재발률(recurrence rate), 질병 억제 비율(disease control rate) 등이 있다.

항암 화학 요법의 치료 시기

항암 화학 요법의 투여는 시기에 따라 선행항암 화학요법(neoadjuvant chemotherapy), 보조항암 화학요법(adjuvant chemotherapy), 유도항암 화학요법(induction chemotherapy), 고식적 항암 화학요법(palliative chemotherapy), 구제요법(salvage chemotherapy)으로 구분될 수 있다.

선행항암 화학요법(neoadjuvant chemotherapy)은 수술이 불가능한 환자에게 수술 전 항암제를 투여하여 종양의 크기를 줄여 수술이 가능하게 하거나 장기를 보존하기 위해 수술의 범위를 작게 하기 위해 사용하는 요법을 의미한다. 보조항암 화학요법(adjuvant chemotherapy)은 근치적절제술(완전 절제) 후 미세 잔존암이 남아 있을 가능성이 높아 암의 재발방지의 목적으로 투여하는 요법을 의미한다. 유도항암 화학요법(induction chemotherapy)이란 다른 대체 치료법이 없을 경우 1차 치료로 항암 화학 요법이 투여되며 종종 근치적 목적으로 시행되는 경우를 말한다. 주로 림프종, 태아성 횡문근육종, Wilm 종양, Ewing 육종, 고환암, 융모상피암, 급성 림프아성 및 골수성 백혈병, germ cell cancer 등에서 시도된다.

고식적 요법(palliative)은 근치적 목적이 아니고 질병진행을 늦추거나 완화시켜 환자의 삶의 질을 좋게 하고 궁극적으로 생존기간을 늘려주기 위하여 투여하는 요법을 말하며, 구제요법(salvage chemotherapy)은 기존의 항암제 치료에 반응을 보여 치료가 되던 종양이 치료 도중(또는 치료 종결 후) 재발되거나, 혹은 처음부터 반응이 없는 경우, 사용하지 않았던 새로운 약제로 치료하는 요법을 의미한다.

항암 방사선치료(concurrent chemoradiation therapy)란, 항암 화학 요법과 방사선요법을 동시에 시행하여 질병 억제 효과를 상승시키는 것을 말한다.

항암 화학 요법의 종류

세포독성항암 화학요법

암세포에 세포 독성을 야기하는 고전적인 항암제를 총칭하여 세포독성항암 화학요법(cytotoxic chemotherapy)이라고 부른다. 주로 화학요법제를 사용하여 암세포의 DNA에 직접 작용하여 DNA의 복제, 전사, 번역과정을 차단하거나 핵산의 합성을 방해하고 미세관의 형성을 저해하며 각종 대사경로에 개입하여 세포분열을 저해함으로써 항암활성 효과를 기대하는 것이다. 즉 일상적으로 빠른 세포 분열을 보이는 모든 세포에 영향을 미칠 수 있으며 정상 세포도 세포 분열을 통해 생산, 성장, 재생 등을 하기 때문에 정상 세포, 특히 분열을 활발하게 하는 정상 세포에 필연적으로 일정 수준의 독성을 보이게 된다. 다만 암세포는 성장신호의 활성도가 증가하고 억제 유전자 기능이 소실되어 있으며 세포자멸사(apoptosis) 정도가 적고 대사 정도가 현저하게 빠른 상태이기 때문에 암세포에 더 큰 선택적 독성을 보인다. 따라서 세포독성 항암제는 일반적으로 치료 지수(therapeutic index)가 좁다. 주로 정맥 주사하거나 경구로 투여하는 경우가 많으며 복강 내, 동맥 내, 척수 및 뇌실 내로 주입되기도 한다. 단일 약물로 투여되는 경우도 많지만 다양한 경로를 동시에 차단하여 효과를 증대시키면서 독성 부담을 줄이기 위하여 병합 사용되는 경우도 흔하다.

세포독성 항암제는 다시 기전에 따라 몇 가지로 분류될 수 있다. DNA의 알킬화를 유도하여 DNA의 복사와 전사를 방해하는 세포주기 비특이적 항암제를 알킬화제(alkylator)로 부르며, cyclophosphamide나 platinum 계열 항암제들이 대표적이다. DNA 회전효소 저해제(topoisomerase inhibitor)들은 DNA의 이중나선 구조를 완화하여 DNA의 복제가 일어나도록 하는 topoisomerase를 막아 궁극적으로 DNA의 전사와 복제를 차단하도록 유도하는 topotecan이나 irinotecan 등을 들 수 있다. 고전적 항암제의 연구는 항생제에서 기원하는 경우가 많았으며 항암 성질을 띠는 항생물질(antitumor antibiotics)로는 doxorubicin이나 bleomycin 등을 들 수 있다. 이 외에 식물 유래 항암제로 vinca rosea에서 유래한 vinca alkaloids 또는 주목나무에서 유래한 taxane 계열의 항암제들이 있으며 vinca alkaloids 및 taxane 계열 항암제들은 공통적으로 튜불린(tubulin)에 작용하여 유사분열추 사억제제(mitotic spindle inhibitor)로 작용한다. 이 외에 체내에서 purine이나 pyrimidine 처럼 인식됨으로써 세포주기에 관여하여 DNA 합성을 저해하여 세포의 미분화 및 분열을 차단하는 대사경로 저해제(antimetabolites)들이 있다. Methotrexate나 gemcitabine, 5-FU 등이 대표적이다.

과거에는 고전적인 항암 화학 요법을 시행하였을 때 그 반응의 정도에 따라 종양을 3군으로 분류하였다. 제1군은 화학요법에 대하여 아주 감수성이 높아 75% 이상에서 완전관해를 얻을 수 있고 상당수의 환자에게서 완치가 가능한 암으로 소아 급성 림프성 백혈병, 림프종, 태아성 횡문근육종, Wilm 종양, Ewing 육종, 고환암, 융모상피암이 이에 속한다. 제2군은 화학요법에 대하여 중등도의 감수성을 가지며 증례의 60% 이상에서 관해를 얻을 수 있고 생존기간의 뚜렷한 연장을 가져올 수 있는 종양으로 성인 급성 골수성 백혈병, 만성 백혈병, 다발성 골수종, 악성 림프종, 유방암, 난소암, 폐암(소세포암), 전립선암, 두경부암, 위암, 식도암, 자궁경부암, 골육종, 연부조직육종, 방광암 등이 이에 속한다. 제3군은 화학요법에 의하여 1/3 이하의 증례에서만 고식적 치료효과를 얻거나 치료에 저항하는 종양으로 폐암(비소세포암), 대장암, 췌장암, 간암, 담도암, 악성 흑색종, 뇌암, 갑상선암, 신장암 등이 이에 속한다.

이후 세포독성항암 화학요법뿐만 아니라 표적 치료 및 면역항암 등 항암 화학 요법에 큰 발전이 있게 됨에 따라 이상의 분류에는 점차 변화가 있을 것이다.

표적 치료

정상세포에는 손상을 주지 않고 암세포에만 특이적으로 존재하는 물질이나 분자 수준의 경로(molecular pathway)를 표적으로 하여 효과를 발현하는 항암 치료를 표적 치료(targeted therapy)라고 한다. 주로 단일 클론 항체(monoclonal antibody)의 형태이거나 타이로신 활성 효소 억제제(tyrosine kinase inhibitor, TKI)를 비롯한 소분자량 억제제의 형태로 신호전달경로, 혈관신생 억제, 세포주기 조절 인자 조절 등을 표적으로 한다.

타이로신 활성 효소들은 폴리펩타이드에 타이로신 잔기 전달을 매개하여 세포의 증식, 생존, 분화 기능에 관여하는 효소이다. 타이로신 활성 효소 억제제들은 이로써 일반적으로 암세포의 성장을 유도하는 세포 내의 신호전달물질의 기능을 방해하며, 상대적으로 안전하면서도 효과적인 표적 치료제로써 작용해 왔다. 분자 수준의 변화와 세포의 악성화의 관계가 매우 명확한 만성 골수성 백혈병에서 필라델피아 염색체 양성에 따른 BCR-ABL 단백질 활성효소에 ATP의 결합을 경쟁적으로 방해하는 tyrosine kinase inhibitor 인 imatinib의 사용으로 극적인 유효성을 보인 예를 들 수 있다.[20] 이 외에도 표피 성장인자 타이로신 활성효소 억제제인 gefitinib이나 erlotinib, ErbB1과 ErbB2 타이로신 활성 효소 억제제인 lapatinib, 혈관내피세포 성장인자 타이로신 활성효소인 sunitinib, VEGFR, PDGFR, c-Kit 등 다중 표적(multitargeting)을 하는 sorafenib 등이 있다.[21-26]

단일클론 항체는 주로 암세포 표면에서 과발현되거나 변형이 일어난 수용체 등에 직접적으로 결합하여 성장 인자를 차단함으로써 암의 성장을 억제한다. 대표적으로 표피 성장인자 수용체(epidermal growth factor receptor, EGFR)에 결합하는 cetuximab, HER/EGFR 신호전달경로 중 하나인 인간표피 성장인자 수용체 2 (human epidermal growth factor receptor 2, HER2)에 결합하는 trastuzumab이나 pertuzumab이 있다. 침습적 유방암의 13-25%에서 HER2가 과다 발현되며 이는 상대적으로 불리한 예후를 야기하는데 이 HER2 단백질 과다 발현을 타겟으로 하여 항체 의존적 세포매개 사멸을 통해 종양을 제거하는 효과를 나타낸다. 혈관내피세포 성장인자 수용체(vascular endothelial growth factor receptor, VEGFR) 등에 결합하는 bevacizumab, 특히 humanized anti-VEGF monoclonal antibody인 bevacizumab (Avastin)이 혈관신생 저해제로는 최초로 2004년 전이성 대장암환자들의 생명연장 효과를 통해 미국 FDA승인을 받은 이후로 많은 저해제들이 임상에서 사용되고 있다. 혈관신생 저해제는 종양세포에 직접적인 독성을 나타내지 않고, 종양 주변에 존재하는 혈관의 내피세포의 이동과 증식을 저해하고 세포고사를 유도함으로써 종양의 성장을 억제시킨다. 정상세포인 혈관 내피세포를 표적으로 하여 고혈압, 출혈, 위장관 천공(gastrointestinal perforation) 등의 부작용이 보고되는 약물로 약물저항성 유발이 낮지만 치료 중단 시 다시 종양의 증식이 유도되어 단독요법보다는 기존의 항암치료요법과 병행하는 방식으로 많이 사용되고 있다. 이 외에도 B cell에서 발현하는 CD20에 결합하는 rituximab 등이 있어 림프종(diffuse large B-cell lymphoma,

DLBCL) 등에 사용되고 있다.[27-31]

최근에는 표적 항체약물접합체(antibody drug conjugate, ADC)의 개념이 고안되었다. 예를 들어 trastuzumab deruxtecan의 경우 HER2 표적항체인 trastuzumab과 동일한 아미노산 서열로 표적항체를 구성하여 약물을 표적에 정확하게 전달하고 거기에 다시 세포독성 항암제에 해당하는 topoisomerase I inhibitor인 exatecan의 유도체인 deruxtecan을 부착하여 세포독성 항암 화학 요법의 효과를 표적 종양세포로 한정하여 투여할 수 있게 함으로써 독성을 줄이고 약물의 효과 증진을 도모하였다.[32] 이 외에도 mammalian target of rapamycin inhibitor (mTOR inhibitor)인 everolimus나 anaplastic lymphoma kinase (ALK) inhibitor인 crizotinib 등이 있다.[33, 34]

면역항암 화학요법(immunochemotherapy)

Hallmarks of cancer에서도 지적하듯이 암의 중요한 특성 중 하나는 면역 체계로부터의 회피이다. 암세포는 면역 반응으로부터 회피 능력을 획득함으로써 생존 및 증식을 지속할 수 있게 되는데, 이를 위하여 몇 가지 단백질을 만들어 면역 관문을 교란하게 된다. 대표적인 기전이 cytotoxic T-lymphocyte antigen 4 (CTLA-4) 및 programmed cell death-1 (PD-1), PD-L1 등이며, 이러한 물질이 만들어지지 않도록 방해하는 저해제를 면역관문억제제(checkpoint inhibitor)라고 부른다. CTLA-4는 T림프구가 항원을 인지할 때 CD28 대신 CTLA-4를 통해 신호를 전달함으로써 암 관련 항원에 무기력한 림프구로 성장하게 하는데, CTLA-4 길항제인 ipilimumab은 T림프구가 최초로 항원에 감작될 때 작용하여 종양에 반응하는 T림프구를 억제하던 작용을 차단하거나 억제성 T림프구로 분화를 차단하는 작용을 한다. 현재 ipilimumab은 단독 사용보다는 주로 타 항암제와 병합하여 사용되고 있다.[35-37]

PD-1은 T림프구가 활성화될 때 발현되는 분자로 종양의 미세환경에서 활성화된 림프구가 작용제인 PD-L1과 만나면 정상 세포에 대한 공격을 하지 않도록 억제하는 면역관문분자이다. PD-1이나 그 ligand인 PD-L1 억제제는 해당 기능을 차단함으로써 종양에 대한 독성을 회복할 수 있도록 한다. 대표적인 PD-1 길항제는 pembrolizumab이나 nivolumab이 있으며, PD-L1 길항제로는 atezolizumab이나 durvalumab을 들 수 있다.[38, 39]

독성과 용량

일반적으로 중장년층 이상에서 암의 발생률 및 유병률이 높아지며 이 시기의 실제 환자들은 위약 정도(frailty), 연령, 일상생활수행능력, 기저 질환 등의 존재 등에 따라 건강 정도가 크게 다르다. 이에 반해 그 외에도 개개인의 약력학적 차이 등에 따라 독성을 경험하는 정도는 크게 다를 수 있다.

세포독성항암 화학요법의 문제점은 치료지수의 범위가 좁다는 것이다. 즉 유효한 효과를 보이는 용량과 독성을 띄는 용량 사이의 간격이 좁다. 이상을 고려하여 많은 수의 세포독성 항암제들이 우선 체표면적(body surface area, BSA)을 기준으로 용량을 계산하고 이후 임상적으로 약물 용량을 조정해 나가게 된다. 치료 일정 또한 항암제에 대한 반응에서 골수 회복의 약동학적 사안을 고려하여 2주에서 4주 일정으로 1회에서 3회를 투여하거나 용량을 조절하여 주 1회 투여하게 된다. 누적 독성이 알려진 경우 누적 차수도 고려하여 항암 치료 일정을 결정한다.

그에 반해 표적 치료제는 치료지수의 범위가 넓어 체표면적에 관계없이 투여 용량이 결정되는 경우가 많고 꾸준히 매일 복용하도록 하는 경우가 많다. 이 외에 소아 및 청소년 시기, 비만 환자, 노인의 경우에 대한 용량은 일반적인 성인과 다를 것으로 의심되고 있으나 현재까지 정확한 지침이 제시되어 있지는 않다. National Comprehensive Cancer Network (NCCN) guideline에서도 청소년과 젊은 성인(adolescent and young adult, AYA), 고령, HIV 감염자들에 있어 각각 별도의 가이드라인을 제시하고 있으나 마찬가지로 용량 결정에 대하여 명확하게 권고하고 있지는 않다.[40-42]

부작용은 일반적으로 common terminology criteria of adverse events (CTCAE)에 의거하여 명명 및 등급을 평가한다. 항암 화학 요법 투여와 관련하여 가장 흔히 나타나는 부작용으로는 골수억제, 오심, 구토, 식욕 저하 및 피로, 근육통, 변비 혹은 설사, 발진, 말초신경병증, 수족증후군, 구내염, 탈모 등이 있다.

골수억제는 가장 흔한 부작용 중 하나로 백혈구감소증, 특히 그중에서도 호중구 감소증, 혈소판감소증, 빈혈 등으로 표현된다. 대부분의 화학요법제가 골수억제를 유발할 가능성이 있다. 혈구수치는 대개 치료 후 10-14일 사이에 최하점에 도달하고 이후 회복된다. 백혈구감소증, 특히 호중구감소증은 화학요법을 받고 있는 환자에게서 감염성 합병증의 위험을 증가시키며 과립구 집락자극인자(granulocyte colony stimulating factor, G-CSF)나 PEG화된 집락자극인자(PEGylated granulocyte colony stimulating factor, pegylated G-CSF) 등의 사용으로 완화할 수 있으며 특히 호중구 감소성 발열이 있을 경우 더욱 중요하다. 빈혈이나 혈소판감소증 또한 유발될 수 있으나 일반적으로 수혈이 필요할 만큼 심각하게 저하되는 경우는 많지 않다.[43]

오심과 구토는 화학요법의 주된 부작용으로써 몇 가지 경로로 구토를 야기한다. 구토는 2개의 연수중추, 즉 구토중추와 화학수용체자극대에 의하여 조절된다. 구토중추는 화학수용체 자극대로부터 정보를 받아 다양한 원심성 경로를 통하여 구토의 과정을 조정한다. 화학수용체자극대는 도파민과 같은 신경전달물질을 방출하는 다양한 독소나 약물에 의하여 직접적으로 자극을 받으며 구토중추와 상호작용을 한다. 구토중추는 또한 위장관으로부터 직접적으로 자극을 받기도 한다. 또한 시각이나 후각의 자극으로 인한 대뇌의 자극은 구토중추를 자극시킬 수 있다. 항암 화학 요법으로 인한 오심·구토는 급성, 지연성, 예측성으로 분류될 수 있으며 항암 후 또는 항암 후 24시간 이내에 발생하는 구토를 급성, 24시간보다 이후에 발생할 경우 지연성, 항암 치료를 시작하기 전에 발생하는 오심·구토를 예측성 또는 예기성이라고 한다. 구토유발 수준에 따라 고위험군(high emetic risk, >90% frequency of emesis), 중등도 위험군(moderate emetic risk, >30-90% frequency of emesis), 저위험군(low emetic risk, 10-30% frequency of emesis), 최소위험군(minimal emetic risk, <10% frequency of emesis)의 4단계로 나뉘어 항구토제의 선제적 복용과 조합을 달리 하도록 권고하고 있다. 주로 항구토제로는 serotonin 5-HT3 receptor antagonist, NK1 receptor antagonist, olanzapine, 그리고 dexamethasone 등 스테로이드의 병행 내지 취사선택하여 사용한다.[44] 설사 또한 급성 및 지연성 부작용이 있다. 급성 설사는 투여 중 또는 투여가 종료된 이후 24시간 이내에 발생하는 것으로 cholinergic mechanism에 의한 것으로 알려져 있다. 지연성의 설사는 투여 후 24시간 이상 지나 발생하는 설사를 말한다. 심한 설사는 탈수 및 전해질 불균형을 가져올 수 있으므로 설사의 발생과 정도에 주의해야 한다.

구내염은 화학요법의 주된 합병증으로 구강점막의 염증이 나타나며, 구내염의 초기징후는 홍반과 부종이다. 이것은 수일-1주일 혹은 그 이상 지속되는 통증이 심한 궤양으로 진행될 수 있다. 통증이 심한 궤양은 구강섭취를 어렵게 하여 시일이 경과하면 탈수와 영양불량 상태에 빠뜨린다.

화학요법으로 인한 탈모는 화학요법제가 모낭에 직접 세포독성효과를 미치기 때문에 나타나는 것으로 대개 치료를 시작한 1-2주 후에 눈에 띄기 시작한다. Cyclophosphamide, doxorubicin, paclitaxel, vincristine은 일반적으로 심각한 탈모증을 야기하는 약물들이다.

기타 치료법의 원칙

호르몬 억제요법

호르몬 억제요법은 호르몬의 영향에 크게 영향을 받는 유방암 혹은 전립선암의 경우에 적극적으로 활용된다. 유방암 환자군에 선택적 에스트로겐 수용체 조절제(selective estrogen receptor modulator)나 아로마타제 억제제(aromatase inhibitor)를 사용하거나, 전립선암 환자군에 안드로겐 박탈요법(androgen deprivation therapy)을 활용하는 등의 예를 들 수 있다.

면역요법

면역항암 화학요법 이외에도 다양한 면역 요법이 있다. 면역요법은 생체 내의 면역 반응을 이용하여 종양을 치료하는 방법으로 능동적인 면역 반응과 수동적인 면역 반응으로 나뉜다. 골수 이식이나 조혈모세포이식 등이 대표적이다. 동종 골수이식은 면역계가 임상적으로 의미 있는 항암효과가 있다는 강력한 증거이기도 한데, 공여자로부터 받은 T세포는 암을 가지고 있는 숙주에 투입되어 항암 효과를 매개한다. 입양세포치료(adoptive cell therapy)는 체내의 면역세포를 기반으로 단순 배양하여 숫자를 늘리거나 암세포에 대해 항암활성을 갖는 면역세포를 직접 이식하는 면역요법으로 암환자의 림프구를 체외에서 배양하여 얻은 lymphokine-activated killer (LAK) cell을 암환자에게 주입하는 요법, 암환자의 종양조직을 분리 후 IL-2와 함께 배양하여 종양조직 주변에 침윤해 있던 림프구를 증식시켜 얻은 tumor-infiltrating lymphocyte (TIL)을 암환자에게 주입하는 요법, 유전자 재조합 변형을 통해 인위적으로 암세포에 특이적으로 반응하는 키메릭 항원 수용체(chimeric antigen receptor, CAR)-T 세포 등을 배양하여 체내에 주입하는 키메릭 항원수용체-T 세포 치료(chimeric antigen receptor T cell therapy, CAR-T therapy) 등의 방법이다. CAR-T의 경우 현재로서는 고형암보다 혈액암에 더 효과를 보이는 것으로 알려져 있다. 항종양 항체 치료는 종양항원에 결합하는 항체를 이용하여 종양을 특이적으로 제거하는 요법으로 항종양 항체에 항암제, 방사선동위원소, 독소 등을 결합하여 만든 항체독소(immunotoxins), B림프구 종양의 표면에 많이 발현되는 idiotypes에 결합하는 anti-idiotypic antibodies, 종양항원에 특이적인 항체와 세포독성 T림프구나 자연살해세포에 특이적인 항체를 결합함으로써 종양세포와 면역세포를 결합하게 만드는 heteroconjugate antibodies, 종양세포의 증식에 필요한 성장 인자의 수용체에 결합하는 항체 등의 방법이 있다.

백신 치료나 면역조절제(immune system modulator) 등은 능동면역 치료로 볼 수 있다. 수지상세포 백신(dendritic cell vaccine)은 전립선암에 임상적으로 승인된 항암 백신의 하나로 체내의 백혈구를 체외에서 암 항원을 제시하는 수지상 세포로 분화 성숙하여 다시 체내에 주입함으로써 암 항원에 반응하는 림프구의 활성화를 촉진하고자 하였다. CAR-T 치료나 수지상세포 백신의 경우 고가의 비용이 단점으로 지적되고 있다. 이 외에도 면역체계의 활성화를 유도하는 백신 치료가 존재한다. 예를 들어 인유두종바이러스 백신(HPV vaccine) 등의 존재로 자궁경부암이나 두경부암의 예방에 사용하는 등이다.[47] 또는 비근육 침습성 초기 방광암(non-muscle invasive bladder cancer)에 bacille de Calmette-Guerin vaccine (BCG) 백신을 사용하는 등의 예를 들 수 있다.[48] 종양항원과 펩타이드를 이용한 예방접종(vaccination) 세포독성 T림프구가 인지할 수 있는 펩타이드나 종양항원을 직접 주사하거나 이들을 발현시키는 유전자를 삽입시킴으로써(DNA vaccines) 세포독성 T림프구를 활성화시켜 면역성을 부여한 방법 등도 연구되고 있다.

사이토카인(cytokines) 중에서 인터페론-알파와 인터루킨-2가 항암 치료의 임상에 사용된다. 인터페론은 유전자의 발현을 유도하고 단백질 합성을 억제하고 세포 진행에 다양한 영향을 준다. 인터페론은 여포림프종, 모발상 백혈병, 만성 골수성 백혈병, 흑색종, 다발성골수종, 카포시 육종에서 부분

반응을 유도할 수 있다. 인터루킨-2는 면역기능 향상을 통해 간접적으로 항암 효과를 나타낸다. 고용량의 인터루킨-2는 전이성 흑색종과 신장암환자의 20% 정도에서 암의 퇴화를 초래한다. 혈관내 용적감소, 모세혈관 누출 증후군, 성인 호흡부전 증후군, 저혈압, 발열, 한기, 피부 발적, 신기능 및 간기능의 감소 등 다양한 부작용이 나타날 수 있다.

현재까지의 관점으로는 종양을 외과적 수술, 방사선요법 또는 화학요법에 의해 축소하는 것과 동시에 면역요법을 적용하려 한다. 커다란 종양의 종괴 처리를 면역계에 의존한다는 것은 불합리할 뿐만 아니라, 또 탈락에 의해서 유리된 상당량의 항원은 때때로 억제 T세포(suppressor T cell)를 자극함으로써 중요한 면역 반응 생산을 방해할 것이기 때문이다. 따라서 일반적으로 종양에 대한 면역요법은 외과적 수술, 화학요법 혹은 방사선요법 등으로 종양세포 수를 최대한도로 감소시킨 후에 시도해 보는 것이 원칙이다.

이 외에 종양 용해 바이러스, 장내미생물(microbiome)을 활용한 면역 치료 등도 연구되고 있다. 면역요법은 종양 미세환경에 대한 이해에 따라 면역요법에 대한 환자들의 치료 반응이 매우 다양한 것으로 보인다. 그와 관련된 연구의 한 갈래로 장내미생물(microbiome) 연구가 있다. Bifidobacterium이나 bacteroides 등을 투여하였을 때 종양 반응을 개선하거나 ipilimumab의 항종양 효능을 소실하거나 또는 회복하는 등 면역요법과 장내미생물(microbiome)의 관계에 대한 연구가 진행되고 있다.[49-50]

【참고문헌】

1. Longo D, Fauci A, Kasper D, Hauser S, Jameson J, Loscalzo J. Harrison's principles of internal medicine, 18th edition. 18th ed. McGraw-Hill Education/Medical; 2011.
2. Abeloff MD, Niederhuber JE, Armitage JO. Abeloff's clinical oncology. London, England: Churchill Livingstone; 2008.
3. 박재갑, 박찬일, 김노경. 종양학. 서울: 일조각; 2003.
4. 대한종양외과학회. 임상종양학. 제2판. 서울: 바이오메디북; 2020.
5. National Comprehensive Cancer Network [Internet]. Palliative care guideline (ver.2.2023) [cited 2023 Jul 20]. Available from: http://nccn.org.
6. Roth AR, Canedo AR. Introduction to Hospice and Palliative Care. Prim Care. 2019;46(3):287-302.
7. Baxevanis CN, Perez SA, Papamichail M. Cancer immunotherapy. Crit Rev Clin Lab Sci. 2009;46(4):167-89.
8. Yang L, Wang L, Zhang Y. Immunotherapy for lung cancer: advances and prospects. Am J Clin Exp Immunol. 2016;5(1):1-20.
9. Carlino MS, Larkin J, Long GV. Immune checkpoint inhibitors in melanoma. Lancet. 2021;398(10304):1002-14.
10. Meric-Bernstam F, Larkin J, Tabernero J, Bonini C. Enhancing anti-tumor efficacy with immunotherapy combinations. Lancet. 2021;397(10278):1010-22.
11. June CH, O'Connor RS, Kawalekar OU, Ghassemi S, Milone MC. CAR T cell immunotherapy for human cancer. Science. 2018;359(6382):1361-5.
12. Sepich-Poore GD, Zitvogel L, Straussman R, Hasty J, Wargo JA, Knight R. The microbiome and human cancer. Science. 2021;371(6536):eabc4552.
13. Kuznetsov M, Kolobov A. Optimization of antitumor radiotherapy fractionation via mathematical modeling with account of 4 R's of radiobiology. J Theor Biol. 2023;558:111371.
14. Cox JD, Stetz J, Pajak TF. Toxicity criteria of the Radiation Therapy Oncology Group (RTOG) and the European Organization for Research and Treatment of Cancer (EORTC). Int J Radiat Oncol Biol Phys. 1995;31(5):1341-6.
15. Paganetti H. Assessment of the risk for developing a second malignancy from scattered and secondary radiation in radiation therapy. Health Phys. 2012;103(5):652-61.
16. Doi K, Mieno MN, Shimada Y, Yoshinaga S. Risk of second malignant neoplasms among childhood cancer survivors treated with radiotherapy: meta-analysis of nine epidemiological studies. Paediatr Perinat Epidemiol. 2009;23(4):370-9.
17. Seymour L, Bogaerts J, Perrone A, Ford R, Schwartz LH, Mandrekar S, et al. iRECIST: guidelines for response criteria for use in trials testing immunotherapeutics. Lancet Oncol. 2017;18(3):e143-e152.
18. Park HJ, Kim GH, Kim KW, Lee CW, Yoon S, Chae YK, et al. Comparison of RECIST 1.1 and iRECIST in Patients Treated with Immune Checkpoint Inhibitors: A Systematic Review and Meta-Analysis. Cancers (Basel). 2021;13(1):120.
19. Persigehl T, Lennartz S, Schwartz LH. iRECIST: how to do it. Cancer imaging. 2020;20(1):2.
20. Kantarjian HM, Cortes J, O'Brien S, Giles FJ, Albitar M, Rios MB, et al. Imatinib mesylate (STI571) therapy for Philadelphia chromosome-positive chronic myelogenous leukemia in blast phase. Blood. 2002;99(10):3547-53.
21. Sim EH, Yang IA, Wood-Baker R, Bowman RV, Fong KM. Gefitinib for advanced non-small cell lung cancer. Cochrane Database Syst Rev. 2018;1(1):CD006847.
22. Yang Z, Hackshaw A, Feng Q, Fu X, Zhang Y, Mao C, et al. Comparison of gefitinib, erlotinib and afatinib in non-small cell lung cancer: A meta-analysis. Int J Cancer. 2017;140(12):2805-19.
23. Geyer CE, Forster J, Lindquist D, Chan S, Romieu CG, Pienkowski T, et al. Lapatinib plus capecitabine for HER2-positive advanced breast cancer. N Engl J Med. 2006;355(26):2733-43.
24. Méjean A, Ravaud A, Thezenas S, Colas S, Beauval JB, Bensalah K, et al. Sunitinib Alone or after Nephrectomy in Metastatic Renal-Cell Carcinoma. N Engl J Med. 2018;379(5):417-27.
25. Choueiri TK, Powles T, Burotto M, Escudier B, Bourlon MT, Zurawski B, et al. Nivolumab plus Cabozantinib versus Sunitinib for Advanced Renal-Cell Carcinoma. N Engl J Med. 2021;384(9):829-41.
26. Llovet JM, Ricci S, Mazzaferro V, Hilgard P, Gane E, Blanc JF, et al. Sorafenib in advanced hepatocellular carcinoma. N Engl J Med. 2008;359(4):378-90.
27. Van Cutsem E, Köhne CH, Hitre E, Zaluski J, Chang Chien CR, Makhson A, et al. Cetuximab and chemotherapy as initial treatment for metastatic colorectal cancer. N Engl J Med. 2009;360(14):1408-17.
28. Cortés J, Kim SB, Chung WP, Im SA, Park YH, Hegg R, et al. Trastuzumab Deruxtecan versus Trastuzumab Emtansine for Breast Cancer. N Engl J Med. 2022;386(12):1143-54.
29. von Minckwitz G, Procter M, de Azambuja E, Zardavas D,

Benyunes M, Viale G, et al. Adjuvant Pertuzumab and Trastuzumab in Early HER2-Positive Breast Cancer. N Engl J Med. 2017;377(2):122-31.

30. Hurwitz H, Fehrenbacher L, Novotny W, Cartwright T, Hainsworth J, Heim W, et al. Bevacizumab plus irinotecan, fluorouracil, and leucovorin for metastatic colorectal cancer. N Engl J Med. 2004;350(23):2335-42.

31. Coiffier B, Lepage E, Briere J, Herbrecht R, Tilly H, Bouabdallah R, et al. CHOP chemotherapy plus rituximab compared with CHOP alone in elderly patients with diffuse large-B-cell lymphoma. N Engl J Med. 2002;346(4):235-42.

32. Hurvitz SA, Hegg R, Chung WP, Im SA, Jacot W, Ganju V, et al. Trastuzumab deruxtecan versus trastuzumab emtansine in patients with HER2-positive metastatic breast cancer: updated results from DESTINY-Breast03, a randomised, open-label, phase 3 trial. Lancet. 2023;401(10371):105-17.

33. Motzer R, Alekseev B, Rha SY, Porta C, Eto M, Powles T, et al. Lenvatinib plus Pembrolizumab or Everolimus for Advanced Renal Cell Carcinoma. N Engl J Med. 2021;384(14):1289-300.

34. Shaw AT, Bauer TM, de Marinis F, Felip E, Goto Y, Liu G, et al. First-Line Lorlatinib or Crizotinib in Advanced ALK-Positive Lung Cancer. N Engl J Med. 2020;383(21):2018-29.

35. Larkin J, Chiarion-Sileni V, Gonzalez R, Grob JJ, Rutkowski P, Lao CD, et al. Five-Year Survival with Combined Nivolumab and Ipilimumab in Advanced Melanoma. N Engl J Med. 2019;381(16):1535-46.

36. Wolchok JD, Chiarion-Sileni V, Gonzalez R, Grob JJ, Rutkowski P, Lao CD, et al. Long-Term Outcomes With Nivolumab Plus Ipilimumab or Nivolumab Alone Versus Ipilimumab in Patients With Advanced Melanoma. J Clin Oncol. 2022;40(2):127-37.

37. Robert C, Schachter J, Long GV, Arance A, Grob JJ, Mortier L, et al. Pembrolizumab versus Ipilimumab in Advanced Melanoma. N Engl J Med. 2015;372(26):2521-32.

38. Socinski MA, Jotte RM, Cappuzzo F, Orlandi F, Stroyakovskiy D, Nogami N, et al. Atezolizumab for First-Line Treatment of Metastatic Nonsquamous NSCLC. N Engl J Med. 2018;378(24):2288-301.

39. Spigel DR, Faivre-Finn C, Gray JE, Vicente D, Planchard D, Paz-Ares L, et al. Five-Year Survival Outcomes From the PACIFIC Trial: Durvalumab After Chemoradiotherapy in Stage III Non-Small-Cell Lung Cancer. J Clin Oncol. 2022;40(12):1301-11.

40. National Comprehensive Cancer Network [Internet]. Adolescent and young adult (AYA) oncology (ver.2.2024) [cited 2024 Oct 2]. Available from: http://nccn.org.

41. National Comprehensive Cancer Network [Internet]. Older adult oncology (ver.1.2023) [cited 2023 Oct 2]. Available from: http://nccn.org.

42. National Comprehensive Cancer Network [Internet]. Cancer in people with HIV (ver.1.2023) [cited 2023 Oct 2]. Available from: http://nccn.org.

43. National Comprehensive Cancer Network [Internet]. Hematopoietic growth factors (ver.2.2023). [cited 2023 Oct 2]. Available from: http://nccn.org.

44. National Comprehensive Cancer Network [Internet]. Antiemesis guideline (ver.2.2023) [cited 2023 Jul 20]. Available from: http://nccn.org.

45. Rahangdale L, Mungo C, O'Connor S, Chibwesha CJ, Brewer NT. Human papillomavirus vaccination and cervical cancer risk. BMJ. 2022;379:e070115.

46. Kamolratanakul S, Pitisuttithum P. Human Papillomavirus Vaccine Efficacy and Effectiveness against Cancer. Vaccines (Basel). 2021;9(12):1413.

47. Tumban E. A Current Update on Human Papillomavirus-Associated Head and Neck Cancers. Viruses. 2019; 11(10):922.

48. Semeniuk-Wojta A, Podd bniak-Strama K, Modzelewska M, Bary a M, Dzi g-Dudek E, Syry o T, et al. Tumour microenvironment as a predictive factor for immunotherapy in non-muscle-invasive bladder cancer. Cancer Immunol Immunother. 2023;72(7):1971-89.

49. Dizman N, Meza L, Bergerot P, Alcantara M, Dorff T, Lyou Y, et al. Nivolumab plus ipilimumab with or without live bacterial supplementation in metastatic renal cell carcinoma: a randomized phase 1 trial. Nat Med. 2022;28(4): 704-12.

50. Ueki H, Kitagawa K, Kato M, Yanase S, Okamura Y, Bando Y, et al. An oral cancer vaccine using Bifidobacterium vector augments combination of anti-PD-1 and anti-CTLA-4 antibodies in mouse renal cell carcinoma model. Sci Rep. 2023;13(1):9994.

총론 제5장

근거 중심의 통합종양학

정미경 한국한의학연구원 책임연구원

C

총론 제5장

근거 중심의 통합종양학

정미경 한국한의학연구원 책임연구원

통합종양학의 목적 및 필요성

많은 수의 암환자들이 증상 관리와 기존 항암 치료로 인해 발생하는 부작용을 경감하기 위해 보완대체의학(complementary and alternative medicine, CAM)을 이용한다. 미국의 한 역학조사에 따르면, 암 생존자 2,977명 중 약 79%의 환자들이 보완대체의학을 사용했으며[1], 1,471명의 암 생존자를 대상으로 한 다른 역학조사에서는 43%의 암환자들이 1년 이상 보완대체의학을 이용했다고 보고하였다.[2] 2018년 미국 임상종양학회(American Society of Clinical Oncology, ASCO)에서 시행한 조사에서 응답자의 39%가 암이 음식, 비타민, 보충제와 같은 대체 요법으로 치유될 수 있다고 응답하였다.[3] 그러나 같은 조사에서 표준 항암치료 대신에 대체 의학(alternative medicine)만 사용한 환자들은 사용하지 않은 환자들에 비해 사망률이 2.5배 높게 나타났다.[4] 이러한 결과는 환자와 가족 간병인, 의료 공급자에게 보완대체의학에 대한 추가 교육 및 지원이 시급히 필요함을 보여준다. 특히 의료진(clinicians)에게 있어서 보완대체의학에 대한 지식은 환자를 잘 안내하고 적절한 정보를 제공하기 위해 중요하다. 대다수 암환자들이 보완대체의학의 사용에 대해 의료진과 소통하고 과학적인 근거에 입각한 조언을 구하기를 원한다.

통합종양학(integrative oncology)은 암치료와 관련한 보완대체의학에 초점을 맞추어 이로부터 과학적인 근거를 창출해 내고 또 이를 암환자 치료에 적용시키는 통합의학(integrative medicine)의 분야이다. 지난 20여 년간 통합의학은 보완대체의학 분야에서 근거에 기반한 치료 방식을 표준 치료에 통합하면서, 지지적인 치료를 강화하고 삶의 질을 개선하는 방향으로 성장해 왔다.[5-6] 통합의학은 환자와 치료자의 관계를 중요시하고 전인의학(holistic medicine)에 초점을 맞추며, 이상적인 건강에 도달하기 위해 전통적인 치료법과 생활 방식 교정 등 다양한 접근 방식을 활용한다. 통합종양학은 기존의 암치료와 함께 전통적인 심신 치료, 천연물 및 생활 방식 교정을 활용하는 환자 중심, 근거 기반의 포괄적인 암치료 분야로 정의된다.[7]

통합종양학의 출발은 한의학을 포함한 동아시아권의 전통의학, 인도의 아유르베다 의학, 동종요법, 약초의학 등 전통의료시스템과 명상, 운동, 식사 등 생활관리법, 음악, 미술 등 예술치료 등을 연구하는 데서 시작되었고 그 발전은 주로 미국의 대형 암센터를 중심으로 이루어졌다. 대표적으로는 엠디앤더슨 암센터의 통합의학프로그램 부서, 메모리얼 슬로안캐터링 암센터의 통합의학팀, 하버드 다나파버 암센터 내의 자킴센터 등이 미국 국립보건원(National Institute of Health, NIH)이나, 국립암연구소(National Cancer Institute, NCI)의 연구기금을 통해 연구를 수행하고 다학제적인 학문적 접근을 이룩하고 있다.[8]

통합종양학의 주된 목적은 환자의 이익에 초점을 맞추고 있다. 통상적 암치료의 한계점과 치료 중 발생하는 심각한 부작용으로 많은 암환자들이 의료진과 상의 없이 보완대체요법을 사용한다. 반면 의료진은 보완대체의학 분야에 대한 선입견과 정보 부족의 문제로 환자들에게 적극적인 상담과 올바른 진료지침을 제시하지 못하고 있다. 통합종양학은 이러한 현실적 문제점들을 극복하고 환자에게 이익이 될 수 있는 통합적 접근의 치료법을 발굴하여 최종적으로 생존율 연장 및 삶의 질 개선 등 환자에게 이익을 주는 것을 목적으로 한다.

2003년 통합종양학 학회(Society for Integrative Oncology, SIO) 설립을 시작으로 통합종양학 분야에서는 보완요법(complementary therapies)과 보충제(botanicals), 폐암에서의 통합적 치료, 유방암에서의 통합적 치료에 대한 다수의 임상 가이드라인(clinical practice guideline)이 발표되었다.[9-11] 2018년 ASCO는 유방암 여성을 대상으로 한 SIO의 임상 가이드라인을 승인했으며[12], 이후 SIO와 협력하여 통합적 암치료를 위한 일련의 임상 가이드라인을 개발하고 있다.[13-16] 표 5-1에서는 임상 가이드라인을 비롯하여 현재까지 발표된 통합종양학 분야의 연구 및 근거에 대한 신뢰성 있는 정보를 확인할 수 있다.

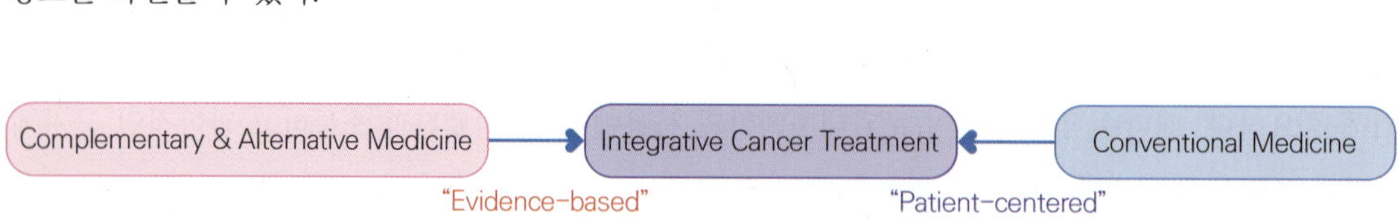

【그림 5-1.】 통합종양학의 정의

통합의학적 치료법은 임상 현장을 중심으로 보급 확산되고 있다. 미국의 국립암연구소에서 지정하는 45개의 종합 암센터(NCI-designated comprehensive cancer centers)에서는 공식 웹사이트를 통해 통합의학적 중재에 대한 정보를 제공하며, 33개의 병원에서 암환자들에게 침치료를 시행하고 있다.[17] 중국에서는 중의과학원 소속 광안문병원 종양과가 1974년 설립되어, 의·한의 결합치료의 우수한 효과를 실험 연구와 임상치료 과정을 통해 검증하고 있다. 국내에서는 2008년 보건복지부에서 암정복 R&D 프로젝트의 일환으로 보완대체의학 요법을 국가 계획에 포함시키기 위한 기반을 마련하였으며, 2015년 대한통합암학회(Korean Society of Integrative Oncology, KSIO)의 설립을 시작으로 통합의학적 치료에 대한 연구와 교육, 제도적 반영을 위한 실질적인 노력이 진행되고 있다.[18]

[표 5-1.] 통합종양학 분야의 신뢰할 수 있는 정보 제공원

통합종양합 분야의 전문 자료	
American Institute for Cancer Research	aicr.org
American Society of Clinical Oncology (ASCO) endorsement of SIO Guidelines	ascopubs.org/doi/10.1200/jco.2018.79.2721
Memorial Sloan Kettering (MSK) Cancer Center Integrative Medicine Service	mskcc.org/integrativemedicine
Society for Integrative Oncology (SIO) Clinical Practice Guidelines	integrativeonc.org/practice-guidelines/guidelines
대한암한의학회	https://www.koreanoncology.or.kr
대한통합암학회	https://www.ksio.kr
통합종양학 분야의 교육 자료	
MSK Integrative Medicine Education & Training Programs for Physicians, Healthcare Professionals, & Therapist	https://www.mskcc.org/departments/survivorship-supportive-care/integrative-medicine/programs
Society for Integrative Oncology (SIO) Annual Conference	https://integrativeonc.org/
University of Michigan Integrative Medicine Fellowship training	https://medicine.umich.edu/dept/family-medicine/clinical-services/clinical-focus-areas/integrative-family-medicine-program/education/ifm-fellowship
University of Arizona Center for Integrative Medicine	https://integrativemedicine.arizona.edu/education/index.html
University of Texas MD Anderson Integrative Medicine Conferences	https://www.mdanderson.org/research/departments-labs-institutes/programs-centers/integrative-medicine-program/conferences-events.html
대한통합암학회: 통합암치료 인정의/전문의 교육	https://www.ksio.kr

본 챕터에서는 통합의학적 중재의 효과적인 적용을 위한 실용적인 가이드를 제공한다. 암환자의 증상 및 치료 부작용을 관리하는 데 도움을 줄 수 있는 세 가지 주요 유형의 통합종양학 치료법, 즉, 심신 치료, 생활 방식 교정, 약초 및 식이 보조제를 중심으로 주요 연구 결과를 정리하고 근거에 기반한 통합종양학 접근법을 논의한다. 또한, 한의학을 포함한 동아시아 전통의학에서의 통합종양학의 흐름과 연구 동향을 살펴보고, 한의학 기반의 통합종양학 발전 방향을 모색하고자 한다.

통합종양학 치료법

통합종양학 치료법에 대한 임상 가이드라인은 무작위 배정 임상시험(randomized controlled trials, RCT) 및 RCT에 대한 체계적 문헌 고찰, 메타분석 문헌을 중심으로 근거의 설득력 및 위험/이득과 부담의 상관관계에 따라 권고 등급과 근거 수준을 평가한다. 보완 치료와 식이요법(complementary therapies and botanicals), 폐암의 통합종양학 가이드라인에서는 미국 흉부학회(American college of Chest Physicians)의 근거 평가 기준을 채택하였다.[9-10]

유방암의 통합종양학 가이드라인[6, 11, 12]에서는 US preventive service task forces에서 확립한 기준을 채택하여 등급별 권장 사항을 개발하였다. 최근 SIO와 ASCO가 공동으로 개발 한 통합종양학 가이드라인(joint SIO-ASCO clinical practice guidelines)[14-16]에서는 GLIDES rating definition에 의한 권고 등급과 근거 수준을 결정하였다. 통합종양학 치료법에는 침술을 포함한 심신 치료뿐 아니라, 생활 방식의 교정, 식이 보조제의 활용 등 암의 예방과 관리에 있어 영양을 미치는 요소들이 폭넓게 포함되어 있다. 지금부터 통합종양학 치료법에 대한 연구 동향과 통합종양학 가이드라인의 주요 권고 사항을 살펴보겠다.

보완치료와 식이요법 통합종양학 가이드라인 권고 사항[9]

- 모든 암환자 초진 시에 항상 사용하고 있는 보완요법과 대체요법 사용에 대해 물어봐야 한다. [1C: Strong recommendation, low quality evidence]
- 자격을 갖춘 전문가들은 모든 암환자에게 솔직하고 근거를 기초로 한 환자 중심적 방법으로, 보완요법의 이점과 한계에 관한 지침을 제공해야 한다. [1C: Strong recommendation, low quality evidence]

폐암의 통합종양학 가이드라인 권고 사항[10]

- 모든 폐암환자는 보완치료의 궁금증이나 사용에 대해 주치의에게 상담할 것을 권고한다. 상담을 통해 보완 치료에 대한 이득과 위험에 대한 정보가 제공되어야 한다. [2C: Weak recommendation, low-quality evidence]

생활 방식 교정

건강한 식습관, 충분한 운동, 질 좋은 수면과 스트레스 감소, 금연 등의 생활 방식 요소들은 암 발생률 또는 사망률 감소와 관련 있다. 또한 생활 방식의 변화는 질병, 후유증과 관련된 이환율을 줄이는 데 중요한 것으로 나타났다.[19]

식이요법

암 생존자들이 의료진에게 묻는 가장 흔한 질문이 식이요법이다. 일반적으로 항암 화학 요법 치료 중에 의료진들은 환자와 간병인과 협력하여 충분한 영양을 섭취하고 체중 감소를 방지하도록 노력한다. 그 후, 환자들은 암 재발 위험을 줄이는 데 도움이 될 수 있는 식단을 필요로 한다. 역학 연구에 의하면 특정 식단이 암 위험을 감소시키는 것과 관련이 있다. 40세 이상의 41,543명 참가자를 대상으로 세계 암 연구 기금/미국 암 연구 연구소(World Cancer Research Fund and American Institute for Cancer Research, WCRF/AICR) 권장 사항과 암 위험의 관련성을 전향적으로 조사한 연구에서, WCRF/AICR 점수가 1포인트 증가하면 전체 암 위험이 12% 감소하였다[20]. WCRF/AICR 권장 식단에는 과일, 채소, 통곡물 및 콩류가 더 많이 포함되고 적색 육류, 알코올, 가공 식품 및 설탕 섭취가 적었다.[21] 다른 연구에서도 채소와 과일 섭취량이 많은 식단과 신체 활동 증가가 암 위험 감소와 관련이 있음을 확인하였다.[22]

역학 연구 외에도 PREDIMED 시험으로 알려진 RCT에서 지중해 식단이 유방암 발생 위험을 감소시킬 수 있음을 보여주었다.[23] 이 연구에서는 고위험 심혈관 질환 환자로 분류된 60-80세의 총 4,282명 여성을 대상으로 엑스트라 버진 올리브 오일(extra virgin olive oil, EVOO)을 포함한 지중해 식단군, 혼합 견과류를 포함한 지중해 식단군 또는 저지방 식단 대조군으로 무작위 배정했다. 중앙값 4.8년의 추적 후, EVOO를 포함한 지중해 식단군(1년에 1,000명당 1.1명)은 견과류가 포함된 지중해 식단 또는 저지방 식단 대조군에 비해 가장 낮은 유방암 발생률을 보였다(각각 1년에 1,000명당 1.8명 또는 2.9명). 지중해 식단은 여러 종류의 과일, 채소, 콩, 가금류, 견과류, 생선, 씨앗, 올리브 오일을 다양하게 포함하고, 고기와 유제품을 적게 섭취하는 것을 의미한다.

【표 5-2.】 암 생존자를 위한 식이지침

권고 식품	제한 식품

• 총 식이: 식단의 절반 이상은 식물성 식품으로 구성
• 채소: 하루 3-5회 섭취*
• 달지 않는 과일: 하루 2-4회 섭취*
• 다양한 단백질 공급원
  - 식물성: 콩, 완두콩, 렌즈콩, 견과류 등을 절반 이상으로 구성
  - 동물성: 저지방 닭고기, 연어와 정어리 등 저지방 생선, 저지방 유제품 등을 절반 이하로 구성
• 통곡물 권장: 귀리, 통밀, 고섬유질 빵과 시리얼
• 유기농을 포함한 모든 농산물은 깨끗한 물로 세척
	• 적색 육류: 한 주에 18 oz(약 510 g) 섭취량을 넘지 말 것
	• 알코올: 하루 한 잔 이하
	• 가공식품
	금지 식품(가급적 피할 것)
	• 가공 육류
	• 정제 설탕: 백설탕, 액상 과당
	• 인공 감미료

* 1회분: 녹색잎 채소 또는 베리 종류 한 컵, 중간 크기 과일 1개, 또는 다채로운 과일과 채소 반 컵

암 생존자의 경우 영양학적 균형을 개선하거나 유지하고, 질병 재발 위험을 감소시키기 위해 적절한 식단을 사용한다. 표 5-2에서는 암환자를 위한 주요 권장사항을 보여준다.

항암 치료 중이거나 악액질이 있는 암환자의 경우 치료 기간 동안 체중을 유지하고 급격한 체중 감소를 피하는 것이 중요하다. 암환자는 영양학적 요구 사항을 맞추고, 열량과 단백질 섭취 목표를 충

족시킬 수 있도록 영양사와 밀접하게 협력해야 한다.[24]

보완치료와 식이요법 통합종양학 가이드라인 권고 사항[9]

- 식이요법과 암 예방에 관한 연구는 대부분 음식을 전체 식품 형태로 섭취하며, 안전한 식량 공급과 다양한 음식에 대한 접근이 가능한 사람들을 대상으로 한다. 따라서, 영양학적 적절성은 다양한 음식을 선택함으로써 충족되어야 하며 식이 보충제는 일반적으로 필요하지 않다. [1B: Strong recommendation, moderate quality evidence]
- 환자에게 기초 건강 증진을 위해 적절한 영양 섭취에 관해 조언하는 것이 권고된다. [1B: Strong recommendation, moderate quality evidence]

운동과 신체 활동

암 예방을 위한 영양 및 신체 활동에 관한 미국 암 협회 지침(American Cancer Society Guidelines on nutrition and physical Activity for Cancer prevention)[19]에서는 매주 최소 150분의 중간 강도 또는 75분의 격렬한 활동을 권장한다. 그러나 암환자들에게는 운동으로 인한 면역력 저하, 추락, 골절, 심장독성 치료의 합병증, 통증의 악화 등 치료의 효능을 방해하는 요소 등의 가능성이 있으므로 운동 지침을 안전하게 실천하는 것이 중요하다. 암환자의 운동에 대한 금기사항과 주의사항 목록은 표 5-3과 같이 요약될 수 있다.[25]

【표 5-3.】 암환자의 운동에 대한 금기사항과 주의사항

	운동에 대한 금기사항	치료자의 승인을 필요로 하는 주의사항
암치료와 관련된 요소	• 정맥 내로 약물치료를 실시한 날이라 치료 24시간 이내에는 운동을 금할 것 • 혈액 채취 전에 운동을 금할 것 • 방사선 치료 후 심각한 조직 반응	• 폐나 심장에 영향을 끼치는 치료 시에는 의학적으로 조사된 운동과 훈련을 추천 • 목에 궤양이 있을 경우 얼굴 마스크를 사용함
혈액	• 혈소판<50,000/mm³ • 백혈구<3,000/mm³ • 헤모글로빈<10 g/dL	• 혈소판 50,000-150,000/mm³ • 백혈구: 3,000-4,000/mm³ • 헤모글로빈: 10 g/dL-11.5/13.5 g/dL
근골격	• 최근에 생긴 뼈, 등, 목 부위 통증 • 비정상적인 근육 약화 • 심각한 악액질 • 비정상적/극심한 피로 • 기능 저하 상태: Karnofsky 수행 지수 60% 이하	• 통증이나 경련 • 뼈감소증: 골절 위험이 있을 경우 강도 높은 운동 주의 • 스테로이드성 근질환 • 악액질: 여러 전문 분야에 걸친 운동 접근 • 약한 정도에서 보통의 피로감: 운동에 대한 반응을 세심히 관찰
전신	• 급성 감염 • 발열: 38℃ 이상 • 정신적 불안감	• 최근의 전신 질환이나 감염: 증상이 없어질 때까지 48시간 이상 주의
위장관	• 심한 구역감 • 24-36시간 이내 구토, 설사, 탈수 • 영양결핍: 부적절한 액체 섭취	• 보충적 액체 또는 음식 섭취: 영양학자가 제안하는 접근이나 상담 권장

	운동에 대한 금기사항	치료자의 승인을 필요로 하는 주의사항
심혈관계	• 가슴 통증 • 휴식상태 맥박수가 분당 100회 이상 또는 50회 이하 • 휴식상태 수축기 혈압 145 mmHg 이상, 확장기 혈압 95 mmHg 이상 • 휴식상태 혈압 85 mmHg 이하 불규칙한 박동 • 손목의 종대	• 심장병의 위험이 있다면 주의할 것: 의사의 감독하에 운동 권장 • 심박동을 조절하는 혈압약을 복용 중이거나 목표 심박동에 도달하지 않을 경우 • 림프부종: 운동 시 사지압박 필요
호흡계	• 심각한 호흡곤란 • 기침, 쌔근거림 • 깊은 숨을 쉴 때 가슴통증의 증가	• 약한 정도에서 보통 정도의 호흡곤란
신경계	• 뚜렷한 지각력 감소 • 현기증/어질어질한 느낌 • 지남력 상실 • 시야가 흐려짐 • 운동실조	• 약간의 인식력 변화: 환자가 지시를 이해하고 따를 수 있는지 확인 필요 • 균형감 부족/말초 감각 신경장애: 운동할 때 잘 지지할 수 있는 자세를 취해야 함

이러한 지침이 잘 지켜진다면 암환자를 대상으로 운동에 의한 부정적인 예는 거의 없으며, 오히려 암 예방 및 관리에 필수적인 요소가 된다.[26] 연구에 따르면 암치료 중 정기적인 신체 활동은 피로를 줄이고 심혈관 및 신체 기능을 개선하는 데 효과적이다. 또한 운동은 삶의 질과 자존감과 같은 환자의 주관적 증상을 개선하는 것으로 입증되었다.[27-29] 주로 좌식생활을 하는 환자의 경우 태극권과 요가와 같은 심신운동이 본격적인 운동에 앞선 출발점이 될 수 있다.[29] 신체적 제한이 있는 암환자의 경우, 초기에 전문가의 감독하에 운동을 하는 것이 부상을 예방하고 향후 활동을 늘릴 수 있는 자신감을 구축하는 데 도움이 된다. 운동 및 재활 치료사는 암환자에게 중요한 팀 접근 방식을 제공하여 자신감을 쌓고, 진행 상황을 확인하고, 안전하고 지속 가능한 운동 루틴을 개발하여 궁극적으로 삶의 질과 웰빙을 개선하는 데 도움을 줄 수 있다.

하루에 많은 시간 동안 앉아 있는 좌식 생활 방식은 결장암, 자궁내막암 및 폐암의 위험을 증가시킬 수 있는 것으로 보고되었다. 더욱이 좌식 생활 방식은 비만을 야기할 수 있으며, 이는 또한 많은 유형의 암 위험을 증가시킨다.[30-31] 예를 들어, 체중 증가와 비만은 폐경 후 유방암의 위험을 증가시키는 것으로 나타났다.[32-33] 한편, 신체 활동 증가는 암 생존율 향상과 관련 있다.[34-36] 또한 운동과 신체 활동은 암성 통증[37-38], 아로마타제 억제제(aromatase-inhibitor)로 인한 관절통[39], 메스꺼움/구토[40], 피로[40-42] 및 신체적 쇠약을 포함한 암 증상 또는 치료 관련 부작용을 완화시키는 데 도움이 된다.[43-47] 유방암 환자의 경우, 운동은 안면 홍조[48], 뼈 손실[49, 50] 및 체중 증가와 같은 치료로 인한 부작용을 줄일 수 있다.[49, 51]

결론적으로 통합종양학 커뮤니티에서는 운동을 암환자의 자기 관리에 필수적인 부분으로 권장한다.

보완치료와 식이요법 통합종양학 가이드라인 권고 사항[9]

- 규칙적인 신체 활동은 암 관리에 있어서 많은 긍정적 역할을 한다. 환자들은 기초체력을 향상시키기 위해 전문 운동치료사를 찾아가서 신체 활동에 대한 가이드라인을 제시받아야 한다. [1B: Strong recommendation, moderate quality evidence]
- 유방암 치료 후 생존 환자의 삶의 질 향상 목적으로는 1A로 권고된다. [1A: Strong recommendation, high-quality evidence]

폐암의 통합종양학 가이드라인 권고 사항[10]

- 폐기능이 떨어진 수술 후 폐암환자에게 운동을 기반으로 한 호흡재활치료는 심폐기능 향상과 단련을 위하여 추천된다. [2C: Weak recommendation, low-quality evidence]

수면

불면증은 암환자에서 항암 치료 중과 치료 후에 매우 흔하다. 이는 일반적으로 불안, 스트레스, 스테로이드와 같은 약물의 부작용, 생체주기 리듬(circadian rhythm) 장애, 기타 심리사회적 요인을 포함한 여러 요인에 의해 복합적으로 발생한다.[52-54]

많은 비약물적 치료가 수면의 질을 향상시키는 것으로 나타났다. 이 중 불면증에 대한 인지행동요법(cognitive behavioral therapy)은 가장 효과적이고 신뢰할 수 있으며(gold standard), 가능한 경우 1차 치료로 제공되어야 한다.[55-56] 다수의 질 높은 RCT 연구에서 불면증이 있는 암환자에서 인지행동요법과 침술, 태극권 또는 마음챙김 기반 스트레스 완화(mindfulness-based stress reduction)의 효과를 비교하였는데, 다른 요법들에 비해 인지행동 요법의 지속적이고 유의미한 불면 증상 개선이 입증되었다.[57-59]

이 중 불면증이 있는 암 생존자 160명을 대상으로 침술과 인지행동 요법을 비교한 CHOICE (Choosing Options for Insomnia in Cancer Effectively) 연구는 두 치료법 모두 임상적으로 유의미한 개선을 가져왔으며, 이는 불면증 심각도 지수(insomnia severity index)가 최소 8점 감소한 것으로 정의된다.[60] 인지행동 요법은 특히 경미한 불면증 환자를 치료할 때 침술보다 조금 더 효과적이었으며, 가장 신뢰할 수 있는 행동 치료다. 그러나 침술은 특히 수면을 방해할 수 있는 통증 및 안면홍조와 같은 추가 증상이 있는 불면증 환자에게 합리적인 선택이 될 수 있다.[61]

한 연구에 따르면 태극권 또한 불면증 치료에 인지행동 요법만큼 효과적인 것으로 나타났다. 비열등성 임상시험에서 불면증이 있는 유방암 생존자 90명이 인지행동 요법 또는 태극권 3개월 치료에 무작위 배정되었으며, 15개월 추적 조사에서 치료에 대한 반응률은 각각 43.7% 및 46.7% 로 보고되었다.[58]

요가 역시 항암 치료 후 수면의 질을 향상시킬 수 있다. 중등도에서 중증의 수면 장애가 있는 410명의 암 생존자를 대상으로 한 최근의 3상 임상시험에서 4주간 요가 및 표준 관리 병용 또는 표준 관리 단독으로 무작위 배정한 결과, 요가 그룹의 참가자는 표준 관리 참가자에 비해 더 나은 수면의 질과 수면 효율성을 보였고 낮 시간의 기능 장애 및 수면제 사용이 줄었다.[62]

이와 같이 의료진을 포함한 암치료 제공자들은 근거에 기반하여 비약물 요법을 인지하고, 이를 통해 환자들이 효과적인 치료법을 선택할 수 있도록 돕고, 결과적으로 삶의 질을 개선할 수 있도록 해야 한다.

스트레스 관리

암 진단은 상당한 스트레스와 관련이 있다. 연구에 따르면 암환자의 17-55%가 임상적으로 심각한 고통을 경험한다. 만성 스트레스는 불안, 우울증, 피로, 불면증, 인지장애, 면역 조절 장애 등 여러 부정적인 증상과 암 재발로 이어질 수 있다.[63] 따라서, 스트레스 감소 및 대처 전략은 통합암치료 영역에서 매우 중요하게 다뤄진다.

SIO와 ASCO에서는 명상, 요가, 음악 치료, 장기적인 그룹 프로그램의 스트레스 관리를 포함한 근거에 기반한 스트레스 관리 방법들을 지지하고 있다.[12] 그중 인지행동적 스트레스 관리법(cognitive-behavioral stress management, CBSM)은 많이 연구된 방법으로 스트레스 감소에 가장 효과적이다.[63]

CBSM은 그룹 기반 세션에서 환자에게 이완 기술을 가르치고 심리 교육 및 대처 기술 교육을 제공하여 스트레스를 줄인다. CBSM은 휴식, 명상, 유도된 심상 또는 수면 관리와 같은 통합의학적 접근이 포함될 수 있다. 메타 분석 결과에 따르면 불안/스트레스 감소를 위한 CBSM 중재는 효과적으로 나타났다.[64]

요가, 이완, 스트레스 관리법 역시 불안, 우울증, 암과 암치료 관련 증상의 정도를 감소시킨다. 총 742명의 유방암 환자를 대상으로 한 12건의 RCT에 대한 체계적 고찰 및 메타 분석 연구에서 요가는 불안, 우울증, 인지된 스트레스 및 심리적 고통을 감소시켰다.[65] 유방암 환자를 대상으로 한 18건의 RCT에 대한 또 다른 체계적 고찰 연구에서 요가는 정서적 웰빙과 전반적인 삶의 질을 크게 개선시킨 것으로 나타났다.[66]

음악 요법 또한 암환자의 스트레스를 줄일 수 있다. 2021년 Cochrane 리뷰에서는 음악 치료사가 제공하거나 사전 녹음된 음악을 중재로 포함한 81개의 무작위 배정 임상시험 및 준무작위 배정 시험(quasi randomized controlled trial)을 고찰하였으며, 음악 요법이 유의미한 부작용 없이 Spielberger state-trait anxiety inventory (STAI) 척도(범위: 20-80)를 평균 7.73 단위 감소시키는 것을 보여주었다.[67] 훈련된 음악 치료사가 제공하는 중재는 연구 전반에 걸쳐 보다 일관된 결과를 나타내는 것으로 보이나, 질 높은 검증 연구가 필요하다.

전반적으로 암환자의 스트레스를 줄이기 위해 통합적인 접근 방식을 평가하는 연구가 많이 이루어지고 있다. 향후 임상시험에서는 장기적인 치료 효과를 연구하고 스트레스, 염증 및 면역 기능 지표의 변화와 같은 잠재적인 메커니즘을 탐색할 필요가 있겠다.

심신 치료

마음과 신체의 웰빙 간의 관계를 활용하는 심신 치료는 두 가지 주요 범주로 나눌 수 있다. 첫 번째는 강사가 안내하는 실천 방법(instructor-guided practice)으로써, 명사, 요가, 태극권이 포함된다. 두 번째는 의료 전문가가 제공하는 치료로써, 침술과 마사지 요법 등이 해당된다. 이러한 치료법들은 정서 및 심리적 웰빙을 향상시키는 데 가장 효과적일 수 있으며, 통증, 오심 및 구토, 불안, 우울증, 인지장애, 수면 장애와 같은 다양한 암 관련 증상을 다루는 데 사용된다.

보완치료와 식이요법 통합종양학 가이드라인 권고 사항[9]

- 심신 치료는 불안과 기분 장애, 만성 통증을 감소시키고 삶의 질을 향상시키기 위해 적용되는 다학제적 접근법으로서 권고된다. [1B: Strong recommendation, moderate quality evidence]
- 지지그룹, 지지/표현 치료, 인지행동 요법(cognitive behavioral therapy), 인지행동적 스트레스 관리법(cognitive-behavioral stress management)은 불안과 기분 장애, 만성통증을 줄이고 삶의 질을 향상시키는 다학제적 접근법으로서 권고된다. [1B: Strong recommendation, high-quality evidence]

명상

명상은 현재 순간에 대한 인식을 향상시키기 위해 수천 년 동안 사용되어 온 기술이다. 명상 수련에는 다양한 유형이 있다.[59, 68-69] 집중 명상(focused attention meditation)에는 특정 대상에 대해 의도적으로 의식을 몰입하고, 주의를 이끌어내고, 필요에 따라 의도한 대상으로 부드럽게 몰입을 전환하는 것이 포함된다. 통찰 명상(open monitoring meditation)은 자신의 경험을 비반응적으로 관찰하고, 한 순간에서 다음 순간으로 어떻게 변화하는지 관찰하는 것을 포함한다. 정기적이고 장기적인 명상 수련은 뇌와 행동에 영향을 미칠 수 있으며, 기능적 자기공명영상(functional magnetic resonance imaging, fMRI) 연구에서 감정 처리, 기억 검색, 주의, 정신 방황과 관련된 뇌의 전전두엽, 측두엽, 중간 대뇌 피질 및 해마 영역에서 활성화를 나타냈다.[70-73]

마음 챙김 기반 스트레스 완화(mindfulness-based stress reduction, MBSR)는 심각한 스트레스를 겪고 있는 사람들을 돕기 위해 집중적인 명상 훈련을 제공하는 프로그램이다. MBSR은 암 임상 현장에 빠르게 도입되었으며, 집중적으로 연구되었다. 유방암 환자에 대한 연구에 따르면 MBSR을 자주 시행하면 일반적인 치료에 비해 우울증과 불안을 현저히 낮추고 에너지와 신체 기능을 향상시킬 수 있다.[74] 172명의 유방암 환자를 대상으로 한 RCT 연구에서 MBSR에 배정된 환자들은 영양교육 프로그램이나 일반적인 지지치료를 받는 환자들에 비해 심리사회적 적응에 대한 이점이 유의하게 우수하였으며, 12개월 추적 조사의 장기 연구에서 우울증과 불안이 유의하게 감소하였다. 또한, 심리사회적 적응에 대한 이점이 대조군에 비해 유의하게 우수하였으며[75], 12개월 추적 조사의 장기 연구에서 우울증과 불안이 유의하게 감소하였다.[76] MBSR은 호르몬 치료 관련 부작용을 감소시킬 수 있으며[77], 수면의 질을 향상시키고[78], 코티솔 패턴(cortisol profile), 시상하부-뇌하수체-부신 축 기능을 개선하고 텔로미어 길이를 유지하는 데 도움이 될 수 있다.[79-81] 또한, 무작위배정 임상시험에서 MBSR은 일반 관리에 비해 우울증, 불안 및 암 재발에 대한 두려움을 감소시킨다고 보고되었다.[76, 82] 대부분의 연구가 유방암 환자에서 수행되었지만, MBSR은 다른 암 종의 환자에서도 기분, 전반적인 웰빙, 암 관련 인지장애의 개선과 스트레스 및 고통 감소를 보여주었다.[83-84] 이 외에도 마음챙김 명상 중재가 만성 통증에 효과적인 보조 치료법이라는 근거가 보고되었다.[85]

ASCO는 유방암 생존자의 스트레스, 불안, 우울증 및 기분 장애를 완화하는 데 도움이 되는 명상에 대한 SIO의 권장사항을 승인하였다.[12] 명상은 일시적인 고통과 두려움 등의 부작용이 거의 없는 안전하고 효과적인 중재로 간주되며, 정서적 웰빙을 개선하기 위해 통합종양학 분야에서 널리 권장되고 있다.

유방암 통합종양학 가이드라인 권고 사항[11]

- 명상은 불안 증상 감소를 위해 권고된다. [Grade A]
- 명상, 특히 마음 챙김 기반 스트레스 완화는 기분 장애와 우울 증상을 치료하는 데 권장된다. [Grade A]
- 명상은 삶의 질을 향상시키는 데 권장된다. [Grade A]

불안과 우울 장애에 대한 통합종양학 가이드라인 권고 사항[16]

- 암환자의 항암 치료 중이나 후에 불안 또는 우울 증상을 개선하기 위해 마음 챙김 기반 중재[mindfulness-based interventions (MBIs)]가 실시되어야 한다. [Strong recommendation, high-quality evidence]

요가

요가는 호흡 운동(Pranayama)과 자세를 통한 움직임(Asanas)을 통합하는 인도 전통 수련법이다. 몇몇의 대규모 메타분석과 체계적 고찰 연구에서 암환자와 생존자의 삶의 질과 정서적 웰빙에 대한 요가의 효과를 보고하였다.[65-66, 86] 요가는 또한 기억력과 수면의 질을 향상시키고 스트레스를 감소시킨다.[62, 87-90] 유방암 환자의 경우, 관절 가동 범위[91], 사회적 기능 및 기분을 개선하고 스트레스[92-94], 불안[95] 및 기타 다양한 심리적 증상을 감소시킬 수 있다[96]. 갱년기 증상이 있는 암 생존자에게 요가는 피로, 관절 통증 및 안면 홍조 횟수를 줄이는 동시에 활력을 증가시키며 3개월 추적 관찰 시에도 효과가 지속되었다.[97-98]

불안과 우울 장애에 대한 통합종양학 가이드라인 권고 사항[16]

- 유방암 환자의 항암 치료 중 불안 또는 우울 증상을 개선하기 위해 요가가 실시될 수 있다. [moderate recommendation, intermediate quality evidence]

태극권

태극권은 중국 무술을 기반으로 한 고대 수련법으로, 호흡 및 주의 집중과 조화를 이루는 느리고 흐르는 듯한 연속된 움직임이 특징이다. 안전하고 부드러운 형태의 운동으로 특히 쇠약해진 노인 환자가 신체 활동을 다시 시작하도록 격려하는 데 도움이 될 수 있으며, 연구에 따르면 태극권은 신체 균형을 개선하고 낙상 위험을 줄이는 것으로 나타났다.[99] 슬관절염에 대한 물리 요법과 태극권을 비교한 RCT 연구에서 두 그룹 모두 임상적으로 유의미한 개선이 있었지만 태극권 그룹은 우울증과 삶의 질 점수도 개선된 것으로 나타났다.

태극권은 느리게 움직이며 신체적 충격이 적기 때문에, 허약하거나 피로한 암환자에게도 이상적일 수 있다. 화학요법을 받는 폐암환자의 RCT 연구에서 태극권은 암 관련 피로를 관리하는 데 효과적이었다.[100] 또한, 불면증이 동반된 유방암 환자에서 인지행동 요법과 유사하게 임상적으로 의미 있는 불면증 증상 개선을 나타냈다.[58]

기공과 태극권 모두 중국 전통의학 이론을 기반으로 한다. 정확한 동작 순서, 명상 및 동시 호흡은 기의 흐름을 복원하는 데 도움이 된다. 이러한 수련법은 수면 장애, 불안, 우울증, 기분, 낙상에 대한 두려움, 삶의 질에 상당한 영향을 미칠 수 있다.[101-104] 또한, 유산소 능력, 근력, 유연성, 균형, 인지, 통증, 피로, 무감각, 현기증, 염증 지표의 개선도 보고되었다.[101, 105-107] 심신 수련법은 초기 교육이 필요하지만 대부분 자체적으로 관리가 가능하고, 비용이 낮고 효과적이며 부작용이 거의 없어 암환자에게 적극 권장할 수 있다.

침술

침술은 경혈점에 침관을 삽입하고 조작하는 한의학 치료법으로, 국립암연구소(NCI)가 지정한 종합 암센터의 대부분이 증상 관리를 위해 침술을 권장하며[17], 표준 치료법을 제시하는 NCCN guideline에서도 암 관련 통증, 피로, 오심·구토의 비약리적 중재로 침술을 권고하고 있다.[108] 이처럼 침술은 암환자가 경험하는 다양한 증상을 치료하는 보완 요법으로 사용되고 있다. 침술의 효과는 통증, 안면홍조, 화학요법 유발 구역 및 구토(chemotherapy-induced nausea and vomiting, CINV), 화학요법 유발 말초신경병증(chemotherapy-induced peripheral neuropathy, CIPN), 피로, 불안 및 우울증 등 암치료 관련 부작용에 대한 임상 근거들이 보고되었다.

통증에 대한 침술의 효과는 많은 연구를 통해 증명되었다. 최근에 발표된 RCT에 대한 메타 분석 및 체계적 고찰 연구에서 침치료군은 가짜 침치료군(sham acupuncture) 대비하여 암성 통증에 유의한 효과를 보였다. 또한, 침술과 진통제를 병용한 경우에 진통제만 사용했을 때보다 진통제의 사용량이 감소한 것으로 보고되었다.[109]

마찬가지로 CIPN에 대한 침술의 효과는 여러 임상시험에서 입증되었다.[110-114] 최근의 RCT 연구결과에 따르면, 8주 동안의 침치료는 가짜 침치료, 일상관리(대조군)에 비교하여 CIPN으로 인한 통증, 따끔거림, 무감각 증상을 유의하게 개선하였다.[114]

아로마타제 억제제 관련 통증(aromatase inhibitor-related joint pain)은 유방암 환자의 50%에서 흔하게 발생하는데, 진통제나 운동요법은 효능이 제한적이다.[115-116] 아로마타제 억제제 관련 통증에 대한 진짜 침과 가짜 침의 효과를 비교한 다수의 RCT 연구가 있으며,[117-120] 226명의 환자를 대상으로 한 3상 임상시험에서는 진짜 침치료를 받은 환자들은 가짜 침술이나 무처치 환자 그룹에 비해 관절 근육통이 개선되고 부작용이 가장 적은 것으로 보고되었다.[121] 따라서, 아로마타제 억제제 관련 통증에 침치료를 시행하는 것은 위험이 적고 상당한 이점이 있으므로 권고된다.

암성 통증 관리에 대한 통합종양학 가이드라인 권고 사항[14]

- 유방암에서 아로마타제 억제제 관련 통증이 있는 환자에게 침치료는 반드시 실시되어야 한다. [Evidence quality: Intermediate; Strength of recommendation: Moderate]
- 암으로 인한 전신 통증이나 근골격계 통증이 있는 환자에게 침치료는 실시될 수 있다. [Evidence quality: Intermediate; Strength of recommendation: Moderate]

화학요법이나 에스트로겐 박탈 요법 등의 유방암 치료는 안면 홍조 및 야간 발한과 같은 혈관 운동 증상을 야기할 수 있다. 침술은 다수의 RCT 연구에서 유방암 환자의 부작용을 최소화하면서 안면 홍조에 대한 치료 가능성을 나타냈다.[122-125] 암환자의 안면 홍조에 대한 침치료 효과를 체계적 고찰한 연구에서 침치료 전보다 치료 후 안면 홍조의 상당한 개선이 이루어졌으며, 진짜 침술은 가짜 침술보다 우수한 효과를 나타냈다.[126]

RCT에 대한 체계적 고찰 연구에서 경혈점 자극, 전기 침술(전침)을 포함한 침치료가 CINV를 줄이는 데 도움이 된다고 제안하였다.[127-128] 경미한 멍과 일시적인 삽입 통증 등 최소한의 부작용을 감안할 때 CINV에 대한 침치료는 위험보다 이점이 높은 것으로 볼 수 있다. 그러나 임상적 효과를 확정하기 위해서는 최신의 항구토제 요법과의 병용과 난치성 구토 증상에 대해서도 추가적인 연구가 필요하다.

보완치료와 식이요법 통합종양학 가이드라인 권고 사항[9]

- 침술은 통증 조절이 잘 안되거나 항암제나 수술마취제와 연관된 오심·구토가 조절이 안되거나, 다른 치료로 인한 부작용이 심할 때 보완적 요법으로 권고된다. [1A: Strong recommendation, high-quality evidence]

폐암의 통합종양학 가이드라인 권고 사항[10]

• 항암 화학 치료와 방사선 치료에 의한 오심·구토에 침술 또는 관련된 술기들은 부가 치료로 권고된다. [2B: Weak recommendation, moderate-quality evidence]

피로는 방사선이나 화학요법의 부작용으로 흔하게 나타나지만 효과적인 치료 방법이 밝혀지지 않았다. 302명의 유방암 환자를 대상으로 한 RCT에서 피로 증상에 침치료와 일상관리를 병행하는 그룹과 일상관리만 받는 그룹을 평가하였다. 매주 6회 침치료를 받는 그룹에서 평균 피로 점수가 유의하게 낮았으며, 불안, 우울증, 삶의 질이 개선되었다.[129] 또 다른 임상시험에서는 아로마타제 억제제 관련 통증을 동반한 유방암 환자를 대상으로 피로, 수면, 정신적 고통에 대한 전침의 효과를 평가하였다. 일상관리군과 비교했을 때, 전침은 피로, 불안, 우울증을 유의하게 개선한 반면 가짜 침술은 우울증만 개선하였다.[130]

360명의 암 생존자를 대상으로 전침과 이침 및 일상 관리를 비교한 임상시험에서 전침은 근골격계 통증을 0부터 10점 NRS척도에서 1.9점 유의하게 감소시켰고, 이침은 1.6점 감소시켰으며 일상 관리는 유의미한 차이가 없었다.[131] 그러나 림프부종과 같은 일부 증상에는 침치료가 일상관리보다 효과적인 것으로 나타나지 않았다.[132]

현재까지 이루어진 여러 연구 결과를 종합하면, 침치료가 다양한 증상을 치료하고 암환자의 삶의 질을 향상시키는 데 유용하고 안전한 치료법으로 제안될 수 있으나, 이러한 결과들은 더 큰 규모의 임상시험과 장기적인 추적 관찰을 통해 확인되어야 한다.

보완치료와 식이요법 통합종양학 가이드라인 권고 사항[9]

• 침술은 방사선에 의해 유발된 구강건조증을 위한 보완 요법으로서 권고된다. [1B: Strong recommendation, moderate-quality evidence]

• 침술은 폐경기 여성의 상열감 치료에 있어서 가짜 침보다 더 효과적이게 보이지 않는다. 그러나 상열감이 다른 방법으로 잘 조절이 안되는 경우는 침치료를 시도해 볼 만하다. [1B: Strong recommendation, moderate-quality evidence]

• 침치료는 반드시 자격 있는 시술자로부터 시행되어야 하며 출혈 경향이 있는 환자에서는 조심스럽게 시행되어야 한다. [1C: Strong recommendation, low-quality evidence]

마사지 요법

유방암의 통합암치료 가이드라인에서는 암 관련 피로, 통증, 기분 장애, 림프부종을 줄이기 위해 마사지 요법이 권장된다.[6] 암환자에게 마사지 요법을 적용하는 것은 압력의 조절, 종양 부위의 회피 또는 제한, 수술 및 전이와 관련된 주의사항을 포함한다.

암성 통증 관리에 대한 통합종양학 가이드라인 권고 사항[14]

- 유방암 치료 후 만성 통증이 있는 환자에게 마사지 요법이 제공될 수 있다. [Evidence quality: low; Strength of recommendation: Moderate]
- 완화 및 호스피스 치료 중 통증이 있는 환자에게 마사지 요법이 제공될 수 있다. [Evidence quality: Intermediate; Strength of recommendation: Moderate]

항암 화학 요법을 받는 692명의 환자에서 마사지 요법은 안전성이 입증되었으며, 0-10점 척도에서 불안을 3.9에서 1.7로, 통증을 3.3에서 1.9로, 피로를 4.8에서 3.0으로, 메스꺼움을 2.5에서 1.2로 감소시켰다.[133] 또한 마사지 요법은 진행성 암환자에게 통증, 기분 및 수면의 질을 개선하는 데 도움이 될 수 있다.[134-135]

중등도에서 중증의 통증을 경험하는 진행성 암환자 380명을 대상으로 한 RCT 연구에서 마사지 요법은 단순한 터치보다 통증과 기분을 즉시 개선하는 데 더 효과적임을 보여주었으나 지속적인 효과에 대한 유의성은 없었다.[136] 유방암 환자의 경우 전문적인 림프 순환 마사지(lymphatic drainage massage) 요법은 림프부종을 감소시키고 이차 림프부종을 예방했다.[137-139] ASCO는 우울증과 기분장애 관리를 위한 SIO의 마사지 가이드라인을 승인했으며 ASCO와 SIO가 공동 개발한 임상진료 지침에는 통증과 피로에 대한 치료 옵션으로 마사지가 포함되어 있다.[11, 12]

암환자들의 병기가 다르고 각각의 요구 사항이 있기 때문에, 전문적인 마사지 치료사의 도움을 받는 것이 중요하다. 대부분의 임상 시험은 단기간 추적 조사만으로 즉각적인 증상 감소에 초점을 맞췄으나, 마사지 요법의 지속적인 이점을 평가하기 위해서는 큰 표본 규모의 임상시험에서 장기적인 추적 관찰이 필요하다.

보완치료와 식이요법 통합종양학 가이드라인 권고 사항[9]

- 불안이나 통증을 겪는 암환자들에게 종양학적으로 훈련된 마사지사에 의해 수행되는 마사지 요법은 다양한 치료법의 부분으로서 권고된다. [1C: Strong recommendation, low-quality evidence]
- 수기 시 깊고 강한 압력은 종양 부위나 확대된 림프절, 방사선 치료부위, 의료 장비(유치 정맥내 카테터) 부위에는 시행되어서는 안 되고, 출혈성 질환을 가진 환자나 수술 후 변화와 같은 해부학적 왜곡 부위에도 권고되지 않는다. [2B: Weak recommendation, moderate-quality evidence]

보충제와 천연제품

약 1/3의 암환자들이 증상 완화, 암 예방, 삶의 질 개선을 위해 보중체(dietary supplements)나 약초(herbal products)를 사용한다. [140-142] 그러나 지금까지 진행된 임상 연구를 종합해 보면 아직까지는 암 예방에 권장할 만한 확실한 임상적 효과를 보여주는 식이 성분은 없다. 또한, 보충제나 일부 약초에 의해 유발될 수 있는 독성이나 약물 상호작용의 가능성을 염두에 두어야 한다.[143] 단 특정 인구집단은 특정한 식이 요소로부터 이득을 얻을 수 있다.

암환자의 40-70%는 다양한 보충제를 섭취하는데 복합비타민, 칼슘, 비타민 D, 항산화제가 포함된다. 관찰연구에 따르면 보충제를 암 예방을 위한 목적으로 복용하는 것은 권장되지 않는다. 그러나 상황에 따라 특수한 인구집단에서는 보충제로부터 이익을 얻을 수도 있다. 항암 치료 중이나 치료 후에 복합비타민이나 미네랄 보충제를 섭취하는 것은 일부 환자에게 도움이 될 수 있는데 항암 치료 시 적절한 영양학적 섭취가 어려울 수 있기 때문이다. 103명의 급성 림프구성 백혈병을 앓고 있는 소아 환자를 대상으로 한 관찰 연구에서, 상당수가 비타민 A, 비타민 E, carotenoid 섭취가 부족한 것으로 나타났는데, 이들 영양소의 충분한 섭취는 감염의 위험성을 낮추고, 혈구 저하와 관련 된 치료 연기(delay)를 줄이는 결과를 보여주었다.[144]

항암 화학 치료 중 항산화제(antioxidant)의 사용은 아직 논란이 많다. 항산화제가 항암 화학 치료의 독성을 줄이는 효과를 연구한 무작위 배정 임상시험을 분석한 결과에 의하면 33개의 임상시험 중에서 24개에서 항암 화학 요법과 항산화제를 동시에 사용했을 때 항암 화학 요법의 독성이 줄었다는 보고가 있었고, 9개의 연구에서는 별다른 효과가 없었으며, 1개의 연구(비타민 A)에서는 오히려 독성이 증가했다는 보고가 있다.[145] 수술과 방사선 치료, 항암 약물치료의 부작용을 완화하기 위하여 사용되는 미량원소인 셀레늄(selenium)도 임상 연구를 통해 분명한 효과를 보여주지 못하였다.[146] 다량의 비타민과 항산화 보조제를 사용하는 환자의 코호트 연구는 대조군 코호트와 다른 결과를 보이지 않았다.[147]

골반에 방사선 치료를 받는 환자의 70% 이상은 급성 방사선 장염으로 인해 설사가 유발되며 프로바이오틱(probiotics)의 예방적 투여는 이러한 급성 방사선 장염을 감소시키는 효과가 있다.[148] Lactobacillus GG 보충제는 5-FU 기반의 항암 화학 치료로 인한 심한 설사와 복부 불편감을 개선할 수 있는 가능성이 보고되었으며[149], VSL#3 프로바이오틱은 이리노테칸 화학요법에 의해 유발되는 설사를 감소시키는 실험 결과가 보고되었다.[150]

오메가-3 지방산인 eicosapentaenoic acid (EPA)는 실험적, 임상적 연구에서 항암 및 항악액질 효과가 있음을 보여준다. EPA는 실험 연구에서 암 악액질 시에 증가하는 NF-kB를 억제시켰다. 체계적 고찰 연구에 의하면 오메가-3 지방산은 진행성 암환자의 영양 상태, 생존 및 입원 기간의 임상적 지표, 염증 지표, 식욕 및 삶의 질 지표를 향상시키는 효과를 보여주었다.[151] 다른 무작위 임상연구에서도 오메가-3 지방산은 체중의 지속적 유지와 관련 있었고, 저체중을 가진 진행성 췌장암 및 두경부암 환자의 삶의 질을 향상시키고 무지방신체질량(lean body mass)을 증가시켰다.[152-153]

일부 약초(herb)나 보충제는 직접적으로 독성을 일으키거나 약물 상호작용에 의해 부작용을 유발하거나 다른 약의 효과를 약화시킬 수 있다.

아리스토로크산(aristolochic acid)은 쥐방울덩굴과(aristolochiaceae)에 속하는 광방기(aristolochia fangchi radix, 廣防己), 관목통(aristoiochiae manshuriensis caulis, 關木通), 청목향(aristolochia debilis Siebold, 青木香)에 함유되어 있는 성분으로 여러 연구를 통해 신장 조직에 유전 변이를 일으키고, 투여 용량 및 기간에 따라 간질 섬유화를 동반한 만성 신부전을 발생시키는 것으로 보고되었으며, 비뇨기계통에 암을 발생시킬 수 있는 발암물질로 분류되어 있다.[143, 154] 또한, 은행(ginkgo biloba)은 혈소판 활성화 인자를 억제하여 항응고제 또는 항혈소판제와 상호작용을 일으킬 수 있으므로 환자에게 사용 시 주의를 기울여야 한다. 이 외에 동물 모델에서 간과 갑상선에 암을 유발할 수 있다고 보고되었으나 이는 추가 연구가 필요하다.

카바(piper methysticum)는 중추 신경계 활성을 억제하는 효과가 있어 항불안제로 사용하나, 다른 중추신경계 억제제와 상호작용이 보고되었으며, 카바를 함유한 건강보조식품은 간 손상의 잠재적 위험이 보고되었다. 또한 세인트 존스 워트(St. John's wort)는 항우울제 및 항응고제와 상호작용이 있는 것으로 보고되었다.[140, 155] 대두(大豆)의 주요 성분인 이소플라본(isoflavone)은 식물성 에스트로겐 활성을 통해 호르몬에 민감한 암을 자극하거나 항에스트로겐 요법을 방해하고, 동종요법에 활용되는 아쉬아간다(ashwagandha) 섭취는 혈청 테스토스테론 농도를 증가시킬 수 있다.[156, 157]

최근 ASCO 전문가 패널에서 인증한 유방암 통합종양학 가이드라인에 따르면, 유방암 환자들이 보충제를 사용할 만한 충분한 근거가 거의 없다는 것이 결론이었다.[12] 또한 아세틸-L-카르니틴은 CIPN에 사용될 때 실제로 유해할 수 있다. 알로에 베라와 히알루론산 크림도 방사선 피부 반응(radiation skin reaction)에 권장되지 않았으며, 글루타민은 CINV에 권장되지 않았으나 항구토제와 함께 생강을 사용하면 약간의 이점을 제공할 수 있다.

보충제와 일부 약용식물이 잠재적으로 유해한 상호작용을 일으킬 수 있으며, 충분한 근거가 없고 널리 유통되고 있다는 점으로 인해, 의료진과 환자 사이에서 이에 대한 대화를 진행하는 것이 중요하다. 표 5-4는 환자와 의료진 모두를 위한 보충제 및 자연추출물에 대한 신뢰성 있는 자원을 제공한다.

【표 5-4.】 환자와 의료진을 위한 보충제 및 천연제품의 신뢰할 수 있는 정보 제공원

About Herbs at MSK	mskcc.org/aboutherbs
ConsumerLab	consumerlab.com (subscription)
National Center for Complementary and Integrative Health (NCCIH)	nccih.nih.gov
Natural Medicines Comprehensive Database	naturaldatabase.com (subscription)
NCI Office of Cancer Complementary and Alternative Medicine (OCCAM)	cam.cancer.gov
Office of Dietary Supplements	ods.od.nih.gov

보완치료와 식이요법 통합종양학 가이드라인 권고 사항[9]

- 현재(2009년)까지 나온 연구들의 종합적 근거로, 특정한 보충제가 암 예방을 위해 권고되지 않는다. [1A: Strong recommendation, high-quality evidence]
- 암치료를 시작하기에 앞서 환자가 복용하고 있는 보충제에 관한 평가가 필요하다. 또한 음식과 영양보조제의 가이드라인 제시, 적정한 영양상태, 암 관련 증상완화, 영양학적 요구에 대한 만족, 치료 시기 동안 영양학적 불균형의 조절을 위해서 암환자는 숙련된 전문가에게 자문받는 것이 권고된다. [1B: Strong recommendation, moderate-quality evidence]

- 약초나 대용량 비타민, 미네랄을 포함한 보충제는 다른 약과의 잠재적 상호작용 및 유발 가능한 부작용에 대한 평가가 권고된다. 항암제를 포함한 다른 약제들과 부정적 상호작용을 하는 식이 보충제는 면역치료, 항암 치료, 방사선 치료, 수술 전에 같이 병행해서 사용되어서는 안 된다. [1B: Strong recommendation, moderate-quality evidence]

유방암 통합종양학 가이드라인 권고 사항[11]

- 알로에 베라(aloe vera)와 히알루론산 크림(hyaluronic acid cream)은 급성 방사선 피부 반응(acute radiation skin reaction)에 권장되지 않는다. [Grade D: there is moderate or high certainty that the modality has no net benefit]
- 아세틸-l-카르니틴과 과라나(guarana)는 치료 중 피로 개선을 위해 권장되지 않는다. [Grade D: there is moderate or high certainty that the modality has no net benefit]
- 아세틸-l-카르니틴은 잠재적인 위해로 인해 유방암 환자의 화학요법 유발 말초 신경병증(CIPN) 예방에 권장되지 않는다. [Grade H: There is moderate or high certainty that the harms outweigh the benefits]

폐암의 통합종양학 가이드라인 권고 사항[10]

- 폐암치료 과정 중 환자가 체중이 감소되는 경우, 영양상 부가적으로 고칼로리, 고단백 보충제(1.5 kcal/mL)를 섭취하는 것은 체중 유지를 위하여 추천된다. [2C: Weak recommendation, low-quality evidence]

통합종양학과 한의학

한의학의 통합의학적 특징

한의학이 동아시아에서 역사를 거듭하며 견지해 온 의학적 관점과 치료기술은 통합종양학 분야에서 중요한 위치를 차지한다. 세계적으로 정립되고 있는 통합의학의 개념은 한의학에서 강조하는 관점과 상통(相通)하며, 치료법 역시 한의학적 치료 요소들에 포함되어 있다. 한의학의 통합의학적 특징을 구체적으로 살펴보면 다음과 같다.

전인의학(holistic medicine)

통합의학은 인체를 하나의 유기체로 인식하여 육체뿐 아니라 마음과 영성(spirit)의 모든 것이 영향을 주고받음을 인정하고 치료에 반영하는 전인적 관점(holistic view)을 가지고 있다. 이로 인하여 심신요법과, 기공요법, 요가, 명상, 음악치료 등 심리적 치료 기법들을 적극 수용하고, 기질적 병소(病所)가 없는 기능적 이상 상태도 치료의 대상으로 간주한다.[158-160] 한의학 역시 인간을 소우주(小宇宙)로 여겨 '온전한 전체'로 인식하였으며, 심신일여(心身一如)라 하여 몸과 마음이 불가분의 관계임을 강조하였다. 이러한 관점은 이론뿐 아니라 치료나 예방·섭생법에도 반영되어 있는데 대표적인 예로, 경혈(經穴)이라 하는 전신 체표의 여러 지점을 장부(臟腑)의 상태와 연관시키거나 경락 유주(經絡 流注)를 고려하여 침구치료를 시행함으로써 전인의학적 관점을 실용적으로 응용하였다. 또한, 한약 치료에 있어서도 한두 가지의 병소(病所)를 표적으로 하기보다는, 전인론적 관점에서 음양(陰陽), 한열(寒熱), 표리(表裏), 허실(虛實)과 오장육부(五臟六腑)의 성쇠(盛衰)를 종합적으로 이해한 후, 그에 맞는 한약을 처방함으로써 인체의 균형을 회복시키고 질병을 치유하고자 하였다. 이러한 한의학적 치료 요소들은 한국의 정식 의료체계로서 객관적인 검증과 인정을 받아 오고 있다.

환자 중심의 치유 의학(patient-centered medicine)

통합의학은 질병보다 환자가 중심이 되는 치유를 추구한다. 치유(healing)는 치료(treatment)와 달리, 개별 환자의 생활 방식의 변화와 삶의 질 향상을 우선시하면서 몸과 마음, 영성의 개선을 도모한다. 따라서 환자와 밀접한 상담을 통해 환자 스스로 치료 과정에 능동적인 역할을 하도록 하고, 의사는 치유의 조력자로서 역할을 하게 된다. 즉 의사-환자 관계, 라포(rapport)의 형성이 무엇보다도 중요하다. 기존 의학에서 의사는 치료의 모든 권한을 가지고 질병 제거를 목적으로 환자를 통제하였으나, 이러한 방식으로는 환자가 삶의 방식이나 생활 습관을 개선하는 데 주체성을 가지거나 치료 만족도를 높일 수 없다는 점을 고려하게 된 것이다.[158-160] 그리고 현재는 첨단 생명과학 기술에 의해 개인의 유전적 특성과 패턴을 분석하고 응용하는 맞춤의학(personalized medicine)이 강조되는 시대이다. 한의학에서는 환자 중심적 치유 의학, 맞춤의학적 요소의 바탕 위에 환자 개개인에 따른 치료체계를 임상에 적용해 왔다. 이는 외부의 사기(邪氣)보다 인체의 정기(正氣), 즉, 면역력을 중요시하고 자연치유력을 존중하는 이론적 바탕에 근거하며, 사상의학, 형상의학 등 한의학 고유의 체질의학론이 발달된 배경이기도 하다.

자연친화적 예방과 섭생 의학(preventive medicine)

통합의학에서는 환자에게 필요하다고 판단되는 화학적 약물치료나 수술 등의 침습적 치료 기술을 인정하면서도, 약용 식물을 이용한 자연친화적 치료와 운동과 식이요법 등의 생활 관리를 병행한다. 이러한 통합적 접근은 질병 예방뿐 아니라 치료에 있어서도 기본이 된다. 미국의 대다수 통합암센터에서는 운동 프로그램을 운영하여 건강상태 개선을 도모하고, 명상과 같이 자연치유력을 극대화할 수 있는 방법들을 교육하며, 면역력 증강이나 항암효과가 있다고 알려진 약초나 영양제에 대한 상담도 시행한다.[158-160] 한의학에서는 '治未病'의 개념을 중요시하였다. 이는 질병의 상태로 심화되기 전 기능적인 이상상태를 다루고, 평소 잘못된 생활 습관을 교정해야 한다는 예방의학적 관점이며, 충분한 영양과 적절한 운동, 마음의 평정을 중요시하는 통합의학의 관점과 상통한다. 한의학에서 양생과 섭생의 생활관리는 가장 기본적인 것으로, 도인 기공의 운동요법과 약선(藥膳), 천연 식재료에 의한 식이요법, 기후와 절기에 맞는 생활 등이 질병 치료보다 전제되었다. 한의학의 치료법이 자연친화적 방법을 통해 자연치유력, 즉 면역력을 극대화하는 것을 목표로 한다는 것을 알 수 있다.

천연물 의약(natural medicine)

미국의 통합암센터에서는 면역증강, 항암효과가 있다고 알려진 각종 천연물과 영양 보충제의 효과나 안전성을 연구하고 환자에게 객관적인 정보와 근거를 제공한다. 기존 항암제 부작용을 줄일 수 있는 천연물 유래 약물요법이나 천연물에서 추출한 성분을 이용한 항암제나 면역 증강제를 개발하는 연구도 지속되고 있다.[158-160] 한의학은 전통적으로 천연 동식물 재료를 가공한 약재를 이용해 왔으며, 성미귀경(性味歸經) 이론을 바탕으로 한 독자적 처방 기술과 유구한 치험례를 가지고 있다. 여러 실험연구(pre-clinical study)와 임상 연구를 통해 한약처방 및 단미제의 약리학적, 임상적 효과가 밝혀졌는데, 대표적으로 황기(黃芪)는 면역억제 및 폐암 모델에서 NK cell, macrophage 활성화, Th2 cytokines 억제, cell apoptosis를 증가시키는 등 항종양 효과와 면역활성 작용이 보고되었다.[161-162] 임상 연구에서는 비소세포폐암에서 화학항암제 단독 치료와 황기를 포함한 한약제제와의 병행 치료 효과를 비교한 34개의 무작위 배정 임상시험을 메타분석 하였는데, 황기가 포함된 한약을 병행한 경우 1년 사망 위험이 감소되었으며(risk ratio=0.67 ;95% CI, 0.52 to 0.87), 종양 반응률이 향상된 것으로 나타났다(risk ratio=1.34; 95% CI, 1.24 to 1.46).[163] 다수의 메타분석 연구에서 한약과 화학항암제 또는 표적항암제와의 병용요법에 대한 임상적 유효성을 보고하였는데, 생존율과 종양반응률 외에도 오심, 구토, 혈구감소증 등 항암제의 부작용을 감소시키고, 삶의 질을 향상시키는 다양한 임상적 효과가 보고되었다.[164-166]

이처럼 통합의학의 개념 및 치료법은 세계 각국의 전통의학을 근거 기반, 환자 중심으로 기존 의학체계에 통합하여 정립되었으며, 한의학은 통합의학적인 특성을 바탕으로 이론적, 철학적 깊이와 오랜 경험적 성과를 쌓아왔다. 따라서 향후에도 다양한 암치료 전략과 융합할 수 있는 한의학 치료 기술을 발굴하고 과학적으로 입증하는 연구가 지속되어야 하며, 국내의 임상 현장에서 암환자의 치료 및 관리에 통합적으로 적용할 수 있는 한국의 독자적 임상진료지침 또는 표준 임상경로의 개발이 지속되어야 한다.

근거 중심의 통합암치료

통합종양학에 참여하는 의료진은 하나의 팀으로서, 환자에 대한 의학적 처치와 기록은 물론 통합적 인식의 공유가 필요하며, 암 진단 및 치료에 있어서는 통상의학의 표준절차에 기준을 두어야 한다. 따라서 영상진단, 조직검사, 혈액검사, 이학적 검사, 암 병기판정, 이전 치료 이력 등 환자의 주요 의무기록이 공유되어야 하며, 한의학적 진단, 치료법 역시 모든 의료진이 이해할 수 있도록 기록되어야 한다. 통합암치료는 과학적, 임상적 근거에 기반하여 시행되어야 한다. 통합암치료에서 행해지는 많은 치료법들이 아직 근거가 확립되고 있는 중이다. 다만, 한의학적 치료는 이론적, 역사적 배경상 문헌적, 경험적인 근거가 있을 경우 의학적 상식의 범위 내에서 행해짐과 동시에 향후 과학적, 임상적 증명의 대상이 되어야 한다. 무엇보다 통합종양학의 의료진은 제한된 근거를 바탕으로 하는 치료법에 대해 그 불확실성과 한계를 환자에게 충분하게 전달해야 하며, 어떤 요법을 사용하고 금해야 하는지 임상적 단서를 제공하여 비전문적 정보에 노출되는 암환자를 보호하고, 비전문적 치료에 대한 검증과 비판을 할 사회적 책임이 있다.

한약 중심의 통합암치료

국제통합암학회(SIO), NCCN guideline 등에서 통합암치료, 완화치료의 근거 수준을 제시하고 진료지침을 마련하였으나, 주로 침치료, 마사지, 기공 등이 중점적으로 서술되어 있으며, 한약에 대한 근거 수준은 제시되어 있지 않다.[6, 9, 11, 12, 108] 그러나, 한의암치료 관련하여 출판된 2,964개의 임상시험을 리뷰한 연구에서, 72%의 임상시험이 통상적 치료와 한의 치료를 병용한 통합암치료를 사용하였으며, 특히 한약은 90% 가까이 흔하게 사용된 중재로, 미국을 중심으로 한 통합암치료 연구가 침치료 중심으로 보고된 것과 다르게, 동아시권에서 통합암치료 연구는 한약 중심으로 진행되고 있다.[166] 국내에서 개발된 한의표준임상진료지침에서도 위암, 암 관련 증상, 유방암의 보완치료에 대하여 한약을 통한 치료법을 권고하고 있다.[167] 기존의 한약제제 통합암치료 관련 임상 연구는 중국을 중심으로 동아시아권에서 생존율, 삶의 질, 통상적 암치료의 부작용 감소, 증상 완화의 임상적 목적으로 연구되고 있다. 한약 중재의 임상시험에 대한 체계적 고찰 및 메타분석 51건을 리뷰한 연구에서 한약 기반의 통합 암치료는 화학항암제/방사선 단독치료 대비 생존율 개선, 삶의 질, 화학항암제/방사선 치료 관련 독성 감소에 효과적으로 분석되었다. 그러나 생존율, 독성 감소는 근거가 아직 부족하여 삶의 질에 대한 완화요법으로 고려될 수 있다고 요약하였다.[164, 166]

진행성 비소세포폐암에서 한약과 표적항암제(epidermal growth factor receptor tyrosine kinase inhibitor, EGFR-TKIs)의 병용요법 임상시험을 체계적 고찰 및 메타분석 한 연구에서 통합암치료는 표적항암제의 객관적 반응률을 유의하게 상승시켰고, 중증도의 표적항암제 부작용, 피부발진,

오심·구토, 설사 증상을 현저하게 감소시켰다.[165]

그러나 면역항암제와 한약을 병용하는 것은 주로 실험 연구(pre-clinical study) 중심으로 연구되고 있다. 대부분 한약제제가 면역학적 작용을 가지고 있기 때문에 면역항암제와 병용하였을 때, 약물 상호작용, 면역관련 부작용에 대한 우려가 있으며, 어떤 시너지 효과를 목적으로 해야 하는지 충분한 고려가 필요하기 때문이다.[168]

국내의 통합암치료 연구 동향을 살펴보면, 현재까지 11건 임상 연구가 등록되어 있으며, 면역항암제 2건, 표적항암제 2건, 화학항암제 4건, 호르몬성 항암제 1건을 포함한다(CRIS 등록기준, -2023년). 한약 단독치료를 포함하여 대부분 연구가 피로감, 면역력, 삶의 질 개선 목적으로 수행되고 있으나, 생존율, 객관적 반응률 등 항암효과를 타깃으로 한 연구도 진행 중이다. 한약 중재는 보중익기탕이 비소세포폐암, 자궁경부암, 갑상선 암, 간담도 암의 다양한 암종에서 사용되었으며, 향사육군자탕, 삼령백출산, 자음강화탕 등 기존에 일반의약품으로 품목 허가된 한약제제를 중심으로 암 관련 적응증을 확대하기 위한 연구가 진행되었다. HAD-B1(삼칠충초정)은 외과증치전생집의 서황환을 토대로 국내에서 개발 중인 치료제로 비소세포폐암에서 표적항암제와의 병용요법으로 임상시험이 진행 중이다.[169] 보중익기탕과 면역관문억제제 병용요법은 전임상 단계에서 면역관문억제제 단독치료 대비 항암 효과 상승작용과 종양미세환경 내 세포독성 T세포 활성화, 골수유래 면역억제세포(myeloid-derived suppressor cells) 억제, 자연살해세포와 대식세포 염증성 기능 강화 등 다양한 표적에 작용하여 면역억제된 미세환경을 개선하고 면역관문억제제의 약리학적 효과를 강화하는 것이 보고되었다.[170-171] 현재는 보중익기탕-면역관문억제제 병용요법의 안전성 및 유효성, 면역학적 작용의 임상적 효과를 평가하기 위한 다기관 임상시험이 진행 진행 중이다(ClinicalTrials.gov ID:NCT06249854).[172]

【표 5-5.】 국내 한약 중재 통합암치료 임상 연구 현황

번호	연구명	실시기관/지원기관	중재(제제)	연구설계
1	항암화학방사선 동시요법(concurrent chemoradiation therapy) 후의 자궁경부암환자에 대한 보중익기탕 과립엑스제의 면역기능 개선에 대한 예비 임상연구	대구가톨릭대학교병원/재단법인통합 의료진흥원	보중익기탕 엑스과립	• 시험군: 보중익기탕 과립 엑스제/경구/1일 3회/1회 1포(7.5 g) • 대조군: 무처치 • 기간: 8주
2	갑상선 암 수술 후 갑상선 호르몬제 복용 중인 환자에서 호소하는 피로감에 대한 보중익기탕의 효과, 예비임상, 무작위 대조군 연구	대구가톨릭대학교병원/재단법인통합 의료진흥원	보중익기탕 엑스과립	• 시험군: 보중익기탕 엑스과립/경구/1일 2회/1회 1포(4.5 g) • 대조군: 무처치 • 기간: 12주

번호	연구명	실시기관/지원기관	중재(제제)	연구설계
3	항암 치료 중인 전이성, 진행성 담도암에서 보중익기탕 병용투여가 환자의 삶의 질과 항암제 부작용에 미치는 영향	대구가톨릭대학교병원/재단법인통합 의료진흥원	보중익기탕 엑스과립	• 시험군 - gemcitabine, cisplatin 정맥투여 - 보중익기탕 엑스과립/경구/1일 2회/1일 5.0 g • 대조군 - gemcitabine, cisplatin 정맥투여 • 기간: 9주
4	면역관문억제제 치료를 받고 있는 진행성 비소세포폐암환자에서 보중익기탕의 안전성 및 증상 개선 효과를 평가하기 위한 임상시험: 탐색적, 무작위배정, 위약 대조군, 다기관 임상시험	고려대학교의과대학부속구로병원, 재단법인아산사회복지재단 서울아산병원, 경희대학교병원/한국한의학연구원	보중기과립(보중익기탕)	• 시험군 - 면역관문억제제 Atezolizumab - 보중익기탕 과립/경구/1일 2회/1회 1포(4 g) • 대조군 • 면역관문억제제 Atezolizumab • 보중기과립 위약 과립/경구/1일 2회/1회 1포(4 g) • 기간: 3주기(약 9주)
5	항암 화학 요법에 향사육군자탕엑스과립의 병용투여가 췌장암환자의 삶의 질 개선에 미치는 영향 - 다기관 공동연구	대구가톨릭대학교병원, 계명대학교 동산병원/재단법인통합 의료진흥원	향사육군자탕 과립엑스제	• 시험군 - gemcitabine: erlotinib - 향사육군자탕 과립엑스제: 경구/1일 3회/1회 1포 • 대조군 - gemcitabine, erlotinib • 기간: 4주
6	삼령백출산 과립엑스제와 5FU+eloxatin 병용 투여가 대장암환자의 소화기계 관련 항암 치료 부작용과 면역기능에 미치는 영향(예비임상 연구)	대구가톨릭대학교병원/재단법인통합 의료진흥원	삼령백출산 과립엑스제	• 시험군: 삼령백출산 과립엑스제/경구/1일 3회 6주 • 대조군: 비타민/경구/1일 3회 6주
7	타목시펜과 자음강화탕 과립엑스제의 병용투여가 유방암 환자의 자궁내막에 미치는 영향: 예비 임상연구	대구가톨릭대학교병원/재단법인통합 의료진흥원	자음강화탕 엑기스제	• 시험군: 타목시펜+자음강화탕 엑기스제/경구/1일 2회 12주/1회 5 g • 대조군: 타목시펜+무처치 • 기간: 12주
8	Sorafenib (NexavarTM)과 한약물 병용 투여가 간세포암환자의 삶의 질 개선에 미치는 영향	대구가톨릭 대학교병원/재단법인통합 의료진흥원	보중익기탕 또는 육미지황탕 과립엑스제	• 시험군: Sorafenib+보중익기탕 또는 육미지황탕 과립엑스제/3.5시간 간격/1일 3회/1회 1포 • 대조군: Sorafenib/1회 400 mg/1일 2회 • 기간: 4주
9	EGFR 유전자 양성인 국소진행성 또는 전이성 비소세포성폐암에서 Afatinib 약물치료가 요구되는 대상자에서 HAD-B1의 유효용량 및 안전성을 탐색하기 위한 다기관, 무작위배정, 위약대조, 용량반응탐색 임상시험	고신대학교 복음병원/대전대학교 둔산한방병원	HAD-B1	• 시험1군(HAD-B1 0.972 g/day): HAD-B1 650 mg 2 정+ HAD-B1 650 mg 위약 2 정/1 일 2회/1회 2정+Afatinib • 시험2군(HAD-B1 1.944 g/day): HAD-B1 650 mg 4정/1 일 2회/1회 2정+Afatinib • 대조군(HAD-B1 0 g/day): HAD-B1 650 mg 위약 4정/ 1일 2회/1회 2정+Afatinib • 기간: 12주

번호	연구명	실시기관/지원기관	중재(제제)	연구설계
10	EGFR 돌연변이가 확인된 국소 진행성 또는 전이성 비소세포폐암환자를 대상으로 하는 Afatinib과 Afatinib + HAD-B1 병용요법의 안전성과 유효성을 비교 평가하기 위한 무작위, 다기관, 공개 임상시험	대전대학교 대전한방병원, 고신대학교복음병원, 양산부산대학교병원, 건양대학교병원, 서울성모병원, 부산대학교한방병원, 아주대학교병원	HAD-B1	• 시험약: HAD-B1, 1정 645 mg+Afatinib • 대조군: Afatinib • 기간: 16주
11	진행성 비소세포폐암환자를 대상으로 보중익기탕과 면역관문억제제 병용요법의 유효성 및 안전성을 평가하기 위한 다기관, 무작위배정, 공개 임상시험	고려대학교의과대학부속구로병원, 재단법인아산사회복지재단 서울아산병원, 양산부산대학교병원, 한림대학교성심병원, 한양대학교병원, 경희대학교병원, 고려대학교의과대학부속안산병원/한국한의학연구원	보중익기탕(크라시에보중익기탕 엑스세립)	• 시험군 - 면역관문억제제 Pembrolizumab - 보중익기탕/경구/1일 2회/1회 1포(4 g) • 대조군 - 면역관문억제제 Pembrolizumab • 기간: 45주

맞춤의학과 통합암치료

정밀의료(precision medicine)는 개인마다 다른 유전적, 환경적 요인과 질병 경력, 생활 습관 등을 고려하여 환자에게 최적의 맞춤형 예측 의료를 제공하는 미래형 의료 패러다임으로 정의된다. 특히 암치료 분야에서는 특정 유전 변이에 특이적으로 작용하는 표적항암제 개발을 시작으로 맞춤의료가 표준 진단·치료법으로 자리 잡았으며, 유전체, 단백체, 대사체 등을 통합적으로 분석하는 멀티 오믹스 기술이 발전하고 상용화되면서 약물 타깃이나 비정상적인 경로를 표적화 하는 연구가 고도화되고 있다.[173-174]

한의학은 변증 및 체질 진단 기술을 통해 정밀의학의 핵심 가치라 할 수 있는 맞춤의학의 원리를 구현, 이에 기반한 치료체계를 구축해 왔다.

변증(辨證, pattern identification, syndrome differentiation)은 한국을 포함하여 동아시아권의 전통의학에서 활용되고 있는 핵심적 진단법으로, 망문문절(望聞問切)의 사진(四診)을 통해 환자의 증상과 징후를 종합 분석함으로써 질병의 병리, 원인, 병기 및 치료법을 결정하는 진단행위로 규정된다.[175-176]

특히, 한열 변증은 한열(寒熱), 표리(表裏), 허실(虛實)로 표현되는 세 쌍의 진단개념 중 음양(陰陽)을 가장 잘 대표할 수 있는 범주이며, 임상에서 진단과 치료에 가장 중요한 결정 요소로 인체 대사, 질병의 병리, 온도, 성격 등 다양한 개념을 포괄적으로 담고 있다.[177-179]

한열 변증의 본질에 관한 연구는 신경-내분비-면역(neuro-endocrine-immune), 병리학, 생화학, 면역학 등 다방면에서 지속되고 있다. 신경-내분비-면역 시스템에서는 한열 변증 관련 유전자와 신호전달경로에 차이점을 밝혀내어 시스템 생리학적 관점에서 변증 진단의 분자적 근거(molecular basis)를 제공하였다.[180] 예를 들어 류마티스 관절염(rheumatoid arthritis) 환자에서는 한증과 열증에 따라 small G protein 신호전달경로, 지방산 대사 과정의 산화-환원 반응과 T세포 증식 관련 유전자 발현이 유의하게 달랐다고 보고되었으며[181], 위염 환자에서는 네트워크 불균형의 관점에서 한열 변증 관련 바이오 마커를 분석한 결과, 한증은 leptin, 열증은 MCP-1 (monocyte chemoattractant protein 1)을 잠재적 바이오마커(biomarker)로 하여 한증 환자는 낮은 에너지 대사를 경험하는 반면, 열증 환자는 면역 조절이 강화된다는 것을 발견하였다.[182]

암 관련 연구에서는 비소세포폐암환자 310명을 대상으로 한증 환자에서 열증 환자에 비해 표적항암제의 치료 타깃인 표피 성장인자 수용체(epidermal growth factor receptor, EGFR) 유전자 돌연변이 양성률이 유의하게 높은 것을 확인하였으며, 다른 연구에서는 폐선암환자 중 한증 환자가 열증 환자보다 표적항암제 gefitinib의 치료 유효율이 높았다고 보고하였다.[177, 183]

국내 연구에서는 전이성 비소세포폐암환자 20명을 대상으로 면역관문억제제의 치료반응과 면역기능을 분석한 예비 연구가 수행되었으며, 연구 결과 비한증(non-cold type) 그룹이 한증(cold-type) 그룹에 비해 무진행생존기간이 길었으며, 말초 혈액의 면역 분석에서 한증 그룹 환자가 비한증 그룹 대비 effector CD8 T cells의 비율이 낮고(p=0.005), IL-6, IL-8의 Th2 type cytokine이 높은 경향성을 나타냈다.[184]

이 외에도 암환자에서 음허(陰虛) 증상의 경중(severity)과 생존율의 상관성이 보고되었으며, 대장암 환자를 대상으로 한 임상연구에서는 허증(虛證) 환자의 경우 실증(實證) 환자보다 말초혈액에서 T 림프구 아형과 NK cell의 면역지표 수치가 유의하게 낮았고, 생존율은 실증이 허증에 비해 유의하게 높았다(3-years survival rate: 虛證 28% vs. 實證 94% p=0.04).[185-186]

비소세포폐암에서 350여 명의 환자를 대상으로 한 RCT 연구에서 표적항암제 EGFR-TKIs와 기음허(氣陰虛) 변증에 따른 맞춤 한약을 병용 투여한 그룹은 EGFR-TKIs와 위약(placebo)을 투여한 그룹에 비해 무진행생존기간이 유의하게 높았다.(13.5 months (11.20-16.46) vs. 10.9 months (8.97-12.45), Log-rank p=0.0064)[187]

이와 같이 분자생물학 수준에서 변증과의 연관성을 보고한 연구들과 변증 기반의 통합적 치료의 임상적 근거를 제시한 연구들이 이루어지고 있다. 이러한 연구 흐름은 변증에 기반한 새로운 맞춤치료 전략의 가능성을 보여주는 것으로, 향후 맞춤의학을 가교로 하여 통합의료의 진단, 치료 기술의 우수성이 입증되고, 새로운 미래의학(precision integrative medicine)으로의 활로가 열리길 기대해 본다.

【참고문헌】

1. John GM, Hershman DL, Falci L, Shi Z, Tsai WY, Greenlee H. Complementary and alternative medicine use among US cancer survivors. J Cancer Surviv. 2016;10(5):850-64.
2. Mao JJ, Palmer CS, Healy KE, Desai K, Amsterdam J. Complementary and alternative medicine use among cancer survivors: a population-based study. J Cancer Surviv. 2011;5(1):8-17.
3. American Society of Clinical Oncology (ASCO) [Internet]. National Cancer Opinion Survey, Harris Poll on behalf of ASCO, 2018. [cited 2022 Jun 15]. Available from: https://www.asco.org/about-asco/press-center/news-releases/national-survey-reveals-surprising-number-americans-believe.
4. Johnson SB, Park HS, Gross CP, Yu JB. Complementary Medicine, Refusal of Conventional Cancer Therapy, and Survival Among Patients With Curable Cancers. JAMA Oncol. 2018;4(10):1375-81.
5. Frenkel M, Sierpina V, Sapire K. Effects of complementary and integrative medicine on cancer survivorship. Curr Oncol Rep. 2015;17(5):445.
6. Greenlee H, Balneaves LG, Carlson LE, Cohen M, Deng G, Hershman D, et al. Clinical practice guidelines on the use of integrative therapies as supportive care in patients treated for breast cancer. J Natl Cancer Inst Monogr. 2014;2014(50):346-58.
7. Witt CM, Balneaves LG, Cardoso MJ, Cohen L, Greenlee H, Johnstone P, et al. A Comprehensive Definition for Integrative Oncology. J Natl Cancer Inst Monogr. 2017;2017(52).
8. 대한암한의학회 교재편찬위원회. 한의통합종양학. 파주: 군자출판사; 2013. pp.87-117.
9. Deng GE, Frenkel M, Cohen L, Cassileth BR, Abrams DI, Capodice JL, et al. Evidence-based clinical practice guidelines for integrative oncology: complementary therapies and botanicals. J Soc Integr Oncol. 2009;7(3):85-120.
10. Deng GE, Rausch SM, Jones LW, Gulati A, Kumar NB, Greenlee H, et al. Complementary therapies and integrative medicine in lung cancer: Diagnosis and management of lung cancer, 3rd ed: American College of Chest Physicians evidence-based clinical practice guidelines. Chest. 2013;143(5 Suppl):e420S-e436S.
11. Greenlee H, DuPont-Reyes MJ, Balneaves LG, Carlson LE, Cohen MR, Deng G, et al. Clinical practice guidelines on the evidence-based use of integrative therapies during and after breast cancer treatment. CA Cancer J Clin. 2017;67(3):194-232.
12. Lyman GH, Greenlee H, Bohlke K, Bao T, DeMichele AM, Deng GE, et al. Integrative Therapies During and After Breast Cancer Treatment: ASCO Endorsement of the SIO Clinical Practice Guideline. J Clin Oncol. 2018;36(25):2647-55.
13. Society for Integrative Oncology [Internet]. SIO Guidelines &Publication [cited 2023 Dec 15]. Available from: https://integrativeonc. org/practice-guidelines/.
14. Mao JJ, Ismaila N, Bao T, Barton D, Ben-Arye E, Garland EL, et al. Integrative Medicine for Pain Management in Oncology: Society for Integrative Oncology-ASCO Guideline. J Clin Oncol. 2022;40(34):3998-4024.
15. Mao JJ, Greenlee H, Bao T, Ismaila N, Bruera E. Integrative Medicine for Pain Management in Oncology: Society for Integrative Oncology-ASCO Guideline Summary and Q&A. JCO Oncol Pract. 2023;19(1):45-8.
16. Carlson LE, Ismaila N, Addington EL, Asher GN, Atreya C, Balneaves LG, et al. Integrative Oncology Care of Symptoms of Anxiety and Depression in Adults With Cancer: Society for Integrative Oncology-ASCO Guideline. J Clin Oncol. 2023;41(28):4562-91.
17. Yun H, Sun L, Mao JJ. Growth of Integrative Medicine at Leading Cancer Centers Between 2009 and 2016: A Systematic Analysis of NCI-Designated Comprehensive Cancer Center Websites. J Natl Cancer Inst Monogr. 2017;2017(52):lgx004.
18. Kwag EB, Kim SD, Park JH, Park SJ, Jeong MK, Yoo HS. The Current Status of Integrative Oncology in Korea. Integr Cancer Ther. 2021;20:15347354211063809.
19. Kushi LH, Doyle C, McCullough M, Rock CL, Demark-Wahnefried W, Bandera EV, et al. American Cancer Society Guidelines on nutrition and physical activity for cancer prevention: reducing the risk of cancer with healthy food choices and physical activity. CA Cancer J Clin. 2012;62(1):30-67.
20. Lavalette C, Adjibade M, Srour B, Sellem L, Fiolet T, Hercberg S, et al. Cancer-Specific and General Nutritional Scores and Cancer Risk: Results from the Prospective NutriNet-Santé Cohort. Cancer Res. 2018;78(15):4427-35.
21. Lohse T, Faeh D, Bopp M, Rohrmann S; Swiss National Cohort Study Group. Adherence to the cancer prevention recommendations of the World Cancer Research Fund/American Institute for Cancer Research and mortality: a census-linked cohort. Am J Clin Nutr. 2016;104(3):678-85.
22. Pierce JP, Stefanick ML, Flatt SW, Natarajan L, Sternfeld B, Madlensky L, et al. Greater survival after breast cancer in

physically active women with high vegetable-fruit intake regardless of obesity. J Clin Oncol. 2007;25(17):2345-51.

23. Toledo E, Salas-Salvadó J, Donat-Vargas C, Buil-Cosiales P, Estruch R, Ros E, et al. Mediterranean Diet and Invasive Breast Cancer Risk Among Women at High Cardiovascular Risk in the PREDIMED Trial: A Randomized Clinical Trial. JAMA Intern Med. 2015;175(11):1752-60.
24. Greenlee H, Santiago-Torres M, McMillen KK, Ueland K, Haase AM. Helping Patients Eat Better During and Beyond Cancer Treatment: Continued Nutrition Management Throughout Care to Address Diet, Malnutrition, and Obesity in Cancer. Cancer J. 2019;25(5):320-8.
25. 대한통합암학회 역. 통합 종양학. 제2판. 서울: 범문에듀케이션; 2017. pp.204-8.
26. Schmitz KH, Courneya KS, Matthews C, Demark-Wahnefried W, Galvão DA, Pinto BM, et al. American College of Sports Medicine roundtable on exercise guidelines for cancer survivors. Med Sci Sports Exerc. 2010;42(7):1409-26.
27. Mishra SI, Scherer RW, Snyder C, Geigle PM, Berlanstein DR, Topaloglu O. Exercise interventions on health-related quality of life for people with cancer during active treatment. Cochrane Database Syst Rev. 2012;2012(8):CD008465.
28. Courneya KS, Segal RJ, Gelmon K, Reid RD, Mackey JR, Friedenreich CM, et al. Six-month follow-up of patient-rated outcomes in a randomized controlled trial of exercise training during breast cancer chemotherapy. Cancer Epidemiol Biomarkers Prev. 2007;16(12):2572-8.
29. Courneya KS, Sellar CM, Stevinson C, McNeely ML, Peddle CJ, Friedenreich CM, et al. Randomized controlled trial of the effects of aerobic exercise on physical functioning and quality of life in lymphoma patients. J Clin Oncol. 2009;27(27):4605-12.
30. Calle EE, Kaaks R. Overweight, obesity and cancer: epidemiological evidence and proposed mechanisms. Nat Rev Cancer. 2004;4(8):579-91.
31. National Cancer Institute [Internet]. Obesity and Cancer Risk Fact Sheet [cited 2022 Jun 15]. Available from: https://www.cancer.gov/about-cancer/causes-prevention/risk/obesity/obesity-fact-sheet.
32. Eliassen AH, Colditz GA, Rosner B, Willett WC, Hankinson SE. Adult weight change and risk of postmenopausal breast cancer. JAMA. 2006;296(2):193-201.
33. Mahoney MC, Bevers T, Linos E, Willett WC. Opportunities and strategies for breast cancer prevention through risk reduction. CA Cancer J Clin. 2008;58(6):347-71.
34. Irwin ML, Smith AW, McTiernan A, Ballard-Barbash R, Cronin K, Gilliland FD, et al. Influence of pre- and postdiagnosis physical activity on mortality in breast cancer survivors: the health, eating, activity, and lifestyle study. J Clin Oncol. 2008;26(24):3958-64.
35. Holick CN, Newcomb PA, Trentham-Dietz A, Titus-Ernstoff L, Bersch AJ, Stampfer MJ, et al. Physical activity and survival after diagnosis of invasive breast cancer. Cancer Epidemiol Biomarkers Prev. 2008;17(2):379-86.
36. Holmes MD, Chen WY, Feskanich D, Kroenke CH, Colditz GA. Physical activity and survival after breast cancer diagnosis. JAMA. 2005;293(20):2479-86.
37. van Waart H, Stuiver MM, van Harten WH, Geleijn E, Kieffer JM, Buffart LM, et al. Effect of Low-Intensity Physical Activity and Moderate- to High-Intensity Physical Exercise During Adjuvant Chemotherapy on Physical Fitness, Fatigue, and Chemotherapy Completion Rates: Results of the PACES Randomized Clinical Trial. J Clin Oncol. 2015;33(17):1918-27.
38. Steindorf K, Schmidt ME, Klassen O, Ulrich CM, Oelmann J, Habermann N, et al. Randomized, controlled trial of resistance training in breast cancer patients receiving adjuvant radiotherapy: results on cancer-related fatigue and quality of life. Ann Oncol. 2014;25(11):2237-43.
39. Irwin ML, Cartmel B, Gross CP, Ercolano E, Li F, Yao X, et al. Randomized exercise trial of aromatase inhibitor-induced arthralgia in breast cancer survivors. J Clin Oncol. 2015;33(10):1104-11.
40. Travier N, Velthuis MJ, Steins Bisschop CN, van den Buijs B, Monninkhof EM, Backx F, et al. Effects of an 18-week exercise programme started early during breast cancer treatment: a randomised controlled trial. BMC Med. 2015;13:121.
41. Schmidt ME, Wiskemann J, Armbrust P, Schneeweiss A, Ulrich CM, Steindorf K. Effects of resistance exercise on fatigue and quality of life in breast cancer patients undergoing adjuvant chemotherapy: A randomized controlled trial. Int J Cancer. 2015;137(2):471-80.
42. Taso CJ, Lin HS, Lin WL, Chen SM, Huang WT, Chen SW. The effect of yoga exercise on improving depression, anxiety, and fatigue in women with breast cancer: a randomized controlled trial. J Nurs Res. 2014;22(3):155-64.
43. Schmidt T, Weisser B, Dürkop J, Jonat W, Van Mackelenbergh M, Röcken C, et al. Comparing Endurance and Resistance Training with Standard Care during Chemotherapy for Patients with Primary Breast Cancer. Anticancer Res. 2015;35(10):5623-9.
44. Rogers LQ, Courneya KS, Anton PM, Hopkins-Price P, Verhulst S, Vicari SK, et al. Effects of the BEAT Cancer physical activity behavior change intervention on physical activity, aerobic fitness, and quality of life in breast cancer survivors: a multicenter randomized controlled trial. Breast Cancer Res Treat. 2015;149(1):109-19.

45. Beidas RS, Paciotti B, Barg F, Branas AR, Brown JC, Glanz K, et al. A hybrid effectiveness-implementation trial of an evidence-based exercise intervention for breast cancer survivors. J Natl Cancer Inst Monogr. 2014;2014(50):338-45.

46. Murtezani A, Ibraimi Z, Bakalli A, Krasniqi S, Disha ED, Kurtishi I. The effect of aerobic exercise on quality of life among breast cancer survivors: a randomized controlled trial. J Cancer Res Ther. 2014;10(3):658-64.

47. Brown JC, Schmitz KH. Weight Lifting and Physical Function Among Survivors of Breast Cancer: A Post Hoc Analysis of a Randomized Controlled Trial. J Clin Oncol. 2015;33(19):2184-9.

48. Duijts SF, van Beurden M, Oldenburg HS, Hunter MS, Kieffer JM, Stuiver MM, et al. Efficacy of cognitive behavioral therapy and physical exercise in alleviating treatment-induced menopausal symptoms in patients with breast cancer: results of a randomized, controlled, multicenter trial. J Clin Oncol. 2012;30(33):4124-33.

49. Winters-Stone KM, Dobek J, Nail LM, Bennett JA, Leo MC, Torgrimson-Ojerio B, et al. Impact + resistance training improves bone health and body composition in prematurely menopausal breast cancer survivors: a randomized controlled trial. Osteoporos Int. 2013;24(5):1637-46.

50. Dobek J, Winters-Stone KM, Bennett JA, Nail L. Musculoskeletal changes after 1 year of exercise in older breast cancer survivors. J Cancer Surviv. 2014;8(2):304-11.

51. Rock CL, Flatt SW, Byers TE, Colditz GA, Demark-Wahnefried W, Ganz PA, et al. Results of the Exercise and Nutrition to Enhance Recovery and Good Health for You (ENERGY) Trial: A Behavioral Weight Loss Intervention in Overweight or Obese Breast Cancer Survivors. J Clin Oncol. 2015;33(28):3169-76.

52. Howell D, Oliver TK, Keller-Olaman S, Davidson JR, Garland S, Samuels C, et al. Sleep disturbance in adults with cancer: a systematic review of evidence for best practices in assessment and management for clinical practice. Ann Oncol. 2014;25(4):791-800.

53. Garland SN, Barg FK, Cakouros B, Gehrman P, DuHamel KN, Mao JJ. A qualitative examination of the factors related to the development and maintenance of insomnia in cancer survivors. Palliat Support Care. 2019;17(2):221-6.

54. Shaffer KM, Applebaum AJ, DuHamel KN, Garland SN, Gehrman P, Mao JJ. Cancer Survivors' Beliefs About the Causes of Their Insomnia: Associations of Causal Attributions With Survivor Characteristics. Behav Sleep Med. 2020;18(2):177-89.

55. Morin CM, Bootzin RR, Buysse DJ, Edinger JD, Espie CA, Lichstein KL. Psychological and behavioral treatment of insomnia:update of the recent evidence (1998-2004). Sleep. 2006;29(11):1398-414.

56. Morgenthaler T, Kramer M, Alessi C, Friedman L, Boehlecke B, Brown T, et al. Practice parameters for the psychological and behavioral treatment of insomnia: an update. An american academy of sleep medicine report. Sleep. 2006;29(11):1415-9.

57. Mao JJ, Xie SX, DuHamel K, Bao T. The effect of acupuncture versus cognitive behavior therapy on insomnia in cancer survivors: A randomized clinical trial. J Clin Oncol. 2018;36(15_suppl):10001.

58. Irwin MR, Olmstead R, Carrillo C, Sadeghi N, Nicassio P, Ganz PA, et al. Tai Chi Chih Compared With Cognitive Behavioral Therapy for the Treatment of Insomnia in Survivors of Breast Cancer: A Randomized, Partially Blinded, Noninferiority Trial. J Clin Oncol. 2017;35(23):2656-65.

59. Garland SN, Carlson LE, Stephens AJ, Antle MC, Samuels C, Campbell TS. Mindfulness-based stress reduction compared with cognitive behavioral therapy for the treatment of insomnia comorbid with cancer: a randomized, partially blinded, noninferiority trial. J Clin Oncol. 2014;32(5):449-57.

60. Garland SN, Xie SX, DuHamel K, Bao T, Li Q, Barg FK, et al. Acupuncture Versus Cognitive Behavioral Therapy for Insomnia in Cancer Survivors: A Randomized Clinical Trial. J Natl Cancer Inst. 2019;111(12):1323-31.

61. Garland SN, Trevino K, Liou KT, Gehrman P, Spiguel E, MacLeod J, et al. Multi-stakeholder perspectives on managing insomnia in cancer survivors: recommendations to reduce barriers and translate patient-centered research into practice. J Cancer Surviv. 2021;15(6):951-60.

62. Mustian KM, Sprod LK, Janelsins M, Peppone LJ, Palesh OG, Chandwani K, et al. Multicenter, randomized controlled trial of yoga for sleep quality among cancer survivors. J Clin Oncol. 2013;31(26):3233-41.

63. Carlson LE, Toivonen K, Subnis U. Integrative Approaches to Stress Management. Cancer J. 2019;25(5):329-36.

64. Sanjida S, McPhail SM, Shaw J, Couper J, Kissane D, Price MA, et al. Are psychological interventions effective on anxiety in cancer patients? A systematic review and meta-analyses. Psychooncology. 2018;27(9):2063-76.

65. Cramer H, Lange S, Klose P, Paul A, Dobos G. Yoga for breast cancer patients and survivors: a systematic review and meta-analysis. BMC Cancer. 2012;12:412.

66. Harder H, Parlour L, Jenkins V. Randomised controlled trials of yoga interventions for women with breast cancer: a systematic literature review. Support Care Cancer. 2012;20(12):3055-64.

67. Bradt J, Dileo C, Myers-Coffman K, Biondo J. Music interventions for improving psychological and physical outcomes in people with cancer. Cochrane Database Syst

Rev. 2021;10(10):CD006911.

68. Lutz A, Slagter HA, Dunne JD, Davidson RJ. Attention regulation and monitoring in meditation. Trends Cogn Sci. 2008;12(4):163-9.

69. Nidich SI, Fields JZ, Rainforth MV, Pomerantz R, Cella D, Kristeller J, et al. A randomized controlled trial of the effects of transcendental meditation on quality of life in older breast cancer patients. Integr Cancer Ther. 2009;8(3):228-34.

70. Davanger S, Ellingsen O, Holen A, Hugdahl K. Meditation-specific prefrontal cortical activation during acem meditation: an fMRI study. Percept Mot Skills. 2010; 111(1):291-306.

71. Dickenson J, Berkman ET, Arch J, Lieberman MD. Neural correlates of focused attention during a brief mindfulness induction. Soc Cogn Affect Neurosci. 2013;8(1):40-7.

72. Engström M, Pihlsgård J, Lundberg P, Söderfeldt B. Functional magnetic resonance imaging of hippocampal activation during silent mantra meditation. J Altern Complement Med. 2010;16(12):1253-8.

73. Xu J, Vik A, Groote IR, Lagopoulos J, Holen A, Ellingsen O, et al. Nondirective meditation activates default mode network and areas associated with memory retrieval and emotional processing. Front Hum Neurosci. 2014;8:86.

74. Lengacher CA, Johnson-Mallard V, Post-White J, Moscoso MS, Jacobsen PB, Klein TW, et al. Randomized controlled trial of mindfulness-based stress reduction (MBSR) for survivors of breast cancer. Psychooncology. 2009;18(12):1261-72.

75. Henderson VP, Clemow L, Massion AO, Hurley TG, Druker S, Hébert JR. The effects of mindfulness-based stress reduction on psychosocial outcomes and quality of life in early-stage breast cancer patients: a randomized trial. Breast Cancer Res Treat. 2012;131(1):99-109.

76. Würtzen H, Dalton SO, Elsass P, Sumbundu AD, Steding-Jensen M, Karlsen RV, et al. Mindfulness significantly reduces self-reported levels of anxiety and depression: results of a randomised controlled trial among 336 Danish women treated for stage I-III breast cancer. Eur J Cancer. 2013;49(6):1365-73.

77. Hoffman CJ, Ersser SJ, Hopkinson JB, Nicholls PG, Harrington JE, Thomas PW. Effectiveness of mindfulness-based stress reduction in mood, breast- and endocrine-related quality of life, and well-being in stage 0 to III breast cancer: a randomized, controlled trial. J Clin Oncol. 2012;30(12):1335-42.

78. Andersen SR, Würtzen H, Steding-Jessen M, Christensen J, Andersen KK, Flyger H, et al. Effect of mindfulness-based stress reduction on sleep quality: results of a randomized trial among Danish breast cancer patients. Acta Oncol. 2013;52(2):336-44.

79. Matousek RH, Pruessner JC, Dobkin PL. Changes in the cortisol awakening response (CAR) following participation in mindfulness-based stress reduction in women who completed treatment for breast cancer. Complement Ther Clin Pract. 2011;17(2):65-70.

80. Carlson LE, Beattie TL, Giese-Davis J, Faris P, Tamagawa R, Fick LJ, et al. Mindfulness-based cancer recovery and supportive-expressive therapy maintain telomere length relative to controls in distressed breast cancer survivors. Cancer. 2015;121(3):476-84.

81. Carlson LE, Speca M, Patel KD, Goodey E. Mindfulness-based stress reduction in relation to quality of life, mood, symptoms of stress and levels of cortisol, dehydroepiandrosterone sulfate (DHEAS) and melatonin in breast and prostate cancer outpatients. Psychoneuroendocrinology. 2004;29(4):448-74.

82. Lengacher CA, Reich RR, Paterson CL, Ramesar S, Park JY, Alinat C, et al. Examination of Broad Symptom Improvement Resulting From Mindfulness-Based Stress Reduction in Breast Cancer Survivors: A Randomized Controlled Trial. J Clin Oncol. 2016;34(24):2827-34.

83. Johns SA, Von Ah D, Brown LF, Beck-Coon K, Talib TL, Alyea JM, et al. Randomized controlled pilot trial of mindfulness-based stress reduction for breast and colorectal cancer survivors: effects on cancer-related cognitive impairment. J Cancer Surviv. 2016;10(3):437-48.

84. Garland SN, Tamagawa R, Todd SC, Speca M, Carlson LE. Increased mindfulness is related to improved stress and mood following participation in a mindfulness-based stress reduction program in individuals with cancer. Integr Cancer Ther. 2013;12(1):31-40.

85. Paice JA, Portenoy R, Lacchetti C, Campbell T, Cheville A, Citron M, et al. Management of Chronic Pain in Survivors of Adult Cancers: American Society of Clinical Oncology Clinical Practice Guideline. J Clin Oncol. 2016;34(27):3325-45.

86. Buffart LM, van Uffelen JG, Riphagen II, Brug J, van Mechelen W, Brown WJ, et al. Physical and psychosocial benefits of yoga in cancer patients and survivors, a systematic review and meta-analysis of randomized controlled trials. BMC Cancer. 2012;12:559.

87. Mustian KM, Sprod LK, Janelsins M, Peppone LJ, Mohile S. Exercise Recommendations for Cancer-Related Fatigue, Cognitive Impairment, Sleep problems, Depression, Pain, Anxiety, and Physical Dysfunction: A Review. Oncol Hematol Rev. 2012;8(2):81-8.

88. Bower JE, Woolery A, Sternlieb B, Garet D. Yoga for cancer patients and survivors. Cancer Control. 2005;12(3):165-71.

89. Rosenbaum E, Gautier H, Fobair P, Neri E, Festa B, Hawn M, et al. Cancer supportive care, improving the quality of life for cancer patients. A program evaluation report. Support Care Cancer. 2004;12(5):293-301.

90. Janelsins MC, Peppone LJ, Heckler CE, Kesler SR, Sprod LK, Atkins J, et al. YOCAS©® Yoga Reduces Self-reported Memory Difficulty in Cancer Survivors in a Nationwide Randomized Clinical Trial: Investigating Relationships Between Memory and Sleep. Integr Cancer Ther. 2016;15(3):263-71.

91. Sudarshan M, Petrucci A, Dumitra S, Duplisea J, Wexler S, Meterissian S. Yoga therapy for breast cancer patients: a prospective cohort study. Complement Ther Clin Pract. 2013;19(4):227-9.

92. Moadel AB, Shah C, Wylie-Rosett J, Harris MS, Patel SR, Hall CB, et al. Randomized controlled trial of yoga among a multiethnic sample of breast cancer patients: effects on quality of life. J Clin Oncol. 2007;25(28):4387-95.

93. Culos-Reed SN, Carlson LE, Daroux LM, Hately-Aldous S. A pilot study of yoga for breast cancer survivors: physical and psychological benefits. Psychooncology. 2006;15(10):891-7.

94. Vadiraja HS, Raghavendra RM, Nagarathna R, Nagendra HR, Rekha M, Vanitha N, et al. Effects of a yoga program on cortisol rhythm and mood states in early breast cancer patients undergoing adjuvant radiotherapy: a randomized controlled trial. Integr Cancer Ther. 2009;8(1):37-46.

95. Rao MR, Raghuram N, Nagendra HR, Gopinath KS, Srinath BS, Diwakar RB, et al. Anxiolytic effects of a yoga program in early breast cancer patients undergoing conventional treatment: a randomized controlled trial. Complement Ther Med. 2009;17(1):1-8.

96. Carlson LE, Doll R, Stephen J, Faris P, Tamagawa R, Drysdale E, et al. Randomized controlled trial of Mindfulness-based cancer recovery versus supportive expressive group therapy for distressed survivors of breast cancer. J Clin Oncol. 2013;31(25):3119-26.

97. Bower JE, Garet D, Sternlieb B, Ganz PA, Irwin MR, Olmstead R, et al. Yoga for persistent fatigue in breast cancer survivors: a randomized controlled trial. Cancer. 2012; 118(15):3766-75.

98. Carson JW, Carson KM, Porter LS, Keefe FJ, Seewaldt VL. Yoga of Awareness program for menopausal symptoms in breast cancer survivors: results from a randomized trial. Support Care Cancer. 2009;17(10):1301-9.

99. Gillespie LD, Robertson MC, Gillespie WJ, Sherrington C, Gates S, Clemson LM, et al. Interventions for preventing falls in older people living in the community. Cochrane Database Syst Rev. 2012;2012(9):CD007146.

100. Zhang LL, Wang SZ, Chen HL, Yuan AZ. Tai Chi Exercise for Cancer-Related Fatigue in Patients With Lung Cancer Undergoing Chemotherapy: A Randomized Controlled Trial. J Pain Symptom Manage. 2016;51(3):504-11.

101. Oh B, Butow P, Mullan B, Clarke S, Beale P, Pavlakis N, et al. Impact of medical Qigong on quality of life, fatigue, mood and inflammation in cancer patients: a randomized controlled trial. Ann Oncol. 2010;21(3):608-14.

102. Navarro M. Qigong Improves Quality of Life in Cancer Patients. presented at: 9th International Conference of the Society for Integrative Oncology (SIO), October 8, 2012.

103. Larkey LK, Roe DJ, Weihs KL, Jahnke R, Lopez AM, Rogers CE, et al. Randomized controlled trial of Qigong/Tai Chi Easy on cancer-related fatigue in breast cancer survivors. Ann Behav Med. 2015;49(2):165-76.

104. Li F, Harmer P, Fisher KJ, McAuley E, Chaumeton N, Eckstrom E, et al. Tai Chi and fall reductions in older adults: a randomized controlled trial. J Gerontol A Biol Sci Med Sci. 2005;60(2):187-94.

105. Lee TI, Chen HH, Yeh ML. Effects of chan-chuang qigong on improving symptom and psychological distress in chemotherapy patients. Am J Chin Med. 2006;34(1):37-46.

106. Oh B, Butow PN, Mullan BA, Clarke SJ, Beale PJ, Pavlakis N, et al. Effect of medical Qigong on cognitive function, quality of life, and a biomarker of inflammation in cancer patients: a randomized controlled trial. Support Care Cancer. 2012;20(6):1235-42.

107. Irwin MR, Olmstead R, Breen EC, Witarama T, Carrillo C, Sadeghi N, et al. Tai chi, cellular inflammation, and transcriptome dynamics in breast cancer survivors with insomnia: a randomized controlled trial. J Natl Cancer Inst Monogr. 2014;2014(50):295-301.

108. National Comprehensive Cancer Network [Internet]. NCCN guidelines for Supportive Care [cited 2024 Aug 14]. Available from: Supportive Care (nccn.org).

109. He Y, Guo X, May BH, Zhang AL, Liu Y, Lu C, et al. Clinical Evidence for Association of Acupuncture and Acupressure With Improved Cancer Pain: A Systematic Review and Meta-Analysis. JAMA Oncol. 2020;6(2):271-8.

110. Minton O, Higginson IJ. Electroacupuncture as an adjunctive treatment to control neuropathic pain in patients with cancer. J Pain Symptom Manage. 2007;33(2): 115-7.

111. Alimi D, Rubino C, Pichard-Léandri E, Fermand-Brulé S, Dubreuil-Lemaire ML, Hill C. Analgesic effect of auricular acupuncture for cancer pain: a randomized, blinded, controlled trial. J Clin Oncol. 2003;21(22):4120-6.

112. Bao T, Goloubeva O, Pelser C, Porter N, Primrose J, Hester L, et al. A pilot study of acupuncture in treating borte-

zomib-induced peripheral neuropathy in patients with multiple myeloma. Integr Cancer Ther. 2014;13(5):396-404.

113. Garcia MK, Cohen L, Guo Y, Zhou Y, You B, Chiang J, et al. Electroacupuncture for thalidomide/bortezomib-induced peripheral neuropathy in multiple myeloma: a feasibility study. J Hematol Oncol. 2014;7:41.

114. Bao T, Patil S, Chen C, Zhi IW, Li QS, Piulson L, et al. Effect of Acupuncture vs Sham Procedure on Chemotherapy-Induced Peripheral Neuropathy Symptoms: A Randomized Clinical Trial. JAMA Netw Open. 2020;3(3): e200681.

115. Burstein HJ. Aromatase inhibitor-associated arthralgia syndrome. Breast. 2007;16(3):223-34.

116. Henry NL, Giles JT, Stearns V. Aromatase inhibitor-associated musculoskeletal symptoms: etiology and strategies for management. Oncology (Williston Park). 2008;22(12): 1401-8.

117. Crew KD, Capodice JL, Greenlee H, Brafman L, Fuentes D, Awad D, et al. Randomized, blinded, sham-controlled trial of acupuncture for the management of aromatase inhibitor-associated joint symptoms in women with early-stage breast cancer. J Clin Oncol. 2010;28(7):1154-60.

118. Bao T, Cai L, Giles JT, Gould J, Tarpinian K, Betts K, et al. A dual-center randomized controlled double blind trial assessing the effect of acupuncture in reducing musculoskeletal symptoms in breast cancer patients taking aromatase inhibitors. Breast Cancer Res Treat. 2013;138(1): 167-74.

119. Oh B, Kimble B, Costa DS, Davis E, McLean A, Orme K, et al. Acupuncture for treatment of arthralgia secondary to aromatase inhibitor therapy in women with early breast cancer: pilot study. Acupunct Med. 2013;31(3):264-71.

120. Mao JJ, Xie SX, Farrar JT, Stricker CT, Bowman MA, Bruner D, et al. A randomised trial of electro-acupuncture for arthralgia related to aromatase inhibitor use. Eur J Cancer. 2014;50(2):267-76.

121. Hershman DL, Unger JM, Greenlee H, Capodice JL, Lew DL, Darke AK, et al. Effect of Acupuncture vs Sham Acupuncture or Waitlist Control on Joint Pain Related to Aromatase Inhibitors Among Women With Early-Stage Breast Cancer: A Randomized Clinical Trial. JAMA. 2018; 320(2):167-76.

122. Deng G, Vickers A, Yeung S, D'Andrea GM, Xiao H, Heerdt AS, et al. Randomized, controlled trial of acupuncture for the treatment of hot flashes in breast cancer patients. J Clin Oncol. 2007;25(35):5584-90.

123. Hervik J, Mjåland O. Acupuncture for the treatment of hot flashes in breast cancer patients, a randomized, controlled trial. Breast Cancer Res Treat. 2009;116(2):311-6.

124. Frisk J, Carlhäll S, Källström AC, Lindh-Astrand L, Malmström A, Hammar M. Long-term follow-up of acupuncture and hormone therapy on hot flushes in women with breast cancer: a prospective, randomized, controlled multicenter trial. Climacteric. 2008;11(2):166-74.

125. Walker EM, Rodriguez AI, Kohn B, Ball RM, Pegg J, Pocock JR, et al. Acupuncture versus venlafaxine for the management of vasomotor symptoms in patients with hormone receptor-positive breast cancer: a randomized controlled trial. J Clin Oncol. 2010;28(4):634-40.

126. Garcia MK, Graham-Getty L, Haddad R, Li Y, McQuade J, Lee RT, et al. Systematic review of acupuncture to control hot flashes in cancer patients. Cancer. 2015;121(22):3948-58.

127. Ezzo J, Vickers A, Richardson MA, Allen C, Dibble SL, Issell B, et al. Acupuncture-point stimulation for chemotherapy-induced nausea and vomiting. J Clin Oncol. 2005;23(28):7188-98.

128. Garcia MK, McQuade J, Haddad R, Patel S, Lee R, Yang P, et al. Systematic review of acupuncture in cancer care: a synthesis of the evidence. J Clin Oncol. 2013;31(7):952-60.

129. Molassiotis A, Bardy J, Finnegan-John J, Mackereth P, Ryder DW, Filshie J, et al. Acupuncture for cancer-related fatigue in patients with breast cancer: a pragmatic randomized controlled trial. J Clin Oncol. 2012;30(36):4470-6.

130. Mao JJ, Farrar JT, Bruner D, Zee J, Bowman M, Seluzicki C, et al. Electroacupuncture for fatigue, sleep, and psychological distress in breast cancer patients with aromatase inhibitor-related arthralgia: a randomized trial. Cancer. 2014;120(23):3744-51.

131. Mao JJ, Liou KT, Baser RE, Bao T, Panageas KS, Romero SAD, et al. Effectiveness of Electroacupuncture or Auricular Acupuncture vs Usual Care for Chronic Musculoskeletal Pain Among Cancer Survivors: The PEACE Randomized Clinical Trial. JAMA Oncol. 2021;7(5):720-7.

132. Bao T, Iris Zhi W, Vertosick EA, Li QS, DeRito J, Vickers A, et al. Acupuncture for breast cancer-related lymphedema: a randomized controlled trial. Breast Cancer Res Treat. 2018;170(1):77-87.

133. Mao JJ, Wagner KE, Seluzicki CM, Hugo A, Galindez LK, Sheaffer H, et al. Integrating Oncology Massage Into Chemoinfusion Suites: A Program Evaluation. J Oncol Pract. 2017;13(3):e207-e216.

134. Toth M, Marcantonio ER, Davis RB, Walton T, Kahn JR, Phillips RS. Massage therapy for patients with metastatic cancer: a pilot randomized controlled trial. J Altern Complement Med. 2013;19(7):650-6.

135. López-Sendín N, Alburquerque-Sendín F, Cleland JA, Fernández-de-las-Peñas C. Effects of physical therapy on pain and mood in patients with terminal cancer: a pilot randomized clinical trial. J Altern Complement Med. 2012;18(5):480-6.

136. Kutner JS, Smith MC, Corbin L, Hemphill L, Benton K, Mellis BK, et al, Fairclough DL. Massage therapy versus simple touch to improve pain and mood in patients with advanced cancer: a randomized trial. Ann Intern Med. 2008;149(6):369-79.

137. Williams AF, Vadgama A, Franks PJ, Mortimer PS. A randomized controlled crossover study of manual lymphatic drainage therapy in women with breast cancer-related lymphoedema. Eur J Cancer Care (Engl). 2002;11(4):254-61.

138. Torres Lacomba M, Yuste Sánchez MJ, Zapico Goñi A, Prieto Merino D, Mayoral del Moral O, Cerezo Téllez E, et al. Effectiveness of early physiotherapy to prevent lymphoedema after surgery for breast cancer: randomised, single blinded, clinical trial. BMJ. 2010;340: b5396.

139. Ezzo J, Manheimer E, McNeely ML, Howell DM, Weiss R, Johansson KI, et al. Manual lymphatic drainage for lymphedema following breast cancer treatment. Cochrane Database Syst Rev. 2015;2015(5):CD003475.

140. Velicer CM, Ulrich CM. Vitamin and mineral supplement use among US adults after cancer diagnosis: a systematic review. J Clin Oncol. 2008;26(4):665-73.

141. Giovannucci E, Chan AT. Role of vitamin and mineral supplementation and aspirin use in cancer survivors. J Clin Oncol. 2010;28(26):4081-5.

142. Anderson JG, Taylor AG. Use of complementary therapies for cancer symptom management: results of the 2007 National Health Interview Survey. J Altern Complement Med. 2012;18(3):235-41.

143. Ekor M. The growing use of herbal medicines: issues relating to adverse reactions and challenges in monitoring safety. Front Pharmacol. 2014;4:177.

144. Kennedy DD, Tucker KL, Ladas ED, Rheingold SR, Blumberg J, Kelly KM. Low antioxidant vitamin intakes are associated with increases in adverse effects of chemotherapy in children with acute lymphoblastic leukemia. Am J Clin Nutr. 2004;79(6):1029-36.

145. Block KI, Koch AC, Mead MN, Tothy PK, Newman RA, Gyllenhaal C. Impact of antioxidant supplementation on chemotherapeutic toxicity: a systematic review of the evidence from randomized controlled trials. Int J Cancer. 2008;123(6):1227-39.

146. Dennert G, Horneber M. Selenium for alleviating the side effects of chemotherapy, radiotherapy and surgery in cancer patients. Cochrane Database Syst Rev. 2006; 2006(3):CD005037.

147. Lesperance ML, Olivotto IA, Forde N, Zhao Y, Speers C, Foster H, et al. Mega-dose vitamins and minerals in the treatment of non-metastatic breast cancer: an historical cohort study. Breast Cancer Res Treat. 2002;76(2):137-43.

148. Zimmerer T, Böcker U, Wenz F, Singer MV. Medical prevention and treatment of acute and chronic radiation induced enteritis--is there any proven therapy? a short review. Z Gastroenterol. 2008;46(5):441-8.

149. Osterlund P, Ruotsalainen T, Peuhkuri K, Korpela R, Ollus A, Ikonen M, et al. Lactose intolerance associated with adjuvant 5-fluorouracil-based chemotherapy for colorectal cancer. Clin Gastroenterol Hepatol. 2004;2(8):696-703.

150. Bowen JM, Stringer AM, Gibson RJ, Yeoh AS, Hannam S, Keefe DM. VSL#3 probiotic treatment reduces chemotherapy-induced diarrhea and weight loss. Cancer Biol Ther. 2007;6(9):1449-54.

151. Colomer R, Moreno-Nogueira JM, García-Luna PP, García-Peris P, García-de-Lorenzo A, Zarazaga A, et al. N-3 fatty acids, cancer and cachexia: a systematic review of the literature. Br J Nutr. 2007;97(5):823-31.

152. Dewey A, Baughan C, Dean T, Higgins B, Johnson I. Eicosapentaenoic acid (EPA, an omega-3 fatty acid from fish oils) for the treatment of cancer cachexia. Cochrane Database Syst Rev. 2007;2007(1): CD004597.

153. de Luis DA, Izaola O, Aller R, Cuellar L, Terroba MC, Martin T. A randomized clinical trial with two omega 3 fatty acid enhanced oral supplements in head and neck cancer ambulatory patients. Eur Rev Med Pharmacol Sci. 2008;12(3):177-81.

154. International Agency for Research on Cancer. Hormonal contraception and post-menopausal hormonal therapy: IARC monographs on the evaluation of carcinogenic risks to humans. Genève, Switzerland: World Health Organization; 1999.

155. Posadzki P, Watson L, Ernst E. Herb-drug interactions: an overview of systematic reviews. Br J Clin Pharmacol. 2013;75(3):603-18.

156. Liu B, Edgerton S, Yang X, Kim A, Ordonez-Ercan D, Mason T, et al. Low-dose dietary phytoestrogen abrogates tamoxifen-associated mammary tumor prevention. Cancer Res. 2005;65(3):879-86.

157. Lopresti AL, Drummond PD, Smith SJ. A Randomized, Double-Blind, Placebo-Controlled, Crossover Study Examining the Hormonal and Vitality Effects of Ashwagandha (Withania somnifera) in Aging, Overweight Males. Am J Mens Health. 2019;13(2):1557988319835985.

158. 메모리얼 슬로언케터링 암센터. 통합종양학. 서울: 예지(Wisdom); 2009.

159. Maurie Markman, 로렌조 코헨. 통합암치료. 서울: 이퍼블릭

(범문사); 2010.

160. Phelps K, Hassed C. General Practice - inkling: The integrative approach. Elsevier Health Sciences; 2010.

161. Chen S, Flower A, Ritchie A, Liu J, Molassiotis A, Yu H, et al. Oral Chinese herbal medicine (CHM) as an adjuvant treatment during chemotherapy for non-small cell lung cancer: A systematic review. Lung Cancer. 2010;68(2):137-45.

162. Cho WC, Leung KN. In vitro and in vivo immunomodulating and immunorestorative effects of Astragalus membranaceus. J Ethnopharmacol. 2007;113(1):132-41.

163. McCulloch M, See C, Shu XJ, Broffman M, Kramer A, Fan WY, et al. Astragalus-based Chinese herbs and platinum-based chemotherapy for advanced non-small-cell lung cancer: meta-analysis of randomized trials. J Clin Oncol. 2006;24(3):419-30.

164. Chung VC, Wu X, Hui EP, Ziea ET, Ng BF, Ho RS, et al. Effectiveness of Chinese herbal medicine for cancer palliative care: overview of systematic reviews with meta-analyses. Sci Rep. 2015;5:18111.

165. Liu ZL, Zhu WR, Zhou WC, Ying HF, Zheng L, Guo YB, et al. Traditional Chinese medicinal herbs combined with epidermal growth factor receptor tyrosine kinase inhibitor for advanced non-small cell lung cancer: a systematic review and meta-analysis. J Integr Med. 2014;12(4):346-58.

166. Li X, Yang G, Li X, Zhang Y, Yang J, Chang J, et al. Traditional Chinese medicine in cancer care: a review of controlled clinical studies published in chinese. PLoS One. 2013;8(4):e60338.

167. NIKOM [Internet]. 국가한의임상정보포털 [cited 2024 Aug 14]. Available from: http://www.nckm.or.kr.

168. Zhang Y, Lou Y, Wang J, Yu C, Shen W. Research Status and Molecular Mechanism of the Traditional Chinese Medicine and Antitumor Therapy Combined Strategy Based on Tumor Microenvironment. Front Immunol. 2021;11:609705.

169. A randomized, multi-center, open-label study to compare the safety and efficacy between afatinib monotherapy and combination therapy of afatinib and HAD-B1 for the locally advanced or metastatic NSCLC patients with EGFR mutations: Erratum. Medicine (Baltimore). 2022;101(2):e28585.

170. Chun J, Park SM, Yi JM, Ha IJ, Kang HN, Jeong MK. Bojungikki-Tang Improves Response to PD-L1 Immunotherapy by Regulating the Tumor Microenvironment in MC38 Tumor-Bearing Mice. Front Pharmacol. 2022;13:901563.

171. Chun JM, Kang HN, Yi JM, Hong SH, Park SM, Jeong MK. Bojungikki-Tang Enhances the Effect of PD-1 Blockade in a Syngeneic Murine Model of Lung Carcinoma. Processes. 2022;10(9):1683.

172. MDPI [Internet]. International Journal of Environmental Research and Public Health [cited 2024 Aug 14]. Available from: https://www.mdpi.com/journal/ijerph.

173. Ashley EA. Towards precision medicine. Nat Rev Genet. 2016;17(9):507-22.

174. Garraway LA, Verweij J, Ballman KV. Precision oncology: an overview. J Clin Oncol. 2013;31(15):1803-5.

175. World Health Organization: Regional Office for the Western Pacific. WHO international standard terminologies on traditional medicine in the western pacific region. Manila, Philippines: WHO Regional Office for the Western Pacific; 2007.

176. Jiang M, Lu C, Zhang C, Yang J, Tan Y, Lu A, et al. Syndrome differentiation in modern research of traditional Chinese medicine. J Ethnopharmacol. 2012;140(3):634-42.

177. Zhu YJ, Zhang HB, Liu LR, Liu YH, Zhang FL, Bai JP, et al. Yin-Cold or Yang-Heat Syndrome Type of Traditional Chinese Medicine Was Associated with the Epidermal Growth Factor Receptor Gene Status in Non-Small Cell Lung Cancer Patients: Confirmation of a TCM Concept. Evid Based Complement Alternat Med. 2017;2017:7063859.

178. Wei S. Yin-yang regulating effects of cancer-associated genes, proteins, and cells: An ancient Chinese concept in vogue in modern cancer research. Biosci Trends. 2018;11(6):612-8.

179. Xu W, Jia G, Cai N, Huang S, Davie JR, Pitz M, et al. A 16 Yin Yang gene expression ratio signature for ER+/node-breast cancer. Int J Cancer. 2017;140(6):1413-24.

180. Li S, Zhang ZQ, Wu LJ, Zhang XG, Li YD, Wang YY. Understanding ZHENG in traditional Chinese medicine in the context of neuro-endocrine-immune network. IET Syst Biol. 2007;1(1):51-60.

181. Chen G, Lu C, Zha Q, Xiao C, Xu S, Ju D, et al. A network-based analysis of traditional Chinese medicine cold and hot patterns in rheumatoid arthritis. Complement Ther Med. 2012;20(1-2):23-30.

182. Li R, Ma T, Gu J, Liang X, Li S. Imbalanced network biomarkers for traditional Chinese medicine Syndrome in gastritis patients. Sci Rep. 2013;3:1543.

183. 田桢. 吉非替尼治疗 58 例 EGFR 突变晚期肺腺癌疗效与中医寒热病性相关性研究. 北京中医药大学; 2012.

184. Choi Y, Kwon O, Choi CM, Jeong MK. A Pilot Study of Whether the Cold-Heat Syndrome Type is Associated with Treatment Response and Immune Status in Patients with Non-Small Cell Lung Cancer. Evid Based Complement Alternat Med. 2021;2021:9920469.

185. Lin SC, Chen MF, Li TC, Hsieh YH, Liu SJ. The distribution of Yin-Deficient symptoms and their relationship on survival rate in cancer patients with Yin-Deficiency. Am J Chin Med. 2008;36(4):655-63.

186. Wang CY, Ding HZ, Tang X, Li ZG. Comparative analysis of immune function, hemorheological alterations and prognosis in colorectal cancer patients with different traditional Chinese medicine syndromes. Cancer Biomark. 2018;21(3):701-10.

187. Jiao L, Xu J, Sun J, Chen Z, Gong Y, Bi L, et al. Chinese Herbal Medicine Combined With EGFR-TKI in EGFR Mutation-Positive Advanced Pulmonary Adenocarcinoma (CATLA): A Multicenter, Randomized, Double-Blind, Placebo-Controlled Trial. Front Pharmacol. 2019;10:732.

총론 제6장

암의 한의학적 접근

최희석 자연그린한방병원 원장

한의통합종양학

총론 제6장

암의 한의학적 접근

최희석 자연그린한방병원 원장

한의학 고서에서 종양에 대한 기록

기원전 – 한대(漢代)

종양에 관한 기록은 기원전 16-11세기 중국의 商, 周시대의 殷墟甲骨文에는 瘤의 병명이 기재되어 있다. 그리고 西周시대의 《周禮》에서는 醫師를 食醫, 疾醫, 瘍醫, 獸醫 등 4가지로 나누었다. 그중 瘍醫가 주로 腫瘍을 치료하였는데, 그 범위는 종양의 내용을 포괄하고 있으며, 치료에 대해서는 內治와 外治의 결합을 주장하였다. 기원전 5-3세기에 한의학 최초 의서인 《黃帝內經》에서는 종양에 대해서 비교적 폭넓게 기술하였는데, 이것이 韓醫腫瘍學 형성의 기초가 되었다. 이 책에는 石瘤, 腸覃, 石瘕, 積聚, 癥瘕, 噎隔, 反胃 등의 증상에 대한 기록이 있는데, 현대 종양의 임상 증상과 비교하여 볼 때 유사한 점이 매우 많다.

《難經》은 《黃帝內經》의 이론을 계승 발전시켜 종양의 생성원리를 정리하였으며, 또한 종양을 임상표현에 따라 구체적으로 구별해서 서술하고 있다. 《難經·五十五難》에서는 "氣가 쌓인 것을 積이라 하고, 氣가 모인 것을 聚라 한다. 그러므로 積은 五臟에서 생긴 것이고 聚는 六腑에서 생긴 것이다. 積은 陰氣이고 始發부위가 일정하면서 상하좌우로 시작과 끝이 있고, 聚는 始發부위가 일정하지 않고 상하로 움직이는 유동성이 있기에 아픈 곳이 항상 같지 않다."라고 하여 積과 聚의 생성과 임상표현의 차이에 대하여 기술하고 있다.

東漢末時代《金匱要略》에서는 종양의 임상 증상에 대해서 비교적 명확하게 기술하고 있는데, "弦脈이 나타나는 사람은 虛한 것이니 胃氣가 없는 것이다. 아침에 먹으면 저녁에 토하니, 즉 反胃가 된다." 또 "아침에 먹으면 저녁에 토하고, 저녁에 먹으면 아침에 토하며, 음식을 소화시키지 못하는 것을 反胃라 한다."라고 하였다. 두 문장에서 말한 反胃의 증상은 현대의학에서 말하는 위유문·분문 암종의 폐색 증상과 매우 비슷하다.

張仲景과 동시대 사람인 華佗는《中藏經·卷中·論癰疽瘡腫》에서 종양의 발생과 臟腑機能의 실조, 체내에 독소 축적, 氣血不通이 서로 관련이 있음을 명확히 언급하고 있는데, 이것은 "癰疽瘡腫이 생겨나는 것은 모두 五臟六腑에 毒이 축적되어 소통되지 않아 생기는 것이지 營衛가 壅塞되어서만 생겨나는 것은 아니다."라고 한 것에 잘 나타나 있다. 종양은 단지 營衛失調와 氣血不通으로 체표에서 外邪에 감수되어 생기는 것이 아니라, 인체 내부 臟腑機能실조로 독이 쌓여 나타나는 것이라고 인식한 것이다. 이와 같은 종양의 발병기전에 대한 인식은 종양이 일종의 전신 질병의 국소표현으로 볼 뿐만 아니라, 內因을 주된 발병원인으로 본 것이다.

진·수·당대(晉·隋·唐代)

이 시대의 종양학은 한 방면으로는 秦·漢시대의 것들을 계승하여 종양의 병인과 병기에 대한 인식의 폭을 넓히고, 또 다른 방면으로는 종양 치료에 있어서 장족의 발전을 거두었다.《甲乙經》에서는 방대한 양의 침구치료에 대하여 서술하였으며,《肘後備急方》에서는 "보통 증상들은 서서히 나타나는데 갑자기 크고 딱딱한 무엇이 느껴지게 되면 고치기가 어렵다. 배 안에 맺혀 있는 듯한 증상이 있는데, 다시 음식으로 해를 받으면 몸이 파리해지고 마르게 된다."라고 하였다. 이것은 종양의 발생과 진행과정을 인식한 것으로, 종괴가 만져지는 자각증상이 있을 때에는 대부분 말기상태이며 임상적으로 악액질(cachexia) 환자에게서 자주 볼 수 있고 예후가 불량하다.

隋代《諸病源候論》에서는 현대의학의 종양과 유사한 병증을 비교적 풍부하게 논술하고 있다. 먼저 종양에 속하는 병증들의 원인은 外受風邪이며 병기는 臟腑虛弱으로 風邪가 침입하여 臟腑에 그 邪氣가 전해져서 머물러 쌓이고 모여 오래도록 낫지 않아 생기는 것이라 인식하였다.

唐代《千金要方》에서는 '瘤'를 癭瘤, 骨瘤, 脂瘤, 石瘤, 肉瘤, 膿瘤 그리고 血瘤 등 7가지로 나누고 있다. "肉瘤는 치료하지 말라. 치료하면 죽는다. 신중하고 신중해라."라고 하였는데, 여기에서 肉瘤란 악성 종양의 일종으로 치료하는 데 신중할 것을 거듭 강조하고 있다.

孫思邈은《千金要方》에서 현대의학의 전형적인 자궁경부암과 유사한 증상을 기록하였다. 또《醫學綱目》에서는 大·小腸交에 대하여 언급하였는데 이것은 자궁경부암의 말기증상과 비슷하다.

송·원·명·청대(宋·元·明·清代)

특히 宋·金·元 시대는 전쟁이 빈번하게 일어난 때로서, 이러한 난리 중에 각종 질병들은 계속해서 유행하였으며 종양의 발생과 진행에 대한 인식은 더욱 깊어지고, 치료 또한 신속하게 발전하였다. 宋代《聖濟總錄》에서는 "瘤는 꽉 막혀서 제거되지 않는 것을 의미한다. 氣血의 흐름이 정상적이면 형체가 건강하지만, 氣血의 흐름이 막혀 제거되지 않고 울결되고 壅塞되면 허한 틈을 타고 병이 생기게 된다."라고 하여, 氣血의 흐름이 응결되거나 비정상적인 물질이 옹색되면 종양이 발생할 수 있음을 설명하였다.

고대 의가들은 악성 종양의 잠복기간이 비교적 길다고 인식하였는데, 초기의 형태는 결핵과 같고 나중에는 돌과 같이 딱딱해지나 통증은 없어 사람들이 경시하는 경향이 있다고 했다. 일반적으로 수년이 지난 후 궤양이 시작되는데, 단지 피만 흐르고 고름은 없다. 통증은 매우 심하고, 환처는 화끈거리며 울퉁불퉁한 암석모양을 하고 있다. 이러한 이유로 이를 癌이라 하였다.

癌에 대한 기록은 宋代《衛濟寶書》와《仁齊直指附遺方論》에 잘 나타나 있다.《衛濟寶書·癰疽五發篇》에 "一曰癌, 二曰漏, 三曰疽, 四曰痼, 五曰癰"이라 설명하고 있으며, 癌이 처음 발생할 때에는 內熱로 인하여 일반적인 轉病순서가 없다.

《仁齊直指附遺方論》에서도 암의 증상에 대해 자세히 묘사하고 있는데, "癌은 겉으로는 높이 솟아 있고 속으로는 깊이 파여 있는데 마치 바위가 땅에 박혀 있는 것과 같아 뿌리가 깊다."라고 하였다. 암은 '구멍을 뚫고 안으로 침투한다.'라는 성질을 가지고 있다고 하는데, 이것은 암이 쉽게 침윤, 전이되는 형상을 묘사한 것이다. 이 두 서적은 직접적으로 癌이란 글자를 사용하고 있는데, 그 본뜻은 臟腑 안에 생성된 毒瘤를 말하는 것이며, 이 毒瘤의 표면은 울퉁불퉁하여 평평하지 않고 돌과 같이 딱딱하다.

金元시대의 張從正과 朱震亨 등은 종양과 유사한 병증들에 대해 깊은 인식을 하였다. 張從正의《儒門事親》에서는 "積은 暴怒·暴喜·暴悲·暴思·暴恐에 의하여 생긴다."라고 하였고, 清代의 명의인 尤在涇은 더욱 발전된 학설을 제시했는데, "憂思鬱怒가 오래도록 풀리지 않는 것이 이와 같은 질병을 만들어낸다."라고 하였다. 이것은 정신적 원인과 종양과의 관계를 명확히 설명하고 있는 것이다.

朱震亨이《格致餘論》에서 말한 乳癌과 噎膈은 현대의학의 유방암이나 식도·위분문부의 종양과 비슷한데, 이것의 형성, 증상, 전변, 예후, 치료 등에 대하여 비교적 자세히 기술되어 있다.

《瘍科心得集》에서는 "癌瘤는 陰陽의 正氣가 아닌 것들이 뭉쳐서 된 것이니, 五臟瘀血, 濁氣痰滯에 의하여 형성된다."라고 하였다. 한의학에서 말하는 銳疽, 痰核, 結核, 失榮, 馬力挾瘻 등의 증상은 흔히 현대의학에서 말하는 종양의 범주에 속한다. 고대 의가들은 이것의 진단·치료가 어려운 점을 들어 怪病이라 하였는데 怪病은 흔히 痰에 속한다는 학설이 여기에서 나온 것이다. 痰과 瘀血의 응결이

종양을 일으킨다는 학설은 《黃帝內經》의 병인학설을 발전시킨 것이다.

朱震亨은 積聚痞塊가 痰飮, 氣滯, 血塊, 瘀滯로 인하여 발생된다고 보았고, 치료는 降火하여 淸痰하고 血塊를 없애야 한다고 하였다.

《脾胃論》에서는 인체는 胃氣가 그 근본인데, 질병의 內因을 모두 脾胃氣虛로 인식한 것으로 암의 임상치료에 중요한 의의를 가지고 있다. 암의 치료법은 일단 瀉法을 쓰면 반드시 補法을 행해야 하니, 이것은 補에는 瀉가, 瀉에는 補가 함축되어 있음을 의미한다. 암을 치료하는 데 扶正固本이 그 중요한 법칙이 된다. 扶正固本은 주로 脾胃의 氣를 돕는 것이다.

張元素는 "건강한 사람은 積이 없으니, 虛하면 積이 생긴다."라고 하였다. 이것은 비록 모든 積滯를 말하는 것은 아니지만, 종양을 포괄하고 있으며, 여기서 虛는 주로 脾胃氣虛를 가리키고 있다. 羅天益은 張元素, 李杲의 이론을 계승하여 《衛生寶鑑》에서 "脾胃가 허약하거나, 음식을 과하게 먹거나, 생냉한 음식을 과도하게 먹어 소화시키지 못하게 되면 積聚가 생긴다."라고 하였으니 일맥 상통하는 말이다.

明·淸시대 의가들은 《黃帝內經》의 학술사상을 기본으로 하여 전 시대의 경험을 계승 발전시켰다. 《類經》에서는 《黃帝內經》과 관련된 종양 혹은 종양과 유사한 것들의 병인병기에 대하여 비교적 폭넓게 기재하였는데, "寒氣와 衛氣가 서로 충돌하면 코피가 나고 자궁이 폐색된다. 만약 음식을 과다하게 먹으면 脾가 운화하지 못하여 食積이 생기고, 寒熱의 독이 생겨 경맥에 머물게 된다. … 하나를 結核이라 하고 연속되어 있는 것은 瘰癧이라 한다 … 腋肋下의 것은 馬刀라 한다."라고 하였다. 《外科正宗》에서는 乳癌의 증상에 대하여 자세하게 기술하였다.

淸代 《醫宗金鑑》에도 이와 비슷한 기록이 있는데, "이 증상은 肝脾가 모두 상한 것인데, 氣가 鬱滯되어서 생긴다. 유방 안에 結核이 생기기 시작해서 처음에는 대추나 좁쌀만 했던 것이 점차 바둑돌만 해진다. 붉지도 않고 열도 없으며 가끔 은은한 통증만 있다. 오래되면 潮熱, 惡寒하면서 통증이 심해지고 가슴과 겨드랑이가 당긴다. 종괴는 엎어놓은 사발 같고 단단하며 좁쌀을 쌓아놓은 것 같고, 볼록 튀어나온 형상은 바위(와) 같다. … "

한의학에서는 종양을 포함한 외과질병에 대하여 변증치료와 예후관찰을 통하여 五善七惡의 지표를 내놓았으며, 《中醫名詞述語選擇》, 《外科精義》, 그리고 《外科正宗》에 종양의 임상 증상을 근거로 구체적으로 서술되어 있다. 한의학에서는 종양의 생장부위가 臟腑나 經絡과 관련이 있다고 인식하였다. 예를 들면 《醫宗金鑑》에서는 "이 증상은 肝과 脾가 상해서 오는 것이니, 氣가 뭉쳐서 생기는 것이다."라고 하여 乳癌은 肝, 脾의 병변에 속한다고 하였다. 또한 崩漏, 帶下(자궁종양병변)는 衝脈과 任脈에 속하는 질병이라고 했는데, 《諸病源候論·帶下門》에서는 "衝, 任脈은 胞宮에서 시작되며 陰陽의 불균형이 심하면 胞絡을 상하기 때문에, 風邪가 虛한 틈을 타서 胞宮으로 들어와 衝任脈이 손상되고 太陽과 太陰의 血이 상하게 된다. 이것이 胞絡 사이에 이르게 되고, 穢液과 血이 서로 섞여 아래로 흐르게 된다. 冷하면 백색이 되고, 熱하면 적색이 되니 이를 帶下라 한다."라고 하였다.

종양의 관리와 간호에 대해서도 金元時代《飮善正要》에서는 당시 음식과 관련된 각종 지식을 총결해서 珍味奇品이 모두 환자에게 좋은 것만은 아니라고 하였다. 明代《本草綱目》에서는 곡식, 과일, 채소, 가축, 생선류의 음식 중에서 462종을 약용으로 사용하여 식이치료에 많은 공헌을 하였다. 明·淸代 이래 많은 본초약물학 서적에는 일반 채소의 약물작용을 기록하여 임상에서 각종 종양환자들에게 식이치료를 하게 하였다.

현존하는 역대문헌 중 종양과 관련된 병명을 다음 표 6-1과 같이 열거할 수 있다.

【표 6-1.】 종양과 관련된 한의학과 현대의학의 병명 비교

	한의학 병명	현대의학 병명
악성종양	噎膈	식도암, 식도하단분문암
	反胃(胃反, 翻胃)	위전정부암
	癥, 積	복강내 악성종양
	脾積(痞氣)	간암, 간비종대
	肝積(肥氣, 癖黃, 肝着)	간의 종양
	肺積	폐암
	心積(伏梁)	위암, 간담췌장종양
	失榮	악성 림프종, 이하선암, 경부 림프절전이암
	上石疽	경부 림프절전이암, 악성 림프종
	乳癌(乳石癰)	유방암
	妬乳	乳腺濕疹樣 (cancerous eczema of breast)
	石癭	갑상선암
	腎癌	음경암
	繭脣	구순암
	舌菌	설암
	喉百葉	후두암
	五色帶下	자궁경부암, 골반강내 악성 종양
	骨疽	뼈의 악성 종양 및 양성 종양
	石假	자궁근종 및 골반, 자궁체, 복막 후의 양성 악성종양
	緩疽(肉色疽)	연조직악성종양
	石疔, 黑疔, 靑疔, 翻花瘡	체표의 악성 종양, 흑색종, 암성 궤양
	腸覃	난소낭종, 골반내 종양
	肉瘤	연조직악성종양

	한의학 병명	현대의학 병명
양성종양	痰包	설하낭종
	痰核	지방종, 만성림프절염, 경부림프절결절
	脂瘤	지방종, 피지선낭종
	血瘤	혈관종
	氣瘤	연조직종양
	筋瘤	연조직종양
	耳菌	외이도 유두상종
	骨瘤	뼈의 양성 종양
	肉瘤	양성 종양
	疣, 痣, 息肉, 贅生物	피부의 양성 종물

암의 한의학적 원인

악성 종양의 內外발병요인에 대하여 《素問·評熱病論篇》에서는 "邪氣가 머무르는 곳의 氣는 반드시 虛하다."라는 견해를 제시하여 종양의 병인 연구 방향을 제시하였다. 역대 의가들은 종양의 병인을 일반적으로 外因과 內因으로 개괄하였다. 外因은 外邪要因과 飮食要因을, 內因은 情志要因과 臟腑虧虛를 포괄한다.

외인(外因)

外邪요인

外邪는 四時의 不正之氣, 즉 風·寒·暑·濕·燥·火의 六淫의 邪를 가리킨다. 《素問·至眞要大論篇》에서는 "모든 병의 발생은 모두 風·寒·暑·濕·燥·火에서 변화하여 생긴다."라고 하였다. 六淫이 병을 발생시키는 것은 계절, 기후 및 생활 환경과 관련이 있으며, 또한 단독으로 병을 일으키거나 두 종류 이상이 동시에 인체를 침습하여 병을 일으키고, 상호 영향을 미치거나 전화한다. 한의학에서는 일찍이 外邪가 인체를 침습하여 오래되면 병이 발생된다고 인식하고 있어, 종양의 발생이 外邪침습과 관련이 있음을 알고 있었다. 《靈樞·刺節眞邪》에서는 "虛邪가 인체에 침입하여 깊숙이 들어가면 寒邪와 熱邪가 뒤엉켜 오랫동안 머물러 내부에 자리잡는데 … 邪氣가 그 사이에 머물러 물러가지 않으면 筋瘤가 발생한다 … 腸瘤 … 昔瘤 … "라고 설명하고 있다.

飮食요인

음식이 종양의 발병에 미치는 영향은 다음의 3가지 방면으로 볼 수 있다. 첫째는 飮食不節이다. 《素問·痺論篇》에서는 "음식물을 과식하면 脾胃가 손상을 받는다."라고 하였다. 脾胃가 손상을 받으면 음식물의 소화와 輸布가 실조되어, 臟腑의 정상적인 기능이 훼손되고 氣血의 순환장애가 생기며, 瘀血이 적체하여 통하지 않게 되고, 瘀血이 한곳에 오래 머물러 물러나지 않으면 종양을 형성하게 된다. 둘째는 飮食不潔로서 《金匱要略·禽獸魚蟲禁忌幷治第二十四》에서는 "상한 밥, 고기, 생선 등은 사람을 상하게 한다. … 독이 있으므로 먹지 말아야 한다."라고 하였다. 오염된 음식이 일단 위장관에 들어가게 되면 소화가 되지 않고 뭉쳐서 熱이 생기고 毒을 뿜어 내어 정상적인 胃기능을 잃어버리고, 또 邪氣가 체내에 잠복하여 오래되면 나쁜 변화가 생기게 된다. 셋째는 飮食偏嗜이다. 만약 편식을 하거나 너무 熱性이거나 寒性인 음식을 즐기게 되면 寒熱이 실조 되며, 오래되면 몇몇 영양성분은 부족하게 되어서 결국에는 인체의 陰陽과 臟腑에 偏盛偏衰가 발생하게 된다. 《素問·陰陽應象大論》에서는 酸生肝, 苦生心, 甘生脾, 辛生肺, 鹹生腎이라 하였고, 또 《素問·生氣通天論》에서는 "陰精을 간직하고 있는 五臟은 五味로 傷하는 경우가 있으니, 酸味가 과도하면 肝氣가 넘쳐 脾氣가 끊어지며, 鹹味가 과도하면 大骨의 氣가 상하고 肌肉이 위축되고 心氣가 억눌리며, 甘味가 과도하면 心氣가 喘滿하게 되고 色이 검게 되며 腎氣가 불균형해지고, 苦味가 과도하면 脾氣가 濡하지 못하게 되고 胃氣가 이에 厚(壅滯脹滿)해지며, 辛味가 과도하면 筋脈이 약하여 느슨해지고 정신을 이내 잃어버린다."라고 하였는데 이것은 음식의 五味와 臟腑의 관계를 설명한 것이다. 종양의 병인 중의 飮食偏嗜에는 술 마시는 것, 단단한 것을 먹는 것, 찬 것, 뜨거운 것, 탄 것 등을 먹는 것이 중요한 것으로 지적되며, 또는 비린 음식이나 버터, 치즈와 같은 음식을 많이 먹는 것, 그 밖에도 좋지 못한 식사 습관과 식사를 너무 빨리 하는 것, 자주 굶는 것 등이 포함된다. 明代 《景岳全書》에서는 "反胃는 술 마시는데 법도가 없으면 酒濕에 상하고, 혹 生冷한 것을 먹으면 眞陽이 손상되며 … 胃氣가 손상되어 발병한다."라고 하였다.

내인(內因)

情志요인

情志란 인체의 정신활동을 말하는데, 한의학에서는 喜, 怒, 憂, 思, 悲, 恐, 驚을 총칭하여 七情이라고 한다. 일반적인 상황에서는 생리활동의 범위에 속하지만, 만약 장기적인 정신자극이나 갑자기 심한 정신적 손상을 받게 되면 조절 가능한 정상범위의 생리활동을 벗어나게 되어 인체의 陰, 陽, 氣, 血, 臟腑, 經絡의 기능을 잃어버리고 나아가 질병이 발생하게 된다. 情志가 병에 이르게 되는 것에는 2가지가 있는데, 첫째는 직접적으로 어떤 臟腑에 손상을 가하는 것으로 하나의 情志와 밀접한 상관관계에 있는 臟腑에 심한 해를 끼치게 되는 것인데, 《素問·陰陽應象大論》에서 말하는 "喜傷心, 怒傷

肝, 思傷脾, 悲傷肺, 恐傷腎"이 그것이다. 둘째는 臟腑의 氣機에 영향을 주는 것으로《素問·擧痛論》에서 말하는 "모든 질병의 발생은 氣機의 실조로 인하여 야기된다. 怒하면 氣上하고, 喜하면 氣緩하고, 悲하면 氣消하고, 恐하면 氣下한다. … 驚하면 氣亂한다 … 思하면 氣結한다."가 그것이다. 元代《格致餘論》에서는 "憂怒抑鬱이 朝夕으로 쌓여 脾氣를 손상시키고, 肝氣가 積滯되어 은은히 핵이 생기는데 … 이를 乳岩이라고 한다."라고 하였다. 한의학에서 말하는 정서적 요인은 현대의학의 신경과 체액계통의 기능을 모두 포괄한다. 현대 연구에 따르면 인체는 생리와 심리가 긴밀하게 결합된 유기체적인 整體이다. 그 두 가지의 협조와 평형의 주요한 통로가 신경·체액계통의 조절이며, 情志의 변화가 쉽게 신경계통의 흥분 증가 혹은 억제를 일으킬 수 있고, 내분비 계통 중의 어떠한 요인을 증가시키거나 혹은 감소시켜 체액의 정상기능을 깨뜨리기도 한다. 대사 산물이 쌓이면 체내의 환경이 파괴되고, 세포가 암으로 변화발전하는 병리적 환경이 쉽게 조성되기도 한다.

臟腑虧虛

臟腑가 虧虛한 것에는 先天의 稟賦가 부족하거나 혹은 후천적으로 영양공급이 실조되어 체질이 허약한 것을 포괄할 뿐만 아니라, 六淫外感, 七情內傷및 飮食失調 등의 각종 원인으로 인하여 臟腑의 機能이 손상 받는 것을 말한다.《素問·刺法論篇》에서 "正氣가 내부에 있으면 邪氣가 침입하지 못한다." 또《素問·評熱病論篇》에서 "邪氣가 머무르는 곳의 氣는 반드시 虛하다."라고 한 것은 모두 臟腑가 虧虛하여 기능이 문란해지면 각종 발병 요인이 虛한 틈을 타고 들어와 종양을 발생하게 한다는 것이다. 일반적으로 臟腑의 虧虛는 연령, 성별과 일정한 관계가 있다. 나이가 많을수록 腎氣가 쇠하고 臟腑 또한 약해져 암이 발생할 가능성이 높아진다. 성별에 관하여는 남자와 여자는 체질상 명확한 차이가 있으므로 암의 종류와 발생 부위가 서로 다르다.《靈樞·水脹》에서는 "岐伯이 말하기를, 石瘕는 胞中에서 생기며, … 모두 여자에게 생기고, …."라고 하였고, 宋代《仁齋直指方》에서는 "암은 … 남자는 배에 많이 생기고, 여자는 젖가슴에 많이 생긴다 …."라고 하였다. 위에서 말한 바를 종합해 보면 종양의 발병과 밀접한 관계가 있는 것으로 주요한 것은 外邪, 飮食要因, 情志要因, 臟腑虧虛 등이며, 이런 요인들은 때로는 단독으로 혹은 2종 내지 그 이상의 요인이 종합적으로 작용하여 암을 발생시킨다. 더욱이 臟腑虧虛는 여러 종류 발병요인의 필연적 결과로서 종양 발생의 선결 조건이 된다. 이밖에도 특수한 생활 습관이나 생리현상, 가령 성생활의 무절제, 부녀자의 多胎多産 등도 종양의 발병과 일정한 관계가 있다.

종양환자의 病理변화는 임상상 瘀(滯), 毒, 痰(濕), 虛가 가장 많이 보이며, 여기에서는 종양의 病機를 주로 **氣滯血瘀**, **邪毒鬱熱**, **痰濕結聚**, **臟腑失調(氣血虧虛)**, **經絡瘀沮** 등의 5가지 방면으로 귀납하였다.

기체혈어(氣滯血瘀)

氣와 血은 병리상에서도 상호 영향을 미치므로 氣病은 傷血할 수 있고 血病은 傷氣할 수 있다. 예를 들면 氣滯는 血瘀를 일으킬 수 있고 瘀血은 또한 氣滯를 조장한다. 병리상태에서는 각종 내인과 외인, 즉 情志抑鬱不舒, 宿食積滯, 外感風寒濕邪 등의 요소가 氣의 운행실조를 일으킬 수 있어서 氣鬱, 氣滯, 氣聚가 출현하니 오래되면 질병이 된다. 氣滯가 오래되면 반드시 瘀血이 되고 血瘀는 반드시 氣滯를 겸하며 양자는 상호 인과로 서로 결부되어 오래되면 塊를 형성하니 瘀滯部位에 따라 각종 종양을 형성하게 된다. 악성 종양은 대부분 氣血의 失調로 인한 것인데 各各의 종양에 따라 偏重이 서로 다르다. 어떤 것은 氣機紊亂에 편중되고 어떤 것은 血瘀에 편중되며 그중 瘀血症인 것이 더욱 보편적이다. 氣滯血瘀는 종양환자에 있어 항상 肺, 肝, 胃腸 및 經絡에 영향을 미쳐 肺氣壅塞, 肝經瘀滯, 胃腸格拒, 經絡瘀阻하게 되므로 주로 肺積, 肝積, 乳岩, 膈, 反胃, 腸覃, 帶下 그리고 癥瘕積聚 등이 나타나게 된다.

사독울열(邪毒鬱熱)

火는 陽邪로서 燔灼하는 성질을 가지고 있어서 쉽게 津液과 氣를 耗損하고 風을 발생시키며 血을 動하게 하고 陰血을 손상시킨다. 火熱이 체내에 쌓여서 血肉에 머물러 흩어지지 않고 血肉을 腐蝕시키면 모두 癰膿을 생기게 할 수 있으며 혹은 종양이 되기도 한다. 實火(熱)나 虛火(熱)를 막론하고 熱이 매우 심한 것은 종양이 발전하려는 것이며 병이 진행되는 것이다. 오랜 병으로 몸이 허약해지고 瘀毒이 內陷하면 病情이 陽에서 陰으로 전변되어 陰毒의 邪가 된다. 즉, 陰瘡惡疽를 형성하고 짓물러지며 오래되도록 낫지 않으면 皮肉이 썩어 검게 변하고 맑은 농이 흐르게 된다. 實熱陽證의 火毒을 치료하려면 淸熱解毒藥과 滋陰降火藥을 투여하며, 陰毒의 邪는 溫補托裏, 扶正祛邪하여 氣血을 조화롭게 하고 陰毒의 邪를 제거해야 한다.

담습결취(痰濕結聚)

痰濕結聚는 脾, 肺, 肝, 腎 등의 장부기능 장애와 부족으로 津液이 쌓여 水濕이 內盛하고 痰飮이 생기는 것을 가리킨다. 痰涎은 주로 肺의 肅降作用의 실조로 생기고 內生한 痰濕은 주로 脾虛 혹은 腎虧로 인하여 생긴다. 이것은 이르지 않는 곳이 없어서 체내 臟腑혹은 체표에 유주하여 다양한 痰證을 형성한다. 예를 들면 痰이 응결되고 毒이 모이면 돌처럼 단단해지는데 項間, 腋下, 鼠蹊 등을 유주하여 痰核, 失榮, 瘰癧 등 쉽게 소산되지 않는 병증을 형성한다.

장부실조·기혈휴허(臟腑失調·氣血虧虛)

역대의 많은 한의학 문헌들에서 종양발생은 장부기능 실조와 관련이 있으며 邪氣가 이르는 곳의 正氣는 반드시 虛하다고 지적하였다. 장부기능 실조는 주로 脾腎虛損을 말한다. 가령 明代 張景岳은 "脾腎不足하고 허약한 사람은 대부분 積聚病이 있다" 또 "膈을 치료하는 大法은 脾腎을 위주로 하는데, 脾는 溫養해야 하고 腎은 滋潤해야 한다"라고 하였다. 이것은 脾腎機能 실조가 종양을 일으킬 수 있다는 것을 설명하는 것이다. 한의학에서는 脾는 後天之本이고 腎은 先天之本이며, 脾腎이 虛損하면 正氣가 허약해져서 衛氣가 생성될 수 없어 종양 발생을 유발한다고 인식하고 있다. 正氣가 衰하면 邪氣가 盛하여 인체의 항암능력이 저하되므로 암은 쉽게 전이되는데 이 점이 말기암치료의 관건으로 扶正과 祛邪를 서로 결합하여 장부기능을 조리하고 補氣, 養血하여 체내의 항암능력을 증강시키는 것이 현재의 악성 종양 치료의 가장 발전된 일반적인 법칙이다.

경락어조(經絡瘀阻)

經絡은 인체조직 구조의 중요한 부분으로 體表와 體內, 上部와 下部를 관통하게 하고 장부조직과 氣血運行을 연락하는 독특한 계통이다. 經絡은 經脈과 絡脈의 두 부분을 포함하는데, 經은 길의 의미로 縱行의 幹線이며, 絡은 網絡의 의미로 經脈의 分枝이고 그물처럼 이르지 않는 곳이 없다. 經脈은 생리적으로 營衛氣血을 운행하고 表裏를 연결하며 病邪를 방어하고 인체를 보호하는 기능이 있다. 병리적으로 經絡은 外感風寒과 濕邪 등의 침습에 손상을 입을 수 있고 또 痰, 食, 毒, 血瘀, 氣滯 등에 의해 막혀 통하지 않을 수 있다. 만약 內臟의 생리기능에 이상이 오면 또한 經氣鬱滯나 經氣不足을 일으킬 수 있다. 종양의 病因과 발병작용은 모두 經絡과 관련된 병리변화를 일으킬 수 있고, 病邪와 瘀毒이 체표나 체내에서 鬱結되어 오래되면 결국에는 종양을 형성하게 된다. 이러한 종양병변이 경맥의 순행에 따라 반응을 나타내며, 마찬가지로 臟腑의 발병 역시 經脈에 영향을 끼쳐 소속경

맥의 순행경로상에 이상변화를 발생시킬 수 있다.

질병의 발생발전 과정 중에 각 환자의 病情이 다르고 동일한 환자도 질병의 각 단계마다 정황이 끊임없이 변화하므로 몇 가지 병리 기전도 독립적이거나 단순한 것이 아니고 항상 상호 결합되어 복합적으로 나타난다. 예를 들면 어떤 환자는 氣虛와 血瘀가 결합되어 있으며, 혹은 氣滯와 痰凝이 결합되어 있고, 대다수 환자는 虛實挾雜을 나타낸다. 그러므로 반드시 각 환자의 구체적인 임상병리 특징에 근거하여 病機의 경중을 분명히 하고 審因論治하여야 더욱 효과적으로 종양을 치료할 수 있다.

암의 한의학적 치료

치료 원칙

異病同治와 同病異治

악성종양의 종류는 매우 많고 병정도 복잡하다. 비록 서로 다른 질병일지라도 병인과 병기가 서로 같으면 같은 치료방법을 사용한다. 또한 서로 다른 종양일지라도 질병의 진행과정 중에 동일한 병리변화 단계가 출현하면 동일한 치료방법을 사용하게 되는데, 이것이 異病同治이다. 예를 들어 痰濕에 의하여 폐암과 악성 림프종이 발생했을 때, 이 양자는 비록 질병의 성질은 서로 다르지만 모두 痰濕에 의해 발생했기 때문에 化痰 利濕法을 이용하여 치료한다. 같은 질병일지라도 병인과 병기가 다르면 역시 다른 치료방법을 사용한다. 같은 종양일지라도 단계에 따라 질병의 성질이 서로 다르고 출현하는 證型이 다르면 치료방법도 달라지게 되는데, 이것이 同病異治이다. 예를 들어 같은 폐암환자라도 환자의 체질, 초기, 중기, 말기 등과 같은 단계, 그리고 鱗癌, 腺癌 등과 같은 分型이 다르기 때문에 치료방법도 달라야 한다. 乾咳, 少痰, 胸痛, 口乾, 咽燥, 低熱, 少氣乏力 등의 증상이 주로 나타나면 이것은 氣陰兩虛型이므로 補氣養陰 위주로 치료하고, 咳嗽痰多, 胸悶, 胸痛, 口不乾 등의 증상이 주로 나타나면 이것은 痰濕阻肺型이므로 化痰宣肺 위주로 치료한다.

虛實補瀉

한의학에서는 虛則補之, 實則瀉之를 치료 원칙으로 하고 있다. 어떤 臟腑가 허약할 때 한편으로는 직접 그臟腑를 보익하고, 동시에 관련된 臟腑를 보익하는데 이러한 치료방법을 虛則補其母라고 한다. 또한 臟腑의 生剋관계에 따라 치료를 한다. 예를 들면 肝氣鬱結은 반드시 脾胃기능에 영향을 미쳐 肝脾(胃)不和를 조성하는데 이때는 疏肝理氣의 치료방법을 이용하여 脾胃기능을 조화롭게 하거나 증강하고 肝氣亢盛을 억제한다.

補後天之本과 固先天之本

임상적으로 종양이 진행됨에 따라 종양독소의 작용이나 수술, 방사선, 화학요법 그리고 脾胃가 손상되어 食慾不振, 納少, 惡心, 嘔吐, 泄瀉, 腹脹 등의 증상이 생길 수 있다. 脾胃기능의 감퇴는 또한 한약 치료를 곤란하게 만드는데, 만약 苦寒하거나 攻伐하는 한약을 수차 반복해서 사용하면 脾胃가 쉽게 손상을 받으며 방사선요법이나 화학요법도 脾胃기능을 시킬 수 있다. 환자로 하여금 脾胃의 소화흡수기능을 좋게 유지함으로써 전신상황을 개선시키고 인체의 저항력을 향상시킬 수 있기 때문에 脾胃의 기능, 즉 後天之本을 보호하는 것은 매우 중요하다. 연구에 의하면 補腎은 종양환자의 세포성 면역기능과 면역감시작용을 증강시키며 내분비기능 특히 부신피질의 기능과 성선내분비기능을 조절하고 향상시키는 것으로 나타났다.[1] 그러므로 先天之本을 확고히 하는 것 역시 종양치료의 중요한 원칙이 되고 있다. 방사선요법과 화학요법을 받은 종양환자는 항상 氣陰兩傷의 증상이 나타난다. 따라서 치료 시에는 健脾益氣와 滋補肝腎의 치법으로 後天之本과 先天之本을 보존해서 환자의 정신과 체력, 그리고 항암능력이 증강하면 방사선요법과 화학요법을 감수할 수 있기 때문에 더욱 좋은 효과를 거둘 수 있다.

여러 가지 치료법의 결합

첫째로 內治와 外治의 결합이 있다. 악성종양은 전신질환이기 때문에 치료에서도 整體觀에 입각해야 한다. 毒邪가 침입하고 熱邪가 內結하여 氣血, 臟腑, 陰陽이 실조되는 것 등은 모두 내치를 해야만 그 효능이 병변 부위에 도달하여 扶正이나 祛邪의 작용을 할 수 있다. 體表肌膚나 혹은 외부와 연결된 부위 즉 子宮頸部, 陰道, 直腸肛門, 舌齒齦, 口腔 등의 종양은 모두 직접 외치법을 응용한다. 악성종양의 한의 치료 시 내치와 외치를 결합하여 사용한 경우에 치료효과가 더 좋다. 예를 들면 자궁경부암을 치료할 때 국부에 制癌粉과 같은 외용약을 위주로 하고 湯藥을 內服하여 더 좋은 치료효과를 거둘 수 있다. 둘째로는 東醫와 西醫의 결합이 있다. 치료에서는 의·한의학을 상호결합하여 각각의 장점을 취하고 단점을 보완할 필요가 있다. 예를 들면 수술, 방사선 또는 화학요법 시 한약 치료를 함께 하거나 또는 현대의학 치료가 1단계 끝난 후 한약 치료를 하는 것이다. 이러한 의·한의 결합치료를 함으로써 수술 후 환자의 회복이 빠르게 되고 방사선요법이나 화학요법의 부작용이 경감되며 아울러 생존기간이 연장될 수 있다. 한의학의 扶正培本法과 기타 치료법은 인체의 면역기능을 증강하고 인체의 내적 환경과 조건을 변화시킴으로써 암을 억제할 수 있으나 암세포를 직접 제어하는 효력은 약하다. 또한 현대의학의 수술, 방사선 또는 화학요법 등은 암의 병소를 제거해 암의 진행을 제어할 수 있지만 암세포를 제거함과 동시에 정상 기관과 조직을 손상시키는 등 일련의 부작용이 있다. 따라서의·한의 치료법을 효과적으로 결합하면 한의 또는 양방을 단독으로 사용하는 것보다 훨씬 높은 치료 효과를 거둘 수 있다.

扶正治療와 祛邪治療

한의학에서는 질병의 발생과 발전이 모두 正·邪氣의 消長으로 결정된다고 인식하였다. 正氣가 邪氣를 이기면 질병은 점점 회복되고, 邪氣가 正氣를 이기면 병이 가중되는 것이다. 扶正은 正氣를 扶助하는 약물과 치료방법을 사용하는 것으로 補法을 말한다. 扶正治療는 正氣가 허한 종양 환자에게 적용된다. 祛邪는 攻逐毒邪하는 약물과 치료방법을 사용하는 것으로 瀉法을 말한다. 祛邪治療는 邪氣가 盛한 종양 환자에게 적용된다. 종양치료에서 扶正하는 補法은 養血, 助陽, 滋陰, 益氣, 健脾, 潤肺, 補腎 등의 치법이 있고, 祛邪하는 瀉法은 清熱, 解毒, 活血, 化瘀, 軟堅, 散結, 逐水, 化痰, 消導, 疏肝, 瀉肺 등의 치법이 있다.

정지가 우울하면 肝氣가 消暢하지 못하고 장부가 失和하여 氣機가 막히고 문란하여 모여서(聚) 흩어지지 않으므로 聚證이 발생한다. 만약 氣滯로 血이 暢行하지 못하면 瘀血이 안에 정체하고 맥락이 막혀서(沮) 結塊를 형성하여 積證이 발생한다. 따라서 우려, 긴장 등을 풀어서 情志로 인한 내상을 피해야 한다. 신경성 스트레스는 火를 일으켜 만병의 원인이 되는데, 正氣를 소모하고 邪氣를 유발한다. 한의학에서는 七情傷이라고 하여 기쁘고 슬픈(喜怒哀樂悲驚恐)의 감정에 의해 질병이 발생한다고 한다. 만성적인 스트레스나 우울증이 시상하부-뇌하수체-부신 축에 작용하여 면역력을 저하시키며, 이에 따라 발암을 억제하는 면역감시 능력이 떨어져서 발암 위험도가 높아진다.[1]

변증론치

實證	肝氣鬱結型 氣滯瘀血型 瘀血積型 痰氣凝結型 濕熱壅盛型 瘀毒熱結型
虛證	脾虛痰濕型 氣血虧虛型 陰虛內熱型 脾腎陽虛型

肝氣鬱結型

본 증의 원인은 주로 七情으로 肝鬱氣滯하여 야기된 것이다. 肝鬱氣滯로 인하여 氣機不暢하고 經脈이 不利하여 氣血이 不通해서 胸脇 혹은 脘腹이 脹痛하고 流竄作痛한다. 肝氣鬱結로 橫逆犯胃하여 胃失和降하면 噯氣嘔逆한다. 肝氣乘脾하면 食慾不振하게 되고, 肝氣鬱結하여 肝의 條達機能이 실조되면 情志를 조절하지 못하게 되어 情緒抑鬱하고 혹은 歎息을 잘하게 된다. 肝鬱氣滯하여 疏泄機能이 실조되면 氣血이 不和하고 衝任脈이 失調되어 乳房脹痛하게 되고, 심하면 結塊하며 月經不調, 經痛 등이 나타난다. 肝氣鬱結이 풀리지 않으면 전신기기가 실조되어 氣鬱하게 되어 여러 가지 병변을 초래하며, 이것이 오래되면 痰濕이 안에서 생기고 血脈이 瘀滯되고 氣鬱이 化火하는 증상이 나타난다. 痰氣瘀毒이 搏結하고 咽喉에 阻滯되면 呑咽이 곤란해진다. 痰氣凝結이 頸部에 있으면 癭瘤를 형성하게 된다. 氣滯하면 血瘀하게 되고 氣血瘀滯가 오래되면 痞塊가 脇下에 뭉쳐 癥瘕 등이 형성된다. 치법은 疎肝理氣, 開鬱散結이며 상용방제로는 柴胡疏肝散[2] 逍遙散[3] 痛瀉要方[4] 등이 있다.

氣滯瘀血型

본 증은 주로 肝鬱이 오래되어도 풀리지 않아 氣滯血瘀, 絡脈不暢하여 瘀血內停하고 絡脈이 阻滯되어서 胸脇 혹은 脘腹이 脹滿하고 塊가 생기는 것이다. 肝氣鬱滯하여 疏泄機能이 失調되면 脹滿하고 走竄疼痛한다. 瘀血이 內停하면 피부의 영양이 失調되어 面色黎黑, 或晦暗한다. 舌質이 紫暗하거나 瘀斑이 있고 脈澁한 것도 瘀血이 內停한 까닭이다. 만약 氣血이 胞宮에 內阻하면 衝任脈이 失調되어 經閉, 痛經, 崩漏 등의 증상이 나타난다. 치법은 疎肝理氣, 活血化瘀이며, 상용방제로는 柴胡疏肝散合膈下逐瘀湯,[5] 少腹逐瘀湯合四逆散加減,[6] 通竅活血湯[7] 등이 있다.

瘀血積型

본 증은 氣滯血瘀가 오래되어 血瘀가 날이 갈수록 심해지고 瘀血이 內停해서 癥積이 결체되었기 때문이다. 瘀血이 국소에 凝聚해서 시간이 지나도 흩어지지 않으면 종양괴를 형성한다. 瘀血이 내부에 阻滯되어 絡脈이 不通하고 氣機가 阻滯되면 '不通則痛'하므로 동통이 가중되어서 拒按한다. 瘀血이 內阻해 氣血의 운행이 不暢하거나 瘀血이 不去하면 新血이 생성되지 않아 肌膚를 영양하지 못하게 되므로 面色暗黑하고 皮膚粗糙해진다. 瘀血이 經絡을 막으면 氣血의 운행이 阻滯되어 血涌絡破하여 出血이 된다. 瘀血停聚가 제거되지 않으면 재차 출혈이 되어 대변색이 柏油처럼 검어지고 血瘀之象이 나타난다. 치법은 活血破瘀, 軟堅消腫하며, 상용방제로는 大黃蟅蟲丸,[8] 下瘀血湯合桂枝茯苓丸[9] 등이 있다.

痰氣凝結型

본 증은 痰과 氣가 신체 국부에서 結滯되고 凝固되어 움직이지 않기 때문이다. 痰은 粘稠해서 유동성이 적으므로 잘 消散되지 않아 氣機를 阻塞해서 痰氣互結하면 局部종양괴나 包塊 혹은 痰核瘰癧 등이 생긴다. 乳房에 응결되면 乳房包塊가 되고, 肺에 응결되면 肺의 肅降기능이 실조되어 喘咳痰鳴이 생긴다. 脾胃에 응결되면 脾胃의 승강기능이 실조되어 痰涎嘔惡하고, 氣機가 不暢되어 肝의 疏泄기능이 실조되면 喜歎息하고 胸脇脹滿한다. 치법은 理氣化痰, 軟堅散結이며, 상용방제로는 海藻玉壺湯,[10] 陽和湯[11] 등이 있다.

濕熱壅盛型

본 증은 주로 濕邪와 熱邪가 交雜해서 鬱結不解하기 때문이다. 濕邪가 粘滯해서 熱邪와 결합하면 身熱不暢한다. 濕熱이 내부에서 鬱蒸하면 身熱하고, 濕邪가 粘膩해 배출되지 않으면 汗不出熱不退한다. 濕은 重濁하기 때문에 肌膚四肢에 점착되면 身體困重하게 된다. 濕熱邪가 脾胃에 鬱結되면 受納運化기능과 升降기능이 실조되어 脘腹脹悶하고 納呆한다. 濕熱이 肝膽에 울결되어 肝의 疏泄기능이 실조되면 氣血運行이 不暢되어 胸脇脹痛하게 되고, 膽汁이 정상적인 순행을 하지 못하고 肌膚로 外溢하면 口苦尿黃, 全身發黃하게 된다. 만약 濕熱이 大腸으로 들어가면 大腸氣機가 下迫해 裏急後重하고 下痢粘稠腥臭하게 된다. 濕熱이 下注해서 胞宮으로 전이되면 衝任脈이 실조되어 小腹墮脹而痛, 白帶量多하게 된다. 치법은 淸熱利濕解毒이며, 상용방제는 茵蔯蒿湯,[12] 白頭翁湯,[13] 平胃散, 龍膽瀉肝湯,[14] 八正散[15] 등이 있다.

瘀毒熱結型

본 증은 熱毒이 亢盛하고 瘀와 交雜해 鬱結內阻로 인한 것이다. 熱毒이 內盛하면 陽熱이 亢盛하므로 身熱不退하고, 熱毒이 津液을 손상시키면 口乾咽燥, 喜冷飮한다. 熱毒瘀血이 肺에 阻滯되면 肺熱熾盛하고 熱이 津液을 灼傷해서 痰이 되며 痰은 粘稠하고 黃色이다. 肺는 鼻에 開竅하기 때문에 肺熱이 內盛하면 위로 鼻를 막아 膿이 생기니 즉 鼻流膿滯한다. 熱毒이 肺絡에 瘀沮하거나 肺絡을 灼傷하면 衄血이 있거나 혹은 血痰을 토한다. 熱毒이 胞宮에 瘀阻하면 衝任脈을 손상시켜 帶下색이 黃色이 되고 腥臭가 난다. 만약 濕熱毒邪가 大腸에 瘀阻되거나 腸絡을 灼傷하면 대변이 膿血하거나 血性粘液이 있게 된다. 만약 熱毒이 방광을 灼傷하면 小便灼熱疼痛하고, 熱毒이 血脈에 침입하면 血脈이 손상되어 전신출혈을 일으킨다. 치법은 淸熱解毒, 化瘀除濕하며, 상용방제로는 犀角地黃湯,[16] 白頭翁湯合桃紅四物湯,[17] 白虎湯合五味消毒飮[18] 등이 있다.

脾虛痰濕型

본 증은 脾氣虛로 水濕의 운화기능이 실조되어 痰濕이 내성하였기 때문이다. 脾는 水穀의 運化를 주관하기 때문에 脾氣虛로 化濕磨穀의 기능이 감퇴되면 食少腹脹, 便溏 등의 증상이 나타난다. 脾의 健運作用이 실조되면 영양물질을 輸布하지 못해 營氣가 虧虛해지고 氣血의 生化가 부족해져 肌肉 및 전신에 충분한 영양이 미치지 못해 神疲乏力 등의 증상이 나타난다. 脾는 水濕의 運化를 주관하기 때문에 '生痰之源'이라 한다. 따라서 脾의 운화기능이 실조되면 水濕痰濁이 內泛하게 되어 만약 中脘에 정체되면 惡心嘔吐 등이 나타난다. 만약 痰濕이 肺를 犯하면 肺의 宣暢作用이 실조되어 咳喘痰鳴하고, 水濕이 肌膚에 범람하면 부종이 생긴다. 脾虛로 인해 痰濕이 胞宮으로 下注하면 衝任脈이 실조되어 白帶下가 많이 발생하게 된다. 脾氣가 허약하면 淸陽이 상승하지 못해 설사가 나타난다. 치법은 健脾燥濕, 化痰散結이며, 상용방제로는 六君子湯, 導痰湯,[19] 五苓散合五皮飮加減,[20] 二陳湯加味[21] 등이 있다.

氣血虧虛型

본 증은 종양 말기나 혹은 화학요법, 방사선요법, 수술 후의 환자 그리고 久病으로 허약하며 精氣가 손상되고 氣血陰陽臟腑가 虛損된 소치이다. 氣는 血을 生하고 血은 氣를 生하는 상호 자생적인 작용이 있다. 만약 氣虛하면 生血을 하지 못하고, 또 血虛하면 生氣를 하지 못하게 되어 氣血兩虛가 나타난다. 氣虛하면 腎을 영양하지 못해 神疲乏力, 少氣懶言이 나타나고, 脾虛하면 음식섭취가 감소한다. 氣虛하면 衛氣가 외부를 固攝하지 못해 自汗이 나타나며, 血虛하면 肌膚를 충분히 영양하지 못해 面色淡白하거나 萎黃하고 전신이 消瘦하게 된다. 血이 心을 영양하지 못하면 心悸, 氣促하고, 氣血이 虧虛하면 腦竅가 영양받지 못하여 頭暈目眩한다. 氣虛하면 脈의 鼓動이 무력하고 血虛하면 脈道가 不充하기 때문에 脈細無力한다. 치법은 健脾益氣, 養血補血하며, 상용방제로는 八珍湯, 補中益氣湯加減,[22] 當歸補血湯加味,[23] 十全大補湯 등이 있다.

陰虛內熱型

본 증은 주로 중·말기 종양환자에 많으며 久病으로 말미암아 陰液이 虧損된 경우나 혹은 방사선요법 후 진액이 손상되어 발생한다. 陰津이 부족하면 허열이 內盛하기 때문에 午後燥熱, 五心煩熱의 증상이 나타난다. 열이 진액을 핍박하면 盜汗이 되고, 진액이 부족해지면 尿液의 근본이 부족해지므로 小便短少의 증상이 나타난다. 대장의 濡潤이 실조되면 大便秘結의 증상이 나타난다. 舌紅少津, 脈細數 등은 모두 陰津虧虛內熱의 증상이다. 만약 肝腎陰液이 부족하면 위로 淸竅하지 못해 眩暈이 발생되고, 腰는 腎의 腑이고 膝은 肝의 聚이며 筋은 肝이 주관하기 때문에 肝腎이 부족하면 腰膝酸軟하게 된다. 또한 肝腎이 부족하게 되면 肝의 滋養作用과 疏泄作用이 실조되어 易怒口苦하게 된다. 胃는 受納을 주관해 음식물을 소화시키는데, 이것은 모두 胃氣와 胃液의 작용이다. 만약 胃陰津이 부족하게 되면 胃의 濡潤作用이 실조되어 음식물을 소화시킬 수 없으므로 비록 배가 고프지만 納少하게 된다. 津液이 손상되면 胃의 和降作用이 실조되어 乾嘔呃逆의 증상이 나타나고, 陰津이 상승하지 못해 口燥脣乾하게 된다. 胃陰이 부족하면 虛熱이 內生하고 熱邪가 胃絡을 灼傷하기 때문에 胃脘灼熱痛이 나타나게 된다. 그리고 진액이 灼傷되어 口乾慾飮이 나타난다. 肺는 嬌臟이고 淸肅濡潤을 좋아하기 때문에 肺陰이 부족하게 되면 肺의 淸潤의 성질이 실조되어 陰虛火旺하고 虛火灼肺하게 된다. 이렇게 되면 肺의 津液이 손상되어 肺의 肅降作用이 실조되기 때문에 乾咳痰少, 鼻燥咽乾하게 되고 심하면 聲音嘶啞한다. 만약 肺絡이 손상되면 痰中帶血하게 된다. 치법으로는 滋養陰液, 淸熱解毒하며, 상용 방제로는 六味地黃丸, 一貫煎,[24] 沙蔘麥門冬湯,[25] 百合固金湯[26] 등이 있다.

脾腎陽虛型

본 증은 많은 경우 久病으로 陽氣가 손상된 것이다. 혹은 瘀血內阻로 陽氣가 손상되어 수분대사에 영향을 미쳐 脾腎陽虛가 된 것이다. 脾는 後天之本이고 腎은 先天之本으로 脾腎의 陽氣는 상호 資助하며 모두 溫煦한 機體이다. 脾는 運化를 주관하고 命門火의 도움을 받아 水穀을 腐熟한다. 腎은 水液을 주관하고 脾陽의 健運作用의 도움을 받아 水穀을 轉輸한다. 따라서 脾腎의 기능은 서로 영향을 미친다. 脾腎陽虛하면, 즉 陰寒이 內盛해서 陰寒이 陽氣를 막게 되면 機體의 溫煦作用이 실조되어 形寒肢冷, 面色晄白, 腹部및 腰膝冷痛이 나타난다. 脾陽이 不振하거나 命門火의 도움을 받지 못하게 되면 運化작용이 무력해져서 水穀을 腐熟할 수 없게 된다. 따라서 下利淸冷하거나 完穀不化하게 된다. 脾陽이 虛하면 水濕의 運化를 할 수 없게 되고, 命門火衰하면 水液을 氣化할 수 없게 되어 水濕이 정체되고 皮膚로 泛溢하게 된다. 따라서 小便不利, 肢體浮腫, 腹脹水鼓 등의 증상이 나타난다. 치법으로는 溫補脾腎, 滲利水濕하며, 상용방제로는 右歸丸,[27] 附子理中湯合五苓散,[28] 濟生腎氣丸,[29] 理中湯加減[30] 등이 있다.

침구치료

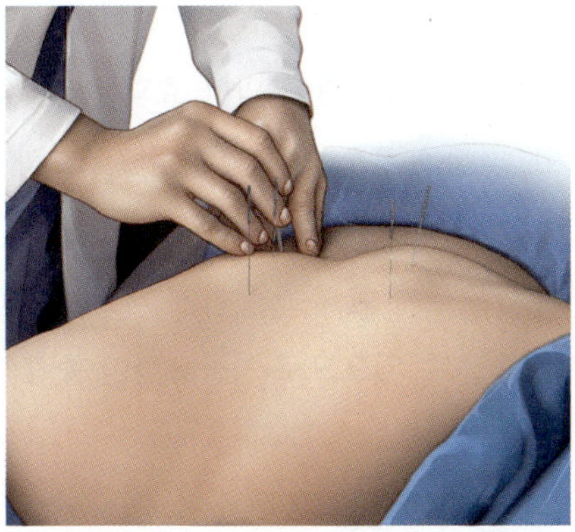

침구치료(鍼灸治療)는 인체의 經絡이나 兪穴을 자극해서 經絡을 소통시키고 氣血을 조화롭게 하는 작용을 통하여 질병치료의 목적에 이르게 한다. 이론적 기초는 아래와 같다.

첫째, 陰陽平衡의 調整이다. 한의학에서 모든 질병의 발생과 발전은 모두 인체 내의 陰陽平衡의 실조에 기인한다고 인식하고 있다. 즉 "陽이 盛하면 陰病이 되고, 陰이 盛하면 陽病이 된다."라고 말한 것이 그것이다. 종양도 역시 예외가 아니다. 따라서 陰陽을 조정하는 것이 그 치료 원칙이 된다. 鍼灸治療의 작용은 인체 陰陽의 偏盛偏衰를 바로잡아 상대적 평형상태인 '陰平陽秘'의 목적에 도달하게 해서 종양을 치료하는 것이다.

둘째, 臟腑機能의 調理이다. 臟腑機能의 실조는 각종 질병의 발생을 야기시키며, 각종 병사의 침입과 질병의 발생 또한 臟腑機能을 실조시킨다. 종양의 형성과 발전은 인체의 正氣不足에 痰濕이나 氣血 등의 요소가 작용하는 것이라고 인식하고 있는데, 이것은 모두 臟腑機能실조의 결과이다. 臟腑機能실조에는 '虛則補之, 實則瀉之'가 주요한 치료 원칙이 된다. 鍼灸로 穴位를 자극해서 經氣를 운행시켜 臟腑機能을 조정함으로써 補虛瀉實, 扶正祛邪의 작용에 도달해야 한다.

셋째, 氣血運行의 調和이다. 《靈樞·九鍼十二原》에서는 "미세한 鍼으로 氣血을 조화롭게 하여 經脈과 氣血이 順逆, 出入하는 요처를 다스려야 한다."라고 설명하고 있는데, 이것은 通經絡하고 調氣血하는 것이 鍼刺치료의 주요작용이라는 것을 가리키는 것이다. 종양의 발생과 발전은 모두 氣血失調나 經絡阻塞과 관련되어 있다. 鍼灸는 氣血을 조화롭게 하고 經絡을 通利하게 함으로써 인체를 정상상태로 회복시켜 종양 환자의 건강회복을 돕는다.

기공도인

기공도인(氣功導引)은 한의학의 한 분과로서 陰陽, 五行, 臟腑, 經絡, 精·氣·神을 이론적 기초로 삼고 있다. 한의학에서는 종양을 포괄하여 어떠한 질병이든지 그 발생은 內因과 外因 양 방면을 벗어날 수 없다고 인식한다. 즉 內因은 正氣가 허약해지는 것, 인체의 抗病力의 약화를 말하며, 外因은 '正氣存內邪不可干', 혹 '邪氣所湊其氣必虛'의 이론에 근거하여, 인체내부 臟腑機能의 정상과 正氣充足을 중요시 여기기 때문이다. 기공치료는 일종의 內因的整體療法으로, 기공수련에 의한 효과는 人體抗病力增强, 氣血調和, 經脈通暢효과, 臟腑機能協調효과가 있다.

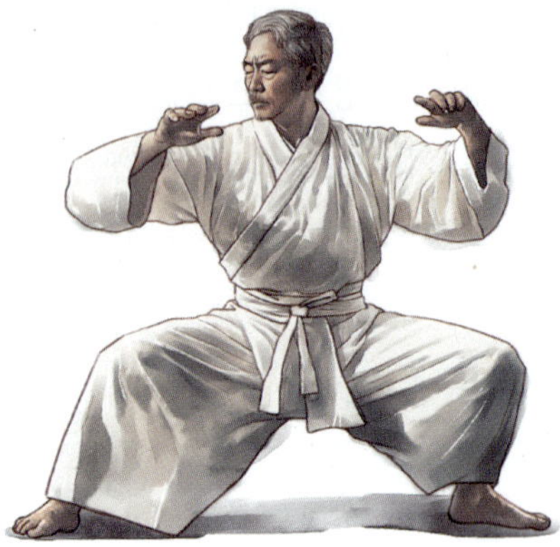

기공치료를 통하여 精·氣·神을 증강시키고 氣血을 調和하며, 經絡을 疏通시키고 五臟을 협조하게 함으로써 氣滯를 통하게 하고, 痰, 濕, 그리고 瘀血을 제거할 수 있으며 癌毒의 邪氣에 의한 피해를 줄일 수 있으므로 기공요법이 종양치료에 효과적이라고 할 수 있다.

심리 치료

암환자들에게서 흔히 나타나는 정신의학적 진단은 적응장애, 기분장애, 불안장애, 수면 장애, 섬망 등이 있다. 암 투병에서는 여러 고비가 있기 때문에 암환자는 부정적인 감정의 기복이 반복되면서 점점 지쳐가기 쉽다. 처음 암을 진단받았을 때뿐 아니라, 재발 전이나 적극적 항암 치료의 중단과 같은 상황에 마주치면 환자들은 우울, 불안과 함께 불면, 식욕저하, 집중력 저하가 나타나서 일시적으로 일상생활을 유지하기 어려워진다. 가벼운 적응장애의 경우는 암 의료진의 정서적 지지나 간단한 처방으로 호전될 수 있다. 하지만 증상이 심하거나 만성화될 가능성이 있는 경우에는 적극적인 치료가 필요할 수 있다.

지지적 정신치료나 인지행동치료는 불안장애 치료에 도움이 된다. 이완요법, 명상요법, 이미지요법, 향기요법 등도 유용하다. 심리 치료의 목표는 첫째 생존에 대한 확고한 신념이며 이로써 걱정, 공포, 억울, 절망적 감정 등을 없애는 것이다. 둘째는 좋지 않은 정서를 바꾸어서 치료의 효과를 견고히 하는 것이다. 심리 치료에 많이 사용되는 이완-심상법(弛緩-心象法)은 환자가 암과 싸워서 질병을 이길 수 있게 해준다. 또한 건강을 회복하는데 효과가 있을 뿐만 아니라 동시에 자아발견의 중요한 과정으로 생활에 창조적인 기적을 낳을 수 있다. 이완-심상법을 응용하는 목적은 암에 대한 심리적 압박과 긴장 및 질병에 대한 두려움을 없애기 위해서이다. 적극적인 신념을 확립하여 최고의 심리상태로 조절함으로써 양호한 내분비평형을 유지하여 자신의 면역력을 증강시켜 질병의 침습을 없애는 것이다. 더불어 환자로 하여금 공포감과 긴장상태에서 벗어나게 하여 적극적인 기대를 갖게 한다. 이완-심상법은 긴장감을 없애는 효과가 있으며 일상적 휴식방법으로도 좋다. 구체적으로 응용할 때에는 이완-심상법을 10-15분씩 매일 3차례 시행한다.

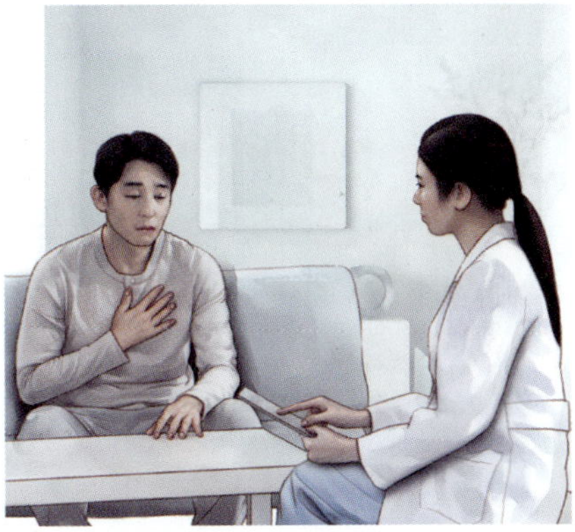

화병은 스트레스에 대한 반응으로 분노가 발생하고, 이러한 분노가 불완전하게 억제되어 축적되었다가, 더 이상 억제하지 못하여 화가 폭발하는 양상으로, 신체적 열감 및 정신적 분노, 우울, 불안 등으로 표출되는 질환이다. 신체적인 증상의 조절을 위한 치료뿐 아니라, 정신적으로 분노, 우울, 불안 등의 감정기복을 다루어야 보다 근본적인 치료가 가능하다. 완전한 해소를 위해서는 억울하고 분한 감정의 원인이 되는 사건 혹은 대상에 대한 용서까지 이르러야 하는 측면이 있다. 이를 위해서는 정신요법이 필수적이다. 일례로 스트레스의 관리를 위한 명상이 사용될 수 있다. 또한 화병의 발병기전상 肝氣鬱結 鬱久化火를 거치면서 氣機의 순환에 문제가 생긴 상태인 경우가 많다. 이완법은 이러한 생리적 스트레스와 정신적 스트레스를 감소하기 위한 기법이며 심호흡 및 호흡훈련, 점진적 근육이완법, 자율훈련법 등으로 나뉘어진다. 감정자유기법을 시행하였을 때 결과적으로 화병의 신체증상과 반추사고 및 부정정서가 감소하고 대인관계의 회복을 경험할 수 있다.[31]

식이요법

절대다수의 암환자가 일생 동안 받아들여야 할 각종 치료방법에는 수술요법, 방사선, 화학요법 등이 있는데, 방사선요법과 화학요법은 치료기간 동안 암세포와 정상세포를 구분하지 않고 암세포를 살해하는 동시에 대량의 정상세포도 손상을 받으며 수술요법 시에는 많은 고통을 수반하며 대량의 정상

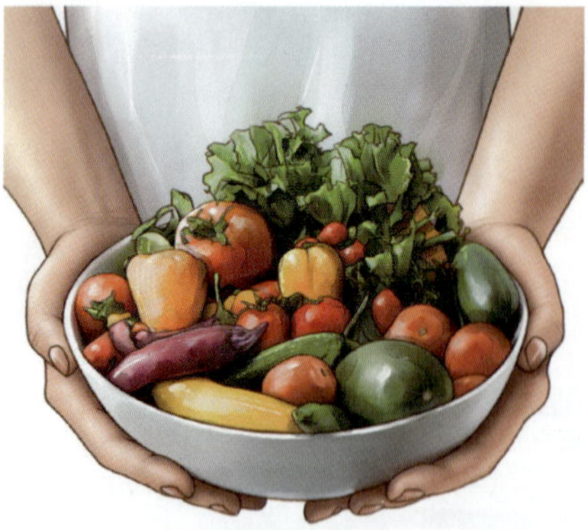

조직과 혈액을 잃게 되어 대량의 영양물질이 보충되어야만 한다. 이로 인해 제때에 음식의 합리적인 섭취와 조정을 하는 것은 항암목적에 도달하는 데 대단히 중요하다. 식이요법으로 치료하는 암환자는 의사들의 지도하에 장기적인 항암식단을 만들고 계획과 목적이 있는 계통적인 식이요법을 시행해야 한다.

음식물 중에 몇 가지의 한의약재를 배합하여 보건과 의료효과를 나타내는 식품을 옛날에는 藥膳이라 일컬었으며 각종 질병을 치료하고 예방하는 데 藥膳을 사용하는 것을 藥膳療法(한의식이요법)이라 한다. 식이요법은 한의학에서 오래된 역사를 가지고 있으며 예부터 '醫食同源', '藥食同宗'이란 말이 전해진다. 《素問·臟器法時論》에서는 "五穀은 營이 되고 五果는 보조할 수 있으며 五畜은 유익하고 五菜는 充滿하게 한다. 氣味를 합하여 복용하면 精氣를 補益할 수 있다."라고 하였다. 《千金方·食治篇》에서는 '食療'라는 말이 최초로 나오는데 "무릇 병을 치료하고자 하거든 먼저 음식으로 치료하고, 음식치료로 낫지 않거든 그 후에 약을 써야 한다."라고 하였다. 이것은 고대 의가들이 식이의 양생보건과 질병예방의 작용을 중시했음을 설명하고 있는 것이다.

종양식이요법은 전통음식요법의 기반 위에 한의학의 陰陽, 臟腑, 氣血, 經絡 등의 학설을 지침으로 삼아 한의학의 四診八綱, 審證求因, 辨證施治 등의 이론을 결합시켜 항암작용을 가진 음식물, 식물, 동물을 이용하거나 또는 음식물에 항암, 예방작용을 갖는 약물을 첨가하여 임상에 있어서 종양을 치료하거나 보조적으로 치료하는 데 목적을 두고 있다. 종양식이요법은 대개 종양환자의 면역력을 증가시키고 방사선요법이나 화학요법의 부작용을 줄이거나 없애며 수술 후 회복에 도움을 주어 종양에 대한 치료효과를 가져올 수 있고, 종양의 재발과 전이에 일련의 예방작용을 할 수 있다. 식이요법은 개체의 영양결손을 보충해 줄 뿐만 아니라 음식물이나 한약의 항암작용과 암세포 생장억제작용을 이용한 것으로 종양의 치료 혹은 보조치료의 효과가 비교적 뛰어난 방법 중의 하나이다.

의·한의 결합치료

서양의학의 3대 암치료 방법은 수술요법, 방사선요법, 그리고 화학요법 등으로 이러한 치료법들은 국소병소의 제거에 목적을 둔 것으로서 세포분화의 조절 기전을 바로잡는 것은 아니다. 따라서 이러한 암치료법으로는 근치의 목적에 이르기가 어렵다. 임상상 암의 치료는 조기 진단으로 완치시키지 못했을 때에는 종양이 없는 상태로 장기간 생존하거나 완치되도록 해야 하는데, 전통적인 3대 치료

방법만으로는 어렵고 반드시 환자의 腫瘍에 대한 저항력을 고려해야 한다. 韓藥에는 腫瘍에 대한 저항력을 증강시키는 작용이 있음이 밝혀졌으며, 의·한의 결합치료에서 수술 합병증과 방사선, 화학요법의 부작용을 줄일 수 있고, 생존 기간의 연장과 삶의 질 개선 및 치료율을 높일 수 있다.

수술은 병소를 제거하는 결정적인 작용을 하지만, 암의 전이 문제를 해결하기가 어려울 뿐만 아니라 병리조직과 정상조직을 구분하기 어려운 폐단이 있다. 한의학에 비하여 서양의학의 치료효과는 비교적 빠르나 치료로 인해서 수술후유증, 방사성 염증 및 후유증, 중독성 간염, 신기능 저하, 심근염, 방광염, 골수억제 및 면역기능 억제, 다른 암종 유발 등과 같은 다른 질병을 야기할 수 있다. 또 치료 후 환자의 생존기간 동안 삶의 질을 떨어뜨린다.

항암 치료와 동시에 正氣를 상하지 않거나 적게 손상시킴으로써 攻補兼施할 수 있는 장점이 있다. 특히 허약한 암환자에 대해서 한약은 인체 내 환경을 개선시키고 陰陽을 조화시키며 氣血을 고르게 하고 면역력을 증강시키며 표준치료의 부작용을 감소시켜 생존기간 동안 삶의 질을 높인다. 의·한의 결합치료를 통하여 전신과 국소의 병기를 고려하고, 항병능력을 중시하며 변병과 변증의 상호 결합을 통하여 치료효과를 높일 수 있다. 또한 환자의 삶의 질을 개선하는데 효과가 있다.

의·한의 결합치료 시 전신과 국소의 병기에 대한 고려와 환자의 항병능력을 중시하는 것, 또한 辨病과 辨證의 상호 결합 및 암환자 삶의 질 개선과 장기적인 치료계획 수립에 대한 충분한 검토가 필요하다.

수술과 한의학의 결합치료

수술은 악성 종양의 주요 치료방법으로 초기 암의 根治를 목적으로 한다. 각종 악성 종양의 부위와 성질이 다르기 때문에 수술의 적응증 또한 다르다. 또 종양 수술의 절제 범위가 클 때에는 損傷과 併發症이 나타나고 예후에 일정한 영향을 미칠 수 있으므로 치료효과를 높이기 위하여 의·한의 결합치료가 필요하다. 수술과 한약의 결합치료에는 2종류의 방식이 있는데, 수술 전과 수술 후의 한약 치료 방법이다.

수술 전 한약 치료

첫째는 수술 전 扶正치료로서 수술 전에 韓藥으로 調理함으로써 陰陽의 균형을 맞추고 수술의 적응증을 확대시키며 수술의 병발증과 후유증을 감소시킨다. 수술 전에는 대부분 補氣養血 또는 健脾益氣, 滋補肝腎하는 약을 사용한다. 주로 四君子湯, 保元湯, 八珍湯, 十全大補湯, 六味地黃湯 등을 사용하며 혹은 辨證施治를 결합하여 수술 전 환자의 일반 상태를 개선시킨다. 두 번째는 수술 전 항암 치료로서 수술 전에 단기간 한약을 사용하여 암의 덩어리를 축소시키고 주위 간질의 반응을 증강시켜 수술에 유리하게 하기 위하여 수술 전에 한약으로 항암 치료를 한다. 예를 들면 22례의 기관지 폐암환자에게 수술 전에 저령에서 추출한 물질을 매일 근육주사로 40 mL씩 15-18일간 치료한 후 폐절제술을 시행하였는데 수술 후 병리검사 결과, 종양 중에 다양한 암세포의 퇴행성 변화와 괴사가 관찰되었다. 이러한 치료법을 이용하면 수술이 용이해지고 성공률도 높아진다.

또한, 수술 전 항암 요법(neoadjuvant chemotherapy)을 통해 종양의 크기를 줄이는 과정에서 한약과 결합할 경우 환자의 생존율이 증가하는지에 관하여 연구가 시도되고 있다. 유방암환자들에게 수술 전 양화탕(녹용상, 감초, 육계, 백개자, 건강, 숙지황, 자마황)을 사용했을 때 phosphatidylinositol-3-kinase/protein kinase B/nuclear factor kappa-B (PI3K/Akt/NF-κB) pathway 매개의 미세 염증환경을 개선시켜서 완전 관해(complete response)율을 늘리는지를 확인하는 RCT 연구 등이 그 예이다.[32]

수술 후 한약 치료

종양환자의 수술 후 한약 치료는 현재 가장 많이 사용되는 통합치료 방법 가운데 하나이다. 종양환자에 대한 수술절제는 효과적인 치료 방법이지만 환자에게 일정한 손상을 주게 된다. 수술은 氣와 血을 손상시키므로 수술 후에 氣血雙虧나 氣陰兩傷이 나타나거나, 혹은 營衛失和와 脾胃失調하게 되어 수술 후 합병증이 발생하면 더욱 더 복잡한 증후가 발생하는 것으로 인식하고 있다. 이때 소극적으로 자연적인 회복을 기다리는 것과, 적극적으로 조직을 회복시키고 신체기능을 조정하는 다양한 치료조치를 취하는 것과는 환자에게 상이한 결과를 가져다줄 것이다. 수술 후 적극적으로 한약 치료를 병용한 종양환자는 건강 회복뿐만 아니라, 수술 후 필요한 방사선요법과 화학요법을 배합하는 것도 용이하다. 각각의 정황에 근거하여 종양환자의 수술 후 한약 치료는 다음과 같이 나누어 볼 수 있다.

첫째는 調理脾胃이다. 종양환자는 수술 후에 마취와 出血, 수술부위의 創傷과 특히 消化管수술 후에 禁食이나 胃腸減壓 등에 의하여 위장기능이 약해져 食慾減退, 食少, 腹脹滿, 大便秘結 등의 증상이 나타나는데, 이때는 환자의 脾胃機能을 개선시켜야 한다. 만일 단순한 脾虛氣虧, 脾胃不和일 때는 六君子湯加減에 理氣藥을 佐藥으로 사용하여 식욕과 정신체력을 증강시킬 수 있다.

만약 수술 후 腹脹이 확연하고, 便秘, 口乾, 苔黃厚而乾하면 理氣化滯, 通腑瀉熱하는 약물을 사용한다. 수술 후 體虛가 명확히 나타나면 補氣養血, 開胃消化하는 약물, 예를 들면 人蔘, 黃芪, 黨蔘, 甘草, 當歸, 丹蔘, 麥芽, 山楂, 鷄內金, 茯笭, 陳皮 등의 약물을 사용한다.

둘째는 益氣固表이다. 수술 후에는 대부분의 환자가 虛汗 혹은 움직이면 땀이 나고 땀을 흘린 후 疲困하고 無力한 증상이 있는데, 이것은 營衛失調, 表虛不固하기 때문이다. 治療는 益氣固表해야 하는데, 처방은 玉屛風散加減을 사용한다.

셋째는 養陰生津이다. 환자가 수술 후 胃陰大傷, 津液虧損하면 口乾, 煩燥, 食慾低下, 惡心, 大

便乾, 舌光紅無苔 등이 나타나고, 위장관 수술 후 누관(fistula)이 형성되고 대량의 소화액 소실이 나타나면 養陰生津하는 약물로 調理하여야 한다.

넷째는 수술 후 장기간의 한약복용이다. 각종 악성종양이 초기이고 점막이나 점막하층에만 한정되어 있으며 주위 림프절이나 조직에 전이되지 않은 경우는 근치수술 후 일반적으로 방사선요법이나 화학요법을 시행하지 않고, 단순히 한약 치료만을 시행하면서 장기간 관찰한다. 이때의 한약 치료는 扶正과 祛邪를 서로 결합하여 응용한다. 扶正은 臟腑의 특성이 서로 다르므로 그 證을 근거하여 辨證을 하는데, 예를 들면 폐암 陰虛型에는 養陰潤肺, 소화관암은 健脾和胃, 유방암은 疏肝理氣를 위주로 한다. 祛邪는 辨病에 근거하여 清熱解毒, 活血化瘀, 軟堅散結, 化痰祛濕 등의 方藥을 응용한다. 扶正과 祛邪를 결합하는 목적은 환자의 抗病力을 높이고 잔여 암세포의 활동을 억제하여 재발과 전이를 방지하며, 생존율을 향상시키는 데 있다.

일례로 무작위배정 대조 임상시험(RCT)에서 위장관 수술 후 환자들에게 홍등, 대황, 배암차즈기, 산사, 오수유, 후박을 갈아 만든 연고를 신궐혈(CV8)에 부착했을 때 기존 서양의학적 치료만 받은 대조군에 비하여 환자들의 혈중 IL-6, TGF-β 등 염증 물질의 농도가 유의하게 낮고 수술 후 첫 대변을 보는 시간이 단축되었다.[33]

항암 화학 요법과 한의학의 결합치료

화학요법은 수술, 방사선요법과 함께 악성종양의 3대 주요 치료방법이다. 신약이 계속해서 개발되고 이전의 약들이 재평가됨에 따라, 이전 약들의 잠재력이 재평가되고 용약방법이 발전되어 화학요법은 단지 증상을 완해시키는 치료나 수술 후 일종의 보조요법에서 벗어나 하나의 근치적 치료의 방법이 되었다. 근래에는 여러 약물을 조합하는 화학요법이 더욱 발전하여 종양세포 증식 동력학의 특징에 따라 안배한 순서대로 병용화학요법을 실시하게 되었고, 신약의 출현과 함께 용약방법이 개선되었다. 현재 사용되는 화학요법은 증상완화와 생존기간연장에 현저한 효과를 보고 있을 뿐 아니라, 전신치료효과에 현저한 효과를 보고 있다. 화학요법은 전신치료효과에 대해 장점을 가지고 있어 보조치료로 수술이나 방사선 치료율을 높이고 재발을 감소시킨다. 그러나 화학요법제는 비교적 큰 독·부작용을 가지고 있어 골수조혈기능이 억제되고 소화기 위장반응과 면역기능의 저하를 초래하며 심장, 신장, 간장 및 신경조직손상도 나타난다.

한약은 扶正培本과 祛邪解毒을 하여 免疫機能을 높일 수 있고, 화학요법의 독·부작용을 줄일 수 있으며, 인체정상조직인 세포와 臟器가 받은 화학요법의 상해를 보호하거나 방지하고, 인체면역계통의 암세포 억제를 증강시키고 화학요법의 효과를 증가시켜서 치료효과를 상승시킨다. 또한 항암 화학요법의 부작용으로 인한 오심, 구토, 설사, 골수 기능 억제 등을 방지하거나 완화시키는 데 효과적이다.

한약과 화학요법의 결합은 암환자들의 생존율을 증가시키고 종양치료에 중요한 대안이 될 수 있다.[34]

방사선요법과 한의학의 결합치료

방사선요법은 종양을 치료하는 주요 방법 중의 하나로서, 비인두암, 후두암, 설암, 자궁경부암, 그리고 호즈킨씨병 등의 많은 종양은 초기에 방사선요법을 이용한 根治로 장기생존율이 약 90%에 달한다. 폐암, 식도암, 유방암 등의 종양은 수술 후에 방사선요법을 輔助로 국소의 재발을 방지하고 장기생존율을 높인다. 또한 말기종양에 대해서 고식적인 방사선요법을 하면 골전이성 疼痛, 종양의 壓迫阻塞, 癌性潰瘍이 오랫동안 아물지 않고 出血이 되는 등의 증상을 경감시킬 수 있다. 단 방사선요법은 종양의 국소적 제어와 제거만을 할 수 있고 전신적으로는 일련의 부작용과 후유증을 일으킬 수 있다. 따라서 방사선요법과 동시에 한약을 병용하면 전신과 국소를 모두 치료할 수 있으며 좋은 효과를 얻을 수 있다. 한약과 방사선요법을 병용하면 방사선에 대한 민감성을 높여서 국소적인 효과를 높이고 방사선요법의 부작용과 후유증을 감소시키고 예방할 수 있으며 더욱 중요한 것은 방사선요법 후에 치료효과를 견고히 하고 재발과 전이를 방지하며 장기생존율을 높일 수 있다.

한약의 방사선 민감도 증가 작용

방사선요법시 실패원인의 하나는 종양조직 내에 있는 '산소결핍세포(anoxia cell)'의 영향이다. 종양의 성장속도가 빨라서 혈관이 종양의 성장을 따라가지 못하고, 종양 내의 혈액순환이 제대로 이루어지지 못해서 혈액공급이 부족하게 되면 종양조직의 산소결핍세포가 이에 비례해서 증가하게 되며, 이 산소결핍세포가 방사선의 민감성을 떨어뜨리는 것이다. 한약과 방사선요법을 병용해서 사용하면 방사선요법에 대해서 협동작용을 일으켜 효과를 증가시킨다. 예를 들면 漢防己에서 추출한 hanfangchin A (tetrandrine)가 방사선의 민감도를 증가시키는 희망적인 물질로 생각되며, 비인두암세포의 자멸을 유도하는 것으로 나타났다.[35] 또한, Lewis lung carcinoma를 이식한 쥐 모델에서는 丹蔘 추출물을 방사선요법과 병행했을 때 미세혈류순환을 개선시켜 방사선요법 단독군에 비해 효과적으로 종양의 성장을 억제하고 저산소증(hypoxia)을 개선시켰다.[36]

방사선요법 후 한약의 치료효과 상승

방사선요법은 국소성 치료방법에 속하여 전신으로 전이된 경우에는 효과가 없고 중등도의 민감성을 가진 암세포는 철저히 섬멸하기가 어렵다. 그러나 G0기세포와 산소결핍 세포가 여전히 존재하여 재발의 위험이 있음에도 불구하고, 임상에서는 대부분 고식적인 방사선 치료만을 행하여 국소적인 잔존 암세포들이 제거되기만을 바라고 있다. 한약은 扶正·祛邪의 양 방면의 작용을 가지고 있다. 즉 일면으로는 암세포에 대한 자연살해세포(natural killer cell)의 섬멸능력을 불러일으키고, 다른 면으로는 많은 면역 림프세포와 암조직을 포위하는 항체를 동원하여 잔존하는 암이 계속 억제를 받아 증가하지 못하게 하거나, 완만하게 감소시켜 종양이 있으면서도 생존할 수 있도록 작용한다. 따라서 방사선요법 후 장기간 한약을 복용하여 계속적으로 치료효과를 견고히 하고 종양의 재발과 전이를 예방할 수 있음을 알 수 있다.

적취론(積聚論)

積聚는 腹腔內에 結塊가 있어 惑痛惑脹하는 病症으로 積은 有形으로 固定不移하고 痛處가 일정하며 病은 血分에 속하고, 聚는 無形으로 聚散無常하며 痛處가 일정치 않고 病은 氣分에 속하는 것을 말한다. 《素問·擧痛論》에서는 "寒氣客于小腸膜原之間絡血之中血澁不得注於大經血氣稽留不得行故宿皆而成積矣"라 하여 외부의 寒氣에 의해 인체 血流의 凝滯와 津液不去하는 病態에 의해 積聚가 형성된다고 인식하였다. 《難經》에서는 "故積者五臟所生聚者六腑所成也積者陰氣也其始發有常處其痛不離其腑上下有所終始左右有所窮處, 聚者陽氣也其始發無根本上下無所留止其痛無常處爲之聚", "肝之積名曰肥氣 … 心之積名曰伏梁 … 脾之積名曰痞氣 … 肺之積名曰息賁 … 腎之積名曰奔豚"이라 하여 積聚의 性質을 크게 두 가지로 파악하고 五臟의 積聚를 구분함으로써 所在部位形狀 등을 설명하여 積聚에 관한 체계를 갖추기 시작하였다.

원인

積聚는 六鬱과 七情所傷으로 인하여 氣血이 虛弱해졌을 때 起居가 不節하거나 勞力過度하여 六氣(風寒暑濕燥火)가 內侵하고, 또한 飮食過度로 因하여 胃腸이 脹滿해지면 胃腸의 絡脈이 傷하여 瘀血이 內溢하게 되고 內溢된 瘀血이 腸外部로 넘쳐서 寒冷한 津液과 相搏하면 凝聚하여 積聚를 형성하게 되는 것이다. 積塊와 痛症이 일정한 부위에서 이동하지 않는 것을 積이라고 하며, 五臟病에 속하고, 痛症이 이동하는 것을 聚라고 하며, 六腑病에 속한다.

오적(五積)

五積은 五臟에 발생한 積을 말한다. 肝積은 肥氣라 칭하며 脇下에 나타나는 것인데, 그 형태는 覆杯와 유사하고, 頭足과 같은 형상이 있으며, 오랫동안 낫지 않으면 咳逆證을 發하고 面色이 青色

으로 변하며 痎瘧證을 發하여 그치지 않는다. 心積은 伏梁이라 칭하며 臍上으로부터 起始하여 크기가 臂와 유사한데 위로 心下부위에까지 이르며 面色이 赤色으로 변하고 오랫동안 낫지 않으면 心에 煩菀證을 發한다. 脾積은 痞氣라고 칭하며 胃脘의 右側에 있으며 형태는 大盤을 엎어 놓은 것 같은데, 오랫동안 낫지 않으면 四肢를 不收하고, 黃疸을 發하여 面黃하고 飮食을 섭취해도 羸瘦한다. 肺積은 息賁이라 칭하며 脇下에 發하고 형태는 覆杯와 유사하며 面色이 百色이고 喘息이 上衝하게 되고, 오랫동안 낫지 않으면 洒淅寒熱하고, 喘咳하며 肺癰證을 發하기도 한다. 腎積은 奔豚이라 칭하며 面色이 黑하고 小腹에서 發하여 心下로 奔豚과 같이 上衝하여 無時로 上下이동하며 오랫동안 낫지 않으면 喘逆, 骨痿, 少氣證을 發한다.

육울(六鬱)

鬱이란 鬱結하여 發越하지 못하는 것으로 昇降變化의 정상기능을 잃게 되므로 病結不散하여 鬱病이 된다. 氣血이 조화로우면 病이 발생하지 않지만, 한 가지라도 怫鬱한 것이 있으면 諸病이 발생하게 된다. 熱이 鬱하면 痰이 되고, 痰이 鬱하면 癖이 되며, 血이 鬱하면 癥이 되고, 食이 鬱하면 痞滿이 된다. 氣가 鬱하게 되면 濕이 滯해서 熱이 발생하며, 熱이 鬱하면 痰이 생기고, 痰이 滯하면 血이 운행하지 못하여 滯留하게 되고, 음식물이 消化되지 않으면 痞塊를 형성하게 된다. 鬱의 治法은 順氣를 우선하고 降火, 化痰, 消痰을 각각 병증에 따라 적용하여 치료한다. 六鬱症에 대하여 許俊은 東醫寶鑑 積聚編에서 "六鬱爲積聚癥瘕痃癖之本"이라 하여 鬱症을 腫瘍발생기전에 있어서 빼놓을 수 없는 대단히 중요한 病症으로 보았다. 氣鬱은 흉부가 痞滿하고 脇痛하며, 濕鬱은 통증이 전신 關節로 流注疼痛하면서 머리에 물체를 씌운 것 같고 足重하며 陰寒을 만나면 더 심해진다. 熱鬱은 눈이 沈澁하고 口乾舌燥와 小便이 赤濁한 증상이 나타나며, 痰鬱은 胸滿하면서 움직이면 喘息이 더욱 심해지고 起臥動作이 怠惰하게 된다. 血鬱은 四肢가 無力하고, 能食하며 小便이 淋瀝하고 大便色紅하게 된다. 食鬱은 噫氣呑酸, 惡食하고 심하면 黃疸, 鼓脹, 痞塊 등의 증상들이 나타난다. 六鬱證의 통치방으로 六鬱湯을 쓰되 각기 증상에 따라 적절한 약재를 가미해서 활용하여야 한다.

징·가·현·벽(癥·瘕·痃·癖)

癥이란 것은 堅硬하면서 이동하지 않는 것을 말하고, 瘕라는 것은 堅硬하면서도 이동하는 것을 가리킨다. 이 둘은 모두 痰飮과 食積, 瘀血로 因하여 積塊가 형성된 것으로 癥은 食傷으로 起因한 것이고, 瘕는 血證으로 起因한 것이며, 血證은 氣傷에 起因하며, 癖證은 精傷에 起因한다.

癥瘕가 婦人의 子宮에 있으면 孕胎가 불능하게 되고, 胞絡에 있으면 月經이 不通한다. 痃證은

臍部의 左·右에 선과 같이 한 줄씩 筋脈이 急痛하며 혹은 如臂如指하고 弓弦의 형상과 비슷하므로 痃이라고 칭한 것이다. 癖證은 臍下部의 窮僻한 곳에 치우쳐 있으므로 癖이라고 하며, 脇間에서 痛症을 야기한다. 대개 痞와 痃癖은 胸膈間의 病이고, 積聚는 肚腹間의 病으로 男子에게 많이 나타나며, 癥瘕는 臍下에 나타나며 婦人의 病이다. 특히 癥·瘕·痃·癖은 冷하면 疼痛이 發하게 된다.

장담·석가·혈고증(腸覃·石瘕·血蠱證)

腸覃은 寒氣가 大腸에 침입하여 胃氣와 相搏하면 結聚하여 瘕塊를 형성하고 오래되면 怪肉이 생겨서 처음에는 鷄卵과 같이 작으나 오래되면 孕胎한 것과 같이 커지며, 堅硬하고 月經에 이상이 발생하게 되는데 氣病에 속하는 것이다. 石瘕는 寒氣가 子宮에 침입하여 瘀血과 相搏하여 胞中을 손상시켜 瘀血이 結聚되고 오래되면 孕胎된 것같이 漸大하여 堅硬해져 子宮門을 閉塞하므로 月經이 不通하는 것으로 血病에 속한다. 血蠱는 癥瘕의 甚한 것을 말하며 肚腹이 石塊와 같이 堅硬해지는 病이다.

적취(積聚)의 치료 원칙

積聚는 理氣散結*化瘀軟堅을 기본법칙으로 한다. 聚證은 '病在氣分'하므로 疏肝理氣*行氣消聚를 기본 원칙으로 하되 調氣에 중점을 두고, 積證은 '病在血分'하므로 活血化瘀*軟堅散結을 기본 법칙으로 하되 活血에 중점을 둔다. 일반적으로 積證은 初*中*末 三期로 나누어 치료한다. 초기는 積塊가 크지 않고 軟而不堅하며 正氣가 아직 大虛하지 않으므로 行氣化瘀하고 通絡消積하여 攻法을 위주로 하고, 중기는 적괴가 점차 커지고 質도 점차 堅硬해지며 正氣도 점차 손상되어 邪盛正虛하므로 祛瘀軟堅하고 補益脾胃하여 攻補兼施하며, 말기는 적괴가 堅硬하고 형체가 수척하며 정신이 피로하고 正氣가 크게 손상되므로 大輔氣血하고 活血化瘀하되 補虛扶正을 위주로 한다.[37]

《儒門事親》에서의 張潔古는 腫瘍 발생의 병리적 산물인 痰飮瘀血을 제거하도록 적극적인 攻下法을 주장하면서도 積雖不傷人亦與人偕老라 하여 腫瘍이 사람을 傷하게 하지 않게 유지하며 사람과 함께 늙어 갈 수 있다는 관점을 제시하여 腫瘍을 치료함에 있어서 최대 목표가 오직 腫瘍퇴축만이 아닌 생존기간의 연장과 삶의 질 향상임을 언급하였다.

위의 내용을 종합하여 볼 때 적취의 치법은 養正積自除, 積不傷人與人偕老, 攻補有時攻補有度 등 3가지로 요약할 수 있다. 또한 積聚와 腫瘍의 치료에 있어 다음과 같은 사항을 유의해야 한다.

- 補法 사용 시에는 平補法을 사용하며, 攻法 사용 시에는 緩攻法을 사용한다.
- 腫瘍의 時期에 따라 初中末期의 치료법이 다르므로, 初期에는 攻法을 위주로 하고, 中期에는 攻補兼施를, 末期에는 補法을 위주로 치료에 임하는 것이 바람직하다.
- 腫瘍治療에서 기본이 되는 藥物은 溫性藥物이지만, 性味가 偏僻된 藥物을 과용하는 것을 삼가고, 상황에 알맞게 寒性藥物을 사용할 수도 있음을 염두에 두어야 한다.
- 腫瘍治療藥物은 祛瘀血, 治痰飮효과를 모두 가지고 있는 것이 좋다.
- 腫瘍治療에 있어서 患者의 七情 관련 문제를 반드시 조절해 주어야 하며, 攝生에 대한 의사의 주의 및 지도와 환자 본인의 노력이 필요하다.

【참고문헌】

1. 한국정신신체의학회. 정신신체의학(PSYCHOSOMATIC MEDICINE). 서울: 집문당; 2012. p. 549.
2. 柴胡疏肝散: 柴胡, 白芍藥, 枳殼, 香附子, 川芎各10 g, 甘草6 g.
3. 逍遙散: 柴胡, 當歸, 白芍藥, 茯苓 各 10 g, 白朮 12 g, 生薑, 甘草各 6 g, 薄荷 3 g.
4. 痛瀉要方: 陳皮芍藥白朮炒防風炒各 10 g.
5. 柴胡疏肝散合膈下逐瘀湯: 柴胡, 枳殼炒, 白芍藥, 當歸, 赤芍藥, 桃仁, 烏藥, 玄蔘, 香附子, 紅花, 牧丹皮, 五靈脂各 10 g, 川芎, 甘草各 6 g.
6. 少腹逐瘀湯合四逆散加減: 柴胡, 烏藥, 當歸, 小茴香, 五靈脂, 玄胡索, 赤芍藥, 白芍藥, 枳實炒 各 10 g, 乾薑 8 g, 川芎, 紅花, 甘草各 6 g, 桃仁牧丹皮各 9 g, 官桂 3 g, 蒲黃 15 g.
7. 通竅活血湯: 赤芍藥, 川芎, 紅花 各 9 g, 桃仁 10 g, 大棗 4 枚, 麝香(研末呑服) 0.1 g, 老蔥 6 g.
8. 大黃蟅蟲丸: 大黃, 赤芍藥, 地黃, 乾漆, 䖟蟲 各 10 g, 桃仁, 杏仁, 黃芩各 9 g, 水蛭, 蟅蟲, 甘草各 6 g.
9. 下瘀血湯合桂枝茯苓丸: 大黃, 桃仁, 牧丹皮, 蟅蟲, 赤芍藥 各 10 g, 桂枝 3 g, 茯苓, 甘草 各 6 g.
10. 海藻玉壺湯: 海藻, 昆布, 貝母, 陳皮 各 10 g, 青皮, 川芎, 各 9 g, 獨活, 海帶 各 10 g, 連翹 15 g, 當歸 10 g, 甘草 6 g, 半夏 10 g.
11. 陽和湯: 熟地黃 30 g, 肉桂 3 g, 麻黃 2 g, 鹿角膠 9 g, 白芥子 6 g, 姜炭 3 g.
12. 茵蔯蒿湯: 茵蔯 30 g, 梔子 15 g, 大黃 9 g.
13. 白頭翁湯: 白頭翁 15 g, 黃柏 12 g, 黃連 6 g, 陳皮 12 g.
14. 龍膽瀉肝湯: 龍膽草 6 g, 黃芩, 梔子炒各 9 g, 澤瀉 12 g, 木通車前子(包煎) 各 9 g, 當歸 3 g, 生地黃 9 g, 柴胡, 甘草各 6 g.
15. 八正散: 車前子(布包) 15 g, 瞿麥, 萹蓄, 滑石 各 10 g(包煎), 山梔子 10 g, 甘草梢 6 g, 木通 12 g, 大黃 9 g.
16. 犀角地黃湯: 犀角 0.6-1.5 g(代水犀角 30 g), 生地黃 15 g, 赤芍藥 30 g, 牧丹皮 15 g.
17. 白頭翁湯合桃紅四物湯: 白頭翁 15 g, 黃連 6 g, 黃柏, 陳皮各 12 g, 當歸 10 g, 赤芍藥 12 g, 桃仁 10 g, 生地黃 15 g, 紅花, 川芎 各 6 g.
18. 白虎湯合五味消毒飮: 石膏 30 g, 知母, 野菊花各 10 g, 金銀花 30 g, 蒲公英, 紫花地丁各 15 g, 天葵子 10 g, 甘草 6 g.
19. 導痰湯: 南星(制), 半夏(制), 陳皮 各 10 g, 茯苓 12 g, 枳實 10 g, 甘草 6 g.
20. 五苓散合五皮飮加減: 白朮 10 g, 茯苓 12 g, 澤瀉, 猪苓 各 10 g, 桂枝 6 g, 生薑皮, 桑白皮 各 10 g, 大腹皮 12 g, 陳皮 10 g.
21. 二陳湯加味: 陳皮 10 g, 半夏(法) 茯苓 各 12 g, 蒼朮 10 g, 南星(制) 12 g, 枳殼 10 g, 柴胡 9 g, 莪朮 10 g, 敗醬草 12 g.
22. 補中益氣湯加減: 黃芪 18 g, 黨參 15 g, 當歸, 陳皮 各 10 g, 升麻, 柴胡 各 6 g, 白朮, 茯苓 各 10 g, 甘草 6 g, 大棗 10 g, 生薑 3 g.
23. 當歸補血湯加味: 黃芪 50 g, 當歸, 何首烏 各 10 g, 鷄血藤 15 g, 人蔘 6 g, 茯苓 10 g, 阿膠 12 g, 熟地黃 15 g.
24. 一貫煎: 沙蔘 12 g, 當歸, 川楝子各 10 g, 生地黃, 枸杞子 各 12 g, 麥門冬 10 g.
25. 沙蔘麥門冬湯: 沙蔘, 麥門冬, 冬桑葉各 12 g, 天花粉 15 g, 玉竹 10 g, 生扁豆, 甘草 各 6 g.
26. 百合固金湯: 百合, 生地黃, 熟地黃, 玄蔘 各 15 g, 麥門冬 10 g, 白芍藥 12 g, 當歸, 貝母 各 10 g, 桔梗 9 g, 甘草 6 g.
27. 右歸丸: 熟地黃 15 g, 山藥 10 g, 山茱萸 12 g, 枸杞子 15 g, 杜冲 10 g, 兎絲子 15 g, 附子炮 6 g, 鹿角膠 12 g, 當歸 10 g, 肉桂 3 g.
28. 附子理中湯合五苓散: 附子(制) 6 g, 黨蔘, 白朮, 猪苓 各 12 g, 乾薑 6 g, 茯苓 10 g, 甘草, 桂枝各 6 g, 澤瀉, 大腹皮 各 10 g.
29. 濟生腎氣丸: 地黃, 山藥, 山茱萸 各 12 g, 澤瀉, 附子炮 各 10 g, 桂枝 6 g, 牛膝 10 g, 車前子(布包) 15 g, 牧丹皮 10 g, 茯苓 15 g.
30. 理中湯加減: 黨蔘 15 g, 乾薑, 白朮 各 10 g, 甘草 6 g, 茯苓 15 g, 薏苡仁, 石見穿 各 30 g, 黃芪 15 g, 高良薑, 陳皮 各 10 g, 砂仁 6 g.
31. 대한한의신경정신과학회. 한의표준임상진료지침(화병), 경산: 한국한의약진흥원; 2021. pp. 106-17.
32. Zhang X, Hu M, Li S, Sha S, Mao R, Liu Y, et al. Clinical study on Yanghe decoction in improving neo-adjuvant chemotherapy efficacy and immune function of breast cancer patients. Medicine (Baltimore). 2022;101(10): e29031.
33. Zhao H, Sun W. Effect of Enhanced Recovery after Surgery with Integrated Traditional Chinese and Western Medicine on Postoperative Stress Response of Patients with gastrointestinal Tumors. Comput Math Methods Med. 2022;2022:3663246.
34. Zhang X, Qiu H, Li C, Cai P, Qi F. The positive role of traditional Chinese medicine as an adjunctive therapy for cancer. Biosci Trends. 2021;15(5):283-98.
35. Sun X, Xu R, Deng Y, Cheng H, Ma J, Ji J, et al. Effects of tetrandrine on apoptosis and radiosensitivity of nasopharyngeal carcinoma cell line CNE. Acta Biochim Biophys Sin (Shanghai). 2007;39(11):869-78.
36. Cao HY, Ding RL, Li M, Yang MN, Yang LL, Wu JB, et al. Danshensu, a major water-soluble component of Salvia

miltiorrhiza, enhances the radioresponse for Lewis Lung Carcinoma xenografts in mice. Oncol Lett. 2017;13(2): 605-12.

37. 전국한의과대학 비계내과학교실. 脾系內科學. 서울: 군자출판사; 2018. pp. 220-4.

총론 제7장

항암본초

박진봉 경희대학교 한의과대학 교수

총론 제7장

항암본초

박진봉 경희대학교 한의과대학 교수

개요

사망률 1위인 암에 관한 연구는 전반적으로 증가 추세에 있으며, 특히 암에 관련된 치료약물에 대한 연구에 있어서는 많은 연구가 이루어지고 있다. 식물에서 유래된 치료약물의 세계 시장은 2005년에 이미 180억달러 이상의 가치가 있었으며, BCC (Business Communications Company) research에서는 6.6%의 시장 성장 가능성을 내다봤고 2011년에는 260억 달러 이상을 추정하고 있다. 2000년에서 2006년까지 개발된 식물에서 유래된 치료약물은 26가지에 이르며, 암치료제로 알려진 taxol, camptothecin, combrestatin, epipodophyllotoxin, vinca alkaloids와 같은 약도 이러한 맥락에서 개발된 약이다.

한국 한의학에서 이러한 역할을 담당하는 항암 본초에 관한 연구는 최근 10년간 급증하고 있다. 2000년부터 2010년간의 항암 본초에 관한 연구 논문은 총 495편이며, 이 중 임상 논문은 92편이었다. 이는 1991년부터 1999년까지의 임상 논문이 단 9편이었다는 점을 고려한다면 놀랍게 증가하고 있는 추세이다. 이러한 연구성과가 있는 반면 독성 연구, 특히 약동학과 약력학에 대한 연구는 거의 이루어지지 않았다. 이는 본초와 다른 본초와의 상호 관계, 본초와 다른 약(예를 들면 양약)의 상호 관계에 대해서는 연구 결과가 아직 미미하다는 뜻이며, 서양의학적 치료가 제도적으로 보장되어 있고 가시적인 효과를 보여주는 면에서 주류 치료가 되어 있다는 점을 감안할 때 이러한 문제는 임상에 있어서 큰 걸림돌이 되고 있다. 약물 투여가 없는 침이나 기공, 명상과 같은 치료법은 비교적 이러한 면에서 자유롭지만 서양의학적인 항암 화학 요법의 약물과 부작용 감소를 위한 약물의 병용치료가 가능하다는 근거를 준비하는 것은 항암 본초나 탕약의 통합의학적 진료를 위해 반드시 연구되어야 할 사안이다.

한의학에서 일반적으로 임상에서 사용되는 가장 대표적인 보기제인 인삼의 경우 화학적으로 유발된 폐암, 간암, 피부암이나 난소암에서 항암 화학 요법으로 유발된 독성을 억제하는 효과를 보이는 반면, 에스트로겐 효과를 나타날 수 있어서 호르몬에 민감한 암에는 신중히 사용해야 하는 부담도 있다. 생강의 경우 항신생혈관 작용을 수행하며 B16 흑색종 세포가 이식된 쥐에서 폐 전이를 억제한다는 결과가 있는 반면 혈전용해 작용이 있어 항응고제 복용 환자의 경우에는 용법용량 등에 대한 가이드라인이 있어야만 한다. 기타 여러 본초에 관하여 각론에서 언급될 것이나 임상 시험이 시행된 경우는 많지 않으며, 대부분의 연구는 *in vivo*나 *in vitro*에 국한되어 있다.

항암 본초를 연구하는 과정에서 흔히 겪는 어려움은 본초의 기전을 설명하는 방법에 있다. 한의학적 이론을 근거로 하는 기존의 본초학 교과서나 많은 고전 한의학 교재는 비록 그 기전을 설명함에 기존의 한의학적 관점에서 명확하고 많은 경험을 근거로 하였지만, 앞으로 본초를 활용하기에는 적합하지 않다. 그 책이 집필될 당시에는 그러한 방법이 최신의 방법이었을 것이지만, 현대 사회는 더 구체적이고 재현 가능성이 높은 근거를 필요로 한다. 또한 지금 우리가 사용하는 본초가 하나의 약물이라고 정의한다면, 현재 사용되고 있는 서양의학적 약물은 더 많은 근거에 의거하여 사용하고 있다. 아직까지 무작위배정 대조군 연구(RCT)와 전향적 연구를 넘어서는 한의학적 연구 방법론은 개발되지 않았으며, 따라서 본초에는 여러 화학 물질이 있고 이에 대해 밝히는 것이 비록 성분 하나의 효과를 밝히는 것보다 어려울지라도 앞으로 객관적인 근거로 인정받고 현대 사회에서 활용되기 위해서는 현재 연구되고 있는 방법론에 기반하여 근거를 확보해야 하는 실정이다.

한국의 학술지에 실려 있는 논문은 상당 부분이 장기적인 설계에 의한 연구결과라기보다는 일반적으로 그에 관한 최소한의 요구를 만족하는 단기적인 접근을 필요로 하는 연구에 해당하며, 이러한 현상은 전통의학과 현대의학의 공존하는 중국이나 인도에서도 나타난다. 이들은 대부분 세포나 동물실험, 증례연구, 일정 정도 증례를 갖춘 후향적 임상 연구, 고찰 논문 등이다. 실험 논문은 전 임상 단계에서 필요한 부분이며 문헌 고찰이나 증례연구, 특히 후향적 임상 연구는 전향적 RCT를 시행하기 위한 기초 자료가 될 수 있다. 그렇지만 이러한 부류의 많은 논문들은 다음 단계로 돌입하기 위한 기초 자료로서 활용하기에는 근거가 부족하다. 이런 연구는 대부분 결과에 대한 논리적인 기전 설명을 하지 못하고 방어가 비교적 취약한 편이다. 때문에 항암 본초에 대해 현재까지 이루어진 국내의 연구 역시 외국의 연구에 비하여 신뢰성이 떨어지는 편이다.

이상의 이유로 이 장에서는 한의학적인 기전 설명이나 국내에서의 연구결과보다는 현재까지의 근거중심적인 연구 현황을 주로 국제 논문들을 근거로 삼아 기술하였다. 특히 비록 충분하지는 않을지라도 현재까지 이루어진 임상시험 결과들에 대해서도 최대한 기술하고자 하였으며 한약-양약 상호작용, 금기, 부작용, 약동학 등에 대해서도 기술하였다. 현재까지 해당 본초에 대하여 그 효능 및 기전에 대해서 어떠한 연구가 이루어졌는지를 파악하는 것은 향후 어떠한 연구를 할지 또 어떠한 근거가 필요한지를 파악하기 위해 이루어져야 하는 부분이다. 이와 함께 임상적으로 본초를 활용함에 있어서 약물 간 상호작용이나 금기는 반드시 고려해야만 할 내용들인 것이다.

각론

반지련

이뇨제로서 세균성 감염, 간염 및 종양에서 다른 약재와 함께 사용된다. *In vitro*에서 반지련(半枝蓮, *Scutellaria barbata*)은 Caspase 의존적 세포자멸사 유도를 일으키고 종양에서 발현된 Bcl-2 단백질을 하향 조정하여 항암효과를 내는 것으로 알려져 있다. 반지련은 또한 *in vitro*에서 항균, 항돌연변이 및 항암효과를 나타냈다. 반지련의 방향성 물질에 항암작용이 있는 것으로 추정된다. 또한, murine carcinoma cell line에서 대식세포의 기능을 활성화시켜 종양 성장을 억제시킨다. 특히 백화사설초(白花蛇舌草, *Hedyotis diffusa*)와 병용하여 사용할 경우 유의미한 상승 효과를 보여준다는 연구가 임상자료 분석, 네트워크 약리학 분석, *in vitro* 및 *in vivo* 연구를 통해 다수 진행된 바 있다. 반지련의 유방암에 대한 항암 효과가 다각도로 분석되어 있으며, 소규모로 진행된 임상 연구에서 유방암 환자에게 안전하고 이익을 주는 것으로 밝혀졌다. 임상적으로는 직접적인 암치료를 목적으로 유방암, 간암, 대장암 등에 종종 활용된다.

초산호

초산호(草珊瑚, 竹節草, *Sarcandra glabra*)의 에틸추출물은 세포자멸사 유도 전구물질인 bax를 상향 조정하여 S기에 관여함으로써 인간 전골수구성 백혈병 HL-60 세포의 증식을 억제한다. 또한, 혈소판을 증가시켜 항암 화학 요법으로 인한 혈소판 감소를 막는 역할을 한다. 임상적으로 항암제 유발 골수기능저하를 개선시키는 데 활용된다.

동충하초

동충하초(冬蟲夏草, *Cordyceps sinensis*)는 쥐의 쿠퍼 세포에서 T helper cell을 자극시켜 림프구의 생존을 연장하고, TNF-알파와 인터루킨 1의 생산을 증가시키고, NK cell의 활성을 증가시킨다. 쥐의 골수에서 적혈구 전구세포를 증가시키는 소견을 보였다. 동물 실험에서 프로게스테론의 증가를 보였고, 또 다른 연구에서는 MHC class 2 항원 발현을 하향 조정하여 항암작용을 나타냈다. 아직 기전이 명확하지는 않지만, cyclosporine과 aminoglycoside로 유발된 신장 독성을 감소시키는 것으로 나타났다. Taxol로 인한 혈구 감소증 회복에 도움을 주고, 비소세포성 폐암에서는 cisplatin의 세포독성을 증가시킨다. 만성이식병증(CAN) 환자의 신장 기능 회복에 관한 연구가 있었다. 인간 대장암 세포주에 대한 동충하초 다당류(csp)의 항암 효과와 그 메커니즘을 조사, 결과 CSP가 HCT116 세포의 증식을 유의하게 억제하고 자가포식 및 세포사멸을 증가시키는 동시에 자가포식 흐름과 리소좀 형성을 차단하는 것으로 나타났다. 또한, 종양 미세환경에서 활성화 NF-κB 신호전달경로를 통해 대식세포의 M1 표현형 분화를 촉진함으로써 TNBC 진행을 강력하게 억제하였다. 동충하초 열수추출물은 여러 전이 관련 사이토카인의 발현을 하향 조절함으로써 유방암 전이 동물모델에서 강력함 항전이 활성을 가지고 있음을 나타냈다. 동충하초 추출물과 시스플라틴 병용 처리시 세포 생존율이 유의하게 감소하고 VEGF, bFGF 단백질의 발현 수준도 유의하게 감소함에 따라 동충하초 추출물이 NSCLC (non-small cell lung cancer)에서 종양 성장을 억제하는 것을 알 수 있다. 동충하초 발효버섯에 Se-CS를 투여한 후, 동물의 종양 발생률이 40%로 나타났으며, 면역기능을 강화시키는 것을 알 수 있었으며, Se와 CS의 병용 사용은 자궁경부암치료의 효능을 향상시키는 잠재적인 치료임을 시사하였다. CM (*Cordyceps militaris*) 추출물은 카스파제-3/PARP 및 카스파제-3/GSDME 경로를 통해 A549에서 카스파제-3 의존성 세포사멸과 pyroptosis를 유발하며 암환자를 위한 CME의 임상 적용에 대한 기본적인 자료를 제공할 수 있다. CME는 NF-kB 또는 ERK/p38 MAPK 하향 조절을 통해 B16F10 흑색종 세포에서 MMP-1 발현을 억제함으로써 B16F10 세포 이동을 억제한다는 것을 나타낸다. 동충하초 에탄올 추출물은 인간 대장암종 RKO 세포에 대한 높은 세포독성을 나타냈으며 이종이식 모델에서 종양의 성장을 억제하며, 동충하초의 항종양 효과는 세포 주기 정지 및 미토콘드리아 매개 세포사멸의 유도와 관련이 있음을 밝혀냈다. 인간 난소암세포와 이종 이식 마우스 모델을 상용하여 아데노신 유도체가 난소암에 대한 항종양 효과를 조사, AMPK 활성화와 그에 따른 mTOR 매개 자가포식 유도를 통해 난소암세포의 세포 사멸을 효과적으로 초래하며, 아데노신 유도체가 ENT1-AMPK-mTOR 매개 자가포식 세포 사멸의 유도를 통해 난소암에 효과적인 치료 중재가 될 수 있음을 시사하였다.

동충하초는 적혈구 전구세포를 증가시켰기 때문에, 골수암에서는 활용이 제한되어야 한다. 임상적으로 주로 폐암의 직접적인 치료를 목적으로 활용되고 또 암환자의 피로개선 및 면역기능 향상을 목적으로 활용된다. 동충하초는 혈당강하작용이 있어 저혈당이나 인슐린 투여자에는 신중히 사용해야 한다. Cordycepin은 구강 편평 세포 암종의 방사선 민감성을 증가시키기 때문에, RT로 유발된 DNA 손상 복구 조절과 관련이 있음을 시사한다.

에르고스테롤과 그 과산화 생성물은 항종양, 항염증, 항산화 및 면역 조절 활성과 같은 잠재적인 건강상의 이점과 중요한 약리학적 활성에 기여할 수 있다.

상황버섯

상황버섯(桑黃버섯, *Phellinus linteus*)은 BCL-2 및 cyclin B1을 감소시키고, 사이토크롬 C를 증가시켜 인간 결장암 세포주 SW480의 증식을 억제하였다. 다른 연구에서도 비슷하게 상황버섯 추출물이 p21 (C1P1/WAF1) 상향 조정, cyclin D1의 하향조정, Bcl2 하향조정, 사이토크롬 C의 분비와 Caspases 9, 3과 8의 활성화를 통해 인간 결장암종 HT29에서 G0/G1의 정지와 세포자멸사를 유도한다는 사실을 밝혔다. Cyclin-dependant kinases (CDK) 2, 4, 6이 감소하였으며, 폐암세포의 용량 의존적인 세포자멸사가 관찰되었다. 다당류 단백질이 발견된 상황버섯은 면역조절, 항혈관형성, 항산화 및 크산틴 산화 효소 억제 효과를 가지고 있다. 상황버섯에는 항암약물치료에 대한 보호작용이 있으며, 유방암, 대장암, 간암, 폐암, 구강암, 전립선암과 피부암에서 항암 효과가 있다는 연구 결과가 있다. 상황버섯이 종양을 축소한다는 사례 보고는 있지만, 아직 대규모의 연구가 진행되지는 않았다. 임상적으로 위암, 간암의 직접적인 치료 및 항암제가 유발한 소화기 관련 부작용의 감소 등을 목적으로 활용된다. 자가면역질환인 천포창에서 상황버섯을 이용하여 악화된 사례가 있다. 상황버섯은 위암세포(SGC-7901)의 모양을 평면에서 구형으로 변경하고 높이와 표면 거칠기 값을 증가시킬 수 있음을 보여주며, 세포의 접착력은 감소하고 탄성률은 증가, 위 상피 세포(GES-1)의 형태와 기계적 특성에는 큰 차이가 없었으며, 상황버섯이 위암세포에 대해 높은 항암 효과를 나타내지만, 위 상피 세포에 대한 독성 부작용이 적은 것으로 나타났다.

상황버섯 에탄올 추출물은 저용량 5-FU와 시너지 효과를 발휘하여 삼중 음성 유방암세포 성장을 억제하고 상황버섯 에탄올 추출물은 자가포식 관련 세포 사멸을 유도할 수 있음을 입증하였다.

상황버섯 다당체(*Phellinus linteus* polysaccharide, PLP)는 갑상선암의 세포 성장을 억제하며, 세포 사멸을 유도하고, 미토콘드리아 자가포식 및 소포체 자가포식을 촉진하였다. 또한 PLP는 핵인자 카파-B 경로를 통해 세포 사멸을 촉진하며, E-cadherin, N-cadherin 및 Vimentin과 같은 상피-중간엽 전이(EMT) 분자의 발현을 조절하여 세포 이동 및 침입을 억제한다.

상황버섯의 균사체 투여는 종양 크기의 상당한 감소를 유도, T세포 수의 상당한 증가와 관련이 있으며, IL-12, IFN-γ, TNF-α의 분비 증가는 NK 세포의 활성 및 식세포 능력을 향상시킨다.

상황버섯의 Hispolon은 항암, 항당뇨병, 항산화, 항바이러스 및 항염증 활성을 갖는 것으로 보고되었다. 상황버섯에서 분리된 페놀 화합물인 Hispolon은 항염증, 항증식 및 항산화 효과를 가지고 있으며, Hispolon은 HONE-1 및 NP-039 세포주의 세포 증식을 유의하게 억제하는 것으로 보고되었다. 특히 카스파제-3,-8 및-9 활성화와 PARP 절단을 통해 세포사멸을 유도하며, ERK1/2, p38 MAPK 및 JNK1/2의 인산화를 용량 및 시간 의존적으로 증가시키는 것으로 나타났다.

영지버섯

영지버섯(靈芝버섯, *Ganoderma lucidum*)은 HIV 환자와 암환자에서 면역 자극제로 사용된다. 약효 성분은 베타 글루칸 다당류와 triterpenes로 추정된다. 이는 혈소판 응집을 막고 남성의 하부 요로 증상을 개선한다. *In vitro* 및 동물 연구에서 암 예방효과를 나타냈다. 항암 화학 요법으로 인한 구토를 경감시키고, 방사선 치료의 효능을 향상시키고, 난소암에서는 cisplatin의 민감성을 증가시킨다. 또한 cisplatin의 신독성을 막는 데 효과적이었다.

간독성으로 인한 사망이 보고되었으며, 비호지킨 림프종에서 분말로 된 영지버섯을 복용하고 만성 설사를 나타낸 사례가 있었다. 임상적으로는 면역기능 강화와 간담도 및 췌장의 암종을 치료하는 목적으로 활용된다.

영지는 출혈의 위험을 높일 수 있으며, 면역 반응을 향상시키기 때문에 면역억제제를 사용하는 경우에는 신중하게 사용해야 한다. 이론적으로 영지가 혈장 항산소능을 증진시키기 때문에 free radical에 의존하는 화학적 약물과 상호작용이 일어날 수 있고, 영지 다당체가 CYP2E1, CYP1A2, CYP3A를 차단하기 때문에 이러한 효소에 의해 이루어지는 세포 내 대사에 영향을 미칠 수 있다. 임상상에서 6 g의 영지추출물을 12주 동안 투약할 경우 하부 요로계 증상을 나타내는 International Prostate Symptom Score를 증진시켰다.

영지버섯의 triterpenes는 항알레르기와 항고혈압 효과를 갖고 있는 것으로 보고되었다. 또한, matrix metalloproteinase의 발현을 줄임으로써 종양 침투를 억제한다. 내피 세포에의 부착을 제한하여 종양 전이를 막는다. 이러한 베타글루칸과 같은 영지버섯에 존재하는 여러 다당류는 항 종양작용과 면역자극활동을 나타내었다. 영지버섯은 정상 및 백혈병 단핵구의 성숙을 유도한다. 영지버섯의 아데노신은 혈소판 응집을 억제한다. 영지추출물은 대식세포를 자극하고 TNF와 인터루킨의 레벨을 변경하는 능력이 있다. 게다가 영지 추출물은 테스토스테론을 dihydro-테스토스테론으로 바꾸며 양성 전립선 비대증에서 상향 조정되어있는 중요한 효소인 5-alpha reductase를 억제할 수 있다.

영지버섯 포자유(*Ganoderma lucidum* spore oil, GLSO) MDA-MB-231 세포에서 BAX와 카스

파제-3의 발현을 증가시켰으나 카스파제-8의 발현에는 영향을 미치지 않는 것으로 나타났으며, 생체 내 종양의 성장은 GLSO 처리군에서 유의하게 억제되었다. 세포 생존력 및 유동 세포 계측법 분석을 통해 영지버섯 폴리사카라이드(*Ganoderma lucidum* polysaccharide, GLP)에 의해 자가포식소체 축적과 세포사멸이 유도된다는 보고는 영지버섯의 유망한 항암 효과를 시사된다.

또한 영지버섯이 전립선암 PC-3 세포에서 세포 독성, ROS의 증가 및 세포사멸 자극을 유도하며, 가수분해된 영지버섯 폴리사카라이드(enzymatically hydrolyzed *G. lucidum* polysaccharide, EGLP)는 BCL-2 관련 단백질(BAX), 인산화 세포외 조절 단백질 키나제(P-ERK)의 증가를 통하여 인간 결장암세포(HCT-116)에서 세포사멸을 유도한다.

소규모 임상연구에서, 혈장의 항산화 능력을 증가시켰으며 진행성 암환자의 면역 반응을 향상시켰다. 간세포암(HCC)의 경감도 보고되었다. *In vitro*에서 백혈구 독성 효과가 있다고 보고되었다.

감초

감초(甘草, Licorice)의 쿠마린 성분은 항혈소판작용을 한다. 감초는 Bcl2/BAX에 영향을 주고 발암을 억제하여 항암보호작용을 나타낸다. *In vitro*와 동물 실험에서 감초는 항 박테리아, 항암, 항 염증 작용 및 에스트로겐 활성화 작용이 있다. Doxorubicin의 심장독성을 감소시키고, 항암작용은 증강시킨다. 감초는 P-glycoprotein (P-gp)을 막는데, doxorubicin이 P-gp substrate이다. 감초 추출물은 DYRK1A를 억제하여 췌장암세포 증식을 억제하거나 세포사멸을 유도할 수 있다.

Paclitaxel은 triple-negative breast cancer (TNBC)의 전형적인 치료법이지만 부작용과 내성이 발생할 수 있다. 감초 뿌리 추출물과 Paclitaxel의 병용처리는 Paclitaxel의 암 전이 억제와 항암 효과를 강화시킨다.

감초에서 분리된 Licochalcone A는 플라보노이드이며 식도암에서 p53 경로를 조절하여 G2/M기 정지 및 세포사멸을 유도한다. 또한 Licochalcone A는 난소암에서 세포 생존성을 억제하고 G2/M기 정지를 유도했으며 Licochalcone A의 항암효과는 감소된 STAT3 translation 및 활성화에 의해 매개되었다. 감초의 뿌리에서 분리한 플라보노이드 화합물인 Licochalcone B는 간암에서 세포증식, DNA 손상 및 새포 주기 정지 및 세포사멸을 유도한다. 감초의 뿌리의 성분인 Licochalcone C는 p21을 상향 조절하고 Bcl-2, Mcl-1 및 Survivin을 하향 조절하는 동시에 미토콘드리아 막 전위를 파괴하고 이후 다중 활성 경로의 활성화로 cytochrome C 방출을 유발함으로써 구강암세포의 사멸을 유도한다.

감초의 뿌리와 뿌리줄기의 성분인 Echinatin은 인간 골육종의 세포사멸을 유도하면서 이동과 침입을 억제하였으며, 대장암에서 세포주기 정지, 소포체(ER) 스트레스, JNK/p38 MAPK 신호전달경로를 통해 ROS 매개 세포사멸을 유도한다. 감초의 뿌리의 추출 성분 Licoricidin은 위암에서 증식억제, 세포사멸 유도, G0/G1기에서 세포주기 정지, 위암세포의 이동 및 침입능력 억제 등 다양한 항암 활성을 나타낸다.

감초에 의해 종양세포는 G0/G1 성장기 주기 정지가 CDK4-Cyclin D1 복합체의 하향 조절과 관련이 있으며, 이로 인해 PD-L1 protein이 풍부해 진다. 또한 *in vivo*에서 감초에 의해 비소세포폐암의 성장이 억제되며 항원제시 증가 및 CD8+T 세포 침윤 개선에 의존한다는 것을 입증한다.

감초의 주요성분인 Liquiritin은 자궁경부암에서 Caspase-3와 PARP (poly ADP-ribose Polymerase) 절단의 활성화를 통해 세포사멸을 유도하며, Liquiritin은 자궁경부암 진행을 예방하는 효과적인 치료제임을 제시한다. 감초에서 추출한 Isoliquiritigenin은 전립선암에서 세포 증식을 억제하고 세포 사멸을 유도 또한 세포 주기, DNA 손상 및 세포사멸 신호전달경로에 관여하는 여러 유전자가 Isoliquiritigenin 처리로 변화를 일으킨다.

감초를 식후 투여하였을 경우 혈중농도가 정점에 이르는 시간을 지연시키나, 최대 농도나 곡선하 영역에 영향을 끼치지는 않았다. 혈중 반감기는 5시간이었으며, 주 배설 경로는 담즙이었다. 고혈압, 기면, 근육통, 나트륨정체, 저칼륨혈증, 부신기능저하, 남성에서의 성욕저하, 심실세동, 심장부정맥, 수근관증후군, Glycyrrhizic acid 중독증, 두피 피지분비억제, 백반증 및 혈소판감소증이 보고된 바 있다. 강심 배당체와 사용 시 독성을 유발할 수 있으며, 인슐린과 사용 시 저칼륨혈증을 유발할 수 있으며, 와파린과 사용하면 와파린 대사에 관여하여 와파린의 효능을 경감시킬 가능성이 있다.

여정자

여정자(女貞子, Ligustrum lucidum)는 항암약물치료의 부작용을 줄이고 면역력을 증진시키는 데 활용된다. 여정자는 면역 반응을 조절하고 종양에 의한 대식 세포의 억제를 막아 항암작용을 하는 것으로 추정된다. 다른 *in vitro* 연구에서는 phagocyte와 lymphokine-activated killer cell을 증가시킴으로써 항암작용을 나타내는 것으로 알려져 있다.

여정자 열매 추출물은 간암에서 Caspase-3, Caspase-8 및 Caspase-9의 활성화와 함께 세포사멸을 유도하였고 간암에서 LLFE 처리는 p21의 상향 조절로 G0/G1 단계 세포 주기 정지를 일으켰다.

Ligustrum lucidum 주성분은 면역 체계 조절 기능과 잠재적인 항종양 활성을 가지고 있다. Ligustrum lucidum 주성분은 대장암에서 CD4 및 CD8의 발현을 증가시키고 세포 독성 T림프구 관련 단백질 4의 발현 수준을 감소시킨다. Ligustrum lucidum 주성분은 항종양 면역반응을 촉진하고 면역체계를 조절한다.

또한 여정자 열매 추출물은 대장암에서 Doxorubicin에 의해 유발 세포사멸에 대한 민감도에 기여하며 신경교종에서 *in vitro* Akt/mTOR/survivin pathway의 조절을 통해 신경교종 세포 사멸을 초래하고 *in vivo* 신경교종 종양의 부피를 억제하는 효과를 나타낸다.

여정자의 secoiridoid glucoside에는 적혈구의 용혈을 막는 강한 항산화 효과가 있다. 여정자에 있는 oleanolic acid는 간 보호 작용이 있으며, 간의 glutathione 재생력을 높이는 것으로 사료된다. 여정자 열매의 phenyl ethanoid인 salidroside와 secoiridoid인 8(*E*)-nuezhenide 및 ligustroside는 섬유육종에서 MAPK 신호전달경로를 통해 MMP-2, MMP-9의 방출 및 발현 조절을 하여 종양의 전이 및 침습을 억제한다.

임상적으로 골수기능 보호를 목적으로 구기자, 토사자 등과 함께 활용된다.

청호

청호(青蒿, Artemisia annua)는 medullary thyroid carcinoma cell의 증식을 억제하는 효과를 보였고, 폐암 세포주에서 p38과 칼슘 시그널을 조절하여 세포자멸사 유도를 일으켰다. 폐암에서 청호는 topo IIα-DNA에 결합하고 topo IIα 활성을 감소시킴으로써 DNA 손상을 유발할 수 있다.

청호에 있는 terpenoid와 flavonoid는 몇몇 종양세포에서 세포독성을 나타냈다. 구성 성분 중 두 가지, artemisinin과 artesunate는 현재 항암치료제로 연구되고 있다. 하지만, 위산의 생성을 증가시키기 때문에 위장 장애가 있는 환자나 제산제를 복용하고 있는 경우에는 복용하지 않는 것이 바람직하다. Artemisinin의 주요 활성 대사산물인 디히드로아르테미시닌(DHA)은 신경아교종 세포의 증식을 억제하고 자가 포식 유도를 통해 *in vivo* 및 *in vitro*에서 TMZ의 종양 억제 효능을 강화한다. Artesunate는 전립선암에서 AR-DNMT3b 경로를 통해 전립선암세포의 종양 성장을 억제한다. 자궁내막암에서는 HAND2 의존적으로 ER-α 매개 LKB1/AMPK/mTOR 경로를 조절함으로써 효과적인 항암 효과를 나타내며, Artesunate의 활성 성분인 Dihydroartiminisin는 난소암에서 세포의 증식, 부착, 이동 및 침입을 용량 의존적 방식으로 억제하는데, 이는 pFAK 및 MMP-2의 발현 감소로 나타난다.

Artemisinin은 캡슐보다 차처럼 복용하는 것이 흡수가 빠르고, 복용 후 30분에 최고 혈장 농도를 나타냈다. Artesunate는 빠르게 흡수되며 45-90분 사이에 최고 혈장 농도에 이른다. 간에서 가수분해되어 dihydroartemisinin으로 대사된다. 외용 시 국부의 피부염을 유발할 수 있으며, 항경련제의 효능을 감소시켜 경련을 유발할 수 있다.

유방암세포에서는 청호의 폴리페놀이 CD44와 Oct 3/4, β-catenin 및 MMP-9를 억제함으로써 방사선 저항성 유방암세포인 RT-R-MDA-MB-231 세포에 대하여 항암 효과를 나타낸다. 또한 대장암에서는 phospho-JNK 조절에 의해 p53 의존성 세포사멸 신호전달을 억제하고 DNA손상 신호전달을 향상시킨다.

청호에서 분리된 다당류는 간암에서 종양이 있는 쥐의 간암 성장을 억제, HQG 투여 후 종양 보유 마우스에서는 CD4+/CD8+ 비율이 감소 그리고 비장 림프구에서 IFN-γ 및 IL-4 분비가 증가한다. 본 연구는 HQG가 세포사멸과 면역방어를 촉진하여 간암의 성장을 억제할 수 있음을 시사한다.

청호는 임상적으로 간암, 갑상선암환자의 직접적 치료를 목적으로 활용된다.

구기자

구기자(枸杞子, Lycium barbarum) 계열 약물의 다당체는 백혈병 HL-60 세포의 성장을 억제시키고, 인터루킨-2와 TNF-알파의 발현을 증가시킨다. 다당체의 항종양, 면역 증진, 간 보호, 신경 보호 효능이 *in vitro*에서 보고되고 있으며, 쥐에서 방사선 감수성과 광학보호효과를 나타냈다. ER 양성인 유방암세포의 성장을 억제시킨다. 중국에서 시행된 관찰 연구에서 구기자 다당체는 특정한 암치료에 긍정적인 효능을 보였다. 다른 연구에서 doxorubicin의 심장독성을 감소시켰다.

구기자 열매 추출물은 ERK, AKT 및 Cyclin D 세포 신호 경로를 억제함으로써 구강암세포의 증식, 접착, 그리고 이동을 억제하는 데 효과가 있다.

구기자의 다당체는 페로톱시스 관련 인자나 철 대사와 관련된 분자를 조절하거나 영향을 미치는 방식으로 작용하여 유방암세포의 성장을 억제하거나 사멸을 유도하여 항암 효과를 일으키며, PI3K/AKT 신호 경로 억제를 통해 방광암세포의 증식과 이동을 억제한다. 구기자 다당체는 MMPs의 억제와 상피-중간엽 전환 억제를 통해 위암세포의 증식, 이동 및 침투를 억제하고, 대장암세포에서는 증식을 억제하고 세포 주기를 조절하여 항암 효과를 나타낸다. 또한 구기자 다당체는 대식세포의 대사 과정인 글리콜리시스 및 대식세포의 분화를 변화시키는 방식으로 염증 억제를 유도하며, 이 과정에서 PKM2의 분해를 촉진하므로 염증 대응 및 면역 조절에 중요한 역할을 할 수 있다는 점을 시사한다. 또한 광열치료와 구기자 다당체의 병용 투여는 독소루비신 치료의 효과를 향상시키고, 암세포의 성장 억제, 침투 억제 및 약물 전달을 향상시킨다.

구기자 유래 miR166a는 신장암치료에 잠재적으로 유용한 역할을 할 수 있다.

구기자는 와파린과 같이 쓸 경우 와파린의 항 응고 작용을 강화시킬 수 있다. 임상적으로 간기능 보호 및 방사선 치료 시의 부작용 감소를 목적으로 활용된다.

몰약

몰약(沒藥, Commiphora molmol)은 Ehrlich carcinoma cell의 성장을 억제시킨다. 세포독성은 고형암을 가진 mice에서 cyclophosphamide만큼 효과적이었다고 나타났다. 한 연구에서는 몰약으로 처치한 암세포에서 나트륨, 칼륨, 칼슘 수치가 감소하였다. 다른 *in vitro* 연구에서는 악성 murine neoblastoma에서 종양살해효과를 나타냈다. 특히 몰약은 위암세포에서 사이클로옥시게나아제-2 (Cyclooxygenase-2) 표현을 억제함으로써 세포사멸을 유도하고, 세포의 증식 및 이동을 억제한다. 몰약의 스테로이드 성분은 PC3 전립선암세포의 증식을 억제하고, 암세포의 세포사멸을 촉진한다는 보고도 존재한다.

몰약 수지는 산화 스트레스, 염증, 혈관 생성 및 Nrf2/ARE/HO-1 신호전달경로를 조절함으로써 간암의 형성을 억제한다. 몰약으로부터 추출한 세스퀴테르페노이드 성분이 PC-3 전립선암세포의 세포사멸을 촉진한다. 몰약의 성분 중 K-guggulsterone과 Gugulipid는 유방암세포의 베타-카테닌 신호를 억제하여 세포사멸을 유도한다. 합성 E-guggulsterone 유도체인 GSD-1은 유방암세포에서 NF-κB 신호를 억제하며, 이로써 암세포의 전이 능력을 억제한다.

몰약 추출물은 강력한 항산화 활동을 나타내고, 항노화 및 세포 독성 활동도 연구되어 있으나, 고용량을 사용하는 경우에는 심박수에 영향을 미칠 수 있고, 임산부에서는 유산의 위험이 있다. 피부가 민감한 사람은 피하는 것이 좋다.

포공영

포공영(蒲公英, Taraxacum officinale)의 항종양 기전은 lentinan과 같은 다당체와 유사할 것으로 추정된다. 포공영은 TNF-알파와 인터루킨-1-알파 생산을 증가시켜 인간 간암세포의 증식을 감소시켰다. 포공영 추출물은 소아 암세포에 대한 항암 효과를 나타내며, 겨우살이(mistletoe) 치료 효과를 향상시킨다. 또한, 포공영 추출물은 4T1 유방암세포에서 세포사멸을 유도하고 동시에 자가포식 과정을 활성화시키며, DMBA로 유발된 유방암 모델에서 PI3K/Akt 신호 경로를 억제하고, 이로써 암세포의 증식 및 종양 증식을 억제한다. 포공영 추출물은 종양관련 대식세포를 조절해 종양미세환경을 개선함으로써 암세포의 성장과 전이를 억제하며, 포공영의 총플라보노이드는 면역 기능을 조절하여 비소세포성 폐암세포의 증식을 억제한다.

포공영 추출물인 luteolin과 luteolin 7-glucoside는 결장 adenocarcinoma cell line에 대해 세포독성 효과를 나타냈다. Luteolin은 또한 유방암세포의 줄기세포 특성을 억제하고 항암 화학 요법에 대한 감수성을 향상시킨다. 포공영의 Lupane 타입의 triterpenoid인 lupeol은 흑색종 세포 B16 2F2의 멜라닌 합성을 억제함으로써 세포 성장을 억제하였다. 포공영의 taraxinic acid는 전골수구성 백혈구 세포 line (HL-60)의 분화를 유도하였다. 포공영의 Apigetrin은 Hep3B 간암세포에서 TNFα에 의해 유발되는 다양한 세포사멸 메커니즘을 활성화시키고, NF-κB 경로를 억제함으로써 항암효과를 나타낸다.

심번, 위염, 소화장애, 설사, 저혈당, 접촉성 피부염 등의 부작용이 보고된 바 있다. 임상적으로 폐암, 간암, 유방암에 대한 직접적인 치료 목적으로 활용된다.

시호

시호(柴胡, Bupleuri radix)의 주 구성물질인 saikosaponin은 arachnoid산 대사에 관여함으로써 항염증 작용을 유발한다(일본어로 시호를 saiko라고 읽는다). Saikosaponin-d 는 면역조절기능이 있는데, 인터루킨-2 생산과 수용체 발현을 촉진시킬 뿐만 아니라, T림프구의 기능도 조절한다. Bupleurumol이라는 구성 성분은 동물실험에서 약한 항 히스타민 작용을 나타냈다. 그리고 bupleurumol은 몇몇 고형암세포에서 유착의 억제와 용혈효과를 나타냈다. *In vitro*에서 bcl-2 mRNA의 감소를 동반한 c-Myc와 p53 mRNA의 발현을 증가시키며 telomerase 활성을 차단하여 세포자멸사 유도를 조절하였다. Saikosaponin-d는 Bcl-2mRNA의 농도를 감소시켰으나, c-Myc와 p53 mRNA의 농도는 유의하게 증가시켰다. 덱사메타손은 이 유전자의 발현을 유의하게 바꾸지 못했다. 이것은 Saikosaponin-d가 부분적으로 Bcl-2 mRNA의 농도를 감소시켜, 그에 의해 c-Myc와 p53 mRNA의 농도가 증가하게 되도록 매개하는 세포자멸사 효과에 의한 것으로 추정된다. HCV 환자들에 대한 간암발생억제 효능에 있어 시호가 주된 구성약물인 소시호탕에 대한 임상 연구가 진행 중이다. 임상적으로 간암, 유방암 등의 직접적 치료를 목적으로 활용된다.

고용량 투여 시 오심과 구토, 안면 및 사지부종, 위장관 팽만 및 변비의 원인이 될 수 있다.

절제된 대장 용종(Colonic polyp)의 재발에 대해, 시호가 angiogenin-2 II와 PKB/Akt신호의 수준을 감소시키고 *TNF-α*, IL-1*β*, IL-6 의 감소와 IL-10을 증가시키면서 Colonic polyp 재발 위험을 크게 줄였다.

CUMS (chronic unpredictable mild stress) 쥐에서 PBR (polar fraction of *Bupleuri Radix*)은 아미노산 대사, 에너지 대사, 스핑고지질 대사 및 지방산의 *β* 산화를 역전시켜 용량 의존적인 방식으로 항우울제 효과를 나타냈다.

공격적이고 예후가 매우 나쁜 유방암 중 하나인 triple-negative breast cancer (TNBC)는 세포독성제를 이용한 화학요법이 유일한 치료 방법이지만, 시호의 Saikosaponin D 가 TNBC Wnt/*β*-catenin 신호 전달을 억제하고, epidermal growth factor receptor와 neurotensin receptor-1에 작용하지 않는 것을 확인함과 동시에 SSD가 *β*-catenin과 downstream target gene을 억제함으로써 TNBC 세포 사멸에 영향을 미치는 것을 입증하였다.

산호로부터 추출된 Saikosaponin B2는 중추 신경염증을 완화하고 해마 신경 손상을 개선했다. 또 GPX4 의존적 방식으로 TLR4/NF-*κ*B 경로를 통해 항 신경염증, 페롭토시스의 억제, 칼슘 항상성 유지, 소포체 스트레스(ER) 완화와 중추 신경염증 수준을 낮추었다.

음양곽

주성분인 Icariin은 *in vitro*에서 전이성 종양세포의 증식 능력을 억제하였다. 음양곽(淫羊藿, Epimedii herba) 수 추출물은 쥐의 항체와 사이토카인의 생산을 증가시켰다. Icariin에서 나오는 Icaritin과 desmethylicaritin은 에스트로겐 유사작용을 나타내기 때문에 호르몬에 민감한 암환자에는 신중히 사용되어야 한다고 보고되었으나, Icariin 자체는 에스트로겐 유사작용을 나타내지 않았다. *In vitro* 연구에서 음양곽의 성분은 신경보호, 면역조절, 항암작용을 나타냈다. 임상적으로는 주로 항암보조약물로 활용된다.

음양곽에서 추출한 Icariin은 miR-21 단백질 발현 수준과 Bcl-2를 감소시키고 PTEN, REK 단백질 발현을 증가시켜 난소암세포(A2780)의 증식을 억제하고 세포사멸을 통해 잠재적 항암 효과를 나타냈다. 또한 음양곽 유래 Epimedokoreanin B와 limonianin은 인간 대식세포에서 STAT3 활성화를 억제하였고, 특히 Epimedokoreanin B는 Saos-2 human sarcoma와 LM8 mouse sarcoma cell line에서 STAT3 활성화를 차단하여 세포증식을 억제하였다.

호르몬과 연관성이 큰 종양을 가진 환자는 음양곽이 에스트로겐 효과를 가지고 있기 때문에 신중히 사용되어야 한다.

운지버섯

운지버섯(雲芝버섯, Coriolus versicolor)은 면역증강효과와 항암효과를 가지고 있고, 구성 물질 중 하나인 polysaccharide-K (PSK)는 일본에서 많은 연구가 이루어졌으며, 위암과 대장암에서 보조제로 사용할 경우 환자의 생존율을 향상시켰다. 항암약물치료와 같이 이루어진 임상 연구에서 또 다른 다당체인 polysaccharidepeptede (PSP)는 진행성 비소세포암환자의 치료에 도움이 되었다. 다른 임상 연구에서도 단독으로 또는 다른 약물과 같이 사용되어 면역조절효과를 나타냈다. 운지버섯 다당체 중 PSK는 *in vitro*에서 인간 말초혈액내 단핵세포의 사이토카인 발현을 유도하였다. PSP는 인간 전골수구성 백혈병 HL-60 세포의 세포자멸사를 선택적으로 유도하였다. 항암 치료 시 다른 버섯들과 함께 면역증강 및 부작용 감소를 목적으로 활용된다.

운지버섯 균사체 추출물은 세포 사멸과 poly (ADP-ribose) polymerase cleavage를 유도하고, 자가포식을 상향 조절하였다. 또 major histocompatibility complex II의 제시와 programmed death-ligand receptor의 발현을 증가시키고 흑색종 SK-MEL-5 세포에서 증식을 억제한다.

운지버섯에서 유래된 protein-bound polysaccharides (PBPs)는 MCF-7 및 SKMel-188 세포에 항 종양 활성을 나타내었는데, Nec-1, GSK`872 or NSA와 함께 노출시켜 RIPK1을 억제시키면 세포사멸이 감소되면서, 세포가 막 파열로부터 보호되었다.

운지버섯의 부작용은 드물다. 그러나 (혈변에서 유래되지 않은) 어두운 대변 및 손톱의 변색 그리고 항암 화학 요법 병용 시의 낮은 수준의 간과 위장관 독성이 보고된 바 있다. 그러나 그러한 효과는 항암제 자체로 인할 수도 있어 확실하지는 않다. 운지버섯(50 mg/kg body weight)+단삼(20 mg/kg body weight) 캡슐을 매일 4개월 동안 연속 복용 후 2개월의 wash-out 기간을 둔 뒤 4개월 동안 위약을 복용한 대조군과 비교하였을 때, 2개월의 wash-out 기간이 지난 후에도 면역기능에 있어 유의한 결과를 나타냈다.

천문동

천문동(天門冬, *Asparagus cochinchinensis*)은 Hep G2 cell line에서 알코올로 인한 간독성을 경감시켰다. *In vitro* 연구에서 천문동의 구성성분인 beta-sitosterol은 쥐 S-180 백혈병과 폐암에 대한 항암작용을 나타냈으며, 수 추출물은 쥐의 astrocyte에서 TNF-알파 분비를 억제했다. 뿌리 추출물은 쥐 실험에서 항산화효과를 나타냈다.

천문동은 protodioscin, methyl protodioscin, aspacochioside A, aspacochioside C, 15-hydroxypseudoprotodioscin, chamaedroside E 등의 사포닌을 함유하고 있다. 천문동 뿌리에 대한 식물화학적 조사를 통해 26-O-β-d-glucopyranosyl-22α-hydroxyl-(25R) Δ5(6)-furost-3β, 26-diol-3이라는 새로운 furostanol 사포닌이 분리되었고, 분리된 사포닌 중 일부는 인간 간(MH-CC97H) 및 폐 선암종(H1299) 암세포에 대한 세포독성 효과를 나타내었다. 또한 새로이 발견된 사포닌 26-O-β-d-glucopyranosyl-(25R)-furost-5-ene-3β,22α,26-triol 3-O-(1-4)-β-d-glucopyranosyl-α-l-rhamnopyranosyl-(1-2)-[α-l-rhamnopyranosyl-(1-4)]-β-d-glucopyranoside [asparacochioside A (1)] 중 분리된 화합물 1-7은 인간 난소암 세포주(A2780 및 SKOV3)에 대한 세포 독성을 유의하게 증가시켰다. 천문동에서 유래한 나노베시클은 간종암세포에 대한 세포 독성, 항증식 및 세포 자멸 유도 능력을 나타낸다.

천문동은 임상적으로 폐암, 유방암 등의 직접적인 치료 및 방사선 치료에 의한 부작용의 경감을 목적으로 활용된다.

황기

황기(黃芪, Astragalus)는 종양의 성장을 억제하고, 쥐에게서 화학적으로 유도된 간암의 성장을 지연시켰으며 종양에 대한 항혈관형성 작용이 있다. *In vitro*와 동물, 그리고 사람에서의 연구에서 황기는 화학항암약물의 부작용인 면역억제를 감소시키고, 백금 기반 항암요법의 항암 효과를 증강시켰다. 황기를 vinorelbine&cisplatin과 함께 진행성 비소세포성 폐암환자에게 IV로 투여하여 환자들의 삶의 질 향상을 이루었다. 그러나 경구 투여된 황기가 같은 효과가 있을지는 의문이다. Tacrolimus 혹은 cyclosporin와 같은 면역억제제를 복용하고 있는 환자들에게는 투약하지 않는 것이 바람직하다.

황기는 면역체계의 다양한 인자를 촉진시키는 기능을 한다. 다당류는 *in vitro*에서 진행되는 인터루킨-2의 면역 매개성 항암작용의 증가시킨다. 정상인과 암환자의 림프구의 반응을 촉진시키고, 정상인의 NK세포의 활동을 촉진시키며, 단핵구의 활동을 증가시킨다. 그리고 식균작용을 촉진하는 기능이 있는데, 이는 황기 다당류가 TNF의 작용을 억제하면서 이루어지기 때문인 것으로 추정된다. 황기에 포함된 사포닌은 NK세포의 활동을 증가시키고 체외의 스테로이드에 의해 억제된 NK세포의 활동을 회복시키며 식균작용을 증가시키고 *in vitro*와 *in vivo*에서 항암제에 의해 유발된 간손상에 대한 간 보호작용을 나타냈다. 중국의 연구는 황기가 당귀와 같이 쓰일 때 유전자 발현을 조절함으로써 신장 보호 효과가 있다고 밝혔다. 사포닌 성분인 Astragaloside IV는 t-PA의 합성을 증가시키고, PAI-1의 발현을 하향 조정시킨다. 또한, Astragaloside IV는 BGC -823 및 MNK -74라는 위암세포의 성장을 억제하는 것으로 나타났다. Astragaloside IV가 p53/miRNA-34a/LDHA와 p53/TIGAR 경로를 이중 매개함으로써 해당과정을 억제할 수 있으며, MCT1/4, CD147, HIF-1α의 이상 회복을 통해 글리콜 과정을 억제할 수 있다.

황기는 노화된 쥐의 콜린성수용체의 밀도를 높이는데, 이는 황기가 뇌의 노화 방지에 효능이 있다는 것을 의미하는 것이다. 황기를 이용한 복합 처방은 산소의 이용 및 흡수율을 높여 운동선수의 피로를 감소시킨다. 임상적으로 암환자에게 가장 많이 활용되는 한약 중 하나로서, 주로 항암 치료 중 효능 증대 및 부작용 감소를 목적으로 사용된다.

황금

황금(黃芩, Scutellaria baicalensis)은 다른 약재와 함께 쓰여 간염, 감염, 암 등의 다양한 범위의 치료에 사용된다. *In vitro*와 제한된 동물실험 데이터에 따르면 그 구성성분들은 다양한 암세포에서 세포자멸을 야기하였고 신경보호작용을 보였으며, doxorubicin으로 인한 심장독성을 방지하였다. 더불어 진정 작용과 항경련 작용이 보고되었다. 황금 flavonioid 중 baicalin 추출물은 *in vitro*에서 소염작용, 산화방지, 그리고 그람양성균에 대한 항균작용을 보여준다. Flavonoid의 신경보호 효과는 GABA 수용체 길항제인 diazepam보다 양호하며, 이는 GABA 수용체에 영향을 주는 것으로 추정된다. *In vitro*에서 황금의 flavonoid의 구성요소는 항암작용을 가지고 있다. 황금의 flavonoid인 baicalein, baicalin과 wogonin에 간암세포를 25-100 mcg/mL 농도로 48시간 동안 노출시켰을 때, G2, 3B, and SK-Hep1 세포 line의 세포자멸사가 나타났다. Wogonin은 baicalin과 baicalein이 G2/M축적을 야기할 때 G1단계의 진행을 막는다. Baicalin이 50-200 mcg/mL의 농도에서 Caspase-3를 활성화시키고, Jurkat cells(백혈병을 유발하는 T 세포)의 세포자멸사를 유발하였다. 대장암 세포주 HCT116 세포에서 baicalein은 세포 성장의 농도 의존적 억제와 세포 사멸 유도를 가져오며, PPAR γ 활성화를 통해 NF-κB의 활성화를 억제함으로써 대장암세포에서 항염증 및 세포사멸을 유도한다. 자궁경부암세포에서 Baicalein은 AKT-GSK3β 신호전달경로를 통한 사이클린 D1의 하향 조절을 통해 G0/G1 단계에서 세포 주기를 중단시키고 SiHa 및 HeLa 자궁경부암세포의 증식을 억제하였다. CT26 대장암 모델에서 baicalin이 암으로 유도되는 악액질을 개선할 수 있었으며, HaCaT 세포 (인간 피부 각질 세포)에서 UVB 유도 광 손상 및 세포 자멸을 억제했다고 보고되었다.

황금의 플라보노이드 추출물이 AGS 인간 위암세포에서 농도 의존적으로 세포 생존율이 유의하게 억제시켰다. 또한 A549 및 H1299 폐암 세포주에서 니코틴 유도 동안 증식, 전이 및 폐암 관련 염증에 대해 황금의 플라보노이드 성분의 암세포 증식 및 전이 억제 효과가 확인되었다.

또한 황금으로 폐렴을 유발했다는 보고가 있었다. 황금 물 추출물의 항염증 효과는 생체 내에서 지질다당류(LPS) 자극 마우스 대식세포(RAW264.7)와 LPS 유도 폐 손상을 경감시킨다.

황금 추출물은 급성 림프구성 백혈병 환자의 plasmablastic lymphoma의 생존율을 감소시켰고, 건강하고 대조군인 백혈구의 생존에는 영향을 미치지 않았다. 또한 황금 추출물은 선천 면역반응에 핵심적인 역할을 하는 사이토카인의 생산을 조절하였고, 환자로부터 백혈병 세포의 세포 사멸을 유도하였다. 황금 추출물은 세포 사멸과 자가 포식을 통해 시스플라틴 내성 난소암에서 화학치료제로서의 가능성을 나타낸다. 다른 연구에서 황금 추출물은 HIF-1α, ABCG1, ABCG2의 발현을 약화시킴으로써 난소암세포에 대한 cisplatin의 세포사멸 효과를 증강시켰다.

임상적으로는 간암, 폐암 등에 활용되며 또한 항염작용이 뛰어나 종양수반증후군 중 구강건조증, 구내염 등에 황련해독탕 등의 형태로 활용된다. 혈중 콜레스테롤을 낮추는 statin의 농도를 줄일 수 있다.

대황

Anthraquinone과 tannin이 대황(大黃, Rheum palmatum)의 완하 및 지사작용을 유발하는 성

분으로 사료된다. 대황 추출물은 방사선 치료를 받은 폐암환자의 방사선 치료 독성을 경감시키고 폐 기능을 증진시킨다. 대황은 ECM 분해 관련 단백질을 하향조절하여 유방암세포의 전이를 낮추고, 세포사멸 신호 및 ROS, 칼슘이온 등의 기전을 통해 대장암의 이동 및 침윤을 억제했다. 대황은 미토콘드리아 관련 세포사멸 및 세포주기 저해를 통해 골암의 증식을 억제하며, JAK, Src, STAT3 신호 전달과 Bcl, MMP-2, cycling D1, survivin 등의 기전을 하향조절하여 간암을 개선하였다. 함유된 탄닌 성분이 매우 적게 쓰였을 때 변비를 유발시키는 효과가 있으며, 양을 증량했을 때, emodin과 sennidin의 가수분해산물이 위장관을 자극하여 통변작용을 유발한다. *In vitro*에서 TNF, IL-1과 IL-6 생성의 억제를 유발하였으며, 혈압강하 및 콜레스테롤 저하를 보였으나 그 작용기전은 알려져 있지 않다. 대황의 성분인 Emodin은 snail과 beta-catenin을 PI3K/AKT/mTOR와 Wnt/β -catenin pathway 조절을 통해서 간암의 전이와 침윤을 억제하였다. 알로에의 emodin은 AKT/mTOR 신호 전달의 하향 조절로 Twist와 YB-1을 감소시켜 HER-2 발현을 억제하고 종양의 이동 및 침윤을 감소시켰다. Emodin의 항염증작용은 담즙울체성 간염을 가진 쥐에 대한 간보호작용을 가진다. 또한 알로에의 emodin은 항증식효과, 즉 종양세포의 세포주기를 억제시킨다. 안트라퀴논 추출물은 종양세포 주기에서 세포독성을 유발하고 동물실험에서 종양괴사를 유발하였으나, 아직 사람에게는 실험된 바가 없다. Lindeyin, phenolic gallylglucoside는 동물 모델에서 진통 및 항염증 효과를 나타내며 catechin, epicatechin, procyanidins, gallylglucose는 히알우론산 분해효소를 저해한다. 대황에서 추출한 Danthron은 doxorubicin과 병용투여에서 자가포식을 억제하여 췌장암에서 doxorubicin의 항암효과를 증가시켰다.

임상적으로 간암, 담낭암, 대장암 등의 치료 목적으로 활용되고 또한 황달증상을 완화시킬 목적으로도 활용된다. 필요시 보류관장을 이용해 직장으로 흡수시킬 수 있다. 대황의 에스트로겐 유사효능이 보고되었기 때문에 호르몬에 민감한 암환자에게는 신중히 사용하여야 한다. 완하를 시키므로 digoxin 사용 시에는 저칼륨혈증에 주의하여야 하며, 사이토크롬 P450 물질을 사용할 경우 대황은 CYP3A, CYP2D6를 유도하므로, 이 효소들에 의해 대사되는 약물의 세포내 농축에 영향을 줄 수 있다.

황련

황련(黃蓮, Coptis chinensis)의 효능은 황련의 구성성분인 berberine산과 berberine 유사화합물에 의해 나타나게 된다. 실험적으로 berberine은 간세포암의 성장을 억제시키고, 간을 보호하는 효과를 가지고 있으며, 형태적 변화와 뉴클레오좀 내의 DNA분열을 통하여 인간 Hep-62 간세포암세포의 성장을 억제시킨다. 황련은 topoisomerase I을 저해하고 cyclin B1 단백질을 억제하는 것으로 추정되고 있으며, 또한 종양세포를 G2기에 머무르게 한다. 또한 강력한 중화작용을 가지고 있으며, 세포자멸사를 유발하고, 유방암세포에 있는 interferon-beta와 TNF-alpha 유전자를 상향 조정하여 암세포 성장을 억제한다. 임상적으로 간암, 폐암 등의 직접적 치료 목적으로 사용되며 또한 황련해독탕의 형태로 종양수반증후군의 치료에 종종 활용된다.

황련과 같은 Berberine 함유한 물질은 심장 질환 환자에서 QTc를 연장시킬 수 있다. 황련은 CYP2D6을 저해하며, Berberine의 사용연장은 CYP2D6, 2C9, CYP3A4의 체내 활성을 감소시킨다.

황련(*Coptis chinensis*)과 말린 생강은 조합은 LDHA와 SLC2A1을 통한 포도당 대사를 방해하여 위 종양 성장을 억제한다. Mcl-1 과 Bcl-2를 억제함으로 gefitinib 내성 폐암에 대한 황련의 항암효과를 확인하였다. 황련에서 분리된 worenine는 HIF-1α를 타켓하여서 대장암을 성장, 증식, 세포주기, 와버그 효과를 억제한다. 황련은 신경교종 세포 기능을 억제할 수 있다.

운동과 BBR의 시너지 치료가 면역체계를 개선과 장내 미생물 대사산물(SCFA)을 조절하며, 미토콘드리아를 통한 세포사멸 경로와 Fas 사멸 수용체 세포사멸 경로를 활성화하여 항암효과를 갖는다. 황련은 세포사멸증가, 세포생존율감소, 미토콘드리아 막전위 감소시킴으로 신경보호특성을 갖는다. Epiberberine가 p53 의존성 미토콘드리아 관련 경로를 표적으로 삼아 MKN-45 관련 위암에 대한 항종양 효과가 있다. Coptisine(황련에서 추출한) PI3K/Akt 및 미토콘드리아 관련 세포사멸 경로를 통해 HCT-116 세포에서 세포사멸을 유도하였다.

강황

강황(薑黃, Curcuma longa)에 대한 연구는 강황이 약한 식물성 에스트로겐으로써 작용하며 또한 신경보호작용, 담즙분비촉진작용, 항염증작용, 면역조절작용, 항증식작용, 종양예방효과를 가진다는 것을 보여준다. 강황의 간 보호작용은 항세포자멸사 유도 및 항괴사 기전을 통해서뿐만 아니라 MMP-13 유도와 TGF-alpha 저해를 통해서도 일어날 수 있다. 그러나 강황은 또한 정상적인 간 재생기간 동안의 세포주기도 저해한다. 체외 및 동물 실험은 강황의 항증식 효과 및 STAT3와 같은 조절적 기전, matrix metalloproteinase 그리고 혈관내피 성장인자의 저해, Caspase와 미토콘드리아 의존적 세포사, 그리고 cyclin 의존적 kinase를 하향 조정하는 것을 보여준다. 강황은 isoflavone들과 시너지 효과를 내는 것으로 보이며 전립선암에서 항안드로겐효과를 통해 PSA 생성을 억제한다. 강황은 자궁평활근종세포에서 AKT-mTOR 저해를 통한 세포사를 유발한다. 췌장암환자에서는 NF-kappa B와 cyclooxygenase-2의 하향 조정이 관찰되었다. 강황의 또 다른 가능한 종양예방의 기전은 비타민 D 수용체의 결합 및 활성화를 통해 이루어진다. 비타민 D 수용체가 발현되는 소장과 대장 조직의 보호에 의한 몇몇 항종양 기능을 가진다고 알려져 있다. 강황은 대장암에서 p21 의존적 세포자멸을 유발한다. Bax 및 Bcl-2의 p53 상향조절이 대장암환자 조직에서 관찰되었다. 강황은 JNK (c-Jun amino-terminal kinase) 경로 저해를 통하여 항암으로 유발된 세포자멸사와 활성산소류를 저해할 수도 있다. 임상적으로 B형 간염 바이러스 증식억제 등을 통한 간암예방 및 치료에 종종 활용된다. 강황의 에틸 아세테이트 분획은 전립선암세포 PC-3M 세포의 콜로니 형성 능력을 억제할 뿐 아니라 이동 및 침습 능력을 감소시킨다.

강황의 Curcumin 성분은 Hedgehog/Gli1 경로에 의해 삼중음성 유방암세포의 증식과 전이, EMT 및 BCSC의 특성을 억제하였으며, 농도의존적으로 유방암세포 증식을 억제하였고 SLC1A5 매개 페롭토시스를 촉진하였다. 또한 Cucurmin은 간암에서 ferroptosis와 cuproptosis를 매개로 증식 억제 효과를 나타낸다.

강황과 *Phyllanthus niruri* 추출물의 조합은 삼중음성 유방암세포에서 항증식 효능을 보였으며, 강황과 생강 조합은 전립선암세포에 대해 항암 효능을 나타낸다. 강황 유래 나노베시클을 리포솜으로 코팅 후 mTOR를 타켓하여 유방암의 성장으로 막을 수 있으며, 강황과 생강을 사용하여 합성된 나노입자는 항암 활성을 나타낸다.

강황은 camptothecin, mechlorethamine, doxorubicin, cyclophosphamide에 대하여 *in vitro*상에서 유도된 유방암세포의 세포자멸사를 저해했다. 강황은 또한 P-glycoprotein (P-gp) 물질의 약물과 사이토크롬 P450 물질의 약물과도 상호작용을 할 수 있다. 위장관 장애 혹은 이전에 신장 결석에 노출된 적이 있는 환자는 이 약물을 주의해서 사용해야 한다. 담관 폐쇄, 담석증, 위궤양과 위산과다분비를 포함한 위장관 장애를 가진 환자에서는 권장되지 않는다. 알러지 피부염과 발진이 보고된 바 있다.

인삼

인삼(人蔘, Panax ginseng)의 필수 성분인 ginsenoside는 면역 반응을 강화시킨다. Ginsenoside는 *in vitro*에서 항종양효과를 나타냈다. 후향적 연구에서 인삼은 유방암환자의 삶의 질과 생존율을 증진시켰다. 동물 실험에서 Ginsenoside Rb1이 아세틸콜린 방출과 시냅스 후부의 콜린양 섭취를 증가시킨다. 인삼 추출물은 화학적으로 유발된 피부암에 대해 치료 효과가 있으며, 인간 폐암세포에서 AMPK를 조절하여 자가포식을 유도한다. 인삼 추출물은 세포 사멸 및 염증 관련 Th17 세포 분화를 통해 대장암을 예방하며 특히 약용 버섯과 함께 추출한 혼합 추출물은 대장암의 보조 치료제로서 가능성이 있다. 단삼(*Salvia miltiorrhiza*)과 인삼의 복합 추출물은 유방암의 폐 전이를 억제하는 효과가 있다. Ginsenoside는 *in vitro*에서 GABA 수용체의 결합부와 경쟁적으로 작용한다. Ginsenoside는 쥐 실험 상 약물로 기인한 수면시간을 증가시켰고, 중추신경계를 저해하는 작용을 나타냈다. 또한 비경구적으로 처리되었을 때 진통효과를 나타냈다. 2형 당뇨환자의 인슐린 저항성을 줄일 뿐만 아니라 insulin과 sulfonylurea계 약의 혈당강하효과를 강화시켰다. 인삼의 경구복용은 creatine kinase, beta-glucuronidase, glucose-6-phosphate dehydrogenase (C6PDH)을 감소시켜 근 손상과 운동 시 올 수 있는 감염을 줄였다. 동물 실험에서 인삼 saponin은 혈장 콜레스테롤과 중성지방수치를 낮췄다. 인삼의 다당류는 Twist, AKR1C2, NF1, E-cadherin, vimentin 및 N-cadherin 발현 조절을 통해 위암 전이를 억제할 수 있다. 또한 인삼 다당류는 aPD-1 단클론 항체(mAb)와 병용 투여 시 장내 미생물을 조절해 항종양 효과를 가진다.

인삼의 Ginsenoside는 NF-kB 신호전달경로의 주요 조절자이며, 강력한 항염증제 및 항암제이다. *In vitro* 실험에서 인삼의 항종양작용은 몇몇 ginsenosides의 작용에 의해 관찰되었다. Ginsenoside Rh2와 Rh3로 처치된 세포들에서 HL-60(전골수구성 세포)의 분화가 유도되었다. Rh2로 이루어진 연구들에서, ginsenoside Rh2는 난소암의 이종이식세포의 성장 저해와 쥐 모델들에서의 생존기간 연장을 보여주었다. 인삼의 Ginsenoside Ro는 폐암 억제 효과를 나타냈다. 인삼의 C17 polyacetylene은 난소 암종 세포에서 세포독성 효과가 있으며, 인삼의 대사산물인 20(S)-protopanaxadiol은 Src를 억제하여 위암세포의 세포사멸과 자가포식을 유도한다. 인삼의 Ginsenoside Rp1은 유방암세포에서 IGF-1R/Akt 경로를 하향 조절해 항암 활성을 나타낸다. 인삼 유래 나노 입자는 흑색종의 성장을 유의하게 억제하며 PD-1 단일클론 항체(mAb)의 항종양 효능을 향상시킨다.

인삼은 항산화 스트레스, 탄수화물 대사 조절, 대사 산물 축적 지연, 미토콘드리아 기능 촉진, 신경보호, 항 apoptosis, 중추 신경계의 신경 전달 물질 장애 조절을 통해 항피로 효과가 있다. 따라서 임상적으로 암성 피로 개선, 전반적인 삶의 질, 식욕, 수면의 질 등을 개선하며 항암제 부작용 감소 등 암환자의 삶의 질 개선 목적으로 종종 활용된다. 인삼추출물은 방사선 유발 산화 손상으로부터 보호 기능이 있으며 Ginsenoside는 방사선요법이나 화학요법으로 유발된 골수억제를 개선한다.

인삼은 에스트로겐 유사작용을 일으킬 수 있어 호르몬에 민감한 암환자에게는 신중히 사용되어야 한다. 인삼은 인슐린과 sulfonylurea계 약물의 저혈당효과를 증가시킬 수 있으며, 항응고제의 효과를 저해할 수 있고, monoamine oxidase inhibitors (MAOIs)와 함께 복용했을 때 흥분상태의 원인이 될 수 있으며, imatinib과 병용 시 간독성의 위험을 늘릴 수 있다. 인삼의 ginsenoside는 CYP3A4를 유도하여 약물의 청소율을 늘릴 수 있다. 인삼은 유방암환자에서 독소루비신이 유발하는 심장 독성 보호 효과가 있으며, 건강한 사람에게 보충제로 투여될 때 간암 발병률을 감소시킨다는 보고가 있다.

천심련

천심련(穿心蓮, Andrographis paniculata)은 한의학 방면에서 전염성 질병 및 열과 관련해 사용되어 왔다. 천심련이 함유된 식용품은 종양 억제, 종양 치료, 항암 독성 억제효과가 있으나 임상적 증거는 부족하다. 천심련 추출물은 염증 매개체(IL-6, VEGFA, PTGST2, TNF-α, MMP-9) 생성 억제를 통해 항염증 효과가 있다. 천심련 추출물은 상기도 증상과 궤양성 대장염에 효과적이고 류마티스 관절염 증상과 류마티스 인자 수치를 감소시켰다. 또한 남자의 수정 능력에 관한 초기 단계의 실험으로 연구되고 있다. 또한 천심련 추출물은 telomerase 억제를 통해 암에 대한 면역 조절제로 작용 가능하다. 천심련 추출물은 자가포식 및 항종양 면역반응을 유도해 비소세포폐암의 진행을 억제하며, 1, 2-Dimethylhydrazine 및 고지방식이로 유도된 대장암과 전립선암의 진행 억제 효과가 있다. 천심련 추출물과 주요 구성 성분인 Diterpenoids는 세포주기의 정지와 세포사멸을 유도해 간내 담관암종 세포의 성장을 억제한다.

천심련 열수 추출물에 존재하는 andrographolide, bisandrographolide A, bisandrographolide C는 CD81에 결합하여 식도암에서 전이를 억제할 수 있다. 천심련에서 추출한 Dehydroandrographolide는 인간 구강암세포에서 자가포식을 유도하며 천심련의 다당류는 인간 간암 세포주(HepG2)에서 미토콘드리아 매개 세포사멸을 유도한다. 천심련의 활성성분으로 알려진 andrographolides는 전립선암세포에서 IL-6 발현 및 IL-6 매개 신호를 저해하고, 동물 실험에서 DU145 전립선 암세포 성장을 억제했다. Andrographolides는 또한 mRNA와 matrix metalloproteinase (MMP)-7 protein level에서의 억제를 통해 대장암세포 Lovo cell의 전이 및 침습을 억제했다. 또한 대장암 HT29세포에서 MMP-2 활동성을 저해했다. *In vitro*상에서 PI3K/Akt/AP-1 신호전달경로를 억제하고, MMP-7 발현을 저해하여 A549 비소세포폐암(NSCLC)의 침습성을 억제했다. 간세포암에서는 c-Jun N-terminal kinase를 유도하고, *in vitro*상에서 Caspases를 활성화시켜 세포자멸사를 야기하였다. 위암세포 내피조직에의 유착을 감소시키는 E-selection의 발현을 억제한다. Andrographolides는 IL-2 와 IFNgamma 분비를 통한 cytotoxic T-림프구의 촉진으로 종양세포 성장을 저해하였다. *In vitro*상에서 doxorubicin에 의한 JAK-STAT억제를 통한 몇몇 종양세포들의 세포사를 촉진하였다. 동물실험에서 천심련은 항산화, 항혈관신생효과가 있고, 전 염증단계의 cytokine을 저해하여 항암제 cyclophosphamide에 의해 유발된 독성을 줄여준다. 동물 간세포암의 농도 의존 방식에서 P450 subfamily members, CYP1A1과 CYP1A2의 mRNA 발현을 유발한다.

천심련 추출물은 칼슘 채널을 저해해 평활근 이완과 혈압, 심박수를 감소시키며, 이로 인해 저혈압이 유발될 수 있어 주의해야 한다. Thrombin 저해 및 혈소판 활성인자를 저해하는 항혈소판 효과도 있어 관련 약물을 먹는 환자는 주의해야 한다.

【참고문헌】

1. Kim DI, Lee TK, Lim IS, Kim H, Lee YC, Kim CH. Regulation of IGF-I production and proliferation of human leiomyomal smooth muscle cells by Scutellaria barbata D. Don in vitro: isolation of flavonoids of apigenin and luteolin as acting compounds. Toxicol Appl Pharmacol. 2005; 205(3):213-24.
2. Yin X, Zhou J, Jie C, Xing D, Zhang Y. Anticancer activity and mechanism of Scutellaria barbata extract on human lung cancer cell line A549. Life Sci. 2004;75(18):2233-44.
3. Powell CB, Fung P, Jackson J, Dall'Era J, Lewkowicz D, Cohen I, et al. Aqueous extract of herba Scutellaria barbatae, a chinese herb used for ovarian cancer, induces apoptosis of ovarian cancer cell lines. Gynecol Oncol. 2003;91(2):332-40.
4. Kim KW, Jin UH, Kim DI, Lee TK, Kim MS, Oh MJ, et al. Antiproliferative effect of Scutellaria barbata D. Don. on cultured human uterine leiomyoma cells by down-regulation of the expression of Bcl-2 protein. Phytother Res. 2008;22(5):583-90.
5. Wong BY, Lau BH, Jia TY, Wan CP. Oldenlandia diffusa and Scutellaria barbata augment macrophage oxidative burst and inhibit tumor growth. Cancer Biother Radiopharm. 1996;11(1):51-6.
6. Rugo H, Shtivelman E, Perez A, Vogel C, Franco S, Tan Chiu E, et al. Phase I trial and antitumor effects of BZL101 for patients with advanced breast cancer. Breast Cancer Res Treat. 2007;105(1):17-28.
7. Perez AT, Arun B, Tripathy D, Tagliaferri MA, Shaw HS, Kimmick GG, et al. A phase 1B dose escalation trial of Scutellaria barbata (BZL101) for patients with metastatic breast cancer. Breast Cancer Res Treat. 2010;120(1):111-8.
8. Li WY, Chiu LC, Lam WS, Wong WY, Chan YT, Ho YP, et al. Ethyl acetate extract of Chinese medicinal herb Sarcandra glabra induces growth inhibition on human leukemic HL-60 cells, associated with cell cycle arrest and up-regulation of pro-apoptotic Bax/Bcl-2 ratio. Oncol Rep. 2007;17(2):425-31.
9. Zhong L, Liu T, Chen Y, Zhong X, Du X, Lu Z, et al. [The study on effect of Sarcandra glabra on prevention and treatment of thrombocytopenia by chemotherapy]. Zhong Yao Cai. 2005;28(1):35-8.
10. Zhu JS, Halpern GM, Jones K. The scientific rediscovery of a precious ancient Chinese herbal regimen: Cordyceps sinensis: part II. J Altern Complement Med. 1998; 4(4):429-57.
11. Li Y, Chen GZ, Jiang DZ. Effect of Cordyceps sinensis on erythropoiesis in mouse bone marrow. Chin Med J (Engl). 1993;106(4):313-6.
12. Huang BM, Ju SY, Wu CS, Chuang WJ, Sheu CC, Leu SF. Cordyceps sinensis and its fractions stimulate MA-10 mouse Leydig tumor cell steroidogenesis. J Androl. 2001;22(5):831-7.
13. Chiu JH, Ju CH, Wu LH, Lui WY, Wu CW, Shiao MS, et al. Cordyceps sinensis increases the expression of major histocompatibility complex class II antigens on human hepatoma cell line HA22T/VGH cells. Am J Chin Med. 1998;26(2):159-70.
14. Xu F, Huang JB, Jiang L, Xu J, Mi J. Amelioration of cyclosporin nephrotoxicity by Cordyceps sinensis in kidney-transplanted recipients. Nephrol Dial Transplant. 1995;10(1):142-3.
15. Liu WC, Chuang WL, Tsai ML, Hong JH, McBride WH, Chiang CS. Cordyceps sinensis health supplement enhances recovery from taxol-induced leukopenia. Exp Biol Med (Maywood). 2008;233(4):447-55.
16. Ji NF, Yao LS, Li Y, He W, Yi KS, Huang M. Polysaccharide of Cordyceps sinensis enhances cisplatin cytotoxicity in non-small cell lung cancer H157 cell line. Integr Cancer Ther. 2011;10(4):359-67.
17. Zhang Z, Wang X, Zhang Y, Ye G. Effect of Cordyceps sinensis on renal function of patients with chronic allograft nephropathy. Urol Int. 2011;86(3):298-301.
18. Li Y, Chen GZ, Jiang DZ. Effect of Cordyceps sinensis on erythropoiesis in mouse bone marrow. Chin Med J (Engl). 1993;106(4):313-6.
19. Shi B, Wang Z, Jin H, Chen YW, Wang Q, Qian Y. Immunoregulatory Cordyceps sinensis increases regulatory T cells to Th17 cell ratio and delays diabetes in NOD mice. Int Immunopharmacol. 2009;9(5):582-6.
20. Ji NF, Yao LS, Li Y, He W, Yi KS, Huang M. Polysaccharide of Cordyceps sinensis enhances cisplatin cytotoxicity in non-small cell lung cancer H157 cell line. Integr Cancer Ther. 2011;10(4):359-67.
21. Li G, Kim DH, Kim TD, Park BJ, Park HD, Park JI, et al. Protein-bound polysaccharide from Phellinus linteus induces G2/M phase arrest and apoptosis in SW480 human colon cancer cells. Cancer Lett. 2004;216(2):175-81.
22. Park HJ, Choi SY, Hong SM, Hwang SG, Park DK. The ethyl acetate extract of Phellinus linteus grown on germinated brown rice induces G0/G1 cell cycle arrest and apoptosis in human colon carcinoma HT29 cells. Phytother Res. 2010;24(7):1019-26.
23. Guo J, Zhu T, Collins L, Xiao ZX, Kim SH, Chen CY. Modu-

lation of lung cancer growth arrest and apoptosis by Phellinus Linteus. Mol Carcinog. 2007;46(2):144-54.

24. Kim GY, Lee JY, Lee JO, Ryu CH, Choi BT, Jeong YK, et al. Partial characterization and immunostimulatory effect of a novel polysaccharide-protein complex extracted from Phellinus linteus. Biosci Biotechnol Biochem. 2006;70(5):1218-26.

25. Song YS, Kim SH, Sa JH, Jin C, Lim CJ, Park EH. Anti-angiogenic, antioxidant and xanthine oxidase inhibition activities of the mushroom Phellinus linteus. J Ethnopharmacol. 2003;88(1):113-6.

26. Sliva D, Jedinak A, Kawasaki J, Harvey K, Slivova V. Phellinus linteus suppresses growth, angiogenesis and invasive behaviour of breast cancer cells through the inhibition of AKT signalling. Br J Cancer. 2008;98(8):1348-56.

27. Lu TL, Huang GJ, Lu TJ, Wu JB, Wu CH, Yang TC, et al. Hispolon from Phellinus linteus has antiproliferative effects via MDM2-recruited ERK1/2 activity in breast and bladder cancer cells. Food Chem Toxicol. 2009;47(8): 2013-21.

28. Sliva D, Jedinak A, Kawasaki J, Harvey K, Slivova V. Phellinus linteus suppresses growth, angiogenesis and invasive behaviour of breast cancer cells through the inhibition of AKT signalling. Br J Cancer. 2008;98(8):1348-56.

29. Li G, Kim DH, Kim TD, Park BJ, Park HD, Park JI, et al. Protein-bound polysaccharide from Phellinus linteus induces G2/M phase arrest and apoptosis in SW480 human colon cancer cells. Cancer Lett. 2004;216(2):175-81.

30. Park HJ, Choi SY, Hong SM, Hwang SG, Park DK. The ethyl acetate extract of Phellinus linteus grown on germinated brown rice induces G0/G1 cell cycle arrest and apoptosis in human colon carcinoma HT29 cells. Phytother Res. 2010;24(7):1019-26.

31. Nam SW, Han JY, Kim JI, Park SH, Cho SH, Han NI, et al. Spontaneous regression of a large hepatocellular carcinoma with skull metastasis. J Gastroenterol Hepatol. 2005;20(3):488-92.

32. Guo J, Zhu T, Collins L, Xiao ZX, Kim SH, Chen CY. Modulation of lung cancer growth arrest and apoptosis by Phellinus Linteus. Mol Carcinog. 2007;46(2):144-54.

33. Mukai M, Kasai A, Hiramatsu N, Hayakawa K, Okamura M, Tagawa Y, et al. Blockade of the aryl hydrocarbon receptor pathway triggered by dioxin, polycyclic aromatic hydrocarbons and cigarette smoke by Phellinus linteus. Biol Pharm Bull. 2008;31(10):1888-93.

34. Chen W, He FY, Li YQ. The apoptosis effect of hispolon from Phellinus linteus (Berkeley & Curtis) Teng on human epidermoid KB cells. J Ethnopharmacol. 2006;105(1-2):280-5.

35. Collins L, Zhu T, Guo J, Xiao ZJ, Chen CY. Phellinus linteus sensitises apoptosis induced by doxorubicin in prostate cancer. Br J Cancer. 2006;95(3):282-8.

36. Tsuji T, Du W, Nishioka T, Chen L, Yamamoto D, Chen CY. Phellinus linteus extract sensitizes advanced prostate cancer cells to apoptosis in athymic nude mice. PLoS One. 2010;5(3):e9885.

37. Zhu T, Guo J, Collins L, Kelly J, Xiao ZJ, Kim SH, et al. Phellinus linteus activates different pathways to induce apoptosis in prostate cancer cells. Br J Cancer. 2007; 96(4):583-90.

38. Han SB, Lee CW, Kang JS, Yoon YD, Lee KH, Lee K, et al. Acidic polysaccharide from Phellinus linteus inhibits melanoma cell metastasis by blocking cell adhesion and invasion. Int Immunopharmacol. 2006;6(4):697-702.

39. Lee HJ, Lee HJ, Lim ES, Ahn KS, Shim BS, Kim HM, et al. Cambodian Phellinus linteus inhibits experimental metastasis of melanoma cells in mice via regulation of urokinase type plasminogen activator. Biol Pharm Bull. 2005;28(1):27-31.

40. Jin SP, Hong JS, Chung JH. Exacerbation of pemphigus following Phellinus linteus ingestion. J Eur Acad Dermatol Venereol. 2011;25(4):492-3.

41. Huang KC. The pharmacology of Chinese herbs, second edition. 2nd ed. Boca Raton, FL: CRC Press; 1998.

42. Hobbs C. Medicinal Mushrooms. 3rd ed. Loveland (OR): Interweave Press; 1996.

43. Tao J, Feng KY. Experimental and clinical studies on inhibitory effect of ganoderma lucidum on platelet aggregation. J Tongji Med Univ. 1990;10(4):240-3.

44. Noguchi M, Kakuma T, Tomiyasu K, Yamada A, Itoh K, Konishi F, et al. Randomized clinical trial of an ethanol extract of Ganoderma lucidum in men with lower urinary tract symptoms. Asian J Androl. 2008;10(5):777-85.

45. Weng CJ, Yen GC. The in vitro and in vivo experimental evidences disclose the chemopreventive effects of Ganoderma lucidum on cancer invasion and metastasis. Clin Exp Metastasis. 2010;27(5):361-9.

46. Wang CZ, Basila D, Aung HH, Mehendale SR, Chang WT, McEntee E, et al. Effects of ganoderma lucidum extract on chemotherapy-induced nausea and vomiting in a rat model. Am J Chin Med. 2005;33(5):807-15.

47. Kim KC, Jun HJ, Kim JS, Kim IG. Enhancement of radiation response with combined Ganoderma lucidum and Duchesnea chrysantha extracts in human leukemia HL-60 cells. Int J Mol Med. 2008;21(4):489-98.

48. Zhao S, Ye G, Fu G, Cheng JX, Yang BB, Peng C. Ganoderma lucidum exerts anti-tumor effects on ovarian cancer cells and enhances their sensitivity to cisplatin. Int J Oncol. 2011;38(5):1319-27.

49. Pillai TG, John M, Sara Thomas G. Prevention of cisplatin induced nephrotoxicity by terpenes isolated from Ganoderma lucidum occurring in Southern Parts of India. Exp Toxicol Pathol. 2011;63(1-2):157-60.

50. Wachtel-Galor S, Szeto YT, Tomlinson B, Benzie IF. Ganoderma lucidum ('Lingzhi'); acute and short-term biomarker response to supplementation. Int J Food Sci Nutr. 2004;55(1):75-83.

51. Wachtel-Galor S, Tomlinson B, Benzie IF. Ganoderma lucidum ("Lingzhi"), a Chinese medicinal mushroom: biomarker responses in a controlled human supplementation study. Br J Nutr. 2004;91(2):263-9.

52. Gao Y, Zhou S, Jiang W, Huang M, Dai X. Effects of ganopoly (a Ganoderma lucidum polysaccharide extract) on the immune functions in advanced-stage cancer patients. Immunol Invest. 2003;32(3):201-15.

53. Gordan JD, Chay WY, Kelley RK, Ko AH, Choo SP, Venook AP. "And what other medications are you taking?". J Clin Oncol. 2011;29(11):e288-91.

54. Gill SK, Rieder MJ. Toxicity of a traditional Chinese medicine, Ganoderma lucidum, in children with cancer. Can J Clin Pharmacol. Summer 2008;15(2):e275-85.

55. Chen NH, Liu JW, Zhong JJ. Ganoderic Acid me inhibits tumor invasion through down-regulating matrix metalloproteinases 2/9 gene expression. J Pharmacol Sci. 2008;108(2):212-6.

56. Mao T, van De Water J, Keen CL, Stern JS, Hackman R, Gershwin ME. Two mushrooms, Grifola frondosa and Ganoderma lucidum, can stimulate cytokine gene expression and proliferation in human T lymphocytes. Int J Immunother. 1999;15(1):13-22.

57. Chan WK, Cheung CC, Law HK, Lau YL, Chan GC. Ganoderma lucidum polysaccharides can induce human monocytic leukemia cells into dendritic cells with immuno-stimulatory function. J Hematol Oncol. 2008;1:9.

58. Hobbs C. Medicinal Mushrooms. 3rd ed. Loveland (OR): Interweave Press; 1996.

59. Chen HS, Tsai YF, Lin S, Lin CC, Khoo KH, Lin CH, et al. Studies on the immuno-modulating and anti-tumor activities of Ganoderma lucidum (Reishi) polysaccharides. Bioorg Med Chem. 2004;12(21):5595-601.

60. Gao Y, Zhou S, Wen J, Huang M, Xu A. Mechanism of the antiulcerogenic effect of Ganoderma lucidum polysaccharides on indomethacin-induced lesions in the rat. Life Sci. 2002;72(6):731-45.

61. Hsu MJ, Lee SS, Lin WW. Polysaccharide purified from Ganoderma lucidum inhibits spontaneous and Fasmediated apoptosis in human neutrophils through activation of the phosphatidylinositol 3 kinase/Akt signaling pathway. J Leukoc Biol. 2002;72(1):207-16.

62. Wang SY, Hsu ML, Hsu HC, Tzeng CH, Lee SS, Shiao MS, et al. The anti-tumor effect of Ganoderma lucidum is mediated by cytokines released from activated macrophages and T lymphocytes. Int J Cancer. 1997;70(6):699-705.

63. Noguchi M, Kakuma T, Tomiyasu K, Yamada A, Itoh K, Konishi F, et al. Randomized clinical trial of an ethanol extract of Ganoderma lucidum in men with lower urinary tract symptoms. Asian J Androl. 2008;10(5):777-85.

64. Yuen MF, Ip P, Ng WK, Lai CL. Hepatotoxicity due to a formulation of Ganoderma lucidum (lingzhi). J Hepatol. 2004;41(4):686-7.

65. Wanmuang H, Leopairut J, Kositchaiwat C, Wananukul W, Bunyaratvej S. Fatal fulminant hepatitis associated with Ganoderma lucidum (Lingzhi) mushroom powder. J Med Assoc Thai. 2007;90(1):179-81.

66. Wanachiwanawin D, Piankijagum A, Chaiprasert A, Lertlaituan P, Tungtrongchitr A, Chinabutr P. Ganoderma lucidum: a cause of pseudoparasitosis. Southeast Asian J Trop Med Public Health. 2006;37(6):1099-102.

67. Tao J, Feng KY. Experimental and clinical studies on inhibitory effect of ganoderma lucidum on platelet aggregation. J Tongji Med Univ. 1990;10(4):240-3.

68. Gao Y, Zhou S, Jiang W, Huang M, Dai X. Effects of ganopoly (a Ganoderma lucidum polysaccharide extract) on the immune functions in advanced-stage cancer patients. Immunol Invest. 2003;32(3):201-15.

69. Wachtel-Galor S, Szeto YT, Tomlinson B, Benzie IF. Ganoderma lucidum ('Lingzhi'); acute and short-term biomarker response to supplementation. Int J Food Sci Nutr. 2004;55(1):75-83.

70. Wang X, Zhao X, Li D, Lou YQ, Lin ZB, Zhang GL. Effects of Ganoderma lucidum polysaccharide on CYP2E1, CYP1A2 and CYP3A activities in BCG-immune hepatic injury in rats. Biol Pharm Bull. 2007;30(9):1702-6.

71. Noguchi M, Kakuma T, Tomiyasu K, Kurita Y, Kukihara H, Konishi F, et al. Effect of an extract of Ganoderma lucidum in men with lower urinary tract symptoms: a double-blind, placebo-controlled randomized and dose-ranging study. Asian J Androl. 2008;10(4):651-8.

72. Jo EH, Hong HD, Ahn NC, Jung JW, Yang SR, Park JS, et al. Modulations of the Bcl-2/Bax family were involved in the chemopreventive effects of licorice root (Glycyrrhiza uralensis Fisch) in MCF-7 human breast cancer cell. J Agric Food Chem. 2004;52(6):1715-9.

73. Takahashi T, Takasuka N, Iigo M, et al. Isoliquiritigenin, a flavonoid from licorice, reduces prostaglandin E2 and nitric oxide, causes apoptosis, and suppresses aberrant crypt foci development. Cancer Sci. 2004;95(5):448-53.

74. Gupta VK, Fatima A, Faridi U, et al. Antimicrobial poten-

tial of Glycyrrhiza glabra roots. J Ethnopharmacol. 2008;116(2):377-80.

75. Badr AE, Omar N, Badria FA. A laboratory evaluation of the antibacterial and cytotoxic effect of Liquorice when used as root canal medicament. Int Endod J. 2011;44(1):51-8.

76. Kim YH, Shin EK, Kim DH, et al. Antiangiogenic effect of licochalcone A. Biochem Pharmacol.2010;80(8):1152-9.

77. Park SY, Lim SS, Kim JK, et al. Hexane-ethanol extract of Glycyrrhiza uralensis containing licoricidin inhibits the metastatic capacity of DU145 human prostate cancer cells. Br J Nutr. 2010;104(9):1272-82.

78. Chandrasekaran CV, Deepak HB, Thiyagarajan P, et al. Dual inhibitory effect of Glycyrrhiza glabra (GutGard™) on COX and LOX products. Phytomedicine. 2011;18(4):278-84.

79. Brinker F. Herb Contraindications and Drug Interactions. 2nd ed. Sandy (OR): Eclectic Medical Publications; 1998.

80. Newall CA, Anderson LA, Phillipson JD. Herbal Medicines: A Guide for Health-Care Professionals. 1st ed. London: Pharmaceutical Press; 1996.

81. Somjen D, Knoll E, Vaya J, et al. Estrogen-like activity of licorice root constituents: glabridin and glabrene, in vascular tissues in vitro and in vivo. J Steroid Biochem Mol Biol. 2004;91(3):147-55.

82. Choi HJ, Seon MR, Lim SS, et al. Hexane/ethanol extract of Glycyrrhiza uralensis licorice suppresses doxorubicin-induced apoptosis in H9c2 rat cardiac myoblasts. Exp Biol Med (Maywood). 2008;233(12):1554-60.

83. Gol'dberg ED, Amosova EN, Zueva EP, et al. Licorice preparations improve efficiency of chemotherapy and surgical treatment of transplanted tumors. Bull Exp Biol Med. 2008;145(2):252-5.

84. Nabekura T, Yamaki T, Ueno K, Kitagawa S. Inhibition of P-glycoprotein and multidrug resistance protein 1 by dietary phytochemicals. Cancer Chemother Pharmacol. 2008;62(5):867-73.

85. Miyamura M, Ono M, Kyotani S, et al. Properties of glycyrrhizin in Kampo extracts including licorice root and changes in the blood concentration of glycyrrhetic acid after oral administration of Kampo extracts. Yakugaku Zasshi. 1996;116(3):209-16.

86. Stormer FC, Reistad R, Alexander J. Glycyrrhizic acid in liquorice-evaluation of health hazard. Food Chem Toxicol. 1993;31(4):303-12.

87. Ichikawa T, Ishida S, Sakiya Y, et al. Biliary excretion and enterohepatic cycling of glycyrrhizin in rats. J Pharm Sci. 1986;75(7):672-5.

88. Breidthardt T, Namdar M, Hess B. A hypertensive urgency induced by the continuous intake of a herbal remedy containing liquorice. J Hum Hypertens. 2006;20(6):465-6.

89. Yasue H, Itoh T, Mizuno Y, Harada E. Severe hypokalemia, rhabdomyolysis, muscle paralysis, and respiratory impairment in a hypertensive patient taking herbal medicines containing licorice. Intern Med. 2007;46(9):575-8.

90. Mumoli N, Cei M. Licorice-induced hypokalemia. Int J Cardiol. 2008;124(3):e42-4.

91. Mu Y, Zhang J, Zhang S, Zhou HH, Toma D, Ren S, et al. Traditional Chinese medicines Wu Wei Zi (Schisandra chinensis Baill) and Gan Cao (Glycyrrhiza uralensis Fisch) activate pregnane X receptor and increase warfarin clearance in rats. J Pharmacol Exp Ther. 2006;316(3):1369-77.

92. Templin C, Westhoff-Bleck M, Ghadri JR. Hypokalemic paralysis with rhabdomyolysis and arterial hypertension caused by liquorice ingestion. Clin Res Cardiol. 2009;98(2):130-2.

93. Støving RK, Lingqvist LE, Bonde RK, et al. Is glycyrrhizin sensitivity increased in anorexia nervosa and should licorice be avoided? Case report and review of the literature. Nutrition. 2011;27(7-8):855-8.

94. Yorgun H, Aksoy H, Sendur MA, et al. Brugada syndrome with aborted sudden cardiac death related to liquorice-induced hypokalemia. Med Princ Pract. 2010;19(6):485-9.

95. Pant P, Nadimpalli L, Singh M, Cheng JC. A case of severe hypokalemic paralysis and hypertension. Licorice-induced hypokalemic paralysis. Am J Kidney Dis. 2010;55(6):A35-7.

96. Isaia GC, Pellissetto C, Ravazzoli M, Tamone C. Acute adrenal crisis and hypercalcemia in a patient assuming high liquorice doses. Minerva Med. 2008;99(1):91-4.

97. Gerritsen KG, Meulenbelt J, Spiering W, et al. An unusual cause of ventricular fibrillation. Lancet. 2009;373(9669):1144.

98. Tacconi P, Paribello A, Cannas A, Marrosu MG. Carpal tunnel syndrome triggered by excessive licorice consumption. J Peripher Nerv Syst. 2009;14(1):64-5.

99. Yorgun H, Aksoy H, Sendur MA, et al. Brugada syndrome with aborted sudden cardiac death related to liquorice-induced hypokalemia. Med Princ Pract. 2010;19(6):485-9.

100. Caubet-Kamar N, Tubery M, Garrouste C, Lauque D, Kamar N. Harmful effect of saline infusion in a patient with glycyrrhizic acid poisoning. CJEM. 2010;12(3):224-5.

101. De Smet PAGM. Adverse Effects of Herbal Drugs. Vol 3. New York: Springer; 1997.

102. Madhogaria S, Ahmed I. Leucoderma after use of a skin-lightening cream containing kojic dipalmitate, li-

quorice root extract and Mitracarpus scaber extract. Clin Exp Dermatol. 2010;35(4):e103-5.

103. Celik MM, Karakus A, Zeren C, et al. Licorice induced hypokalemia, edema, and thrombocytopenia. Hum Exp Toxicol. 2012;31(12):1295-8.

104. Yorgun H, Aksoy H, Sendur MA, et al. Brugada syndrome with aborted sudden cardiac death related to liquorice-induced hypokalemia. Med Princ Pract. 2010;19(6):485-9.

105. Eu CH, Lim WY, Ton SH, bin Abdul Kadir K. Glycyrrhizic acid improved lipoprotein lipase expression, insulin sensitivity, serum lipid and lipid deposition in high-fat diet-induced obese rats. Lipids Health Dis. 2010;9:81.

106. Mu Y, Zhang J, Zhang S, Zhou HH, Toma D, Ren S, et al. Traditional Chinese medicines Wu Wei Zi (Schisandra chinensis Baill) and Gan Cao (Glycyrrhiza uralensis Fisch) activate pregnane X receptor and increase warfarin clearance in rats. J Pharmacol Exp Ther. 2006;316(3):1369-77.

107. Rittenhouse JR, Lui PD, Lau BH. Chinese medicinal herbs reverse macrophage suppression induced by urological tumors. J Urol. 1991; 146(2):486-90.

108. Lau BH, et al. Chinese medicinal herbs inhibit growth of murine renal cell carcinoma. Cancer Biother. 1994;9(2):153-61.

109. He ZD, et al. Antioxidative glucosides from the fruits of Ligustrum lucidum. Chem Pharm Bull(Tokyo). 2001; 49(6):780-4.

110. Yim TK, et al. Hepatoprotective action of an oleanolic acid-enriched extract of Ligustrum lucidum fruits is mediated through an enhancement on hepatic glutathione regeneration capacity in mice. Phytother Res. 2001;15(7): 589-92.

111. Zheng GQ. Cytotoxic terpenoids and flavonoids from Artemisia annua. Planta Med. 1994;60(1):54-7.

112. Mu D, Zhang W, Chu D, et al. The role of calcium, P38 MAPK in dihydroartemisinin-induced apoptosis of lung cancer PC-14 cells. Cancer Chemother Pharmacol. 2008;61(4):639-45.

113. Singh NP, Lai HC. Artemisinin induces apoptosis in human cancer cells. Anticancer Res. 2004;24(4):2277-80.

114. Zheng GQ. Cytotoxic terpenoids and flavonoids from Artemisia annua. Planta Med. 1994;60(1):54-7.

115. Sen R, Bandyopadhyay S, Dutta A, et al. Artemisinin triggers induction of cell-cycle arrest and apoptosis in Leishmania donovani promastigotes. J Med Microbiol. 2007; 56(Pt 9):1213-8.

116. Willoughby JA Sr, Sundar SN, Cheung M, et al. Artemisinin blocks prostate cancer growth and cell cycle progression by disrupting Sp1 interactions with the cyclin-dependent kinase-4 (CDK4) promoter and inhibiting CDK4 gene expression. J Biol Chem. 2009;284(4):2203-13.

117. Zhai DD, Supaibulwatana K, Zhong JJ. Inhibition of tumor cell proliferation and induction of apoptosis in human lung carcinoma 95-D cells by a new sesquiterpene from hairy root cultures of Artemisia annua. Phytomedicine. 2010;17(11):856-61.

118. Brinker F. Herb Contraindications And Drug Interactions. Sandy, OR: Eclectic Medical Publications; 2001.

119. Blanke CH, Naisabha GB, Balema MB, et al. Herba Artemisiae annuae tea preparation compared to sulfadoxine-pyrimethamine in the treatment of uncomplicated falciparum malaria in adults: a randomized double-blind clinical trial. Trop Doct. 2008;38(2):113-6.

120. Payne AG. Exploiting intracellular iron and iron-rich compounds to effect tumor cell lysis. Med Hypotheses. 2003;61:206-9.

121. Skyles AJ, Sweet BV. Alternative therapies. Wormwood. Am J Health Syst Pharm. 2004;61(3):239-42.

122. Gan L, Wang J, Zhang S. [Inhibition the growth of human leukemia cells by Lycium barbarum polysaccharide]. Wei Sheng Yan Jiu. 2001;30(6):333-5.

123. Gan L, Zhang SH, Liu Q, Xu HB. A polysaccharide-protein complex from Lycium barbarum upregulates cytokine expression in human peripheral blood mononuclear cells. Eur J Pharmacol. 2003;471:217-22.

124. Zhang Z, Liu X, Wu T, Liu J, Zhang X, Yang X, et al. Selective suppression of cervical cancer Hela cells by 2-O-β-D-glucopyranosyl-L-ascorbic acid isolated from the fruit of Lycium barbarum L. Cell Biol Toxicol. 2011;27(2):107-21.

125. Kim SY, Lee EJ, Kim HP, Lee HS, Kim YC. LCC, a cerebroside from Lycium chinense, protects primary cultured rat hepatocytes exposed to galactosamine. Phytother Res 2000;14:448-51.

126. Ho YS, Yu MS, Yang XF, et al. Neuroprotective effects of polysaccharides from wolfberry, the fruits of Lycium barbarum, against homocysteine-induced toxicity in rat cortical neurons. J Alzheimers Dis. 2010;19(3):813-27.

127. Lu CX, Cheng BQ. [Radiosensitizing effects of Lycium barbarum polysaccharide for Lewis lung cancer]. Zhong Xi Yi Jie He Za Zhi. 1991;11(10):611-2, 582.

128. Reeve VE, Allanson M, Arun SJ, Domanski D, Painter N. Mice drinking goji berry juice (Lycium barbarum) are protected from UV radiation-induced skin damage via antioxidant pathways. Photochem Photobiol Sci. 2010;9(4):601-7.

129. Li G, Sepkovic DW, Bradlow HL, Telang NT, Wong GY. Lycium barbarum inhibits growth of estrogen receptor positive human breast cancer cells by favorably altering

estradiol metabolism. Nutr Cancer. 2009;61(3):408-14.

130. Cao GW, Yang WG, Du P. Observation of the effects of LAK/IL-2 therapy combining with Lycium barbarum polysaccharides in the treatment of 75 cancer patients. Zhonghua Zhong.Liu Za Zhi.1994;16:428-31.

131. Bucheli P, Vidal K, Shen L, et al. Goji berry effects on macular characteristics and plasma antioxidant levels. Optom Vis Sci. 2011;88(2):257-62.

132. Lam AY, Elmer GW, Mohutsky MA. Possible interaction between warfarin and Lycium barbarum L. Ann Pharmacother. 2001;35(10):1199-201.

133. Bensky D, Gamble A. Chinese Herbal Medicine, Materia Medica, Revised Edition. Seattle (WA): Eastland Press; 1993.

134. al Harbi MM, et al. Anticarcinogenic effect of Commiphora molmol on solid tumors induced by Ehrlich carcinoma cells in mice. Chemotherapy. 1994;40:337-47.

135. Qureshi S, et al. Evaluation of the genotoxic, cytotoxic, and antitumor properties of Commiphora molmol using normal and Ehrlich ascites carcinoma cell-bearing Swiss albino mice. Cancer Chemother Pharmacol. 1993;33:130-8.

136. Mazzio EA and Soliman KF. In vitro screening for the tumoricidal properties of international medicinal herbs. Phytother Res. 2009;23(3):385-98.

137. Brinker F. Herb Contraindications and Drug Interactions, 3rd ed. Sandy (OR): Eclectic Medical Publications; 2001.

138. Lee TY, Lam TH. Allergic contact dermatitis due to a Chinese orthopaedic solution tieh ta yao gin. Contact Dermatitis. 1993;28:89-90.

139. Barnes J, Anderson LA, Phillipson JD. Herbal Medicines. London: Pharmaceutical Press; 2002.

140. Koo HN, Hong SH, Song BK, Kim CH, Yoo YH, Kim HM. Taraxacum officinale induces cytotoxicity through TNF-alpha and IL-1alpha secretion in Hep G2 cells. Life Sci. 2004;74(9):1149-57.

141. Hu C,Kitts DD. Antioxidant, prooxidant, and cytotoxic activities of solvent-fractionated dandelion (Taraxacum officinale) flower extracts in vitro. J Agric.Food Chem. 2003; 51:301-10.

142. Hata K, Ishikawa K, Hori K, Konishi T. Differentiation-inducing activity of lupeol, a lupane-type triterpene from Chinese dandelion root (Hokouei-kon), on a mouse melanoma cell line. Biol Pharm Bull. 2000;23(8):962-7.

143. Choi JH, Shin KM, Kim NY, Hong JP, Lee YS, Kim HJ, et al. Taraxinic acid, a hydrolysate of sesquiterpene lactone glycoside from the Taraxacum coreanum NAKAI, induces the differentiation of human acute promyelocytic leukemia HL-60 cells. Biol Pharm Bull. 2002;25(11):1446-50.

144. Bensky D, Gamble A. Chinese Herbal Medicine, Materia Medica. Seattle: Eastland Press, Inc; 1993.

145. Brinker F. Herb Contraindications And Drug Interactions. Sandy, OR: Eclectic Medical Publications; 2001.

146. Wakelin SH, Marren P, Young E, Shaw S. Compositae sensitivity and chronic hand dermatitis in a seven-year-old boy. Br J Dermatol. 1997;137:289-91.

147. Bermejo Benito P, et al. In vivo and in vitro antiinflammatory activity of saikosaponins. Life Sci. 1998;63:1147-56.

148. Kato M, et al. Characterization of the immunoregulatory action of saikosaponin-d. Cell Immunol. 1994;159:15-25.

149. Wong VK, Zhou H, Cheung SS, et al. Mechanistic study of saikosaponin-d (Ssd) on suppression of murine T lymphocyte activation. J Cell Biochem. 2009;107(2):303-15.

150. Park KH, et al. Effect of saikosaponin-A, a triterpenoid glycoside, isolated from Bupleurum falcatum on experimental allergic asthma. Phytother Res. 2002;16(4):359-63.

151. Wu WS, Hsu HY. Involvement of p-15(INK4b) and p-16(INK4a) gene expression in saikosaponin a and TPA-induced growth inhibition of HepG2 cells. Biochem Biophys Res Commun. 2001;285(2):183-7.

152. Ahn B. et al. Inhibitory effect of bupleuri radix saponins on adhesion of some solid tumor cells and relation to hemolytic action: screening of 232 herbal drugs for anti-cell adhesion. Planta Med. 1998;64:220-4.

153. Hsu MJ, Cheng JS, Huang HC. Effect of saikosaponin, a triterpene saponin, on apoptosis in lymphocytes: association with c-myc, p53, and bcl-2 mRNA. Br J Pharmacol. 2000;131(7):1285-93.

154. Cheng YL, Chang WL, Lee SC, Liu YG, Lin HC, Chen CJ, et al. Acetone extract of Bupleurum scorzonerifolium inhibits proliferation of A549 human lung cancer cells via inducing apoptosis and suppressing telomerase activity. Life Sci. 2003;73(18):2383-94.

155. Bensky D, Gamble A. Chinese Herbal Medicine: Materia Medica. Revised Ed. Seattle: Eastland Press; 1993.

156. Huang KC. The Pharmacology of Chinese Herbs, Second Ed. New York: CRC Press;1999.

157. Mao H, Zhang L, Wang Y, Li X. Experimental studies of icariin on anticancer mechanism. Zhong Yao Cai. 2000; 23(9):554-6.

158. Kim JH, et al. Effects of the aqueous extract of epimedii herba on the antibody responses in mice. Int Immunopharmacol. 2001;1(5):935-44.

159. Ye HY, Lou YJ. Estrogenic effects of two derivatives of icariin on human breast cancer MCF-7 cells. Phytomedicine. 2005;12(10):735-41.

160. Li L, Zhou QX, Shi JS. Protective effects of icariin on neu-

rons injured by cerebral ischemia/reperfusion. Chin Med J (Engl). 2005;118(19):1637-43.

161. Liu B, Zhang H, Xu C, et al. Neuroprotective effects of icariin on corticosterone-induced apoptosis in primary cultured rat hippocampal neurons. Brain Res. 2011;1375:59-67.

162. Kim JH, et al. Effects of the aqueous extract of Epimedii Herba on the induction of oral tolerance in mice. Biol Pharm Bull. 2002;25(8):1000-5.

163. Mao H, et al. Influence of icariin on cell membrane of highly metastatic human lung tumor cell line. Zhong Yao Cai. 1999;22(1):35-6.

164. Guo Y, Zhang X, Meng J, Wang ZY. An anticancer agent icaritin induces sustained activation of the extracellular signal-regulated kinase (ERK) pathway and inhibits growth of breast cancer cells. Eur J Pharmacol. 2011; 658(2-3):114-22.

165. Ye HY, Lou YJ. Estrogenic effects of two derivatives of icariin on human breast cancer MCF-7 cells. Phytomedicine. 2005;12(10):735-41.

166. Nakazato H, et al. Efficacy of immunochemotherapy as adjuvant treatment after curative resection of gastric cancer. Study Group of Immunochemotherapy with PSK for Gastric Cancer. Lancet. 1994;343(8906):1122-6.

167. Niimoto M, et al. Postoperative adjuvant immunochemotherapy with mitomycin C, futraful and PSK for gastric cancer. An analysis of data on 579 patients followed for five years. Jpn J Surg. 1988;18(6):681-6.

168. Ohwada S, et al. Adjuvant immunochemotherapy with oral Tegafur/Uracil plus PSK in patients with stage II or III colorectal cancer: a randomised controlled study. Br J Cancer. 2004; 90(5):1003-10.

169. Mitomi T, et al. Randomized, controlled study on adjuvant immunochemotherapy with PSK in curatively resected colorectal cancer. The Cooperative Study Group of Surgical Adjuvant Immunochemotherapy for Cancer of Colon and Rectum (Kanagawa). Dis Colon Rectum. 1992;35(2):123-30.

170. Torisu M, et al. Significant prolongation of disease-free period gained by oral polysaccharide K (PSK) administration after curative surgical operation of colorectal cancer. Cancer Immunol Immunother. 1990;31(5):261-8.

171. Tsang KW, et al. Coriolus versicolor polysaccharide peptide slows progression of advanced non-small cell lung cancer. Respir Med. 2003;97(6):618-24.

172. Wong CK, et al. Immunomodulatory activities of Yunzhi and Danshen in post-treatment breast cancer patients. Am J Chin Med. 2005;33(3):381-95.

173. Yang X, et al. The cell death process of the anticancer agent polysaccharide-peptide (PSP) in human promyelocytic leukemic HL-60 cells. Oncol Rep. 2005;13(6): 1201-10.

174. Lau CB, et al. Cytotoxic activities of Coriolus versicolor (Yunzhi) extract on human leukemia and lymphoma cells by induction of apoptosis. Life Sci. 2004;75(7):797-808.

175. Shiu WCT, et al. A Clinical Study of PSP on Peripheral Blood Counts during Chemotherapy. Phytotherapy Research. 1992;6:217-8.

176. Kidd, PM. The use of mushroom glucans and proteoglycans in cancer treatment. Altern Med Rev. 2000;5(1):4-27.

177. Ohwada S, et al. Adjuvant immunochemotherapy with oral Tegafur/Uracil plus PSK in patients with stage II or III colorectal cancer: a randomised controlled study. Br J Cancer. 2004;90(5):1003-10.

178. Wong CK, et al. Immunomodulatory effects of yun zhi and danshen capsules in health subjects-a randomized, double-blind, placebo-controlled, crossover study. Int Immunopharmacol. 2004;4(2):201-11.

179. Koo HN, et al. Inhibition of tumor necrosis factor-alpha-induced apoptosis by asparagus cochinchinensis in Hep G2 cells. J Ethnopharmacol. 2000;73:137-43.

180. Kim H, et al. Inhibitory effect of asparagus cochinchinensis on tumor necrosis factor-alpha secretion from astrocytes. Int J Immunopharmacol. 1998;20:153-62.

181. Xiong D, Yu LX, Yan X, Guo C, Xiong Y. Effects of root and stem extracts of Asparagus cochinchinensis on biochemical indicators related to aging in the brain and liver of mice. Am J Chin Med. 2011;39(4):719-26.

182. Cho WC, Leung KN. In vitro and in vivo anti-tumor effects of Astragalus membranaceus.Cancer Lett. 2007; 252(1):43-54.

183. Cui R, He J, Wang B, et al. Suppressive effect of Astragalus membranaceus Bunge on chemical hepatocarcinogenesis in rats. Cancer Chemother Pharmacol. 2003; 51(1):75-80.

184. Auyeung KK, Woo PK, Law PC, Ko JK. Astragalus saponins modulate cell invasiveness and angiogenesis in human gastric adenocarcinoma cells. J Ethnopharmacol. 2012;141(2):635-41.

185. Chu DT, Wong WL, Mavligit GM. Immunotherapy with Chinese medicinal herbs. II. Reversal of cyclophosphamide-induced immune suppression by administration of fractionated Astragalus membranaceus in vivo. J Clin Lab Immunol. 1988;25:125-9.

186. Taixiang W, Munro AJ, Guanjian L. Chinese medical herbs for chemotherapy side effects in colorectal cancer patients. Cochrane Database Syst Rev. 2005;2005(1): CD004540.

187. McCulloch M, See C, Shu XJ, et al. Astragalus-based Chinese herbs and platinum-based chemotherapy for advanced non-small-cell lung cancer: meta-analysis of randomized trials. J Clin Oncol. 2006;24(3):419-30.

188. Guo L, Bai SP, Zhao L, Wang XH. Astragalus polysaccharide injection integrated with vinorelbine and cisplatin for patients with advanced non-small cell lung cancer: effects on quality of life and survival. Med Oncol. 2012;29(3):1656-62.

189. Qun L, Luo Q, Zhang ZY, et al. Effects of astragalus on IL-2/IL-2R system in patients with maintained hemodialysis. Clin Nephrol. 1999;52(5):333-4.

190. Chu DT, Lepe-Zuniga J, Wong WL, et al. Fractionated extract of Astragalus, a Chinese medicinal herb, potentiates LAK cell cytotoxicity generated by a low dose of recombinant interleukin-2. J Clin Lab Immunol. 1988;26:183-7.

191. Cho WC, Leung KN. In vitro and in vivo anti-tumor effects of Astragalus membranaceus. Cancer Lett. 2007;252(1): 43-54.

192. Yu L, Lu Y, Li J, Wang H. Identification of a gene associated with astragalus and angelica's renal protective effects by silver staining mRNA differential display. Chin Med J (Engl). 2002;115:923-7.

193. Cui R, He J, Wang B, et al. Suppressive effect of Astragalus membranaceus Bunge on chemical hepatocarcinogenesis in rats. Cancer Chemother Pharmacol. 2003;51(1):75-80.

194. Zhang WJ, Wojta J, Binder BR. Regulation of the fibrinolytic potential of cultured human umbilical vein endothelial cells: astragaloside IV downregulates plasminogen activator inhibitor-1 and upregulates tissuetype plasminogen activator expression. J Vasc Res. 1997; 34(4):273-80.

195. Shi R, He L, Hu Y, et al. The regulatory action of radix astragali on M-cholinergic receptor of the brain of senile rats. J Tradit Chin Med. 2001;21:232-5.

196. Chen KT, Su CH, Hsin LH, et al. Reducing fatigue of athletes following oral administration of huangqi jianzhong tang. Acta Pharmacol Sin. 2002;23(8):757-61.

197. Chu DT, Wong WL, Mavligit GM. Immunotherapy with Chinese medicinal herbs. II. Reversal of cyclophosphamide-induced immune suppression by administration of fractionated Astragalus membranaceus in vivo. J Clin Lab Immunol. 1988;25:125-9.

198. Chu DT, Lepe-Zuniga J, Wong WL, et al. Fractionated extract of Astragalus, a Chinese medicinal herb, potentiates LAK cell cytotoxicity generated by a low dose of recombinant interleukin-2. J Clin Lab Immunol. 1988;26:183-7.

199. Upton R. Astragalus root: analytical, quality control and therapeutic monograph. American Herbal Pharmacopoeia. 1999;1:1-25.

200. Chang WH, Chen CH, Lu, FJ. Different effects of baicalein, baicalin, and wogonin on mitochondrial function, glutathione content and cell cycle progression in human hepatoma cell lines. Planta Medica. 2002;68:128-32.

201. Ueda S, Nakamura H, Masutani H, et al. Baicalin induces apoptosis via mitochondrial pathway as prooxidant. Molecular Immunology. 2002;38:781-91.

202. Takahashi H, Chen MC, Pham H, et al. Baicalein, a component of Scutellaria baicalensis, induces apoptosis by Mcl-1 down-regulation in human pancreatic cancer cells. Biochim Biophys Acta. 2011;1813(8):1465-74.

203. Cheng Y, He G, Mu X, et al. Neuroprotective effect of baicalein against MPTP neurotoxicity: Behavioral, biochemical and immunohistochemical profile. Neurosci Lett. 2008;441(1):16-20.

204. Kim DH, Kim S, Jeon SJ, Son KH, Lee S, Yoon BH, et al. The effects of acute and repeated oroxylin A treatments on Abeta(25-35)-induced memory impairment in mice. Neuropharmacology. 2008;55(5):639-47.

205. Chang WT, Li J, Haung HH, Liu H, Han M, Ramachandran S, et al. Baicalein protects against doxorubicin-induced cardiotoxicity by attenuation of mitochondrial oxidant injury and JNK activation. J Cell Biochem. 2011;112(10): 2873-81.

206. Park HG, Yoon SY, Choi JY, et al. Anticonvulsant effect of wogonin isolated from Scutellaria baicalensis. Eur J Pharmacol. 2007;574(2-3):112-9.

207. Ueda S, Nakamura H, Masutani H, et al. Baicalin induces apoptosis via mitochondrial pathway as prooxidant. Molecular Immunology. 2002;38:781-91.

208. Chang WH, Chen CH, Lu, FJ. Different effects of baicalein, baicalin, and wogonin on mitochondrial function, glutathione content and cell cycle progression in human hepatoma cell lines. Planta Medica. 2002;68:128-32.

209. Takeshita K, Saisho Y, Kitamura K, et al. Pneumonitis induced by Ou-gon (scullcap). Internal Medicine. 2001;40: 764-8.

210. Fan L, Zhang W, Guo D, et al. The effect of herbal medicine baicalin on pharmacokinetics of rosuvastatin, substrate of organic anion-transporting polypeptide 1B1. Clin Pharmacol Ther. 2008;83(3):471-6.

211. Yu HM, Liu YF, Cheng YF, Hu LK, Hou M. Effects of rhubarb extract on radiation induced lung toxicity via decreasing transforming growth factor-beta-1 and interleukin-6 in lung cancer patients treated with radiotherapy. Lung Cancer. 2008;59(2):219-26.

212. Peigen X, Liyi H, Liwei W. Ethnopharmacologic study of chinese rhubarb. J Ethnopharmacol. 1984;10:275-93.

213. Ding Y, Zhao L, Mei H, et al. Exploration of Emodin to treat alpha-naphthylisothiocyanate-induced cholestatic hepatitis via anti-inflammatory pathway. Eur J Pharmacol. 2008;590(1-3):377-86.

214. Guo JM, Xiao BX, Liu Q, Zhang S, Liu DH, Gong ZH. Anticancer effect of aloe-emodin on cervical cancer cells involves G2/M arrest and induction of differentiation. Acta Pharmacol Sin. 2007;28(12):1991-5.

215. Cui XR, Tsukada M, Suzuki N, et al. Comparison of the cytotoxic activities of naturally occurring hydroxyanthraquinones and hydroxynaphthoquinones. Eur J Med Chem. 2008;43(6):1206-15.

216. Mantani N, et al. Rhubarb use in patients treated with Kampo medicine-a risk for gastric cancer? Yakugaku Zasshi. 2002;122:403-5.

217. Tamayo C, et al. The chemistry and biological activity of herbs use in Flor-essence herbal tonic and Essiac. Phytother Res. 2000;14:1-14.

218. Blumenthal M, Goldberg A, Brinckmann J. Herbal Medicine, Expanded Commission E Monographs. Austin: American Botanical Council; 2000.

219. Kang SC, Lee CM, Choung ES, et al. Anti-proliferative effects of estrogen receptor-modulating compounds isolated from Rheum palmatum. Arch Pharm Res. 2008;31(6):722-6.

220. Brinker F. Herb Contraindications and Drug Interactions, 3rd ed. Sandy (OR): Eclectic Medical Publishing; 2001.

221. Tang JC, Zhang JN, Wu YT, Li ZX. Effect of the water extract and ethanol extract from traditional Chinese medicines Angelica sinensis (Oliv.) Diels, Ligusticum chuanxiong Hort. and Rheum palmatum L. on rat liver cytochrome P450 activity. Phytother Res. 2006;20(12):1046-51.

222. Lin HL, et al. Up-regulation of multidrug resistance transporter expression by berberine in human and murine hepatoma cells. Cancer. 1999;85:1937-42.

223. Auyeung KK, Ko JK. Coptis chinensis inhibits hepatocellular carcinoma cell growth through nonsteroidal anti-inflammatory drug-activated gene activation. Int J Mol Med. 2009;24(4):571-7.

224. Feng Y, Siu KY, Ye X, et al. Hepatoprotective effects of berberine on carbon tetrachloride-induced acute hepatotoxicity in rats. Chin Med. 2010;5:33.

225. Kobayashi Y, et al. Inhibitors of DNA topoisomerase I and II isolated from the Coptis rhizomes. Planta Med. 1995;61:414-8.

226. Wang S, et al. Angiogenesis and anti-angiogenesis activity of Chinese medicinal herbal extracts. Life Sci. 2004;74(20):2467-78.

227. Kang JX, Liu J, Wang J, et al. The extract of huanglian, a medicinal herb, induces cell growth arrest and apoptosis by upregulation of interferon-beta and TNF-alpha in human breast cancer cells. Carcinogenesis. 2005;26(11):1934-9.

228. Brinker F. Herb Contraindications and Drug Interactions, 3rd ed. Sandy (OR): Eclectic Medical Publications; 2001.

229. Han YL, Yu HL, Li D, Meng XL, Zhou ZY, Yu Q, et al. In vitro inhibition of Huanglian [Rhizoma coptidis (L.)] and its six active alkaloids on six cytochrome P450 isoforms in human liver microsomes. Phytother Res. 2011;25(11):1660-5.

230. Guo Y, Chen Y, Tan ZR, et al. Repeated administration of berberine inhibits cytochromes P450 in humans. Eur J Clin Pharmacol. 2012;68(2):213-7.

231. Bachmeier BE, Mirisola V, Romeo F, et al. Reference profile correlation reveals estrogen-like transcriptional activity of Curcumin. Cell Physiol Biochem. 2010;26(3):471-82.

232. Cemil B, Topuz K, Demircan MN, et al. Curcumin improves early functional results after experimental spinal cord injury. Acta Neurochir (Wien). 2010;152(9):1583-90.

233. Seehofer D, Schirmeier A, Bengmark S, et al. Inhibitory effect of curcumin on early liver regeneration following partial hepatectomy in rats. J Surg Res. 2009;155(2):195-200.

234. Yun JM, Jialal I, Devaraj S. Epigenetic regulation of high glucose-induced proinflammatory cytokine production in monocytes by curcumin. J Nutr Biochem. 2011;22(5):450-8.

235. Jantan I, Bukhari SN, Lajis NH, et al. Effects of diarylpentanoid analogues of curcumin on chemiluminescence and chemotactic activities of phagocytes. J Pharm Pharmacol. 2012;64(3):404-12.

236. Chang KW, Hung PS, Lin IY, et al. Curcumin upregulates insulin-like growth factor binding protein-5 (IGFBP-5) and C/EBPalpha during oral cancer suppression. Int J Cancer. 2010;127(1):9-20.

237. Siwak DR, Shishodia S, Aggarwal BB, Kurzrock R. Curcumin-induced antiproliferative and proapoptotic effects in melanoma cells are associated with suppression of IkappaB kinase and nuclear factor kappaB activity and are independent of the B-Raf/mitogen-activated/extracellular signal-regulated protein kinase pathway and the Akt pathway. Cancer. 2005;104(4):879-90.

238. Uddin S, Hussain AR, Manogaran PS, et al. Curcumin suppresses growth and induces apoptosis in primary effusion lymphoma. Oncogene. 2005;24(47):7022-30.

239. Bulku E, Stohs SJ, Cicero L, et al. Curcumin exposure modulates multiple pro-apoptotic and anti-apoptotic signaling pathways to antagonize acetaminophen-induced toxicity. Curr Neurovasc Res. 2012;9(1):58-71.

240. Morsy MA, Abdalla AM, Mahmoud AM, Abdelwahab SA, Mahmoud ME. Protective effects of curcumin, α-lipoic acid, and N-acetylcysteine against carbon tetrachloride-induced liver fibrosis in rats. J Physiol Biochem. 2012;68(1):29-35.

241. Seehofer D, Schirmeier A, Bengmark S, et al. Inhibitory effect of curcumin on early liver regeneration following partial hepatectomy in rats. J Surg Res. 2009;155(2):195-200.

242. Alexandrow MG, Song LJ, Altiok S, Gray J, Haura EB, Kumar NB. Curcumin: a novel Stat3 pathway inhibitor for chemoprevention of lung cancer. Eur J Cancer Prev. 2012;21(5):407-12.

243. Lin SS, Lai KC, Hsu SC, et al. Curcumin inhibits the migration and invasion of human A549 lung cancer cells through the inhibition of matrix metalloproteinase-2 and-9 and Vascular Endothelial Growth Factor (VEGF). Cancer Lett. 2009;285(2):127-33.

244. Chen QY, Lu GH, Wu YQ, et al. Curcumin induces mitochondria pathway mediated cell apoptosis in A549 lung adenocarcinoma cells. Oncol Rep. 2010;23(5):1285-92.

245. Wu SH, Hang LW, Yang JS, et al. Curcumin induces apoptosis in human non-small cell lung cancer NCIH460 cells through ER stress and Caspase cascade-and mitochondria-dependent pathways. Anticancer Res. 2010;30(6):2125-33.

246. Ide H, Tokiwa S, Sakamaki K, et al. Combined inhibitory effects of soy isoflavones and curcumin on the production of prostate-specific antigen. Prostate. 2010;70(10):1127-33.

247. Wong TF, Takeda T, Li B, et al. Curcumin disrupts uterine leiomyosarcoma cells through AKT-Mtor pathway inhibition. Gynecol Oncol. 2011;122(1):141-8.

248. Dhillon N, Aggarwal BB, Newman RA, et al. Phase II trial of curcumin in patients with advanced pancreatic cancer. Clin Cancer Res. 2008;14(14):4491-9.

249. Bartik L, Whitfield GK, Kaczmarska M, et al. Curcumin: a novel nutritionally derived ligand of the vitamin D receptor with implications for colon cancer chemoprevention. J Nutr Biochem. 2010;21(12):1153-61.

250. Watson JL, Hill R, Lee PW, et al. Curcumin induces apoptosis in HCT-116 human colon cancer cells in a p21-independent manner. Exp Mol Pathol. 2008;84(3):230-3.

251. He ZY, Shi CB, Wen H, et al. Upregulation of p53 expression in patients with colorectal cancer by administration of curcumin. Cancer Invest. 2011;29(3):208-13.

252. Somasundaram S, Edmund NA, Moore DT, et al. Dietary curcumin inhibits chemotherapy-induced apoptosis in models of human breast cancer. Cancer Res. 2002;62(13):3868-75.

253. Hou XL, Takahashi K, Tanaka K, et al. Curcuma drugs and curcumin regulate the expression and function of P-gp in Caco-2 cells in completely opposite ways. Int J Pharm. 2008;358(1-2):224-9.

254. Zhang W, Tan TM, Lim LY. Impact of curcumin-induced changes in P-glycoprotein and CYP3A expression on the pharmacokinetics of peroral celiprolol and midazolam in rats. Drug Metab Dispos. 2007;35(1):110-5.

255. Appiah-Opong R, Commandeur JN, van Vugt-Lussenburg B, et al. Inhibition of human recombinant cytochrome P450s by curcumin and curcumin decomposition products. Toxicology. 2007;235(1-2):83-91.

256. Tang M, Larson-Meyer DE, Liebman M. Effect of cinnamon and turmeric on urinary oxalate excretion, plasma lipids, and plasma glucose in healthy subjects. Am J Clin Nutr. 2008;87(5):1262-7.

257. Ulbricht CE, Basch, EM. Natual Standard Herb&Supplement Reference: Evidence-Based Clinical Reviews. St. Louis, MO: Elsevier Mosby; 2005.

258. Lamb SR, Wilkinson SM. Contact allergy to tetrahydrocurcumin. Contact Dermatitis. 2003;48(4):227.

259. Liddle M, Hull C, Liu C, et al. Contact urticaria from curcumin. Dermatitis. 2006;17(4):196-7.

260. Cho YK, et al. Long-term intake of Korean red ginseng in HIV-1-infected patients: development of resistance mutation to zidovudine is delayed. Int Immunopharmacol. 2001;1:1295-305.

261. Scaglione F, et al. Efficacy and safety of the standardized ginseng extract G115 for potentiating vaccination against common cold and-or influenza syndrome. Drugs Exp Clin Res. 1996;22:65-72.

262. He BC, Gao JL, Luo X, et al. Ginsenoside Rg3 inhibits colorectal tumor growth through the downregulation of Wnt/ß-catenin signaling. Int J Oncol. 2011;38(2):437-45.

263. Kang JH, Song KH, Woo JK, Park MH, Rhee MH, Choi C, et al. Ginsenoside Rp1 from Panax ginseng exhibits anti-cancer activity by down-regulation of the IGF-1R/Akt pathway in breast cancer cells. Plant Foods Hum Nutr. 2011;66(3):298-305.

264. Cui Y, Shu XO, Gao YT, Cai H, Tao MH, Zheng W. Association of ginseng use with survival and quality of life among breast cancer patients. Am J Epidemiol. 2006;163:645-53.

265. Attele AS, Wu JA, Yuan CS. Ginseng pharmacology: multiple constituents and multiple actions. Biochem Pharmacol. 1999;58:1685-93.

266. Yun TK, Choi SY. Non-organ specific cancer prevention of ginseng: a prospective study in Korea. Int J Epidemiol. 1998;27:359-64.

267. Ma SW, Benzie IF, Chu TT, Fok BS, Tomlinson B, Critchley LA. Effect of Panax ginseng supplementation on biomarkers of glucose tolerance, antioxidant status and oxidative stress in type 2 diabetic subjects: results of a placebo-controlled human intervention trial. Diabetes Obes Metab. 2008;10(11):1125-7.

268. Nah JJ, Hahn JH, Chung S, et al. Effect of ginsenosides, active components of ginseng, on capsaicininduced pain-related behavior. Neuropharmacology. 2000;39: 2180-4.

269. Cabral de Oliveira AC, et al. Protective effects of panax ginseng on muscle injury and inflammation after eccentric exercise. Comp Biochem Physiol C Toxicol Pharmacol. 2001;130:369-77.

270. Nakata H, Kikuchi Y, Tode T, et al. Inhibitory effects of ginsenoside Rh2 on tumor growth in nude mice bearing human ovarian cancer cells. Jpn J Cancer Res. 1998; 89(7):733-40.

271. Lee Y, Jin Y, Lim W, et al. A ginsenoside-Rh1, a component of ginseng saponin, activates estrogen receptor in human breast carcinoma MCF-7 cells. J Steroid Biochem Mol Biol. 2003;84(4):463-8.

272. Ma SW, Benzie IF, Chu TT, Fok BS, Tomlinson B, Critchley LA. Effect of Panax ginseng supplementation on biomarkers of glucose tolerance, antioxidant status and oxidative stress in type 2 diabetic subjects: results of a placebo-controlled human intervention trial. Diabetes Obes Metab. 2008;10(11):1125-7.

273. Lee SH, Ahn YM, Ahn SY, et al. Interaction between warfarin and Panax ginseng in ischemic stroke patients. J Altern Complement Med. 2008;14(6):715-21.

274. Jiang X, Williams KM, Liauw WS, et al. Effect of St John's wort and ginseng on the pharmacokinetics and pharmacodynamics of warfarin in healthy subjects. Br J Clin Pharmacol. 2004;57(5):592-9.

275. Jiang X, Blair EY, McLachlan AJ. Investigation of the effects of herbal medicines on warfarin response in healthy subjects: a population pharmacokinetic-pharmacodynamic modeling approach. J Clin Pharmacol. 2006;46(11):1370-8.

276. Brinker F. Herb Contraindications and Drug Interactions. 3rd ed. Sandy (OR): Eclectic Medical Publications; 2001.

277. Bilgi N, Bell K, Ananthakrishnan AN, et al. Imatinib and Panax ginseng: a potential interaction resulting in liver toxicity. Ann Pharmacother. 2010;44(5):926-8.

278. Hao M, Ba Q, Yin J, et al. Deglycosylated ginsenosides are more potent inducers of CYP1A1, CYP1A2 and CYP3A4 expression in HepG2 cells than glycosylated ginsenosides. Drug Metab Pharmacokinet. 2011;26(2):201-5.

279. Hao M, Zhao Y, Chen P, et al. Structure-activity relationship and substrate-dependent phenomena in effects of ginsenosides on activities of drug-metabolizing P450 enzymes. PLoS One. 2008;3(7):e2697.

280. Saxena RC, Singh R, Kumar P, et al. A randomized double blind placebo controlled clinical evaluation of extract of Andrographis paniculata (KalmCold) in patients with uncomplicated upper respiratory tract infection. Phytomedicine. 2010;17(3-4):178-85.

281. Tang T, Targan SR, Li ZS, et al. Randomised clinical trial: herbal extract HMPL-004 in active ulcerative colitis-a double-blind comparison with sustained release mesalazine. Aliment Pharmacol Ther. 2011;33(2):194-202.

282. Burgos RA, Hancke JL, Bertoglio JC, et al. Efficacy of an Andrographis paniculata composition for the relief of rheumatoid arthritis symptoms: a prospective randomized placebo-controlled trial. Clin Rheumatol. 2009;28(8): 931-46.

283. Mkrtchyan A, Panosyan V, Panossian A, et al. Aphase I clinical study of Andrographis paniculata fixed combination Kan Jang versus ginseng and valerian on the semen quality of healthy male subjects. Phytomedicine. 2005; 12(6-7):403-9.

284. Chun JY, Tummala R, Nadiminty N, et al. Andrographolide, an herbal medicine, inhibits interleukin-6 expression and suppresses prostate cancer growth. Genes Cancer. 2010;1(8): 868-76.

285. Shi MD, Lin HH, Chiang TA, et al. Andrographolide could inhibit human colorectal carcinoma Lovo cells migration and invasion via down-regulation of MMP-7 expression. Chem Biol Interact. 2009;180(3):344-52.

286. Chao HP, Kuo CD, Chiu JH, et al. Andrographolide exhibits anti-invasive activity against colon cancer cells via inhibition of MMP2 activity. Planta Med. 2010;76(16):1827-33.

287. Lee YC, Lin HH, Hsu CH, et al. Inhibitory effects of andrographolide on migration and invasion in human non-small cell lung cancer A549 cells via down-regulation of PI3K/Akt signaling pathway. Eur J Pharmacol. 2010; 632(1-3):23-32.

288. Ji L, Liu T, Liu J, et al. Andrographolide inhibits human hepatoma-derived Hep3B cell growth through the activation of c-Jun N-terminal kinase. Planta Med. 2007; 73(13):1397-401.

289. Zhou J, Zhang S, Ong CN, Shen HM. Critical role of pro-apoptotic Bcl-2 family members in andrographolide-induced apoptosis in human cancer cells. Biochem Pharmacol. 2006;72(2):132-44.

290. Jiang CG, Li JB, Liu FR, et al. Andrographolide inhibits the adhesion of gastric cancer cells to endothelial cells by blocking E-selectin expression. Anticancer Res. 2007;

27(4B):2439-47.
291. Sheeja K, Kuttan G. Activation of cytotoxic T lymphocyte responses and attenuation of tumor growth in vivo by Andrographis paniculata extract and andrographolide. Immunopharmacol Immunotoxicol. 2007;29(1):81-93.
292. Burgos RA, Seguel K, Perez M, et al. Andrographolide inhibits IFN-gamma and IL-2 cytokine production and protects against cell apoptosis. Planta Med. 2005;71(5):429-34.
293. Zhou J, Ong CN, Hur GM, et al. Inhibition of the JAK-STAT3 pathway by andrographolide enhances chemosensitivity of cancer cells to doxorubicin. Biochem Pharmacol. 2010;79(9):1242-50.
294. Verma N, Vinayak M. Antioxidant action of Andrographis paniculata on lymphoma. Mol Biol Rep. 2008;35(4):535-40.
295. Sheeja K, Guruvayoorappan C, Kuttan G. Antiangiogenic activity of Andrographis paniculata extract and andrographolide. Int Immunopharmacol. 2007;7(2):211-21.
296. Sheeja K, Kuttan G. Protective effect of Andrographis paniculata and andrographolide on cyclophosphamide-induced urothelial toxicity. Integr Cancer Ther. 2006;5(3):244-51.
297. Sheeja K, Kuttan G. Ameliorating effects of Andrographis paniculata extract against cyclophosphamide-induced toxicity in mice. Asian Pac J Cancer Prev. 2006;7(4):609-14.
298. Jaruchotikamol A, Jarukamjorn K, Sirisangtrakul W, et al. Strong synergistic induction of CYP1A1 expression by andrographolide plus typical CYP1A inducers in mouse hepatocytes. Toxicol Appl Pharmacol. 2007;224(2):156-62.
299. Yoopan N, Thisoda P, Rangkadilok N, et al. Cardiovascular effects of 14-deoxy-11,12-didehydroandrographolide and Andrographis paniculata extracts. Planta Med. 2007;73(6):503-11.
300. Thisoda P, Rangkadilok N, Pholphana N, et al. Inhibitory effect of Andrographis paniculata extract and its active diterpenoids on platelet aggregation. Eur J Pharmacol. 2006;553(1-3):39-45.
301. Burgos RA, Hidalgo MA, Monsalve J, et al. 14-deoxyandrographolide as a platelet activating factor antagonist in bovine neutrophils. Planta Med. 2005;71(7):604-8.
302. Qi W, Zhou X, Wang J, Zhang K, Zhou Y, Chen S, et al. Cordyceps sinensis polysaccharide inhibits colon cancer cells growth by inducing apoptosis and autophagy flux blockage via mTOR signaling. Carbohydr Polym. 2020;237:116113.
303. Li J, Cai H, Sun H, Qu J, Zhao B, Hu X, et al. Extracts of Cordyceps sinensis inhibit breast cancer growth through promoting M1 macrophage polarization via NF-κB pathway activation. J Ethnopharmacol. 2020;260:112969.
304. Cai H, Li J, Gu B, Xiao Y, Chen R, Liu X, et al. Extracts of Cordyceps sinensis inhibit breast cancer cell metastasis via down-regulation of metastasis-related cytokines expression. J Ethnopharmacol. 2018;214:106-12.
305. Ji NF, Yao LS, Li Y, He W, Yi KS, Huang M. Polysaccharide of Cordyceps sinensis enhances cisplatin cytotoxicity in non-small cell lung cancer H157 cell line. Integr Cancer Ther. 2011;10(4):359-67.
306. Su NW, Wu SH, Chi CW, Tsai TH, Chen YJ. Cordycepin, isolated from medicinal fungus Cordyceps sinensis, enhances radiosensitivity of oral cancer associated with modulation of DNA damage repair. Food Chem Toxicol. 2019;124:400-10.
307. Ji J, Liu J, Liu H, Wang Y. Effects of Fermented Mushroom of Cordyceps sinensis, Rich in Selenium, on Uterine Cervix Cancer. Evid Based Complement Alternat Med. 2014;2014:173180.
308. Hu Z, Lai Y, Ma C, Zuo L, Xiao G, Gao H, et al. Cordyceps militaris extract induces apoptosis and pyroptosis via caspase-3/PARP/GSDME pathways in A549 cell line. Food Sci Nutr. 2021;10(1):21-38.
309. Jayakumar T, Chiu CC, Wang SH, Chou DS, Huang YK, Sheu JR. Anti-cancer effects of CME-1, a novel polysaccharide, purified from the mycelia of Cordyceps sinensis against B16-F10 melanoma cells. J Cancer Res Ther. 2014;10(1):43-9.
310. Lee HH, Lee S, Lee K, Shin YS, Kang H, Cho H. Anti-cancer effect of Cordyceps militaris in human colorectal carcinoma RKO cells via cell cycle arrest and mitochondrial apoptosis. Daru. 2015;23(1):35.
311. Yoon SY, Lindroth AM, Kwon S, Park SJ, Park YJ. Adenosine derivatives from Cordyceps exert antitumor effects against ovarian cancer cells through ENT1-mediated transport, induction of AMPK signaling, and consequent autophagic cell death. Biomed Pharmacother. 2022;153:113491.
312. Wang JH, Wang JJ, Ju TY, Huang YX, Yuan LX, Luo YH, et al. Analysis of phellinus igniarius effects on gastric cancer cells by atomic force microscopy. Micron. 2023;164:103376.
313. Lee WY, Hsu KF, Chiang TA, Chen CJ. Phellinus linteus extract induces autophagy and synergizes with 5-fluorouracil to inhibit breast cancer cell growth. Nutr Cancer. 2015;67(2):275-84.
314. Yu K, Tan Z, Xin Y. Systematic evaluation of the anti-tumor effect of Phellinus linteus polysaccharide in thyroid carcinoma in vitro. Mol Biol Rep. 2022;49(4):2785-93.
315. Huang HY, Chieh SY, Tso TK, Chien TY, Lin HT, Tsai YC. Orally administered mycelial culture of Phellinus linteus

exhibits antitumor effects in hepatoma cell-bearing mice. J Ethnopharmacol. 2011;133(2):460-6.

316. Hsieh MJ, Chien SY, Chou YE, Chen CJ, Chen J, Chen MK. Hispolon from Phellinus linteus possesses mediate caspases activation and induces human nasopharyngeal carcinomas cells apoptosis through ERK1/2, JNK1/2 and p38 MAPK pathway. Phytomedicine. 2014;21(12):1746-52.

317. Jiao C, Chen W, Tan X, Liang H, Li J, Yun H, et al. Ganoderma lucidum spore oil induces apoptosis of breast cancer cells in vitro and in vivo by activating caspase-3 and caspase-9. J Ethnopharmacol. 2020;247:112256.

318. Pan H, Wang Y, Na K, Wang Y, Wang L, Li Z, et al. Autophagic flux disruption contributes to Ganoderma lucidum polysaccharide-induced apoptosis in human colorectal cancer cells via MAPK/ERK activation. Cell Death Dis. 2019;10(6):456.

319. Wang X, Wang B, Zhou L, Wang X, Veeraraghavan VP, Mohan SK, et al. Ganoderma lucidum put forth anti-tumor activity against PC-3 prostate cancer cells via inhibition of Jak-1/STAT-3 activity. Saudi J Biol Sci. 2020;27(10):2632-7.

320. Bai JH, Xu J, Zhao J, Zhang R. Ganoderma lucidum Polysaccharide Enzymatic Hydrolysate Suppresses the Growth of Human Colon Cancer Cells via Inducing Apoptosis. Cell Transplant. 2020;29:963689720931435.

321. Liu J, Deng L, Wang L, Qian D, He C, Ren Q, et al. Licochalcone A induces G2/M phase arrest and apoptosis via regulating p53 pathways in esophageal cancer: In-vitro and in-vivo study. Eur J Pharmacol. 2023;958:176080.

322. Jamwal A, Chand J, Dash A, Bhatt S, Dhiman S, Wazir P, et al. Glabridin plays dual action to intensify anti-metastatic potential of paclitaxel via impeding CYP2C8 in liver and CYP2J2/EETs in tumor of an orthotopic mouse model of breast cancer. Chem Biol Interact. 2023;382:110605.

323. Seo J, Lee DE, Kim SM, Kim E, Kim JK. Licochalcone A Exerts Anti-Cancer Activity by Inhibiting STAT3 in SKOV3 Human Ovarian Cancer Cells. Biomedicines. 2023;11(5):1264.

324. Lu Q, Huang H, Wang X, Luo L, Xia H, Zhang L, et al. Echinatin inhibits the growth and metastasis of human osteosarcoma cells through Wnt/β-catenin and p38 signaling pathways. Pharmacol Res. 2023;191:106760.

325. Ma H, Wu F, Bai Y, Wang T, Ma S, Guo L, et al. Licoricidin combats gastric cancer by targeting the ICMT/Ras pathway in vitro and in vivo. Front Pharmacol. 2022;13:972825.

326. Kwak AW, Lee JY, Lee SO, Seo JH, Park JW, Choi YH, et al. Echinatin induces reactive oxygen species-mediated apoptosis via JNK/p38 MAPK signaling pathway in colorectal cancer cells. Phytother Res. 2023;37(2):563-77.

327. Zhang YY, Feng PP, Wang HF, Zhang H, Liang T, Hao XS, et al. Licochalcone B induces DNA damage, cell cycle arrest, apoptosis, and enhances TRAIL sensitivity in hepatocellular carcinoma cells. Chem Biol Interact. 2022;365:110076.

328. Zhu J, Huang R, Yang R, Xiao Y, Yan J, Zheng C, et al. Licorice extract inhibits growth of non-small cell lung cancer by down-regulating CDK4-Cyclin D1 complex and increasing CD8+ T cell infiltration. Cancer Cell Int. 2021;21(1):529.

329. Zhao C, Wang D, Gao Z, Kan H, Qiu F, Chen L, et al. Licocoumarone induces BxPC-3 pancreatic adenocarcinoma cell death by inhibiting DYRK1A. Chem Biol Interact. 2020;316:108913.

330. Hong SH, Cha HJ, Hwang-Bo H, Kim MY, Kim SY, Ji SY, et al. Anti-Proliferative and Pro-Apoptotic Effects of Licochalcone A through ROS-Mediated Cell Cycle Arrest and Apoptosis in Human Bladder Cancer Cells. Int J Mol Sci. 2019;20(15):3820.

331. Oh HN, Seo JH, Lee MH, Kim C, Kim E, Yoon G, et al. Licochalcone C induced apoptosis in human oral squamous cell carcinoma cells by regulation of the JAK2/STAT3 signaling pathway. J Cell Biochem. 2018;119(12):10118-30.

332. Zhang B, Lai Y, Li Y, Shu N, Wang Z, Wang Y, et al. Antineoplastic activity of isoliquiritigenin, a chalcone compound, in androgen-independent human prostate cancer cells linked to G2/M cell cycle arrest and cell apoptosis. Eur J Pharmacol. 2018;821:57-67.

333. He SH, Liu HG, Zhou YF, Yue QF. Liquiritin (LT) exhibits suppressive effects against the growth of human cervical cancer cells through activating Caspase-3 in vitro and xenograft mice in vivo. Biomed Pharmacother. 2017;92:215-28.

334. Hu B, Du Q, Deng S, An HM, Pan CF, Shen KP, et al. Ligustrum lucidum Ait. fruit extract induces apoptosis and cell senescence in human hepatocellular carcinoma cells through upregulation of p21. Oncol Rep. 2014;32(3):1037-42.

335. Meng W, Li Z, Zhang Y, Yang A, Wang Y, Zhou Y, et al. ZhenQi FuZheng formula inhibits the growth of colorectal tumors by modulating intestinal microflora-mediated immune function. Aging (Albany NY). 2022;14(11):4769-85.

336. Kim H, Kong CS, Seo Y. Salidroside, 8(E)-Nuezhenide, and Ligustroside from Ligustrum japonicum Fructus Inhibit Expressions of MMP-2 and -9 in HT 1080 Fibrosarcoma. Int J Mol Sci. 2022;23(5):2660.

337. Zhang JF, He ML, Qi Dong, Xie WD, Chen YC, Lin MC, et al. Aqueous extracts of Fructus Ligustri Lucidi enhance the

sensitivity of human colorectal carcinoma DLD-1 cells to doxorubicin-induced apoptosis via Tbx3 suppression. Integr Cancer Ther. 2011;10(1):85-91.

338. Jeong JC, Kim JW, Kwon CH, Kim TH, Kim YK. Fructus ligustri lucidi extracts induce human glioma cell death through regulation of Akt/mTOR pathway in vitro and reduce glioma tumor growth in U87MG xenograft mouse model. Phytother Res. 2011;25(3):429-34.

339. Fu C, Zhang K, Wang M, Qiu F. Casticin and chrysosplenol D from Artemisia annua L. induce apoptosis by inhibiting topoisomerase IIα in human non-small-cell lung cancer cells. Phytomedicine. 2022;100:154095.

340. Ko YS, Jung EJ, Go SI, Jeong BK, Kim GS, Jung JM, et al. Polyphenols Extracted from Artemisia annua L. Exhibit Anti-Cancer Effects on Radio-Resistant MDA-MB-231 Human Breast Cancer Cells by Suppressing Stem Cell Phenotype, β-Catenin, and MMP-9. Molecules. 2020;25(8):1916.

341. Jung EJ, Paramanantham A, Kim HJ, Shin SC, Kim GS, Jung JM, et al. Artemisia annua L. Polyphenol-Induced Cell Death Is ROS-Independently Enhanced by Inhibition of JNK in HCT116 Colorectal Cancer Cells. Int J Mol Sci. 2021;22(3):1366.

342. Wang Z, Wang C, Wu Z, Xue J, Shen B, Zuo W, et al. Artesunate Suppresses the Growth of Prostatic Cancer Cells through Inhibiting Androgen Receptor. Biol Pharm Bull. 2017;40(4):479-85.

343. Chen J, Chen J, Wang X, Liu C. Anti-tumour effects of polysaccharides isolated from Artemisia annua L by inducing cell apoptosis and immunomodulatory anti-hepatoma effects of polysaccharides. Afr J Tradit Complement Altern Med. 2013;11(1):15-22.

344. Wu B, Hu K, Li S, Zhu J, Gu L, Shen H, Hambly BD, et al. Dihydroartiminisin inhibits the growth and metastasis of epithelial ovarian cancer. Oncol Rep. 2012;27(1):101-8.

345. Zhang ZS, Wang J, Shen YB, Guo CC, Sai KE, Chen FR, et al. Dihydroartemisinin increases temozolomide efficacy in glioma cells by inducing autophagy. Oncol Lett. 2015;10(1):379-383.

346. Yin X, Liu Y, Qin J, Wu Y, Huang J, Zhao Q, et al. Artesunate Suppresses the Proliferation and Development of Estrogen Receptor-α-Positive Endometrial Cancer in HAND2-Dependent Pathway. Front Cell Dev Biol. 2021;8:606969.

347. DU X, Zhang J, Liu L, Xu B, Han H, Dai W, et al. A novel anticancer property of Lyciu barbarum polysaccharide in triggering ferroptosis of breast cancer cells. J Zhejiang Univ Sci B. 2022;23(4):286-99.

348. Sanghavi A, Srivatsa A, Adiga D, Chopra A, Lobo R, Kabekkodu SP, et al. Goji berry (Lycium barbarum) inhibits the proliferation, adhesion, and migration of oral cancer cells by inhibiting the ERK, AKT, and CyclinD cell signaling pathways: an in-vitro study. F1000Res. 2022;11:1563.

349. Zhang Q, Xie Z, Li Y, Zhu Q, Shi H, Zhao R, et al. The potential of Lycium barbarum mi-R166a in kidney cancer treatment. Exp Cell Res. 2023;423(1):113455

350. Zhang XJ, Yu HY, Cai YJ, Ke M. Lycium barbarum polysaccharides inhibit proliferation and migration of bladder cancer cell lines BIU87 by suppressing Pi3K/AKT pathway. Oncotarget. 2017;8(4):5936-42.

351. Chen Q, Shi R, Jiang D, Liu W, Jia Z. Lycium barbarum polysaccharide inhibits gastric cancer cell proliferation, migration and invasion by down-regulation of MMPs and suppressing epithelial-mesenchymal transition. Int J Clin Exp Pathol. 2017;10(7):7369-74.

352. Sun L, Zuo C, Liu X, Guo Y, Wang X, Dong Z, et al. Combined Photothermal Therapy and Lycium barbarum Polysaccharide for Topical Administration to Improve the Efficacy of Doxorubicin in the Treatment of Breast Cancer. Pharmaceutics. 2022;14(12):2677.

353. Mao F, Xiao B, Jiang Z, Zhao J, Huang X, Guo J. Anticancer effect of Lycium barbarum polysaccharides on colon cancer cells involves G0/G1 phase arrest. Med Oncol. 2011;28(1):121-6.

354. Ding H, Wang JJ, Zhang XY, Yin L, Feng T. Lycium barbarum Polysaccharide Antagonizes LPS-Induced Inflammation by Altering the Glycolysis and Differentiation of Macrophages by Triggering the Degradation of PKM2. Biol Pharm Bull. 2021;44(3):379-88.

355. Jiang G, Xiao X, Zeng Y, Nagabhushanam K, Majeed M, Xiao D. Targeting beta-catenin signaling to induce apoptosis in human breast cancer cells by z-guggulsterone and Gugulipid extract of Ayurvedic medicine plant Commiphora mukul. BMC Complement Altern Med. 2013;13:203.

356. Dong L, Li Y, Qin F, Cheng Y. Sesquiterpenoids from the Resina Commiphora Promoting the Apoptotic Activity of PC-3 Prostate Cancer Cells. Chem Biodivers. 2023;20(4):e202300218.

357. Anwar HM, Moghazy AM, Osman AAE, Abdel Rahman AAS. The Therapeutic Effect of Myrrh (Commiphora molmol) and Doxorubicin on Diethylnitrosamine Induced Hepatocarcinogenesis in Male Albino Rats. Asian Pac J Cancer Prev. 2021;22(7):2153-63.

358. Shen T, Zhang L, Wang YY, Fan PH, Wang XN, Lin ZM, et al. Steroids from Commiphora mukul display antiproliferative effect against human prostate cancer PC3 cells via induction of apoptosis. Bioorg Med Chem Lett. 2012;22(14):4801-6.

359. Abdellatef AA, Zhou Y, Yamada A, Elmekkawy SA, Kohyama A, Yokoyama S, et al. Synthetic E-guggulsterone derivative GSD-1 inhibits NF-κB signaling and suppresses the metastatic potential of breast cancer cells. Biomed Pharmacother. 2021;140:111737.

360. Sun M, Hua J, Liu G, Huang P, Liu N, He X. Myrrh induces the apoptosis and inhibits the proliferationand migration of gastric cancer cells through down-regulating cyclooxygenase-2 expression. Biosci Rep. 2020;40(5):BSR20192372.

361. Ahmed H, Rashed MMA, Almoiliqy M, Abdalla M, Bashari M, Zaky MY, et al. Antioxidant activity and total phenolic compounds of Commiphora gileadensis extracts obtained by ultrasonic-assisted extraction, with monitoring antiaging and cytotoxicity activities. Food Sci Nutr. 2023;11(6):3506-15.

362. Menke K, Schwermer M, Felenda J, Beckmann C, Stintzing F, Schramm A, et al. Taraxacum officinale extract shows antitumor effects on pediatric cancer cells and enhance mistletoe therapy. Complement Ther Med. 2018;40:158-64.

363. Kang L, Miao MS, Song YG, Fang XY, Zhang J, Zhang YN, et al. Total flavonoids of Taraxacum mongolicum inhibit non-small cell lung cancer by regulating immune function. J Ethnopharmacol. 2021;281:114514.

364. Ahmadi S, Saberivand A, Jalili C, Asadpour R, Khordadmehr M, Saberivand M. Hydroalcoholic extract of Taraxacum officinale induces apoptosis and autophagy in 4T1 breast cancer cells. Vet Res Forum. 2023;14(9):507-13.

365. Nassan MA, Soliman MM, Ismail SA, El-Shazly S. Effect of Taraxacum officinale extract on PI3K/Akt pathway in DMBA-induced breast cancer in albino rats. Biosci Rep. 2018;38(6):BSR20180334.

366. Deng XX, Jiao YN, Hao HF, Xue D, Bai CC, Han SY. Taraxacum mongolicum extract inhibited malignant phenotype of triple-negative breast cancer cells in tumor-associated macrophages microenvironment through suppressing IL-10 / STAT3 / PD-L1 signaling pathways. J Ethnopharmacol. 2021;274:113978.

367. Tsai KJ, Tsai HY, Tsai CC, Chen TY, Hsieh TH, Chen CL, et al. Luteolin Inhibits Breast Cancer Stemness and Enhances Chemosensitivity through the Nrf2-Mediated Pathway. Molecules. 2021;26(21):6452.

368. Kamal FZ, Lefter R, Mihai CT, Farah H, Ciobica A, Ali A, et al. Chemical Composition, Antioxidant and Antiproliferative Activities of Taraxacum officinale Essential Oil. Molecules. 2022;27(19):6477.

369. Bhosale PB, Abusaliya A, Kim HH, Ha SE, Park MY, Jeong SH, et al. Apigetrin Promotes TNFα-Induced Apoptosis, Necroptosis, G2/M Phase Cell Cycle Arrest, and ROS Generation through Inhibition of NF-κB Pathway in Hep3B Liver Cancer Cells. Cells. 2022;11(17):2734.

370. Gao Q, Yu G, Yu M, Wang X. Bupleuri Radix Prevents the Recurrences of Resected Colonic Polyps by Affecting Angiogenin-2-Induced Protein Kinase B/Akt Signaling. J Oncol. 2020;2020:3531652.

371. Wang P, Gao X, Liang M, Fang Y, Jia J, Tian J, et al. Dose-Effect/Toxicity of Bupleuri Radix on Chronic Unpredictable Mild Stress and Normal Rats Based on Liver Metabolomics. Front Pharmacol. 2021;12:627451.

372. Wang J, Qi H, Zhang X, Si W, Xu F, Hou T, et al. Saikosaponin D from Radix Bupleuri suppresses triple-negative breast cancer cell growth by targeting β-catenin signaling. Biomed Pharmacother. 2018;108:724-33.

373. Wang X, Li S, Yu J, Wang W, Du Z, Gao S, et al. Saikosaponin B2 ameliorates depression-induced microglia activation by inhibiting ferroptosis-mediated neuroinflammation and ER stress. J Ethnopharmacol. 2023;316:116729.

374. El-Shitany NA, Eid BG. Icariin modulates carrageenan-induced acute inflammation through HO-1/Nrf2 and NF-kB signaling pathways. Biomed Pharmacother. 2019;120:109567.

375. Li J, Jiang K, Zhao F. Icariin regulates the proliferation and apoptosis of human ovarian cancer cells through microRNA-21 by targeting PTEN, RECK and Bcl-2. Oncol Rep. 2015;33(6):2829-36.

376. Pan C, Fujiwara Y, Horlad H, Shiraishi D, Iriki T, Tsuboki J, et al. Flavonoid Compounds Contained in Epimedii Herba Inhibit Tumor Progression by Suppressing STAT3 Activation in the Tumor Microenvironment. Front Pharmacol. 2020;11:262.

377. Wang Y, Li H, Li Y, Zhao Y, Xiong F, Liu Y, et al. Coriolus versicolor alleviates diabetic cardiomyopathy by inhibiting cardiac fibrosis and NLRP3 inflammasome activation. Phytother Res. 2019;33(10):2737-48.

378. Lowenthal R, Taylor M, Gidden JA, Heflin B, Lay JO Jr, Avaritt N, et al. The mycelium of the Trametes versicolor synn. Coriolus versicolor (Turkey tail mushroom) exhibit anti-melanoma activity in vitro. Biomed Pharmacother. 2023;161:114424.

379. Pawlikowska M, J drzejewski T, Bro yna AA, Wrotek S. Protein-Bound Polysaccharides from Coriolus Versicolor Induce RIPK1/RIPK3/MLKL-Mediated Necroptosis in ER-Positive Breast Cancer and Amelanotic Melanoma Cells. Cell Physiol Biochem. 2020;54(4):591-604.

380. Zhang RS, Liu YY, Zhu PF, Jin Q, Dai Z, Luo XD. Furostanol Saponins from Asparagus cochinchinensis and Their Cytotoxicity. Nat Prod Bioprospect. 2021;11(6):651-8.

381. Zhang L, He F, Gao L, Cong M, Sun J, Xu J, et al. Engineering Exosome-Like Nanovesicles Derived from Asparagus cochinchinensis Can Inhibit the Proliferation of Hepato-

cellular Carcinoma Cells with Better Safety Profile. Int J Nanomedicine. 2021;16:1575-86.

382. Kim JY, Choi HY, Kim HM, Choi JH, Jang DS. A Novel Cytotoxic Steroidal Saponin from the Roots of Asparagus cochinchinensis. Plants (Basel). 2021;10(10):2067.

383. Zhang C, Cai T, Zeng X, Cai D, Chen Y, Huang X, et al. Astragaloside IV reverses MNNG-induced precancerous lesions of gastric carcinoma in rats: Regulation on glycolysis through miRNA-34a/LDHA pathway. Phytother Res. 2018;32(7):1364-72.

384. Orzechowska B, Chaber R, Wi niewska A, Pajtasz-Piasecka E, Jatczak B, Siemieniec I, et al. Baicalin from the extract of Scutellaria baicalensis affects the innate immunity and apoptosis in leukocytes of children with acute lymphocytic leukemia. Int Immunopharmacol. 2014;23(2):558-67.

385. Choi BY, Joo JC, Lee YK, Jang IS, Park SJ, Park YJ. Anti-cancer effect of Scutellaria baicalensis in combination with cisplatin in human ovarian cancer cell. BMC Complement Altern Med. 2017;17(1):277.

386. Hussain I, Waheed S, Ahmad KA, Pirog JE, Syed V. Scutellaria baicalensis targets the hypoxia-inducible factor-1α and enhances cisplatin efficacy in ovarian cancer. J Cell Biochem. 2018;119(9):7515-24.

387. Venkatarame Gowda Saralamma V, Lee HJ, Hong GE, Park HS, Yumnam S, Raha S, et al. Korean Scutellaria baicalensis Georgi flavonoid extract induces mitochondrially mediated apoptosis in human gastric cancer AGS cells. Oncol Lett. 2017;14(1):607-14.

388. Gong WY, Wu JF, Liu BJ, Zhang HY, Cao YX, Sun J, et al. Flavonoid components in Scutellaria baicalensis inhibit nicotine-induced proliferation, metastasis and lung cancer-associated inflammation in vitro. Int J Oncol. 2014;44(5):1561-70.

389. Kim DH, Hossain MA, Kang YJ, Jang JY, Lee YJ, Im E, et al. Baicalein, an active component of Scutellaria baicalensis Georgi, induces apoptosis in human colon cancer cells and prevents AOM/DSS-induced colon cancer in mice. Int J Oncol. 2013;43(5):1652-8.

390. Chen JJ, Huang CC, Chang HY, Li PY, Liang YC, Deng JS, et al. Scutellaria baicalensis Ameliorates Acute Lung Injury by Suppressing Inflammation In Vitro and In Vivo. Am J Chin Med. 2017;45(1):137-57.

391. Park JR, Lee MC, Moon SC, Kim J, Ha KT, Park EJ, et al. Scutellaria baicalensis Georgi induces caspase-dependent apoptosis via mitogen activated protein kinase activation and the generation of reactive oxygen species signaling pathways in MCF-7 breast cancer cells. Mol Med Rep. 2017;16(2):2302-8.

392. Li B, Wan L, Li Y, Yu Q, Chen P, Gan R, et al. Baicalin, a component of Scutellaria baicalensis, alleviates anorexia and inhibits skeletal muscle atrophy in experimental cancer cachexia. Tumour Biol. 2014;35(12):12415-25.

393. Wu X, Yang Z, Dang H, Peng H, Dai Z. Baicalein Inhibits the Proliferation of Cervical Cancer Cells Through the GSK3β-Dependent Pathway. Oncol Res. 2018;26(4):645-53.

394. Li D, Lin B, Yusuf N, Burns EM, Yu X, Luo D, et al. Proteomic Analysis and Functional Studies of Baicalin on Proteins Associated with Skin Cancer. Am J Chin Med. 2017;45(3):599-614.

395. Chen YY, Hsieh MJ, Hsieh YS, Chang YC, Chen PN, Yang SF, et al. Antimetastatic effects of Rheum palmatum L. extract on oral cancer cells. Environ Toxicol. 2017;32(10):2287-94.

396. Nho KJ, Chun JM, Lee AY, Kim HK. Anti-metastatic effects of Rheum Palmatum L. extract in human MDA-MB-231 breast cancer cells. Environ Toxicol Pharmacol. 2015;40(1):30-8.

397. Ma YS, Hsiao YP, Lin JH, Hsu SC, Chueh FS, Weng SW, et al. Crude extract of Rheum palmatum L inhibits migration and invasion of LS1034 human colon cancer cells acts through the inhibition of matrix metalloproteinase-2/-9 by MAPK signaling. Environ Toxicol. 2015;30(7):852-63.

398. Ma YS, Hsu SC, Weng SW, Yu CC, Yang JS, Lai KC, et al. Crude extract of Rheum palmatum L induced cell death in LS1034 human colon cancer cells acts through the Caspase-dependent and-independent pathways. Environ Toxicol. 2014;29(9):969-80.

399. Qin B, Zeng Z, Xu J, Shangwen J, Ye ZJ, Wang S, et al. Emodin inhibits invasion and migration of hepatocellular carcinoma cells via regulating autophagy-mediated degradation of snail and β-catenin. BMC Cancer. 2022;22(1):671.

400. El-Saied MA, Sobeh M, Abdo W, Badr OM, Youssif LT, Elsayed IH, et al. Rheum palmatum root extract inhibits hepatocellular carcinoma in rats treated with diethylnitrosamine. J Pharm Pharmacol. 2018; 70(6):821-9.

401. Tan ZB, Fan HJ, Wu YT, Xie LP, Bi YM, Xu HL, et al. Rheum palmatum extract exerts anti-hepatocellular carcinoma effects by inhibiting signal transducer and activator of transcription 3 signaling. J Ethnopharmacol. 2019;232:62-72.

402. Lin CC, Lee MH, Lin JH, Lin ML, Chueh FS, Yu CC, et al. Crude extract of Rheum palmatum L. Induces cell cycle arrest S phase and apoptosis through mitochondrial-dependent pathways in U-2 OS human osteosarcoma cells. Environ Toxicol. 2016;31(8):957-69.

403. Chen H, Zhao C, He R, Zhou M, Liu Y, Guo X, et al. Dan-

thron suppresses autophagy and sensitizes pancreatic cancer cells to doxorubicin. Toxicol In Vitro. 2019;54:345-53.

404. Ma JW, Hung CM, Lin YC, Ho CT, Kao JY, Way TD. Aloe-emodin inhibits HER-2 expression through the downregulation of Y-box binding protein-1 in HER-2-overexpressing human breast cancer cells. Oncotarget. 2016; 7(37):58915-30.

405. Fu M, Liu Y, Cheng H, Xu K, Wang G. Coptis chinensis and dried ginger herb combination inhibits gastric tumor growth by interfering with glucose metabolism via LDHA and SLC2A1. J Ethnopharmacol. 2022;284:114771.

406. Kim JH, Ko ES, Kim D, Park SH, Kim EJ, Rho J, et al. Cancer cell specific anticancer effects of Coptis chinensis on gefitinib resistant lung cancer cells are mediated through the suppression of Mcl 1 and Bcl 2. Int J Oncol. 2020; 56(6):1540-50.

407. Ji L, Shen W, Zhang F, Qian J, Jiang J, Weng L, et al. Worenine reverses the Warburg effect and inhibits colon cancer cell growth by negatively regulating HIF-1α. Cell Mol Biol Lett. 2021;26(1):19.

408. Li J, Ni L, Li B, Wang M, Ding Z, Xiong C, et al. Coptis Chinensis affects the function of glioma cells through the down-regulation of phosphorylation of STAT3 by reducing HDAC3. BMC Complement Altern Med. 2017;17(1): 524.

409. Ma W, Zhang Y, Yu M, Wang B, Xu S, Zhang J, et al. In-vitro and in-vivo anti-breast cancer activity of synergistic effect of berberine and exercise through promoting the apoptosis and immunomodulatory effects. Int Immunopharmacol. 2020;87:106787.

410. Friedemann T, Otto B, Klätschke K, Schumacher U, Tao Y, Leung AK, et al. Coptis chinensis Franch. exhibits neuroprotective properties against oxidative stress in human neuroblastoma cells. J Ethnopharmacol. 2014;155(1): 607-15.

411. Yu M, Ren L, Liang F, Zhang Y, Jiang L, Ma W, et al. Effect of epiberberine from Coptis chinensis Franch on inhibition of tumor growth in MKN-45 xenograft mice. Phytomedicine. 2020;76:153216.

412. Han B, Jiang P, Li Z, Yu Y, Huang T, Ye X, et al. Coptisine-induced apoptosis in human colon cancer cells (HCT-116) is mediated by PI3K/Akt and mitochondrial-associated apoptotic pathway. Phytomedicine. 2018; 48:152-60.

413. Alamri AH, Debnath S, Alqahtani T, Alqahtani A, Alshehri SA, Ghosh A. Enhancing plant-derived smart nano inhibitor in targeting mammalian target of rapamycin (mTOR) in breast cancer using Curcuma longa-derived compound curcumin. Environ Sci Pollut Res Int. 2024;31(34): 46462-9.

414. Hermansyah D, Anggia Paramita D, Paramita DA, Amalina ND. Combination Curcuma longa and Phyllanthus niruri Extract Potentiate Antiproliferative in Triple Negative Breast Cancer MDAMB-231 Cells. Asian Pac J Cancer Prev. 2023;24(5):1495-505.

415. Kurapati KR, Samikkannu T, Kadiyala DB, Zainulabedin SM, Gandhi N, Sathaye SS, et al. Combinatorial cytotoxic effects of Curcuma longa and Zingiber officinale on the PC-3M prostate cancer cell line. J Basic Clin Physiol Pharmacol. 2012;23(4):139-46.

416. Venkatadri B, Shanparvish E, Rameshkumar MR, Arasu MV, Al-Dhabi NA, Ponnusamy VK, et al. Green synthesis of silver nanoparticles using aqueous rhizome extract of Zingiber officinale and Curcuma longa: In-vitro anti-cancer potential on human colon carcinoma HT-29 cells. Saudi J Biol Sci. 2020;27(11):2980-6.

417. Singh K, Srichairatanakool S, Chewonarin T, Prommaban A, Samakradhamrongthai RS, Brennan MA, et al. Impact of Green Extraction on Curcuminoid Content, Antioxidant Activities and Anti-Cancer Efficiency (In Vitro) from Turmeric Rhizomes (Curcuma longa L.). Foods. 2022;11(22):3633.

418. Rao KV, Samikkannu T, Dakshayani KB, Zhang X, Sathaye SS, Indap MA, et al. Chemopreventive potential of an ethyl acetate fraction from Curcuma longa is associated with upregulation of p57(kip2) and Rad9 in the PC-3M prostate cancer cell line. Asian Pac J Cancer Prev. 2012; 13(3):1031-8.

419. Li M, Guo T, Lin J, Huang X, Ke Q, Wu Y, et al. Curcumin inhibits the invasion and metastasis of triple negative breast cancer via Hedgehog/Gli1 signaling pathway. J Ethnopharmacol. 2022;283:114689.

420. Cao X, Li Y, Wang Y, Yu T, Zhu C, Zhang X, et al. Curcumin suppresses tumorigenesis by ferroptosis in breast cancer. PLoS One. 2022;17(1):e0261370.

421. Liu Z, Ma H, Lai Z. The Role of Ferroptosis and Cuproptosis in Curcumin against Hepatocellular Carcinoma. Molecules. 2023;28(4):1623.

422. Zhou X, Liu H, Zhang M, Li C, Li G. Spectrum-effect relationship between UPLC fingerprints and anti-lung cancer effect of Panax ginseng. Phytochem Anal. 2021; 32(3):339-46.

423. Huang J, Liu D, Wang Y, Liu L, Li J, Yuan J, et al. Ginseng polysaccharides alter the gut microbiota and kynurenine/tryptophan ratio, potentiating the antitumour effect of antiprogrammed cell death 1/programmed cell death ligand 1 (anti-PD-1/PD-L1) immunotherapy. Gut. 2022;71(4):734-45.

424. Cao M, Yan H, Han X, Weng L, Wei Q, Sun X, et al. Gin-

seng-derived nanoparticles alter macrophage polarization to inhibit melanoma growth. J Immunother Cancer. 2019;7(1):326.

425. Han X, Wei Q, Lv Y, Weng L, Huang H, Wei Q, et al. Ginseng-derived nanoparticles potentiate immune checkpoint antibody efficacy by reprogramming the cold tumor microenvironment. Mol Ther. 2022;30(1):327-40.

426. Han H, Qian C, Zong G, Liu H, Wang F, Tao R, et al. Systemic pharmacological verification of Salvia miltiorrhiza-Ginseng Chinese herb pair in inhibiting spontaneous breast cancer metastasis. Biomed Pharmacother. 2022;156:113897.

427. Yennurajalingam S, Reddy A, Tannir NM, Chisholm GB, Lee RT, Lopez G, et al. High-Dose Asian Ginseng (Panax Ginseng) for Cancer-Related Fatigue: A Preliminary Report. Integr Cancer Ther. 2015;14(5):419-27.

428. He M, Wang N, Zheng W, Cai X, Qi D, Zhang Y, et al. Ameliorative effects of ginsenosides on myelosuppression induced by chemotherapy or radiotherapy. J Ethnopharmacol. 2021;268:113581.

429. Sharma J, Goyal PK. Chemoprevention of chemical-induced skin cancer by Panax ginseng root extract. J Ginseng Res. 2015;39(3):265-73.

430. Kim R, Son SR, Lee NK, Kim JY, An G, Choi JH, et al. Cytotoxic Properties of C17 Polyacetylenes from the Fresh Roots of Panax ginseng on Human Epithelial Ovarian Cancer Cells. Molecules. 2022;27(20):7027.

431. Song C, Shen T, Kim HG, Hu W, Cho JY. 20(S)-Protopanaxadiol from Panax ginseng Induces Apoptosis and Autophagy in Gastric Cancer Cells by Inhibiting Src. Am J Chin Med. 2023;51(1):205-21.

432. Yoo HS, Kim JM, Jo E, Cho CK, Lee SY, Kang HS, et al. Modified Panax ginseng extract regulates autophagy by AMPK signaling in A549 human lung cancer cells. Oncol Rep. 2017;37(6):3287-96.

433. Kang JH, Song KH, Woo JK, Park MH, Rhee MH, Choi C, et al. Ginsenoside Rp1 from Panax ginseng exhibits anti-cancer activity by down-regulation of the IGF-1R/Akt pathway in breast cancer cells. Plant Foods Hum Nutr. 2011;66(3):298-305.

434. Cai JP, Wu YJ, Li C, Feng MY, Shi QT, Li R, et al. Panax ginseng polysaccharide suppresses metastasis via modulating Twist expression in gastric cancer. Int J Biol Macromol. 2013;57:22-5.

435. Hamidian M, Foroughinia F, Haghighat S, Attar A, Haem E. Protective effects of Panax ginseng against doxorubicin-induced cardiac toxicity in patients with non-metastatic breast cancer: A randomized, double-blind, placebo-controlled clinical trial. J Oncol Pharm Pract. 2023;29(6):1306-16.

436. Zhu C, Wang J, Liu W, Chen L, Abdelrahim ME, Ren L. Ginseng Consumption Possible Effect on Liver Cancer: A Meta-Analysis. Nutr Cancer. 2021;73(9):1581-9.

437. Lee MS, Kim MS, Yoo JK, Lee JY, Ju JE, Jeong YK. Enhanced anticancer effects of a mixture of lowdose mushrooms and Panax ginseng root extracts in human colorectal cancer cells. Oncol Rep. 2017;38(3):1597-604.

438. Jang WY, Hwang JY, Cho JY. Ginsenosides from Panax ginseng as Key Modulators of NF-κB Signaling Are Powerful Anti-Inflammatory and Anticancer Agents. Int J Mol Sci. 2023;24(7):6119.

439. Wang CZ, Wan C, Luo Y, Zhang CF, Zhang QH, Chen L, et al. Ginseng berry concentrate prevents colon cancer via cell cycle, apoptosis regulation, and inflammation-linked Th17 cell differentiation. J Physiol Pharmacol. 2021;72(2):10.26402/jpp.2021.2.08.

440. Verma P, Jahan S, Kim TH, Goyal PK. Management of Radiation Injuries by Panax ginseng Extract. J Ginseng Res. 2011;35(3):261-71.

441. Jin TY, Rong PQ, Liang HY, Zhang PP, Zheng GQ, Lin Y. Clinical and Preclinical Systematic Review of Panax ginseng C. A. Mey and Its Compounds for Fatigue. Front Pharmacol. 2020;11:1031.

442. Valdiani A, Ofoghi H, Akbarizare M, Talei D. Andrographis paniculata extract as an immunity modulator against cancer via telomerase inhibition. 3 Biotech. 2022;12(11):319.

443. Li J, Liu X, Li J, Han D, Li Y, Ge P. Mechanism of andrographis paniculata on lung cancer by network pharmacology and molecular docking. Technol Health Care. 2023;31(4):1407-27.

444. Yue GG, Gomes AJ, Saeed MEM, Tsui KY, Dawood M, Drif AI, et al. Identification of active components in Andrographis paniculata targeting on CD81 in esophageal cancer in vitro and in vivo . Phytomedicine. 2022;102:154183.

445. Idris MKH, Hasham R, Ismail HF. Bioassay-Guided extraction of andrographis paniculata for intervention of in-vitro prostate cancer progression in metabolic syndrome environment. Daru. 2022;30(2):253-72.

446. Wang XR, Jiang ZB, Xu C, Meng WY, Liu P, Zhang YZ, et al. Andrographolide suppresses non-small-cell lung cancer progression through induction of autophagy and antitumor immune response. Pharmacol Res. 2022;179:106198.

447. Subarmaniam T, Mahmad Rusli RN, Perumal KV, Yong YK, Hadizah S, Othman F, et al. The Potential Chemopreventive Effect of Andrographis paniculata on 1,2-Dimethylhydrazine and High-Fat-Diet-Induced Colorectal Cancer in Sprague Dawley Rats. Int J Mol Sci. 2023;24(6):5224.

448. Hsieh MJ, Lin CW, Chiou HL, Yang SF, Chen MK. Dehy-

droandrographolide, an iNOS inhibitor, extracted from Andrographis paniculata (Burm.f.) Nees, induces autophagy in human oral cancer cells. Oncotarget. 2015;6(31):30831-49.

449. Suriyo T, Pholphana N, Rangkadilok N, Thiantanawat A, Watcharasit P, Satayavivad J. Andrographis paniculata extracts and major constituent diterpenoids inhibit growth of intrahepatic cholangiocarcinoma cells by inducing cell cycle arrest and apoptosis. Planta Med. 2014; 80(7):533-43.

450. Zou Y, Xiong H, Xiong H, Lu T, Zhu F, Luo Z, et al. A polysaccharide from Andrographis paniculata induces mitochondrial-mediated apoptosis in human hepatoma cell line (HepG2). Tumour Biol. 2015;36(7):5179-86.

451. Zhu N, Hou J, Yang N. Network pharmacology integrated with experimental validation revealed the anti-inflammatory effects of Andrographis paniculata. Sci Rep. 2021; 11(1):9752.

총론 제8장

암의 증상에 따른 처치

장성환 파인힐병원 통합암센터 센터장

총론 제8장

암의 증상에 따른 처치

장성환 파인힐병원 통합암센터 센터장

암 관련 증상(cancer-related symptoms)은 암으로 진단된 환자에게 암과 직접적으로 관련되거나 암치료(수술, 항암 화학 요법, 방사선요법)와 관련되어 나타나는 다양한 증상으로 암성 통증, 암성 피로, 식욕부진, 불면, 오심·구토, 말초신경병증, 구강건조, 수술 후 장마비, 수술 후 통증 등이 해당된다. 이러한 암 관련 증상은 증상군(symptom cluster)으로 발생하는 경우가 많으며 다양하고 복합적인 원인으로 발생할 수 있으므로 다학제적이고 통합의학적 진단 및 치료의 병행을 고려해야 한다.

2021 암 관련 증상 한의표준임상진료지침[1]에서 제안한 암 관련 증상 진료 알고리즘은 그림 8-1과 같다.

암성 통증

암성 통증(cancer-related pain)은 암환자가 암 질환으로 인해 겪게 되는 통증을 포괄적으로 뜻하는 말로서, 원발암 자체나 전이암 또는 암 관련 치료로 인해 발생한 통증을 말한다.[2]

암과 관련된 많은 증상 중에서 통증은 암환자들 사이에서 장기적이며 잘 해결되지 않는 임상적 문제이다. 세계보건기구(World Health Organization, WHO)가 통증 조절을 위한 진통제 처방 단계의 권고사항을 발표한 이래 20년이 넘는 기간이 지났지만 55%의 암환자들이 아직도 삶의 질에 중대한

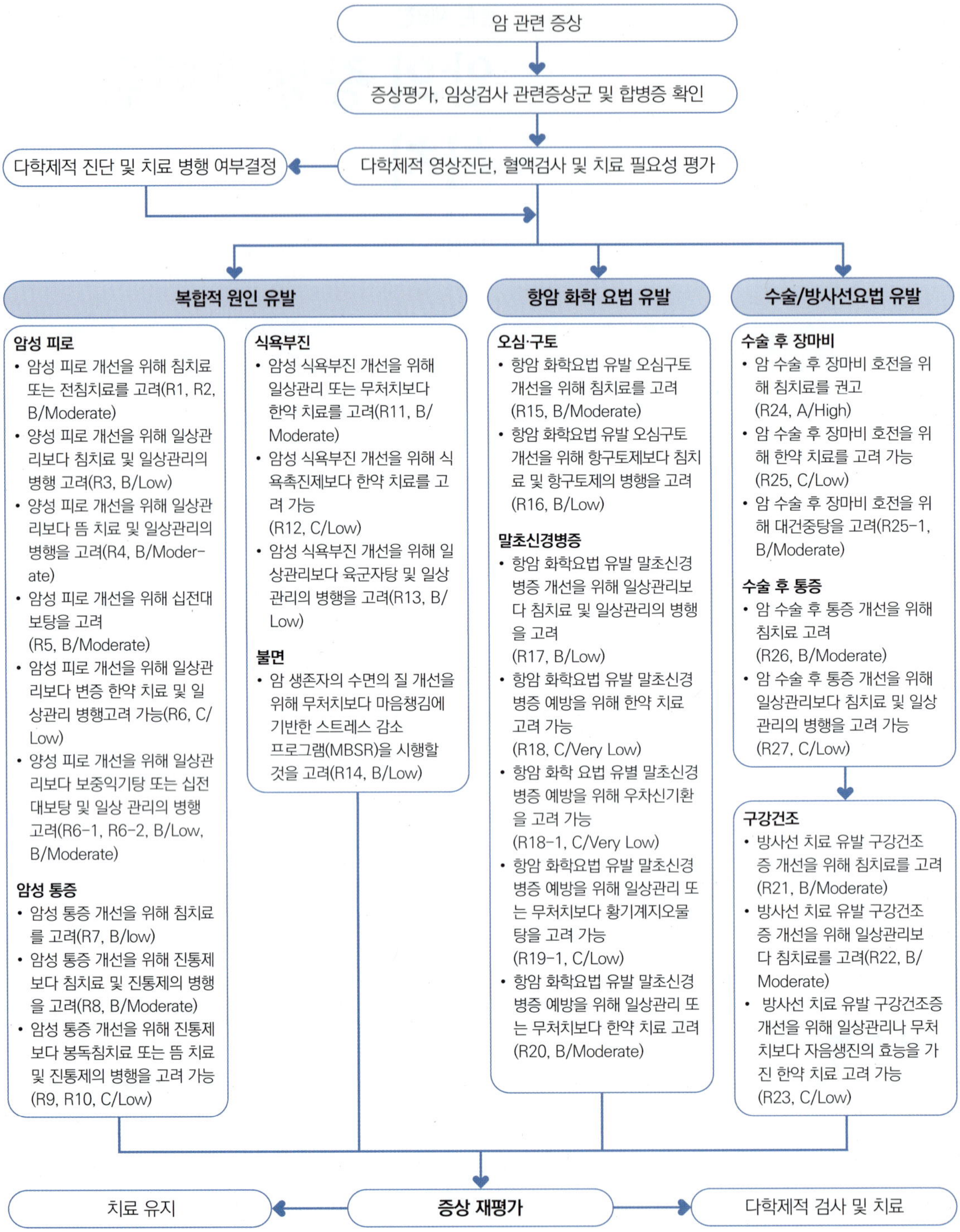

【그림 8-1.】 암 관련 증상 진료 알고리즘

영향을 끼치는 다양한 양상의 통증으로 고통받고 있다.[3] 국제 통증 연구학회(International Association for the Study of Pain)는 "암에 걸린 모든 사람에게 통증이 반드시 발생하는 것은 아니지만 일반적이다. 완화되지 않은 암성 통증의 결과는 치명적이다"라고 표현하고 있다.[4]

통증이 잘 조절되지 않으면 삶의 모든 측면이 지장을 받는다. 많은 연구에 의하면 암성 통증은 피로와 불안, 정서적 고통, 기분 장애, 우울, 사회적 관계의 감소, 가족 활동의 변화와 의미 있는 상관관계를 보이며 나아가서는 삶의 질을 감소시킨다.[5]

역학

암성 통증에 대한 122건의 연구(n=63,533)와 52건의 통증 중증도 연구(n=32,261)에 대한 대규모 체계적 문헌고찰에 따르면, 암환자는 치료 후 39.3%, 항암 치료 중 55.0%가 통증을 경험하며, 진행성 암에서 66.4%, 전체 암환자의 38.0%가 중등도에서 중증의 통증(NRS≥5)을 경험한다.[6]

미국 Eastern Cooperative Oncology Group (ECOG)에 속한 암 센터에서 치료받는 1,308명의 외래 환자를 대상으로 한 연구에 따르면 67%의 환자가 면담 전 한 주 동안 통증을 경험했고, 36%는 기능을 저하시킬 정도의 심한 통증을 호소하였다.[7] 우리나라에서 2001년 4월에 시행된 전국의 종합병원과 대학병원의 암환자들을 대상으로 조사된 통증 빈도에 대한 연구결과에 따르면, 암환자의 통증 유병률은 52.1%였고, 외래 환자에 비하여 입원 환자에서 더 많은 비율에서 통증이 있다고 대답하였다. 암의 종류에 따른 통증 빈도의 차이를 보면 폐암, 위암, 유방암, 대장암, 간암 등 고형 장기에 생기는 암에서 통증 빈도가 높은 반면 악성 림프종이나 백혈병과 같은 혈액암에서 통증의 빈도가 비교적 낮았다.

원인

암성 통증은 주로 종양관련(70%), 암치료 및 진단 관련(20%), 암과 관련 없는 통증(< 10%)의 세 가지 원인에 의해 발생한다. 암환자의 통증은 대부분 종양 자체에 기인하며, 또한 수술, 항암 화학 요법, 방사선 치료, 면역요법, 생물학적 치료와 같은 종양 치료의 결과로도 발생한다. 예를 들어 anthracycline 계열의 항암제는 통증을 유발하는 발적 반응을 유발할 수 있고, 전립선암에서 사용하는 호르몬제는 전신적인 뼈의 통증을 유발한다. Platinum 기반 항암제(cisplatin, carboplatin, oxaliplatin)나 taxane계 항암제(docetaxel, paclitaxel), vinca alkaloids, bortezomib과 thalidomide는 각각

신경, 운동신경 및 자율신경에 영향을 미치는 말초신경장애(chemotherapy-induced peripheral neuropathy, CIPN)를 유발한다. 그 밖에 충수염이나 근육의 긴장과 같이 암이나 치료와 전혀 관련이 없는 통증을 경험할 수도 있다. 암성 통증의 다양한 원인을 정리하면 표 8-1과 같다.

【표 8-1.】 암성 통증의 원인

직접적인 종양 관련 통증(70%)
1. 뼈 전이
2. 신경조직으로의 침범이나 압박
3. 공동장기 혹은 고형장기의 관 폐쇄
4. 혈관 폐쇄 혹은 침범
5. 점막 궤양 혹은 침습
종양으로 인한 증후군(10%)
1. 부종양 증후군(Paraneoplastic syndrome)
2. 쇠약과 관련된 통증(예: 욕창, 변비, 직장 혹은 방광 경련 등)
3. 기타(예: 대상포진 후 신경통)
진단 혹은 치료 과정(20%)
1. 시술과 관련된 통증(예: 골수검사 혹은 생검, 요추 천자)
2. 급성 수술후 통증 혹은 수술 후 증후군(예: 유방절제술후, 개흉술후, 절단술후 증후군)
3. 방사선 후(예: 골반이나 척수 손상, 점막염, 장염)
4. 항암 화학 치료 후(예: 점막염, 말초신경병증, 무균성괴사)
종양이나 치료의 무관한 통증(10%)

종양의 종류에 따른 통증의 원인 및 양상에 대하여 살펴보면 다음과 같다.

뼈

암이 직접적으로 통증을 일으키는 데 기인하는 가장 빈도 높은 원인은 뼈(bone)로의 전이이다. 뼈로의 전이는 국소적 뼈의 파괴, 병리적 골절의 원인, 주위 조직으로의 침윤, 이차적인 근육의 경련, 혹은 척추 신경이나 말초 신경과 같은 신경계 구조물 압박의 원인이 된다.

신경

말초신경으로의 침윤이나 압박은 신경(nerves)이 손실된 부위에 둔한 아픔을 유발하거나 지속적으로 피부 표면에 타는 듯한 통증을 일으킨다. 상완신경총이나 요천추신경총의 침윤은 통증과 운동신경의 증상을 동반한 신경근들이 연관된 부위의 감각 상실을 초래한다.

연조직

연조직(soft tissue)으로의 침윤은 국소조직의 파괴와 근막(fascia)이나 골막(periosteum) 같은 통증에 민감한 조직의 침윤에 의해 통증을 유발할 수 있다. 이는 또한 신경이나 혈관으로의 침윤 혹은 압박을 가함으로써 통증을 유발하기도 한다. 피부나 점막으로의 침윤은 이차적 감염에 의해 악화되는 국소적 통증의 원인이 된다.

내장

내장(viscera)으로의 침윤은 충분히 국소화되지 않는 표면의 통증을 동반한 심부 통증의 원인이 된다. 조직을 둘러싸고 있는 막의 침습은 잘 국소화되고 국소적 압통을 동반하며 더 날카로운 통증을 유발한다. 속이 빈 장기로의 침윤은 산통과 국소화되지 않는 관련통을 동반한 통증의 원인이 된다.

평가

통증의 평가는 통증관리에서 가장 중요한 첫 단계이며, 통증 평가를 위해서는 신체적 문제만이 아니라 심리, 사회적 문제에 대해 이해해야 한다.

통증의 병력

통증의 부위, 분포, 특성, 강도, 양상, 영향을 미치는 요인 등에 대해 자세한 병력 청취가 통증 평가에 필수적이다.

통증의 강도

통증의 강도는 치료 결정(긴급정도, 진통제의 종류, 투여방법, 용량조절 속도)에 중요하다. 가장 단순한 도구는 0에서 10까지 점수화하는 VAS, NRS가 있으며, 단어로 구성된 범주형 통증 평가방법이나 소아를 위한 face scale 등이 있다.

통증의 특성

환자가 호소하는 통증의 특성은 원인을 찾는 데 중요한 단서가 될 수 있기 때문에 가능한 환자 자신의 말로 표현하도록 하고 이를 기록하도록 해야 한다. 통증의 유형은 생리학적 기전에 따라 크게 2가지 종류로 구분할 수 있는데, 침해수용성 통증(nociceptive pain)과 신경병증 통증(neuropathic pain)이다. 침해수용성 통증은 다시 체성통(somatic pain)과 내장통(visceral pain)으로 나눌 수 있다.

체성통(somatic pain)은 피부, 근육, 뼈의 통증으로 쑤신다(aching)나 욱신거린다(throbbing), 혹은 압박감으로 표현한다. 내장통(visceral pain)은 내부 장기의 통증으로 위치가 애매하며 쥐어짜는 듯한(squeezing), 갉는 듯한(gnawing), 경련성(cramping)의 통증으로 장기의 피막에 압박이 가해지거나 장간막이나 다른 장기 구조가 당길 때 생길 수 있다. 신경병증성 통증(neuropathic pain)은 신경의 손상에 의한 통증으로 화끈거리거나(burning), 저린 듯한(tingling), 쏘는 듯한 양상으로 나타난다.

침해수용성 통증은 비마약성 및 마약성 진통제로 대부분 조절이 가능한 반면, 신경병증성 통증의 경우 진통제 치료에 보조진통제 병합 투여 및 중재적 통증 치료 등이 필요한 경우가 많아 암성 통증 환자의 치료 시 통증 상황에 대한 이해가 우선시되어야 한다.

통증에 영향을 미치는 요인

통증의 민감도에 영향을 주는 여러 요인들이 있기 때문에 이에 대한 조사도 필요하다. 약물 복용 병력을 파악하는 것은 필수적이며, 그 밖에 우울증이나 가족을 포함한 대인관계 조사와 같은 환자의 심리, 사회적 평가 또한 중요하다.

【표 8-2.】 암성 통증의 종류

종류	표현	증후군
침해수용성(Nociceptive)		
체성통 (Somatic pain)	• 쑤시는(aching), • 욱신거리는(throbbing), • 국소적(well localized) 통증	• 뼈전이(bone metastases), • 혈액암의 골수 확장(bone marrow expansion in hematologic malignancies)
내장성 (Visceral)	• 경련성(cramping), • 쥐어짜는 듯한(squeezing) 통증, • 연관통[예: 간전이와 관련된 우상복부(RUQ) 통증]	• 전이로 인한 간피막 팽창(hepatic capsule distention due to metastases), • 악성 장폐색(malignant bowel obstruction), • 복막암(peritoneal carcinomatosis)
신경병증성 (Neuropathic)	• 따끔거리는(tingling), • 화끈거리는(burning), • 전기오는 듯한(electrical), • 찌릿하는(shooting), • 아픈 저림(painful numbness), • 차가운(cold) 통증	• 뇌신경통(cranial neuralgias), • 통증성 신경근병(painful radiculopathy), • 경추신경통, 천골신경통의 신경증(plexopathy of cervical brachial, sacral plexuses), • 연수막 전이(leptomeningeal metastases)

진단적 평가

영상의학검사와 진단의학검사는 통증 평가에 필수적인 정보를 제공할 수 있다. 예를 들어 뼈 조사를 통해 늑골에 통증을 초래하는 전이 유무를 확인할 수 있다. 이러한 경우에는 방사선 치료가 필요하다. 종양표지자도 종양의 유무와 전파 정도를 나타내는 증가가 되므로 통증의 원인을 확인하는 데 도움을 줄 수 있다. 진단의학검사 결과를 통해 통증 치료에 영향을 미치는 다른 요인을 확인할 수 있다. 예를 들어 혈중 칼슘 농도 검사로 마약성 진통제를 투여받는 환자에서 발생한 혼돈(confusion)이 고칼슘혈증에 의한 것인지 확인할 수 있다. 이러한 진단적 평가의 범위는 치료의 목적뿐 아니라 환자의 질병 과정에 따라 결정된다.

임상 통증 평가를 위한 임상지침과 평가도구 예

AHCPR (Agency for Health Care Policy and Research) guideline에 의하면 다음과 같은 권고사항이 포함된다. 첫째, 의료 전문가가 통증에 대해 문진해야 하고, 환자의 자기 보고는 평가의 중요한 기본이다. 둘째, 임상의는 손쉽게 사용할 수 있는 측정도구로 통증을 평가하고, 치료 시작 또는 변경 이후에 정규적으로 통증 경감의 양상을 기록해야 한다. 기록지는 환자 진료에 참여하는 모든 임상의가 손쉽게 접근하여 사용할 수 있어야 한다. 셋째, 임상의는 모든 의료 전달 체계 내에서 효과적인 통증 조절이 지속될 수 있도록 환자와 가족들이 집에서도 통증 평가 도구를 사용하도록 교육시켜야 한다. 넷째, 통증의 초기 평가에는, 통증 강도와 특성의 평가를 포함하는 자세한 문진, 신체 검진, 심리사회적 평가, 흔한 암성 통증 증후군과 연계된 징후와 증상들의 진단적 평가가 반드시 포함되어야 한다. 다섯째, 임상의는 흔한 암성 통증 증후군을 알아야 한다. 이러한 신속한 인지는 치료를 앞당기고 경감되지 않는 통증의 비율을 최소화시킨다. 여섯째, 통증 양상의 변화 또는 새로운 통증이 발생할 경우 진단을 위한 평가와 치료 계획을 수정해야만 한다.

Brief pain inventory (BPI)

BPI (brief Pain Inventory)는 통증 위치, 특성, 통증이 일상 생활에 미치는 효과를 측정하며 사용이 용이하다. BPI는 환자가 작성하는 것으로 쉽게 이해가 가능하며 현재 여러 나라의 언어로 번역되고 있으며 그 타당성이 검증되어 있다.

Memorial pain assessment card (MPAC)

Memorial Pain Assessment Card (MPAC)는 통증 강도, 통증 경감과 기분을 나타내는 100 mm

길이상사척도(VAS)와 통증 강도를 나타내는 8단계 어휘평가척도(verbal rating scale)로 구성되어 있다. 통증에 대한 자세한 설명을 제공하지는 않지만 간단하고 단순하여 자료 수집이 용이하고 환자들이 부담 없이 사용할 수 있는 장점이 있다.

McGill pain questionnaire (MPQ)

McGill Pain Questionnaire (MPQ)는 자가보고식 설문지로 통증의 포괄적인 점수를 제공하고 감각적, 정적(affective) 그리고 평가적 영역을 반영한다. 치료의 영향에 대한 자료를 수집할 수 있으나 환자들이 이해하기에는 번거로우며 어렵고 언어적 제한이 있을 수 있다.

치료

암환자들의 통증 완화를 위해 이용 가능한 치료 방법들은 다양하다. 근본적인 암의 치료, 진통제, 보조적 진통제, 신경자극적 치료, 신경외과적 시술, 물리치료, 심리 치료, 생활양식의 변화 등이 있다. 암환자의 85%가 단순하고 저렴한 구강용 진통제를 통해 통증의 완화를 유도할 수 있다.

항암 치료

항암 화학 요법, 방사선요법으로 종양의 크기를 감소시켜 통증을 완화시킬 수 있다. 경우에 따라서는 통증을 완화시키기 위해 수술을 하기도 한다. 예를 들어 대장결장암에 의해 완전 장폐색이 생겨 통증이 발생한 경우에는 결장루를 만들어 주거나 스텐트를 삽입해 통증을 조절할 수 있다. 통증 조절을 위해 호르몬 요법을 시행하기도 하는데 특히 뼈 전이에 의한 통증을 치료하기 위해 호르몬요법을 시도한 사례가 보고된 바 있다. 특히 방사선 치료는 종양을 직접적으로 치료하면서 통증을 제거함과 동시에 비교적 비침습적이고 통증완화효과가 높은 장점이 있다. 통증 완화에 있어 진통제 투여가 우선적으로 고려되어야 하나, 이에 반응하지 않을 경우나 혹은 신경압박이나 골절 예방의 필요성이 있을 때 방사선 치료를 권장한다. 대표적으로 골전이에 의한 통증이나 종양에 의해 뇌전이 및 척수신경이 압박을 받는 경우가 있으며, 그 밖에 악성종양출혈, 악성연하곤란, 악성요로폐쇄, 악성림프부종 등이 있다.

약물 중재

종양치료가 통증치료에 유용하기는 하지만 암성 통증 관리의 기본은 약물치료다. 세계보건기구(WHO)의 3단계 analgesic ladder는 환자가 보고한 통증 강도에 기초하여 진통제를 사용하는 방법에 대해 지침(표 8-3)을 제공한다.[8]

【표 8-3.】 WHO에서 제시하는 암환자를 위한 3단계 analgesic ladder

단계	진통제	약물
1단계 통증	비마약성 진통제 ±보조적 요법	NSAIDs (non-steroidal anti-inflammatory drugs), Paracetamol
2단계 통증이 지속/증가	약한 마약성 진통제 ± 비마약성 진통제 ± 보조적요법	Codeine, Oxycodone, Tramadol
3단계 통증이 지속/증가	강한 마약성 진통제 ± 비마약성 진통제 ± 보조적요법	Morphine, Fentanyl, Hydromorphine, Methadone, Oxycodone

NSAIDs, Acetaminophen 등 비마약성 진통제

NSAIDs, Acetaminophen 등 비마약성 진통제는 다양한 원인을 가지는 암성 통증의 치료에서 단독이나 마약성 제제와의 병용으로 매우 유용하게 사용될 수 있다. 암성 통증이 경한 경우 NSAIDs를 단독 투여할 수 있으며, 대개는 효과를 보이는 최소 용량으로 시작하여 단계적으로 하루 최대 허용 용량까지 증량시킬 수 있다. Aspirin이나 acetaminophen의 경우 1,000 mg 정도에서 천정(ceiling) 효과가 존재하므로, 1,500 mg을 사용하더라도 1,000 mg을 사용한 경우보다 더 나은 통증 경감을 얻지 못하고 고용량 투여에 따른 독성만 증가한다. NSAIDs에 의한 prostaglandin 합성의 저해는 폐나 위장관뿐만 아니라 혈소판과 신기능에도 심각한 이상을 초래할 수 있다. Prostaglandin은 정상적인 혈소판 기능을 위해 필요하기 때문에 대부분의 NSAIDs는 혈소판 기능을 떨어뜨려 출혈경향을 높일 수 있다. 또한 prostaglandin은 신동맥 혈류 유지에도 관여하기 때문에 부적절한 신혈류를 가진 노인 환자의 경우 NSAIDs의 사용은 신부전을 촉발할 수 있다.

Aceteaminophen도 비마약성 제제인데 이 약제는 NSAIDs에 비해 prostaglandin 차단 효과는 적으며, 진통과 해열 효과를 모두 가지고 있으나 항염증 작용은 적다. Aceteaminophen은 간에서 농축되어 많은 용량은 간 괴사를 일으킬 수 있으므로 일일 최대 용량(4,000 mg)을 초과해서는 안 되며, 마약과 aceteaminophen이 혼합된 약제를 투여할 때 이 점을 주의해야 한다.

마약성 진통제

마약성 진통제는 모르핀과 유사한 효과를 가진 약들로 정의되며, 이들은 뇌와 척추에 있는 마약성 수용체와의 상호 작용을 통해서 작용한다. 비마약성 진통제와 보조요법으로 통제되지 않는 암성 통증에는 적절한 용량의 마약성 진통제를 반드시 투여하는 것이 권장되며, 마약성 진통제로 인한 부작용을 최소화하기 위해 보조적인 약제를 함께 사용하는 것이 일반적이다. 마약성 진통제를 장기간 사용하게 되면 내성과 신체적 의존성이 올 수 있다. 그러나 내성이나 신체적 의존성을 마약중독과 혼돈해서는 안 되며, 통증이 있는 환자에서 마약 중독은 아주 드물다. 마약성 진통제는 천정효과가 없기 때문에 통증 조절을 위해서 용량의 제한 없이 증량할 수 있으며, 용량의 증량이 마약 중독을 의미하지 않는다. 마약성 진통제의 선택에 있어서는 과거의 경험에 따른 환자의 선호도, 시간에 따른 통증의 유형(예: 지속성, 간헐적, 또는 양측) 등이 고려된다. 과거 codeine으로 좋은 진통 효과를 보인 경우를 제외하고 암환자에서 codeine 사용은 피해야 하며, 심한 신경병증성 통증이나 약제의 비용을 고려하는 경우 methadone을 고려한다. 또한 마약성 진통제는 용량적정방법(dosage titration)에 따라 투여량을 조절하여야 한다. 마약성 진통제의 투여 경로는 간편하고 불편감이 없는 방법을 선택하여야 하며, 경구 투여가 간편하기 때문에 가장 많이 이용된다. 정맥 내 마약성 진통제의 장점은 경구투여를 할 수 없거나 의학적으로 불안정한 환자에서 신속하고 단계적인 증량이 가능하며 효과가 신속하다는 점과 자가통증조절장치(patient-controlled analgesia, PCA)를 통한 통증 조절 옵션을 가진다는 것이다. 반면, 근육 주사는 환자에게 통증을 유발하고 흡수가 불확실하기 때문에 사용하지 않는 것이 좋다. 마약성 진통제의 부작용으로는 변비, 오심과 구토, 지나친 진정(sedation), 섬망, 호흡억제, 간대성 근경련, 가려움증 등이 있다. 이러한 부작용으로 충분한 용량의 마약성 진통제를 투여할 수 없는 경우에는 견딜 만한 부작용과 만족할 만한 진통효과를 지닌 다른 마약성 진통제를 찾거나, 아래 기술하는 보조 진통제를 활용하는 방안이 있다.

보조 진통제

보조 진통제는 주로 다른 적응증에 사용되는 약제지만, 통증도 함께 경감시킬 수 있는 다양한 범주의 약제들이 포함된다. 삼환계 항우울제와 항경련제, 국소마취제, 부신피질호르몬과 기타 약제가 이에 포함된다.

비약물 중재

신경차단술

신경차단술은 척수와 말초 체성신경 그리고 교감신경계를 차단하는 술기로 보통 다른 치료법들이 효과가 없을 때만 사용된다. 종류로는 진단적 신경차단(통증의 원인이 교감신경성인지 체성신경성인지 감별), 치료적 신경차단, 신경파괴술(고주파, 신경파괴제 등)에 의한 신경차단이 있다. 교감신경절 차단은 복강신경총, 천미골신경절, 흉부 및 요부교감신경, 성상신경절 등을 차단하는 것이며, 체성신경차단은 삼차신경, 늑간신경, 장골서혜신경, 천골신경, 척주신경근, 추간관절 등을 차단하는 것이고, 척수진통법(spinal analgesia)은 경막외강이나 지주막하강에 약물을 투여하는 방법이다.

신경외과적 수술

신경외과적 수술은 종양에 대한 우선적 치료나 그 밖의 약물적, 보존적 치료가 실패한 경우에 고려된다. 절제수기법에는 중추 또는 말초 통증경로 차단술, 비절제수기법에는 마약제를 공급하기 위한 펌프 삽입술과 신경강화기법인 신경자극술 등이 있다.

물리적 중재

다양한 형태의 통증 관리를 위해 물리적 요법이 사용되는데 이는 각 개인의 상황과 요구에 맞게 개별화되어야 한다. 물리적 중재로는 열요법, 냉요법, 전기적 요법(예: TENS, 신경자극 치료법), 마사지, 운동, 수기, 보조기 등이 있다.

심리사회적 중재

심리적, 사회적 그리고 문화적 요소들은 통증의 악화 혹은 완화에 있어서 중요한 역할을 담당한다. 즉, 인식되지 않거나 치료되지 않은 심리, 사회적 문제들은 적절한 치료에도 완화되지 않는 통증의 원인일 수 있다. 특히 우울과 불안감에 대한 진단과 치료는 암성 통증의 조절을 돕는다.

통합의학적 접근

암성 통증에 관한 보완대체의학의 무작위대조 임상연구들의 체계적 고찰에 의하면 비록 연구의 수가 적은 한계점이 있지만 최면, 심상화요법(imagery), 지지그룹(support group), 침치료, 치유수기(healing touch)가 암성 통증에 대해 어느 정도 확실한 효과가 있음이 밝혀졌으며 특히 단기간의 효과에서 더욱 우수한 효과를 보였다. 그러나, 음악치료나 마사지 요법은 대조군에 비해 암성 통증을 유의하게 감소시키지는 못했다.[9]

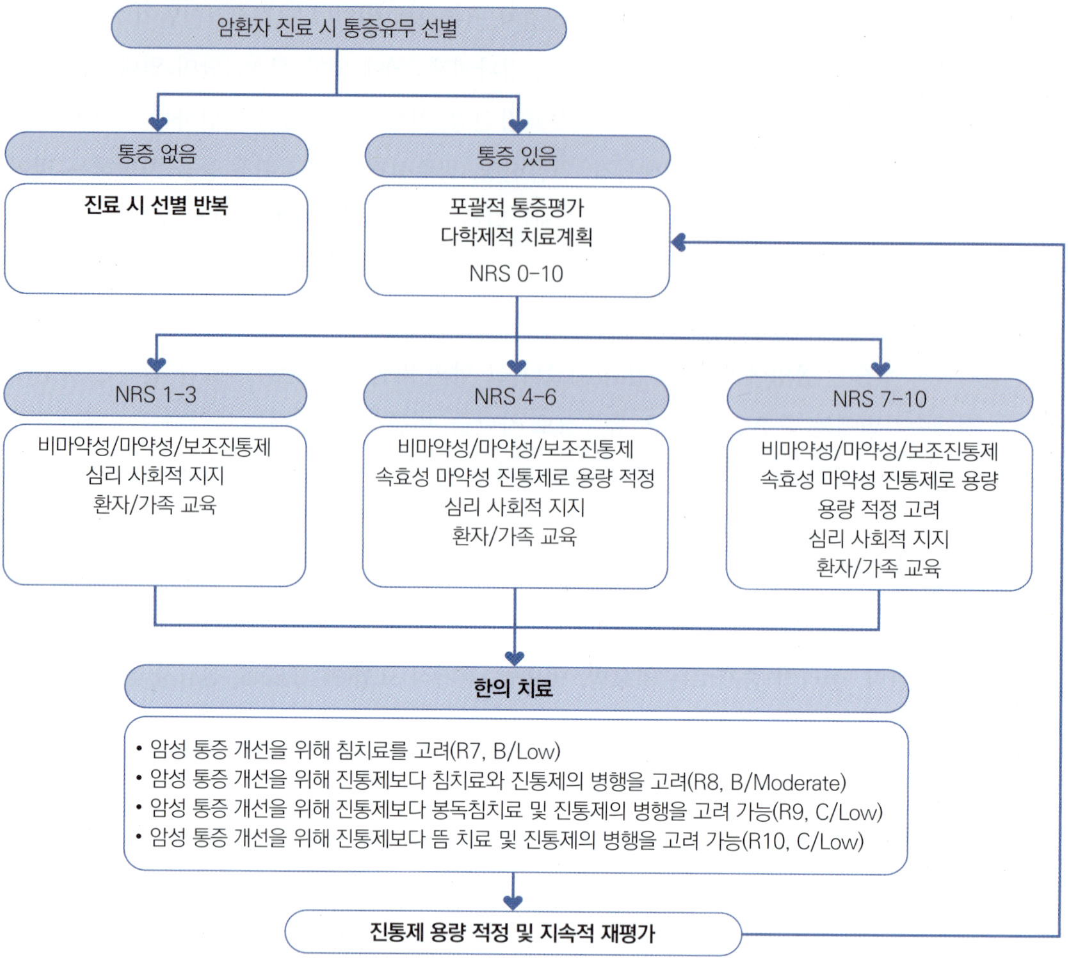

【그림 8-2.】 암성 통증에 대한 한의표준임상진료지침[1]

한의학적 치료

암성 통증의 침치료

미국에 있는 여러 암 센터에서는 암치료에 침치료를 통합하고 있다. 이는 암환자들 사이에서 보완 대체의학(CAM)을 이용하는 비율이 증가하는 추세라는 점과 여러 연구 결과들이 침치료가 암치료에 있어 효과적이고 안전한 보조요법임을 증명했다는 것과 방향을 같이하고 있다.

침술의 진통작용은 최근 수십여 년간 활발히 연구되어왔으며, 몇몇 계통적 연구는 골관절염, 만성

슬통, 견통, 경항통 등의 광범위한 비암성 통증에 대한 침치료의 효과를 지지하였다. 비록 암 특이적 통증에 대한 침술 임상시험의 수가 아직은 적지만, 비암성 통증에 관련된 임상실험의 결과는 침치료가 암환자들의 통증치료에 이익이 될 수 있음을 지지한다. 첫째, 침치료는 암성 통증에 대한 진통제 처방 단계를 보조하는 비약학적 중재자가 될 수 있다. 몇몇 무작위 대조군 임상시험 연구들이 외과적 처치 중의 침의 통증 조절을 연구하였고, 침이 morphine, pirinitramide, alfentanil 같은 진통제의 요구량을 감소시킴을 발견하였다. 둘째, 침치료는 신체적 작용뿐 아니라 통증의 심리적 양상에도 강하게 영향을 미친다. 이는 암성 통증이 생물학적, 심리적, 사회적 구성요소의 조합으로 초래된다는 점에서 의의를 지닌다. 셋째, 침치료를 통해 직접적으로 암과 연관되지 않은 통증도 완화될 수 있다. 암환자의 대다수가 고령이기 때문에 많은 수의 환자들이 만성적 통증을 가지고 있는데, 이러한 만성 통증이 침치료에 반응했을 가능성이 있기 때문이다.

많은 암환자들은 통증뿐만 아니라 암의 발병 및 진행, 암치료 과정이나 결과에 따라 여러 증상들과 불편감을 호소한다. 우울과 불안, 상열감, 피로, 불면, 신경병증, 구강건조증, 호흡곤란 등이 그 예인데 침치료는 이러한 암 관련 증상들을 경감시킴으로써 암환자들의 통증 완화에 기여한다.[10] 또한 암성 통증에 사용되는 진통제나 화학방사선요법들은 모두 삶의 질을 현저하게 떨어뜨리는 심각한 부작용들을 유발할 수 있다는 큰 단점을 안고 있다. 그러나 침치료는 그 부작용이 10,000명당 0.55명 이하 정도밖에 되지 않는다고 보고되고 있어 침치료가 암성 통증의 치료에 각광을 받고 있으며 이와 관련된 RCT 연구가 활발히 진행 중이다.[11]

침치료의 암성 통증 조절 기전

침의 작용기전에 대한 동물 모델과 인체를 대상으로 한 침에 대한 다수의 연구들은 침의 효과가 근본적으로 중추 신경계와 말초 신경계를 포함하는 신경내분비계의 자극과 그에 따른 반응에 기초한다고 제시하였다. 동물 실험 자료는 침의 치료효과가 뇌하수체뿐만 아니라 뇌간, 시상, 시상하부 기능을 포함하는 아편양 혹은/그리고 모노아민 신경전달물질을 통해 부분적으로 중재됨을 시사한다. 또한 fMRI, PET, EEG를 통해 얻어진 신경영상 데이터는 침 자극이 1, 2차 체성 감각, 전대상피질, 전전두엽피질, 도피질, 편도핵, 해마, 시상하부 그리고 기타 영역을 포함하는 뇌 영역의 광점위한 연결을 조절함을 증명하였다.[6]

암성 통증 중 가장 흔한 골성 통증의 진통효과와 그 기전에 대해서는 최근에 연구된 바가 있다. 암성 골 통증은 중추신경계가 통증 반응에 민감해지면 침해 수용 시스템의 상향 조절에 의해 발생한다고 알려져 있다. 여기에 침치료는 배각의 민감도를 떨어뜨리고 아픈 자극에 반응하는 신경 전도율을 감소시킨다. 이러한 이유로 정기적인 침치료는 암으로 인해 중추 신경계에 지속적으로 전달되는 통증 신호에 대한 인체의 반응 및 그 민감도를 떨어뜨릴 수 있고 결국 opioid peptide system을 상향 조절하는 데 기여할 수 있는 것이다. 더 나아가 통증을 유발하는 muscle trigger point를 풀어주는 것 또한 중추계의 통증에 대한 민감도를 감소시키는 큰 역할을 하고 있는 것으로 보인다. 이 외에도 침치료가 변연계에 영향을 미쳐서 통증과 관련한 감정조절에도 기여하여 통증에 대한 역치를 높여줄 수 있는 것으로 사료된다.[12]

암성 통증과 침치료 연구의 실례

전임상연구

- 쥐들을 무작위로 다음과 같이 4그룹으로 나누고(ⅰ. 非종양세포를 접종한 그룹 ⅱ. Walker 256 carcinoma cell을 접종한 그룹 ⅲ. Walker 256 carcinoma cell을 접종한 그룹 중 가짜 경혈점에 전기자극을 한 그룹 ⅳ. Walker 256 carcinoma cell을 접종한 그룹 중 전침치료를 시행한 그룹) Walker 256 carcinoma cell을 발바닥에 주사함으로써 발생되는 암성 통증에 대한 전침치료의 효과를 후근신경절에서의 TRPV1(여러 논문에서 암성 통증의 발생에 중요한 역할을 한다고 제시) 발현을 RT-PCR 및 western blotting을 통해 정량적으로 측정하였다. 암세포의 접종은 발회피 역치를 감소시켰고 자발적 통증 행동을 증가시켰으며 유의한 온도적 통각을 야기하였는데, 이것은 ST36 경혈점에 대한 2 Hz, 0.3 ms, ≤1 mA 전침치료에 의해서 완화되었다. 후근신경절에서 TRPV1 mRNA와 단백질도 암성 통증 모델에서는 상향조절되었는데, ST36 경혈점에 대한 전침치료는 후근신경절에서의 TRPV1의 발현을 제어하였다.[13]
- 골종양을 유도한 쥐의 환도혈에 10 Hz/2 mA/0.4 ms 세기의 전침 자극을 30분 동안 가한 실험군과 같은 혈자리에 전기 자극 없이 침만 꽂은 대조군을 대상으로 열자극 및 물리적인 자극에 대한 예민함을 측정하였는데, 전침치료를 시행한 쥐들이 대조군에 비해서 열자극 및 물리적인 자극에 더욱 오랫동안 견뎌낼 수 있었다.[14]
- 암성 통증의 제어에 있어서 전기침의 진통 효과는 골종양 이외에 피하에 암유발 물질을 주입하여 피부종양을 일으킨 쥐 모델의 열자극에 대한 예민함 측정 결과에서도 비슷하게 나타났다. 전기침치료를 하지 않은 군에 비해 전기침 치료를 시행한 군의 쥐는 전기침 자극 15-30분 이내에 진통효과가 최고조에 달하고 50분 후 감소하였고 이는 치료를 시행하는 20일 동안 지속되었다. 그러나 20일 후부터는 진통 효과가 줄어들기 시작하였는데, 이는 암성 통증 실험 모델에 있어서 말기단계에 해당하며, 곧 말기 통증 제어에는 그 효과가 줄어들 수 있다는 것을 암시하는 결과로 보인다.[15]

임상 연구

- 암치료 후에 발생한 만성 말초성 혹은 중추성 신경병증 환자들 90명을 피부에서 전기신호가 탐측되는 이침을 시술받은 그룹(실험군), 그리고 전기적 신호가 탐측되지 않는 점과 비경혈점(placebo point)에 이침을 고정한 두 개의 위약 그룹(대조군)으로 무작위 배정하고 2달 후 통증 정도를 VAS로 측정한 결과 통증의 강도는 이침치료를 받은 군에서 처음에 비해 2달 후 36%의 감소를 보였고, placebo군에서는 2% 정도의 감소를 보였으며, 이 두 군 간의 차이는 통계적으로 유의하였다($p<0.0001$).[16]
- 비소세포성 폐암으로 개흉수술을 받은 후 통증을 호소하는 환자 27명을 전침과 가짜 침으로 무작위 배정하여 임상 시험을 한 결과 전침 그룹에서 VAS 점수가 낮은 경향이 있으며, 수술 후 morphine 사용량이 전침 그룹에서 유의하게 낮은($p<0.05$) 결과를 얻었다.[17]
- 기존의 암 통증 치료에 있어서 침치료가 약물치료보다 효과가 있는지 알아보기 위하여 66명의 말기암환자를 통증의 정도에 따라 輕, 中, 重 세 그룹으로 나누어 각각 침치료를 받을 실험군과 전통 약물치료를 받을 대조군으로 분류하였다. 대조군은 통증의 정도에 따라 각각 아스피린, 코데인, 그리고 모르핀을 투여받았고 나머지 군은 모두 침치료를 시행하였는데, 그 혈자리로는 환자들이 각각 느끼는 가장 예민한 통처 3-5군데로 지정하였다. 실험 결과 약물치료군보다 침치료군의 진통효과가 더 좋게 나왔으며 추가 진통제 복용은 필요하지 않았으며 부작용 또한 보고되지 않았다.[18]

배수혈과 Dermatome을 응용한 각종 암성 통증의 침구치료

암성 통증에 대한 dermatome을 지표로 한 침구치료에서는 dermatome 영역의 반응점(압통, 경결)을 치료 부위로 하지만 목적으로 하는 dermatome상의 극간 방점(극돌기간 외방 5分) 및 배부 수혈을 주로 치료한다. 치료는 침치료에서, 어느 절피로부터 1 cm 정도의 유침, 灸치료이면 絲狀灸 또는 溫灸부터 개시한다. 그 자극량으로 효과가 없고 환자의 전신 상태가 양호하면, 자극량(자침의 깊이, 치료 부위, 장수)을 증가시켜 최종적으로는 고빈도 전침을 실시한다.

폐암환자에서는 통증 및 호흡곤란이 주된 치료 대상이 된다. 폐의 구심로는 T2-T7이다. 치료 부위는 그 극간 방점인 풍문(風門), 폐수(肺兪), 궐음수(厥陰兪), 심수(心兪), 백호(魄戶), 고황(膏肓), 신당(神堂)을 사용한다. 보조혈로서 태연(太淵), 공최(孔最), 중부(中府)를 사용한다. 호흡곤란이 심한 경우는 좌위(坐位)로 치료를 실시한다.

간암환자에서는 통증 및 전신 권태감이 주된 치료의 대상이 된다. 간의 구심로는 T6-T10 이다. 치료 부위는 그 극간 방점인 격수(膈兪), 간수(肝兪), 담수(膽兪), 격관(膈關), 혼문(魂門), 기문(期門)을 사용한다. 경도의 부종이 있는 경우는 풍륭(豊隆), 수도(水道)를 사용한다.

위암환자에서는 통증의 경감 및 소화기 증상이 주된 치료 대상이 된다. 위의 구심로는 T7-T11이다. 치료 부위는 극간 방점인 격수(膈兪), 간수(肝兪), 담수(膽兪), 비수(脾兪), 격관(隔關), 혼문(魂門), 의사(意舍), 중완(中脘)을 사용한다. 보조혈로서 위수(胃兪), 족삼리(足三里), 삼음교(三陰交)를 사용한다.

대장암환자에서는 통증의 경감 및 소화기 증상이 주된 치료 대상이 된다. 대장의 구심로는 T11-L1 이다. 치료 부위는 그 극간 방점이 비수(脾兪), 위수(胃兪), 의사(意舍), 위장혈, 관원(關元)을 사용한다. 보조혈로서 천추(天樞), 신수(腎兪), 대장수(大腸兪), 족삼리(足三里), 삼음교(三陰交)를 사용한다.

방광암, 자궁암, 직장암의 환자에서는 통증의 경감이 주된 치료 대상이 된다. 그러한 구심로는 방광(T12-L4), 자궁(T11-L4), 직장(T11-L4)이다. 치료 부위는 그 극간 방점인 비수(脾兪), 위수(胃兪), 삼초수(三焦兪), 신수(腎兪), 대장수(大腸兪), 방광수(膀胱兪), 중료(中髎), 하료(下髎), 지실(志室), 포황(胞肓), 질변(秩邊), 관원(關元), 중극(中極)을 사용한다. 보조혈로서 삼음교(三陰交)를 사용한다.

척추의 암 암의 척추 전이 환자에게는 통증의 경감이 목적이 된다. 전이된 척추 레벨의 dermatome에 통증이 출현한다. 치료 부위는 척추 레벨의 극간 방범, 배부 수혈을 사용한다. 골 전이가 있는 부위에서는 골절이 일어나기 쉬우므로 주의한다.

권고안	권고등급/근거수준
암성 통증 환자의 주 증상 개선을 위하여 침치료를 고려해야 한다.	B/Low
임상적 고려사항	
암성 통증은 불안, 우울, 불면, 피로, 식욕부진 등의 증상과 복합적으로 나타날 수 있으며 종양의 직접적 원인으로 발생할 수 있으므로 다학제적 진단 및 치료의 병행을 고려해야 한다. 혈자리로는 아시혈, 배수혈, 족삼리(ST36), 합곡(LI4), 태충(LR3), 관원(CV4), 중완(CV12)을 고려할 수 있다. 치료기간은 보통 주2-5회, 3-8주 치료한다.	

권고안	권고등급/근거수준
암성 통증 환자의 주 증상 개선을 위하여 진통제보다 침치료 및 진통제의 병행을 고려해야 한다.	B/Moderate
임상적 고려사항	
암성 통증은 다학제적 진단 및 치료의 병행을 고려해야 하며 종양의 직접적 원인으로 발생할 가능성을 항상 염두에 두어야 한다. 혈자리로는 아시혈, 배수혈, 족삼리(ST36), 합곡(LI4), 태충(LR3), 관원(CV4), 중완(CV12)을 고려할 수 있다. 치료기간은 보통 주 2-5회, 3-8주 치료한다.	

암성 통증의 뜸, 전침, 봉독 치료

암성 통증에 대한 뜸의 효과 및 안전성[19]

연구 방법은 암성 통증을 호소하는 암환자 16명을 대상으로 무작위 배정을 통해 시험군과 대조군을 나눈 후 시험군에게는 7일 동안 진짜 뜸을 시행하고, 대조군에게는 7일 동안 가짜 뜸을 시행하였다. 양쪽 군에서 뜸자리 선정의 방법은 동일하였으며, 통증을 호소하는 부위에서 다섯 군데의 아시혈을 선택하여 각 혈자리마다 다섯 번씩 뜸 치료를 시행하였다. 진짜 뜸군에서는 타지 않은 뜸의 높이가 피부로부터 0.5 cm 이하로 남았을 때 뜸을 제거하였으며, 대조군에서는 타지 않은 뜸의 높이가 피부로부터 대략 1 cm 남았을 때 뜸을 제거하였다. 평가지표는 BPI (Brief Pain Inventory) 총점수, BPI 통증 강도 점수, BPI 통증의 생활 방해점수, FACT-G (Functional Assessment of Cancer Therapy-General) 점수, 마약성 진통제 복용량, 맹검신뢰도를 이용하였다. 뜸 치료의 부작용 또한 관찰하였다. 시험군과 대기대조군을 비교한 결과 BPI total score (mean change, experimental vs control: -0.97 vs. 0.39, p=0.014), BPI pain intensity score (-0.82 vs. 0.54, p=0.027), BPI pain interference score(-1.12 vs. 0.24, p=0.037)의 지표에서 시험군의 지표가 대조군보다 유의하게 향상된 결과를 보였다. FACT-G는 양군 간 차이가 없었으며, 마약성 진통제의 복용량 또한 양군에서 차이를 보이지 않았다. 가짜 뜸 맹검의 신뢰성이 확보되었으며, 뜸으로 인한 심각한 부작용은 관찰되지 않았다.

권고안	권고등급/근거수준
암성 통증 환자의 주 증상 개선을 위하여 진통제보다 뜸 치료 및 진통제의 병행을 고려할 수 있다.	C/Low
임상적 고려사항	
암성 통증은 다학제적 진단 및 치료의 병행을 고려해야 하며 종양의 직접적 원인으로 발생할 가능성을 항상 염두에 두어야 한다. 뜸 치료로 인한 화상을 주의해야 한다. 혈자리로는 아시혈, 배수혈, 족삼리(ST36), 합곡(LI4), 태충(LR3), 관원(CV4), 중완(CV12)을 고려할 수 있다. 치료기간은 보통 주 2-5회, 3-8주 치료한다.	

전침요법(침 마취)을 이용한 암성 통증 관리

전침요법(침 마취)의 작용 기전은 표 8-4에 나타내는 2종의 진통 작용이 존재한다. 하나는 말초 경혈에 저빈도(1-3 Hz) 전침하며, 또는 수동에 의한 침 자극(작탁)을 주면 서서히 진통 효과가 발현하며, 이 진통은 전침 자극 종료 후에도 지속하여 오피오이드(모르핀) 길항제인 나록손(naloxone)에 의해 길항되는 것으로부터 내인성 모르핀형 물질(morphine like factor, MLF)이 개재하는 내인성 침 진통계이다.

【표 8-4.】 침 마취의 방법과 진통작용

경혈, 자극 부위	통전 조건	진통 영역	진통 작용
합곡	저빈도 통전	전신성	내인성 진통계
말초신경	고빈도 통전	신경 지배	척수 조절계

한편, 말초신경의 주행을 직접적으로 고빈도(100 Hz) 전침을 실시하면 척수조절계를 통하여 신경 지배영역에 진통 효과가 발현한다. 이 진통은 naloxone으로 길항되지 않기 때문에 저빈도 자극의 경우와는 다른 gate control theory에 의한 척수 후각레벨(척수조절계)로 진통 효과가 발현한다고 생각되고 있다.

암성 통증에 침 마취를 응용하는 경우는 암성 통증의 영역을 특정할 수 없는 경우나 광범위하게 통증을 호소하는 경우 등 표 8-4에 나타내는 내인성 침 진통계를 고려한 말초의 경혈(합곡)에 20 mm 정도 자입하여 저빈도(1-3 Hz) 전침을 시도한다. 좌우 합곡의 저빈도 전침에 의하여 뇌척수 및 말초 엔돌핀 농도가 증가하여 전신성으로 진통효과가 발현하지만, 합곡 이외의 경혈부라도 압통이나 득기를 얻기 쉬운 말초의 경혈을 선별하면 좋다. 한편, 통증 영역이 국한된 경우나 신경 지배 영역에 일치하는 경우는 통증 부위를 지배하는 말초 신경에 대해서 고빈도(100 Hz) 전침에 의하여 통증을 척수분절성으로 조절하는 것도 가능하다. 내인성 진통계의 경우는 15분 이상이 바람직하며, 전침 강도(통전량)는 환자에게 불쾌감을 주지 않도록 주의해야 하고, 통증에 의한 근수축은 나타나지 않아도 좋다.

봉독을 이용한 통증 제어[20]

봉독의 통증 억제 기전을 밝히기 위한 동물실험으로 쥐의 뒷다리에 통증 유도 물질인 capsaicin 또는 bradykinin을 20 μL 주사하여 동통을 유발하고 자발적 통증 행동인 핥기 횟수 측정(LN), 꼬리 경타기간(TFL)과 열판 위에서의 온도자극에 쥐가 반응하는 시간(HPL)을 측정하였다. 봉독을 주입하거나, 모르핀을 주입하거나, 아무것도 주입하지 않고 통증유발만 시킨 이후에 각각 시행하였으며, 그 결과 봉독은 capsaicin 또는 bradykinin으로 동통 유발된 통각수용 행동을 감소시키는 결과를 나타내었는데 이것은 봉독의 항통각수용(통각억제성)의 효과를 입증하였고 봉약침은 염증의 개선이나 암과 관련된 동통에 유효한 방법임을 시사하였다.

권고안	권고등급/근거수준
암성 통증 환자의 주 증상 개선을 위하여 진통제보다 봉독침치료 및 진통제의 병행을 고려해야 한다	C/Low
임상적 고려사항	
암성 통증은 다학제적 진단 및 치료의 병행을 고려해야 하며 종양의 직접적 원인으로 발생할 가능성을 항상 염두에 두어야 한다. 봉독침치료를 시행하기 전에 봉독 알러지 테스트를 하여 알러지 반응이 없을 때 봉독침치료를 시행한다. 혈자리로는 아시혈, 배수혈, 족삼리(ST36), 삼음교(SP6)를 고려할 수 있다. 치료 기간은 보통 주 2-3회, 2-4주 치료한다.	

암성 통증의 한약 치료

심한 통증에는 오피오이드 제제를 중심으로 사용하지만, NRS 5 이하의 경도 통증은 한약 치료의 대상이 된다. 특히 고령자의 경도 암성 통증에 대해서는 한약 처방이 우선 고려될 수 있다.

- 한랭자극에 의한 통증 악화에는 당귀, 오수유탕, 부자 등을 포함한 온성(溫性)진통제(예: 작약감초탕이나 가공 부자를 함유한 우차신기환, 진무탕, 팔미지황환 등)
- 혈행장애나 미소순환장애에는 구어혈제(驅瘀血劑)
- 체액이상에는 이수제(利水劑)(오령산, 방기황기탕, 시령탕)
- 심인성일 때는 기제(氣劑), 시호제, 이기제(理氣劑), 억간산
- 다섯째, 체력감퇴가 동반되었을 때는 인삼, 황기, 당귀를 포함한 보제(예: 십전대보탕, 보중익기탕, 인삼양영탕 등)를 활용한다.

특히 부자는 통증 역치를 높임으로써 진통효과를 발휘한다.

이렇게 본치(本治)로 한약을 이용하고 표치(標治)로 진통보조제(NSAIDs, 오피오이드)를 사용하면 암 통증 진통에 보다 효과적이다.[21]

이러한 한약을 세계보건기구(WHO)의 3단계 analgesic ladder에 따라 진통제에 추가함으로써 ladder를 한 단계 넘어가는 것, 즉 더 진통작용이 강하지만 부작용도 큰 진통제를 사용하는 것을 지연시키거나 회피시키는 가능성이 생긴다. 진통제를 병용함으로써 진통작용을 높이는 한약에는 억간산이나 가미소요산 등이 있다. 부작용이 강한 진통제의 사용량을 낮춰서 삶의 질을 양호하게 유지하며, 사회생활을 보내고 싶다고 희망하는 환자에는 한약제제 사용은 적절하다.[22] 신경장애성 통증에 대한 억간산 유효성에 관한 증례 집적연구(case series)가 보고되었다.[23]

복수.흉수의 저류, 전신 부종 등 전해질 균형이 무너진 환자에게 쉽게 일어나는 비복근 경련(하지 근육통)이나 경도 경도 통증의 개선에 작약감초탕을 사용할 수 있다.

말초신경병증

개요

항암 화학 요법에 의한 말초신경병증(chemotherapy-induced peripheral neuropathy, CIPN)은 항암 화학요법제의 신경독성으로 인하여 감각, 운동 혹은 자율 신경계의 손상이 발생하여 감각저하, 운동저하, 이상 감각 및 통증, 기립성 저혈압을 유발하는 병증을 말한다.[24] 이러한 CIPN은 항암 화학 요법으로 인한 부작용 중 골수기능부전(hematopoietic toxicity)에 이은 두 번째로 흔한 증상으로 약 20-40%의 암환자에서 CIPN이 발생하고 있는 것으로 알려져 있다.[25] CIPN은 주로 탁센(taxane) 계열 제제나 빈카 알칼로이드(vinca alkaloid), 에포틸론(epothilone), 백금(platinum) 계열 제제와 같은 전통적 항암 화학 요법뿐만 아니라 보르테조밉(bortezomib), 탈리도마이드(thalidomide)와 같은 비교적 새로운 항암 화학 요법에서도 발생하게 되는데 용량의존성이 있고, 항암 화학 요법 기간 중 어느 시점에서나 발생이 가능하다.[26] CIPN은 저림이나 통증, 근무력, 타는 듯한 이상 감각 등으로 인해 암환자의 삶의 질을 저하시키고, 항암 화학 요법의 용량이나 치료 기간에 영향을 준다. 일반적으로 항암 화학요법제에 의한 신경독성 기전은 명확하게 알려져 있지 않으나 축색 미세관 매개 수송(axoplasmic microtubule mediatied transport) 결함에 의한 원위축삭돌기(axon)의 손상과 뒤뿌리신경절(dorsal root ganglion)의 신경세포체(neural cell body)에 대한 직접적인 손상, 신경염증(neuroinflammation) 등으로 발생한다고 알려져 있다.[27] 통상적으로 CIPN 치료에 주로 둘록세틴(duloxetine)이나 벤라팍신(venlafaxine), 아미트리프틸린(amitriptyline)과 같은 항우울제나 가바펜틴(gabapentin), 프레가발린(pregabalin)과 같은 항경련제(antiepiletic drugs), 마약성 진통제, 칼슘, 마그네슘, 엔-아세틸시스테인(N-acetylcysteine) 등을 처방하며, 비약물적 요법으로는 신경자극술, 운동 등이 CIPN에 효과가 있는 것으로 알려져 있다. 이 중에서 duloxetine이 치료근거가 있으며 그 외에는 뚜렷한 임상적 근거를 가지고 있지 못하다. CIPN은 한의학적으로 비증(痺證) 혹은 위증(痿證), 마목(痲木)의 범주에 속하며, 풍(風), 한(寒), 습 (濕), 열(熱)의 병리 기전에 따라 구분하고 있으며, 이러한 원리를 바탕으로 CIPN에 대한 한의 치료의 실험 연구와 임상 연구는 비교적 활발하게 이루어지고 있다. 특히, 일반침, 온침 등 각종 침치료를 이용한 임상 시험은 일정 정도의 치료효과를 보이고 있어 우선적으로 고려될 수 있으며,[28] 한약을 이용한 임상 시험도 다수 시행되고 있다.[29]

침치료

2개의 무작위 대조군 연구에서 일반 침을 사용하였고 주로 사용된 혈자리는 태충(LR3), 족삼리(ST36), 삼음교(SP6), 태백 (SP3), 합곡(LI4), 팔풍혈, 팔사혈 등이었다.

- 항암 화학요법 유발 말초신경병증 증상이 있는 다발성 골수종 환자에게 침치료(일반 침) 및 methylcobalamin 근육 투여 중심의 일상관리 병행과 일상관리 단독치료를 3일간 시행하며 비교한 2016년 무작위 대조군 연구[30]에서는 병행치료군이 단독 치료군에 비해 말초신경병증 점수(NRS, VAS, BPI)가 유의하게 낮았으며(32.98 ± 0.542 vs. 35.18 ± 0.518) 신경근전도검사를 이용하여 비복 신경의 감각신경 전달속도를 비교한 결과에서도 통계적으로 유의한 개선을 보였다(46.87 ± 0.77 vs. 43.61 ± 0.51).
- 항암 화학요법 유발 말초신경병증 증상이 있는 유방암, 두경부암, 대장암, 골수종 환자를 대상으로 침치료(일반침) 및 진통제, 비타민 B12 또는 B6 등의 일상관리 병행과 일상관리 단독치료를 8주간 시행하며 비교한 2019년 연구[31]에서는 병행치료군이 단독 치료군에 비해 말초신경병증 점수가 유의하게 감소하였다(1.0 ± 0.3 vs. 1.7 ± 0.4).

권고안	권고등급/근거수준
항암 화학요법 유발 말초신경병증 환자의 주 증상 개선을 위하여 일상관리보다 침치료 및 일상관리의 병행을 고려해야 한다.	B/Low
임상적 고려사항	
일상관리에는 대증적 지지요법과 재활치료가 포함된다. 혈자리로는 태충(LR3), 족삼리(ST36), 삼음교(SP6), 태백(SP3), 합곡 (LI4), 양구(ST34), 팔풍, 팔사를 고려할 수 있다. 치료기간은 보통 주 2-3회, 4-12주 치료한다.	

한약 치료

- 옥살리플라틴(oxaliplatin) 성분의 항암 화학 요법을 시행하는 대장암환자에게 계륭통락방[32]을 이용한 한약 치료와 위약을 2주기마다 평가하며 유지한 2013년 연구[33]에서는 한약 치료군이 위약군에 비해 항암화학 요법 유발 말초신경병증 발생률이 유의하게 낮았다(51.7% vs. 70.0%).
- Paclitaxel과 carboplatin 항암 화학 요법을 받는 난소암과 자궁내막암환자를 비타민 B12군(14례)과 비타민 B12 + 우차신기환군(15례) 두 군에 대한 2012년 무작위 대조군 임상시험(RCT)[34]에서 말초신경장애 정도를 비교했는데, 우차신기환군에서 유의하게 말초신경 장애가 적다는 결과가

있다.

- 그러나, oxaliplatin으로 인한 말초신경장애에 관한 몇 가지 무작위 대조군 임상시험(RCT)[35]에서 대장암에서 FOLFOX 혹은 XELOX요법을 받은 환자 중, 우차신기환 투여군은 비투여군(플라시보 투여군)에 비해 2등급 이상 말초신경장애가 유의하게 적다는 결과였으나, 증례 수가 많아질수록 2등급 이상의 신경독성 발생률이 우차신기환 투여군 50.6%, 비투여군(플라시보 투여군) 31.2%로 점차 부정적인 결과가 되었다.[36] 또한 메타분석[37]에서도 비슷하게 부정적인 결과였다.
- XELOX 항암 화학 요법을 시행하는 대장암 3기 환자를 대상으로 인삼양영탕 한약 치료와 무처치를 8주기 동안 시행하며 비교한 2020년 연구[38]에서는 한약 치료군이 무처치군에 비해 말초신경병증 발생률이 유의하게 낮았다(10.0% vs. 55.0%). 이런 결과를 봤을 때, 말초신경장애에 대해서는 taxnes계열을 투여한 경우와 platinum계열을 투여한 경우에서 다른 한약을 선택해야 할 수도 있다.[22]
- FOLFOX4 성분의 항암 화학 요법을 시행하는 환자를 대상으로 황기계지오물탕 한약 치료와 무처치를 6주기 동안 시행하며 비교한 2018년 연구[39]에서는 한약 치료군이 무처치군에 비해 신경근전도검사상 총비골신경과 정중신경의 운동, 감각신경에서 유의한 효과를 보였다.

권고안	권고등급/근거수준
1. 항암 화학요법 유발 말초신경병증 환자의 주 증상 예방을 위하여 한약 치료를 고려할 수 있다. 2. 항암 화학요법 유발 말초신경병증 환자의 주 증상 예방을 위하여 우차신기환을 고려할 수 있다.	C/Very Low
3. 항암 화학요법 유발 말초신경병증 환자의 주 증상 예방을 위하여 일상관리 또는 무처치보다 황기계지오물탕을 고려할 수 있다.	C/Low
임상적 고려사항	
복용방법은 일반적으로 항암 화학 요법 시작 전에 복용을 시작하여 하루 2-3회씩 8-24주간 복용한다.	

권고안	권고등급/근거수준
항암 화학요법 유발 말초신경병증 환자의 주 증상 예방을 위하여 일상관리 또는 무처치보다 한약 치료를 고려할 수 있다.	C/Low
임상적 고려사항	
일상관리에는 대증적 지지요법과 재활치료가 포함된다. 항암제 유발 말초신경병증의 예방을 위한 한약처방은 황기계지오물탕, 우차신기환, 익기활혈탕 등을 고려할 수 있다. 복용방법은 일반적으로 항암 화학 요법 시작 전에 복용을 시작하여 하루 2-3회씩 8-24주간 복용한다.	

권고안	권고등급/근거수준
항암 화학요법 유발 말초신경병증 환자의 주 증상 개선을 위하여 일상관리 또는 무처치보다 한약 치료를 고려해야 한다.	C/Moderate
임상적 고려사항	
항암 화학요법 유발 말초신경병증이 발현되었을 때부터 가급적 조기에 치료를 시작하는 것을 권장한다. 일상관리에는 대증적 지지요법과 재활치료 등이 포함된다. 항암 화학요법 유발 말초신경병증의 치료를 위한 한약처방은 당귀사역탕, 익기활혈탕, 온경화혈통비방 등을 고려할 수 있다. 4-12주간 복용한다.	

외용치료

봉독크림

봉독은 10개의 실험 연구를 분석한 결과 oxaliplatin 또는 paclitaxel 유도 CIPN 동물 모델에서 유의한 물리적 및 한냉 자극에 의한 통증완화 효과를 확인할 수 있었다. 또한 아드레날린 수용체 길항제를 사용한 기전연구에서 전봉독과 PLA2 투여 시 $\alpha 2$ 수용체의 자극을 일으키는 작용제로써 효과가 관찰되었고, melittin 투여는 $\alpha 1$, $\alpha 2$ 수용체의 자극 효과가 제시되었다.[40]

임상적으로 봉독은 특히 통증 및 신경병증 등에 사용되어 발표되고 있다. 봉독크림은 베이스 크림 60 mL와 봉독 60 mg으로 구성되어 있으며, 1일 1-2회 손과 발에 도포하여 사용한다. 말초신경병증을 주로 유발하는 taxane과 platinum 계열의 약물을 사용한 4건의 소규모 환자 증례에서 봉독크림을 도포 후 통증 척도(VAS)가 개선되었음이 보고되었다.[41]

식욕부진

개요

식욕부진(anorexia)은 음식을 섭취하고자 하는 욕구가 현저하게 저하된 상태를 말하며 암환자의 식욕부진은 기저질환인 암에 의한 이차성 식욕부진으로 분류된다. 암환자의 식욕부진은 많은 경우에 있어 악액질 증후군과 함께 동반되어 나타나는 경우가 많다.[42] 식욕부진은 암환자의 약 50%에서 나타나며 특히 원발암이 폐와 상부 소화기계 암종일 경우 가장 높은 빈도를 가지는 것으로 알려져 있다.[43] 체중감소, 특히 근육량의 감소와 동반되어 나타나는 경우 나쁜 예후 지표 중 하나이다.[44]

암에 의한 이차성 식욕부진과 감별진단으로는 구강인후 칸디다증, 우울증, 구내염, 구강건조, 조기포만감, 오심·구토, 호흡곤란, 변비, 통증, 피로, 식이장애 등의 치료 및 교정이 필요한 증상을 파악해야 하며, 그 외에 내분비 이상, 복용약제, 사회적 경제적 요인, 영양상담, 운동 등의 요인들을 파악해야 한다.

기전

종양은 직접적으로 소화관에 기계적인 개입을 하거나, 간접적으로 말초 수용체나 시상하부에 작용하는 억제 물질을 분비함으로써 음식 섭취를 줄이게 한다. 식욕부진에 관여하는 생화학적 매개인자들은 첫째, interleukin (IL)-1ß, IL-6, IL-8, tumor necrosis factor-α (TNF-α), interferon- γ (IFN-γ)와 같은 cytokine들; 둘째, serotonin; 셋째, hypothalamic neuropetides Y (NPY)와 corticotrophin-releasing factor; 넷째, 인슐린, 글루카곤, leptin과 같은 peptide들이다. 아직 암성 식욕부진에 대한 정확한 기전은 모르지만 NPY와 시상하부의 식욕억제 신호와의 불균형 때문이라고 보고 있다.

항암 화학 요법으로 인한 식욕부진은 식욕증진 호르몬인 ghrelin의 혈중 농도 저하가 원인이라고 밝혀졌다. 식욕부진을 잘 유발하는 항암 화학요법제로 시스플라틴, 카보플라틴, 이리노테칸, 메토트렉세이트, 비노렐빈, 에토포시드 등이 있다.

한약 치료

암성 식욕부진의 기존 치료는 저용량 스테로이드(low-dose steroids), 메게스트롤(megestrol acetate), 위장운동 촉진제(prokinetic agents), 그렐린(ghrelin) 투여 등을 권하고 있다. 그러나 스테로이드는 식욕을 향상시켜 줄 수는 있으나 대사 부작용과 감염 부작용의 한계 때문에 단기간 사용에 한하여 가능하며, megestrol acetate는 식욕을 향상시켜주나 수분저류 및 정맥색전증 등의 부작용 가능성이 있다. 또한 위장운동 촉진제는 만성적인 오심증상을 개선시켜 주지만 식욕개선에는 뚜렷이 입증된 효과가 없으며, 그렐린은 현재까지 규명된 식욕 촉진 호르몬이나 암환자의 식욕에 대한 소수 증례 보고만이 존재한다.[45, 46] 한의학적으로 식욕부진은 비불운화(脾不運化)의 기전으로 가장 많이 해석되고 있다. 비위(脾胃) 또는 비신(脾腎)의 휴허(虧虛)로 인하여 숙식(宿食)이 정체(停滯)한 것으로 여겨지며 익기 (益氣), 건비(健脾), 양혈(養血), 보음(補陰), 화어거담(化痰祛瘀) 등의 치법을 활용하여 접근하고 있다. 침구치료, 경혈지압 등의 접근법이 있으나 주로 한약 치료가 효과적일 것으로 여겨진다.

식욕부진은 감별진단을 통해 적절한 처치가 필요한 경우 수행해야 하며 그 외에는 식욕촉진제, 정서적 지지, 환자 및 보호자 교육 등을 고려할 수 있다. 식욕부진은 한약 치료가 우선적으로 고려되며 육군자탕, 향사육군자탕, 삼출건비탕, 개위진식탕 등을 고려할 수 있으며 변증 유형으로는 비기허약으로 인한 운화부족, 간울기체 및 음식 저체 등이 대표적이다.

항암 화학 요법 후 나타난 암성 식욕부진 환자에게 팔진탕과립 한약 치료와 소화제, 영양관리, 지지요법 등의 일상관리를 6주간 시행하며 비교한 2007년 연구[47]에서는 한약 치료군이 일상관리군에 비해 유효율이 높았다(84.8% vs. 36.4%). 항암 화학 요법 유발 암성 식욕부진 환자에게 육군자탕 및 일상관리의 병행과 일상관리 단독치료를 3주간 시행하며 비교한 2011년 연구[48]에서는 병행치료군이 단독 치료군에 비해 식욕부진 등급이 유의하게 호전되었다(1.2 vs. 2.2). 암성 식욕부진 환자에게 보중익기탕 한약 치료와 무처치를 4주간 시행하며 비교한 2003년 연구[49]에서는 한약 치료군이 무처치군에 비해 유효율이 높았다(66.7% vs. 19.2%).

권고안	권고등급/근거수준
암성 식욕부진 환자의 주 증상 개선을 위하여 일상관리 또는 무처치보다 한약 치료를 고려해야 한다.	B/Moderate
임상적 고려사항	
암환자의 식욕부진은 악액질 및 암치료 부작용 등과 관련되어 있을 수 있으므로 다학제적 접근이 필요하다. 일상관리에는 영양지지요법 및 대증 치료가 포함된다. 암성 식욕부진의 치료로는 육군자탕, 향사육군자탕, 삼출건비탕, 개위진식탕 등을 고려할 수 있다. 치료기간은 보통 3-8주 치료한다.	

권고안	권고등급/근거수준
암성 식욕부진 환자의 주 증상 개선을 위하여 식욕촉진제보다 한약 치료를 고려할 수 있다.	C/Low
임상적 고려사항	
암환자의 식욕부진은 다학제적 접근이 필요하다. 치료로는 육군자탕, 향사육군자탕, 삼출건비탕, 개위진식탕 등을 고려할 수 있다. 치료기간은 보통 3-8주 치료한다.	

악액질

개요

악액질(cachexia)이라는 말은 그리스어인 kakos hexia에서 유래된 말로 문자 그대로 해석하면 '나쁜 조건(bad condition)'이라는 뜻이다. 암환자에게 악액질은 지방조직(adipose tissue)과 골격근(skeletal muscle)의 양이 모두 소모되면서 체중이 점진적으로 감소되는 다원적 증후군이다. 악액질은 종종 식욕부진과 연관되지만 반드시 원인과 결과의 관계는 아니다. 악액질 증후군(cachetic syndrome)의 엄밀한 정의는 식사량 감소(1,500 kcal/day 이하)와 전신 염증 반응(C-reactive protein ≥10 mg/L)을 동반하는 10% 이상의 체중감소로 정의되며, 이런 경우는 삶의 질의 저하, 신체활동능력의 감소와 더불어 생존기간이 감소되는 불량한 예후를 시사한다.[50]

악액질의 발생은 암의 종류에 따라 다른데 췌장암과 위암에서 가장 높게 발생하며 유방암과 비호치킨 림프종에서 가장 적게 발생한다. 평균적으로 암환자의 30-80%에서 체중감소가 나타나며 15%에서 매우 심한 체중감소(처음 체중보다 10% 이상 감소)가 발생된다. 생존기간의 감소에 관여하는 독립변수로는 35 g/L 이하의 혈청 알부민치와 지난 6개월 동안 8.1 kg 이상의 체중감소가 보고되었다.[51]

식욕부진을 동반한 악액질을 악액질-식욕부진 증후군(cachexia-anorexia syndrome)이라고 한다. 진단 당시 15-20%의 환자들이 영양결핍 상태이며 진행성 암인 경우는 80-90%의 환자가 해당된다.

기전

지방조직에서 지질의 감소를 일으키는 요인들은 다음과 같다. 첫째, zinc α2-glycoprotein은 지질분해를 유도하고 uncoupling protein의 발현을 증가시킨다. 둘째, TNF-α, IL-6, IFN-γ와 같은 사이토카인들은 lipoprotein lipase를 억제하며 TNF-α는 직접적으로 지질분해를 유도한다. 셋째, Cori cycle (lactic acid cycle)과 triacylglycerol/fatty acid cycle과 같은 에너지 사이클이 쓸모없이 된다.

골격근의 감소는 단백질 합성의 저하와 단백질 감소가 증가되어 발생된다. 골격근의 감소로 인해 근육 쇠약이 일어나며 호흡기능의 감소와 면역기능의 감소가 이어져 생존기간을 단축시키는 주요한 원인이 된다. 근육위축(muscle atrophy)은 단백질량, 근섬유길이, 힘 발생(force production), 피로저항력의 감소를 가져온다. 복잡한 유비퀴틴 단백질분해 단계(ubiquitin proteasome proteolytic pathway)가 온전한 근원섬유(myofibril)의 감소에 관여한다. 골격근의 감소에 영향을 주는 인자는

proteolysis-inducing factor (PIF), angiotensin II, TNF-α이다. 이러한 인자들은 전사인자인 NF-kB를 활성화시켜 유비퀴틴 단백질분해 단계를 촉진시킨다.

평가

악액질의 진단에 있어서 지난 6개월 동안 체중의 5% 이상의 감소가 의도하지 않게 나타나야 한다. 이 외에 임상적으로 이두박근이나 사두근 같은 골격근의 양의 감소, 식욕부진 혹은 식사량 감소, 피로 증가, 활동량 감소, 삶의 질 수치의 감소, 신체활력지수(KPS)의 감소가 나타난다. 혈액검사상으로는 C-reactive protein과 fibrinogen이 상승하고 hematocrit와 albumin이 감소된다. 영양학적 평가에서는 휴식기 에너지소비량(resting energy expenditure)이 상승하고 무지방 신체 질량(lean body mass)이 감소하게 된다.[52]

처치

영양섭취, 근육과 지방소비를 막는 상담교육, 약물학적 접근이 포함된 통합적인 방법으로 악액질 환자에게 접근해야 한다. 장관 혹은 정맥영양요법이 암성 악액질을 피하고 영상실조를 완화시키는 효과를 기대하지만 고칼로리 식이가 골격근의 증가를 유도하지는 못한다. 완전정맥영양(total parenteral nutrition)과 함께 시행되는 항암 화학 치료나 방사선 치료의 결과는 실망스러운데, 생존기간의 연장이나 항암 화학 요법의 부작용 감소 등의 긍정적인 결과가 없었고 오히려 감염이나 기계적 합병증이 증가된다는 보고가 있다.[53] 그러나 정맥영양은 식도암환자가 항암화학 방사선요법을 마칠 수 있게 할 수 있으며 위장관의 기계적 폐쇄로 인해 발생하는 식사량 감소에 도움을 줄 수 있다. 가능하다면 정맥영양보다는 장관영양을 선택하는 것이 장-점막 장벽(gut-mucosal barrier)과 면역기능을 유지하고 부작용이 적으면서도 적은 비용이 든다는 장점을 가진다. 고칼로리 섭취가 종양을 더욱 커지게 만든다는 것에 대한 논의는 아직도 진행 중이다.

상담을 통하여 환자는 적은 양의 음식을 자주 먹게 하도록 하고 쾌적한 환경에서 식사를 하도록 권장해야 한다. 고지방식이는 피하는 것이 바람직한데 조기 포만감을 가중시킬 수 있기 때문이다. 식욕부진 환자에서는 맛이나 냄새의 변화가 나타날 수 있는데 음식의 온도가 너무 높거나 조미료가 너무 많은 것은 피해야 한다.

암성 악액질-식욕부진 증후군의 치료에 첫 번째 치료약제로 선택될 수 있는 것은 megestrol acetate (MA)와 medroxyprogesterone acetate (MAP)와 같은 합성 progestin들이다. 이 약물들은 호르몬 의존성 종양의 치료 중에 사용되며 체중을 증가시키고 식욕을 촉진시킨다. 이 약물들의 기전은 그들이 가지고 있는 glucocorticoid 효과와 연관되는 듯 하다. 시상하부에 있는 NPY를 통해 식욕을 촉진하며 항염증 사이토카인의 합성과 분비를 부분적으로 억제하는 듯하다. 여러 임상 연구를 종합해 보면 MA는 암성 악액질 환자에서 실제적으로 무지방 신체질량의 감소를 약화시키는 것으로 보인다. 따라서 현재 MA와 MPA는 암성 식욕부진과 악액질을 가진 환자의 체중감소에 일상적으로 처방되는 유일한 약제이다.

다른 약제로는 corticosteroid가 있는데 여기에는 dexamethasone, prednisolone, methylprednisolone이 포함된다. 이것은 식욕, 음식섭취, 안녕감(sensation of well-being), 신체활력을 일시적으로 유도하는 효과가 있지만 체중을 증가시키지는 못한다. Corticosteroid는 암환자의 말기에 삶의 질을 높이기 위해 주로 사용된다.

악액질 이외에도 이차적인 다양한 원인으로 인해 식욕부진과 체중감소가 발생할 수도 있으므로 그 원인을 적절히 치료하는 것이 중요하다. 예를 들어 변비, 우울증, 점막염, 오심 등이 있다면 이에 대해 적절히 조치함으로써 체중감소의 진행을 예방할 수 있다. 위 배출 시간이 지연되는 경우 위장관의 근육긴장이상에 의한 것이다. 또한 암환자는 입맛이 변하고 음식을 회피하는 경향을 보이는데, 이를 조절하기 위하여 가능한 한 음식을 가볍게 먹고, 단백질보다는 탄수화물이 포함된 음식을 먹게 한다. 췌장 질환이 있거나 위절제술, 위장관 방사선치료 등을 받은 환자에게서 지방 흡수장애가 발생하므로 췌장효소제를 복용하게 한다.

예후

병기가 어떠하든지 조기 포만감을 나타내는 경우는 사망률을 30% 유의하게 증가시킨다. 체중감소는 그것 자체로 생존기간을 감소시킬 뿐만 아니라 적극적인 항암 치료가 지연됨으로써 생존기간이 감소하기도 한다(표 8-5).[54] 의도하지 않게 체중이 5% 이상 감소되는 암환자는 그렇지 않은 환자에 비해 짧은 중간 생존기간을 보여준다. 또한 체중감소가 있는 환자들은 항암 화학 치료에 반응이 더욱 좋지 않으며 심한 화학치료의 독성을 경험하게 된다.

【표 8-5.】 체중감소가 중간생존기간(week)에 미치는 영향

암종	체중감소 없음	체중감소 0-5%	체중감소 5-10%	체중감소 10% 이상	P값
비소세포암	20	17	13	11	<0.01
전립선암	46	30	18	9	<0.05
대장직장암	43	27	15	20	<0.01

통합의학적 접근

오메가-3, EPA 등이 암환자의 악액질에 효과가 있는지에 대한 연구에서 삶의 질 평가 도구 중 일부만 개선되었으며 대부분의 지표들에서 대조군과 비교하여 의미 있는 개선을 찾아보기 힘들었다.[55, 56] 다른 연구에서 EPA를 복용한 환자들이 MA를 복용한 환자보다 3개월 동안 10% 이상의 체중증가를 보이는 환자는 적었지만 식욕증진의 정도는 두 군에서 비슷하게 나왔다.[57] 이는 EPA가 식욕촉진제로써 사용될 수 있음을 보여준다.

한약 치료

Ghrelin은 위세포에서 주로 분비되는 orexigenic peptide인데 성장호르몬을 분비하여 식욕을 촉진시키는 특수한 호르몬이다. 육군자탕은 ghrelin 분비를 촉진시키는 데 암성 악액질-식욕부진 증후군에 유효할 것으로 추정된다.[58] 암성 악액질 외에도 2011년 open-label 임상 연구에서 6명의 치매 환자의 4주간 육군자탕으로 치료한 결과 음식 섭취를 크게 개선하여 체중이 증가하는 것으로 나타났다.[59]

보중익기탕이 악액질 치료에 효과적이라는 것이 임상 연구에서 잘 입증되었다. Kuroda 등의 임상 연구에 의하면 보중익기탕 추출물 1일 7.5 g 투여 시 식욕부진, 전신권태감 개선 등에 대해 162예 중 102예(63.0%)에서 치료효과가 인정되었으며, 식욕부진에 대한 유효성은 48.4%, 권태감에 대한 유효성은 36.6%였다. 이는 보중익기탕이 비뇨생식기암환자의 악액질에 임상적 효과가 있음을 시사한다.[60] 2009년 위약 대조 무작위 연구에서 71명의 노인성 COPD 환자를 대상으로 보중익기탕 6개월 투여는 상당한 체중 증가와 CRP, TNF-α, IL-6 감소 효과를 보였다.

십전대보탕의 경우 CT-26 종양 보유 마우스에 대한 암 식욕부진/악액질 모델을 사용한 예방적 접근에서 식욕부진과 악액질 치료에 효과적이었다. 또한 IL-6, MCP-1, PYY 및 GLP-1의 생성을 억

제하여 암유발 빈혈도 개선하였다. 따라서 십전대보탕이 암 관련 식욕부진 및 악액질 치료에 유용할 수 있다.[61]

방암탕(防癌湯)[62]이라는 경험방을 처방받은 11명의 암성 악액질-식욕부진 증후군 환자들은 3주 동안의 복용 후 체중과 식욕이 증가되는 효과를 보여주었다.[63]

한의학적으로 암성 악액질을 허로(虛勞)의 범주에 속한다고 보며 환자의 식욕부진, 체중감소 등은 환자의 병이 오랫동안 낫지 않아 기혈음양(氣血陰陽)이 부족하고 장부기능(臟腑機能)에 장애가 있으며 비(脾)가 운화(運化)기능을 상실한 것으로 볼 수 있다.[64] 한의학에서는 암성악액질과 관련하여 주로 부정거사(扶正祛邪)를 중심으로 익기(益氣), 건비(健脾), 화위(和胃), 양혈(養血), 보음(補陰), 행기(行氣), 화담(化痰), 거어(祛瘀) 등의 다양한 치법을 이용하여 유효한 치료율을 나타내고 있다.[65]

암성 피로

개요

암성 피로(cancer-related fatigue)는 보통 주관적인 피로감이나 힘이 없음을 경험하는 자각적인 현상인데 피로의 정도와 빈도 및 지속시간은 달라질 수 있다. 환자의 입장에서 보면 피로는 탈진감, 쇠약감 또는 활동력의 감소를 경험하는 것으로 표현되며 감정기능과 인지기능의 감소도 동반한다. 암 환자들이 피로에 대해 질문을 받게 되면, 약 59%의 환자는 쇠약감이나 신체활동능력의 감소와 같은 신체적 느낌을 얘기하며, 29%의 환자는 슬픔이나 의욕감퇴와 같은 감정적 느낌을 호소하며, 12%는 집중력의 감소나 문제해결능력의 저하와 같은 인지장애를 호소한다. 보통 건강한 사람의 피로는 잠이나 휴식으로 회복이 되는 반면, 암환자의 암성 피로는 잠이나 휴식으로 회복이 안 된다.

암성 피로는 암환자들이 겪는 증상 중에서 가장 흔한 증상이다. 항암 화학 치료, 방사선 치료, 골수 이식 등의 항암 치료를 받는 환자들의 70% 이상이 암성 피로를 느낀다. 진행성 암환자의 75% 이상이 현저한 피로감을 경험한다. 피로는 암환자의 여러 기능적 상태를 현저히 떨어뜨리고 암치료를 견뎌내는 힘을 약화시킨다. 또한 심한 피로는 환자의 삶의 질에 영향을 주며 암성 피로가 심할수록 환자의 생존기간 또한 짧아지는 경향이 있다.[66]

이러한 암성 피로를 느끼는 환자들은 종종 적절하지 않게 관리가 되고 있다.

원인

암성 피로는 여러 가지 원인과 기여인자를 가지고 있는 복합적이며 다원적인 현상이다. 병리생리학적인 정확한 기전은 아직까지도 확실히 밝혀지지 않았다. 피로는 종양 자체로도 발생될 수 있으며, 암치료로 인하거나 암치료 관련된 빈혈로 인해 발생될 수 있다. 암성 피로를 유발시키는 생리학적 요인들에는 악액질, 상태악화, 그리고 IL-1, IL-6, TNF-α와 같은 사이토카인의 증가가 포함된다. 정신사회적 요인으로는 불안, 우울, 불면이 포함된다. 피로는 또한 다른 증상들과 관련이 많이 되기도 한다. 사실 피로는 보통 다양한 증상들의 맥락에서 발생되며 기능적 저하 상태와 밀접히 관련된다.

암환자들은 주로 피로가 암치료와 함께 시작되었거나, 힘든 진단 과정 중에서 발생하기 시작했다고 말한다. 그들은 피로가 적극적인 암치료기간 중에 지속되며 치료가 끝나면 피로도 줄어든다고 보고한다. 피로는 치료 이후에도 지속되기도 하는데 유방암 생존자들의 다수가 치료 종료 이후에도 몇 년간 생활에 방해를 줄 정도의 피로감을 느꼈다고 말했다.

평가

환자들은 암성 피로를 의사들에게 말하지 않으려는 경향이 있는데 이는 항암 치료가 지연되거나 중지될까 봐 두려워서이거나 혹은 암성 피로가 별다른 문제가 아니라고 생각하기 때문이다. 또한 많은 의사들도 암성 피로에 대한 근거 있는 치료법을 모르거나 암성 피로를 일으키는 기능적 문제들에 대해 소홀하기 때문에 암성 피로를 선별 검사하지 않으려 한다.

NCCN (National Comprehensive Cancer Network) 가이드라인에 따르면 암성 피로의 존재와 정도에 대해 초진 시 선별 검사가 되어야 하며 적절한 주기로 재검사를 해야 한다. 선별 검사에서 피로가 존재할 경우 양적 측정을 해야 하는데 주로 0에서 10까지의 간단한 임상 측정 도구를 사용한다. 1에서 3까지는 보통 경미한(mild) 피로이고, 4에서 6까지는 중간(moderate) 정도의 피로이며, 7부터 10까지는 심각한(severe) 피로를 의미한다. 중간 정도의 피로는 괴로움과 함께 활동 정도를 감소시킬 수 있으며, 심각한 피로는 일상생활에서의 활동과 일을 할 수 있는 능력을 현저히 저하시킨다. 경미한 피로는 치료로 인해 피로가 발생할 수 있다는 점을 환자에게 교육시켜야 하며, 피로의 정도는 보통 치료의 후반부에 높아질 수 있기 때문에 재측정을 해야 한다. 이러한 정보를 알지 못하는 환자나 보호자는 피로의 증가를 종종 치료의 효과 없음이나 질병의 진행으로 잘못 해석할 수 있다.

중간 이상의 피로를 느끼는 환자는 집중된 과거력에 대한 질문과 이학적 검사와 함께 현재의 질병 상태와 치료약제들에 대해서도 평가를 해야 한다. 암치료 도중에 많이 쓰이는 항구토제나 진통제도 무력감이나 피로감을 유발할 수 있으며 심장질환을 좋게 하기 위한 베타차단제도 마찬가지로 피로를 가중시킨다. 집중된 과거력에 대한 질문으로 피로를 유발할 수 있는 다른 치료가능한 요소들을 찾을 수 있다. NCCN 가이드라인에서는 통증, 심리적 고통, 수면 장애, 빈혈, 영양 상태, 활동 정도, 합병증이 피로를 유발할 수 있다고 하였고, 이러한 요소들을 평가하고 치료하는 것이 피로를 관리하는 첫 단계라고 하였다. 비록 이 일곱 가지 요소들이 피로의 직접적인 원인이 아니라고 할지라도 이러한 요소들의 치료는 피로를 견딜 수 있을 정도로 줄여줄 수 있다. 많은 연구에서 피로는 통증, 심리적 고통, 수면 장애와 밀접한 관련을 가진다고 보고되었다. 빈혈은 보통 항암 화학 치료나 골수억제 치료제의 결과로 발생하며 헤모글로빈 9 g/dL 이하는 심각한 피로를 동반한다. 영양부족은 종종 식욕부진, 오심·구토, 설사, 구내염 등과 관련되어 있는데 이러한 경우 단백질 합성 저하, 체중감소, 근육쇠약, 악액질, 쇠약감, 피로가 암환자에서 발생된다. 일상적인 활동의 감소는 종종 암 진단과 치료를 동반하는 경우가 많다. 점진적으로 활동을 늘리는 것은 피로를 줄여줄 수 있다. 암 이외의 다른 합병증도 암성 피로를 유발하는 중요한 잠재적 요소들이다. 평가가 꼭 이뤄져야 할 합병증들에는 감염, 장기기능 부전, 그리고 갑상선기능저하이다.

치료

암성 피로에 대한 임상적 치료는 특수 치료와 일반적 치료가 포함된다. 빈혈, 불면 등과 같은 원인이나 유발인자가 확인될 때는 임상 가이드라인에 따라 치료를 해 주면 되나 많은 환자의 경우 피로의 특별한 이유가 확인되지 않는 경우가 많으며 이럴 경우는 일반적 치료를 시행한다.

약물학적 치료에는 항암 화학 요법으로 인한 빈혈에 erythropoietin alfa를 투여하거나, 우울증에 항우울제를 투여하거나, 갑상선기능저하에 갑상선 호르몬을 투여하는 것 등이 포함된다. Corticosteroid는 진행성 암환자에서 안녕감과 에너지 정도를 높이는 느낌을 줄 수 있다. Methylphenidate, pemoline 같은 정신자극제들(psychostimulant)도 에너지를 높이고 피로를 감소시키는 데 어느 정도 사용될 수 있지만 강한 임상적 근거를 위해 향후 연구가 요망된다.

비약물학적 치료는 효과적이고 안전하며 보통 경제적이기 때문에 권유되지만 아직 효과에 대해 광범위하게 인식되지 않았고 피로 관리의 표준치료에 포함되지 않았다. 이러한 비약물학적 치료에는 운동, 수면요법, 에너지보존, 사회심리적(psyhosocial) 지지 프로그램과 스트레스 극복 전략들이 포함된다. 암환자에서 운동이 피로를 관리하는 효과가 있다는 것에는 강한 근거가 있다. 암치료를 받거나 장기 생존하는 암환자들을 대상으로 운동의 효과에 대한 축적된 근거들을 볼 때 운동은 매우 긍정적인 효과를 보이며 위험성은 매우 적다. 또한 몇 개의 코호트 연구에서 증가된 신체 활동은 생존기간의 연장과 유의한 연관성을 가진다고 보고하고 있다.[67, 68] 피로를 관리하기 위해 휴식과 수면을 많이 취하는 것은 도움은 줄 수 있지만 증상을 완화시키지는 못한다. 암환자들은 휴식과 수면에 많은 시간을 보내고 있지만 수면의 양상은 매우 좋지 않으며 매 시간마다 잠을 깨는 경우도 많다. 이러한 천면 증상은 낮 동안의 활동량 부족과 관련이 많다. 에너지보존은 심각하게 피로를 느끼는 진행성 암환자에게 적합한 전략이며 여기에는 우선적 활동을 정하거나 힘을 아끼게 해주는 장치, 그리고 휴식과 활동의 균형 맞추기 등이 포함된다. 스트레스를 줄이거나 대처하는 법을 목표로 하는 사회심리적 치료법은 피로 역시 줄인다는 연구가 있다. 정신적 고통과 피로의 정확한 관계가 규명되지는 못했지만 높은 피로감은 정신적 고통과 연관된다는 명확한 근거가 있다. 사회심리적 치료에는 인지행동 요법, 심리교육 상담, 포괄적 극복 전략, 스트레스 관리 훈련 등이 포함된다.

통합의학적 접근

암환자들이 많이 복용하는 L-carnitine은 암환자의 피로를 호전시키지 못한다는 3상 무작위 이중맹검, 위약대조군 임상시험의 결과가 발표되었다.[69] 전신항암 화학치료를 받고 있는 유방암환자에서

*Guarana (Paullinia cupana)*를 복용한 지 3주와 7주에서 모두 유의하게 피로도가 호전되었고 수면장애나 우울감 등의 다른 부작용도 보이지 않았다.[70] 에너지치료의 하나인 극성요법(極性療法, polarity therapy)은 방사선 치료를 받고 있는 45명의 유방암환자의 피로도를 호전시킨 예비연구결과가 있다.

한의학적 치료

암환자의 피로에 대해 한의학에서는 침구, 약침치료와 함께 한약 치료를 시행할 수 있다. 복모혈과 배수혈을 중심으로 허증(虛證)의 치료에 준하여 뜸 치료, 침치료, 약침치료를 시행하거나 비허(脾虛), 비기허(脾氣虛), 기혈양허(氣血兩虛), 기음양허(氣陰兩虛) 등 다양한 허증을 치료하는 목적으로 한약이 쓰이고 있다. 또한 이러한 한약이 암성 피로의 개선을 목적으로 쓰이거나 연구되고 있다.

의료 기공(medical qigong)은 일반적 치료를 받은 환자와 비교하여 암환자의 전반적 삶의 질을 높이고 암치료의 부작용을 낮추며 피로를 감소시키고 C-reactive protein을 감소시키는 효과를 보여주었다.[71]

암성 피로의 침치료

NCCN 가이드라인에서 암 생존자(cancer survivor)의 피로에 침치료를 권고하고 있다.[72]

암성 피로에 대한 침치료와 거짓침을 비교한 4개의 임상 연구를 메타분석한 결과, 침치료군(n=94)이 거짓침군(n=100)에 비해 피로 점수가 감소되었으나 통계적으로 유의하지는 않았다[SMD -0.23 (95% CI -0.51, 0.06)].[73-76]

유방암환자를 대상으로 침치료를 받은 환자군과 일반적 관리만을 받은 환자군을 비교한 연구에서 침치료는 암성 피로를 줄이고 삶의 질을 올린다는 보고가 있었다.[77] 반면에 항암 화학 요법 이후의 암성 피로 환자를 대상으로 진짜 침과 가짜 침의 효과를 비교한 연구에서는 두 군 사이에 유의한 차이가 나오지 않았다.[74]

권고안	권고등급/근거수준
암성 피로 환자의 주 증상 개선을 위하여 침치료를 고려해야 한다.	B/Moderate
임상적 고려사항	
암성 피로는 불안, 우울, 불면, 통증, 식욕부진 등의 증상과 복합적으로 나타날 수 있으며 영양부족, 빈혈, 통증 등에 대한 처치가 필요할 수 있으므로 다학제적 진단 및 치료의 병행을 고려해야 한다. 혈자리로는 기해(CV6), 관원(CV4), 중완(CV12), 족삼리(ST36), 삼음교(SP6), 태계(KI3), 혈해(SP10), 합곡(LI4)을 고려할 수 있다. 치료기간은 보통 주 2-3회, 3-8주 치료한다.	

암성 피로에 대한 전침치료와 거짓 전침을 비교한 임상 연구를 메타분석한 결과, 전침치료군(n=79)이 거짓 전침군(n=71)에 비해 피로 점수가 감소되었다[SMD -0.82 (95% CI -1.16,-0.48)].[78, 79]

권고안	권고등급/근거수준
암성 피로 환자의 주 증상 개선을 위하여 전침치료를 고려해야 한다.	B/Moderate
임상적 고려사항	
암성 피로는 다학제적 진단 및 치료의 병행을 고려해야 한다. 혈자리로는 기해(CV6), 관원(CV4), 중완(CV12), 족삼리(ST36), 삼음교(SP6), 태계(KI3), 혈해(SP10), 합곡(LI4)을 고려할 수 있다. 치료기간은 보통 주 2-3회, 3-8주 치료한다.	

권고안	권고등급/근거수준
암성 피로 환자의 주 증상 개선을 위하여 일상관리보다 침치료 및 일상관리의 병행을 고려해야 한다.	B/Low
임상적 고려사항	
암성 피로는 다학제적 진단 및 치료의 병행을 고려해야 한다. 일상관리에는 피로교육 및 대증적 지지요법 등이 포함된다. 혈자리로는 기해(CV6), 관원(CV4), 중완(CV12), 족삼리(ST36), 삼음교(SP6), 태계(KI3), 혈해(SP10), 합곡(LI4)을 고려할 수 있다. 치료기간은 보통 주 2-3회, 3-8주 치료한다.	

암성 피로의 뜸 치료

암성 피로에 대한 뜸 치료 및 일상관리 병행군과 일상관리 단독군을 비교한 임상 연구를 메타분석한 결과, 뜸 치료 및 일상관리 병행군(n=367)이 일상관리 단독군(n=373)에 비해 피로 점수가 감소되었다[SMD -0.76 (95% CI -0.94, -0.57)].[80-83]

권고안	권고등급/근거수준
암성 피로 환자의 주 증상 개선을 위하여 일상관리보다 뜸 치료 및 일상관리의 병행을 고려해야 한다.	B/Moderate
임상적 고려사항	
암성 피로는 다학제적 진단 및 치료의 병행을 고려해야 한다. 일상관리에는 피로교육 및 대증적 지지요법 등이 포함된다. 뜸 치료로 인한 화상을 주의해야 한다. 혈자리로는 기해(CV6), 관원(CV4), 중완(CV12), 족삼리(ST36), 삼음교(SP6), 태계 (KI3), 혈해(SP10), 합곡(LI4)을 고려할 수 있다. 치료기간은 보통 주 2-3회, 3-8주 치료한다.	

암성 피로의 한약 치료

암성 피로에 대한 변증을 통한 한약 치료 및 일상관리 병행군과 일상관리 단독군을 비교한 임상 연구를 메타분석한 결과, 변증을 통한 한약 치료 및 일상관리 병행군(n=691)이 일상관리 단독군(n=656)에 비해 피로 점수가 감소되었으며[SMD -1.12 (95% CI -1.46, -0.78)], 변증을 통한 한약 치료 및 일상 관리 병행군(n=300)이 일상관리 단독군(n=267)에 비해 호전율(치료효과)이 유의하게 증가하였다[RR 1.98 (95% CI 1.46, 2.70)][1]

권고안	권고등급/근거수준
암성 피로 환자의 주 증상 개선을 위하여 일상관리보다 변증을 통한 한약 치료 및 일상관리의 병행을 고려할 수 있다.	C/Low
임상적 고려사항	
암성 피로는 다학제적 진단 및 치료의 병행을 고려해야 한다. 암성 피로에서 나타나는 다빈도의 변증유형으로는 기허, 비기허, 기혈양허, 기음양허 등이며 이에 따라서 보중익기탕, 사군자탕, 십전대보탕, 인삼양영탕 등을 고려할 수 있고 수증가감할 수 있다. 일상관리에는 피로교육, 식사교육, 심리 치료 등의 대증적 지지요법이 포함된다. 치료기간은 보통 3-8주 치료한다.	

암성 피로 암환자에게 십전대보탕과 위약을 3주간 투여하며 비교한 2020년 연구에서 십전대보탕, 한약 치료군이 위약군에 비해서 피로가 유의하게 감소하였다(3.56±1.18 vs. 4.63±1.83).[84]

권고안	권고등급/근거수준
암성 피로 환자의 주 증상 개선을 위하여 십전대보탕을 고려해야 한다.	B/Moderate
임상적 고려사항	
암성 피로는 다학제적 진단 및 치료의 병행을 고려해야 한다. 치료기간은 보통 3-8주 치료한다.	

보중익기탕의 2주간의 투여로 암성 피로를 유효하게 개선시켰다는 무작위 임상 예비연구가 보고되었다.[85] 암성 피로에 대한 보중익기탕 및 일상관리 병행군과 일상관리 단독군을 비교한 임상 연구를 메타분석한 결과, 보중익기탕 및 일상관리 병행군(n=246)이 일상관리 단독군(n=245)에 비해 피로 점수가 유의하게 감소되었다[SMD -1.08 (95% CI -1.48, -0.67)].[1]

권고안	권고등급/근거수준
암성 피로 환자의 주 증상 개선을 위하여 일상관리보다 보중익기탕 및 일상관리의 병행을 고려해야 한다.	B/Low
임상적 고려사항	
암성 피로는 다학제적 진단 및 치료의 병행을 고려해야 한다. 일상관리에는 피로교육, 식사교육, 심리 치료 등의 대증적 지지요법이 포함된다. 치료기간은 보통 3-8주 치료한다.	

오심과 구토

개요

구토는 독성물질을 체외로 배출하는 자연스러운 보호 기전으로 이해될 수 있으나, 암환자의 화학요법과 방사선 치료 시 발생하는 오심과 구토는 암치료에 있어서 심각하면서도 가장 흔한 부작용이다.

항암 화학요법 유발 오심구토(chemotherapy-induced nausea and vomiting, CINV)는 암환자에서 가장 흔하고 고통받는 부작용 중 하나이다. 예방 약물치료가 없다면 고도의 구토유발 항암 화학요법 시 오심·구토를 경험하는 경우가 90% 이상이고, 중등도의 항암 화학요법 유발 오심구토 시 오심·구토를 경험하는 경우가 30-90%에 이를 것이다. 항암 화학요법 유발 오심구토의 중증도와 발병률은 일반적으로 항암 화학치료제, 용량, 다른 치료법과의 조합 및 환자 특성에 따라 결정된다. 항암 화학 요법 유발 오심·구토의 위험에 영향을 미치는 환자 관련 변수에는 50세 미만의 연령, 여성, 이전의 항암 화학요법 유발 오심구토 경험 등이 포함된다.[86]

심한 구토는 탈수, 식욕부진, 우울증, 전해질 불균형 및 대사장애를 초래할 수 있다. 또한 환자로 하여금 화학요법에 대해 두려움을 갖게 해서 치료 중단을 야기하기도 한다.

미국임상종양학회는 화학요법 약제들의 구토 유발 가능성을 분류하고 구역과 구토를 치료하기 위한 추천법을 제시하였다. 환자의 30% 이상에서 구토를 유발한다고 보이는 약제는 고위험도, 환자의 10-30%에서 구토를 유발하는 약제는 중간 위험도, 10% 미만에서 구토를 유발하는 약제는 저위험도의 범주에 들어간다(표 8-6).

【표 8-6.】 구토 유발 정도에 따른 항암제의 분류

고위험도					
Cisplatin	Dacarbazine	Actinomycin-D	Streptozocin	Carboplatin	Cyclophosphamide
Lomustine	Carmustine	Daunorubicin	Doxorubicin	Epirubicin	Idarubicin
Cytarabine	Ifosfamide				
중간 위험도					
Irinotecan	Mitoxantrone	Paclitaxel	Docetaxel	Mitomycin	Topotecan
Gemcitabine	Etoposide	Tenipiside	Temozolomide	Inteferon	
저위험도					
Vinorelbine	Fluorouracil	Methotrexate	Thioguanine	Bleomycin	L-asparaginase
Vindesine	Vinblastine	Busulfan	Chlorambucil	Mephalan	Hydroxyurea
Fludarabine	Tamoxifen				

원인

메스꺼움과 구토는 암환자에게 나타나는 가장 일반적인 부작용 중의 하나이다. 그 원인으로는 이런 증상을 흔히 일으키는 약물을 투여받고 있거나 복부나 머리 쪽으로 방사선 치료를 받고 있을 경우 주로 나타나며 암 자체가 증상을 일으키기도 한다. 모든 항암제가 메스꺼움과 구토를 일으키는 것은 아니며 투여되고 있는 약물의 종류, 용량, 투여 기간, 투여경로, 연령, 성별, 알코올섭취유무, 이전에 받은 치료 경험 등 개인의 특성에 따라 그 정도가 다양하게 나타날 수 있다. 젊은 층과 여성에서 상대적으로 심하게 발생하며 예전에 만성적으로 알코올을 섭취한 사람이 좀 더 항구토제로 조절이 잘된다. 또한 이전의 항암 치료에서 항구토 효과가 만족스럽지 못한 환자는 마찬가지로 오심·구토의 조절에 좋지 못한 예후를 가진다. 이러한 증상들은 암환자들의 영양 상태를 악화시켜 치료효과를 떨어뜨리므로 속을 불편하게 하는 증상들을 관리함으로써 치료효과를 높이고 보다 나은 삶의 질을 유지하도록 해야 한다.

구토는 메스꺼움과 동반될 수 있고 치료, 음식 냄새, 위장의 가스, 운동으로 인해 일어날 수도 있다. 메스꺼움이 조절되면 구토도 예방할 수 있으며, 이완 운동이나 약물치료를 통하여 메스꺼움을 경감시킬 수도 있다. 원인이 무엇이든지 간에 메스꺼움은 음식과 필요한 영양소를 섭취하는 것을 방해할 수 있다. 급성의 오심·구토는 종종 위장관의 serotonin type 3 수용체의 활성화에 기인한다. 지연성 오심·구토의 정확한 기전은 아직 밝혀지지 않았다.

분류

화학요법과 관련된 구역과 구토에는 세 가지 유형이 있는데 예기성(anticipatory), 급성(acute), 지연성(delayed)이다. 예기성 오심·구토란 화학요법의 시행 초기에 불충분한 항구토제로 인해 생기는 조건화된 반사이다. 달리 말하면 예기성 오심·구토는 암환자에서 볼 수 있는 조건화된 맛의 혐오와 유사하다. 치료 전략이 있다 하더라도 예기성 오심·구토에 대한 가장 훌륭한 방법은 조건화 자체를 예방하는 것이다. 따라서 화학요법의 첫 번째 과정에서 적극적인 치료가 최적의 예방방법이다.

화학요법에 의해 유발된 구역과 구토가 가장 심한 시간은 화학요법 약제 투여 후 24시간 이내인데 이것을 급성 오심·구토라고 부른다. 도파민 수용체 길항제, 세로토닌 수용체 길항제 등 대부분의 항구토제는 특히 급성 오심·구토를 예방하기 위해 개발되었다.

Cisplatin과 cyclophosphamide 같은 일부 화학요법 약제들은 투여 후 2-3일 동안 오심과 구토를 지속시킬 수 있다. 이와 같이 24시간 이상 지속되는 것을 지연성 오심·구토라고 부른다. 지연성은 급성보다 강도가 약하며 더 소수의 환자에게서만 일어나는데, 급성에 대한 조절력 부족이 지연성 오심·구토 발생의 주요 위험 요인이다. 급성 오심·구토와 달리 지연성 오심·구토의 치료에 다른 항구토제가 더 효과가 있다는 사실은 다른 신경전달물질 기전이 이 두 가지 형태의 구토에 관계한다는 가설을 제시한다.

처치

항구토제의 도입과 개발로 인해 임상의가 항암 화학요법 유발 오심구토를 통제하는 능력이 크게 향상되었다. 주된 치료제는 세로토닌(5-hydroxytryptamine, 5-HT3) 수용체 길항제(receptor antagonist, RA)와 뉴로키닌-1 (neurokinin-1, NK-1) 수용체 길항제이다. 이들은 구토의 생리 병리학적 변화에 관여하는 두 가지 중요한 신경전달물질인 세로토닌과 서브스턴스 P (substance P)에 대한 수용체를 차단한다. 2세대 5-HT3 수용체 길항제인 팔로노세트론(palonosetron)은 급성 및 지연성 항암 화학요법 유발 오심구토(각각 78.1% 및 65.6%)를 조절하는 데 있어 이점이 입증되었다. 그럼에도 불구하고 두통, 현기증, 알레르기 반응 등 부작용의 이유로 이를 보조 또는 대체할 수 있는 치료법을 찾는 노력은 지속적으로 이루어져 왔다.

예기성 오심·구토

예기성 오심·구토는 특히 이전의 화학요법으로 인한 급성 또는 지연 구토가 잘 조절되지 못한 환자와 구토의 정도가 심했던 환자에게 잘 일어난다. 일단 예기 구토가 발생하면 첫째는 행동 탈감작이다. 이것은 환자의 기대를 바꾸어서 오심과 구토는 피할 수 없는 것이며 아무 문제가 되지 않는다고 생각하게 만드는 방법이다. 이 밖에 전신 이완, 기분 전환, 즐거운 일에 관심을 기울이는 것 등이 있다. 환자가 매우 불안해한다면 항불안제가 도움을 줄 수 있다.

급성 오심·구토

많은 인자들이 급성 오심과 구토를 일으키는 데 관여하지만 크게 화학요법 약재와 환자의 특징으로 범주를 나눌 수 있다. 가장 중요한 단일 인자는 화학요법 약제들에 내재된 구토 유발 잠재력이다. 대체로 병용치료 요법의 구토 유발 가능성은 병용치료 약제들의 구성 요소 중 구토를 가장 잘 유발하는 요소의 구토 유발 등급 정도이거나 그보다 약간 높다고 한다. 화학요법 약제의 구토 유발 가능성은 투여된 약제의 총 용량과 속도에 영향을 받을 수 있다. 고위험도의 항암제를 사용하는 경우 급성 구토의 발생률이 매우 높으므로 5-HT3 수용체 길항제와 corticosteroid의 병용치료를 사용한다. 적절한 치료는 급성 오심·구토를 거의 완전히 조절할 수 있으며 15%의 환자만이 심한 오심·구토를 경험한다.

지연성 오심·구토

고위험도 항암제를 사용하는 환자에서 지연성 오심·구토를 예방하기 위한 치료방법으로는 경험적으로 corticosteroid가 가장 효과적인 약물이며, 특히 metoclopramide나 5-HT3 수용체 길항제와 병용했을 때가 가장 효과적이다. 지연성 오심·구토는 최근 개발된 약제인 aprepitant와 palonosetron으로 많이 개선되고 있지만 아직까지도 환자의 1/3 정도가 고통받고 있다.

이전에 적절하였던 항구토제를 투여했으나 오심과 구토가 다시 발생하면 뇌전이, 전해질 불균형, 장폐색 증 등과 감염성 위장염 또는 다른 약물의 부작용이 아닌지 꼭 확인해야 한다.

통합의학적 접근

향기요법,[87] 이완요법[88](발반사마사지, 지압 등을 포함), 인지행동치료[89] 등이 암환자의 오심·구토, 기분 등에 대해 긍정적인 영향을 미친 것으로 보고되었다. 항암 화학 요법을 받고 있는 환자 30명을 대상으로 한 연구에서 페퍼민트와 버가못을 이용한 향기흡입이 오심·구토와 식욕부진을 완화시키는 효능이 있었다.[89]

한의학적 치료

오심·구토의 침치료

2006년까지 11개의 논문을 분석한 중국 연구에서 항암, 방사선 이후 급성적으로 나타나는 오심 및 구토에는 침치료가 안전성과 유효성이 높다는 결과를 보여주었다.[90] 구토를 심하게 일으키는 항암제로 치료받는 환자를 대상으로 내관혈(內關, PC6)에 일반적인 자침군과 전기침군 그리고 무처지군을 비교한 결과 일반 항구토제만 복용한 무처치군보다 일반적 자침군이 총구토횟수가 적었고 일반적 자침군보다 저전력 전기침군에서 총구토횟수가 감소되었다.[91]

항암 화학요법 유발 오심구토(CINV)에 대한 침치료와 거짓침을 비교한 임상 연구를 메타분석한 결과, 구토 횟수에서 침치료(n=75)가 거짓침(n=67)에 비하여 유의하게 감소되었으며[MD -0.94 (95% CI -1.44, -0.45)], 오심의 중증도에서도 침치료(n=70)가 거짓침(n=66)에 비하여 유의하게 감소되었다[SMD -0.50 (95% CI -0.85, -0.16)].[91-93]

NCCN 가이드라인에서는 예기성 오심·구토에 침치료나 acupressure를 권고하고 있다.[94]

권고안	권고등급/근거수준
항암 화학요법 유발 오심구토 환자의 주 증상 개선을 위하여 침치료를 고려해야 한다. 항암 화학요법 유발 오심구토 환자의 주 증상 개선을 위하여 항구토제보다 침치료 및 항구토제의 병행을 고려해야 한다.	B/Low
임상적 고려사항	
혈자리로는 내관(PC6), 족삼리(ST36), 중완(CV12), 기해(CV6), 태충(LR3), 공손(SP4)을 고려할 수 있다. 치료기간은 보통 매일, 3-7일 치료한다.	

오심·구토의 한약 치료

오심·구토 변증에 따른 한약 치료로는 위기불강(胃氣不降)에 선복대자탕, 비위불화(脾胃不和)에 육군자탕, 향사육군자탕, 복령반하탕이나 비화음, 중초허한(中焦虛寒)에 이중환, 단방으로 생강 등이 고려된다.

항암 화학 요법에 의한 오심·구토에는 육군자탕, 반하후박탕, 이진탕, 죽여온담탕 등이 유효하다.[95]

오심 및 구토 발생기전에 세로토닌이나 뉴로키닌1 등이 관여하며, 이러한 생리활성물질 억제제가 개발되어 있다. 항암제 투여로 소장 EC (enterochromaffin cell)세포에서의 세로토닌 분비가 촉진되어 5-HT2b/2c 수용체가 자극되면 그렐린 분비가 저하되어 식욕저하가 일어나게 된다. 육군자탕은 그렐린 분비를 촉진하여 식욕과 구토 개선에 기여한다는 기전이 보고되었다.[96]

2상의 다기관 임상연구에서 자궁경부암 또는 자궁체부암(자궁내막암)의 항암요법으로 cisplatin과 paclitaxel을 받은 40명의 환자를 대상으로 육군자탕과 항구토제를 병행한 군(n=20)이 항구토제를 단독 사용한 대조군(n=20)에 비하여 오심·구토를 완전하게 조절하는 비율(complete response: 구급 및 응급 약물 없음)이 57.9% vs. 35.3%로 육군자탕 병행군에서 더 높았고, 오심·구토의 치료 실패까지의 시간 역시 육군자탕 병행군이 대조군보다 유의하게 더 길었다(p=0.059).[97]

설사

개요

설사는 암치료 주기에 있는 환자의 다양한 단계와 관련된 부작용이다. 방사선요법, 항암 화학 요법의 독성으로 설사의 부작용이 잠재적으로 증가될 수 있다. 특히 결장직장암 및 기타 위장관 악성 종양을 대상으로 하는 요법은 중증 또는 불응성 항암 화학요법 유발 설사(chemotherapy-induced diarreha, CID)의 발병률 증가와 관련이 있다. 일부 연구에서 항암 화학요법 유발 설사는 암환자의 82%까지 부작용으로 보고되었으며 33%는 3등급 및 4등급 설사를 경험했다. 이러한 소화기 독성은 많은 사망 사례와 관련이 있으나 종종 항암 화학 요법의 부작용으로 제대로 인식되거나 치료되지 않고 있는 합병증이다.

탈수, 호중구 감소증, 발열, 영양실조, 신부전, 감염 합병증 또는 심각한 전해질 불균형을 유발하는 심한 설사는 입원으로 이어질 수 있다. 항암 화학요법 유발 설사는 항암 화학요법제를 변경하거나, 치료 용량을 줄이거나 치료를 지연시키거나 심지어 치료를 중단하도록 영향을 미쳐 잠재적으로 임상 결과를 악화시킬 수 있다. Abbuckle 등의 연구에 따르면 1등급 및 2등급 설사는 환자의 11%에 대해 항암 화학 요법 변경으로 이어질 수 있는 반면, 모든 등급의 항암 화학요법 유발 설사를 경험하는 환자의 약 45%는 항암 화학 요법에서 용량 감소가 필요함을 보여주었다.[98]

원인

설사의 원인은 매우 다양하고 분류도 복잡하다. 암환자의 경우에는 치료와 관련된 원인과 치료와 무관한 원인으로 나눌 수 있다. 치료와 관련된 원인은 항암제, 방사선 치료로 인한 경우가 많으며 항암제 중에서는 5-FU, irinotecan, topotecan 등의 대사길항제를 사용하는 항암 치료에서 가장 흔하다. 특히 irinotecan에 의한 설사는 투여 중이나 투여 후 24시간 이내에 나타나는 급성 설사와 24시간 이후에 나타나는 지연성 설사로 나눈다. Leucovorin을 5-FU와 함께 투여하면 설사의 빈도가 더 증가한다. 5-FU를 방사선 치료와 병용하면 급성 설사가 더 자주 심하게 나타난다.

치료와 무관한 원인으로는 췌장암, 갑상선암, 카르시노이드증후군이나 감염에 의해 발생한다. 급성 설사는 90% 이상이 감염균에 의해 발생하는데 구토, 고열, 복통이 흔한 증상이다. 원인이 분명한 경우에는 원인을 제거하고, 설사가 심한 경우에는 항암제나 방사선 치료를 중단해야 한다.

치료

설사를 하는 동안 신체는 대변을 통해 상당한 양의 물과 전해질이 손실되며 탈수와 전해질 불균형이 초래된다. 가장 흔한 영향을 받는 전해질은 나트륨(Na), 칼륨(K), 염화물(Cl)과 중탄산염(HCO_3^-)이다. 나트륨(Na)과 칼륨(K)은 적절한 세포기능, 신경자극 전달, 근육 수축을 유지하는 데 특히 중요하며, 칼륨(K)은 체내 수분의 양을 조절하는 역할을 한다. 이러한 전해질의 불균형은 허약, 근육 경련, 불규칙한 심장 박동, 그리고 다른 합병증을 초래할 수 있다.

저나트륨혈증

혈액의 나트륨 농도가 135 mmol/L 미만. 설사를 통해 나트륨이 과다하게 손실되면 저나트륨혈증(hyponatremia)이 발생할 수 있다. 증상에는 두통, 메스꺼움, 구토, 혼란, 발작이 포함될 수 있으며, 심한 경우 혼수상태나 사망이 포함될 수 있다.

저칼륨혈증

혈액의 혈청 칼륨 농도가 정상치인 3.5-5.5 mmol/L 미만. 설사로 인한 칼륨 손실은 저칼륨혈증(hypokalemia)으로 이어져 근육 약화, 피로, 불규칙한 심장 박동, 심한 경우 마비까지 초래할 수 있다.

대사성 산증

대사와 관련된 어떤 원인에 의해 산성(acid) 물질의 증가로 수소 이온(H^+)이 증가하고 중탄산 이온(HCO_3^-)이 감소하는 것을 말한다. 대사성 산증(metabolic acidosis)은 산혈증(acidemia)을 유발하는 대표적인 원인 중 하나이다. 체내 수소이온 농도(pH)의 정상치는 7.35-7.45로 산혈증은 수소이온 농도(pH)가 7.35 미만인 상태이다. 심한 설사, 구토 등의 장액 손실에 의한 경우 대사성 산증이 발생할 수 있다. 이 경우 무증상부터 두통, 복통, 구역감과 심한 경우 저혈압, 부정맥, 폐부종 등의 다양한 증상을 보일 수 있다.

이와 같은 전해질 불균형의 교정은 설사 회복과 합병증 예방에 중요한 역할을 한다.

경미한 설사는 보존적 치료만으로도 충분하다. 탈수와 전해질의 불균형을 교정하기 위해 수액과 전해질을 투여하는데, 당-전해질용액이 수액이나 전해질용액만 단독으로 투여하는 것보다 더 효과적이다.

설사를 일으키거나 악화시키는 음식물이나 약물은 환자와 상의하여 피하도록 한다. 장 내 가스형성으로 인한 복부팽만감을 완화시키기 위해 제산제 등을 사용할 수 있다.

급성 설사의 치료에는 아편유사제인 loperamide나 dephenoxylate가 가장 흔히 사용되는데, 특히 loperamide와 octreotide가 항암제나 방사선 치료로 인한 설사에 가장 효과적인 약이다. 설사를 일으키는 항암제의 용량이나 일정을 조절한다. 골반 방사선치료로 인한 설사를 예방하는 데 효과적인 약은 알려져 있지 않다.[99]

한약 치료

암환자 설사에 자주 사용되는 한약은 반하사심탕, 감초사심탕, 시령탕 등이 있다.

반하사심탕은 설사와 급성 위장염을 치료하는 효능이 보고된 한약이다.[100] 동물 실험에서 반하사심탕과 반하사심탕의 주요 플라보노이드인 바이칼린(baicalin)은 이리노테칸에 의해 유발된 장 독성에 대한 보호 효과가 나타났는데, 이리노테칸으로 유발된 체중 감소가 감소하고, 식욕부진이 개선되며, 설사 증상의 발병이 지연된다.[101]

Mori의 무작위 대조군 임상시험(RCT)에서 41례 대상환자(비소세포 폐암으로 시스플라틴 및 이리노테칸 병용요법을 받는 환자) 중 39례가 설사를 경험하였으나, 반하사심탕 투여군 18례는 대조군(비투여군) 23례에 비교하여, 설사 등급이 유의하게 낮아, 3등급 이상의 증례수가 적었다고 보고되었다.[102] 장은 비소세포폐암 표적 치료제인 지오트립의 부작용으로 인한3등급 이상의 설사에 감초사심탕의 복용으로 설사가 1등급으로 호전된 1례의 증례를 보고하였다.[103]

시령탕은 심한 설사와 류마티스관절염, 전신홍반루푸스, 신증후군 등 각종 염증성 질환을 치료하는 데 유의성이 보고된 한약이다.[104] 항암제 유발 설사에 대한 전임상연구에서 이리노테칸과 시령탕의 병용 투여는 세균성 β-glucuronidase 억제를 통해 이리노테칸에 의한 지연성 설사를 완화시켰다고 보고되었다.[105] 또 다른 실험 연구에서는 시령탕이 TNF-α, IL-1β 및 TGF-β와 같은 염증성 사이토카인의 상향 조절 억제를 통해 항암 화학 요법 동안 5-FU 유도 설사를 용량 의존적으로 약화시킨다는 것이 입증되었다.[106]

변비

개요

변비는 암환자에게 가장 흔한 문제 중 하나이며 그 원인은 여러 가지이다. 변비는 삶의 질을 저하시키고 최적의 통증 치료를 방해한다. 암환자에게 변비는 높은 유병률이 있음에도 불구하고 과소 진단되는 경우가 많다. 모든 암환자는 변비에 대해 정기적으로 평가해야 하며 수반되는 원인과 위험 요인을 평가해야 한다.[107]

원인

변비는 구조적 이상(장폐색, 방사선 섬유화, 치질, 항문열창 등), 대사이상(탈수, 고칼슘혈증, 저칼륨혈증, 요독증, 당뇨, 갑상선기능저하증), 신경계 질환(뇌종양, 척수압박, 천골신경침윤, 자율신경기능상실), 약물[오피오이드, 항콜린성 약제, 이뇨제, 항경련제, 철분제, 항고혈압제, 항암제(vinca alkaloid 등)]과 신체적 요소(고령, 부동 등) 등에 의해 유발될 수 있다. 대개 진행성 암환자는 고령이고, 운동성이 떨어지며, 경구 섭취가 감소하고, 자율신경의 이상이나 흔히 사용되는 오피오이드(아편유사체)와 같은 약물에 의해 영향을 받는다. 따라서 한 환자에서 여러 원인에 의해 변비가 발생할 수 있다.

평가

최근의 배변 패턴과 이전의 배변 패턴(장기간 설사제 사용 여부), 변비 유발약제의 사용, 음식과 수분 섭취, 동반질환(당뇨, 고혈압, 갑상선기능저하증)에 대한 병력 청취를 우선 진행해야 한다.

이학적 검사로는 직장수지검사(대변 촉진, 직장 내 대변의 존재 여부, 항문괄약근의 긴장도와 반사, 엉치신경근 감각)을 시행할 수 있다.

기계적 장폐쇄와 변비를 감별진단하는 것이 가장 중요하다. 장내 대변의 양과 기계적 장폐색 평가를 위해 복부단순촬영을 진행한다.

처치

모든 암환자는 변비에 대해 정기적으로 평가해야 하며 수반되는 원인과 위험 요인을 평가해야 한다.

가능한 원인을 제거하고 수분과 섬유소의 섭취를 증가시키고, 배변 시 편안하고 사생활이 보장되는 환경을 조성한다. 가능하면 활동량을 증가시키고 규칙적인 배변의 중요성을 교육한다. 오피오이드 유발 변비(opioid-induced constipation, OIC)의 치료가 종종 불만족스럽거나 비효율적이기 때문에 예방이 중요하다. 따라서 오피오이드처럼 변비를 유발하는 약제를 처방할 때 설사제나 변연화제를 추가한다.

편의상 하제를 주로 대변을 연화시키는 약제와 장꿈틀운동을 촉진하는 약제로 나누지만, 연화제로 대변이 팽창하면 장꿈틀운동이 증가하고, 장꿈틀운동을 촉진하는 약제는 장내 수분 분비를 증강시켜 변을 부드럽게 한다. 두 약제를 소량으로 병용하는 것이 한 종류의 약제를 단독으로 사용하는 것보다 부작용이 적다. 규칙적이고 자연스러운 배변을 유지할 수 있도록 각 환자에 따라 설사제 용량을 조절하거나 둘 이상의 하제를 병용하여 조절해야 한다.

심한 변비의 급성, 단기간 치료로 관장과 좌약이 시도될 수 있다. 보통 글리세린만 포함한 좌약은 장강 내로 수분을 이동시켜 배변을 자극하며, 더 강력한 좌약은 설사제도 함유한다. 관장은 좌약이 비효과적일 때 사용한다.

한약 치료

변비에 효과적인 성분으로 대황이 대표적이지만, 변비에 사용되는 한약은 그 작용이 강한 것부터, 비교적 약한 것까지 다양하다. 첫째로 대황을 포함하며, 작용이 강한 한약으로 승기탕류(대승기탕, 조위승기탕, 도핵승기탕)가 있다. 둘째로 대황을 포함하지만 작용이 약한 처방으로 마자인환, 윤장탕, 을자탕, 계지거작약대황탕 등이 있다. 셋째로 대황을 포함하지 않는 처방으로 계지가작약탕, 작약감초탕, 대건중탕 등이 있다. 암환자 변비는 다양한 약물로 장관 연동 운동 저하가 원인이 되는 경우가 많으며, 진행성 재발암의 경우, 전신상태가 저하되는 경우가 많기 때문에 위의 둘째, 셋째를 사용하는 경우가 많다.

일본에서는 고령자 암환자에 마자인환이 많이 활용되고 있다. 실험 연구에서 오피오이드계 약물로 인한 변비에 대해서 마자인환이 장 분비액을 증가하여 변비를 개선한다는 기전이 보고되었다.[108]

고령자 암환자에게 마자인환만으로 효과가 불충분한 경우 윤장탕이 흔히 사용되고 있다.

모르핀으로 인한 변비에 대건중탕을 사용할 수도 있다.[22] 대건중탕에 포함된 산초(山椒)는 장관 연동운동을 촉진시켜 배변을 개선한다. 히로세 타츠야 등은 변비로 대건중탕을 투여받은 33례의 환자를 선택하여 저용량군(7.5 g; n=22)과 고용량군(15 g; n=11)으로 나누어 매주 배변 빈도, 부작용 및 임상 실험 데이터를 후향적으로 평가하였다. 그 결과 대건중탕 투여후 배변 빈도 중앙값은 33례 모두 대건중탕 투여 전보다 유의하게 높았다($p<0.01$). 고용량군의 배변 빈도 중앙값은 각각 첫 번째 주($p=0.0133$) 및 두 번째 주($p=0.0101$)에 저용량군의 배변 빈도보다 유의하게 높았다. 복통은 없었으며 임상 실험실값에 큰 변화가 없었다. 대건중탕은 배변 빈도를 증가시키고 변비 치료에 안전함이 시사되었다.[109]

장폐색

개요

장폐색(intestinal obstruction, ileus)은 장, 특히 소장이 부분적으로 또는 완전히 막혀 소화액, 가스 등의 장 내용물이 통과하지 못하는 질환을 말한다. 기계적인 원인으로 장이 막히는 경우(기계적 장폐색, mechanical obstruction)와 장의 운동이 중지되어 기능적으로 폐쇄되는 경우(마비성 장폐색, paralytic ileus)가 있다.

암환자의 장폐색은 어느 시기에서나 발생할 수 있으나 일반적으로 진행된 상태 또는 빠르게 진행되는 상태에서 흔하다. 주로 대장암, 난소암, 위암 등의 복강 내 또는 골반강 내 암에서 많이 발생하고, 기타 복강 외에서 발생하는 폐암, 유방암 등의 종양에서도 이차적으로 발생하기도 한다. 종양의 진단에서 장폐색이 발생하기까지의 시간은 일반적으로 복강 내 종양은 22.4개월이고 복강 외에서 발생한 종양은 57.5개월로 차이를 보이고 있다.[99]

원인

기계적 장폐색증은 우선 장의 유착(adhesion)에 의해 나타날 수 있다. 장이 유착되면 움직일 때마다 장이 끌어당겨지기 때문에 통과 장애가 일어나는 것이다. 가장 흔하게는 수술 후 발생한 유착을 들 수 있는데, 소장폐색(small bowel obstruction)의 60% 이상이 이러한 원인에 의해 발생한다. 유착 외에 장 외부에서 장관을 압박하여 장폐색을 일으킬 수 있는 요인으로 탈장(hernia)이나 종양(neoplasm), 농양(abscess) 등을 들 수 있다. 종양에 의한 기계적 장폐색증은 유착에 의한 것 다음으로 많다. 종양으로 인한 장폐색은 전체 기계적 장폐색증의 20% 이상을 차지하며, 그 다음으로 많이 발생하는 것은 탈장에 의한 장폐색으로 약 10% 정도를 차지한다. 유착에 의한 기계적 장폐색증이 소장에서 주로 발생하는 반면 장벽에서 발생한 종양이 기계적 장폐색증의 원인이 되는 경우는 주로 대장이다.

진단

대부분 구역과 구토가 발생하며, 장벽의 팽창에 의한 통증과 산통을 호소한다. 장폐색을 진단하기 위해서는 우선 변비와 무력장폐색증(paralytic ileus)을 제외해야 한다. 임상적 접근으로는 직장검사, 복부맹만의 검진, 장음 청취를 통해 판단하고, 방사선학적 검사로 복부사진, 바륨조영술 등을 이용하여 진단한다.

처치

임상적으로 완치가 불가능한 상태라도 악성 장폐색이 발생했을 때는 환자의 불편을 최소화하기 위해 적절한 치료를 해야 하고, 환자의 예상되는 생존 기간에 따라 외과적 치료와 내과적 치료를 적절하게 선택하여 시행한다.

기계적 장폐색증의 치료는 내과적 처치를 우선적으로 시행하고 증상의 호전이 없거나 종양 등으로 인한 폐색 시에는 수술적 처치를 시행한다. 초기 치료로 가장 중요한 것은 적절한 수액 및 전해질 공급과 감압이다. 물론 수액치료를 하면서 약물치료를 병행해야 하는데, 통증과 염증반응을 감소시키기 위한 소염진통제를 비롯하여 진경제, 항생제 등을 사용한다. 감압(decompression)이란 팽창된 장의 압력을 감소시키는 처치를 말하는데, 장 내용물이 밑으로 내려가지 못하므로 위쪽으로 빼줘야 한다. 가장 일반적인 처치는 코를 통하여 위까지 기다란 관을 삽입하는 방법이며, 이때 사용하는 관을 비위관 혹은 레빈 튜브라고 한다.

침치료

고형암 수술 후 장마비에 대한 침치료와 거짓침을 비교한 임상 연구를 메타분석한 결과, 침치료군(n=94)이 거짓침군(n=97)에 비해 최초 배변 배출까지의 시간이 유의하게 감소하였다[MD -17.41 (95% CI -31.05, -3.77)].[110, 111]

권고안	권고등급/근거수준
암 수술 후 장마비 환자의 주 증상 개선을 위해 침치료를 사용할 것을 권고한다.	A/High
임상적 고려사항	
혈자리로는 족삼리(ST36), 삼음교(SP6), 합곡(LI4), 지구(TE6), 내관(PC6)을 고려할 수 있다. 치료기간은 보통 수술 후 매일 1주 정도 치료한다.	

한약 치료

대건중탕은 장관 운동 촉진, 장관 혈류 증가, 소화관 호르몬분비 촉진 등으로 장폐색 억제 작용이 실험적으로 증명되었다.[112] 개복술 후 장마비 환자에게 대건중탕 한약 치료와 위약을 수술 후 최대 12일 동안 시행하며 비교한 2019년 연구에서는 한약 치료군이 위약군에 비해 최초 가스 배출까지의 시간이 짧고[median 99.09 (95% CI 93.75-106.17) vs. median 113.84 (95% CI 107.0, 117.03)] 최초 배변까지의 시간에서도 유의한 유효성을 보였다[HR 1.337 (95% CI 1.096, 1.631)].[113] 대건중탕은 메타분석에서도 그 유효성이 검증되었다.[114]

권고안	권고등급/근거수준
암 수술 후 장마비 환자의 주 증상 개선을 위해 한약 치료를 고려할 수 있다.	C/Low
임상적 고려사항	
한약은 하루 3회씩 수술 전 3일부터 수술 후 3개월까지 복용할 수 있다.	

우울증

개요

암환자에서 나타나는 우울증은 주요 우울증의 형태로 나타나는 것이 아니라 일시적인 슬픔, 침체된 기분에서부터 우울증을 동반한 적응장애, 주요 우울증까지 다양한 양상을 띤다. 암환자의 우울증 진단에서 주의할 점은 신체 증상은 암 자체에 의해 유발될 수도 있으므로 심리적 증상에 특히 주의를 기울여야 한다. 입원 및 외래 환자를 대상으로 한 연구에 의하면, 전체 암환자의 47%가 정신과 질환을 가지며 이 중 68%가 적응장애, 13%가 주요 우울증, 8%가 기질적 뇌장애, 7%가 성격장애를 가진다고 한다.

원인

위험 인자로 우울증의 병력, 알코올 중독증의 병력, 신체적 장애 및 불편, 우울증상을 일으키는 약물, 진행된 병기, 췌장암과 폐암 등을 들 수 있으며 의학적 조건으로 대사장애, 영양장애, 신경학적 장애, 내분비적 장애 등을 들 수 있다. 거의 모든 부류의 약물이 우울증을 일으킬 수 있으며 항고혈압제, 항콜레스테롤제, 항부정맥제가 우울증을 일으키는 흔한 약물로 알려져 있다.

평가

"당신은 대부분의 시간 동안 의기소침해 있습니까?"라는 질문으로 시작하여 우울증을 일으키는 유발인자가 있는지를 파악하고 조절한다. 또한 자살 충동이 있는지를 파악하는 것이 중요하다. 앞의 간단한 질문만으로도 우울증을 상당 부분 가려낼 수 있다. 우울증을 일으킬 수 있는 의학적 조건, 약물이 있는지를 파악하는 것이 중요한데, 특히 통증은 우울증을 심화시키고 우울증은 통증을 악화시킨다는 사실을 주지하여 통증 조절에 신경을 써야 한다.

처치

우울증의 치료에서는 가라앉아 있고 침체되어 있는 감정상태를 치료하여 호전시키고 일상생활에 대한 활력을 증가시키는 것이 중요하다. 또한 불면, 식욕부진, 피로감, 체중감소 등을 호전시키는 것이 필요하다. 우울증 치료에서 가장 효과적인 방법은 약물치료이지만 심리 치료를 병행함으로써 치료효과를 향상시킬 수 있다.

암환자의 우울증을 치료할 때 환자의 임상적 상태는 약물 선택에서 가장 중요한 요소이다. 암환자의 경우 다른 합병증으로 인한 증상이 있을 가능성이 높은데, 기존의 증상을 악화시키지 않는 항우울제를 선택해야 한다. 항우울제의 경우 다른 약물과 상호작용이 있는 약물들이 많으므로 약물 선택 시에 반드시 이를 고려해야 한다. 암환자의 우울증은 대부분 단극성이기는 하나 드물게 양극성으로 나타나는 경우 기분안정제를 사용하여야 한다.

통합의학적 접근

마음챙김에 기반한 스트레스 감소훈련(MBSR)에 관한 10개의 연구를 분석한 보고서에서 기분의 향상, 수면의 질, 스트레스의 감소에 MBSR이 효과가 있으며, 이는 특히 훈련기간과의 높은 상관관계가 있다고 하였다.[115] 인지행동치료에 관한 15개의 연구, 총 1,492명의 암환자를 대상으로 한 분석결과에서 우울, 불안, 삶의 질에서 단기간 또는 장기간의 효과가 검증되었다.[116] 그 밖에 아로마 요법, 음악치료, 마사지 요법 등에 대한 연구는 지속되고 있으나 단독만으로는 암환자의 심리적 지표나 삶의 질에 긍정적인 효과가 있는지에 관해 결론을 내리기에는 연구의 양과 질이 불충분하다.

한약 치료

우울증상에 사용되고 있는 한약은 반하후박탕, 시박탕, 향소산, 가미소요산, 가미귀비탕 등이다.

일본 의료용 한약제제의 무작위 대조군 임상시험(RCT)을 수집한 근거 중심의 한약처방(Evidence Reports of Kampo Treatment: EKAT)에서 암환자는 아니지만, 심리적 요소가 증상을 악화시킨다고 여겨지는 현기증, 이명, 하인두 이질감에는 우울상태 자가평가척도(Self-Rating Questionnaire for Depression, SRQ-D)를 이용하여, 16점 이상에서는 가미귀비탕이 가미소요산보다 효과적이며, SRQ-D가 11-15점에서는 가미소요산이 가미귀비탕보다 효과적이었다는 비무작위 대조군 임상시험

(non RCT)이 있다.[117]

기타 식도암 가족력을 가진 증례를 포함하는 23례에 대해 기울(氣鬱)에 따른 인후두 이물감 증상에 대해 향소산을 투여한 증례 집적연구(case series)에서는 증상이 소실된 경우 18례, 호전된 경우 3례로 유효율이 91.3% (21/23)였다.[118]

육군자탕에 항우울작용이 있는 것이 무작위 대조군 임상시험(RCT)으로 검증되었다. 연구에서 상복부 소화기 부정수소(不定愁訴: 검사를 해도 이상은 확인되지 않지만 상복부에서 불쾌감이나 답답함이 계속되는 증상)와 특히 우울한 상태가 병합된 28명을 대상으로 4주간의 육군자탕 투여군(n=15)은 항우울증 작용이 있는 sulpiride를 4주간 투여한 대조군(n=13)과 비교한 결과 우울한 상태를 합병하는 상복부 부정수소에 대해 sulpiride에 필적하는 항우울 효과가 있을 것으로 추측되었다.[119]

육군자탕은 ghrelin 분비촉진작용이 밝혀져, 식욕증진 메커니즘이 밝혀졌다. 세이케 등은 식도암 항암 화학 요법(DCF: docetaxel, cisplatin, 5-FU) 도중 발생한 식욕부진, 오심·구토, 삶의 질에 대한 육군자탕의 효과를 보고하였다. 육군자탕 투여군이 대조군(비투여군)에 비하여 오심 정도(Grade: CTC-AE ver 3.0)가 0.50으로 대조군의 1.80보다 유의하게 적었으며($p=0.034$), 삶의 질(QOL) 가운데 기분과 의욕이 첫째 날 육군자탕 투여군 3.25 대조군 3.5에서 14일 후 육군자탕 투여군 2.63, 대조군 1.89로 대조군에 비하여 유의하게 덜 감소하였다($p=0.027$).[120]

불면

배경

불면(insomnia)에는 입면장애(잠들기 어려움), 중도각성(중간에 자꾸 깸), 조조각성(원하는 기상시간보다 2시간 이상 전에 깨서, 그 후에 못 잠), 숙면장애(시간적으로는 충분하지만 숙면감이 없음) 등이 있다.

암환자에서의 불면증 유병률은 연구에 따라 19-63%로 다양하게 보고되고 있다. 불면증은 암환자의 삶의 질 뿐만 아니라 통증, 피로, 정서, 면역억제, 사망률에 이르기까지 다양한 측면에 영향을 미친다. 불면증은 대부분의 암에서 흔하지만 특히 폐, 유방, 두경부 종양에서 잘 나타난다.[121]

원인

암환자 불면증의 원인으로는 우울증, 불안, 육체적 증상(통증, 호흡곤란, 기침, 오심, 소양증), 정서적인 장애나 걱정, 약제 부작용(각성제, steroid, prochlorperazine, metoclopramide, 5-HT3 수용체 길항제), 잘못된 수면 습관, 환경(생소하거나 시끄럽거나 불편할 때), 수면 무호흡, 하지불안증후군(restless leg syndrome), 정신장애 등이 있다.

처치

암환자의 불면에 대한 체계적 문헌고찰 결과에 따르면, 암환자의 불면 증상 개선을 위한 중재 연구에서 전체 연구 54건 중 48건(88.9%)이 비약물적 중재를 활용하였고, 그중 약 절반 정도에 해당하는 23건의 연구에서 인지행동치료를 시행하였다. 나머지 25건의 연구에서는 다른 비약물적 중재로 침, 요가, 이완요법, 운동 등이 활용되었다. 암환자의 불면에 대한 약물 연구는 총 6건(11.1%) 수행되었다.[122]

원인문제의 해결

불면증 치료를 위해서는 원인 문제의 해결이 우선이 되어야 한다. 즉, 통증이 있다면 통증에 대한 적당한 진통제를 투여하거나 수면건강을 해치는 원인이 되는 증상의 해소가 필요하다.

수면건강

- 늘 같은 시간에 기상하게 한다.
- 카페인과 니코틴의 절제(특히 밤 늦게 또는 한밤중에 깨어났을 때).
- 밤늦은 음주와 과다한 음료는 피한다.
- 밤늦은 과식은 피한다(가벼운 간식은 잠을 청하는 데 도움이 된다).
- 적당하고 규칙적인 운동은 좋으나 취침 직전에는 피한다.
- 침실의 소음, 조명, 지나친 온도의 변화는 좋지 않다.
- 따뜻한 목욕이나 독서 등을 통해 육체적 또는 정신적인 이완을 해본다.

행동요법

불면증 자체의 주된 치료는 행동요법이다. 이완요법은 긴장을 줄이기 위한 방법 중 가장 효과적이다. 복식호흡, 음악감상, 묵상, 기도, 근육의 이완 등 다양한 방법이 있으며, 어느 정도 훈련이 필요하다.

수면억제는 잠자는 시간을 줄임으로써 실제 잠드는 비율을 높여 더 효과적인 수면을 취하게 하는 방법으로, 깨는 시간은 일정하게 하고 잠자리에 드는 시간을 일주일마다 15-20분 정도 점차 빨라지게 한다. 짧은 낮잠이 이 방법에 잘 적응하는 데 도움이 될 수 있다.

자극의 조절은 일종의 조건 반응으로 잠이 들게 하는 제일 좋은 방법이다. 침대를 성행위나 독서 등의 다른 용도로는 쓰지 않고 잠이 올 때만 사용하게 한다. 침대에서도 20분 이상 잠이 오지 않으면 다시 일어나서 최소한의 자극을 받게 한 후 다시 잠들게 한다. 기상 시간은 일정하게 하고 낮잠은 자지 않게 한다.

수면제

수면제로는 benzodiazepine, GABA/benzodiazepine 수용체 효능약, 항우울제, 항히스타민제, 대체약제가 사용되고 있다.

Benzodiazepine은 가장 흔히 쓰이는 약제이고, 2주 이내 또는 간헐적인 사용이 가장 효과적이다. 그러나 내성이 잘 생겨서 오래 사용하면 불면증이 악화되거나 자주 깨어나게 된다. 수면 무호흡증도 악화시킬 수 있고, 호흡저하가 있을 때에는 조심해서 사용해야 한다. 최저용량으로 사용해야 하고,

진정작용이나 인지장애 등의 부작용은 용량 의존성이다.

GABA/benzodiazepine 수용체 효능약에는 zaleplon, zolpidem이 있고 benzodiazepine과 같은 수용체에 작용하므로 부작용과 주의점이 비슷하다.

항우울제는 우울증이나 신경병적 통증으로 인한 불면증에 효과적이다. 삼환계 항우울제인 doxepine, imipramine이나 mirtazapine 등의 진정제가 사용된다. 부작용으로 항콜린 작용, 부정맥, 변비, 기립성 저혈압, 하지불안증후군 등이 있고, 저용량을 사용해도 부작용이 없어지지는 않는다.

항히스타민제는 단기 치료에 좋고 diphenhydramine, hydroxyzine 등이 잘 쓰인다. 부작용으로 인지장애, 변비 등이 있다.

대체약제로는 melatonin, L-tryptophan 등이 있으나, 그 효과와 부작용이 잘 알려져 있지 않다.[99]

통합의학적 접근

환자의 불면에 대한 비약물적 중재가 많이 활용되는 가운데, 통합의학적으로 명상치료를 시행할 수 있는데, 여러 가지 명상법 중에서 마음챙김에 기반한 스트레스 감소 프로그램(Mindfulness Based Stress Reduction program, MBSR)은 세계적으로 많이 실시되는 명상 프로그램 중 하나이다. MBSR은 1979년 메사추세츠대학교 의과대학 존 카밧진 박사에 의해 개발된 표준화된 명상 프로그램으로, 현재는 암환자 및 생존자들을 대상으로 많이 실시되고 있다. MBSR은 8주 프로그램으로 구성되어 있는데, 매주 2-3시간씩 총 8회기의 정규 프로그램이 진행되고 6주째 주말에는 하루 종일 침묵 속에서 명상을 실시하는 침묵 안거일(silence retreat)이 진행된다.[123]

권고안	권고등급/근거수준
성인 암 생존자의 수면의 질 개선을 위해 무처치보다 마음챙김에 기반한 스트레스 감소 프로그램(MBSR)을 시행할 것을 고려해야 한다.	B/Low
임상적 고려사항	
MBSR은 매 회기 2시간, 8회기가 기본이지만 임상 상황에 따라 1시간으로 단축하여 실시할 수 있다. 8회기의 정규 프로그램 외에도 환자가 집에서 매일 명상훈련을 복습할 수 있도록 지도하는 것이 중요하다.	

한약 치료

대부분의 암환자들이 우울 경향 또는 우울증상을 나타내는 경우가 있어, psycho-oncologist가 개입하게 된다. 암환자 불면증에는 귀비탕, 가미귀비탕, 억간산, 산조인탕, 반하후박탕, 천왕보심단, 시호가용골모려탕, 계지가용골모려탕, 가미소요산, 반하사심탕 등이 사용되고 있다.

암환자 수면 장애에 대해 국내에서 가미귀비탕을 사용한 무작위 대조군 임상시험(RCT)을 수행하였다. 총 30례로 가미귀비탕군(n=15)이 대조군(비투여군 n=15)에 비해 불면 중증도 지수(Insomnia Severity Index, ISI)나 권태감 간이 척도(Brief Fatigue Inventory, BFI)가 유의하게 개선되었다.[124]

천왕보심단의 경우에는 불면증의 표준치료인 인지행동치료(cognitive-behavioral therapy for insomnia, CBT-I)와 비교 효과 임상시험(RCT)이 수행되었다. 불면을 호소하는 암환자 22명을 천왕보심단 복용군(n=11)과 인지행동치료군(n=11)으로 4주간 비교한 결과, 두 군 사이에 차이 없이 암성 불면증 증상이 완화되는 경향을 보였다. 천왕보심단 치료는 불면증 이외에도 피로와 불안을 개선하는 효과가 추가로 있음이 나타났다.[125]

비훈요법

비훈(鼻燻)요법은 '기화된 물질을 비강을 통해 흡수해 의약학적 효과를 도모하는 치료법'으로 熏鼻法, Steam Inhalation, Steam Therapy 등의 명칭으로 중국, 중동 및 아유르베다 문화권 등지에서 익히 사용되어온 치료법이다. 기화된 상태의 물질을 치료적으로 활용한다는 측면에서 향기요법과 그 맥락을 같이하는데, 향기요법이 흡입, 마사지, 도포 등 다양한 방법을 포괄하기 때문에 비훈요법은 좌훈, 향침법, 약욕 등과 더불어 향기요법의 한 갈래로 볼 수 있다.

오늘날 비훈요법은 중국에서 '훈비요법'이라는 명칭으로 다양한 연구가 진행되었다. 왕샤오핑은 상악동염 치료에 금은화, 연교, 창이자, 길경 등의 약재 혼합물 증기를 비강에 흡입시켜 치료적 유의성을 증명하였으며, 장미엔 등은 알레르기성 비염에 탕약만으로 치료한 군과 탕약과 훈비요법을 병행하여 치료한 군을 비교하여 훈비요법 병행치료의 효과를 증명하였다. 가오더칭 등은 안면마비 치료에 파두, 호초 등의 약재 혼합물을 활용한 훈비요법을, 장완창 등은 알러지성 비염에 옥수수수염을 활용한 훈비요법을 수행하였으며, 리롱화는 소아만성비염에 삼령백출산가미방의 탕약, 훈비의 병행치료를, 왕투루 등은 만성비염에 창이자산가감방의 탕약, 훈비 병행치료를 수행하여 그 치료적 유의성을 입증하였다.

암 영역에서도 비훈요법이 적용되고 있는데, 만 20-70세의 암환자 중 최근 3개월 이상 수면 장애를 호소하는 자 중 ISI (Insomnia Severity Index)가 15점 이상인 자를 대상으로 습식 흡입법을 이용하여 물을 채운 훈증기에 라벤더 오일과 마조람, 클라리세이지 오일을 7:2:1의 비율로 블랜딩한 오일을 2-3방울 점적한 후 물을 데워 증발된 향기를 주 2회 각 10분씩 6주간 총 12회 흡입하였다. 그 결과 수면의 질을 평가하는 PSQI과 불면의 정도를 평가하는 ISI 점수, 상태불안을 나타내는 척도인 STAX1은 시술 전에 비해 시술 후에 유의한 감소를 보였다. 결론적으로 비훈요법은 암환자에서 불면, 삶의 질, 불안을 현저하게 개선했으며, 그 효과가 치료 종료 후 6주 동안 지속되는 것을 확인하였다.[126]

구강점막염

개요

구강점막염(oral mucositis)은 항암 화학 요법이나 방사선 치료를 받을 때 발생하는 염증으로 구강점막의 홍반이나 궤양으로 발현한다. 구강점막염이 발생하면 환자에게 통증, 연하통, 미각 이상을 일으키며 그로 인한 섭취 불량, 탈수, 영양실조를 일으키거나 전신 감염의 위험 인자로 작용할 수 있다. 또 이 때문에 치료가 지연되거나 중단될 수도 있어 구강점막염의 이해와 예방이 무엇보다 중요하다. 구강점막염의 빈도와 중증도는 사용된 항암제와 방사선 치료의 종류와 용량에 따라 달라지는데, 일반적으로 통상 용량의 일차적 항암 화학 요법에서는 40%, 보조항암 화학 요법에서는 10%, 구강을 포함하는 두경부의 방사선 치료에서는 100%의 발생 빈도를 보인다고 한다.

원인

구강점막염은 항암 화학 요법이나 방사선 치료로 인한 구강점막의 직접적 조직손상, 구강점막의 방어기전과 면역기능의 저하, 정상 복구에 대한 방해 등 여러 간접적인 요인이 복합적으로 작용하여 발생한다. 구강점막염을 악화시키는 이차적 요인으로는 항암 화학 요법 등의 골수억제, 정상 조직 면역세포의 손실, 타액의 점막 보호 성분 상실 등이 있고, 이차 감염 또한 구강점막염을 악화시킨다.

처치

항암 화학 요법이나 방사선 치료를 시작하기 전부터 구강과 치과검진을 시행하고 적극적인 관리를 시행하여야 한다. 구강점막염의 예방을 위해 시도되고 있는 방법은 첫째, 항암제의 구강점막으로의 전달과 배설을 억제하는 방법으로 구강점막이 항암제에 노출되지 않도록 보호하는 것이다. 둘째, 점막 상피의 증식능력을 조절하는 방법으로 기저 상피세포의 증식 속도가 구강점막에 미치는 항암제의 독성에 영향을 준다는 가설에 기인한다. 마지막으로 미생물의 영향 때문에 염증 반응이 심화되는 것을 차단하면 적어도 이론적으로는 감염 또는 염증에 의하여 이차적으로 구강점막염이 심화되는 것을 감소시킬 수 있다. 항암 화학 요법을 시행하는 동안 얼음조각을 빨게 하는 냉동요법은 일시적으로 혈관을 수축시킴으로써 구강점막으로의 항암제 도달을 감소시킨다. 이미 발생한 구강점막염에 대한 치료법으로는 구강위생과 식이를 조절하는 일반적인 방법과 국소 또는 전신적으로 투여하는 진통제 등의 약물치료 방법이 있다. 일반적인 방법으로 구강위생을 위해 불소치약과 부드러운 칫솔로 하루 2-3회 부드럽게 칫솔질을 하며 치실을 이용하는 것이 좋다. 식사 시에는 음식이 구강점막과 접촉하는 시간을 줄인다. 많이 씹지 않아도 되는 음식을 고르며, 구강 점막을 자극할 수 있는 산도가 높은 음식이나 시고 짠 음식, 거칠거나 건조한 음식은 피한다. 구강점막을 치료하기 위해 많은 제제들이 사용되고 있으나 효과적으로 통증을 경감시키는 약제는 많지 않으며 국소 도포제에 반응이 없을 때 전신적 진통제를 투여한다. 제산제의 경우 단기 효과는 있지만 지속적으로 사용하면 점막이 건조해질 수 있다.

통합의학적 접근

Worthington 등은 10,514명의 암환자를 대상으로 한 구강점막염의 예방 또는 치료와 관련된 131개의 연구를 분석한 결과 다음 9개의 항목에서 대조군에 비해 유의한 효과를 얻었다고 보고하였다. 효과가 있었던 9개의 항목으로는 allopurinol, aloe vera, amifostine, cryotherapy(구강얼음요법), glutamine (iv), honey, keratinocyte growth factor, laser, PTA antibiotic pastille/paste가 있다.[127]

한약 치료

구강점막염에 일본에서는 반하사심탕을 제1선택제로 하고 있다. 반하사심탕의 효과가 불충분한 경우는 작약감초탕을 추가하여 감초사심탕과 비슷하게 처방한다. 황련탕도 구내염에 빈용한다. 이외 소염 작용이 있는 황련과 황금이 포함된 처방을 고려하는데 황련해독탕, 삼황사심탕, 온청음 등이 있다.[128]

Matsuda 등이 이중 맹검, 위약대조, 무작위 2상 임상시험(RCT)에서 90례의 대상환자(대장암에서 FOLFOX, FOLFIRI, XELOX 요법을 받아 WHO 기준 1등급 이상의 구강점막염이 발생한 환자) 중 반하사심탕 투여군 43례는 대조군(비투여군) 47례에 비하여 2등급 이상 구강점막염 지속기간이 유의하게 짧았다(p=0.018).[129] Aoyama 등은 이중 맹검, 위약대조, 무작위 2상 임상시험(RCT)에서 위암 항암 화학 요법중 반하사심탕을 하루 3번 가글하여 헹구도록 하는 요법이 2등급 이상의 구강점막염의 발생률을 감소시키지 않았지만, 1등급 구강점막염을 발병한 환자 중 모든 등급의 구강점막염 기간 중앙값은 반하사심탕군(n=18) 9.0일, 위약군(n=19) 17.0일로 반하사심탕 가글 치료는 위약에 비해 모

든 등급의 구강점막염 기간이 단축되었다(HR 0.60, p=0.290).[130]

키노시타 유코 등은 완화의료 한의 치료 영역에서 구강점막염에 입효산[131]이 유효하며, 항암을 위한 방사선 치료나 화학요법이 계획되어 있는 경우, 구강점막염, 오심·구토, 식욕부진 등의 부작용을 경감시킬 목적으로 십전대보탕을 투여한다. 치료 약 1주 전부터 내복하기 시작하며, 구강점막염이나 오심 등으로 내복할 수 없을 때까지 복용하는 것이 유효하다고 보고하였다.[132]

항암 화학 치료와 동시에 홍경천(紅景天, Rhodiola algida)을 복용한 암환자들에서 구강궤양이 무처치군보다 덜 발생하는 임상 연구 결과가 있다.[133]

구강건조증

개요

두경부암은 전 세계적으로 가장 흔한 암 중의 하나이다. 방사선 치료는 두경부암에 1차 치료법으로 사용되거나 또는 수술 후 사용될 수 있는 가장 필수적인 치료법 중의 하나이다. 그러나 방사선요법은 급성 및 만성 독성을 가지고 있어 환자의 삶의 질에 큰 영향을 미칠 수 있으며, 특히 구강건조증(xerostomia)은 두경부암의 방사선 치료 후 가장 흔하게 나타나는 불편감 중의 하나이다. 구강건조증은 타액의 흐름이 감소 하거나 타액 구성 성분의 변화로 느껴지는 주관적인 구강의 건조감으로, 말하거나 음식물을 삼키는 데 어려움을 초래하고, 미각 손상 및 치아 위생의 악화를 초래하여 결국 삶의 질을 크게 저하시킨다. 타액선은 방사선 치료에 매우 민감하며, 방사선 치료 초기부터 타액선에 영향을 미치기 시작하는데, 방사선 치료의 첫 주에 타액의 흐름이 50-60% 감소하고 7주 후에 20%까지 감소한다. 구강건조증은 방사선 조사량에 영향을 받는데, 30 Gy 이상의 조사량은 타액선에 기능을 영구적으로 변화시킬 수 있다.[134, 135]

구강건조증은 삶의 질을 저하시킬 뿐 아니라 계획된 방사선 치료를 할 수 없게 만들거나 치료를 연기하도록 만들어 종양치료에 영향을 미칠 수 있으므로 효과적인 관리가 필요하다. 현재 방사선 치료가 유발하는 구강건조증에 사용되는 치료방법으로는 불소성분을 이용한 구강위생, 구강감염 및 충치 예방을 위한 항균제, 증상 완화를 위한 타액대체제, 손상되지 않은 타액선을 자극하여 타액분비를 촉진시키는 방법, 콜린성작용제(cholinergic agonist)인 필로카르핀(pilocarpine), 예방요법으로 3차원 입체조형 및 세기변조 방사선치료(3-dimensional conformal or intensity modulated radiation therapy)가 사용되는데, 이러한 모든 치료들은 한계점 및 제한된 조건에서만 사용될 수 있다.

침치료

구강건조증에 관련하여 방사선 치료를 받은 두경부암환자의 증상완화에 침치료가 효과적임을 보고하는 연구가 있으며,[136, 137] 이 외에도 침치료의 안전성과 유효성을 확인하는 많은 연구가 진행되었다.

방사선 치료 유발 구강건조증에 대한 침치료와 거짓침을 비교한 임상 연구를 메타분석한 결과, 구강건조 점수에서는 침치료군(n=122)이 거짓침군(n=126)에 비해 구강건조 점수가 감소하였으며[MD -14.33 (95% CI -17.09, -11.58)], 타액분비율에서는 침치료군(n=16)이 거짓침군(n=17)에 비해 타액분비율이 증가하였으나 유의하지 않았다[MD 0.01 (95% CI -0.01, 0.03)].[138-140]

권고안	권고등급/근거수준
방사선 치료 유발 구강건조증 환자의 주 증상 개선을 위하여 침치료를 고려해야 한다.	B/Moderate
임상적 고려사항	
방사선 치료 유발 구강건조증은 통상의학의 진단 및 치료와의 병행을 고려해야 한다. 혈자리로는 협거(ST6), 승장(CV24), 염천(CV23), 합곡(LI4), 족삼리(ST36), 삼음교(SP6), 이침(신문, 영점)을 고려할 수 있다. 치료기간은 6-12주 치료한다.	

한약 치료

자음생진(滋陰生津)의 효능을 가진 한약 치료의 방사선 치료 유발 구강건조증에 대한 연구 중 일상 관리 또는 무처치를 대조군으로 사용한 연구에서 방사선 치료 유발 구강건조증 환자에게 현맥증액화독음(玄麦增液化毒饮) 한약 치료와 광천수 음용 중심의 일상관리를 방사선요법 치료기간동안 시행하여 비교한 2009년 연구에서는 한약 치료군이 일상관리군에 비해 구강건조 증상 호전율이 유의하게 높았다(95.0% vs. 5.0%).[141] 방사선 치료 유발 구강건조증 환자에게 천문동, 맥문동, 당삼 등으로 구성된 한약 치료와 일상관리를 방사선요법 치료기간 동안 시행하여 비교한 2005년 연구에서는 한약 치료군이 일상관리군에 비해 구강건조 증상 호전율이 유의하게 높았다(91.1% vs. 30.0%).[142] 방사선 치료 유발 구강건조증 환자에게 맥문동, 사삼, 석곡 등으로 구성된 한약 치료와 일상관리를 방사선요법 치료기간 동안 시행하며 비교한 2001년 연구에서는 한약 치료군이 일상관리군에 비해 구강건조 증상 호전율이 유의하게 높았다(95.7% vs. 68.8%).[143] 방사선 치료 유발 구강건조증 환자에게 생진활혈지갈방 한약 치료와 생리식염수 중심의 일상관리를 방사선요법 치료기간동안 시행하며 비교한 2013년 연구에서는 한약 치료군이 일상관리군에 비해 구강건조 증상 호전율이 유의하게 높았다(62.5% vs. 0.0%).[144]

권고안	권고등급/근거수준
방사선 치료 유발 구강건조증 환자의 주 증상 개선을 위하여 일상관리 또는 무처치보다 자음생진의 효능을 가진 한약 치료를 고려할 수 있다.	C/Low
임상적 고려사항	
방사선유발 구강건조증은 통상의학의 진단 및 치료와의 병행을 고려해야 한다. 일상관리로는 구강관리 교육 등이 포함된다. 처방으로는 증액탕, 가미증액탕, 사삼맥문동탕 등을 사용할 수 있으며 단방으로는 생지황, 천문동, 맥문동, 사삼 등을 응용할 수 있다. 치료기간은 4-7주 복용한다.	

림프부종

개요

림프계는 림프모세혈관, 후기림프관, 림프집결관, 림프관줄기, 가슴림프관을 거쳐 정맥계로 배액되며 하루에 2-4 L의 림프액이 배액된다. 일차성 림프부종은 발달장애 또는 섬유성 폐쇄와 연관이 있으며 이차성림프부종은 림프계의 폐쇄 또는 손상에 기인한다. 이차성 림프부종의 가장 흔한 원인은 유방암, 전립선암, 악성흑색종 같은 종양 치료와 관련하여 림프절을 수술로 제거하거나 방사선조사를 한 경우이다. 유방암으로 근치적 유방절제술을 시행한 경우 약 15.4%에서 림프부종이 발생한다.

원인

이차성 림프부종의 유형으로 급성과 만성으로 나눌 수 있다. 급성은 수술 후 수일에서 수 주 후에 발생하며 6개월 이내의 지속기간을 가진다. 함요부종이나 피부의 갈색 변화가 없다. 위험 인자로는 단백질이 샌 부위로의 외과적 배액, 염증, 사지의 고정 등을 들 수 있으며 이러한 변화는 가역적이다. 만성은 배액되는 양에 비해 림프계가 부족할 때 호발하며 수술 후 수개월에서 수년 후에 발생한다. 원인으로 림프절 부위에서 종양이 재발하거나 진행할 때, 림프계 감염, 고정, 방사선 치료, 수술, 저알부민혈증, 혈전으로 인한 정맥 폐쇄 등을 들 수 있으며 이러한 변화는 비가역적이다.

평가

임상적 분류는 세가지로 나눌 수 있으며 각각의 grade는 경미(mild), 중간(moderate), 심한(severe) 정도로 세분된다.

Grade Ⅰ은 함요부종으로 부종 부위를 높은 곳에 올려놓음으로 경감된다. 섬유화는 없다.

Grade II는 함요가 없으며 올려놓음으로도 경감되지 않는다. 중등도 또는 심한 정도의 섬유화를 포함한다.

Grade III는 비가역적 변화로서 피부 및 피하조직의 경화, 섬유화를 포함한다.

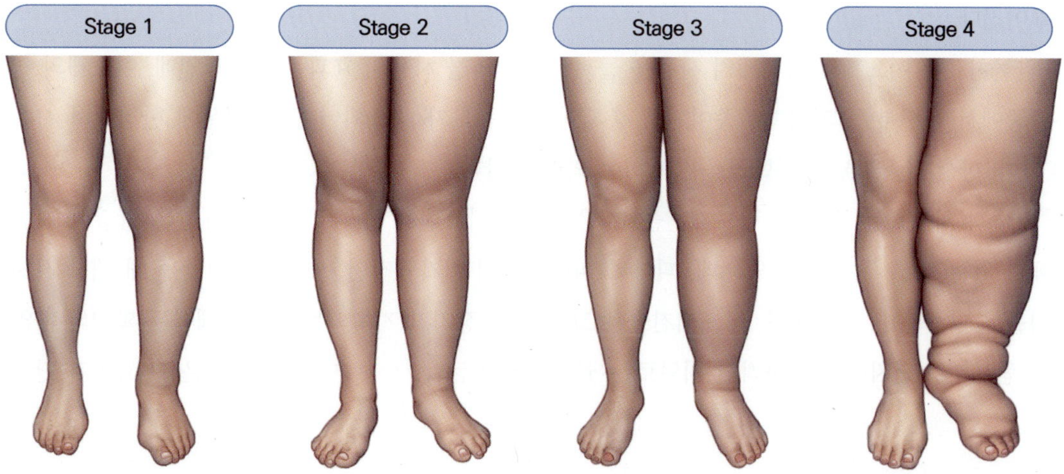

Asymptomatic, in which the lymphatic system experiences abnormal flow but no fluid build-up (림프계가 비정상적인 흐름을 경험하지만 유체가 축적되지 않는 무증상)

Swelling, due to an accumulation of lymph fluid that may subside when elevated (거상 시 가라앉을 수 있는 림프액 축적으로 인한 붓기)

Permanent swelling that cannot be relieved through elevation, accompanied by changes in the skin (fibrosis) [거상에도 되돌릴 수 없는 피부 변화를 동반한 영구적인 부종(섬유증)]

Lymphostatic elephantiasis, or the deformation of a limb due to extensive swelling, skin thickening and scarring (림프성 코끼리증 또는 광범위한 붓기, 피부 비후 및 흉터로 인한 사지의 변형)

【그림 8-3.】 Stages of Lymphedema

처치

치료 목표는 붓기와 단백질 합병증을 예방하는 것이다. 부종이 일단 발생하면 부종을 최소화하며 이환된 사지나 병변의 기능적, 미용적 회복 및 복구를 우선시하고 감염의 위험을 최소화하도록 한다.

치료방법으로 재활치료, 약물치료, 수술치료가 있다. 재활치료는 거상, 마사지, 운동, 외부압박 등의 방법이 있다. 거상의 기전은 혈관 내 정수압을 줄이는 것으로 여겨지나 확실치는 않다. 이 방법은 쉽게 시행할 수 있지만 실제 환자들의 순응도가 높지 않아 그 효과를 크게 기대하기 어렵다. 따라서 이 방법은 다른 방법들에 대한 보조 역할로 간주되어야 한다. 전통적인 후향적 마사지기법은 약간의 압력차이를 만들어 림프액이 배액 되도록 하는 것이다. 또한 간질액과 단백질을 림프모세혈관 안으로 이동시키는 작용도 있다. 수동림프배액(manual lymphatic drainage)이라고 하는 방법을 표준방법으로 본다. 이러한 마사지법은 부기가 발생한 후 즉시 시작할수록 효과가 크다. 운동은 림프액의 흐름을 촉진하고 단백질 흡수를 돕는다. 또한 근력을 향상시켜 근육 위축을 예방한다. 이러한 운동요법은 개인에 따라 개별화되어야 한다. 외부압박은 부종형성을 줄이고 이미 축적된 림프액을 제거하기 위해 이루어진다.

약물치료는 이뇨제와 항생제의 사용을 들 수 있다. 약물 사용의 효과는 제한적인데, 이뇨제의 경우 부종중에서 전신부종, 저단백부종이면서 총체액염분 농도가 상승되어 있는 경우에 한정해서 사용해야 한다. 항생제는 피부의 통합성을 유지하는 역할을 한다.

수술적 치료로는 절제술, 림프재건술, 저용량 레이저요법을 들 수 있다. 절제술은 상당한 기능적 장애가 있는 경우 추천할 수 있는데, 피부나 피하조직에 비가역적인 변화가 일어났을 때 해당 사지의 부피를 줄여주는 데 적당하다. 림프재건술은 그 효과가 장기간 지속되는지에 대해서는 확실하지 않아 만성 림프부종 환자에서 일차적인 치료로는 권고되지 않는다. 저용량 레이저요법은 그 효과가 단기적이다.

통합의학적 접근

림프 부종이 있는 환자에게서 마사지는 경증도의 림프 부종에 긍정적인 효과가 있으나 마사지 크림의 향의 유무에 따라 효과의 차이는 없으며, 마사지와 더불어 압박 붕대를 같이 사용하는 것이 효과적이다.[145, 146]

한의학적 치료

림프부종의 침과 뜸 치료

35명의 유방암 및 두경부암 생존자를 대상으로 한 연구에서 침과 뜸을 병행한 치료가 특별한 부작용 없이 상부림프부종을 치료하는 효과가 있음을 보고하였다.[50]

림프부종의 한약 치료

림프부종은 난치성이지만 오령산, 시령탕을 사용해 볼 수 있다. 근거로 무작위 대조군 임상시험(RCT)은 아니지만 림프부종에 대한 오령산 유효성에 대한 증례집적 연구(case series)에 따르면 치료한 21례 중 오령산 단독 유효율이 78%, 기타 한약제제와의 병용으로 92%, 특히 시령탕과의 병용이 효과적인 것으로 보고되었다.[147]

저산소증

개요

저산소증(hypoxia)은 고형암의 중요한 특징이며 암의 생존 향상, 신생혈관 생성, 전이를 유발하는 인자이다. 고형암은 종종 급성 또는 만성 저산소증의 대상이 되는 부위를 포함하고 있다. 암 성장이 종종 암 혈관 구조의 적응 능력을 무시하기 때문에 종양 혈관 구조의 구조적, 기능적 이상으로 인해 종양 저산소증이 발생한다. 전통적으로 저산소증은 세포 분열 능력을 감소시켜 암 성장을 제한하는 요인으로 생각되었다. 그러나 최근에 저산소증이 암 진행을 비롯한 많은 병태생리학적 결과의 원인 인자임이 입증되었다. 저산소증은 혈관신생 유도, 해당과정 증가에 의한 대사 변화 및 세포 생존/세포 사멸에 관여하는 유전자의 상향 조절을 통해 산소화 및 생존 가능성을 향상시키는 세포 반응을 초래하는 것으로 보고되었다.[148] 저산소증은 또한 유전적 불안정성을 증가시키고 침습적 성장을 활성화하며 미분화 세포 상태를 보존하는 것으로 나타났다.[149] 연구에 따르면 저산소증은 기존 치료에 대한 내성과 관련이 있다.[150] 산소 농도는 방사선 종양학 및 방사선 저항성에서 특히 중요한 역할을 한다.[151] 암에서 상피에서 중간엽으로의 전이는 저산소 상태에 의해 유도되는 것으로 나타났으며[152] 침윤성 또는 전이성 표현형을 가진 암을 유발한다.[153] 부정적인 예후 및 예측 인자로서의 중요한 역할을 고려할 때 저산소증은 암치료에서 가장 좋은 표적 중 하나로 간주된다.

고압산소 치료

저산소증을 극복하기 위해 고압산소(hyperbaric oxygen)를 사용할 수 있다. 고압산소는 정상 대기압보다 높은 100% 산소 투여를 기반으로 한다. 고압산소 치료는 혈장 중의 용존 산소의 양을 증가시켜 헤모글로빈과 독립적으로 O_2 조직 전달을 증가시킨다.[154] 정상 조직에서와 마찬가지로 암 조직의 pO_2는 고압산소 노출 동안 크게 증가한다.[155] 따라서 종양 산소압의 상승은 고압산소 노출 후 약 30분 동안 임상적으로 보존되는 것으로 나타났다.[156] 고압산소 요법은 오늘날 허용되며 허혈 및/또는 저산소증과 관련된 많은 장애에 일상적으로 사용된다. 고압산소 요법은 안전한 것으로 간주되며 오늘날의 표준 치료 프로토콜을 사용하면 합병증이 거의 발생하지 않는다.

산소는 감염에 대한 저항성, 섬유아세포의 활성화, 콜라겐 침착, 혈관신생 및 상피화를 포함하여 상처 치유와 관련된 모든 주요 과정에 필요한 것으로 생각되기 때문에, 고압산소가 암에서 증식 효과를 가질 것이라는 우려가 있었다. 따라서 수십 년 동안 고압산소가 암 성장을 촉진하는지 밝히는 데 중점을 두었다. 2000년대 초반에 Feldmeier 등[157] 및 Daruwalla 등[158]은 고압산소와 암에 관한 문헌을 검토했다. 검토에는 추가 치료 유무에 관계없이 다양한 유형의 암을 사용한 실험 및 임상 연구가 모두 포함되었으며 결과는 다양한 반응을 보였다. 그럼에도 불구하고 두 리뷰의 결론은 고압산소가 암 성장을 촉진하지 않았으며 악성 종양 환자에게 고압산소를 사용하는 것이 안전한 것으로 간주되었다는 것이다.

완화요법, 지지요법

세계보건기구(WHO)에서는 완화요법(palliative care)을 '암과 같이 심각한 질환을 앓고 있는 환자의 삶의 질을 최적화하고 고통을 완화하는 것을 목표로 하는 전문 의료의 한 형태'로 규정하고 있다.[159]

완화요법과 비슷한 용어로 지지요법(supportive care)이 있는데, 미국국립암연구소(National Cancer Institute, NIH)에서는 "지지요법은 질병의 증상과 질병 치료로 인한 부작용을 가능한 한 조기에 예방하거나 치료함으로써 질병을 앓고 있는 사람들의 삶의 질을 향상시키기 위해 제공되는 치료이다. 지지요법에는 환자와 그 가족을 위한 신체적, 심리적, 사회적, 영적 지원이 포함된다. 지지요법에는 다양한 유형이 있다. 예로는 통증 관리, 영양 지원, 상담, 운동, 음악 치료, 명상, 완화요법 등이 있다. 진단 시점부터 생애 말기까지 다른 치료법과 함께 지지요법이 제공될 수 있다"라고 설명하고 있다.[160]

암치료법이 상당히 발전했음에도 불구하고 50% 이상의 환자가 완치할 수 없는 암으로 진행하여 결국 사망에 이르게 됨으로써 암 관련 사망률은 여전히 높다. 의사는 완치할 수 없는 암으로 고통 받는 환자를 돌보는 데 능숙해져야 하며 책임감을 가져야 한다. 이러한 책임감은 항암 화학 요법이 더 이상 도움이 되지 않는 상황에서도 계속되어야 한다. 암치료의 목적은 단지 암세포의 양을 줄이고 환자의 생명을 연장하는 것 이상이므로 환자 각 개인의 임상적 상황에 맞추어 일차적인 항암 화학 요법뿐 아니라 완화요법과 지지요법을 연속적으로 함께 시행해야 할 필요가 있다.

환자와의 정확하고 긴밀한 대화

의사는 항암 화학 요법은 중단하지만 완화치료를 계속 시행하기를 원함에도 불구하고 잘못된 단어를 사용함으로써 환자와 그 가족들이 모든 치료를 중단하는 것으로 오해할 수 있다. 항암 화학 요법을 통해 기대할 수 있는 회복수준, 반응률, 생명 연장 효과 등의 수치에 대해 정확히 이야기하고, 삶의 질을 향상시킬 수 있는 치료에 관해 설명할 수 있어야 한다.

완화요법에 대한 올바른 설명

의사는 완화요법이 환자가 남은 삶의 목표를 이루게 도와주는 최선의 치료임을 설명하고, 환자가 항암 화학 요법의 중단으로 인해 버림받은 느낌을 갖지 않도록 해주어야 한다. 적극적인 증상 조절을 중심으로 환자를 지속적으로 돌보려는 의료진의 목표를 강조한다.

환자와 가족, 의료진의 역할 분담

더 이상 항암 화학 요법을 시행하지 않기로 결정한 후에는 환자와 가족이 남은 시간 동안 이루고 싶은 목표를 갖도록 하는 것이 매우 중요하다. 환자는 여러 계획을 미리 세우기 시작해야 하는데, 유언장 작성에 대한 도움과 정보, 재정적 계획, 장례 계획 등도 세울 수 있을 것이다. 정신적 지지를 위해 종교인이나 심리상담가의 도움을 받을 수도 있다. 완화요법만 받는 환자가 미리 세워둔 계획에 따라 돌봐질 수 있도록 의사는 가정간호나 호스피스시설 등에 충분한 시간을 두고 의뢰를 해야 한다.

호스피스 치료는 환자의 전신상태가 나빠져야만 고려하는 것은 아니며 질병의 일반적인 경과를 고려하여 미리 시작할 수도 있다. 의사가 먼저 남은 기간 동안 삶의 질이나 환자가 이루고 싶어하는 바람 등의 목표를 의논한다면, 호스피스 프로그램이 이러한 목표를 이루는 데 환자와 가족을 돕는 방법으로 받아들여질 것이다.

완화요법에 한의학이 필요한 이유

근래 서양의학은 크게 진보하였으나, 최첨단 서양의학을 구사해도 치료되지 않는 환자는 아직 많다. 그러한 환자 대부분에게 한의 치료는 유용하다. 또한 근래에는 비교 임상시험을 통한 한약 evidence도 축적되고 있다.

서양의학적 표준 치료가 주효하지 않은 경우에 "의학의 한계 상태이므로 포기하세요"라고 포기할 것이 아니라, "서양의학으로는 무효하더라도, 한방이 유효한 경우가 있으니까, 여러 대책을 찾아봅시다"라고 말해야 한다. 이런 말 한마디가 환자에게 큰 구원이 된다.

서양의학적 표준 치료가 효과가 없는 진행성 암환자에게 암 전문의 대부분은 당연하다는 듯 "표준 치료는 효과가 없으니, 앞으로는 완화케어를 받아보세요"라고 말하고 있다. 그것으로 자신의 역할이 끝났다고 생각하며, 환자와의 관계를 폐기해 버린다. 하지만 환자나 가족 대부분은 그 시점에도 암에 대한 적극적 치료 의지를 포기하지 않는다. 그 때문에 '암에 대한 바이블'이나 인터넷을 찾아 나서고, 어떻게든 도움 받을 방법을 구하러 다니며 표류하는 '암 난민'이 되어 버리며, 오히려 돈이나 갈취하려는 건강식품이나 의심스러운 '사이비종교'의 피해자가 되어 버리기도 한다.

미국에서는 1997년 '의료 허용법(Access to Medical Treatment Act, AMTA)'이라는 법률이 제정되어, 환자가 사망하는 경우, 담당의는 환자에게 최선의 치료법을 소개할 의무가 있다는 것이 규정되었다. 환자를 소개할 수 있는 곳에는 서양의학적 표준치료뿐 아니라, 침구, 한약, 마사지, 카이로프랙틱, 요가, 기공, 아로마 테라피, 동종요법, 명상, 기도, 식사요법 등 다양한 보완대체의료가 포함되어 있으며, 이상의 리스트에 수록되어 있는 진료 시설 어디서든 환자는 최적의 치료를 받을 권리가 있다고 명기되어 있다. 그 때문에 미국 의사는 서양의학 이외의 치료도 적극적으로 공부하게 되었다.

환자는 어떤 치료법이든 병의 증상이 개선되면 좋다고 생각하며, 서양의학만으로 치료해 달라고 말하는 환자는 거의 없다. 서양의학에 추가하거나 대체적으로, 한의학을 필두로 한 여러 치료법을 조합하는 '통합의학'을 요구하고 있는 것이다. 서양의학 외에도 환자를 구할 수 있는 치료법이 존재한다는 것을 잊어서는 안 된다.[21]

완화의료에서의 한약요법

한약 치료 시 사용하는 보제(補劑)는 소화흡수기능을 개선하여 영양상태를 회복시키고 면역계를 부활시켜, 간접적으로 병원인 암이나 병원체 등을 체내에서 제거한다. 이 경우, 환자의 생명력이 향상되어, 건강해질 수 있다.

완화의료에서 한약은 본치(本治)와 표치(標治)를 통한 한방과 양방의 병용요법, 곧 암 체질을 교정하는 본치와 증상을 완화시키는 표치를 병용하는 것을 기본으로 한다. 본치를 할 때는 소화기능을 부활시키며, 생체방어기능을 회복시키고, 체력을 보하는 작용을 가진 한약(흔히 보약)을 사용하며, 표치 시에는 즉효성이 요구되므로 양약을 사용하는 치료가 효과적이다. 보기제(補氣劑)로는 인삼이 주요 구성약물인 보중익기탕, 육군자탕, 사군자탕 등을 사용한다. 보혈제(補血劑)로는 사물탕, 당귀음자, 칠물강하탕 등을 사용한다. 기혈양허(氣血兩虛)에는 십전대보탕, 페전이 등 호흡기 증상에는 인삼양영탕, 가미귀비탕 등을 사용한다.

완화케어 시에는 증(證)을 참고하고, 임상 증상에 맞춰 한약제를 선택한다. 종양의 진행, 증대와 함께 전신권태감, 피로감, 식욕부진, 전신쇠약, 면역부전 등이 높은 빈도로 나타난다.

시즈오카 암 센터 완화의료과 외래에서 사용되고 있는 처방은 표 8-7과 같다.

지황제(地黃劑), 인삼탕류(人蔘湯類), 삼제(蔘劑), 시호제(柴胡劑)와 부자제(附子劑) 등이 대표적으로 사용되고 있다. 전신상태의 쇠약도가 진행함에 따라 보기제인 보중익기탕, 보혈제인 소건중탕, 십전대보탕, 인삼양영탕 등을 사용하면 좋다.[161]

【표 8-7.】 완화의료과 외래에서 사용되는 처방의 빈도(250명)

한방 처방	%	한방 처방	%
인삼양영탕	14	대건중탕	2
십전대보탕	4	계지가작약탕	3
보중익기탕	4	윤장탕	4
육군자탕	8	우차신기환	11
팔미지황환	4	작약감초탕	8
백호가인삼탕	4	포부자(炮附子)	7
소건중탕	1	방기황기탕	3
시령탕	6	계지가용골모려탕	3
인진호탕	3	당귀음자	2
시박탕	3	산조인탕	3
오령산	1	억간산	0.5

소화기 기능 회복 한약

위장관 기능조정이나 위 기능부전치료에는 육군자탕이 자주 사용되나, 허증 환자에게는 소건중탕을 적용한다. 장관마비 등에 대한 기능개선에는 대건중탕이 유효하다.[162] 또한 과민성 장증후군(irritable bowel syndorme, IBS)과 같이 설사와 변비가 교대로 출현하는 기능성 이상에는 계지가작약탕이 유용하다.[164] 화학요법에 의한 오심·구토에는 반하후박탕, 이진탕, 죽여온담탕 등이 유효하다.[164] 수술 후 위장 회복기에 육군자탕, 소화기능이 떨어져 있을 때 인삼제를 사용한다. 신진대사가 저하되어 있는 경우에는 부자제가 함유되어 있는 진무탕 등을 사용한다.

아직 체력이 있으며 간경변이 보이지 않는 간기능장애에는 통상 소시호탕이 사용되나, 완화의료에서는 시박탕, 황달이 있을 때는 인진호탕, 복수나 부종을 합병했을 경우에는 시령탕, 인진오령산, 용담사간탕을 사용하는 경우가 많다. 소화기암, 비뇨기암, 부인과 암의 말기에는 복막전이에 의한 암성 복막염이나 복수 치료에 난항을 겪는 경우가 많다. 시령탕, 오령산 등은 이와 같은 상황에 장기적으로 사용할 수 있다. 특시 간세포암의 말기에 나타나는 간부전에 동반된 난치성 복수에 유효성이 높다. 한편, 시령탕은 소시호탕과 오령산 합방으로 소화기암, 비뇨기암, 부인과암의 말기에 복막전이에 의한 암성 복막염이나 복수에 대한 치료에 난항을 겪는 증례에 대해 유효성이 보고되어 있다. 게다가 간세

포암의 말기에 나타나는 간부전을 동반한 난치성 복수에도 유효성이 높다고 보고되어 있다.[165]

수면 장애, 불안증상

불면, 정신 불안정, 쉽게 노함 등이 있을 때는 산조인탕, 억간산, 귀비탕이나 가미귀비탕 등을 사용한다.[166]

갱년기 장애나 말초순환부전, 난소기능부전

암환자에게는 노화 이외에, 항암제 치료나 정신적 스트레스에 의해 난소기능부전이 많이 나타난다. 대표적인 처방으로 가미소요산, 당귀작약산, 계지복령환 등이 있다. 한편, 말기에 가까운 환자에서는 자율 신경기능 부전이나 말초순환부전이 일어나는 경우가 많은데, 이 때는 어혈 진단기준을 참고하여 구어혈제(驅瘀血劑)인 당귀작약산, 가미소요산이나 계지복령환 등 대표적인 구어혈제 처방을 사용하면 된다.

암성 통증

완화의료과에서 진료받는 환자의 8할은 진통치료 목적의 환자이다. 심한 통증에는 오피오이드 제제를 사용하지만, NRS 5 이하의 경도 통증에는 한의 치료의 대상이 된다. 첫째, 한랭자극에 의한 통증 악화에는 당귀, 오수유탕, 부자 등을 포함한 온성(溫性)진통제(작약감초탕이나 가공 부자를 함유한 우차신기환, 진무탕, 팔미지황환 등). 둘째, 혈행장애나 미소순환장애에는 구어혈제(驅瘀血劑). 셋째, 체액이상에는 이수제(利水劑)(오령산, 방기황기탕, 시령탕). 넷째, 심인성일 때는 기제(氣劑), 시호제, 이기제(理氣劑), 억간산. 다섯째, 체력감퇴가 동반되었을 때는 인삼, 황기, 당귀를 포함한 보제(십전대보탕, 보중익기탕, 인삼양영탕 등)를 활용한다. 특히 부자는 통증 역치를 높임으로써 진통효과를 발휘한다. 이렇게 본치(本治)로 한약을 이용하고 표치(標治)로 진통보조제(NSAIDs, 오피오이드)를 사용하면 암 통증 진통에 보다 효과적이다.[21] 이러한 한약을 세계보건기구(WHO)의 3단계 analgesic ladder에 따라 진통제에 추가함으로써 ladder를 한 단계 넘어가는 것(더 진통작용이 강하지만 부작용도 큰 약제를 사용)을 지연시키거나 회피시키는 가능성이 생긴다.

【참고문헌】

1. 대한암한의학회. 암 관련 증상 한의표준임상진료지침. 파주: 군자출판사; 2021. pp. 11-196.
2. Bennett MI, Kaasa S, Barke A, Korwisi B, Rief W, Treede RD. IASP Taskforce for the Classification of Chronic Pain. The IASP classification of chronic pain for ICD-11: chronic cancer-related pain. Pain. 2019;160(1):38-44.
3. van den Beuken-van Everdingen MH, de Rijke JM, Kessels AG, Schouten HC, van Kleef M, Patijn J. Prevalence of pain in patients with cancer: a systematic review of the past 40 years. Ann Oncol. 2007;18(9):1437-49.
4. International Association for the Study of Pain [Internet]. IASP 2008-2009 Global Year Against Cancer Pain. 2008 [cited 2024 Aug 20]. Available from: https://www.iasp-pain.org/GlobalYear/CancerPain.
5. Spiegel D, Sands S, Koopman C. Pain and depression in patients with cancer. Cancer. 1994;74(9):2570-8.
6. van den Beuken-van Everdingen MH, Hochstenbach LM, Joosten EA, Tjan-Heijnen VC, Janssen DJ. Update on Prevalence of Pain in Patients With Cancer: Systematic Review and Meta-Analysis. J Pain Symptom Manage. 2016;51(6):1070-90.e9.
7. Cleeland CS, Gonin R, Hatfield AK, Edmonson JH, Blum RH, Stewart JA, et al. Pain and its treatment in outpatients with metastatic cancer. N Engl J Med. 1994;330(9): 592-6.
8. World Health Organization(WHO). Cancer Pain Relief and Palliative Care. Genève, Switzerland: World Health Organization; 1990.
9. Bardia A, Barton DL, Prokop LJ, Bauer BA, Moynihan TJ. Efficacy of complementary and alternative medicine therapies in relieving cancer pain: a systematic review. J Clin Oncol. 2006;24(34):5457-64.
10. Lu W, Dean-Clower E, Doherty-Gilman A, Rosenthal DS. The value of acupuncture in cancer care. Hematol Oncol Clin North Am. 2008;22(4):631-48.
11. White A. A cumulative review of the range and incidence of significant adverse events associated with acupuncture. Acupunct Med. 2004;22(3):122-33.
12. Paley CA, Bennett MI, Johnson MI. Acupuncture for cancer-induced bone pain? Evid Based Complement Alternat Med. 2011;2011:671043.
13. Zhang Z, Wang C, Gu G, Li H, Zhao H, Wang K, et al. The effects of electroacupuncture at the ST36 (Zusanli) acupoint on cancer pain and transient receptor potential vanilloid subfamily 1 expression in Walker 256 tumor-bearing rats. Anesth Analg. 2012;114(4):879-85.
14. Zhang RX, Li A, Liu B, Wang L, Xin J, Ren K, et al. Electroacupuncture attenuates bone-cancerinduced hyperalgesia and inhibits spinal preprodynorphin expression in a rat model. Eur J Pain. 2008;12(7): 870-8.
15. Mao-Ying QL, Cui KM, Liu Q, Dong ZQ, Wang W, Wang J, et al. Stage-dependent analgesia of electro-acupuncture in a mouse model of cutaneous cancer pain. Eur J Pain. 2006;10(8):689-94.
16. Alimi D, Rubino C, Pichard-Le'andri E, Fermand-Brule'S, Dubreuil-Lemaire ML, Hill C. Analgesic effect of auricular acupuncture for cancer pain: a randomized, blinded, controlled trial. J Clin Oncol. 2003;21(22):4120-6.
17. Wong RH, Lee TW, Sihoe AD, Wan IY, Ng CS, Chan SK, et al. Analgesic effect of electroacupuncture in postthoracotomy pain: a prospective randomized trial. Ann Thorac Surg. 2006;81(6):2031-6.
18. Chen ZJ, Guo YP, Wu ZC. Observation on the therapeutic effect of acupuncture at pain points on cancer pain. Chin Acupunct Moxibustion. 2008;28:251-3.
19. Lee J, Yoon SW. Efficacy and Safety of Moxibustion for Relieving Pain in Patients With Metastatic Cancer: A Pilot, Randomized, Single-Blind, Sham-Controlled Trial. Integr Cancer Ther. 2014;13(3):211-6.
20. 양창열, 송호섭. Capsaicin이나 Bradykinin으로 유발된 통증에 대한 봉독의 억제 효과. 대한침구학회지. 2007;24(2):39-49.
21. Kitajima M, Imazu Y. 동서의학이 함께 만드는 새로운 암치료. 서울: 신흥메드싸이언스; 2014. pp. 10-28.
22. 모토오 요시하루. 한약 암치료 과학적 근거를 기반하다. 서울: 청홍; 2020. pp. 136-86.
23. 光畑裕正. 神経障害性疼痛に対する抑肝散の治療効果. 漢方医学. 2013;37(2):99-103.
24. Brewer JR, Morrison G, Dolan ME, Fleming GF. Chemotherapy-induced peripheral neuropathy: Current status and progress. Gynecologic oncology. 2016;140(1):176-83.
25. Grisold W, Cavaletti G, Windebank AJ. Peripheral neuropathies from chemotherapeutics and targeted agents: diagnosis, treatment, and prevention. Neuro-Oncology. 2012;14(suppl 4):iv4.
26. Pachman DR, Watson JC, Lustberg MB, Wagner-Johnston ND, Chan A, Broadfield L, et al. Management options for established chemotherapy-induced peripheral neuropathy. Supportive care in cancer: official journal of the Multinational Association of Supportive Care in Cancer. 2014;22:2281-95.
27. Argyriou AA, Bruna J, Marmiroli P, Cavaletti G. Chemo-

therapy-induced peripheral neurotoxicity (CIPN): An update. Critical Reviews in Oncology/Hematology. 2012;82(1):51–77.

28. Franconi G, Manni L, Schröder S, Marchetti P, Robinson N. A Systematic Review of Experimental and Clinical Acupuncture in Chemotherapy-Induced Peripheral Neuropathy. Evidence-Based Complementary and Alternative Medicine. 2013;2013:1–7.

29. Lee G, Kim S. Therapeutic Effects of Phytochemicals and Medicinal Herbs on Chemotherapy-Induced Peripheral Neuropathy. Molecules. 2016;21(9):1252.

30. Molassiotis A, Suen LK, Cheng HL, Mok TS, Lee SC, Wang CH, et al. A Randomized Assessor-Blinded Wait-List-Controlled Trial to Assess the Effectiveness of Acupuncture in the Management of Chemotherapy-Induced Peripheral Neuropathy. Integrative Cancer Therapies. 2019;18:153473541983650.

31. Han X, Wang L, Shi H, Zheng G, He J, Wu W, et al. Acupuncture combined with methylcobalamin for the treatment of chemotherapy-induced peripheral neuropathy in patients with multiple myeloma. BMC Cancer. 2016;17(1):40.

32. 桂龍通絡方; 桂枝 9 g 地龍 12 g 黃芪 30 g 鷄血藤 30 g 白芍藥 30 g 當歸 12 g 川芎 12 g 紅花 10 g 薑黃 9 g 甘草 6 g.

33. Liu Y, Zhu G, Han L, Liu J, Ma T, Yu H. Clinical Study on the Prevention of Oxaliplatin-Induced Neurotoxicity with Guilongtongluofang: Results of a Randomized, Double-Blind, Placebo-Controlled Trial. Evidence-Based Complementary and Alternative Medicine. 2013;2013:1-7.

34. Kaku H, Kumagai S, Onoue H, Takada A, Shoji T, Miura F, et al. Objective evaluation of the alleviating effects of Goshajinkigan on peripheral neuropathy induced by paclitaxel/carboplatin therapy: A multicenter collaborative study. Exp Ther Med. 2012;3(1):60-5.

35. Kono T, Hata T, Morita S, Munemoto Y, Matsui T, Kojima H, et al. Goshajinkigan oxaliplatin neurotoxicity evaluation (GONE): a phase 2, multicenter, randomized, double-blind, placebo-controlled trial of goshajinkigan to prevent oxaliplatin-induced neuropathy. Cancer Chemother Pharmacol. 2013;72(6): 1283-90.

36. Oki E, Emi Y, Kojima H, Higashijima J, Kato T, Miyake Y, et al. Preventive effect of Goshajinkigan on peripheral neurotoxicity of FOLFOX therapy (GENIUS trial): a placebo-controlled, double-blind, randomized phase III study. Int J Clin Oncol. 2015;20(4):767-75.

37. Kuriyama A, Endo K. Goshajinkigan for prevention of chemotherapy-induced peripheral neuropathy: a systematic review and meta-analysis. Support Care Cancer. 2018;26(4):1051-59.

38. Motoo Y, Tomita Y, Fujita H. Prophylactic efficacy of ninjin'yoeito for oxaliplatin-induced cumulative peripheral neuropathy in patients with colorectal cancer receiving postoperative adjuvant chemotherapy: a randomized, open-label, phase 2 trial (HOPE-2). Int J Clin Oncol. 2020; 25(6):1123-29.

39. 苏碧莹, 黄海福. 黄芪桂枝五物汤联合温针灸治疗奥沙利铂神经毒性的临床观察. 中国中医药 现代远程 教育. 2018;18:81-3.

40. 권보인, 우연주, 김주희. 항암 화학요법 유발 말초신경병증에 대한 봉독 약침 요법의 효과 및 기전에 대한 실험 연구 고찰. 동의생리병리학회지. 2021;35(1):1-7.

41. 박병록, 김종민, 조종관, 신성훈, 유화승. 항암 화학 요법에 의한 말초신경병증의 봉독크림 치료 : 연속증례. 혜화의학학회지. 2014;22(2):111-7.

42. Laviano A, Koverech A, Seelaender M. Assessing pathophysiology of cancer anorexia. Current Opinion in Clinical Nutrition & Metabolic Care. 2017;20(5):340–5.

43. Fearon KCH, Moses AGW. Cancer cachexia. International Journal of Cardiology. 2002;85(1):73-81.

44. Nakashima Y, Saeki H, Nakanishi R, Sugiyama M, Kurashige J, Oki E, et al. Assessment of Sarcopenia as a Predictor of Poor Outcomes After Esophagectomy in Elderly Patients With Esophageal Cancer. Annals of Surgery. 2018;267(6):1100–4.

45. Neary NM, Small CJ, Wren AM, Lee JL, Druce MR, Palmieri C, et al. Ghrelin Increases Energy Intake in Cancer Patients with Impaired Appetite: Acute, Randomized, Placebo-Controlled Trial. The Journal of Clinical Endocrinology & Metabolism. 2004;89(6):2832–6.

46. Bruera E. Pharmacological treatment of cachexia: any progress? Supportive Care in Cancer. 1998;6(2):109–13.

47. 何依群, 姜鹤群, 王少龙, 杨晓琳. 八珍冲剂治疗化疗后食欲减退的临床观察. 海南醫學. 2007;11:87.

48. Ohno T, Yanai M, Ando H, Toyomasu Y, Ogawa A, Morita H, et al. Rikkunshito, a traditional Japanese medicine, suppresses cisplatin-induced anorexia in humans. Clin Exp Gastroenterol. 2011;4:291-6.

49. 蔡红兵, 罗荣城, 杨 传标, 潘春华, 左强, 王月刚. 补中益气汤治疗癌症食欲不振-恶病质综合 征30例疗效 观察. 新中醫. 2003;3:25-6.

50. Arends J, Bodoky G, Bozzetti F, Fearon K, Muscaritoli M, Selga G, et al. ESPEN Guidelines on Enteral Nutrition: Non-surgical oncology. Clin Nutr. 2006;25(2):245-59.

51. Viganó A, Bruera E, Jhangri GS, Newman SC, Fields AL, Suarez-Almazor ME. Clinical survival predictors in patients with advanced cancer. Arch Intern Med. 2000;160(6):861-8.

52. Couch M, Lai V, Cannon T, Guttridge D, Zanation A, George J, et al. Cancer cachexia syndrome in head and

neck cancer patients: part I. Diagnosis, impact on quality of life and survival, and treatment. Head Neck. 2007;29(4):401-11.

53. Inui A. Cancer anorexia-cachexia syndrome: current issues in research and management. CA Cancer J Clin. 2002;52(2):72-91.

54. Laviano A, Meguid MM, Inui A, Muscaritoli M, Rossi-Fanelli F. Therapy insight: Cancer anorexia-cachexia syndrome when all you can eat is yourself. Nat Clin Pract Oncol. 2005;2(3):158-65.

55. Dewey A, Baughan C, Dean T, Higgins B, Johnson I. Eicosapentaenoic acid (EPA, an omega-3 fatty acid from fish oils) for the treatment of cancer cachexia. Cochrane Database Syst Rev. 2007;2007(1): CD004597.

56. Persson P, Glimelius B, Ronnelid J, Nygren P. Impact of fish and melatonin on cachexia in patients with adbanced gastrointestinal cancer: A randomized pilot study. Nutrition. 2005;21:170-8.

57. Jatoi A, Rowland K, Loprinzi CL, Sloan JA, Dakhil SR, MacDonald N, et al. An eicosapentaenoic acid supplement versus megestrol acetate versus both for patients with cancer-associated wasting: a North Central Cancer Treatment Group and National Cancer Institute of Canada collaborative effort. J Clin Oncol. 2004;22(12):2469-76.

58. Fujitsuka N, Asakawa A, Amitani H, Hattori T, Inui A. Efficacy of ghrelin in cancer cachexia: clinical trials and a novel treatment by rikkunshito. Crit Rev Oncog. 2012;17(3):277-84.

59. Utumi Y, Iseki E, Murayama N, Nozawa M, Kumagai R, Matsubara Y, et al. Effect of Rikkunshi-to on appetite loss found in elderly dementia patients: a preliminary study. Psychogeriatrics. 2011;11(1):34-9.

60. Kuroda M, Kotake T, Sonoda T, Maekawa M, Okajima E, Okawa T, et al. [The clinical evaluation of hochuekkito for symptoms of malignant neoplasm patients]. Hinyokika Kiyo. 1985;31(1):173-7.

61. Choi YK, Jung KY, Woo SM, Yun YJ, Jun CY, Park JH, et al. Effect of Sipjeondaebo-tang on cancer-induced anorexia and cachexia in CT-26 tumor-bearing mice. Mediators Inflamm. 2014;2014:736563.

62. 防癌湯: 黃芪 12 鷄血藤8 白朮白茯苓 半夏 陳皮 澤瀉 黑小豆 大棗 6 車前子藿香甘草4 g.

63. Lee JJ, Lee JJ. A phase II study of an herbal decoction that includes Astragali radix for cancer-associated anorexia in patients with advanced cancer. Integr Cancer Ther. 2010;9(1):24-31.

64. 翁家武. 癌症惡病質的中醫藥治療研究展. 浙江中西醫結合雜誌. 2009;19(2):271-80.

65. Song KK, Park MY, Choi HY, Kim JD. A study on Chinese Herb Medicine Treatment of Cancer Cachexia to Chinese Journals. J Kor Oriental med. 2010;16(2):181-91.

66. Hwang SS, Chang VT, Cogswell J, Kasimis BS. Clinical relevance of fatigue levels in cancer patients at a Veterans Administration Medical Center. Cancer. 2002;94(9):2481–9.

67. Holmes MD, Chen WY, Feskanich D, Kroenke CH, Colditz GA. Physical activity and survival after breast cancer diagnosis. JAMA. 2005;293(20):2479-86.

68. Meyerhardt JA, Giovannucci EL, Holmes MD, Chan AT, Chan JA, Colditz GA, et al. Physical activity and survival after colorectal cancer diagnosis. J Clin Oncol. 2006;24(22):3527-34.

69. Cruciani RA, Zhang JJ, Manola J, Cella D, Ansari B, Fisch MJ. L-carnitine supplementation for the management of fatigue in patients with cancer: an eastern cooperative oncology group phase III, randomized, double-blind, placebocontrolled trial. J Clin Oncol. 2012;30(31):3864-9.

70. de Oliveira Campos MP, Riechelmann R, Martins LC, Hassan BJ, Casa FB, Del Giglio A. Guarana (Paullinia cupana) improves fatigue in breast cancer patients undergoing systemic chemotherapy. J Altern Complement Med. 2011;17(6):505-12.

71. Oh B, Butow P, Mullan B, Clarke S, Beale P, Pavlakis N, et al. Impact of medical Qigong on quality of life, fatigue, mood and inflammation in cancer patients: a randomized controlled trial. Ann Oncol. 2010;21(3):608-14.

72. National Comprehensive Cancer Network - Home [Internet]. NCCN, Cancer-related fatigue v1 [cited 2024 Aug 20]. Available from: http://nccn.org/.

73. Cheng CS, Chen LY, Ning ZY, Zhang CY, Chen H, Chen Z, et al. Acupuncture for cancer-related fatigue in lung cancer patients: a randomized, double blind, placebo-controlled pilot trial. Support Care Cancer. 2017;25(12):3807-14.

74. Deng G, Chan Y, Sjoberg D, Vickers A, Yeung KS, Kris M, et al. Acupuncture for the treatment of post-chemotherapy chronic fatigue: a randomized, blinded, sham-controlled trial. Supportive Care in Cancer. 2013;21(6):1735–41.

75. Smith C, Carmady B, Thornton C, Perz J, Ussher JM. The effect of acupuncture on post-cancer fatigue and well-being for women recovering from breast cancer: a pilot randomised controlled trial. Acupunct Med. 2013;31(1):9-15.

76. 于明薇, 李道睿, 杨国旺, 徐咏梅, 王笑民. 针刺治疗康复期乳腺癌患者癌因性疲乏的随机对照 研究. 中国医药导报. 2017;14(19):89-93.

77. Molassiotis A, Bardy J, Finnegan-John J, Mackereth P, Ryder DW, Filshie J, et al. Acupuncture for cancer-related fatigue in patients with breast cancer: a pragmatic randomized controlled trial. J Clin Oncol. 2012;30(36):4470-6.

78. Hou L, Zhou C, Wu Y, Yu Y, Hu Y. Transcutaneous electrical

acupoint stimulation (TEAS) relieved cancer-related fatigue in non-small cell lung cancer (NSCLC) patients after chemotherapy. J Thorac Dis. 2017;9(7):1959-66.

79. Mao JJ, Farrar JT, Bruner D, Zee J, Bowman M, Seluzicki C, et al. Electroacupuncture for fatigue, sleep, and psychological distress in breast cancer patients with aromatase inhibitor - related arthralgia: A randomized trial. Cancer. 2014;120(23):3744–51.

80. 覃霄燕, 刘展华. 腹背温灸法治疗晚期癌症患者癌因性疲乏的临床研究. 中医学报. 2012;3:273-4.

81. 李静, 陈军. 艾灸干预晚期乳腺癌患者癌因性疲劳的临床研究. 中医临床研究. 2013;22:1-4.

82. 聂斌 李志明 钟旭敏 吴文锋. 扶阳火艾灸治疗阳虚型癌因性疲乏临床观察. 上海针灸杂志. 2015;6:527-30.

83. 吴辉渊, 郭红飞, 徐婷, 陈美玲. 热敏灸干预对中晚期肺癌患者癌因性疲乏的作用. 针灸临床杂 志.2016;7:52-4.

84. Lee JY, Kim EH, Yoon JH, Eo W, Yoon SW. Traditional Herbal Medicine, Sipjeondaebo-Tang, for Cancer-Related Fatigue: A Randomized, Placebo-Controlled, Preliminary Study. Integr Cancer Ther. 2021;20:15347354211040830.

85. Jeong JS, Ryu BH, Kim JS, Park JW, Choi WC, Yoon SW. Bojungikki-tang for cancer-related fatigue: a pilot randomized clinical trial. Integr Cancer Ther. 2010;9(4):331-8.

86. Hilarius DL, Kloeg PH, van der Wall E, van den Heuvel JJ, Gundy CM, Aaronson NK. Chemotherapy-induced nausea and vomiting in daily clinical practice: a community hospital-based study. Supportive Care in Cancer. 2012;20(1):107–17.

87. Jung ES, LEE BS. Effect of Aroma Oil Inhalation on Nausea, Vomiting and Anorexia in Cancer Patients Receiving Chemotherapy. J Korean Acad Adult Nurs. 2004;16(1);135-45.

88. Jang SY, Park JS. The Meta-Analysis of the Effect of Acupressure for Nausea and Vomiting in Cancer Patients Receibinb Chemotherapy. J Korean oncol Nurs. 2010;10(2):180-90.

89. Devine EC, Westlake SK. The effects of psychoeducational care provide to adults with cancer: meta-analysis of 116 studies. Oncol Nurs Forum. 1995;22(9):1369-81.

90. Mary ES, Susan BW. Traditional Chinese Medicine for Cancer-Related Symptoms. Complementary and Integrative Cancer Therapies. 2012;28(1):64-74.

91. Shen J, Wenger N, Glaspy J, Hays RD, Albert PS, Choi C, et al. Electroacupuncture for control of myeloablative chemotherapy-induced emesis: A randomized controlled trial. JAMA. 2000;284(21):2755-61.

92. 何佩珊, 潘国凤, 王笑民, 杨国旺, 杨公博, 李琦玮, et al. “老十针”防治乳腺癌化疗相关恶心呕 吐的前瞻 性随机对照研 究. 中华中医药杂志. 2017;6:2805-7.

93. Zhang X, Fan Y. Effects of electroacupuncture on chemotherapy-induced nausea and vomiting and its mechanism. Chinese acupuncture & moxibustion. 2014;34(11): 1061-4.

94. National Comprehensive Cancer Network - Home [Internet]. NCCN [cited 2024 Aug 20]. Available from: http://nccn.org/

95. 村越 誉, ほか. 塩酸イリノケカン投与時の下痢に対する半夏瀉心湯の臨床効果の検討. 産婦人科漢方 研究のあゆみ, 1990;14:114-8.

96. 乾 明夫: 六君子湯研究の現状と臨床応用に期待されるもの, 第13回日本神経 消化器病学会 スポンサsー シンポジウム2, 2012.

97. Ohnishi S, Watari H, Kanno M, Ohba Y, Takeuchi S, Miyaji T, et al. Additive effect of rikkunshito, an herbal medicine, on chemotherapy-induced nausea, vomiting, and anorexia in uterine cervical or corpus cancer patients treated with cisplatin and paclitaxel: results of a randomized phase II study (JORTC KMP-02). J Gynecol Oncol. 2017; 28(5):e44.

98. Elizabeth A. Koselke, Shawna Kraf. Chemotherapy-Induced Diarrhea: Options for Treatment and Prevention. J Hematol Oncol Pharm. 2012;2(4):143-51.

99. 김노경. 암 진료 가이드. 서울: 일조각; 2005. pp. 136-224.

100. Kawashima K, Nomura A, Makino T, Saito K, Kano Y. Pharmacological properties of traditional medicine (XXIX): effect of Hange-shashin-to and the combinations of its herbal constituents on rat experimental colitis. Biol Pharm Bull. 2004;27(10):1599-603.

101. Narita M, Nagai E, Hagiwara H, Aburada M, Yokoi T, Kamataki T. Inhibition of beta-glucuronidase by natural glucuronides of kampo medicines using glucuronide of SN-38 (7-ethyl-10-hydroxycamptothecin) as a substrate. Xenobiotica. 1993;23(1):5-10.

102. Mori K, Kondo T, Kamiyama Y, Kano Y, Tominaga K. Preventive effect of Kampo medicine (Hangeshashin-to) against irinotecan-induced diarrhea in advanced non-small-cell lung cancer. Cancer Chemother Pharmacol. 2003;51(5):403-6.

103. SH Chang. Gamchosasim-tang, Sawi-tang and Giotrif Combination Therapy for Metastatic Non-Small-Cell Lung Adenocarcinoma; A Regression Case. J of Kor. Traditional Oncology. 2015;20(2):1-4.

104. Kato S, Hayashi S, Kitahara Y, Nagasawa K, Aono H, Shibata J, et al. Saireito (TJ-114), a Japanese traditional herbal medicine, reduces 5-fluorouracil-induced intestinal mucositis in mice by inhibiting cytokine-mediated apoptosis in intestinal crypt cells. PLoS One. 2015;10(1): e0116213.

105. Takasuna K, Kasai Y, Kitano Y, Mori K, Kobayashi R, Hagi-

wara T, et al. Protective effects of kampo medicines and baicalin against intestinal toxicity of a new anticancer camptothecin derivative, irinotecan hydrochloride (CPT-11), in rats. Jpn J Cancer Res. 1995;86(10):978-84.

106. Kato S, Hayashi S, Kitahara Y, Nagasawa K, Aono H, Shibata J, et al. Saireito (TJ-114), a Japanese traditional herbal medicine, reduces 5-fluorouracil-induced intestinal mucositis in mice by inhibiting cytokine-mediated apoptosis in intestinal crypt cells. PLoS One. 2015;10(1):e0116213.

107. Dzier anowski T, Mercadante S. Constipation in Cancer Patients - an Update of Clinical Evidence. Curr Treat Options Oncol. 2022;23(7):936-50.

108. Harada Y, Iizuka S, Saegusa Y, Mogami S, Fujitsuka N, Hattori T. Mashiningan Improves Opioid-Induced Constipation in Rats by Activating Cystic Fibrosis Transmembrane Conductance Regulator Chloride Channel. J Pharmacol Exp Ther. 2017;362(1):78-84.

109. Hirose T, Shinoda Y, Kuroda A, Yoshida A, Mitsuoka M, Mori K, et al. Efficacy and Safety of Daikenchuto for Constipation and Dose-Dependent Differences in Clinical Effects. Int J Chronic Dis. 2018;2018:1296717.

110. Deng G, Wong WD, Guillem J, Chan Y, Affuso T, Yeung KS, et al. A Phase II, Randomized, Controlled Trial of Acupuncture for Reduction of Postcolectomy Ileus. Annals of Surgical Oncology. 2013;20(4):1164–9.

111. Ng SSM, Leung WW, Mak TWC, Hon SSF, Li JCM, Wong CYN, et al. Electroacupuncture reduces duration of postoperative ileus after laparoscopic surgery for colorectal cancer. Gastroenterology. 2013;144(2):307-13.e1.

112. Kono T, Koseki T, Chiba S, Ebisawa Y, Chisato N, Iwamoto J, et al. Colonic vascular conductance increased by Daikenchuto via calcitonin gene-related peptide and receptor-activity modifying protein 1. J Surg Res. 2008;150(1):78-84.

113. Kono T, Shimada M, Nishi M, Morine Y, Yoshikawa K, Katsuno H, et al. Daikenchuto accelerates the recovery from prolonged postoperative ileus after open abdominal surgery: a subgroup analysis of three randomized controlled trials. Surgery Today. 2019;49(8):704–11.

114. Ishizuka M, Shibuya N, Nagata H, Takagi K, Iwasaki Y, Hachiya H, et al. Perioperative Administration of Traditional Japanese Herbal Medicine Daikenchuto Relieves Postoperative Ileus in Patients Undergoing Surgery for Gastrointestinal Cancer: A Systematic Review and Meta-analysis. Anticancer Res. 2017;37(11):5967-74.

115. Tremblay A, Sheeran L, Aranda SK. Psychoeducational interbentions to alleviate hot flasthes: a sysytematic review. Menopause. 2008;15(1):193-202.

116. Osborn RL, Demoncada AC, Feuerstein M. Psychosocial interventions for depression, anxiety, and quality of life in cancer survivors:meta-analyses. Int J Psychiatry Med. 2006;36(1):13-34.

117. 田中久夫. 耳鼻咽喉科医が行なう心身症の加療の考え方と問題点およびうつ傾向を伴う心身症症例への漢方加療一加味帰脾湯を中心に一. Phil漢方. 2014;47:20-2.

118. Motoo Y, Taga H, Su SB, Sawabu N. Effect of Koso-san on globus pharyngeus. Am J Chin Med. 1999; 27(2):283-8.

119. 河村奨, 沖田極, 多田正弘, ほか. 上腹部不定愁訴に対するツムラ六君子湯と sulpiride との臨床的比 較検討 -主として、抗うつ効果と胃排出能の改善-. Progress in Medicine. 1992;12:1156-62.

120. 清家純一: 食道癌と六君子湯 癌化学療法で発現した食欲不振, 悪心·嘔吐に対する六君子湯の効果. 漢方医学. 2010;34:12-3.

121. Induru RR, Walsh D. Cancer-related insomnia. American Journal of Hospice and Palliative Medicine. 2014;31(7):777-85.

122. Otte JL, Carpenter JS, Manchanda S, Rand KL, Skaar TC, Weaver M, et al. Systematic review of sleep disorders in cancer patients: can the prevalence of sleep disorders be ascertained? Cancer Medicine. 2015;4(2):183–200.

123. 정애자. 마음챙김에 기반한 스트레스 감소 프로그램 (MBSR) 매뉴얼. 전주: 전북대학교출판문화원; 2015.

124. Lee JY, Oh HK, Ryu HS, Yoon SS, Eo W, Yoon SW. Efficacy and Safety of the Traditional Herbal Medicine, Gamiguibi-tang, in Patients With Cancer-Related Sleep Disturbance: A Prospective, Randomized, Wait-List-Controlled, Pilot Study. Integr Cancer Ther. 2018;17(2):524-30.

125. Moon SY, Jerng UM, Kwon OJ, Jung SY, Lee JY, Yoon SW, et al. Comparative Effectiveness of Cheonwangbosimdan (Tian Wang Bu Xin Dan) Versus Cognitive-Behavioral Therapy for Insomnia in Cancer Patients: A Randomized, Controlled, Open-Label, Parallel-Group, Pilot Trial. Integr Cancer Ther. 2020;19:1534735420935643.

126. 정현정. 향기요법의 암환자 불면에 대한 효과에 관한 예비임상 연구. 대한암한의학회지. 2022;27(1):37-48.

127. Worthington HV, Clarkson JE, Bryan G, Furness S, Glenny AM, Littlewood A, et al. Interventions for preventing oral mucositis for patients with cancer receiving treatment. Cochrane Database Syst Rev. 2010;(12):CD000978.

128. Ichimura K. 알기 쉬운 이비인후과 한약처방 가이드. 파주: 군자출판사; 2017. pp. 111-2.

129. Matsuda C, Munemoto Y, Mishima H, Nagata N, Oshiro M, Kataoka M, et al. Double-blind, placebo-controlled, randomized phase II study of TJ-14 (Hangeshashinto) for infusional fluorinated-pyrimidine-based colorectal cancer chemotherapy-induced oral mucositis. Cancer Chemother Pharmacol. 2015;76(1):97-103.

130. Aoyama T, Nishikawa K, Takiguchi N, Tanabe K, Imano M, Fukushima R, et al. Double-blind, placebo-controlled, randomized phase II study of TJ-14 (hangeshashinto) for gastric cancer chemotherapy-induced oral mucositis. Cancer Chemother Pharmacol. 2014;73(5):1047-54.

131. 立効散 : 細辛, 升麻, 防風 각 2 g 甘草, 龍膽 각 1.5 g

132. 木下優子, 矢久保修嗣. 緩和ケアにおける漢方治療. 日気食会報. 2009;60:379-83.

133. Loo WT, Jin LJ, Chow LW, Cheung MN, Wang M. Rhodiola algida improves chemotherapy-induced oral mucositis in breast cancer patients. Expert Opin Investig Drugs. 2010;19 Suppl 1:S91-100.

134. Wijers OB, Levendag PC, Braaksma MM, Boonzaaijer M, Visch LL, Schmitz PI. Patients with head and neck cancer cured by radiation therapy: A survey of the dry mouth syndrome in long-term survivors. Head & Neck. 2002; 24(8):737–47.

135. Eisbruch A, Ten Haken RK, Kim HM, Marsh LH, Ship JA. Dose, volume, and function relationships in parotid salivary glands following conformal and intensity-modulated irradiation of head and neck cancer. International Journal of Radiation Oncology Biology Physics. 1999; 45(3):577–87.

136. Zhuang L, Yang Z, Zeng X, Zhua X, Chen Z, Liu L, et al. The preventive and therapeutic effect of acupuncture for radiation-induced xerostomia in patients with head and neck cancer: a systematic review. Integr Cancer Ther. 2013;12(3):197-205.

137. Simcock R, Fallowfield L, Monson K, Solis-Trapala I, Parlour L, Langridge C, et al. ARIX: a randomised trial of acupuncture v oral care sessions in patients with chronic xerostomia following treatment of head and neck cancer. Ann Oncol. 2013;24(3):776-83.

138. Andersen SW, Machin D. Acupuncture treatment of patients with radiation-induced xerostomia. Oral Oncol. 1997;33(2):146-7.

139. Cho JH, Chung WK, Kang W, Choi SM, Cho CK, Son CG. Manual Acupuncture Improved Quality of Life in Cancer Patients with Radiation-Induced Xerostomia. The Journal of Alternative and Complementary Medicine. 2008; 14(5):523–6.

140. arcia MK, Meng Z, Rosenthal DI, Shen Y, Chambers M, Yang P, et al. Effect of True and Sham Acupuncture on Radiation-Induced Xerostomia Among Patients With Head and Neck Cancer: A Randomized Clinical Trial. JAMA Netw Open. 2019;2(12):e1916910.

141. 李华, 成惠贞, 胡艳文, 田大龙, 喻志冲, 王贺芳, et al. 中医治疗头颈肿瘤放疗中口干症的疗效 观察. 辽宁 中医杂志. 2009;8:1355-7.

142. 蒋泽先, 邱嘉旋, 钱永, 钱永, 罗秋萍. 中药治疗头颈肿瘤放疗后口干症的疗效观察. 江西医学 院学报. 2005;3:24-5, 30.

143. 朱久育, 贾建伟, 陈国荣. 中药治疗放疗引起的口腔溃疡和口干的体会. 现代口腔医学杂志. 2001;1:79.

144. 姚德蛟, 蔡懿, 陈玉. 生津活血止渴方防治鼻咽癌放疗急性口咽反应临床观察. 中國中医急症.2013;9:1594-5.

145. Barclay J, bestey J, Lamabert A, Balmer C. Reducing the symptoms of lymphmedema: is there a role for aromatherapy? Eur J Oncol Nurs. 2006;10(2):140-9.

146. McNeely ML, Magee DJ, Lees AW, Bagnall KM, Haykowsky M, Hanson J. The addition of manual lymph drainage to compression therapy for breast cancer related lymphedema: a randomized controlled trial. Breast Cancer ResTreat. 2004;86(2):95-106.

147. Komiyama S, Takeya C, Takahashi R, Yamamoto Y, Kubushiro K. Feasibility study on the effectiveness of Goreisan-based Kampo therapy for lower abdominal lymphedema after retroperitoneal lymphadenectomy via extraperitoneal approach. J Obstet Gynaecol Res. 2015;41(9):1449-56.

148. Holmquist L, Lofstedt T, Pahlman S. Effect of hypoxia on the tumor phenotype: the neuroblastoma and breast cancer models. Adv Exp Med Biol. 2006;587:179–93.

149. Harris AL. Hypoxia—a key regulatory factor in tumor growth. Nat Rev Cancer. 2002;2:38–47.

150. Shannon AM, Bouchier-Hayes DJ, Condron CM, Toomey D. Tumour hypoxia, chemotherapeutic resistance and hypoxia-related therapies. Cancer Treat Rev. 2003;29: 297–307.

151. Gray LH, Conger AD, Ebert M, Hornsey S, Scott OC. The concentration of oxygen dissolved in tissues at the time of irradiation as a factor in radiotherapy. Br J Radiol. 1953;26:638–48.

152. Cannito S, Novo E, Compagnone A, Valfre di Bonzo L, Busletta C, Zamara E, et al. Redox mechanisms switch on hypoxia-dependent epithelial-mesenchymal transition in cancer cells. Carcinogenesis. 2008;29:2267–78.

153. Thiery JP. Epithelial–mesenchymal transitions in tumour progression. Nat Rev Cancer. 2002;2:442–54.

154. Gill AL, Bell CNA. Hyperbaric oxygen: its uses, mechanisms of action and outcomes. QJM. 2004;97:385–95.

155. Brizel DM, Lin S, Johnson JL, Brooks J, Dewhirst MW, Piantadosi CA. The mechanisms by which hyperbaric oxygen and carbogen improve tumor oxygenation. Br J Cancer. 1995;72:1120–4.

156. Kinoshita Y, Kohshi K, Kunugita N, Tosaki T, Yokota A. Preservation of tumor oxygen after hyperbaric oxygenation monitored by magnetic resonance imaging. Br J Cancer. 2000;82:88–92.

157. Feldmeier J, Carl U, Hartmann K, Sminia P. Hyperbaric oxygen: does it promote growth or recurrence of malignancy? Undersea Hyperb Med. 2003;30:1–18.

158. Daruwalla J, Christophi C. Hyperbaric oxygen therapy for malignancy: a review. World J Surg. 2006;30:2112–31.

159. Sepúlveda C, Marlin A, Yoshida T, Ullrich A. Palliative Care: the World Health Organization's global perspective. J Pain Symptom Manage. 2002;24(2):91-6.

160. National Cancer Institute [Internet]. Dictionary of Cancer Terms [cited 2024 Aug 20]. Available from: https://www.cancer.gov/publications/dictionaries/cancer-terms/def/supportive-care.

161. 安達 勇. 緩和医療における漢方治療の位置づけ. 緩和医療学. 2003;5:229-34.

162. 原沢 茂, ほか. 運動不全型の上腹部愁訴に対るTJ-43六君子湯の多施設共同市販後臨床試験一二重盲 検群間比較試験法による検討. 医学のあゆみ. 1998;187:207-29.

163. 佐々木大輔, ほか. 過敏性腸症候群に対する桂枝加芍薬湯の臨床効果. 臨床と研究. 1998;75:1136-52.

164. 村越 誉, ほか. 塩酸イリノケカン投与時の下痢に対する半夏瀉心湯の臨床効果の検討. 産婦人科漢 方研究のあゆみ. 1990;14:114-18.

165. 荒川泰行 ほか. 肝硬変-腹水の改善について-, 日医雑誌. 1997;17:597-600.

166. Iwasaki K, Satoh-Nakagawa T, Maruyama M, Monma Y, Nemoto M, Tomita N, et al. A randomized, observer-blind, controlled trial of the traditional Chinese medicine Yi-Gan San for improvement of behavioral and psychological symptoms and activities of daily living in dementia patients. J Clin Psychiatry. 2005;66(2):248-52.

각론 제9장

두경부암

박수정 우석대학교 한의과대학 교수

한의통합종양학

각론 제9장

두경부암

박수정 우석대학교 한의과대학 교수

두경부암은 비인두(nasopharynx), 구인두(oropharynx), 하인두(hypopharynx), 비강(nasal cavity), 부비동(paranasal sinuses), 구강(oral cavity), 후두(larynx)에 악성 종양이 발생한 것으로 편평상피세포암(squamous cell carcinoma)이 대부분이다. 넓게는 침샘, 갑상선을 포함한다.[1] 전체 성인 암환자의 약 3.5%를 차지하며, 2018년에 전 세계에서 6번째로 흔한 암으로 89만 명이 최초 진단되었으며, 45만 명이 사망하였다.[2,3] 여성의 비율은 27% 정도이다.[4] 건강보험공단에 따르면 한국에서 두경부암으로 진료를 받은 환자는 2019년 23,691명이며, 50대 이상 남자가 71.5%를 차지한다.

NCCN Guideline Version 3. 2024에서는 두경부암은 2023년에 약 66,920건의 구강암, 인두암, 후두암이 새로 발생할 것으로 추정되며, 이는 미국의 신규 암 발병 건수의 약 3.4%로 사망자는 약 15,400명이라고 하였다. 두경부암은 편평 세포 암종이 90% 이상을 차지하며 담배 및 알코올은 구강암, 하인두암, 후두암 및 사람유두종바이러스(human papilloma virus, HPV)와 관련 없는 구인두암의 가장 흔한 원인이다.

일반적인 증상은 목소리 변화, 연하장애, 호흡장애, 목 이물감, 종양이 발생한 부위의 종물 등이 있지만 특별한 증상이 없는 경우도 많다.

진단을 위해서는 의심되는 병변 부위의 상세한 진찰, 전산화단층촬영(computed tomography, CT), 자기공명영상촬영(magnetic resonance imaging, MRI), 양전자방출단층촬영(positron emission tomography, PET) 등의 영상의학적 검사와 내시경, 조직검사를 통해 종양의 범위와 전이 여부를 판단한다.

치료법 중 수술은 조직이나 기관의 손실로 기능 장애가 동반되어 삶의 질이 현저히 저하되므로 항암 치료, 방사선 치료가 고려되는 경우가 많으며, 특히 HPV나 엡스타인바 바이러스(Epstein-Barr virus, EBV)로 인한 경우에는 치료 반응이 좋다.

원인 및 위험 인자

흡연, 음주, 바이러스 감염은 두경부암의 공통된 위험 요인이다. 흡연은 후두암, 구강암과 관련이 깊고, 음주는 하인두암, 후두암과 관련이 있다. 바이러스는 EBV, HPV에 관한 보고가 많으며 HPV-16이 가장 흔하다. 물리적 자극, 화학적 자극도 발병 위험을 높이는 요인이다.

암종별 원인

비인두암은 소금에 절인 음식이 발생에 영향을 미친다고 알려져 있으며, 흡연과 음주, EBV 감염이 발병 위험을 높인다.

구인두암의 주요 발병 원인은 HPV이며, HPV 양성은 음성에 비해 예후가 좋다.

비강암과 부비동암은 담배 연기, 화학물질을 접하는 직업이나 환경, 먼지 등의 지속적 자극이 발병률을 높인다.

구강암은 흡연과 음주 외에 틀니, 만성 치과 질환, 편평태선(lichen planus) 등의 만성 염증 등이 암의 발병에 영향을 미친다.

후두암의 가장 큰 원인은 흡연이며, 화학물질, 먼지 등이 발병 가능성을 높인다.

침샘암은 방사선 노출, 타석증, 만성 염증과 관련이 있다.

임상 증상

대부분의 두경부암은 50세 이후에 발생하지만, 알려진 위험 인자를 갖지 않는 사람들 또는 젊은 환자에서도 나타날 수 있다. 증상 발현은 종양의 병기와 원발의 위치에 따라 다양하다. 공통적으로 진행된 두경부암의 경우에는 목의 림프절 전이로 인해 혹이 만져진다.

암종별 증상

비인두암은 목의 종창, 편측 비강 출혈, 일측성 또는 양측성 비강 폐색, 이명, 난청, 귀가 막힌 느낌, 두통, 유스타키오관 폐쇄와 연관된 심한 일측성 장액성 중이염 등이 나타난다. 두개저의 아래에 위치하므로 다른 두경부암에 비해 복시, 삼차신경통 등의 뇌신경, 중추신경과 관련된 증상이 나타날 수 있다.

구인두암과 **하인두암**은 목의 통증이나 이물감, 연하장애, 피 섞인 가래, 쉰 목소리, 호흡곤란, 목의 혹이 주요 증상이다.

비강암과 **부비동암**은 부비동염 증상과 비슷하며, 코막힘, 코피, 후각 저하, 얼굴이나 치아의 통증이나 부종이 나타난다.

구강암은 입안의 통증, 궤양, 변색, 이물감, 감각 이상, 치아의 흔들림이나 통증, 뺨이나 턱의 부종 등이다.

후두암은 목소리의 변화, 흡기시의 잡음, 목의 이물감, 인후나 귀의 통증이 주요 증상이며, 진행된 경우에는 호흡곤란, 천명음이 나타난다.

진단

두경부암 진단은 병력 청취와 신체 검사를 기본으로 하며, 영상의학적 검사, 내시경, 조직검사를 통해 원발 부위와 전이 여부를 진단한다. 원발 부위 예측은 전이된 림프절 부위와 관련이 있다. 림프절은 수준 Ⅰ에서 Ⅴ까지 구분할 수 있다. 입술, 구강, 안면의 암은 림프절 수준 Ⅰ, Ⅱ로 퍼지는 경향이 있으며, 인두암과 후두암은 수준 Ⅱ, Ⅲ으로 퍼진다(그림 9-1).[5]

비인두암은 HPV가 위험 요인인 1형과 EBV가 위험 요인인 2형, 3형으로 구분한다. 1형은 2형과 3형에 비해 전체생존율이 낮고 국소 재발율이 더 높다.[6,7]

구인두암은 편도암이 가장 흔하며, p16 단백질 표지자 염색 유무에 따라 p16+ 구인두암, p16- 구인두암으로 분류한다. 구인두암환자에 대한 HPV의 후향적 분석에서 63.8%가 HPV 양성이었으며, 양성 환자들의 3년 전체 생존율은 82.4%로 음성의 57.1%보다 높았다.[8]

구강암은 해당 부위의 양성 질환과 감별해야 한다.

후두암은 임상적 특징을 고려하여 유두종(papillomas), 폴립(polyps), 성대 결절(vocal nodules), 비정형감염(atypical infection), 섬유종(fibromas), 육아종(granulomas)과 감별해야 한다.

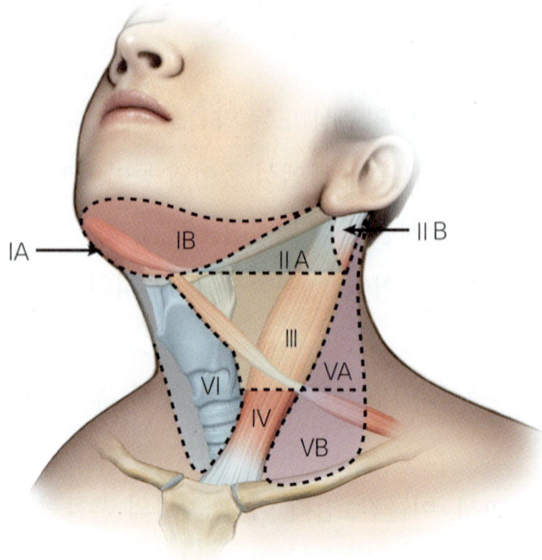

【그림 9-1.】 목의 림프절 수준

병기

AJCC (American Joint Committee on Cancer)의 TNM 병기는 두경부암의 위치와 크기, 병리학적 진단, 림프절의 침범과 범위, 원격 전이는 수술이나 방사선 치료 방법과 범위를 결정에 중요한 개념이다. 병리학적 검사에서 림프절 확장(extranodal extension, ENE), 절제 면의 종양 유무, pT3 혹은 pT4 원발암, N2나 N3 경부 전이, IV 혹은 V 구역의 경부 전이, 신경주위 침범, 혈관 내 색전에 따라 수술 후 추가 치료와 강도를 결정한다(표 9-1).[9-11]

암종별 병기

두경부암의 병기는 미국암위원회(American Joint Committee on Cancer, AJCC)와 국제암연맹(Union for International Cancer Control, UICC)에서 제시하였다.[12]

비인두암의 병기는 T-범주와 N-범주, M-범주의 일반적 원칙에 따라 Ⅰ-ⅣB까지 구분한다(표 9-1).

구인두암의 병기 구분은 HPV+ 여부에 다르며, T-범주와 N-범주에 따라 임상적, 병리적 병기를 별도로 구분한다. T4는 종양이 후두, 혀의 외인근육, 내측 익상, 경구개, 하악 또는 그 이상을 침범한 경우이다.

비강암, 구강암은 AJCC의 일반적 원칙에 따른다.

후두암의 T-범주는 성문위(supraglottis), 성문(glottis), 성문 아래(subglottis)로 구분하여 판단한다(표 9-2).

【표 9-1.】 미국암위원회 및 국제암연맹의 비인두암 TNM 병기 분류

	T-category	N-category
1	Confined to the nasopharynx or Extends to oropharynx and/or nasal cavity without parapharyngeal involvement	Unilateral metastasis in cervical lymph node(s), and/or Unilateral or bilateral metastasis in retropharyngeal lymph node(s) ≤6 cm, above the caudal border of the cricoid cartilage
2	Extends to parapharyngeal space, with or without adjacent soft tissue involvement (medial or lateral pterygoid, prevertebral muscles)	Bilateral metastasis in cervical lymph node ≤6 cm, above caudal border of cricoid cartilage
3	Tumor infiltrates bony structures at any one or more of the following: (Skull base, Cervical vertebra, Pterygoid structures, and/ or Paranasal sinuses)	Unilateral or bilateral metastasis in cervical lymph nodes >6 cm, and/or extension below the caudal border of cricoid cartilage
4	Tumor invasion of any one or more of the following: (Cranial nerves, Hypopharynx, Orbit, Parotid gland, Extensive soft tissue infiltration beyond the lateral surface of the lateral pterygoid muscle)	

【표 9-2.】 미국암위원회의 후두암 병기

	Supraglottis	Glottis	Subglottis
T1	Tumor limited to one subsite of supraglottis with normal vocal cord mobility	Tumor limited to the vocal cord(s) (may involve anterior or posterior commissure) with normal mobility	Tumor limited to the subglottis
T2	Tumor invades mucosa of more than one adjacent subsite of supraglottis or glottis or region outside the supraglottis (e.g., mucosa of base of tongue, vallecula, medial wall of pyriform sinus) without fixation of the larynx	Tumor extends to supraglottis and/or subglottis, and/or with impaired vocal cord mobility	Tumor extends to vocal cord(s) with normal or impaired mobility
T3	Tumor limited to larynx with vocal cord fixation and/or invades any of the following: postcricoid area, pre-epiglottic space, paraglottic space, and/or inner cortex of thyroid cartilage	Tumor limited to the larynx with vocal cord fixation, and/or invades paraglottic space, and/or minor thyroid cartilage erosion (e.g., inner cortex)	Tumor limited to larynx with vocal cord fixation and/or invasion or paraglottic space and/or invasion of paraglottic space and/or inner cortex or the thyroid cartilage
T4	Moderately advanced or very advanced	Moderately advanced or very advanced	Moderately advanced or very advanced

치료

두경부암은 국소성 질환, 국소진행성 질환, 재발성 또는 전이성 질환의 3개 임상군으로 분류된다.[13, 14] 흡연과 알코올 남용으로 인한 동반질환이 치료결과에 영향을 줄 수 있으며, 완치된 환자에서도 장기적인 위험 인자로 작용한다. 수술, 항암 치료, 방사선 치료를 기본으로 재발 가능성, 결손된 조직의 복원 여부, 조직 결손으로 인한 환자의 삶의 질 등을 고려하여 치료 방향을 결정한다. 최근에는 세기조절 방사선치료(intensity modulated radiation therapy, IMRT), 3차원 정각 방사선치료(three-dimensional conformal radiation therapy, 3D-CRT), 표적항암제, 면역항암제를 사용함으로써 반응률, 생존율이 증가되고 있다.[15]

국소성 질환

환자의 1/3이 림프절 침범이나 원격전이가 없는 T1, T2(병기 I, II) 병변의 국소성(locally)에 해당한다. 수술이나 방사선 치료 같은 완치 목적의 치료를 한다. 후두암은 성문기능을 유지하기 위해서 방사선 치료가 선호되고, 구강 내의 작은 병소에 대해서는 방사선의 장기 합병증을 피하기 위해 수술이 선호된다.

국소 진행성 질환

국소 진행성(locally advanced) 질환에 해당하는 환자는 완치 목적의 치료를 시행할 수 있지만 수술, 방사선, 화학요법을 포함한 병합치료가 가장 성공적이다. 화학요법과 방사선 치료의 동시 치료가 가장 효과적인 방법으로 간주된다.

재발성 및 전이성 질환

재발성 및 전이성(recurrent and metastatic) 질환 두경부암의 치료 목적은 대부분 증상완화를 위한 것이며, 일부 환자에서는 통증 조절을 위해 국소 방사선치료가 필요하지만 대부분 항암 화학 요법을 시행한다.

암종별 치료

비인두암은 초기부터 항암 치료와 방사선 치료를 동시에 시행하는 것이 일반적이다. 최근에는 중추신경, 침샘의 손상을 최소화하기 위해 IMRT를 사용한다.

구인두암은 암의 범위가 절제 가능한 경우 완전 절제 후 항암치료와 방사선 치료를 동시에 시행한다. 예방을 위해서는 HPV 백신을 접종해야 하며, 백신으로는 Gardasil (HPV4)-HPV type 6, 11, 16, 18-과 Cervarix (HPV2)-HPV type 16, 18-가 있다.[16]

비강암의 종양 발생 부위는 비강전정(nasal vestibule), 부비강(paranasal sinus)이다. 절제가 가능한 경우 절제 후 항암치료와 방사선 치료를 시행한다.

구강암은 수술, 방사선 치료, 항암 치료를 기본으로 림프 배출(lymphatic drainage)과 원발성 종양의 치료를 병행하는 것이다. 종양이 발생한 입술(lip), 구강저(floor of mouth), 혀(tongue), 협점막(buccal mucosa), 치은과 경구개(gingiva and hard palate)에 따라 수술 등의 적절한 치료법을 선택한다.

후두암은 성대암(vocal cord carcinoma), 성문상후두암(supraglottic larynx carcinoma), 성문하후두암(subglottic larynx carcinoma)으로 진단하고 수술 등의 적절한 치료법을 시행한다.

치료합병증

두경부암의 치료와 연관된 합병증은 대개 수술의 범위나 방사선 치료로 인한 정상조직의 노출과 관련되므로 최근에는 수술범위를 제한하거나 일차치료로 화학요법 및 방사선 치료가 수술을 대체하는 추세에 있다. 방사선 치료의 급성 합병증으로는 점막염과 연하곤란 등이 있으며, 장기합병증으로 구강건조증, 입맛의 상실, 혀 운동성감소, 연하곤란, 경부 섬유화 등이 발생한다. 화학요법의 합병증은 대개 골수억제, 점막염, 구역, 구토, 신경독성 등을 포함한다. 국소 진행된 두경부암환자에서 방사선 치료 후 갑상샘기능저하증은 1년 내에 28.7%, 3년 내에 33.0%가 발생한다고 보고된 바 있다.[17]

수술 후에는 기관절개공이나 위루관의 관리와 더불어 발성이나 연하기능의 재활이 필요하다.

통합의학적 접근

고위험 구강암전구병변(oral premalignant lesion) 환자를 대상으로 단기간(12주) 동안 녹차추출물을 투여한 결과 고농도 녹차추출물에서 구강암전구병변을 유효하게 억제하는 효과를 보였으며 기전은 주로 항신생혈관이었다. 일부 환자에서 불면, 초조의 부작용이 나타났으나 4등급의 독성은 없었다.[18]

한의학적 치료

침치료는 두경부암환자에서 방사선 치료로 유발된 구강건조증에 효과적이고 안전한 치료법으로 인정받고 있다.[19, 20] 또한 침치료를 방사선 치료와 병행하였을 때 구강건조증을 예방하고 삶의 질을 상승시키는 결과를 보여주었다.[21] 방사선 치료를 받는 두경부암환자를 대상으로 한 후향적 코호트 연구에서 변증에 의한 한약 치료를 받은 환자군에서는 대조군에 비해 체중감소가 적었고 삶의 질이 유의하게 높았으며 특히 식욕부진에서 가장 유의한 효과를 보였는데 사용된 처방으로는 蔘苓白朮散, 香砂六君子湯, 補中益氣湯이었다.[23]

비인암(鼻咽癌)은 한의학 문헌에서 언급된 증상이나 질환에서는 上石疽, 控腦砂, 失榮의 범주에 속한다.

두경부암의 한의 치료는 방사선 치료, 항암 치료, 표적 항암치료가 가능한 경우, 치료의 부작용 완

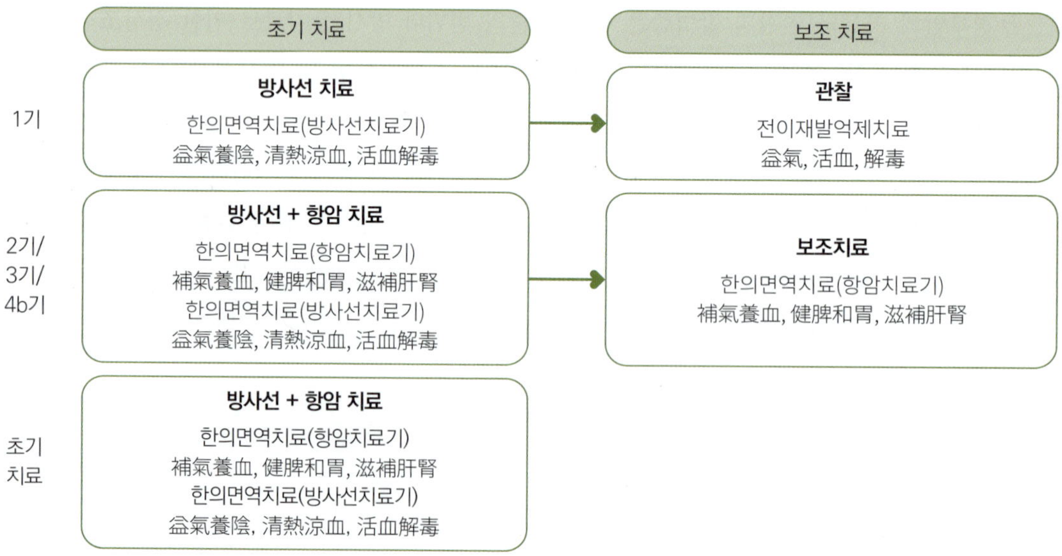

【그림 9-2.】 비인두암의 기존 요법과 한의 치료를 병행한 항암 치료 계획

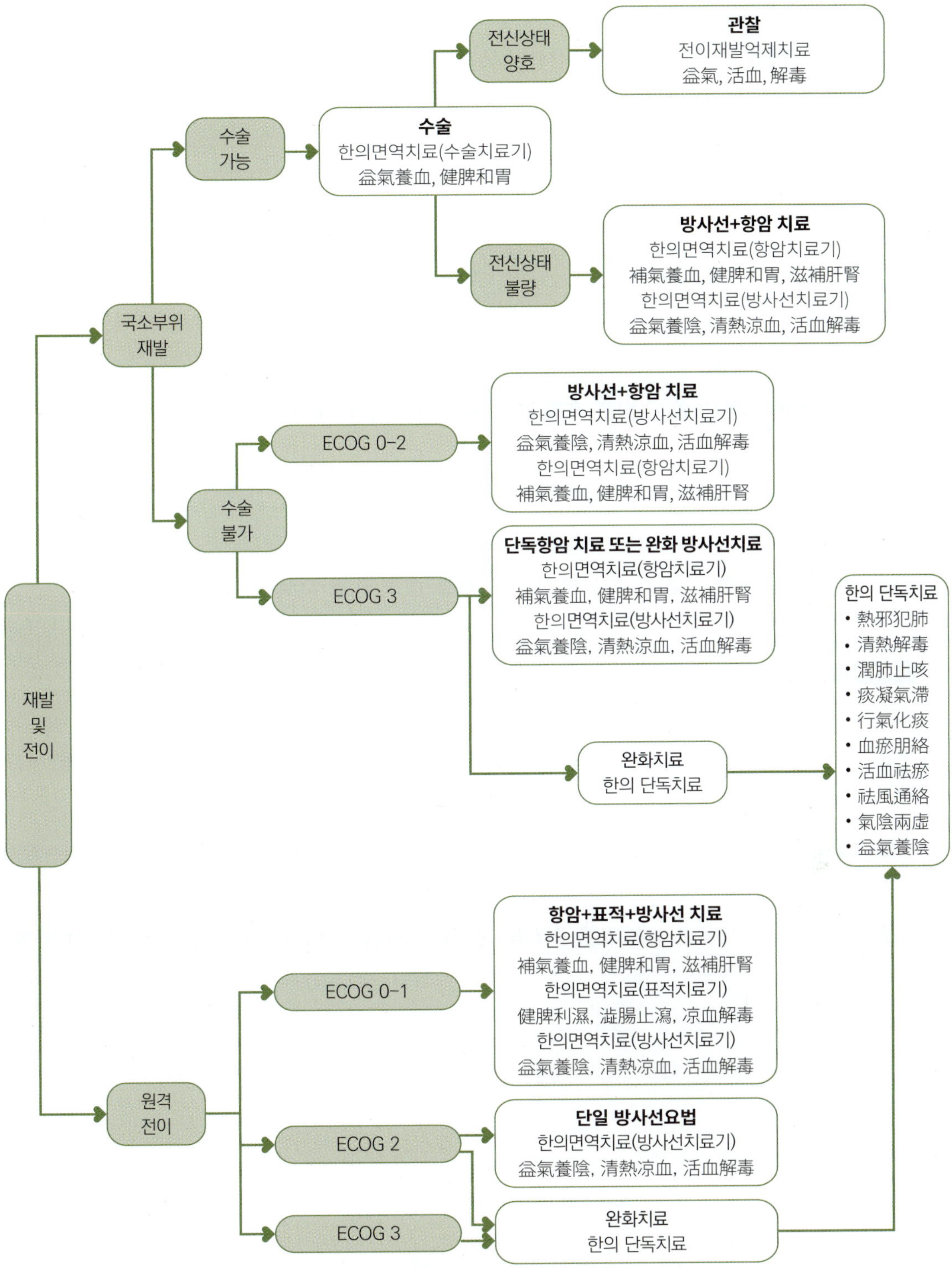

【그림 9-3.】 재발성 및 전이된 비인두암의 기존 요법과 한의 치료를 병행한 항암 치료 계획

화, 치료효과의 상승작용, 생존율 향상 등을 목적으로 기존 요법과 한의 치료 병용을 권고한다. 불가능한 경우 종양성장억제, 증상완화, 생존율 향상의 목적으로 한의 단독치료를 시행할 수 있다. 그러나 현재는 병용치료를 우선적으로 권장한다. 종양의 병기나 환자의 상태별로 의학적 치료 단계에 따라 치료계획을 세울 수 있다(그림 9-2, 3).[23]

변증치료

熱邪犯肺證

治方: 淸氣化痰丸加減

用藥: 牛膽南星 瓜蔞仁 黃芩 枳實 辛夷 茯苓 陳皮 半夏 杏仁 石上柏 等

肝鬱痰凝證

治方: 消瘰丸加減

用藥: 牡蠣 黃芪 海帶 三菱 莪朮 貝母 玄蔘 龍膽草 血竭 乳香 沒藥 等

血瘀阻絡證

治方: 通竅活血湯加減

用藥: 赤芍藥 桃仁 紅花 八月札 蒼耳子 川芎 當歸 鬱金 露蜂房 地龍 等

氣陰兩虛證

治方: 生脈散合增液湯加減

用藥: 人蔘 玄蔘 麥門冬 生地黃 女貞子 石斛 天花粉 猫爪草 夏枯草 白花蛇舌草 半枝蓮 甘草 等

【참고문헌】

1. Devita VT, Lawrence TS, Rosenberg SA. Cancer 12th, Principles and Practice of Oncology. Mexico: Wolters Kluwer; 2023. pp. 276-337.
2. Siegel RL, Miller KD, Fuchs HE, Jemal A. Cancer Statistics, 2021. CA Cancer J Clin. 2021;71(1):7-33.
3. Bray F, Ferlay J, Soerjomataram I, Siegel RL, Torre LA, Jemal A. Global cancer statistics 2018: GLOBOCAN estimates of incidence and mortality worldwide for 36 cancers in 185 countries. CA Cancer J Clin. 2018;68(6):394-424.
4. Siegel RL, Miller KD, Jemal A. Cancer statistics, 2016. CA Cancer J Clin. 2016;66(1):7–30.
5. Lim YC. Evolution of Neck Dissection : Radical to Superselective. Korean J Otolaryngol. 2006;49:124-36.
6. Shanmugaratnam K, Sobin LH. The World Health Organization histological classification of tumours of the upper respiratory tract and ear. A commentary on the second edition. Cancer. 1993;71(8):2689–97.
7. Chua MLK, Wee JTS, Hui EP, Chan ATC. Nasopharyngeal carcinoma. Lancet. 2016;387(10022):1012-24.
8. Ang KK, Harris J, Wheeler R, Weber R, Rosenthal DI, Nguyen-Tân PF, et al. Human papillomavirus and survival of patients with oropharyngeal cancer. N Engl J Med. 2010;363(1):24-35.
9. Abdel-Halim CN, Rosenberg T, Larsen SR, Høilund-Carlsen PF, Sørensen JA, Rohde M, et al. Histopathological Definitions of Extranodal Extension: A Systematic Review. Head Neck Pathol. 2021;15(2):599-607.
10. Hah JH. Personalized Treatment of Head and Neck Cancers and the Role of Head and Neck Surgeons. Korean J Otorhinolaryngology-Head and Neck surgery. 2012; 55(8):471-5.
11. National Comprehensive Cancer Network Clinical Practice Guidelines in Oncology (NCCN guidelines) [Internet]. Head and Neck Cancer Version 1. 2023. 2023 [cited 2024 Aug 20]. Available from: http://www.nccn.org.
12. Chiang CL, Guo Q, Ng WT, Lin S, Ma TSW, Xu Z, et al. Prognostic Factors for Overall Survival in Nasopharyngeal Cancer and Implication for TNM Staging by UICC: A Systematic Review of the Literature. Front Oncol. 2021; 11:703995.
13. Cmelak AJ, Arneson K, Chau NG, Gilbert RW, Haddad RI. Locally advanced head and neck cancer. Am Soc Clin Oncol Educ Book. 2013:237-44.
14. Vermorken JB, Specenier P. Optimal treatment for recurrent/metastatic head and neck cancer. Ann Oncol. 2010;21 Suppl 7:vii252-61.
15. Lee SY, Kim HR. What's New in Molecular Targeted Therapies for Head and Neck Cancer?. Korean J Head and Neck Oncology. 2021;37(2):11-7.
16. YJ Choi. Current Treatment of Oropharyngeal Cancer. J Clinical Otolaryngol. 2013;24(2):150-5.
17. Lee JE, Kim JC, Yea JW, Park IK. Hypothyroidism after Radiotherapy of Locally Advanced Head and Neck Cancer. ROJ. 2010:28(2):64-70.
18. Tsao AS, Liu D, Martin J, Tang XM, Lee JJ, El-Naggar AK, et al. Phase II randomized, placebo-controlled trial of green tea extract in patients with high-risk oral premalignant lesions. Cancer Prev Res (Phila). 2009;2(11):931-41.
19. O'Sullivan EM, Higginson IJ. Clinical effectiveness and safety of acupuncture in the treatment of irra diation-induced xerostomia in patients with head and neck cancer: a systematic review. Acupunct Med. 2010;28(4):191-9.
20. Cho JH, Chung WK, Kang W, Choi SM, Cho CK, Son CG. Manual acupuncture improved quality of life in cancer patients with radiation-induced xerostomia. J Altern Complement Med. 2008;14(5):523-6.
21. Meng Z, Garcia MK, Hu C, Chiang J, Chambers M, Rosenthal DI, et al. Randomized controlled trial of acupuncture for prevention of radiation-induced xerostomia among patients with nasopharyngeal carcinoma. Cancer. 2012;118(13):3337-44.
22. Huang YH, Chen JL, Yang SH, Liu GH, Chang KP, Tsang NM. Influence of Chinese medicine on weight loss and quality of life during radiotherapy in head and neck cancer. Integr Cancer Ther. 2013;12(1):41-9.
23. Lee JH, Kang SY, Yoo HS. A Preliminary Study for Development of Clinical Practice Guidelines of Korean Medicine for Nasopharyngeal Cancer. Korean J Orient Int Med. 2016;37(3):516-28.

각론 제10장

뇌종양

이종훈 (전)우석대학교 한의과대학 교수

한의통합종양학

각론 제10장

뇌종양

이종훈 (전)우석대학교 한의과대학 교수

개요

뇌 및 중추신경계 종양은 미국에서는 2013년에서 2017년까지 42만 명이 발병하였으며, 악성이 29.1%, 양성이 70.9%를 차지하며, 인구분포 수정 후 10만 명당 23.79명으로 악성이 7.08, 양성이 16.71명에 해당한다.[1] 2020년 국내에서 발생한 신규 뇌종양 환자는 1,785명으로 전체 신규 암환자 24만 7,952명의 0.7%를 차지했다.[2] 미국에서는 CNS (central nervous system) cancer/tumor로 표현하고 있으나 한국이나 일본에서는 뇌종양으로 지칭하는 경우가 많다.

뇌신경종양은 크게 원발성과 전이성으로 나눌 수 있으며, 다른 암과 달리 악성과 양성의 예후가 섞여 있으며, 이는 양성을 그대로 놔둘 수 있느냐는 과제로 남아 추적 관찰이 중요하다. 전이성 뇌종양과 교모세포종은 예후가 좋지 않을 가능성이 높아 이 진단 자체로 예후가 불량한 악성 종양으로 간주할 수 있다.

원발성 뇌종양은 WHO 분류에 따라 나뉘며, 앞서 기술한 교모세포종같이 진단과 동시에 grade가 결정되는 경우도 있고, 성상세포종의 경우처럼 grade의 차이가 심할 수 있다. 많은 경우 세포형태에서 어느 정도 예후가 결정되기 때문에, 세포 형태와 몇 가지 예후에 영향을 주는 인자를 파악하는 것이 필요하다.

분류

WHO의 뇌신경종양 공식적인 분류는 너무 길어 한두 페이지에 달 수 없어 주석으로 별도 표시를 하며, 간략한 분류와 특징은 아래 표에 기술한다.[3,4] 원발성 뇌종양은 크게 신경교종과 그렇지 않은 것으로 나눌 수 있는데, 신경교종은 성상세포종, 핍지교종, 상의세포종, 교모세포종 등이 있으며, 이번 편에서는 큰 줄기와 예후가 안 좋은 몇몇 암에 국한하여 기재한다.

【표 10-1.】 뇌종양의 WHO 등급(grade) 분류

	Grade	Tumor Types	Characteristics
Low Grade	1	Craniopharyngioma Chordomas Ganglioglioma Gangliocytoma Pilocytic astrocytoma	Possibly curable via surgery alone Long-term survival Least malignant (benign) Non-infiltrative
	2	Pineocytoma "Diffuse" astrocytoma Pure oligodendroglioma	Slight infiltrative Relatively slow growing Can recur as higher grade
High Grade	3	Anaplastic ependymoma Anaplastic astrocytoma Anaplastic oligodendroglioma	Malignant Infiltrative Tend to recur as higher grade
	4	Glioblastoma multiforme Medulloblastoma Ependymoblastoma Pineoblastoma	Most malignant Rapidly growing and aggressive Widely infiltrative Recurrence Tendency for necrosis

예후와 등급

뇌신경종양은 세포 형태에 따라 WHO 등급(grade)을 따른다.[3] 같은 세포형태여도 분자생물학적 형태에 따라서도 달라질 수 있다. 표 10-2는 6차 개정판의 등급 설정표이며, 등급은 숫자로 표기한다.

신경교종의 Grade (NCCN guideline에서 발췌)[5]

- Grade 1: Pilocytic astrocytoma, Pleomorphic xanthoastrocytoma, Ganglioglioma, Subependymal giant cell astrocytoma (SEGA)
- Grade 2: Diffuse astrocytoma, Oligodendroglioma

- Grade 3: Anaplastic astrocytoma, Oligodendroglioma
- Grade 4: Glioblastoma

원발성 뇌신경종양은 같은 성상세포종(astrocytoma)이라도 여러 등급(grade)이 나올 수 있으며, 교모세포종(globalstoma)은 진단 즉시 grade 4로 간주한다. 원발성 뇌종양에 비해 전이성 뇌종양은 악성도가 심하며, 재발의 위험이 높고 방사선 치료에 잘 듣지 않는다. NCCN guideline에서는 ① 악성도가 낮은 원발성 뇌종양, ② 악성도가 높은 원발성 뇌종양, ③ 전이성 뇌종양 3가지로 분류하여 정리하고 있다.

【표 10-2.】 업데이트된 세포, 유전자 형태에 따른 뇌종양의 WHO 등급(grade)

CNS WHO Grades of Selected Types	Grade
Astrocytoma, IDH-mutant	2, 3, 4
Oligodendroglioma, IDH-mutant, and 1p/19q-codeleted	2, 3
Glioblastoma, IDH-wild type	4
Diffuse astrocytoma, *MYB*- or *MYBL1*-altered	1
Polymorphous low-grade neuroepithelial tumor of the young	1
Diffuse hemispheric glioma, H3 G34-mutant	4
Pleomorphic xanthoastrocytoma	2, 3
Multinodular and vacuolating neuronal tumor	1
Supratentorial ependymoma	2, 3
Posterior fossa ependymoma	2, 3
Myxopapillary ependymoma	2
Meningioma	1, 2, 3
Solitary fibrous tumor	1, 2, 3

IDH, isocitrate dehydrogenase.

악성도가 낮은 종양(등급 1-2)

등급 1 신경교종 환자는 가능하면 최대한 안전한 절제가 권장되며, 수술 후 48시간 이내에 T2 강조 또는 FLAIR MRI 스캔으로 수술범위를 기록하고, 환자를 관찰한다. 절제 또는 생검이 불완전하거나 수술이 가능하지 않은 경우, 상당한 종양 성장이 있거나 신경학적 증상이 나타나거나 악화하는 경우 방사선 치료를 고려한다. BRAF/MEK 억제제 조합은 BRAF V600E 돌연변이가 있는 저등급 신경교종 환자에게 사용한다.[6,7] 상의하거대성상세포종(SEGA) 환자에게는 mTOR 억제제(예: 에베로리무스; 아피니토)를 고려한다.[8,9]

등급 2 신경교종 환자는 육안적 완전 절제를 시행한 40세 이하인 경우 저위험군으로 분류한다.

40세 이상이거나 아전절제술을 한 환자는 고위험군으로 분류한다.[10, 11] 보조요법을 위하여 종양 크기, 신경학적 결손의 존재, CDKN2A 호모저작 삭제 및 IDH 돌연변이 상태 등을 고려하여 저위험군이라도 고위험군에 해당하는 치료를 할 수 있다.

저위험군+저등급 신경교종 환자는 수술 후 별다른 처치 없이 관찰할 수 있지만, 절반 이상이 5년 이내에 종양이 악화될 수 있기 때문에 면밀한 추적 관찰이 필요하다.[12] 고위험군 등급 2 신경교종 환자는 수술 후 방사선치료 이후 PCV(프로카바진+로무스틴+빈크리스틴) 요법이 권장된다. 저등급 신경교종 환자에서 방사선 치료와 테모달(TMZ)을 보조적으로 사용하는 것은 이점이 있다고 판단된다.[10] 1p19q의 결손이 없는 역형성 교종에서 방사선요법 후 보조적 테모달은 의미가 있었고, 교모세포종 환자가 포함된 EORTC 및 NCIC 연구의 데이터에서도 동시 및 보조 요법을 병행한 방사선 치료 지지한다.[13-15] PCV는 일반적으로 테모달보다 견디기 어려운 화학 요법이기 때문에 노인 환자 또는 다중 동반 질환이 있는 환자를 방사선+PCV 대신 방사선+테모달로 치료하는 것이 합리적일 수 있지만 현재까지 입증하는 데이터는 없다.

재발 시 절제 가능하면 수술을 권유한다. 영상자료에 의한 재발은 치료 효과와 혼동될 수 있으므로 재발을 확인하기 위해 절제 불가능한 질환의 생검을 고려해야 한다. 저등급 신경교종이 시간이 지남에 따라 고등급 신경교종으로 변하는 경향이 있으므로 임상시험을 받기 위해서는 생검을 통한 등급 조정이 필요할 수 있다.

재발성 질환에 대한 수술 후 이전에 분할 EBRT (external beam radiotherapy)로 치료받은 환자는 화학요법, 화학 요법을 포함하거나 포함하지 않는 방사선 조사, 완화/최상의 지지 치료 중 하나를 선택할 수 있다. 방사선 재조사는 새로운 병변이 이전 방사선요법의 대상을 벗어나거나 재발이 작고 기하학적으로 유리한 경우 좋은 선택이 될 수 있다. 육안상 전절제를 한 저위험군인 경우 경과관찰을 할 수도 있다.

화학 요법을 병용한 방사선요법은 이전에 RT를 받은 적이 없는 경우 적용한다. 방사선+보조적 PCV, 방사선+보조적 테모달 및 방사선+동시 및 보조적 테모달 중 선택한다.[5] 방사선 단독은 일반적으로 PS가 좋지 않거나 화학 요법 치료를 원하지 않는 환자와 같은 일부 경우에만 사용한다. 화학요법 단독(예: TMZ, PCV, 카무스틴/로무스틴)도 이러한 환자를 위한 치료 옵션이지만 우선 순위에서는 밀려난다.

역형성 신경교종 및 교모세포종(등급 3-4)

환자에게는 가급적 안전한 범위 내의 수술이 권장되지만, 중추신경계 림프종이 의심되는 경우 에는 생검을 통해 진단이 확정되면 그에 맞는 관리가 필요하다. 가능한 최대한 절제를 할 경우, 수술 후 48시간 이내에 조영제 유무에 관계없이 수술 후 MRI 스캔으로 종양 축소 정도를 기록한다. 병리학적 결과가 나오면 다학제 상담이 권장된다. 수술의 목표는 진단 및 두개내압 증가 등의 종양에 의한 압박 요소의 완화와 생존율 향상 및 스테로이드의 사용을 줄이는 데 있다. 교모세포종에 대한 치료는 대부분의 전신 치료제가 BBB를 통과할 수 없다는 점에 유의하여야 한다.[16]

방사선요법은 일반적으로 국소 통제 및 생존을 개선하기 위해 높은 등급 신경교종 치료를 위한 최대 안전 절제 후 권장된다. PS (KPS≥60)가 좋은 환자의 역형성 신경교종의 수술 후 치료를 위해 PCV 또는 테모달과 병용된 국소 뇌 방사선 병용 요법이 가능하다. 역형성 핍지교종 환자의 경우 방사선 전후에 방사선+PCV를 시행한다.[17,18] NCCN에서는 방사선요법 이전에 사용된 용량 집중 PCV 대신 방사선 후 PCV를 투여할 것을 환자가 약을 잘 견디기 때문에 권장했다.[19] 비슷한 이유로 동시 테모달을 포함하거나 포함하지 않는 방사선과 보조 테모달이 뒤따르는 방사선요법을 권장한다.[20] 테모달을 사용한 치료가 PCV만큼 효과적인지는 아직 확인 중에 있다.

역형성 성상세포종 및 역형성 핍지교성상세포종(NOS) 중 양호한 PS인 환자는 동시 TMZ 유무에 관계없이 방사선+보조 테모달을 시행한다.[21] 방사선 단독과 비교하여 12주기의 테모달을 시행하는 것이 CATNON 임상시험에서 생존율이 높다고 나타난다.[21] 단, 새로 진단된 역형성 핍지교성상세포종 환자의 경우 전후에 PCV를 투여하는 방사선요법도 가능하다.[22,23] 역형성 신경교종 중 불량한 PS (KPS <60) 환자의 경우, 환자가 병용 요법과 관련된 독성을 견딜 수 있는 능력에 대한 우려로 인해 단일 방식 요법이 권장된다. PS가 불량한 환자는 방사선요법(표준 분획보다 저분할이 선호됨), 테모달 단독(종양이 MGMT 프로모터 메틸화된 환자에 대해 고려됨) 또는 완화/최선의 지지요법 중 선택한다.

교모세포종으로 진단된 환자의 경우, 보조적 치료는 주로 환자의 연령, PS (KPS에 의해 정의됨) 및 MGMT 프로모터 메틸화 상태에 따라 다르다.[24,25] 종양의 MGMT 메틸화 상태에 관계없이 PS가 좋은 70세 이하 환자는 교류 전기장 요법을 사용과 상관없이, 동시 및 보조 테모달과 표준 뇌 방사선요법을 시행한다.[25,26] 새로 진단된 MGMT 프로모터 비메틸화 교모세포종 환자는 테모달의 이득이 높지 않아 방사선 단독을 고려할 수 있다.

새로 진단된 교모세포종, 양호한 PS 및 MGMT 프로모터 메틸화 종양인 70세 이상의 환자는 저분할 뇌 방사선+동시 및 보조 테모달 또는 표준 뇌 방사선+동시 및 보조 테모달 및 교류 전기장 요법을 시행할 수 있다.[27] 새로 진단된 교모세포종, 양호한 PS 및 MGMT 비메틸화 또는 불확정 종양이 있는 70세 이상의 환자의 경우 동시 및 보조 테모달을 사용한 저분할 뇌 방사선요법을 적용하지만, 표준 뇌 방사선+동시 및 보조 테모달 및 교류 전기장 요법도 가능하다.[28,29] 새로 진단된 교모세포종 및 KPS가 60 미만(연령에 관계없음)인 환자는 저분할 뇌 방사선요법, 70세 이하 환자의 경우 동시 및 보조적 테모달, 테모달 단독(MGMT 프로모터 메틸화 종양이 있는 환자의 경우) 또는 완화치료를 시행할 수 있다.

새로 진단된 질병의 치료 완료 후 지속적 뇌 MRI 스캔(방사선 조사 후 2-8주, 그 후 3년 동안 2-4개월마다, 그 다음 무기한 3-6개월마다)으로 추적검사를 시행한다. 방사선요법 완료 후 처음 3개월이나 그 이상 영상결과가 안 좋아질 수 있다.[16] 이러한 '위악화'는 종양이 MGMT 프로모터 메틸화된 경우 더 잘 나타난다.[30, 31] 조기 MRI 스캔을 통한 종양 증가 및 뇌부종의 정도에 따라 스테로이드 용량을 증량할 수 있다. 재발한 환자에게 국소 및 전신 치료를 시행할 수 있기 때문에 추적검사가 필요하다. 재발이 의심되는 경우 이것이 위악화인지 진짜 악화된 것인지 확인하기 위하여 생검, MR 분광법, MR 관류 또는 뇌 PET/CT를 시행한다.[32, 33] 방사선요법 유발 괴사는 방사선 치료 후 6개월에서 24개월 사이에 발견되는 경향이 있다.[31]

재발성 종양의 관리는 질병의 정도와 환자 상태에 따라 다르며, 재발성 질병에 대한 현재 치료 옵션의 효능은 여전히 빈약하다. 따라서 NCCN guideline에선 재발성 질환에는 임상시험에 참가할 것을 권장하고 있다. 화학요법 옵션에는 테모달 재치료가 포함되며(보조 테모달 완료와 재발성 질환 발병 사이에 긴 간격이 있는 경우) 카무스틴/로무스틴, 베바시주맙, 레고라페닙 및 PCV 등이 있다.[34-47] PS가 불량한 환자는 완화치료가 권장된다.

전이성 뇌종양

뇌전이암은 두개강 내 암 중 가장 흔하다. 일차성 종양보다 최대 10배는 흔하다고 알려져 있으며, 암환자의 상당수가 뇌 전이가 있을 것이라 추정된다. 뇌전이는 암환자의 8-10%에서 발생한다고 보고되어 있으며, 원발성의 중추신경계종양보다도 높을 수 있다.[48-50] 뇌전이는 삶의 질(QOL)과 생존기간에 영향을 끼친다.[51, 52] 종양학의 발전으로 인하여 환자의 생존기간이 늘어남에 따라 전이성 뇌종양은 더욱 늘어나고 있다.[53] 또한 MRI의 보급 등으로 진단하기 쉬워지고 정위방사선조사 등 치료법도 지속적으로 발전하고 있다.

뇌전이암의 77-87%는 천막상, 15-25%는 천막하에 발생한다는 보고가 있다.[54, 55] 80%의 뇌전이암이 대뇌 피질에 나타나며, 15%가 소뇌, 5%가 뇌간에서 나타난다는 보고가 있다.[56] 혈행성으로 전이하기 때문에, 특히 소동맥 색전으로 암세포가 전이되는 것으로 여겨지고 있다.[50] MRI 스캔으로 병소가 밝혀지며, 두통, 간질, 신경학적 증상으로 의심하게 된다. 부검과 영상진단의 결과로부터 단발은 32-53%, 다발은 47-68%라 보고되고 있다.[57, 58]

전이암의 개수가 치료성적에 영향을 미치기 때문에, 전이의 개수가 중요한 인자가 된다. 단발, 소수(2-4개), 다수(5개 이상)로 분류하기도 하며, 이에 따라 권장되는 정도가 다르다.

뇌전이암의 반은 폐암, 다음으로는 유방암에서 발생한다고 알려져 있으며, 흑색종이 최근 점점 비중이 높아지고 있다. 유방암은 많은 비중을 차지하지만 과거보다는 줄어들고 있다. 암세포별로는 소세포폐암의 40% 이상, 비소세포성 폐암의 17-25%, 유방암의 1.4-5%의 환자에 전이성 뇌종양이 있다고 알려져 있다.[49] 또 악성흑색종에서 발생하는 전이성 뇌종양의 빈도도 높아, 진행형에서 30% 이상이라 보고되고 있다.[58] 특히 이 세 가지 암(폐암, 유방암, 흑색종)은 다발성 뇌전이가 많지만, 암의 기왕력이 없는 환자에서도 5-40% 정도 뇌전이가 나타난다고 알려져 있으며, 원발병소가 밝혀지지 않은 경우도 상당수 존재한다.[55]

전이성 뇌종양의 증상은 원발암이나 세포 종류보다는, 전이 부위와 뇌부종 여부가 중요하며, 전이성 뇌종양의 경우 뇌내출혈을 일으켜 뇌졸중과 비슷한 증상도 나타난다.[59, 60]

종양적출술, 방사선 치료, 약물요법이 이루어질 수 있으며, 예후 인자로서 GPA (graded prognostic assessment)가 있는데, 원발암 종류에 따라 인자가 다르며, 현재 홈페이지에서 인자 입력을 통한 스코어를 산출할 수 있게 되어 있다.[53, 61] 단, GPA는 전뇌조사가 주로 이루어지던 시절의 데이터가 많아 SRS가 보편화된 최근은 새로운 지표에 대한 연구가 이루어지고 있다.

수술 단독으로는 뇌전이암을 완전히 제어하기 어려우며, 진단이나 병소의 축소, 뇌부종의 호전을 목적으로 사용되며, 방사선요법과 같이 시행하게 된다.[62-64] 이 경우 방사선 단독요법보다 생존기간의 연장 및 기능 보호, 재발률 억제와 같은 효과가 나타난다.[65]

수술 침습을 피하고 단기간에 치료할 수 있는 방사선요법인 정위방사선수술(stereotactic radiosurgery, SRS)이 적용되고 있다. 전뇌조사(WBRT)는 오랫동안 사용되었으나, 최근에는 종양적출술이나 SRS 적응증이 아닌 경우나 보조적 시행 또는 5개 이상의 다발성 종양에 사용되고 있다. 전뇌조사를 오래 하면 백질장애가 나타날 가능성이 높다.[66] 이는 인지장애가 나타날 가능성을 시사한다. 방사선 감수성은 신장암, 흑색종, 육종에서는 낮고 소세포암에서는 높으며, 폐암이나 유방암은 중간 정도로 인지되고 있다.[67, 68] 예방적 전뇌조사는 소세포암에서 유의미하다고 알려져 있다.[69]

NCCN 가이드라인에서는 외과적으로 접근하기 어려운 3 cm 이상의 종양인 경우 제한적으로 전이된 환자는 SRS를 우선적으로 적용하고 이에 해당하지 않는 환자에 전뇌조사를 시행한다. 전뇌조사는 인지저하를 유발할 가능성이 크고, 생존기간에는 큰 차이가 없기 때문이다.[70] 광범위한 전이성 변병인 경우 전뇌조사를 우선적으로 적용하고 PS가 양호하고 전체 종양량이 적은 환자에는 SRS를 권장한다.

치료

기존의 수술, 항암 화학 요법, 방사선요법이 존재하지만, 뇌신경종양은 뇌를 고려하여 방사선을 이용한 수술적 치료 및 요법이 많이 사용되며, BBB 통과로 알려진 테모달 및 Anti-VEGF antibody인 베바시주맙 등을 고려할 필요가 있다.

테모달

테모달(temozolomide, TMZ)은 소화기 흡수가 용이하면서 BBB를 통과하기 쉬운 경구약이다. 테모달의 치료기전은 DNA를 알킬화하거나 메틸화하는 약물의 특성에 있다. 구아닌의 N-7 또는 O-6의 위치에서 반응이 일어나게 된다. 이 약물반응은 종양세포의 DNA 손상을 주어 종양 사멸을 일으키게 된다. 특정 종양세포들은 이 DNA손상을 회복시킬 수 있어 테모달로 인한 치료 효과가 낮다. DNA손상을 회복시키는 종양세포들은 MGMT 유전자에 의해 O6-알킬구아닌-DNA-알킬전달효소(AGT)를 발현한다. 일부 종양에서는 MGMT유전자의 후성유전학적인 발현 중단으로 손상 유전자 회복능력이 감소해 있어 테모달 치료에 효과가 좋다고 알려져 있다. 테모달은 스케줄 의존적인 항종양활성을 보여주기 때문에 5일간 150-200 mg/m^2, 4주마다 시행한다. 다시 말해 5일 투여하면 23일 쉬게 된다. 다른 치료법으로는 75 mg/m^{2}으로 지속적으로 치료하는 경우가 있고, 항암 화학 요법과 병행하는 경우 1주기의 투여를 낮추는 경우도 있다. 구체적으로는 다음과 같다(Stupp 프로토콜).[71]

- 방사선 치료 기간 중, 테모달 75 mg/m^{2}을 방사선 치료 종료일까지 49일간을 상한으로 연일 복용(병용화학요법)
- 방사선 치료일로부터 4주간의 휴지기를 두고 유지화학요법을 개시한다
- 테모달 150-200 mg/m^{2}을 5일간 복용, 23일간 휴약하여 28일을 1사이클로 유지화학요법을 6사이클 시행(1사이클 150, 2사이클 이후 200)

교모세포종에서 60 Gy vs. 60 Gy+테모달 연구에서 중앙생존값이 12.1개월과 14.6개월로 유의미한 차이를 나타냈으며, 2년 : 10.9% vs. 27.2% , 3년 : 4.4% vs. 16.0% , 4년 : 3.0% vs. 12.1%, 5년 : 1.9% vs. 9.8%의 유의미한 생존율 차이가 나타났다.[72] 이후 부작용과 유효성에 인종간 차이가 없다고 연구되었다. 해당 연구에서 6사이클로 진행되었으나 이후 다른 연구에서 7사이클을 시행한 환자에서 생존기간 연장 소견이 나타났으며, 13사이클 전후로는 용인할 수 있는 독성 정도가 나타났다고 한다.[73, 74] 아직까지 6사이클을 초과하여 시행하는 것에 대해서는 표준치료법이 나타나지 않은 상태이다.

베바시주맙

교모세포종은 대부분이 혈관내피성장인자를 발현하기 때문에 Anti-VEGF antibody인 베바시주맙(bevacizumab)은 종양혈관증식을 선택적으로 저해하여 교모세포종의 치료약이 될 가능성이 있

다.[75,76] 재발성 교모세포종을 대상으로 베바시주맙 단독 및 베바시주맙+일리노테칸의 6개월 무증식생존비율이 36%, 51%로 나타났다.[77] 일반적으로 6개월 무증식생존비율이 15% 정도로 인식되었기 때문에 베바시주맙은 재발성 교모세포종에 유효하다고 판단되어 FDA의 승인을 받았다. 이후 베바시주맙의 단독 치료 효과를 위한 연구에서도 24.1%의 환자에서 6개월 무증식생존이 나타나는 등 다른 나라에서도 유효하다는 판단을 받고 있다.

베바시주맙 투여 시에는 영상 검사상 조영제 증강부의 축소, 뇌부종의 축소와 같은 효과, 이런 상황에 대응하는 임상 증상의 개선은 빨리 나타나지만, 영상상 병소가 축소되었으나 악화의 기미는 줄어들지 않는다거나, 다시 발생하거나 커지는 경우, 종양의 침윤부위 확대가 현저하게 나타나거나, 조영증강이 늘어나지 않아도 임상 증상은 악화하는 등의 문제점은 지적된다.[78,79]

방사선 치료

낮은 등급(1, 2)에서는 다른 치료법에 비해 주 역할을 수행한다 보기 어렵지만, 높은 등급(3, 4)에서는 방사선 치료가 주 치료법이 된다.[80] 3차원입체조형치료(3-dimensional conformal radiation therapy, 3D-CRT)나 세기조절 방사선치료(intensity modulated radiotherapy, IMRT)를 이용한 체외 방사선치료(external beam radiation therapy, EBRT)가 주로 사용된다. 전이암에서는 전뇌조사(whole brain radiotherapy, WBRT)가 과거에 많이 이루어졌고, 아직까지 광범위한 전이암에는 사용되기도 하나 최근에는 부작용이 적은 정위방사선수술을 우선적으로 적용한다. 인체의 일정 깊이에서만 방사선량을 전달하는 특성(Bragg peak)으로 기존의 방사선 치료로 국소제어 성적이 좋지 않고, 정상조직에 선량제한으로 조사선량을 충분히 올리지 못하는 문제를 해결하고자 양성자를 사용하여 최근에는 세기조절양성자치료(intensity modulated proton therapy, IMPT)가 도입되고 있다. 잠재적 능력은 충분하나 아직 NCCN 가이드라인에 등재될 정도의 충분한 연구 성과는 확보하지 못한 상태로 보인다.

한의학적 접근

여태까지의 연구 중에서 세포 형태와 분자생물학적 분류를 모두 거친 임상 연구를 찾기 어렵기 때문에 향후 이를 반영한 연구가 필요한 상황이다. 한약의 뇌종양 치료적 접근을 위해서는 BBB를 통과하는 물질이면서 효과가 있어야 하기 때문에 이에 대한 연구가 필요하다. 종류는 다양하지만 결국 수술과 방사선 치료는 과정상 행해지는 경우가 많아 이에 준하는 증상 개선을 위한 한의학적 치료는 보편적으로 이루어질 수 있다. 종양으로 인한 두개내압 항진에 의한 제반 증상의 개선은 기존 뇌혈관질환에 사용하는 방법으로 접근할 수 있다.

Wang 등은 교모세포종의 접근법으로 정기를 향상시키는 방법과 사기를 제어하는 약물을 현대과학에 입각한 세포분열 억제, apoptosis 유도와 관련된 경로로 리뷰를 하였는데, 인삼, 감초, 구기자, 당귀, 단삼, 황금, 황련, 뇌공등, 고삼이 효과를 줄 수 있다고 설명하였다.[81] 인삼에서 유래하는 angiopep-2 functionalized ginsenoside-Rg3의 경우 BBB를 통과할 수 있는 가능성이 언급되었다.[82] Xu 등은 천궁의 주요 성분이 폐암의 뇌전이를 억제할 수 있다고 보고하였다.[83] 뇌전이암환자가 보중익기탕을 복용하여 생존을 연장하였다는 증례보고도 있다.[84] 카무스틴 부작용으로 인한 발열에 황련해독탕과 소시호탕이 효과적이었다는 증례보고도 있다.[85] 자근의 시코닌 성분은 CD147을 downregulation하여 신경교종에서 apoptosis를 유발한다고 보고되었다.[86]

【참고문헌】

1. Ostrom QT, Cioffi G, Waite K, Kruchko C, Barnholtz-Sloan JS. CBTRUS Statistical Report: Primary Brain and Other Central Nervous System Tumors Diagnosed in the United States in 2014-2018. Neuro Oncol. 2021;23(12 Suppl 2):iii1-iii105.
2. 국립암센터. 2020년 국가암등록통계 참고자료. 2020. p. 13.
3. Louis DN, Perry A, Wesseling P, Brat DJ, Cree IA, Figarella-Branger D, et al. The 2021 WHO Classification of Tumors of the Central Nervous System: a summary. Neuro Oncol. 2021;23(8):1231-51.
4. HS Kim, DY Lee. Nanomedicine in Clinical Photodynamic Therapy for the Treatment of Brain Tumors. 2022;10(1):96.
5. Nabors LB, Portnow J, Ahluwalia M, Baehring J, Brem H, Brem S, et al. Central Nervous System Cancers, Version 3.2020, NCCN Clinical Practice Guidelines in Oncology. J Natl Compr Canc Netw. 2020;18(11):1537-1570.
6. Brown NF, Carter T, Kitchen N, Mulholland P. Dabrafenib and trametinib in BRAFV600E mutated glioma. CNS Oncol. 2017;6(4):291-6.
7. Marks AM, Bindra RS, DiLuna ML, Huttner A, Jairam V, Kahle KT, et al. Response to the BRAF/MEK inhibitors dabrafenib/trametinib in an adolescent with a BRAF V600E mutated anaplastic ganglioglioma intolerant to vemurafenib. Pediatr Blood Cancer. 2018;65(5):e26969.
8. Franz DN, Belousova E, Sparagana S, Bebin EM, Frost M, Kuperman R, et al. Efficacy and safety of everolimus for subependymal giant cell astrocytomas associated with tuberous sclerosis complex (EXIST-1): a multicentre, randomised, placebo-controlled phase 3 trial. Lancet. 2013;381(9861):125-32.
9. Franz DN, Belousova E, Sparagana S, Bebin EM, Frost M, Kuperman R, et al. Everolimus for subependymal giant cell astrocytoma in patients with tuberous sclerosis complex: 2-year open-label extension of the randomised EXIST-1 study. Lancet Oncol. 2014;15(13):1513-20.
10. Shaw EG, Wang M, Coons SW, Brachman DG, Buckner JC, Stelzer KJ, et al. Randomized trial of radiation therapy plus procarbazine, lomustine, and vincristine chemotherapy for supratentorial adult low-grade glioma: initial results of RTOG 9802. J Clin Oncol. 2012;30(25):3065-70.
11. Buckner JC, Shaw EG, Pugh SL, Chakravarti A, Gilbert MR, Barger GR, et al. Radiation plus Procarbazine, CCNU, and Vincristine in Low-Grade Glioma. N Engl J Med. 2016;374(14):1344-55.
12. Shaw EG, Berkey B, Coons SW, Bullard D, Brachman D, Buckner JC, et al. Recurrence following neurosurgeon-determined gross-total resection of adult supratentorial low-grade glioma: results of a prospective clinical trial. J Neurosurg. 2008;109(5):835-41.
13. Gorlia T, Wu W, Wang M, Baumert BG, Mehta M, Buckner JC, et al. New validated prognostic models and prognostic calculators in patients with low-grade gliomas diagnosed by central pathology review: a pooled analysis of EORTC/RTOG/NCCTG phase III clinical trials. Neuro Oncol. 2013;15(11):1568-79.
14. Perry JR, Laperriere N, O'Callaghan CJ, Brandes AA, Menten J, Phillips C, et al. Short-Course Radiation plus Temozolomide in Elderly Patients with Glioblastoma. N Engl J Med. 2017;376(11):1027-37.
15. Stupp R, Mason WP, van den Bent MJ, Weller M, Fisher B, Taphoorn MJ, et al. Radiotherapy plus concomitant and adjuvant temozolomide for glioblastoma. N Engl J Med. 2005;352(10):987-96.
16. Wen PY, Weller M, Lee EQ, Alexander BM, Barnholtz-Sloan JS, Barthel FP, et al. Glioblastoma in adults: a Society for Neuro-Oncology (SNO) and European Society of Neuro-Oncology (EANO) consensus review on current management and future directions. Neuro Oncol. 2020;22(8):1073-113.
17. van den Bent MJ, Carpentier AF, Brandes AA, Sanson M, Taphoorn MJ, et al. Adjuvant procarbazine, lomustine, and vincristine improves progression-free survival but not overall survival in newly diagnosed anaplastic oligodendrogliomas and oligoastrocytomas: a randomized European Organisation for Research and Treatment of Cancer phase III trial. J Clin Oncol. 2006;24(18):2715-22.
18. van den Bent MJ, Brandes AA, Taphoorn MJ, Kros JM, Kouwenhoven MC, et al. Adjuvant procarbazine, lomustine, and vincristine chemotherapy in newly diagnosed anaplastic oligodendroglioma: long-term follow-up of EORTC brain tumor group study 26951. J Clin Oncol. 2013;31(3):344-50.
19. Cairncross G, Wang M, Shaw E, Jenkins R, Brachman D, Buckner J, et al. Phase III trial of chemoradiotherapy for anaplastic oligodendroglioma: long-term results of RTOG 9402. J Clin Oncol. 2013;31(3):337-43.
20. Panageas KS, Iwamoto FM, Cloughesy TF, Aldape KD, Rivera AL, Eichler AF, et al. Initial treatment patterns over time for anaplastic oligodendroglial tumors. Neuro Oncol. 2012;14(6):761-7.
21. van den Bent MJ, Baumert B, Erridge SC, Vogelbaum MA, Nowak AK, Sanson M, et al. Interim results from the CATNON trial (EORTC study 26053-22054) of treatment with

concurrent and adjuvant temozolomide for 1p/19q non-co-deleted anaplastic glioma: a phase 3, randomised, open-label intergroup study. Lancet. 2017; 390(10103):1645-53.

22. Brandes AA, Nicolardi L, Tosoni A, Gardiman M, Iuzzolino P, Ghimenton C, et al. Survival following adjuvant PCV or temozolomide for anaplastic astrocytoma. Neuro Oncol. 2006;8(3):253-60.

23. Levin VA, Silver P, Hannigan J, Wara WM, Gutin PH, Davis RL, et al. Superiority of post-radiotherapy adjuvant chemotherapy with CCNU, procarbazine, and vincristine (PCV) over BCNU for anaplastic gliomas: NCOG 6G61 final report. Int J Radiat Oncol Biol Phys. 1990;18(2):321-4.

24. Hegi ME, Diserens AC, Gorlia T, Hamou MF, de Tribolet N, Weller M, et al. MGMT gene silencing and benefit from temozolomide in glioblastoma. N Engl J Med. 2005; 352(10):997-1003.

25. Malmström A, Grønberg BH, Marosi C, Stupp R, Frappaz D, Schultz H, et al. Temozolomide versus standard 6-week radiotherapy versus hypofractionated radiotherapy in patients older than 60 years with glioblastoma: the Nordic randomised, phase 3 trial. Lancet Oncol. 2012;13(9):916-26.

26. Bell EH, Zhang P, Fisher BJ, Macdonald DR, McElroy JP, Lesser GJ, et al. Association of MGMT Promoter Methylation Status With Survival Outcomes in Patients With High-Risk Glioma Treated With Radiotherapy and Temozolomide: An Analysis From the NRG Oncology/RTOG 0424 Trial. JAMA Oncol. 2018;4(10):1405-9.

27. Perry JR, Laperriere N, O'Callaghan CJ, Brandes AA, Menten J, Phillips C, et al. Short-Course Radiation plus Temozolomide in Elderly Patients with Glioblastoma. N Engl J Med. 2017;376(11):1027-37.

28. Stupp R, Taillibert S, Kanner AA, Kesari S, Steinberg DM, Toms SA, et al. Maintenance Therapy With Tumor-Treating Fields Plus Temozolomide vs Temozolomide Alone for Glioblastoma: A Randomized Clinical Trial. JAMA. 2015;314(23):2535-43.

29. Stupp R, Taillibert S, Kanner A, Read W, Steinberg D, Lhermitte B, et al. Effect of Tumor-Treating Fields Plus Maintenance Temozolomide vs Maintenance Temozolomide Alone on Survival in Patients With Glioblastoma: A Randomized Clinical Trial. JAMA. 2017;318(23):2306-16.

30. Brandes AA, Franceschi E, Tosoni A, Blatt V, Pession A, Tallini G, et al. MGMT promoter methylation status can predict the incidence and outcome of pseudoprogression after concomitant radiochemotherapy in newly diagnosed glioblastoma patients. J Clin Oncol. 2008; 26(13):2192-7.

31. Ellingson BM, Chung C, Pope WB, Boxerman JL, Kaufmann TJ. Pseudoprogression, radionecrosis, inflammation or true tumor progression? challenges associated with glioblastoma response assessment in an evolving therapeutic landscape. J Neurooncol. 2017;134(3): 495-504.

32. Tsien C, Galbán CJ, Chenevert TL, Johnson TD, Hamstra DA, Sundgren PC, et al. Parametric response map as an imaging biomarker to distinguish progression from pseudoprogression in high-grade glioma. J Clin Oncol. 2010;28(13):2293-9.

33. Fink J, Born D, Chamberlain MC. Pseudoprogression: relevance with respect to treatment of highgrade gliomas. Curr Treat Options Oncol. 2011;12:240-52.

34. Perry JR, Bélanger K, Mason WP, Fulton D, Kavan P, Easaw J, et al. Phase II trial of continuous dose-intense temozolomide in recurrent malignant glioma: RESCUE study. J Clin Oncol. 2010;28(12):2051-7.

35. Weller M, Tabatabai G, Kästner B, Felsberg J, Steinbach JP, Wick A, et al. MGMT Promoter Methylation Is a Strong Prognostic Biomarker for Benefit from Dose-Intensified Temozolomide Rechallenge in Progressive Glioblastoma: The DIRECTOR Trial. Clin Cancer Res. 2015;21(9): 2057-64.

36. Yung WK, Albright RE, Olson J, Fredericks R, Fink K, Prados MD, et al. A phase II study of temozolomide vs. procarbazine in patients with glioblastoma multiforme at first relapse. Br J Cancer. 2000;83(5):588-93.

37. Brandes AA, Tosoni A, Amistà P, Nicolardi L, Grosso D, Berti F, et al. How effective is BCNU in recurrent glioblastoma in the modern era? A phase II trial. Neurology. 2004;63(7):1281-4.

38. Reithmeier T, Graf E, Piroth T, Trippel M, Pinsker MO, Nikkhah G. BCNU for recurrent glioblastoma multiforme: efficacy, toxicity and prognostic factors. BMC Cancer. 2010;10:30.

39. Wick W, Puduvalli VK, Chamberlain MC, van den Bent MJ, Carpentier AF, Cher LM, et al. Phase III study of enzastaurin compared with lomustine in the treatment of recurrent intracranial glioblastoma. J Clin Oncol. 2010; 28(7):1168-74.

40. Taal W, Oosterkamp HM, Walenkamp AM, Dubbink HJ, Beerepoot LV, Hanse MC, et al. Single-agent bevacizumab or lomustine versus a combination of bevacizumab plus lomustine in patients with recurrent glioblastoma (BELOB trial): a randomised controlled phase 2 trial. Lancet Oncol. 2014;15(9):943-53.

41. Chamberlain MC, Johnston S. Bevacizumab for recurrent alkylator-refractory anaplastic oligodendroglioma. Cancer. 2009;115:1734-43.

42. Chamberlain MC, Johnston S. Salvage chemotherapy

with bevacizumab for recurrent alkylator-refractory anaplastic astrocytoma. J Neurooncol. 2009;91:359-67.

43. Norden AD, Young GS, Setayesh K, Muzikansky A, Klufas R, Ross GL, et al. Bevacizumab for recurrent malignant gliomas: efficacy, toxicity, and patterns of recurrence. Neurology. 2008;70(10):779-87.

44. Cloughesy T, Prados MD, Mikkelsen T. A phase 2 randomized non-comparative clinical trial of the effect of bevacizumab alone or in combination with irinotecan on 6-month progression free survival in recurrent refractory glioblastoma. [abstract] J Clin Oncol. 2008;26(Suppl 15):2010b.

45. Lombardi G, De Salvo GL, Brandes AA, Eoli M, Rudà R, Faedi M, et al. Regorafenib compared with lomustine in patients with relapsed glioblastoma (REGOMA): a multicentre, open-label, randomised, controlled, phase 2 trial. Lancet Oncol. 2019;20(1):110-9.

46. Carvalho BF, Fernandes AC, Almeida DS, Sampaio LV, Costa A, Caeiro C, et al. Second-Line Chemotherapy in Recurrent Glioblastoma: A 2-Cohort Study. Oncol Res Treat. 2015;38(7-8):348-54.

47. Schmidt F, Fischer J, Herrlinger U, Dietz K, Dichgans J, Weller M. PCV chemotherapy for recurrent glioblastoma. Neurology. 2006;66(4):587-9.

48. Schouten LJ, Rutten J, Huveneers HA, Twijnstra A. Incidence of brain metastases in a cohort of patients with carcinoma of the breast, colon, kidney, and lung and melanoma. Cancer. 2002;94:2698-705.

49. Barnholtz-Sloan JS, Sloan AE, Davis FG, Vigneau FD, Lai P, Sawaya RE. Incidence proportions of brain metastases in patients diagnosed (1973 to 2001) in the Metropolitan Detroit Cancer Surveillance System. J Clin Oncol. 2004;22(14):2865-72.

50. Takakura K, Sano K, Hojo S, Hirano A. Pathology of metastases affecting the central nervous system. In: Takakura K, Sano K, Hojo S, Hirano A, editors. Metastatic tumors of the central nervous system. Tokyo: Igaku-Shoin; 1982. pp. 5-111.

51. Mehta MP, Shapiro WR, Glantz MJ, Patchell RA, Weitzner MA, Meyers CA, et al. Lead-in phase to randomized trial of motexafin gadolinium and whole-brain radiation for patients with brain metastases: centralized assessment of magnetic resonance imaging, neurocognitive, and neurologic end points. J Clin Oncol. 2002;20(16):3445-53.

52. Gaspar L, Scott C, Rotman M, Asbell S, Phillips T, Wasserman T, et al. Recursive partitioning analysis (RPA) of prognostic factors in three Radiation Therapy Oncology Group (RTOG) brain metastases trials. Int J Radiat Oncol Biol Phys. 1997;37(4):745-51.

53. Carden CP, Agarwal R, Saran F, Judson IR. Eligibility of patients with brain metastases for phase I trials: time for a rethink? Lancet Oncol. 2008;9(10):1012-7.

54. Delattre JY, Krol G, Thaler HT, Posner JB. Distribution of brain metastases. Arch Neurol. 1988;45(7):741-4.

55. Nussbaum ES, Djalilian HR, Cho KH, Hall WA. Brain metastases. Histology, multiplicity, surgery, and survival. Cancer. 1996;78(8):1781-8.

56. Eichler AF, Loeffler JS. Multidisciplinary management of brain metastases. Oncologist. 2007;12:884-98.

57. Delattre JY, Krol G, Thaler HT, Posner JB. Distribution of brain metastases. Arch Neurol. 1988;45(7):741-4.

58. Long GV, Menzies AM, Nagrial AM, Haydu LE, Hamilton AL, Mann GJ, et al. Prognostic and clinicopathologic associations of oncogenic BRAF in metastatic melanoma. J Clin Oncol. 2011;29(10):1239-46.

59. Choi HJ, Cho BC, Sohn JH, Shin SJ, Kim SH, Kim JH, et al. Brain metastases from hepatocellular carcinoma: prognostic factors and outcome: brain metastasis from HCC. J Neurooncol. 2009;91(3):307-13.

60. Velander AJ, DeAngelis LM, Navi BB. Intracranial hemorrhage in patients with cancer. Curr Athero-scler Rep. 2012;14(4):373-81.

61. Sperduto PW, Berkey B, Gaspar LE, Mehta M, Curran W. A new prognostic index and comparison to three other indices for patients with brain metastases: an analysis of 1,960 patients in the RTOG database. Int J Radiat Oncol Biol Phys. 2008;70(2):510-4.

62. Mahajan A, Ahmed S, McAleer MF, Weinberg JS, Li J, Brown P, et al. Post-operative stereotactic radiosurgery versus observation for completely resected brain metastases: a single-centre, randomised, controlled, phase 3 trial. Lancet Oncol. 2017;18(8):1040-8.

63. Churilla TM, Chowdhury IH, Handorf E, Collette L, Collette S, Dong Y, et al. Comparison of Local Control of Brain Metastases With Stereotactic Radiosurgery vs Surgical Resection: A Secondary Analysis of a Randomized Clinical Trial. JAMA Oncol. 2019;5(2):243-7.

64. Ewend MG, Morris DE, Carey LA, Ladha AM, Brem S. Guidelines for the initial management of metastatic brain tumors: role of surgery, radiosurgery, and radiation therapy. J Natl Compr Canc Netw. 2008;6(5):505-13; quiz 514.

65. Patchell RA, Tibbs PA, Walsh JW, Dempsey RJ, Maruyama Y, Kryscio RJ, et al. A randomized trial of surgery in the treatment of single metastases to the brain. N Engl J Med. 1990;322(8):494-500.

66. Suki D, Hatiboglu MA, Patel AJ, Weinberg JS, Groves MD, Mahajan A, et al. Comparative risk of leptomeningeal dissemination of cancer after surgery or stereotactic radiosurgery for a single supratentorial solid tumor metasta-

sis. Neurosurgery. 2009;64(4):664-74; discussion 674-6.

67. Brown PD, Brown CA, Pollock BE, Gorman DA, Foote RL. Stereotactic radiosurgery for patients with "radioresistant" brain metastases. Neurosurgery. 2002;51(3):656-65; discussion 665-7.

68. Meyners T, Heisterkamp C, Kueter JD, Veninga T, Stalpers LJ, Schild SE, et al. Prognostic factors for outcomes after whole-brain irradiation of brain metastases from relatively radioresistant tumors: a retrospective analysis. BMC Cancer. 2010;10:582.

69. Slotman B, Faivre-Finn C, Kramer G, Rankin E, Snee M, Hatton M, et al. Prophylactic cranial irradiation in extensive small-cell lung cancer. N Engl J Med. 2007;357(7):664-72.

70. Brown PD, Jaeckle K, Ballman KV, Farace E, Cerhan JH, Anderson SK, et al. Effect of Radiosurgery Alone vs Radiosurgery With Whole Brain Radiation Therapy on Cognitive Function in Patients With 1 to 3 Brain Metastases: A Randomized Clinical Trial. JAMA. 2016 Jul 26;316(4):401-9.

71. Stupp R, Mason WP, van den Bent MJ, Weller M, Fisher B, Taphoorn MJ, et al. Radiotherapy plus concomitant and adjuvant temozolomide for glioblastoma. N Engl J Med. 2005;352(10):987-96.

72. Stupp R, Hegi ME, Mason WP, van den Bent MJ, Taphoorn MJ, Janzer RC, et al. Effects of radiotherapy with concomitant and adjuvant temozolomide versus radiotherapy alone on survival in glioblastoma in a randomised phase III study: 5-year analysis of the EORTC-NCIC trial. Lancet Oncol. 2009;10(5):459-66.

73. Hau P, Koch D, Hundsberger T, Marg E, Bauer B, Rudolph R, et al. Safety and feasibility of long-term temozolomide treatment in patients with high-grade glioma. Neurology. 2007;68(9):688-90.

74. Roldán Urgoiti GB, Singh AD, Easaw JC. Extended adjuvant temozolomide for treatment of newly diagnosed glioblastoma multiforme. J Neurooncol. 2012;108(1):173-7.

75. Vredenburgh JJ, Desjardins A, Herndon JE 2nd, Marcello J, Reardon DA, Quinn JA, et al. Bevacizumab plus irinotecan in recurrent glioblastoma multiforme. J Clin Oncol. 2007;25(30):4722-9.

76. Vredenburgh JJ, Desjardins A, Herndon JE 2nd, Dowell JM, Reardon DA, Quinn JA, et al. Phase II trial of bevacizumab and irinotecan in recurrent malignant glioma. Clin Cancer Res. 2007;13(4):1253-9.

77. Friedman HS, Prados MD, Wen PY, Mikkelsen T, Schiff D, Abrey LE, et al. Bevacizumab alone and in combination with irinotecan in recurrent glioblastoma. J Clin Oncol. 2009;27(28):4733-40.

78. Iwamoto FM, Abrey LE, Beal K, Gutin PH, Rosenblum MK, Reuter VE, et al. Patterns of relapse and prognosis after bevacizumab failure in recurrent glioblastoma. Neurology. 2009;73(15):1200-6.

79. Yamasaki F, Kurisu K, Aoki T, Yamanaka M, Kajiwara Y, Watanabe Y, et al. Advantages of high b-value diffusion-weighted imaging to diagnose pseudo-responses in patients with recurrent glioma after bevacizumab treatment. Eur J Radiol. 2012;81(10):2805-10.

80. PDQ Adult Treatment Editorial Board. Adult Central Nervous System Tumors Treatment (PDQ®): Health Professional Version. 2024 Mar 6. In: PDQ Cancer Information Summaries [Internet]. Bethesda (MD): National Cancer Institute (US); 2002–. PMID: 26389419.

81. Wang J, Qi F, Wang Z, Zhang Z, Pan N, Huai L, et al. A review of traditional Chinese medicine for treatment of glioblastoma. Biosci Trends. 2020;13(6):476-87.

82. Su X, Zhang D, Zhang H, Zhao K, Hou W. Preparation and characterization of angiopep-2 functionalized Ginsenoside-Rg3 loaded nanoparticles and the effect on C6 Glioma cells. Pharm Dev Technol. 2020;25(3):385-95.

83. Xu L, Huang F, Zhang Y, Niu W, Pang J, Li S, et al. [Chuanxiong Rhizoma inhibits brain metastasis of lung cancer through multiple active ingredients acting on multiple targets, pathways and biological functions]. Nan Fang Yi Ke Da Xue Xue Bao. 2021;41(9):1319-28.

84. Lee BJ, Kim KI, Choi CW, Kim JY, Lee JH. Long-term progression-free survival in a patient with advanced non-small-cell lung cancer treated with low-dose gefitinib and traditional herbal medicine: A case report. Medicine (Baltimore). 2021;100(5):e24292.

85. Suzuki S, Takayama S, Kikuchi A, Arita R, Abe M, Saito R, et al. Orengedokuto and shosaikoto for intractable intracranial carmustine implant-induced fever in a patient with brain tumor: A case report. Explore (NY). 2021;17(3):236-8.

86. Guo N, Miao R, Gao X, Huang D, Hu Z, Ji N, et al. Shikonin inhibits proliferation and induces apoptosis in glioma cells via downregulation of CD147. Mol Med Rep. 2019;19(5):4335-43.

각론 제11장

갑상선암

박상은 동의대학교 한의과대학 교수

한의통합종양학

각론 제11장

갑상선암

박상은 동의대학교 한의과대학 교수

개요

갑상선암은 내분비계에서 가장 흔한 암종이다. 여포상피(follicular epithelium)에서 유래한 악성 종양은 조직학적 특성에 따라 갑상선 유두암(papillary thyroid cancer), 갑상선 여포암(follicular thyroid cancer), 휘틀세포암(Hürthle cell carcinoma)으로 분류되며 분화된 암인 갑상선 유두암, 갑상선 여포암은 종종 치료 가능하고, 조기인 경우 예후도 좋은 편이다. 비(非)여포상피에서 유래한 악성종양은 수질암(medullary thyroid carcinoma), 저분화 갑상선암(poorly differentiated thyroid cancer), 미분화암(역형성암, undifferentiated thyroid cancer, anaplastic thyroid cancer)으로 분류되며 저분화 갑상선암, 미분화암은 치료에 대한 반응도 좋지 않고 상대적으로 예후 또한 나쁘다.

갑상선암의 발생은 나이에 따라 증가하다가 50세 정도 이후부터 일정하게 발생한다. 나이는 예후를 결정하는 중요한 인자로, 20세 미만이거나 45세 이상에서 갑상선암이 발생하는 경우는 예후가 나쁘다. 여성은 남성보다 갑상선암이 2배가량 더 많이 발생하지만 남성에서의 갑상선암은 오히려 나쁜 예후 인자이다. 다른 중요한 위험 인자로는 어릴 때 두경부에 방사선조사를 받은 경우, 4 cm 이상의 큰 종괴, 국소적으로 종양이 고정되었거나 림프절로 침습한 경우, 전이된 경우가 모두 해당된다.

갑상선암의 치료와 관리는 몇 개의 고유한 특징이 있다. 첫째, 갑상선종양은 쉽게 촉지가 가능하므로 조기에 세침흡인검사로 생검을 할 수 있다. 둘째, 방사성 요오드(iodine radioisotopes)는 분화 갑상선암의 진단(^{123}I)과 치료(^{131}I)에 사용될 수 있으며, 이는 갑상선에 의해 이 음이온이 고유하게 섭취됨을 반영한다. 셋째, 혈청 표지자들은 암의 잔류 혹은 재발을 탐지할 수 있는데 갑상선 유두암이나 여포암에서는 thyroglobulin (Tg)이 활용되며, 갑상선 수질암(medullary thyroid cancer)에서는 calcitonin이 활용된다.

갑상선암은 갑상선 여포세포, calcitonin분비 C세포, 림프세포, 간질과 혈관 부분에서 발생할 수 있으며 다른 장소로부터 전이되어 발생되기도 한다.

관련 통계

발병률

보건복지부 중앙암등록본부의 2022년 발표에 따르면 우리나라에서 2020년 갑상선암은 남녀를 합쳐 29,180건 발생하여 2020년 발생한 전체 암의 11.8%로 가장 많았으며 남녀의 발생률은 남자 7,458건, 여자 21,722건으로 남녀 성비는 0.3:1이며 남성 암 중에서는 6위, 여성 암 중에서는 2위였다. 연령대별로는 40대 26.7%, 50대 24.3%, 30대 20.8%의 순이었고 인구 10만 명당 조발생률은 56.8건이다.

상대생존율

상대생존율은 해당 기간 중 발생한 암환자가 생존할 확률을 추정한 것으로 암 이외의 원인으로 사망했을 경우를 보정하기 위해 관찰생존율을 일반인구 기대생존율로 나누어 구한 값이다. 예를 들어 5년 상대생존율이란 암환자와 동일한 연령, 성별의 일반인구의 5년 기대생존율과 비교해서 암환자가 5년 생존할 확률을 의미하며 상대생존률 100%는 일반인의 생존율과 동일하다는 것을 의미한다.

갑상선암의 5년 상대생존율은 지속적으로 증가하고 있으며 보건복지부 중앙암등록본부의 2022년 발표에 따르면 2016년부터 2020년간의 갑상선암 5년 상대생존율은 100.0%(남자 100.3%, 여자 100.0%)이며, 2011년부터 2015년간의 10년 상대생존율은 100.8%(남자 101.9%, 여자 100.6%)이다.

방사선

외부방사선은 염색체변이를 일으켜 유전자 재배열과 종양억제유전자를 소실시키게 된다. 종격동, 얼굴, 머리, 목 부위의 외부방사선 조사는 과거에 여드름과 흉선, 편도선, 아데노이드의 비대를 치료하기 위해 사용되었다. 방사선 노출은 양성 및 악성 갑상선종의 발생위험을 높이며, 다발성 암과 연관되고, 젊은 나이에 갑상선암을 발생시킬 수 있다. 핵폭탄으로 인한 방사선피폭도 갑상선암을 유발시킨다. 성인보다 어린이가 방사선의 영향을 더 받는 경향이 있다.

1986년 원자력발전소 사고가 발생한 체르노빌 지역의 어린이들은 다른 지역 어린이들에 비해 갑상선암의 발병률이 5-8배 높았으며, 방사선에 노출된 나이가 어릴수록 위험도가 높았다.

중요하게도 ^{131}I 치료로부터 발생되는 방사선은 최소한의 갑상선암 발생위험을 가지는 듯 보인다.

갑상선자극호르몬과 성장 인자

많은 분화 갑상선암은 갑상선자극호르몬(TSH) 수용체를 발현하며 TSH에 반응적인 상태로 남는다. 이것은 갑상선암환자에서 TSH가 T4를 억제한다는 것을 의미한다. 또한, TSH 수용체의 잔류 발현은 ^{131}I 치료를 TSH로 촉진시켜 흡수되게 한다.

암 유전자와 종양억제유전자

갑상선암은 원래 단일 클론으로 하나의 세포가 성장을 지속하는 돌연변이의 과정으로부터 발생된다. 증가된 세포증식(proliferation) 이외에도 어떠한 갑상선암들은 고장난 세포자멸, 증가된 침습, 신생혈관, 전이의 특성을 보인다. 갑상선암이 양성에서부터 악성으로 진행되면서 순차적인 체성 돌연변이의 명확한 증거는 없다. 그러나 상대적으로 갑상선암에 특이적인 돌연변이가 있으며 이 중에는 조직학적 분류와 연관되어 있다. RET-RAS-BRAF 신호체계의 활성은 비록 불균질적(heterogeneous) 돌연변이기는 하나 대부분의 갑상선 유두암에서 관찰된다. 이러한 돌연변이들은 MAPK (mitogen-activated protein kinase) cascade를 활성화시킨다. 중요한 것은 RET, BRAF, RAS 돌연변이가 같은 종양에서 동시에 발생하지는 않는다는 점인데, 이것은 MAPK cascade의 시작이 무엇이든간에 MAPK cascade의 활성이 종양 증식에 중요하다는 것을 시사한다.

분자생물학적 진단의 역할은 원칙적으로 갑상선암의 분류, 예후나 치료 선택에 도움을 줄 수는 있다. 그러나 아직까지도 임상적인 의사결정에 영향을 미칠 만한 명확한 근거를 가지고 있지 못하다.

진단

갑상선 초음파

기본적인 검사로 초음파검사를 통해 갑상선 결절의 모양 및 양성을 시사하는 저에코, 미세석회화, 비평행 결절 방향, 침상 또는 소엽성 경계 등의 소견을 종합해 미세침흡인세포검사의 시행 여부를 결정한다.

미세침흡인세포검사

갑상선 결절이 암으로 의심되는 경우에 시행하며 정확도 90% 이상으로 갑상선암을 진단하는 데 가장 중요한 검사이다. 결절에서 주사기로 세포를 흡인해서 채취해 검사하며 조직검사에 비해 빠르고 안전하다.

중심부바늘생검

미세침흡인세포검사보다 큰 조직검사용 바늘을 사용하여 조직을 채취하며 미세침흡인세포검사로 진단이 잘 되지 않거나 정확한 진단을 위해서 조직이 필요한 경우 시행한다.

갑상선기능검사

갑상선 결절의 기능성 결절 유무를 판별하기 위한 검사로 뇌하수체에서 분비되는 TSH 수치가 중요하다.

기능성 결절의 가능성이 있는 갑상선 기능이 항진된 경우는 미세침흡인세포검사보다 방사선 동위원소를 이용한 갑상선 스캔을 먼저 시행하고 스캔상 검은색으로 나타나는 열결절이 보이면 악성의 가능성이 낮아 추적 관찰을 하게 된다.

혈액검사

갑상선 수질암의 경우 CEA (carcinoembryonic antigen) 또는 칼시토닌 수치가 상승된다.

갑상선 스캔

환자에게 방사성 요오드를 먹게 하거나 방사성 원소를 정맥 주사로 투여한 후 특수 카메라로 촬영하여 갑상선의 기능과 결절의 상태를 확인하는 검사이다. 갑상선암은 스캔상 동위원소가 없어 하얀 냉결절이 보이며 이는 갑상선호르몬을 만드는 기능이 없어 방사성 요오드 또는 방사성 원소 흡수의 감소 때문이다. 하지만 갑상선 스캔은 양성 결절의 경우 냉결절로 나타나는 경우 등이 있을 수 있어 다른 검사와 함께 사용한다.

영상 검사

CT (computerized tomography), PET (positron emission tomography) CT는 갑상선 결절의 감별진단보다는 갑상선암의 주변조직 침범, 림프절 및 타 장기로의 전이 등의 추가 정보를 얻을 수 있다.

병기

갑상선암의 병기(진행 단계)는 종양의 크기, 주위 조직으로의 침범 정도에 따라 T 분류(T, tumor), 림프절 전이 여부와 전이된 림프절의 개수, 위치에 따라 N 분류(N, lymph node), 및 원격전이 여부에 의해 구분하는 M 분류(metastasis)에 따라서 병기를 나눈다.

갑상선암 TNM 병기는 Ameriacn joint Committee on Cancer Classification (AJCC)의 8th edition(2017)을 기준으로 한다.

AJCC 7th edition에서 8th edition으로 변경되면서 달라진 점은 다음과 같다.

T 병기는 7th edition에서 2 cm 이하의 병변은 T1, 보다 큰 종양(2-4 cm)은 T2로 정의하였으나 8th edition에서는 분화암(유두암, 여포암)의 경우 4 cm 이하, 갑상선 내에 국한되어 있으면 1기로 판정한다.

미분화암은 AJCC 7th edition에서는 T4로 판정하지만 8th edition은 크기에 따른 T 병기 분류를 사용하도록 개정되었다.

N병기는 7th edition은 pN0를 선택적 경부림프절 절제술 시 6개 이상의 림프절, 혹은 측경부림프절 절제술 시 10개 이상의 림프절을 절제해서, 이 림프절에서 암전이가 없는 것으로 정의했으나 8th edition에서는 삭제되었다.

또한, 갑상선암의 예후를 결정하는 인자인 나이의 기준을 45세에서 55세로 변경하였다.

【표 11-1.】 갑상선암의 TNM병기

Primary Tumor (T)	
Papillary, follicular, poorly, differentiated, Hürthle cell and anaplastic thyroid cancer	
T Category	**T Criteria**
Tx	Primary tumor cannot assessed
T0	no evidence of primary tumor
T1	Tumor≤2 cm in greatest dimension limited to thyroid
T1a	Tumor≤1 cm in greatest dimension limited to thyroid
T1b	Tumor>1 cm but ≤2 cm in greatest dimension limited to thyroid
T2	Tumor>2 cm but ≤4 cm in greatest dimension limited to thyroid
T3	Tumor>4 cm limited to the thyroid, or gross extrathyroidal extension invading only strap muscles
T3a	Tumor>4 cm limited to the thyroid
T3b	Gross extrathyroidal extension invading only strap muscles (sternohyoid, sternothyroid, or omohyoid muscles) from a tumor any site
T4	Includes gross extrathyroidal extension
T4a	Gross extrathyroidal extension including subcutaneous soft tissues, larynx, trachea, exophagus, or recurrnest laryngeal nerve from a tumor of any site
T4b	Gross extrathyroidal extension invading prevertebral fascia or encasing the carotid artery or mediastinal vessels from a tumor of any site
Regional Lymph Nodes (N)	
N Category	**N Criteria**
NX	regional lymph nodes cannot be assessed
N0	No evidence of locoregional lymph node metasis
N0a	One or more cytologically or histologically confirmed benign lymph nodes
N0b	No radiologic or clinical evidence of locoregional lymph node metasis
N1	Metastasis to regional lymph nodes
N1a	Metastasis to level Ⅵ or Ⅶ (pretracheal, or paratracheal, or prelaryngeal/Delphian, or upper mediastinal) lymph nodes. This can be unilateral or bilateral disease
N1b	Metastasis to unilateral, bilateral or contralateral lateral neck lymph nodes (level Ⅰ, Ⅱ, Ⅲ, Ⅳ or Ⅴ) or retropharyngeal lymph nodes
Ditant Metastasis (M)	
M Category	**M Criteria**
M0	No distant metastasis
M1	Distant metastasis

Prognostic Stage Group								
Age at Diagnosis	Differentiated				Anaplastic			
	T	N	M	Stage	T	N	M	Stage
<55 Y	Any T	Any N	M0	I	T1-T3a	N0/NX	M0	IVA
<55 Y	Any T	Any N	M1	II	T1-T3a	N1	M0	IVB
≥55 Y	T1	N0/NX	M0	I	T3b	Any N	M0	IVB
≥55 Y	T1	N1	M0	II	T4	Any N	M0	IVB
≥55 Y	T2	N0/NX	M0	I	Any T	Any N	M1	IVC
≥55 Y	T2	N1	M0	II				
≥55 Y	T3a/T3b	Any N	M0	II				
≥55 Y	T4a	Any N	M0	III				
≥55 Y	T4b	Any N	M0	IVA				
≥55 Y	Any T	Any N	M1	IVB				

분류

분화 갑상선암

전체 갑상선암에서 여포세포에서 기원하는 분화 갑상선암이 약 90-95%이며 소포곁세포(parafollicular cell) 또는 C세포(부여포세포, parafollicular C cell)에서 기원화는 분화암은 약 5% 정도이다.

정상 갑상선 세포의 성질을 대부분 유지하고 있는 분화 갑상선암은 상대적으로 생존율이 높다.

여포세포 기원의 암

유두암

갑상선 유두암(papillary thyroid cancer)은 가장 흔한 갑상선암으로 고분화(well-differentiated) 갑상선종양의 70-90%를 차지한다. 현미경적 갑상선 유두암은 부검한 갑상선의 25%까지 보일 수 있는데 이러한 대부분의 병변은 매우 작아서 임상적으로 유효하지 않다. 세침흡인검사나 수술절개 후에 얻어지는 갑상선 유두암의 세포학적 고유 특성들은 갑상선 유두암 진단에 도움을 준다.

갑상선 유두암은 다중 병소(multifocal)를 가지기 쉬우며 갑상선 안에 국소적으로 침범하거나, 갑상선 낭(capsule)을 통과하거나, 목의 인근 구조물로 침범할 수 있다. 림프계로 전이될 수도 있으며 혈액을 통해서도 전이될 수 있는데 주로 뼈나 폐로 전이된다. 상대적으로 종양이 서서히 자라기 때문에 폐 전이의 심각한 위험은 종종 아무 증상 없이 누적되기도 한다. 갑상선암의 림프절 침범은 보통은 잘 용인될 수 있지만 노인에서는 재발과 사망의 위험성을 증가시키는 듯하다. 대부분의 갑상선 유두암은 초기에 발견되는데 진단 시 80% 이상이 I기, II기이다. 생존기간은 기대수명과 비슷할 정도로 매우 좋은 예후를 가지고 있다. 그러나 사망률은 원격전이인 IV기에서 급격히 증가하며 이 그룹은 총 환자의 1%에 해당된다.

여포암

갑상선 여포암(follicular thyroid cancer)은 전 세계의 다른 지역에 넓게 걸쳐서 발생하는데 주로 요오드가 부족한 지역에서 흔하다.

갑상선 여포암은 유두암 다음으로 많으며 40-50대에 흔히 발생한다. 세침흡인검사로 진단하기 어려운데 왜냐하면 양성과 악성 여포종양의 구별이 주로 혈관, 신경, 인근 조직으로의 침범한 증거에 의존하기 때문이다. 갑상선 여포암은 혈행성으로 주로 전이되며 뼈, 폐, 중추신경계로 퍼진다. 사망률은 유두암보다 좋지 않은데 이것은 IV기 환자가 부분적으로 많기 때문이다(15%). 나쁜 예후 인자들로는 원격전이, 50세 이상, 원발암 크기가 4 cm 이상, 현저한 혈관침범, 휘틀세포(Hürthle cell)가 포함된다.

휘틀세포암(Hürthle cell carcinoma)

갑상선의 휘틀 세포에서 기원하는 암으로 혈행성으로 전이되지만 주변 림프절 전이도 흔하게 일어난다. 갑상선 결절의 수술전 미세침흡인세포검사에서 여포종, 휘틀세포종이 의심되는 경우에는 악성과 양성의 감별을 위한 진단 목적의 수술이 권유된다.

비(非)여포세포 기원의 암

수질암

갑상선 수질암(medullary thyroid carcinoma)은 소포곁세포(parafollicular cell) 또는 C세포(부여포세포, parafollicular C cell)에서 발생하며 전체 갑상선암의 약 5% 정도를 차지한다. 갑상선 수질암의 75-80%는 산발성 수질암이며 20-25%는 RET 원발암유전자의 돌연변이로 인한 유전성 수질암이다. RET는 10번 염색체에 위치하며 receptor tyrosine kinase와 연관된 세 개의 영역으로 구성된 세포막 당단백을 부호화하며 돌연변이 발생 영역에 따라 수질암의 표현형이 달라진다. 유전성 수질암에는 3가지가 있는데 제2A형 복합내분비샘신생물(multiple endocrine neoplasia, MEN-2A), 제2B형 복합내분비샘신생물(multiple endocrine neoplasia, MEN-2B), MEN의 형태가 없는 가족성 갑성선 수질암(familial medullary thyroid cancer, FMTC)이다. 5년 및 10년 생존율은 90%, 80%이며 MEN-2B, 산발성 수질암이 MEN-2A, FMTC에 비해 예후가 나쁘다. 수질암에서 대부분 칼시토닌의 분비가 증가하기 때문에 혈청 칼시토닌 수치는 수질암을 진단, 잔류 및 재발의 표지자로 사용된다. 가족력이 의심되는 갑상선수질암환자는 RET 돌연변이 검사를 통해 가족성 수질암으로 판명되면 가족 구성원을 대상으로 유전자 검사를 시행하여 갑상선 수질암의 조기 발견 및 치료 등의 조치를 취해야 한다.

갑상선 수질암의 치료는 주로 수술이다. 갑상선 여포세포에서 유래된 종양과 달리 이 종양은 방사성 요오드를 섭취하지 않는다. 외부 방사선치료와 항암 화학 요법이 진행성 질환을 가진 환자에서 증상의 완화를 가져올 수 있다.

저분화 갑상선암(poorly differentiated thyroid cancer)

분화 암세포가 역분화해 발생하며 암세포의 분화 상태가 나쁘며 예후 역시 상대적으로 좋지 않다.

미분화암(역형성암)

유두암, 여포암이 오랜 시간이 지나 분화가 역전되어 발생하며 전체 갑상선암의 1% 미만을 차지하며 60대 이후에 발생 빈도가 가장 높다.

미분화암(undifferentiated thyroid cancer, anaplastic thyroid cancer)은 성장 속도가 빠르고 항암 치료, 방사선 치료, 방사성요오드 치료 등의 효과가 거의 없으며 진단시 수술이 불가능한 경우도 많아 예후가 매우 나쁘고, 진단받은 후 수개월 이내에 사망하는 경우가 많다.

위에서 언급한 대로 갑상선 역형성암은 미분화되고 공격적인 암이다. 갑상선 역형성암은 무조건 4기에 해당되며 예후가 나쁘고 대부분의 환자들이 진단 후 6개월 이내에 사망한다. 미분화 상태이기 때문에 방사성 요오드의 섭취는 보통 미약하나 만일 잔류 섭취가 있다면 치료에 사용될 수 있다. 복합 항암 화학요법이 시도되나 보통 효과가 없다. 외부 방사선조사 치료에 종양이 반응을 보이면 시도해 볼 수 있다.

갑상선 결절

만져지는 갑상선 결절은 성인의 5% 정도에서 발견되나 전 세계적으로 유병률이 다르게 나타난다. 진단의 목적은 비용-효과적인 방법으로 악성 질환을 가진 소수를 발견해 내는 것이다. 결절은 요오드가 부족한 지역, 여성, 나이가 많을수록 더 흔하다. 대부분의 촉진되는 결절은 1 cm 이상이지만 위치나 해부학적 구조, 검사자의 경험에 의해 영향을 받는다. CT, 갑상선 초음파, 병리검사 등을 이용하면 20% 이상에서 결절이 발견된다. 갑상선 결절을 가진 대부분의 환자에서 갑상선기능검사 소견은 정상이다. 그럼에도 불구하고 갑상선자극호르몬 농도를 측정하여 갑상선 기능을 조사해야 하는데 하나 이상의 자율기능성 결절로 인하여 갑상선자극호르몬이 억제될 수도 있기 때문이다. 만약 갑상선자극호르몬이 억제되었다면 방사선 동위원소 스캔으로 병변이 'hot'한지 확인해야 하는데 섭취가 증가된 경우는 거의 악성이 아니므로 미세침흡인생검이 불필요하다. 그 외의 경우에는 초음파 가이드에 의한 미세침흡인생검이 갑상선 결절의 이상적인 첫 단계 검사이다.

이것은 특히 갑상선 유두암을 발견하는 데 유용하다. 그러나 여포성 병변에서는 양성과 악성을 분별하기가 종종 어려운 경우가 있다.

몇 개의 대규모 연구에서 미세침흡인생검은 70%에서 양성, 10%에서 악성 혹은 악성 의심, 20%에서는 진단되지 않거나 불충분한 검체로 판정되었다. 악성의 소견을 보이면 수술을 해야 하며 여포성 종양으로 진단된 경우도 양성과 악성의 감별이 불가능하기 때문에 수술이 권장된다. 양성 병변을 가진 환자의 치료는 다양한데 갑상선자극호르몬의 억제치료를 권고하는 전문가도 있고 치료 없이 추적관찰만 하라는 권고도 있다.

어떤 경우든 결절의 크기 변동을 관찰해야 하며 결절이 커지면 다시 생검을 해야 한다.

갑상선 결절의 평가는 대부분의 환자에게 암의 가능성에 대한 걱정으로 인하여 많은 스트레스를 준다. 그러므로 진단적 접근을 검토하고 암이 발견되지 않았을 때는 환자를 안심시켜 주는 것이 중요하며 암이 의심되거나 발견되면 좋은 예후 및 치료방법들에 대해 상세히 설명하는 것이 중요하다.

치료

수술

모든 분화 갑상선암은 반드시 수술적으로 절제해야 한다. 수술은 원발 병소를 제거함은 물론이고 조직학적 진단과 병기를 결정하게 만드는데, 보통 반대측 갑상선 엽(lobe)에서도 다발 병소가 종종 발견된다. 수술 시 림프절의 침범도 측정하게 되는데 침범된 림프절은 제거될 수 있다. 갑상선 전절제(lobectomy)와 갑상선 근전절제(near-total thyroidectomy)의 생존기간이 비슷하기 때문에 1기인 경우는 수술범위에 대한 권고가 일정하지 않다. 갑상선 전절제는 부갑상선저하증과 재발로 인한 후두신경 침범이 많이 일어나지 않는다. 그러나 남아있는 lobe에서 thyroglobulin 수치를 모니터링 하거나 전신 ^{131}I scan 시행이 불가능하며 차후에 치료나 방사선동위원소검사 필요시 재수술 대상이 되기도 한다. 따라서 거의 모든 환자에게 갑상선 근전절제술이 권장되며 경험 있는 외과의의 집도 시에는 합병증도 낮은 편이다. 수술 후 잔여 갑상선 조직에 대한 방사선 요오드 치료는 잔여 갑상선암이나 다발성 갑상선암종을 파괴할 수 있고, 장기간 추적을 위한 thyroglobulin과 방사선요오드 스캔의 활용을 가능케 한다.

갑상선자극호르몬 억제요법

대부분의 종양은 갑상선자극호르몬(TSH)에 계속 반응적이기 때문에 levothyroxine을 이용한 갑상선자극호르몬의 억제는 갑상선암치료의 추축을 이룬다. 비록 갑상선자극호르몬 억제요법이 확실한 치료적 이득을 주지만 가장 이상적인 억제 정도에 대한 전향적 연구는 아직 없다. 이상적인 목표는 갑상선 호르몬 과다 증상인 심방세동, 골다공증, 불안 등의 부작용이 나타나지 않는 범위 내에서 가능한 많이 갑상선자극호르몬을 억제하는 것이다. 재발위험이 낮은 환자에서는 갑상선자극호르몬이 검출만 될 수 있을 정도로 낮게 억제해야 한다. 재발위험이 높은 환자에서는 갑상선항진에 대한 강한 금기증이 없다면 갑상선자극호르몬을 완전히 억제해야 한다.

방사성 요오드요법과 추적 관찰

분화 갑상선암은 정상 갑상선 여포세포보다는 약하지만 방사성 요오드를 섭취한다. 방사성 요오드 섭취는 주로 NIS (sodium Iodide symporter)의 발현에 의해 결정되고 갑상선자극호르몬에 의해 촉진된다. 방사능의 잔류시간은 종양의 분화된 기능이 남아있는 정도에 영향을 받는다. 갑상선 근전절제를 받은 후에도 갑상선 바닥과 부갑상선 주변에 갑상선 조직이 여전히 남아있는데, 결과적으로 ^{131}I 치료는 남아있는 정상 갑상선조직을 제거하고 잔여 종양세포를 치료하기 위해 필요하다.

갑상선암치료에서 방사성 요오드의 치료 용량은 아직 논란이 있다. 그러나 수술 후 갑상선 제거와 잔여 갑상선 유두암 혹은 여포암의 방사성 요오드치료는 생존기간에는 큰 영향을 미치지 않지만 확실히 재발률은 낮춘다. 크기가 큰 유두암, 주변 림프절로 전이된 경우, 여포암 그리고 전이의 증거가 있는 경우는 ^{131}I을 이용한 잔여 갑상선의 제거와 치료가 권장된다.

위에서 언급한 대로 ^{131}I 갑상선 제거 치료는 잔여 정상 갑상선조직이 최소로 남았을 때 훨씬 효과적이므로 수술적 접근과 함께 협조적으로 고려되어야 한다. 전형적인 치료전략은 수술 후 몇 주 동안 liothyronine으로 치료한 후에 갑상선 호르몬을 중단하는 것이다. 이상적으로는 TSH 수치가 3-4주에 걸쳐 50 mU/L 이상으로 증가하는 것이 좋다. 증가된 TSH 수치는 수술 후 남은 정상 갑상선 조직의 양에 의해 예측된다. ^{131}I 진단 스캔으로 남은 조직의 양을 밝히고 치료에 필요한 ^{131}I의 양을 결정하는데 도움을 받을 수 있다. 그러나 이어지는 치료를 방해할 수 있는 방사성 stunning 효과의 염려 때문에 치료 전 진단 스캔을 피하고 바로 직접적인 제거치료에 들어가는 것이 최신의 경향이다. 환자들은 방사성 요오드의 섭취를 증가시키기 위하여 저요오드 식이를 하여야 한다. 잔류 암을 가진 환자에서는 잔여 갑상선을 제거하고 잔여 종양을 파괴할 수 있도록 더 많은 용량의 방사성 요오드가 필요하다. 고용량 방사성 요오드 치료 후의 전신 스캔은 전이성 병변을 찾아내는 데 매우 유용하다.

첫 번째 전신 스캔은 수술과 방사성 요오드를 이용한 갑상선 제거 후 약 6개월에 처음으로 시행한다. 갑상선자극호르몬은 Tg를 자극하기 때문에 Tg의 농도는 rhTSH(인간유전자재조합 TSH) 투여 후나 갑상선호르몬 중단으로 갑상선자극호르몬이 증가된 후에 측정하여야 한다. 임상적으로 잔여종양의 증거가 없고 Tg가 1 ng/mL인 저위험군에서는 1년 후 방사성 요오드 스캔 없이 rhTSH로 자극된 Tg 수치만을 이용한 추적 관찰이 권유되고 있다. 만약 자극된 Tg의 수치가 2 ng/mL 이하로 낮은 환자들은 TSH 억제치료로 관리하며 매 6개월에서 12개월마다 자극되지 않은 Tg 수치를 측정하는 것으로 추적 관찰을 한다. 그러나 반드시 Tg자가항체가 없는 것이 확인되어야 한다. 반면에 전신 스캔에서 잔여 종양이 관찰되거나 Tg 수치가 증가된 경우에는 추가적인 ^{131}I의 치료가 필요하다.

항암 화학 요법

수술과 방사성요오드 치료의 효과가 충분하지 않은 경우 항암 화학 요법을 고려할 수 있지만 갑상선암은 항암제에 잘 반응하지 않고 doxorubicin, cisplatin을 기반으로 하는 항암 화학 요법은 역형성암은 일시적으로 약 25% 정도에서 부분 완화를 보이지만 심한 독성을 수반하며 수질암 또한 효과적이지 않다.

표적 치료제

표적 치료에는 갑상선암의 발병 및 진행에 관여하는 RET, RAS, RAF, MEK kinase의 활성을 억제하는 sorafenib, pazopanib, sunitinib, levatinib, axitinib, cabozantinib, vandetanib 등의 키나제 억제제가 사용되고 있다.

한의학적 치료

갑상선 종양은 한의학에서 癭瘤에 해당하며 갑상선암은 그중에서 石癭에 속한다고 볼 수 있다. 한의학적 갑상선암의 병기는 氣血이 凝滯되어 오랜 세월이 지나면서 발생한다. 癭瘤의 초기에는 十六味流氣飮이 대표적인 처방이며 昆布, 海藻, 海帶 등의 軟堅藥를 많이 사용하여야 한다.

변증치료

肝氣鬱結證

治方: 四逆散加減

柴胡 芍藥 枳實 炙甘草 蒲公英 天葵子 黃藥子 猪苓 茯苓 薏苡仁 靈芝 山査焦 鷄內金 等

痰濕鬱結證

治方: 四海舒鬱丸加減

用藥: 海藻 海帶 海硝 海蛤殼 靑木香 陳皮 昆布 蒼朮 白朮 黨蔘 茯苓 薏苡仁 法半夏 等

痰瘀互結證

治方: 海藻玉壺湯加減

用藥: 海藻 昆布 海帶 靑木香 陳皮 貝母 半夏 連翹 當歸 川芎 等

陰虛內熱證

治方: 知柏地黃丸加減

用藥: 黃柏 知母 熟地黃 山藥 山茱萸 茯苓 澤瀉 牧丹皮 黃藥子 炙鱉甲 等

은행(白果, *Ginkgo biloba*) 추출물이 방사성 요오드치료를 받는 갑상선 환자들을 ^{131}I 치료로 인한 산화적 손상과 유전자 손상으로부터 보호해 주며, 표준치료의 임상적 결과에는 영향을 미치지 않는다는 임상 연구가 있다.

암의 억제인자인 connexin31 (Cx31)의 발현이 현저하게 저하되어 있는 수술 전 항암 치료를 받지 않은 갑상선유두암(papillary thyroid cancer, PTC) 환자의 PTC조직에 대해 ginsenoside (Rg1)은 Cx31의 발현을 유의하게 향상시켜 갑상선암세포의 증식과 이동을 억제할 수 있다.

역형성 갑상선암세포 SNU-80에 황기, 당귀, 칠피, 천화분은 VEGF와 MMP-2의 발현을 억제하고 천화분은 cleaved caspase-8, cleaved caspase-3, cleaved PARP을 강하게 발현시키고 당귀, 칠피, 천화분은 SNU-80의 생존율을 감소시키고 칠피, 천화분에서 SNU-80의 전이율과 침윤율을 감소시켜서 항암효과가 있다.

또한, 황기와 당귀 복합물과 칠피, 천화분, 인삼 등을 추가한 다양한 조합의 한약 복합물의 역형성 갑상선암세포(SNU-80)의 항암효과 연구에서 황기:당귀:천화분을 1:1:1로 배합한 복합물이 매우 높은 항암효과를 보였다.

【참고문헌】

1. Longo D, Fauci A, Kasper D, Hauser S, Jameson J, Loscalzo J. Harrison's principles of internal medicine, 18th edition. 18th ed. McGraw-Hill Education/Medical; 2011.
2. 中華中醫藥學會. 腫瘤中醫診療指南(Guideline for Diagnosis and Treatment of Tumor in TCM). 北京: 中國中醫藥出版社; 2008.
3. 許浚. 東醫寶鑑. 서울: 南山堂; 1991.
4. 대한종양외과학회. 임상종양학, 서울: 바이오메디북; 2020.
5. McIver B, Hay ID, Giuffrida DF, Dvorak CE, Grant CS, Thompson GB, et al. Anaplastic thyroid carcinoma: a 50-year experience at a single institution. Surgery. 2001; 130(6):1028-34.
6. Silverman JF, West RL, Larkin EW, Park HK, Finley JL, Swanson MS, et al. The role of fine-needle aspiration biopsy in the rapid diagnosis and management of thyroid neoplasm. Cancer. 1986;57(6):1164-70.
7. Ylagan LR, Farkas T, Dehner LP. Fine needle aspiration of the thyroid: a cytohistologic correlation and study of discrepant cases. Thyroid. 2004;14(1):35-41.
8. Grebe SK, Hay ID. Thyroid cancer nodal metastases: biologic significance and therapeutic considerations. Surg Oncol Clin N Am. 1996;5(1):43-63.
9. Dardano A, Ballardin M, Caraccio N, Boni G, Traino C, Mariani G, et al. The effect of Ginkgo biloba extract on genotoxic damage in patients with differentiated thyroid carcinoma receiving thyroid remnant ablation with iodine-131. Thyroid. 2012;22(3):318-24.
10. Xu L, Chen SW, Qi XY, Li XX, Sun YB. Ginsenoside improves papillary thyroid cancer cell malignancies partially through upregulating connexin 31. Kaohsiung J Med Sci. 2018;34(6):313-20.
11. 여현수, 이민혜, 고성규, 최유경, 전찬용, 박종형. 황기, 당귀, 칠피, 천화분의 역형성갑상선암세포 SNU-80에 대한 항암효과. Journal of Society of Preventive Korean Med. 2014; 18(1):83-92.
12. 여현수, 이민혜, 최유경, 전찬용, 박종형. 수종 한약 복합물의 역형성갑상선암세포 SNU-80에 대한 항암효과. Journal of Internal Korean Med. 2014;35(4):416-27.
13. Amin MB, Edge S, Greene FL, Schilsky RL, Byrd DR, Gaspar LE, et al., editors. AJCC Cancer Staging Manual. 8th ed. Cham, Switzerland: Springer International Publishing; 2016.

각론 제12장

폐암

김명호 우석대학교 한의과대학 교수

한의통합종양학

C

각론 제12장

폐암

김명호 우석대학교 한의과대학 교수

역학과 위험 인자

폐암은 전 세계적으로 두 번째로 흔히 진단되는 암이며 암 사망의 가장 흔한 원인으로 2020년에 약 220만 건의 새로운 사례가 진단되었으며 179만 명이 사망했다.[1] 의학의 발달과 생활환경의 개선에 따라 평균수명이 연장되고 있지만 노인 인구의 증가, 흡연, 산업장과 주거환경에서의 발암물질의 피폭, 그리고 서구식 식생활 습관 등으로 암환자 수는 계속 증가하고 있다. 폐암은 특히 흡연과 밀접한 연관이 있는데 흡연 인구가 증가한 후 20-30년 정도의 기간이 지나면서 폐암의 발생률 증가가 뒤따랐다. 우리나라의 가장 많은 사망 원인이 암이며, 2021년 사망률 통계에 의하면 암환자 사망률(161. 1명/인구 10만 명당) 중에서 폐암이 가장 높은 사망률(36. 8명/인구 10만 명당)을 차지하고 있다.[2] 1960년대 시작된 금연교육의 결과 미국의 경우는 남자에서 1980년대부터 여자에서는 2006년부터 비소세포폐암 발생이 서서히 감소하고 있고, 소세포폐암도 서서히 감소하고 있다.[3,4] 이러한 사실은 폐암의 조기 진단기술이 아직 확립되지 않은 상태에서 강력한 금연정책으로 우리나라에서도 폐암 사망률을 낮출 수 있음을 시사한다. 흡연으로 인하여 편평상피암과 소세포암, 일부 선암이 발병하며, 흡연량과 흡연기간이 증가함에 따라 폐암의 발병률도 비례적으로 증가한다. 담배연기 속에는 4,000여 종의 독성물질이 있고 이 중 40여 가지는 발암성 물질로 알려져 있는데, 방향족 아민, 니트로사민, 다환방향족탄화수소 등은 DNA에 작용하여 유전자 변이를 일으키면서 발암과정을 시작하게 된다. 흡연자는 20배의 폐암발병 위험도를 가지고 있으며 장기간 간접흡연자는 1.5배의 위험도를 가진다. 폐암 사망의 87%가

흡연과 연관이 있다. 비흡연가에서 폐암의 17%가 발생하고 이들의 대부분은 여성이다. 이 성별에 따른 이유는 아직 잘 모르고 있지만 호르몬 효과와 연관되었을지도 모른다. 금연한 개인의 폐암 발병 위험이 감소했음에도 불구하고 위험은 금연 후에도 비흡연자에 비해 높은 상태로 유지된다.

환경적 요인 중 발암성 물질로 밝혀진 것은 비소, 석면, 비스(클로로메틸)에테르, 6가 크롬, 니켈, 염화 바이닐 등이 있으며, 가능성 높은 것에는 아크릴로니트릴, 베릴륨, 카드뮴, 포름알데하이드 등이 있다. 산업화된 사회에서 사용되는 석탄이나 석유에서 유래된 탄화산물과 부산물에 노출될 경우에 폐암의 위험성이 증가한다. 방사선은 또 하나의 환경적 요인이다. 라돈에 과다노출되거나 흉부방사선 치료를 받은 사람에서 폐암의 발생률이 높게 나타나며 특히 흡연자에서 위험도가 뚜렷하다.

미만성 폐섬유화증과 만성폐쇄성 폐질환(COPD)과 같이 동반된 폐질환에서도 폐암의 위험도가 높으며 폐암환자의 가족에서 폐암이 발생할 비교위험도는 1.3-5.3배로 보고 있다. 과일과 채소 섭취가 적은 군에서 암 발생이 약 2배 정도 증가하는 것으로 알려져 있고, 비타민 C, 비타민 E, 엽산, 셀레늄 등이 암 발생률을 낮춘다는 보고가 있다.

병리 및 분류

폐암의 병리학적 분류는 세계보건기구(WHO)에서 발표한 분류법으로 2021년 개정된 분류에선 악성종양을 크게 6가지로 분류하고 있으며, 모집단에서의 발병률을 기준으로 폐암의 주된 조직학적 유형은 선암(adenocarcinoma), 편평상피암(squamous cell carcinoma), 소세포암(small cell carcinoma), 대세포암(large cell carcinoma)이다.[5] 선암은 최근에 빈도가 늘고 있으며 특히 비흡연자, 젊은 연령, 여성의 폐암에서 빈도가 높다.

치료에 있어서의 주된 결정은 종양이 조직학적으로 소세포폐암에 포함되는지, 혹은 비소세포암(선암, 편평상피암, 대세포암, 세기관지폐포암종과 이들의 혼합형) 중 하나에 포함되는지의 여부에 따라 이루어진다. 소세포폐암은 신경내분비 특성을 보이는데 반해 비소세포암은 이러한 특성이 없으며, 소세포폐암은 RB 돌연변이가 90%에서 발견되고, p16 이상이 10%에서 나타나지만 KRAS나 EGFR 돌연변이는 나타나지 않는 반면에 비소세포암은 RB 돌연변이가 20%에서만 나타나고 p16 변화는 50%에서 나타나며 KRAS 돌연변이는 30%에서, EGFR 돌연변이는 10%에서 나타난다. 소세포폐암은 항암 화학 요법에 처음에 아주 잘 반응하여 30%의 완전반응을 포함하여 70% 이상에서 반응을 보이고 방사선 치료에도 잘 반응하여 90% 이상에서 반응을 보인다. 그러나 대부분의 소세포폐암은 결국 재발한다. 반면 비소세포암은 방사선 치료에는 30-50%에서, 항암 화학 요법에는 20-35%에서 반응을 보인다. 암의 발병 당시에 보통 소세포암은 이미 퍼져 있어서 수술로 완치를 기대하기 어려우므로 항암 화학 요법을 우선적으로 시행하며 방사선 치료의 추가를 병행할 수 있다. 소세포폐암의 경우 항암 화학 요법이 분명하게 증상의 완화를 가져오고 생명을 연장한다. 이와는 달리 비소세포암은 발병 당시 국소화되어 있는 경우 수술이나 방사선 치료로 완치될 수 있으며, 항암 화학 요법은 단지 증상의 완화나 생존기간을 약간 증가시키는 것이다. 소세포폐암과 비소세포폐암을 구별하는 것은 예후나 치료적인 면에서 매우 중요하지만 비소세포암의 아형을 구별하는 것은 덜 중요하다. 그러나 최근 분자 표적치료제의 발전으로 아형에 따른 치료적 특성은 존재한다.

선암종은 폐암의 가장 흔한 형태이며 폐세포와 같은 분화와 성장 패턴을 가진 형질전환된 상피 세포로 구성된다. 대부분 말초형으로 나타나며 고립성 폐결절의 형태로 발현한 폐암의 60%는 선암이다. 초기에 혈관과 림프관을 침범하므로 원발병소가 작은 시기에도 원격전이가 흔히 일어난다. 경계가 명확한 경우가 많고 기관지와 연결되지 않은 경우가 대부분이며, 비후성 골관절증을 일으키는 대표적인 종양이다. 상피성장인자수용체(epidermal growth factor receptor, EGFR)를 목표로 하는 치료에 잘 반응하는 특성이 있다. 선암종은 비선암종보다 EGFR, KRAS, ALK, ROS1, RET, MET, NTRK1-3, BRAF, HER2와 같은 발암성 유전자 돌연변이의 빈도가 더 높다.

편평상피암은 두 번째로 흔한 형태의 폐암으로 주 기관지 또는 엽성 기관지에서 발생하며 일반적으로 중앙에 위치하며 편평 세포와 유사한 분화가 있는 상피 종양이다. 이 종양은 흡연과 밀접한 관련이 있으며 다양한 아형에 걸쳐 있다. 초기 단계의 비침습적 전구체부터 고도의 저분화 방추세포 악성 종양에 이르기까지 다양하다.

대세포암종은 선암종, 편평세포암종, 신경내분비암, 육종성 폐암종의 세포학적, 구조적, 면역조직화학적 및 조직화학적 특징이 결여된 미분화 폐암종이다. 특수염색 등으로 선암이나 편평상피암으로 재분류가 가능한 경우가 많다. 주로 말초형으로 나타나며, 뇌 전이가 흔하며 전체적인 종양의 행태는 선암과 비슷하다.

소세포암은 폐암 중에서 가장 악성도가 높고 증식속도가 빠르다. 소세포암은 기저층의 세포에서 기인하므로 대부분 중심형이며, 기관지경상 점막하층의 종양침윤의 형태로 나타나는 경우가 많다. 조기에 전이를 일으켜 진단 당시 약 2/3에서 흉곽 외 원격전이가 있으며, 호발 전이부위는 간, 뇌, 골, 부신 등이다. 초기인 경우에도 수술적 치료보다 항암 화학 요법으로 치료하며, 신경내분비적 분화의 특징을 갖는 경우가 많아 각종 부종양증후군을 잘 일으킨다.

조기 발견과 선별 검사

대부분의 폐암환자들의 임상적 결과는 진단 시의 병기와 관련되어 있다. 따라서 잠재된 암의 조기 발견은 생존을 향상시킬 것이라는 추측을 하게 한다. 조기 발견은 선별 검사, 감시, 진단과 조기 치료를 포함하는 과정인데 반해 선별 검사는 무증상인 환자를 대상으로 하는 전신 검사를 의미한다. 대다수의 진행성 폐암환자들이 선별 검사로 폐암을 조기에 발견했더라면 이론적으로 더욱 완치가 가능했을 것이라는 의구심을 가지고 있다. 어떠한 선별 검사의 과정이라도 반드시 다음의 편향(bias)이 있을 수 있다는 점을 명심해야 하는데 그것은 생존에 영향을 미치지 않는 암의 조기 발견을 말하는 조기 발견 편향(lead time bias); 성장이 느린 암이 조기 발견되나 실제로는 생존에 영향을 미치지 않는 반면 공격적인 암이 일찍 증상을 발현시키나 조기 발견이 잘 되지 않는다는 뜻의 기간 차이 편향(length time bias); 매우 천천히 자라서 환자를 사망에 이르지 않게 하는 암의 조기 발견을 뜻하는 과진단(over diagnosis)이다. 이러한 편차들을 의료진과 환자 및 보호자 모두가 심사 숙고한 후 조기검사에 임해야 한다.

1980년대에 단순흉부촬영만 하거나 여기에 객담세포진검사를 함께 하는 방식의 5개의 무작위배정선별검사임상연구에서 선별검사군에서 폐암이 더 조기에 발견되기는 하지만 고위험군에서 폐암특이사망률을 줄이지는 못했다. 저선량 나선식 흉부 전산화단층촬영(low dose spiral chest CT)은 폐암 선별검사의 새로운 방법으로 떠올랐다. 폐암의 고위험군 환자를 대상으로 한 I-ELCAP (International Early Lung Cancer Action Project)에서 저선량 CT는 단순흉부촬영보다 폐결절이나 조기폐암의 발견에 더 예민했으며 다른 임상 연구에 의하면 저선량 나선식 CT는 폐암의 사망률을 줄이지 못하면서 폐암의 진단 절대수만 올리는 것으로 나왔다. 또한 CT 선별검사의 가장 큰 문제점은 높은 위양성 확률이다. 위양성 확률은 10-20% 정도이지만 지역적인 차이에 의하면 50%까지 올라간다. 위양성은 비용과 함께 불필요한 추후 검사를 통해 환자에게 정신적인 스트레스를 준다. 한 연구에 의하면 0.5 mm 이하의 결절은 암일 확률이 적으며 5-10 mm의 결절은 불확실한 중요성을 가지고 있는데 이러한 환자들의 관리는 시간을 두고 CT를 추적 검사하여 결절이 자라는지 관찰하여 세침흡인이나 외과적 절제의 대상이 되는지 확인한다.

임상 증상

폐암을 가진 5-15%의 환자에서는 무증상으로 건강검진에서 발견되는 경우가 있지만 대부분의 폐암환자는 증상을 나타내는데 기침, 체중감소, 호흡곤란, 흉통, 객혈이 가장 빈번한 증상들이다. 원발암의 중심성 또는 기관지내 증식의 경우 기침, 가벼운 객혈, 흉통, 호흡곤란, 천명음, 기관지 폐쇄에 의한 폐렴증상(발열,객담을 동반하는 기침) 등 호흡기계 증상이 주가 되는데 편평상피암과 소세포암이 주로 해당된다. 원발암이 말초에서 자라는 경우는 진단 당시 호흡기 증상이 전혀 없이 다른 이유에 의한 흉부 X선 검사에서 발견되거나, 체중감소, 쇠약감 등 전신 증상 때문에 발견되는 경우가 많다. 종괴의 흉막 또는 흉벽 침범으로 인한 흉통, 기침, 호흡곤란, 종양의 괴사에 의한 폐농양의 증상이 나타날 수 있다. 흉곽 내에서 종양의 인근부위 침범은 기관폐색, 식도압박에 의한 연하장애, 되돌이후두신경(recurrent laryngeal nerve) 마비에 의한 쉰 목소리, 횡격막신경 마비에 의한 한쪽 횡격막의 상승 및 호흡곤란, 교감신경 마비로 인한 Horner 증후군(안구함몰, 눈꺼풀 처짐, 축동, 동측의 발한소실)을 일으킬 수 있다. 악성흉수는 호흡곤란을 종종 일으킬 수 있으며, Pancoast 증후군은 폐첨부에 위치한 종양의 국소적인 확장으로 8번 경추와 1번, 2번 흉추를 침범하여 팔의 척골(ulna) 쪽으로 방사되는 어깨통증과 함께 1번, 2번 늑골을 파괴할 수 있고, 상완 신경총과 하부 경추 및 상부 흉추를 포함하여 어깨 또는 팔 통증, 근육 소모 또는 약화를 유발할 수도 있다. 기타 증상으로는 종양의 혈관폐색으로 인한 얼굴과 목의 부종이나 팽만감, 두통, 삼킴곤란, 목 정맥 팽창, 가슴 위쪽의 확장된 정맥 패턴이 나타나는 상대정맥증후군(superior vena cava syndrome), 심막 및 심장 침범으로 인한 심장눌림증(tamponade), 부정맥, 심부전, 림프조직 폐쇄에 의한 흉수, 폐 전체의 림프 전이에 의한 저산소혈증과 호흡곤란이 포함된다.

폐암의 전이는 실질적으로 모든 장기에서 나타날 수 있으며 가장 흔한 전이 부위는 림프절, 흉막, 뼈, 간, 부신 및 뇌 전이장소에 따라 증상이 매우 다르게 나타난다. 뇌로 전이되면 두통, 오심, 신경학적 장애가 나타날 수 있으며 뼈로 전이되면 통증, 골절 혹은 척수 압박이 나타난다. 골수에 침범으로 인한 혈구감소증(cytopenia), 백적혈모구증(leukoerythroblastosis)이 나타날 수 있으며 간으로 전이되면 간종대, 우측 상복부 통증, 식욕부진과 체중감소가 나타날 수 있지만 간기능부전이나 담도폐쇄는 드물다. 종양수반증후군(paraneoplastic syndrome)은 폐암환자 중 특히 소세포암에서 흔하게 나타나며 첫 발견이나 재발의 첫 증후일 수 있다. 종양수반증후군의 정확한 병리는 모르지만 암의 성공적 치료로 종양수반증후군이 개선될 수 있다. 식욕부진, 악액질, 체중감소(환자의 30%), 발열과 저하된 면역이 주된 증상이다. 전체 체중의 10% 이상의 체중감소는 나쁜 예후를 가리킨다. 내분비증후군(endocrine syndrome)은 환자의 12%에서 보이는데 주로 편평상피암에서 발생하는 부갑상선호르몬 혹은 관련 펩타이드의 생산에 의한 고칼슘혈증은 생명을 위협하는 가장 흔한 대사 합병증이다. 골격결체조직증후군(skeletal-connective tissue syndrome) 중에서 곤봉지(clubbing)는 30%의 환자에서 나타나며(주로 비소세포폐암), 비후성 폐골관절병증(hypertrophic primary osteoarthropathy)은 1-10%에서 나타난다(주로 선암). 환자들은 통증, 압통 및 종창을 동반한 골막염이 동반되며 bone scan에서 양성으로 나타난다.

진단과 병기

폐암의 진단은 최근 의료장비의 발달로 훨씬 용이해졌으나, 기본적인 것은 병력의 청취와 이학적 검사이다. 임상 증상, 특히 흡연력과 심한 체중감소, 객혈 등이 나타나면 반드시 폐암을 의심해야 한다. 특히 청진소견상 국소적 천식음이 들리면 반드시 철저한 검사를 시행해야 한다.

폐암을 진단하기 위한 검사를 살펴보면 흉부 방사선 검사(chest X-ray), 흉부 전산화 단층촬영(chest CT), 객담세포진검사, 기관지경검사, 경피적 침흡인법 등이 있으며, 암표지자에는 CEA, β-microglobulin, ferritin 등이 있다.

병기의 결정은 적절한 치료방침을 결정하고, 환자의 예후를 예측하는 데 필수적이다. 소세포폐암의 경우는 비소세포폐암과 생물학적 형태가 판이하므로 병기 판정방법도 다르다. 폐암의 병기는 2가지 부분으로 이루어지는데 종양의 크기, 위치, 림프절 전이 여부, 원격전이 여부에 따라 결정되는 해부학적 병기와 환자의 심폐기능을 비롯한 환자의 생리학적 상태가 수술적 치료를 견딜 수 있는지를 결정하는 생리학적 병기가 있다.

비소세포폐암의 병기 판정은 TNM International Staging System을 따르는데 T는 tumor(종양의 크기), N은 node(주위 림프절 침범), M은 metastasis(원격전이 유무)를 표시한다. T staging은 원발종양의 크기, 위치, 주위 장기와의 관계에 따라 T0-T4로 분류하고, N staging은 침범된 림프절의 위치에 따라 N0-N3로 분류하고, M staging은 원격전이 여부에 따라 M0-M1로 분류한다. 발병 당시 환자의 약 1/3은 수술이나 방사선으로 완치 가능한 국소질환이며, 1/3은 완치적 치료를 할 수도 있고 못할 수도 있는 상태이며, 1/3은 이미 원격전이가 된 상태이다(표 12-1).

【표 12-1.】 비소세포폐암의 TNM 병기[6]

T/M	Label	N0	N1	N2	N3
	T1a ≤1	IA1	IIB	IIIA	IIIB
	T1b >1-2	IA2	IIB	IIIA	IIIB
	T1c >2-3	IA3	IIB	IIIA	IIIB
	T2a Cent,Visceral Pl	IB	IIB	IIIA	IIIB
	T2a >3-4	IB	IIB	IIIA	IIIB
	T2b >4-5	IIA	IIB	IIIA	IIIB
	T3 >5-7	IIB	IIIA	IIIB	IIIC
	T3 Inv	IIB	IIIA	IIIB	IIIC
	T3 Satell	IIB	IIIA	IIIB	IIIC
	T4 >7	IIIA	IIIA	IIIB	IIIC
	T4 Inv	IIIA	IIIA	IIIB	IIIC
	T4 Ipsi Nod	IIIA	IIIA	IIIB	IIIC

T/M	Label	N0	N1	N2	N3
	M1a Contr Nod	IVA	IVA	IVA	IVA
	M1a Pl Dissem	IVA	IVA	IVA	IVA
	M1b Single	IVA	IVA	IVA	IVA
	M1c Multi	IVB	IVB	IVB	IVB

T1a ≤1, tumor ≤1 cm; T1b >1–2, tumor >1 but ≤1 cm; T1c, tumor >2 but ≤3 cm; T2a >3–4, tumor >3 but ≤4 cm; T2b >4–5, tumor >4 but ≤5 cm ; T3 >5–7, tumor >5 but ≤7 cm ; T4 >7, tumor >7 cm.
Cent, central (main bronchus, atelectasis to hilum); Pl, pleural; Inv, invasion; Satell, satellite; Ipsi, ipsilateral; Nod, nodule; contr, contralateral; Dissem, dissemination.

소세포폐암은 단순한 2단계의 병기가 사용된다. 제한병기(limited stage)는 소세포암의 약 30%를 차지하고 있는데 종양 범위가 동측 흉곽에 국한되어 방사선 치료포트를 감당할 수 있는 것으로 반대측 쇄골상 림프절, 되돌이후두신경 침범, 상대정맥 폐색이 모두 제한병기에 포함된다. 확장병기(extensive stage)는 진단 시 환자의 70%가 해당되며 명확히 전이된 상태로 심장눌림증, 악성 흉수, 양쪽 폐실질 침범이 일반적으로 확장병기에 나타나는 증상들이다.

생리학적 병기결정 폐암환자는 종종 흡연, 심혈관질환, 만성폐쇄성 폐질환 등과 연관된 합병증을 가지고 있다. 수술 전 상태를 호전시키기 위해서 교정 가능한 문제들(빈혈, 전해질 및 체액 이상, 감염, 심장질환, 부정맥 등)을 찾아야 하고 적절한 흉부물리치료가 시행되어야 하며 금연을 권고해야 한다. 폐엽절제술이 필요할지 폐절제술이 필요할지 수술 전에 미리 알기가 힘들므로 잠재적으로 폐절제술을 감내할 수 있을 만한 환자에게만 수술적 절제를 시행하도록 제한하는 보존적 접근이 필요하다. 보행이 불가능한 일상생활수행능력 이외에 최근 3개월 이내의 심근경색의 병력도 개흉술의 금기가 된다.

치료

잠복암과 0기 암의 치료

객담세포검사에서 심각한 이형성이 나온 환자는 그렇지 않은 사람보다 폐암으로 발전할 가능성이 높다. 드문 경우지만 객담이나 기관지세척 검체에서 암세포가 발견되었으나 흉부영상검사에서는 정상인 경우(Tx 병기) 병소를 찾아내야 하는데, 기관지내시경과 생검을 통해 기관지나무를 철저히 검사함으로써 90% 이상에서 병소를 확인할 수 있다. 기관지내시경으로 병소를 확인한 후 수술적 절제가 치료하지 않은 경우보다 생존율을 증가시킨다. 잠복암이 효과적으로 제거되었더라도 재발률이 높은 폐암의 특성으로 인해 이차적인 원발성 폐암의 발생 확률이 높기 때문에 철저한 추적검사가 필요하다.

단일 폐결절과 간유리음영(Ground-glass opacity)

단일 폐결절은 정상 폐에 완전히 쌓여있으며 명확한 경계를 가지고 보통 1-6 cm 정도의 직경인 경우로 정의된다. 단일 폐결절이 암일 확률은 환자의 흡연력, 나이 그리고 영상 검사에서의 특징에 따라서 추정된다. 이 전의 흉부방사선검사나 CT검사가 있으면 반드시 비교해 봐야 한다. 직경이 7-8 mm 이상인 경우는 PET 검사가 유용할 수 있다. Mayo 병원의 연구에 의하면 영상의학적 특성인 결절의 직경, 가시 모양(spiculation), 상부폐엽병소(upper lobe location)와 임상적 특징인 나이, 흡연 유무, 암의 과거력은 폐암 발생의 독립적인 예후 인자들이라고 하였다. 만일 폐결절이 2년 동안 직경이 커지지 않거나 석회화의 특징을 가진 모양일 때는 양성종양으로 생각할 수 있다. 반대로 비교적 병소가 크고 석회화 특징이 없거나 무기폐, 폐렴 같은 흉부증상을 동반하며 결절의 직경이 점점 커지면서 PET 검사에서 양성을 보일 때 악성화 과정이라고 결론 내릴 수 있다.

I기, II기 비소세포폐암의 치료

I기 비소세포폐암에 대한 결정적인 국소 치료 방법에는 폐엽절제술, 분절절제술, 쐐기절제술, 체부정위 방사선치료(stereotactic body radiation therapy, SBRT), 열치료술(thermal ablation)이 고려된다. 폐엽절제술은 II기 비소세포폐암 절제술의 표준이며, 수술 전 평가에도 불구하고 N0 또는 N1의 일부 환자는 수술 중 N2 침범이 발견되어 III기로 변경되기도 합니다.

비소세포폐암이 분명하고, 환자의 생리적 상태가 절제수술을 감당할 수 있는 상태고, 병변의 수술적 절제가 가능한 경우에 수술을 시행하는데 I기 및 II기의 경우 수술을 감당할 만한 환자면 수술이 최선의 치료법이다. I기 비소세포폐암의 5년 생존율이 60-80%, II기 비소세포폐암의 경우는 40-50% 정도에 이른다.

I, II 병기의 환자이지만 수술을 거부한 경우나 폐절제의 대상이 안되는 경우 혹은 생리적 상태가 수술을 감당할 수 없는 상태일 경우에는 근치적 목적의 방사선 치료를 적용할 수 있다. 그러나 이런 경우 원발 부위의 병변이 진행하거나 방사선 조사부위 내에서의 재발이 생길 수 있다. 근치적 방사선 치료를 받은 I기, II기 비소세포폐암환자의 5년 생존율은 13-39%이다.

IA에서 IIIA기에 이르는 비소세포폐암환자를 대상으로 하는 보조항암 화학 요법(adjuvant chemotherapy)의 역할에 대해서는 상반된 연구결과들로 인해 논란의 여지가 많다. LACE (the Lung Adjuvant Cisplatin Evaluation Study)의 체계적 고찰에 의하면 I-IIIA 비소세포폐암환자에서 보조항암 화학요법이 5년 생존율을 5.4% 정도 향상시키긴 했지만 IA 병기에서는 오히려 항암 치료의 해로운 영향이 보고되었고, IB 병기에서는 뚜렷한 치료이득이 없었다. 또한 항암 치료는 신체수행 상태가 안 좋은(ECOG PS2) 경우의 환자에게 오히려 해로운 영향이 나타났다. 따라서, 보조항암 화학 요법은 II기나 III기 비소세포폐암환자에게 권장되는 것으로 결론지을 수 있다. 수술 전 선행화학요법은 보조 화학요법만큼 효과적인 것으로 보이며, 면역억제제는 단독 혹은 화학요법과의 병용에서 유망한 결과를 보여주고 있다.

III기 비소세포폐암의 치료

III기 환자에 대해 수술 또는 방사선요법만을 사용하는 단일 방식 요법은 최적이 아니며, 권장되는 치료는 선행항암요법에 이어 수술 또는 화학방사선요법(chemoradiotherapy)을 사용하는 것이다.

국소진행성 비소세포폐암의 치료는 폐암의 치료에서 가장 논란이 많은 부분이다. 환자들은 부피가 크지 않는 IIIA (N1, 수술 당시 발견된 N2)에서부터 부피가 큰 N2 림프절(직경이 2 cm 이상), 그리고 명백히 수술이 불가능한 림프절까지 다양하게 분포한다. 수술 다음에 보조항암 화학 요법의 순차적 치료는 폐문림프절의 침범(T3N1)을 가진 IIIA기 환자의 치료 선택이 될 수 있다. N2질환에 대한 수술은 더욱 논란이 많은데 수술 후 항암화학방사선병행치료를 한 환자들이 수술을 하지 않고 항암화학방사선병행치료를 받은 환자들보다 무질병 생존율(progression-free survival)이 높았지만 전체 생존기간에는 차이가 없었다. 수술 전에 병기에 대한 세밀한 검사를 시행한다고 하더라도 환자의 1/4가량은 수술 시의 최종 병리적 검사에 N2 node로의 전이가 발견된다. IIIA기(N2 질병)에서 수술만 단독으로 받은 환자는 5년 생존율이 14-30%에 달한다.

N3 node를 침범하였거나 부피가 큰 IIIA 병기의 환자들에게는 항암 화학 요법과 방사선 치료의 병행이 가장 적절한 치료방법이다. 비록 피로, 식도염, 중성구감소증 등의 부작용이 더 심하지만 감내할 수 있는 환자에게는 이 두 요법의 병행치료가 권장된다.

전이성 비소세포폐암의 치료

비소세포폐암의 진단 당시 대략 2/3에 해당되는 환자가 진행성 질환(advanced disease), 즉 흉수를 동반한 IIIB병기이거나 전이된 IV병기를 나타낸다. 이러한 환자들은 최적의 지지요법만 했을 때 1년 생존율이 10% 정도이며 평균생존기간은 4-5개월 정도이다. 또한 많은 초기 비소세포폐암환자들은 시간이 지나 전이를 동반하며 재발하게 되는데 진단 당시 전이가 발견된 환자보다는 예후가 좋다. 표준진료지침에 따른 관리, 신중한 통증관리, 방사선 치료와 항암 화학 요법의 적절한 사용은 이 시기에서 관리의 기본이 된다. 항암 화학 요법은 증상을 완화시키고 삶의 질을 향상시키며 IV기 비소세포폐암환자의 생존기간을 연장시키는데 특히나 신체활력도가 좋은 환자에게 그렇다.

폐암, 특히 폐 선암은 다양한 종양유전자(oncogene)로 인해 발생한다. KRAS 돌연변이가 1980년대에 처음 확인된 이후 EGFR 돌연변이가 2000년대 초에 발견되어 첫 번째로 표적 치료가 시도되었다. EGFR tyrosine kinase inhibitor (TKI) 임상 시험은 백금 이중 화학 요법에 비해 높은 객관적 반응률(ORR)과 연장된 PFS를 달성하였다. 또한, anaplastic lymphoma kinase (ALK) 융합 양성 폐암에서 ALK TKI 요법은 백금 이중 화학 요법에 비해 높은 ORR, 연장된 PFS를 달성했다. BRAF V600E 돌연변이 폐암의 경우에 BRAF 억제제도 요법 표적치료제로서 승인되었다. ERBB2/HER2 의존성 유방암에서 항체 약물 접합체(antibody drug conjugate, ADC) 요법의 성공은 ADC가 ERBB2 돌연변이 폐암에서도 효과적이라는 입증으로 이어졌다.

종양유전자로 인한 진행성 폐암의 경우 치료 경험이 없는 환경에서 표적 치료제를 시도할 것이 권장된다. 여기에는 EGFR 돌연변이, BRAF V600E 돌연변이, MET exon 14 변형, ALK 융합 양성, ROS1 융합 양성, RET 융합 양성 및 NTRK1/2/3 융합 양성 폐암이 포함된다. EGFR 돌연변이 폐암의 경우 osimertinib가, ALK 융합 양성 폐암의 경우 alectinib, brigatinib, lorlatinib이 선호된다. 한편, 백금 항암제를 사용한 1차 전신 요법이 이미 시작된 후 진단 검사에서 이러한 종양유전자 중 하나를 식별하게 되는 경우도 드물지 않은데, 이러한 경우 기존 치료가 만족스러운 상황이라면 차선책으로 남겨둘 수 있다. 임상 시험 결과가 뚜렷하지 않은 다른 종양유전자 유발 폐암(EGFR exon 20 돌연변이, KRAS 돌연변이)의 경우 백금 항암제 요법을 진행 후 표적 치료제가 권장된다.

PD-1 (pembrolizumab, cemiplimab) 및 PD-L1 (atezolizumab, nivolumab) 억제제를 사용한 면역요법은 진행성 NSCLC의 치료 환경을 완전히 변화시켰다. 다수의 임상시험을 통해 화학 요법 단독과 비교할 때 면역 요법을 단일 제제로 또는 화학 요법과 병용하여 환자 결과의 개선을 입증되었다. 1차 항암 화학 치료(first-line chemotherapy)로는 cisplatin 위주의 화학요법이 많이 사용되는데 주로 20-30%의 종양반응률을 보이며 8-10개월의 평균 생존기간을 나타낸다. 백금 위주의 항암 화학요법의 치료기간에 대한 논쟁과 연구가 많이 있었는데 진행성 비소세포폐암환자에게는 4-6 cycle의 치료기간이 가장 적절하며 그 이상의 연장된 치료는 독성의 증가와 삶의 질 저하를 동반하면서 특별한 이득이 없는 것으로 밝혀졌다. 종양 조직은 치료의 선택에 있어 매우 중요한 문제로 대두되었는데 pemetrexed (Alimta®)는 편평상피암이 아닌 비소세포폐암(nonsquamous NSCLC)에서 보다 효과적이며, bevacizumab (Avastin®)은 심각한 출혈의 위험성 때문에 편평상피성 비소세포폐암환자에게는 투여해서는 안 된다.

현재 대부분의 진행성 비소세포폐암환자가 1차 치료로써 면역억제제 치료를 받기 때문에 2차 요법은 일반적으로 백금 기반 이중 요법으로 구성된다. 1차 치료에서 면역억제제와 함께 백금 기반 화학 요법을 받은 사람들의 주요 치료 옵션에는 docetaxel 단독 또는 VEGFR2 항체 ramucirumab과의 병용이 권장된다. 1차 치료에서 면역억제제 치료를 받지 않은 경우 docetaxel, nivolumab, pembrolizumab, atezolizumab 사용한 단일 제제 요법의 생존 이점이 입증되었다.

EGFR을 억제하는 항암 화학요법 약제들로는 erlotinib, gefinitib (Iressa®), 그리고 cetuximab (Erbitux®)이 있다. Erlotinib은 2차 항암치료제로서 비소세포폐암의 평균 생존기간을 연장시킨다. Gefinitib은 여성, 비흡연자, 선암 그리고 아시아인에게 좋은 임상적 효과를 보여주며 현재 아시아나 유럽에서 비소세포폐암의 치료에 사용된다. EGFR 돌연변이가 있는 경우는 erlotinib이나 gefinitib이 효과적이며 EGFR 돌연변이가 없는 경우에는 cisplatin/docetaxel이 더 효과적이었다. Cetuximab은 EGFR에 직접적으로 작용하는 항체인데 아시아인보다는 백인에게 더 효과적이며 종양반응률과 평균생존기간을 유효하게 연장하는 효과를 보였다.

소세포폐암의 치료

소세포암은 종양 배가 시간이 매우 빠르고 조기에 전이가 되는 공격적인 암이지만 1차 항암 화학치료와 방사선 치료에 대한 반응이 매우 좋다. 수술적 절제는 보통 권장되지는 않는데 이는 비록 제한병기라고 할지도 잠재적 미세전이가 많기 때문이다. 항암 화학 요법은 확실하게 소세포폐암환자의 생존기간을 연장시킨다. 보통 백금제제(cisplatin 또는 carboplatin)와 etoposide의 4-6 cycle 정도의 치료가 주된 방법이다. 1차 항암 화학 요법에 대한 반응이 80% 정도이며 제한병기의 평균생존기간은 12-20개월, 확장병기의 평균생존기간은 7-11개월 정도이다. 그러나 대부분의 환자들이 화학요법에 내성을 보이게 되는데 5년 생존율이 제한병기환자는 6-12% 정도이며 확장병기환자는 2% 정도에 미친다. 특히 처음으로 백금제제 위주의 화학요법을 받을 때 3개월 내에 내성을 보이는 환자는 예후가 더욱 나쁘며 3개월 이후에 재발되는 환자는 예후가 상대적으로 좋은 편이며 2차 항암 치료에도 잠재적인 반응이 좋은 편이다. 제한적 병기의 소세포폐암환자는 4주기 동안 항암 화학 요법(cisplatin, carboplatin)과 함께 방사선 치료를 받을 수 있다. 또한 예방적 두경부 방사선조사(prophylactic cranial irradiation, PCI)는 처음 항암 화학 치료에 종양반응을 보인 모든 소세포폐암환자에서 반드시 고려되어야 한다. PCI는 첫 항암 화학 치료로 완전관해가 된 제한병기 소세포폐암환자에서 평균생존기간을 5.4% 정도 향상시켰으며, 증상적 뇌전이의 발생을 줄이고 무질병 생존율과 평균생존기간을 늘렸다. PCI의 장기간 독성으로 인지장애가 나타날 수 있다. 제한적 병기의 소세포폐암환자는 4주기 동안 항암화학 방사선요법과 항PD-L1 항체, atezolizumab, durvalumab으로 치료한 후에 항PD-L1 항체로 유지 관리하는 것이 권장된다.

통합의학적 접근

비타민 A, 비타민 C, 비타민 E, 레티놀, 베타카로틴 등의 항산화물질들이 폐암을 예방할 수 있다는 근거는 부족한 편이며 베타카로틴은 오히려 폐암의 발생을 증가시켰다는 보고가 있다.[7,8] 또한 폐암을 예방한다는 근거가 부족하다.[9] 그러나 폐암의 고위험군인 흡연자에 있어서는 과일과 야채의 섭취가 폐암 발생을 강력히 억제한다는 결과가 나왔으며 비흡연자에서는 과일과 야채가 폐암 발생을 예방하는 효과가 없었다.[10] 싸이모신(thymosin)은 흉선에서 분비되는 면역 물질로 T세포, B세포의 성숙을 촉진하고 NK세포를 활성화시켜 면역 기능이 저하된 다양한 암환자의 치료에 적용할 수 있다. 비소세포폐암환자에게 싸이모신을 백금계 항암제와 병용한 무작위대조임상연구들을 체계적으로 분석한 결과 치료 반응률과 생존율이 증가하고 삶의 질이 개선된다.[11]

한의학적 치료

진행성 비소세포폐암환자를 대상으로 한약 치료를 화학 항암치료[12] 혹은 표적항암제[13]와 병행한 무작위대조임상연구들을 체계적으로 분석한 결과 치료 반응률과 생존율, 생존기간이 증가하고 삶의 질이 개선된다.

239명의 비소세포폐암환자를 대상으로 10년에 걸쳐 변증에 따른 한약 치료와 비타민요법의 유효성을 살펴본 후향적 연구에서 한약 치료와 비타민요법을 장기간 받은 환자는 정부통계에 나온 일반적인 환자와 비교해 보았을 때 사망위험률을 IIIA병기는 46%, IIIB병기는 63%, IV병기는 69% 각각 감소시켰다.[14] 진행성 비소세포폐암환자를 대상으로 황기(astragalus) 위주의 한약과 백금항암 화학 요법을 동시에 시행한 무작위대조 임상연구들을 체계적으로 분석한 결과 황기위주의 한약을 병행투여한 경우는 사망률을 감소시키고 종양반응률을 향상시켰다. 특히 金復康 (Jin Fu Kang; 黃芪 沙蔘天門冬女貞子石上柏七葉一枝花)은 24개월 시점에서 유의하게 사망률을 감소시켰고 종양반응률을 향상시켰다. 艾迪주사액(Ai Di injection; 黃芪 刺五加 人蔘 斑蝥 등)은 신체활력지수를 유지하거나 향상시켰다.[15] 진행성 비소세포폐암환자 121명을 대상으로 한 전향적 무작위 대조군 연구에서 항암 화학 치료 기간 동안 혹은 항암 화학 치료 이후에 한약 치료를 받은 환자는 받지 않은 대조군에 비해서 종양반응률(15.87% vs. 7.55%)과 질병조절률(85.71% vs. 71.70%)이 높았으며 평균생존기간이 연장되었으며(16.2개월 vs. 12개월) 백혈구감소증과 같은 부작용이 유의하게 감소되었다. 항암 치료 기간 중에 사용된 한약처방은 抗瘤增效湯(七葉膽, 靈芝, 蒼朮, 女貞子, 黃蓮, 生黃芪, 黃精)이었으며 항암 화학 치료 후에 사용된 한약처방은 肺癌寧湯(靈芝 山茱萸 黃精 淫羊藿 露蜂房 蟾皮 七葉一枝花 石

見穿 女貞子 生黃芪 白朮)이었다.[16] 4기 선암성 폐암환자를 대상으로 백금항암 화학요법, 표적 치료 및 한약 치료를 단독 혹은 동시 투여한 후향적 연구를 살펴보면 백금항암 화학요법과 한약 치료와 표적 치료제를 모두 동시에 사용하였을 때가 가장 높은 1년 생존율(94%)을 보였고 백금항암 화학요법과 한약의 병행치료는 1년 생존율이 78%이었으며 백금항암 화학요법 단독은 27%의 1년 생존율을 보였다.[17] 한약 치료를 받는 환자가 표준치료를 받는 폐암환자보다 내원시기가 평균 3개월 정도 늦는데 초기 폐암환자의 사망률을 보정하더라도 한약 치료는 선암성 폐암환자의 치료에 있어서 독립적인 예후 인자가 된다.[18]

한의학에서 폐암은 肺積, 息賁 혹은 肺疸 등으로 인식되며 외감사기와 칠정내상 등의 영향을 받아 장부음양기혈의 기능이 실조하며 濕聚, 氣滯, 血瘀, 熱毒蘊蓄 등의 병리 기전을 일으킴으로써 발생한다고 볼 수 있다. 치법은 益氣補血, 養陰生津, 補陽益陰, 益氣健脾 등을 위주로 하는 扶正倍本法과 活血化瘀, 破積散結, 清熱解毒, 化痰軟堅, 理氣散結, 祛濕清熱 등을 위주로 하는 攻邪法, 두 가지 방법을 동시에 사용하는 扶正祛邪法 등이 있다.[19]

변증치료[20]

肺脾氣虛證

症狀: 咳嗽痰多 胸悶 氣短乏力 全身倦怠 納呆便溏 自汗出 舌淡胖有齒痕 舌苔白膩 脈沈緩

治法: 益肺健脾

治方: 六君子湯加味 (補益脾肺之氣), 蔘苓白朮散加味 (健脾化濕)

陰虛痰熱證

症狀: 咳嗽無痰 或 少痰 或 痰黃難出 痰中帶血 氣急胸痛 心煩失眠 口乾便秘 發熱 脈細數

治法: 養陰清熱 化痰止咳

治方: 沙參麥門冬湯加味 (陰虛內熱者에게 사용하여 慈養肺陰하는 작용), 百合固金湯加味 (肺腎陰虧하여 咳痰帶血에 사용하며 養陰清肺化痰작용)

氣陰兩虛證

症狀: 咳嗽少痰 咳聲低弱 或咯血痰 氣短 神疲乏力 納差 口乾不多飲 大便堅結 舌淡紅 脈細弱

治法: 益氣養陰

治方: 蔘芪麥味地黃湯

氣滯血瘀證

症狀: 咳嗽痰血 胸脇脹滿 大便不常 胸痛氣促 舌苔薄黃 脣甲紫 舌質紫暗有瘀斑 脈細澁或弦

治法: 行氣寬中活血化瘀

治方: 血府逐瘀湯加味

기타치료처방

肺癌1方: 魚腥草 仙鶴草 貓爪草 天門冬 葶藶子 半夏 貝母 山海螺 合 生脈散

肺癌2方: 八角金盤 黃芪 乾蟾蜍皮 蛇莓 八月扎 半枝蓮 魚腥草 七葉一枝花 丹參

肺癌3方: 南沙參 北沙蔘 天門冬 百部根 魚腥草 山海螺 薏苡仁 金銀花 乾蟾蜍皮 苦參 八月札 白花蛇舌草

牡蠣 白毛藤 天龍

【참고문헌】

1. Sung H, Ferlay J, Siegel RL, Laversanne M, Soerjomataram I, Jemal A, et al. Global Cancer Statistics 2020: GLOBOCAN Estimates of Incidence and Mortality Worldwide for 36 Cancers in 185 Countries. CA Cancer J Clin. 2021;71(3):209-49.
2. 통계청. 2021년 사망원인통계 결과. 2021.
3. Howlader N, Forjaz G, Mooradian MJ, Meza R, Kong CY, Cronin KA, et al. The Effect of Advances in Lung-Cancer Treatment on Population Mortality. N Engl J Med. 2020;383(7):640-9.
4. Siegel RL, Miller KD, Fuchs HE, Jemal A. Cancer statistics, 2022. CA Cancer J Clin. 2022;72(1):7-33.
5. International Agency for Research on Cancer. WHO Classification of Tumours: Thoracic Tumors. 5th ed. Lyon, France: International Agency for Research on Cancer; 2021.
6. Detterbeck FC, Boffa DJ, Kim AW, Tanoue LT. The Eighth Edition Lung Cancer Stage Classification. Chest. 2017;151(1):193-203.
7. Fritz H, Kennedy D, Fergusson D, Fernandes R, Doucette S, Cooley K, et al. Vitamin A and retinoid derivatives for lung cancer: a systematic review and meta analysis. PLoS One. 2011;6(6):e21107.
8. Druesne-Pecollo N, Latino-Martel P, Norat T, Barrandon E, Bertrais S, Galan P, et al. Beta-carotene supplementation and cancer risk: a systematic review and metaanalysis of randomized controlled trials. Int J Cancer. 2010;127(1):172-84.
9. Fritz H, Seely D, Kennedy DA, Fernandes R, Cooley K, Fergusson D. Green tea and lung cancer: a systematic review. Integr Cancer Ther. 2013;12(1):7-24.
10. Gonzalez CA, Riboli E. Diet and cancer prevention: Contributions from the European Prospective Investigation into Cancer and Nutrition (EPIC) study. Eur J Cancer. 2010;46(14):2555-62.
11. Jiang J, Wang X, Tian J, Li L, Lin Q. Thymosin plus cisplatin with vinorelbine or gemcitabine for non-small cell lung cancer: A systematic review and meta-analysis of randomized controlled trials. Thorac Cancer. 2011;2(4):213-20.
12. Wang LC, Chang YY, Lee IC, Kuo HC, Tsai MY. Systematic review and meta-analysis of Chinese herbal medicine as adjuvant treatment in advanced non-small cell lung cancer patients. Complement Ther Med. 2020;52:102472.
13. Zhang XW, Liu W, Jiang HL, Mao B. Chinese Herbal Medicine for Advanced Non-Small-Cell Lung Cancer: A Systematic Review and Meta-Analysis. Am J Chin Med. 2018;46(5):923-52.
14. McCulloch M, Broffman M, van der Laan M, Hubbard A, Kushi L, Kramer A, et al. Lung cancer survival with herbal medicine and vitamins in a whole-systems approach: ten-year follow-up data analyzed with marginal structural models and propensity score methods. Integr Cancer Ther. 2011;10(3):260-79.
15. McCulloch M, See C, Shu XJ, Broffman M, Kramer A, Fan WY, et al. Astragalus-based Chinese herbs and platinum-based chemotherapy for advanced non-small-cell lung cancer: meta-analysis of randomized trials. J Clin Oncol. 2006;24(3):419-30.
16. Xu ZY, Jin CJ, Zhou CC, Wang ZQ, Zhou WD, Deng HB, et al. Treatment of advanced non-smallcell lung cancer with Chinese herbal medicine by stages combined with chemotherapy. J Cancer Res Clin Oncol. 2011;137(7):1117-22.
17. Guo H, Liu JX, Xu L, Madebo T, Baak JP. Traditional Chinese medicine herbal treatment may have a relevant impact on the prognosis of patients with stage IV adenocarcinoma of the lung treated with platinum-based chemotherapy or combined targeted therapy and chemotherapy. Integr Cancer Ther. 2011;10(2):127-37.
18. Guo H, Liu L, Baak JP. Is the improvement of prognosis of patients with metastatic pulmonary adenocarcinoma treated with TCM herbal medicine due to lag time to treatment bias? Integr Cancer Ther. 2011;10(3):234-9.
19. 한재수 오태환 정승기 이형구. 폐적 폐옹 폐저 폐암에 대한 문헌적 고찰. 대한한방내과학회지. 1991;12(2):113-27.
20. 中華中醫藥學會. 腫瘤中醫診療指南(Guideline for Diagnosis and Treatment of Tumor in TCM). 北京:中國中醫藥出版社; 2008.

각론 제13장

위장관암

윤성우 경희대학교 한의과대학 교수

한의통합종양학

각론 제13장

위장관암

윤성우 경희대학교 한의과대학 교수

식도암

발생 빈도와 병인

식도암은 상대적으로 흔하지는 않지만 상당히 치명적인 종양이며 위장관암 중에서 특이하게 편평상피세포암(squamous cell carcinoma)과 선암(adenocarcinoma)이라는 두 가지의 병리학적 특성을 뚜렷하게 가진다. 미국을 포함한 많은 서구 국가에서는 선암이 주로 많이 발생하며 우리나라를 비롯한 중국 북부, 터키, 이란 등의 국가는 편평상피세포암이 많이 발생한다. 우리나라에서는 전체 암 발생의 1.1% 정도에 해당하며 남자가 여자보다 8배 이상 발생하고 고령으로 갈수록 발생이 증가한다.

편평상피세포 식도암의 원인은 과도한 음주섭취, 흡연 등과 관련이 높으며 두 가지를 동시에 할 때 상대적 위험성은 더욱 증가된다. 그리고, 와인이나 맥주보다는 위스키군에서 발병률이 높다. 편편상피세포암은 또한 뜨거운 차, 양잿물, 방사선유발협착, 만성이완불능증(achalasia)에 오랫동안 노출되어 발생하는 물리적 자극으로 인한 점막의 손상뿐만 아니라 질산염(nitrites), 아편흡입, 염장식품의 곰팡이와도 관련이 있다. 골다공증 치료제인 비스포스포네이트(bisphosphonates)는 바렛 식도염환자에서 편평상피세포 식도암의 위험성을 증가시킨다. 두경부암환자들도 편평상피세포 식도암의 발생 위험이 높다.

명확한 이유는 없지만 지난 30년 동안 미국 내에서 편평상피세포 식도암의 발생은 줄어들고 있고,

대신에 선암의 발생률은 급격히 증가하였으며 특히 백인 남성에서 발생률이 높다. 선암은 만성 위식도역류와 바레트 식도(Barrett's esophagus)를 가진 원위부 식도에서 주로 발생하며 이형성 원주 상피세포에서 유래한다. 선암은 임상적으로 위선암의 양상과 유사하며, 미주나 유럽에서는 식도암의 60% 이상을 차지하고 있다.

임상 증상

식도암은 식도의 상부에서 10%, 가운데에서 35%, 하부에서 55% 정도로 발생한다. 편평상피세포암은 주로 식도의 상부와 중부에서 호발하며 선암은 식도의 하부에서 자주 발행한다. 편평세포암과 선암의 구별은 영상의학적으로나 내시경적으로 구분이 불가능하고 조직검사를 시행해야 한다. 진행성의 연하곤란과 단기간의 체중감소는 대부분의 환자에서 나타나는 초기 증상이다. 연하곤란은 처음에 고형음식에서 나타나기 시작하여 점점 반고형물, 액상의 음식에도 나타나게 된다. 식도 둘레가 60% 이상 침윤되기 전까지는 연하곤란이 나타나지 않기 때문에 이 증상의 진행은 치료가 어려움을 시사한다. 연하곤란은 연하통증, 가슴이나 배부로의 방사통, 역류나 구토, 그리고 흡인성 폐렴과 연관될 수 있으며 주로 인접림프절 혹은 쇄골상림프절, 간, 폐, 흉막과 뼈로 전이된다. 병이 진행됨에 따라 기관식도루(tracheoesophgeal fistula)가 생길 수 있으며 이는 극심한 통증을 수반한다. 다른 편평상피암과 마찬가지로 뼈전이가 없어도 고칼슘혈증이 발생할 수 있는데 이는 암세포에서 분비되는 부갑상선 관련 펩타이드(parathromone-related peptide)로 인한 것으로 보인다.

진단

바레트 식도 환자에게 내시경 및 조직검사로 선별 검사하는 것은 이형성증의 발견에는 효과적이나 식도암의 예후를 향상시키지는 못한다. 일반 조영방사선 검사는 증상을 일으킬 만한 식도의 큰 병변을 찾아내는 데 효과적이다. 양성 식도평활근종이 정상 점막형태를 유지하면서 식도가 좁아지는 반면 식도암은 점막에 깊은 침윤을 보이며 거칠고 궤양성의 점막 변화를 보인다. 식도조영사진으로는 작은 종양들이 잘 보이지 않기 때문에 식도에 이상이 의심되는 모든 환자들은 암을 보고 조직병리학적 확증을 내리기 위해서 식도내시경을 반드시 시행해야 한다. 흡연자나 음주자와 같이 편평상피세포암의 위험성이 더 높은 군에서는 폐암, 두경부암의 발생률도 높기 때문에 후두, 기관, 기관지의 내시경적 검사도 반드시 시행되어야 한다. 위바닥까지의 내시경 검사도 또한 반드시 필요하다. 식도암의 내시경적 생검은 시술의 1/3에서 악성조직을 얻어내지 못하는데 이는 생검바늘이 암의 앞쪽에서 눌려 있는 정상 점막을 깊숙이 뚫지 못하기 때문이다. 따라서 여러 군데의 생검은 악성조직을 얻을 수 있는 확률을 높인다. 종격과 대동맥주위림프절로 퍼진 암은 흉복부의 CT 스캔과 내시경 초음파로 평가한다. PET 스캔은 종격림프절 전이에 대한 정확한 정보를 제공하여 수술 여부에 대한 유용한 방법이 된다. 대부분의 환자는 진행된 상태에서 발견되는 경우가 많다.

치료

식도암환자의 예후는 불량하다. 우리나라의 최근 통계를 보면 국한병기(1-2기)에서는 67%, 국소병기(3기)는 35%, 원격전이(4기)는 7%의 식도암환자들이 5년 생존율을 보였다. 따라서 식도암은 치료와 함께 증상 관리도 중요한 요소가 된다. 종양 전체를 절제할 수 있는 경우는 45% 정도의 예에서만 가능하며 그렇다고 하더라도 절제된 경계 부위에 잔여 암세포가 남아있는 경우가 빈번하다. 식도절제술은 문합루(anastomotic fistulas), 횡격막하농양, 호흡기 합병증에 따라 대략 5% 정도의 수술 후 사망률을 보인다. 전절제(total resection)를 한 환자의 30-50% 정도가 5년간 생존한다. 편평상피세포암에서 방사선 치료의 일차적 사용은 근치적 수술의 효과와 비슷하며 수술로 인한 부작용도 없는 반면에 식도폐쇄증상의 완화에 있어서는 수술보다 덜 효과적이다. 항암제의 평가는 '반응(response)'이라는 정의의 애매모호함과 개개인 환자의 쇠약한 신체적 조건 때문에 정확히 평가하기가 어렵다. 그럼에도 불구하고, cisplatin이 포함된 복합약제들로 치료한 30-60%의 환자와 cisplatin 단일로 치료한 15-25%의 환자에서 유의한 종양의 축소가 관찰된다. 항암 화학 요법과 방사선의 일차적 병행치료는 그것이 수술 후에 이뤄지건 단독으로 이뤄지건 간에 환자에게 이롭게 보인다. 방사선 치료 단독으로 하는 것보다는 방사선과 화학요법을 같이 하는 것이 더 나은 생존기간을 보여준다. 수술 전 항암화학 치료를 받고 수술 후 방사선치료를 받는 일련의 치료방법은 소규모 임상연구에서 대조군에 비해 유의한 생존기간 연장을 보였다. 다른 보고들에 의하면 화학방사선 병행치료로 유의하게 종양이 줄어들었을 때는 여기에 수술을 더 한다고 해서 생존기간이 더 늘어나지는 않는다고 했다.

수술이 불가능한 불치의 식도암환자에서는 연하곤란, 영양실조, 기관식도루의 관리가 제일 중요한 문제가 된다. 반복적인 내시경적 확장, 수액 및 영양공급을 위한 위조루술(gastrostomy)이나 공장조루술(jejunostomy), 종양을 우회하기 위한 팽창성 금속 스텐트의 내시경적 삽입 등이 완화치료에 포함된다. 수술적 절제가 불가능한 식도암에서 항암 화학 요법이나 방사선요법은 국소조절은 가능하나 5년 생존율에는 영향을 주지 못한다. 향후 레이저로 폐색된 종양을 내시경적으로 파괴시키는 요법은 매우 유망할 것으로 보인다.

통합의학적 접근

알코올 섭취를 금하고 녹차를 마시며 운동으로 비만을 줄이고 비전분 채소와 과일의 풍부한 섭취는 식도암을 예방하는데, 특히 감귤류와 비타민 C, 베타카로틴이 풍부한 과일의 섭취가 중요하다.[1,2] 전향적 연구에 따르면 붉은 고기는 식도암과 간암의 발생률을 높이고, 붉은 고기와 훈제된 고기 모두는 대장암과 폐암의 발생과 연관성이 있었다.[3] 운지버섯의 성분인 폴리사카라이드 크레스틴(PSK)은 158명의 식도암환자들의 무작위 연구에서 방사선항암약물치료법과 PSK를 받은 그룹의 생존기간이 단지 방사선 항암치료만을 받은 군의 생존기간보다 유의하게 연장되었다.[4] 셀레늄, 베타카로틴, 비타민 E로 구성된 항산화제의 투여는 전향적 무작위배정 임상연구에서 편평상피세포 식도암환자의 사망률을 현저히 줄였다.[5]

한의학적 치료

식도암의 전구병변인 식도상피세포 이형성증 환자에 六味地黃湯을 투여하여 식도암의 발생을 억제하였고,[6] 六味地黃湯加味方은 비타민 A보다 더 나은 식도상피과형성에 대한 항염증효과와 증상적 치료 효과를 보였다.[7] 중국에서 식도암의 증상완화를 목적으로 시행된 한약 치료의 88건의 증례보고가 있었지만,[8] 한약의 식도암 치료효과를 평가할 만한 엄격한 무작위 임상시험은 아직 보고되지 않았다.[9]

식도암은 한의학에서 噎膈, 反胃, 積聚라는 병명에 해당되는데, 三陽熱結, 憂愛寒熱氣, 血枯가 원인이 된다. 안과 밖으로 고요함을 취해서 臟腑의 火가 일어나지 않게 하며 養陰血하여 腸胃의 津液이 傳化할 수 있게 해야 한다. 七情의 火가 있는 경우는 香燥한 약을 쓰지 말고 大小腸膀胱熱結로 대변이 不通한 경우는 通大便시켜야 한다.[10] 식도암으로 인한 흉통에 加味金鈴子湯(金鈴子, 玄胡索, 白芍藥)을 사용하거나 말기 식도암에 單味蟾蜍飮(蟾蜍)을 응용할 수 있다.[11]

변증치료

痰氣互阻證

治方: 旋覆代赭湯合四逆散加減

用藥: 柴胡 枳殼 白芍 旋覆花 代赭石 半夏 鬱金 陳皮 山豆根 紫河車 等

血瘀痰滯證

治方: 血府逐瘀湯加減

用藥: 當歸 生地 桃仁 紅花 枳殼 赤芍 川芎 桔梗 柴胡 急性子 半夏 瓜蔞 等

陰虛內熱證

治方: 一貫煎合人蔘養胃湯加減

用藥: 沙蔘 麥門冬 生地 石斛 玉竹 當歸 川楝子 地骨皮 知母 鼈甲 等

氣虛陽微證

治方: 當歸補血湯合桂枝人蔘湯加減

用藥: 黃芪 當歸 乾薑 黨蔘 白朮 熟地 白芍 急性子 半夏 等

위종양

위선암

발생 빈도와 역학

위선암은 세계적으로 암 관련 사망의 주요 원인이 되고 있는데 GLOBOCAN 2020의 자료에 의하면 암 사망원인 중 4번째에 해당된다. 지역적으로 위암의 발생은 차이가 나는데 우리나라와 일본의 극동 지역과 아시아 중부 및 남미의 서쪽 지역에서 많이 발생한다. 우리나라에서 위암은 비록 지난 20년 동안 연령 표준화 사망률과 발생률이 서서히 줄어들고 있지만 아직도 가장 많이 진단되고 있는 암에 해당된다. 2021년도 보건복지부 통계에 의하면 위암이 남성에서는 두 번째로 높은 암 발생률을 보였고, 여성에서는 갑상선암, 유방암, 대장암 다음으로 네 번째로 높은 암 발생률을 나타내었다.[12] 위암은 30세 이하에서는 비교적 발생이 드물고 나이가 듦에 따라 발생률이 현격히 증가한다. 위암의 사망률은 서서히 줄어들고 있으며 5년 생존율은 급격하게 증가되었는데 1993년에서 1995년 사이에 5년 생존율이 43.9%였으나 2015년도에서 2019년도 사이에는 77.5%로 증가되었다. 이는 조기검진과 위암치료의 발전에 기인했다고 볼 수 있다. 위암의 발생 빈도는 전 세계적으로 감소하고 있으나 우리나라, 일본, 중국, 칠레와 아일랜드에서는 여전히 높게 유지되고 있다.

위암의 발생위험률은 낮은 사회경제적 계층에서 높다. 발생 빈도가 높은 나라에서 발생 빈도가 낮은 나라로 이민한 1세대 이민자들에서는 위암에 대한 감수성이 그대로 높게 유지되나 그들의 자녀들은 새로운 나라의 위험률과 비슷해진다. 이러한 소견은 아마도 생애 초기에 시작된 환경적 요인에 대한 노출이 위암 발생과 연관이 있음을 시사하는데, 음식물에 포함된 발암물질이 가장 가능성이 높은 요인으로 추정된다.

병리

위암의 90% 정도가 선암(adenocarcinoma)이고 림프종, 위장관간질종양(GIST)과 평활근육종(leiomyosarcoma) 등이 나머지를 차지한다. 위에서 암이 가장 많이 발생하는 부위는 위의 원위부나 위전정부(약 40%)이며, 가장 적게 발생하는 부위는 위의 체부(약 25%)이며, 위저부와 식도위접합부는 중간 정도의 빈도(약 35%)로 발생된다. 위선암은 미만형(diffuse type)과 장형(intestinal type)의 2가지 형으로 분류된다. 미만형은 세포 간의 점착력이 없어서 명료한 덩어리를 형성하지 않고 개개의 세포들이 위벽을 침윤하거나 비후시키는 반면, 장형은 점착력이 있는 종양세포들이 선모양의 관상조직을 만드는 것이 특징이다. 미만형의 암은 젊은 환자들에서 더 자주 발생하며 분문부를 포함해 위 전체에 걸쳐 발달하여 위벽의 신전도를 떨어뜨리고 나쁜 예후를 보이게 된다. 장형의 병변은 궤양을 흔히 보이며 위 전정부와 위 소만부에 호발하고 주로 헬리코박터 파일로리 균의 감염으로 시작되는 장기적인 전암 병변의 과정을 거쳐 발생할 때가 많다. 미만형 암의 발생 빈도는 전 세계적으로 증가 추세에 있으며, 장형 위암은 발생 고위험지역들에서 현저히 더 자주 볼 수 있으며 현재 위암의 발생 빈도가 감소하고 있는 지역에서는 그 발생률이 낮아지고 있다. 이는 두 가지 아형의 발생에 관여하는 원인적 요인들이 다를 것임을 시사한다.

병인

위암 발생의 위험이 높아지는 요인들에는 훈제나 염장 음식, 아플라톡신(aflatoxin)에 감염된 음식, 과일과 채소의 낮은 섭취, 낮은 사회경제적 지위, 잦은 냉장고 사용, 흡연, 음주, 비만 등이 포함된다. 가능성 있는 위암 발생의 위험 직업으로는 탄광업, 고무나 석면 채취업자이다. 위암의 전구 병리조건으로는 악성 빈혈, 무산증 위축성 위염, 위궤양과 위선종(adenomatous polyp)이 포함된다. 그러나, 위암과 위선종, 위궤양의 상관관계에 관한 인과관계 자료는 신빙성이 높지 않다. 악성빈혈을 가진 환자의 5-10% 정도는 악성 종양으로 발전된다. 위의 양성 종양이나 십이지장 궤양으로 인해 위의 부분 절제술을 받은 환자들은 20년 이상의 시간이 지난 뒤에 위암의 이차적 발생률이 높아진다.

몇 개의 연구에 따르면 헬리코박터 파일로리(*Helicobacter pylori*) 균에 감염된 사람은 그렇지 않은 사람에 비해 3-6배에 이르는 높은 위암 발생률을 나타냈다고 보고했다. 그러나, 위암의 발생에 박테리아균이 미치는 정확한 역할은 아직도 분명하지 않다. 왜냐하면, 박테리아, 환자객체, 그리고 환경적 요소가 복합적으로 위암 발생에 영향을 미치기 때문이다. 위암 발생과 헬리코박터 파일로리 균의 상관성에서 보면 주로 원위부 위암과 장형(intestinal type)에서 더욱 연관성이 높아진다. 헬리코박터 파일로리의 감염은 성인의 50% 이상에서 발견되나 이 중에서 아주 소수의 감염자에서 위암이 발생하는 역설이 있는데 그 이유는 아직 불분명하다. 이 균의 박멸은 위암 발생의 위험성을 줄일 수 있다.[13]

세포 유착 단백을 보호하는 E-cadherin 유전자의 배선변이는 상염색체에 우성으로 유전되는데, 젊고 무증상인 보유자에서 위암이 고빈도로 발생하는 것과 연관성이 있다. 십이지장 궤양은 위암과 무관하다.

임상 증상

환자의 증상이나 정기적 신체 검사 모두 위암을 조기에 발견하기는 어렵다. 위암의 가장 흔한 증상이나 징후는 식욕감퇴, 복부불편감, 체중감소, (빈혈로 인한) 무력감, 오심, 구토, 그리고 흑색변이다. 증상의 지속기간은 약 40%의 환자에서 3개월 이하이고, 20%의 환자에서만 1년을 넘는다. 위암은 위벽을 통과해서 직접적으로 위 주위로 전이되며 때때로 췌장, 대장 혹은 간에 유착된다. 위암은 림프조직을 따라 전이되거나 복막표면을 따라 전이한다. 복강내 림프절과 좌측 쇄골상부 림프절로의 전이(Virchow's node)도 자주 일어나며 난소의 전이결절(Krukenberg's tumor), 배꼽 주위 전이결절(Sister Mary Joseph node), 좌측 겨드랑이 전이결절(Irish's node), 직장선반(rectal shelf) 또는 복강 맹낭(cul-de-sac) 결절과 악성 복수가 생길 수 있다. 혈행성 전이도 일어나며 간이 가장 흔한 침범 장기이다. 남자에서 철결핍성 빈혈이 있거나 남녀 모두에서 대변잠혈이 있을 때는 잠재된 위장관 병변을 찾는 것이 필요하다. 위축성 위염이나 악성 빈혈이 있는 경우 더 주의 깊게 검사하여야 한다.

진단과 병기

위암의 진단은 보통 상복부 위장관 내시경이나 방사선 영상검사로 확진이 된다. 이중조영 방사선검사(double-contrast radiographs)는 위벽의 표재층에 국한된 작은 병변까지도 발견할 수 있다. 내시경은 현재 우선적 진단검사로 선호되는데 이는 직접 암을 볼 수 있고, 세포검사를 할 수 있으며, 외부 병변의 90% 이상을 진단할 수 있는 조직생검을 바로 시행할 수 있기 때문이다. 궤양성 암과 증식위벽염(linitis plastica)은 내시경적으로 진단하기 어려울 수 있으나 다중 생검(multiple biopsy)으로 진단의 정확성을 높일 수 있다. 초음파내시경(EUS)은 암의 침습 깊이를 결정하는 데 높은 정확성을 보여주는 반면 주위 림프절 전이의 발견에는 덜 정확하다.

탐색술이나 복강경은 상복부 위장관 방사선검사나 위내시경보다 더 광범위한 검사이다. 복부 CT는 간으로 전이된 1 cm 이상의 큰 병변이나 복강림프절, 부동맥 림프절(periaortic nodes), 위외부병변(extragastric extension)을 찾기에 매우 효율적이나, 복막전이나 작은 간 전이 병변은 상대적으로 낮은 진단적 가치를 보인다. 혈행성 원격전이를 배제하기 위해서 흉부 방사선검사, 간 혈청화학검사, 복부 CT 검사 혹은 간 초음파검사를 해야 한다. 만약 근위 위종양이 식도를 침범했을 때는 흉부 CT검사가 종격림프절이나 폐조직실질에 전이 여부를 결정하는 데 유용하다. 현재 TNM(종양, 림프절, 전이) 병기 체계(staging system)는 위암의 결과를 보고하는 데 표준적 시스템으로 인식되고 있다. 위암의 병기 체계는 표 13-1과 같다. T1은 종양이 위 벽의 점막층 혹은 점막하층까지 침범한 경우, T2는 종양이 근육층까지 침범한 경우, T3는 종양이 장막하층까지 침범한 경우, T4는 종양이 장막층을 침범하였거나(T4a) 장막층을 뚫고 나가 비장, 횡행결장, 간, 횡격막, 췌장, 복벽, 부신, 신장, 소장, 후복막 등 주위 장기를 침범한 경우(T4b)를 말한다. N0는 위 주위 림프절 전이가 없으며, N1은 1개에서 2개까지 림프절 전이가 있는 경우, N2는 3개에서 6개까지 위 주위 림프절 전이가 있는 경우,

N3는 7개 이상의 위 주위 림프절 전이가 있는 경우를 말한다. M0는 원격전이가 없고, M1은 원격전이가 있음을 말한다.

자주 사용되는 종양표지자로는 CA19-9, CEA, CA72-4가 있다. 종양표지자 단독으로는 위암 진단의 표지자로서의 민감도는 낮지만 종양표지자의 수치가 상승한 경우에는 병기의 진행과 보통 연관되어져 있다.

【표 13-1.】 위암의 병기 체계[45]

Stage	T	N	M
0	Tis	N0	M0
IA	T1	N0	M0
IB	T1	N1	M0
	T2	N0	M0
IIA	T1	N2	M0
	T2	N1	M0
	T3	N0	M0
IIB	T1	N3a	M0
	T2	N2	M0
	T3	N1	M0
	T4a	N0	M0
IIIA	T2	N3a	M0
	T3	N2	M0
	T4a	N1-2	M0
	T4b	N0	M0
IIIB	T1-2	N3b	M0
	T3-4a	N3a	M0
	T4b	N1-2	M0
IIIC	T3-4a	N3b	M0
	T4b	N3	M0
IV	T any	N any	M1

위선암의 치료

주위의 림프절 절제와 함께 종양을 외과적으로 완전히 제거하는 것만이 완치를 위한 유일한 기회이다. 그러나 이것은 위암환자의 3분의 1의 경우에만 가능하다. 근위부 쪽에 발생한 위암에서는 위전절제술(total gastrectomy)이나 위전절제술에 준하는 수술이 필요한 반면, 원위부 암에서는 위아전절제술(subtotal gastrectomy)이 시행될 수 있다. 림프절을 광범위하게 절제하는 것은 생존율을 높이지 못하면서 합병증만 더 발생시킬 수 있다. 근치적 절제술 후의 예후는 위벽의 침윤 정도, 국소림프절의 침범 정도, 혈관침범 여부와 비정상적 DNA 함량(즉, 이수배수체)에 따른다. 결과적으로 보면 근치적 절제술이 가능했던 전체의 25-30%인 위암환자의 5년 생존율은 원위부 종양의 경우는 20% 이하, 근위부 종양의 경우는 10% 미만이며, 수술 8년 후까지 종양의 재발이 계속되었다. 복수가 없고 간이나 복막에 전이가 없는 경우에는 비록 수술이 근치를 담보하지 못하더라도 원발 종양의 절제는 반드시 추천되어야 한다. 종양의 용적을 줄이는 것은 고식적 치료의 가장 중요한 형태이며, 또한 추후 이어질 치료의 효과를 상승시킬 수 있다.

위선암은 상대적으로 방사선 저항이 있는 종양이므로 원발성 종양의 적절한 치료를 위해서는 장점막이나 척수 등 주위 조직이 방사선의 독성을 견딜 수 있는 한계를 초과하는 양의 방사선을 주사해야 한다. 따라서 방사선 치료의 주요 역할은 환자의 통증 경감이다. 근치적 절제술 이후의 방사선의 단독 치료는 생존기간을 연장시키지 못한다. 수술적 제거가 불가능하지만 심와부에 국한된 종양의 경우에도 3,500-4,000 cGy의 방사선 치료로는 환자의 생존이 연장되지 않는다. 그러나 이들에서 방사선 치료와 동시에 5-florouracil (5-FU) 치료를 병행한 경우 생존율에 미미한 향상을 볼 수 있다(병행치료 vs. 방사선 단독치료는 3년 생존율이 50% vs. 41%). 임상적으로 5-FU가 방사선 감작제로 작용될 수 있다.

진행성 위암환자에 세포독성 복합항암제를 투여했을 때 30-50%의 예에서 부분적 반응을 보이며 이런 반응을 보인 환자들은 치료의 이득이 있는 것으로 보인다. 이런 복합요법에는 cisplatin이 기본적으로 포함되며 epirubicine과 5-FU 주입 또는 irinotecan이 병용된다. 이러한 높은 반응률에도 불구하고 완전관해는 매우 드물며 부분 관해는 일시적이어서 복합항암요법이 생존율에 미치는 전반적 영향은 아직 불분명하다. 위암의 근치적 절제술 후 단독적으로 항암 화학 요법을 보조요법으로 시행할 경우에도 생존율에 미치는 영향은 미미하다. 그러나 복합화학요법을 수술 전후에 시행한 경우와 수술 후 항암 화학 요법과 방사선 치료를 병행한 경우는 암의 재발율을 낮추고 생존율을 높인다.

원발성 위림프종

위의 원발성 림프종은 상대적으로 흔하지 않은데 위악성종양의 15% 미만이며 전체 림프종의 2% 정도를 차지한다. 그러나 위는 림프종이 림프절 외에 생기는 가장 흔한 장기이며 위림프종은 과거 30년 사이에 발생 빈도가 증가하고 있다. 위림프종은 위선암과 임상적으로 구별하기 어려운데 둘 다 60세에 가장 호발하고, 심하부 통증, 조기포만감과 전신피로를 느끼며, 조영방사선검사상 불규칙하고 비후된 점막이상을 동반한 궤양이 특징적으로 나타나기 때문이다. 위림프종의 검사는 때때로 위점막을 솔질한 세포진 검사로도 할 수 있으나 일반적으로 위내시경이나 개복술시의 생검이 필요하다. 의심되는 예에서 위내시경 생검조직검사로 림프종 진단에 실패하더라도 단정지어서는 안 되는데 표층적인 생검이 더 깊은 층으로의 림프침범을 놓칠 수 있기 때문이다. 위림프종의 육안적 병리소견도 선암과 비슷한데 커다란 궤양형 병변이 위체부 또는 위전정부에서 관찰되거나 미만형의 침윤성 병변이 위 전체 점막하층에 이어 십이지장까지 침범하는 병변으로 관찰된다. 현미경적으로 보면, 위의 림프종의 대부분은 B세포 유래의 비호지킨 림프종(non-Hodgkin's lymphoma)이며 호지킨병은 매우 드물다. 조직학적으로는 이 종양들은 분화가 좋고 표재층에만 있는 경우(mucosa-associated lymphoid tissue, MALT)에서부터 고악성도의 거대세포 림프종까지 다양하게 존재한다. 위선암과 같이 헬리코박터 파일로리의 감염은 위림프종 발생의 위험률을 높이는데 MALT 림프종의 경우는 더욱 그러하다. 위림프종은 초기에 국소 림프절로 전파되다가 전신적으로 전이될 수 있다. 병기 분류는 다른 림프종과 같다.

치료

원발성 위림프종은 위선암보다 훨씬 더 치료가능성이 높기 때문에 정확한 진단이 요구된다. 항생제를 이용한 헬리코박터 파일로리의 박멸은 위 MALT 림프종의 75%를 관해시킬 수 있기 때문에 수술, 방사선 치료, 항암 화학 치료를 받기 전에 우선적으로 고려되어야 한다. 항생제치료가 반응이 없는 경우는 t(11;18)과 같은 특이한 염색체 이상과 관련되어 있다. 비록 항생제치료로 인한 반응이 오래 지속되지만 종양성 클론이 완전히 제거되었는지 아니면 단지 억제되었는지 모르기 때문에 주기적인 위내시경검사가 필요하다. 국소적 고악성도 림프종에서는 위아전절제술과 수술 후 항암 화학 요법을 병행한 경우 5년 생존율이 40-60%에 이른다. 그러나 수술 전에 방사선검사상 림프절 침범이 있는 환자에서는 복합항암 화학요법인 CHOP (cyclophosphamide, doxorubincin, vincristine, prednisone)과 rituximab의 병행치료 효과가 좋기 때문에 수술에 대한 필요성이 의문시되고 있다. 방사선 치료의 역할은 아직 규명되지 않았는데 대부분의 재발이 원위부에서 발생하기 때문이다.

위육종

평활근육종(leiomyosarcoma)과 위간질종양(GIST)은 위신생물의 1-3%를 차지한다. 주로 위저부의 전벽이나 후벽을 침범하며 궤양이나 출혈이 생기는 경우가 종종 있다. 조직검사상 양성으로 보이는 병변도 악성의 임상양상을 보이기도 한다. 주위장기로의 침범은 드물고 림프절로의 전이도 없는 것이 특징적이나 간이나 폐로는 전이될 수 있다. 수술적 절제가 가장 좋은 치료법이며 전이가 있는 경우에만 복합항암 화학요법을 시행한다. 모든 경우에 *c-kit* 수용체의 돌연변이를 확인해야 한다. 위간질종양은 일반적인 항암 화학 요법에는 반응하지 않지만 *c-kit* tyrosine kinase의 선택적 저해재인 imatinib mesylate (Gleevec®, 400-800 mg PO daily)을 투여하면 50%의 환자에서 객관적 반응이 생기고 생존을 연장시킬 수 있다. Imatinib에 내성이 생긴 위간질종양 환자는 다른 *c-kit* tyrosine kinase 억제제인 sunitinib (Sutent®)으로 도움을 받을 수 있다.

통합의학적 접근

녹차섭취의 항암효과에 대한 체계적 분석연구에서 녹차는 대장의 선종성 용종의 형성과 만성 위축성위염을 예방하는 효과를 가진다.[14] 그러나 위장관 암의 발생을 녹차가 억제하는지에 대한 확실한 증거는 부족하다. 마늘은 여러 가지 기전을 통하여 위암의 발생을 억제하는 것으로 추정된다. 헬리코박터 파일로리에 대한 항균작용이 마늘의 thiosulfinate 성분에 의한 것이다.[15] 마늘에 많은 양이 존재하는 플라보이드인 kaempferol도 발암물질을 해독해 주는 작용이 있다.[16] 많은 연구들이 위장관 암의 발생을 예방하는 마늘의 효능을 보여주고 있지만 치료효과가 있는 것은 확정적이지 않다.

한의학적 치료

대만에서 수행된 대규모 코호트 연구에 따르면 위암 수술과 보조적 항암 화학 요법을 받은 환자에서 한약을 복용한 군(1,701명)은 한약을 복용하지 않은 군(5,103명)에 비해 전체 생존기간이 유의하게 길었는데 다빈도로 사용된 한약으로는 향사육군자탕, 평위산, 반하사심탕 등의 한약처방과 황기, 단삼, 현호색, 후박 등의 한약제였다.[17] 2008년도까지 나온 중의논문을 대상으로 진행성 혹은 말기 위암에서 한약 치료가 단기간에 종양의 관해를 유도할 수 있는가에 대한 체계적 고찰이 이루어졌는데 항암 치료 단독보다 항암 치료와 한약을 같이 투여했을 때 일부 연구에서 삶의 질을 높이고, 항암 치료의 부작용을 줄이며, 관해율을 상승시키는 결과를 보였지만 전반적으로 연구의 질이 낮아서 확실한 증거는 결론지을 수 없었다. 단, 화천수(蟾酥, Huachansu)는 제한적이나마 항암 치료로 발생한 백혈구감소증을 유효하게 줄여주는 유의한 결과를 보여주었다.[18]

위절제술을 받은 환자에서 위정체(gastric stasis)는 종종 나타나는 수술 후 부작용인데 六君子湯과 大建中湯을 투여한 결과 증상설문지와 공복검사에서 모두 유의한 효과를 나타내었다.[19, 20] 침은 위

암환자의 암성 통증을 치료하는 데 유효한 효과를 나타낸다.[21]

위장안(胃腸安, Wei Chang An)은 白朮, 茯苓, 夏枯草, 紅藤으로 구성된 처방인데 위암 수술 후 항암 화학 요법을 단독으로 사용한 경우보다 위장안과 항암 화학 요법을 병행하였을 때 3년, 5년 생존율이 유의하게 높았고, 전이율도 유의하게 억제되었다는 무작위 대조군 연구결과가 있었다.[22]

위암은 한의학에서 그 병기와 증상에 따라서 胃脘痛, 反胃, 噎膈, 積聚 등으로 인식된다. 원인은 정서적 억울감의 지속(憂思傷脾, 惱怒傷肝, 氣機不暢)이 주요 원인이며 이것이 오래되면 덩어리가 생기고 혹은 음주과도나 맵고 자극적인 음식으로 위에 적열이 생기고 진액이 마르고 血이 燥해지며 어혈이 생기게 된다. 혹은 평소 기혈이 허한데 이에 스트레스 및 음식인자로 인해 痰과 瘀熱이 서로 결합하여 위암이 발생되기도 한다.[23] 消積正元散이나 安中散이 위암의 기본적인 처방이 된다.

변증치료

肝氣犯胃證

治方: 柴胡舒肝散加減

用藥: 柴胡 枳殼 鬱金 半夏 川芎 丹蔘 白芍 甘草 當歸 白英 藤梨根 等

胃熱傷陰證

治方: 玉女煎加減

用藥: 麥門冬 沙蔘 天花粉 玉竹 半夏 陳皮 淡竹茹 石膏 知母 藤梨根 白花蛇舌草 等

氣滯血瘀證

治方: 失笑散或膈下逐瘀湯加減

用藥: 桃仁 紅花 甘草 赤芍 川芎 柴胡 枳殼 牛膝 五靈脂 蒲黃 蟾皮 石見穿 藤梨根 山査 烏藥等

痰濕凝結證

治方: 二陳湯加減

用藥: 半夏 陳皮 茯苓 白朮 枳殼 鬱金 貝母 瓜蔞 薏苡 山慈菇 白英 白豆蔲 等

脾胃虛寒證

治方: 附子理中湯加減

用藥: 附子 黨蔘 白朮 乾薑 甘草 高良薑 吳茱萸 蓽茇 半夏 陳皮 龍葵 白英 茯苓 薏苡 山査 神

曲 丁香 厚朴 等

氣血虧虛證

治方: 十全大補湯加減

用藥: 熟地 白芍 當歸 川芎 人蔘 黃芪 白朮 茯苓 甘草 莪朮 丹蔘 杏仁 陳皮 枸杞子 菟絲子 等

대장직장암

2019년도 국가암등록통계에 따르면 우리나라에서 대장직장암은 네 번째로 높은 발생률을 보였는데, 남성에서는 폐암, 위암 다음으로 세 번째이며 여성에서는 유방암, 갑상선암 다음으로 세 번째로 흔한 암에 해당한다. 서구적 식생활 습관의 증가로 1999년도부터 현재까지 우리나라의 대장직장암의 발생은 지속적으로 증가하는 추세이다. 미국에서는 암 사망원인으로 폐암 다음으로 두 번째에 해당하며 우리나라와는 반대로 지난 20년 동안 발생률이 줄어들고 있으며 사망률 또한 25% 정도 줄었는데 이는 조기검진의 강화와 치료법의 발전 때문이다.

용종과 분자생물학적 발생기전

대부분의 대장직장암은 원인에 상관없이 선종성 용종(adenomatous polyps)에서 시작된다. 용종은 점막표면에서 육안적으로 보이는 돌출된 병변언데 병리학적으로 비종양성 과오종(연소성 용종), 과형성성 점막증식(과형성성 용종) 및 선종성 용종으로 분류된다. 이 중 선종만이 전암병변에 해당하며 그중에서도 단지 소수만이 암으로 진행된다. 선종성 용종은 중년의 30%, 노년의 50%에서 발견되지만 이 중 1%만이 악성화된다. 대부분의 용종은 무증상이며 임상적으로 발견되지 않는다. 대변 잠혈반응은 용종을 가진 환자의 5% 이하에서 나타난다.

선종성 용종, 이형성 병변, 현미경적으로 암세포의 병소를 가지고 있는 용종(상피내암종)에서 각각 여러 분자생물학적 변화가 밝혀졌는데 이는 정상 대장 점막에서 치명적인 침윤성암으로의 진행에 다단계 과정이 필요함을 반영한다. 이 발암의 진행과정에는 KRAS 암 유전자의 점돌연변이, DNA의 저메틸화에 따른 유전자 활성화, 5번 염색체 장완(5q21)에 존재하는 종양억제유전자(APC) 위치의 핵산소실, 18번 염색체 장완에 있는 종양억제유전자(DCC) 위치의 대립유전자소실, 17번 염색체 단완의 대립유전자소실과 동반된 p53 종양억제유전자의 돌연변이 등이 포함된다. 즉 대장점막의 증상양상의 변화가 생겨서 용종을 거쳐 암으로 진행되는데 돌연변이에 의한 종양유전자의 활성화와 종양억제유전자의 결손이 결부되어 나타난다. 그러나 이러한 명확한 순서대로 유전자변이가 발생하는지의 여부는 아직 밝혀지지 않았다.

임상적으로 선종성 용종이 암이 되는 확률은 육안적인 양상, 조직학적 특징, 크기와 관련이 되어있다. 선종성 용종은 줄기가 있는 有梗性이거나 줄기가 없이 평평한 無梗性이 있다. 암은 평평한 무경성 용종에서 더 잘 발생된다. 조직학적으로 선종성 용종은 관상(tubular), 융모상(villous) 혹은 관상

융모상(tubulovillous)으로 나눌 수 있다. 대부분 무경성인 융모상 선종은 관상용종에 비해 3배 정도 빈번히 악성화된다. 대장 내에서 어떤 용종양 병변이 침윤성암을 가질 가능성은 용종의 크기와 관련이 있는데 병변의 크기가 1.5 cm 이하인 경우에는 2% 미만으로 무시할 정도이고, 1.5-2.5 cm 크기의 병변에서는 2-10%, 2.5 cm 이상의 병변에서는 10%로 가능성이 상당히 높아진다. 하나의 선종성 용종이 발견되면 전체 대장의 내시경적 혹은 방사선적 검사가 필요한데, 동시성 병변이 1/3에서 발견되기 때문이다. 대장내시경 검사는 비록 전에 암이 발견되지 않았더라도 주기적으로 반복해야 하는데 또 다른 선종이 발생할 확률이 30-50%나 되고 암으로 진행될 가능성이 일반적으로 높기 때문이다. 선종성 용종은 임상적으로 의미 있게 자랄 때까지 5년 이상이 걸리므로 대장내시경은 3년 간격보다 더 자주 할 필요는 없다.

원인과 위험 인자

지역적 차이에 의해 대장암 발생률이 25배나 차이가 나는 점과, 이민자 연구에서의 결과는 환경적 요소가 대장암 발생의 중요한 원인인자라는 것을 강력히 시사하고 있다. 또한 가족성 용종증에서의 높은 대장암 발생 위험률은 유전적 요소의 가능성을 동시에 시사하고 있다.

연령

40세 이상이 되면 위험률이 높아지기 시작해서 50세 이상에서 90%가 발생한다. 대장직장암은 선종이 호발하는 연령보다 5-10년 이후에 호발한다.

영양

도시 지역의 높은 사회경제적 계층에서 더 많이 발생한다. 대장직장암의 사망률은 1인당 열량소모량, 육류 단백 소모량, 지방과 기름의 식이 소모량과 직접적인 상관관계가 있으며, 혈청 콜레스테롤 농도의 증가와 관상동맥질환에 의한 사망률과도 직접적인 상관관계가 있다. 발생 빈도의 지리적인 다양성은 유전적 소인의 차이와는 관계가 없는 것으로 보이는데, 이민자의 대장암 발생 빈도가 원래 주민의 그것과 같아지는 경향을 나타내기 때문이다.

연구결과들이 모두 일치성을 보이지는 않았지만 동물성 지방은 지난 수십 년 동안 대장암의 위험인자로 대두되어 왔다. 붉은색 육류는 아마도 지방의 함량 때문에 대장암의 발생위험을 높인다는 보고가 많았다. 붉은색 육류를 조리할 때 발생하는 복합고리 아민(heterocyclic amine)이 높은 온도에서 조리하거나 심하게 태울 때 더 많이 증가하는데 이는 돌연변이 유발물질이다. 동물성 지방은 장내 세균총 내의 혐기성균의 비율을 높여서 정상적인 담즙산이 발암물질로 전환되는 결과를 초래한다는 가설이 지배적이다.

비록 섬유소를 많이 섭취하는 식이와 과일과 야채를 많이 섭취하는 식이법이 대장암을 억제한다고 확정적으로 말하기는 어렵다. 그러나 대장직장암의 발생을 섬유소 식이가 40-50% 정도 예방한다는 역학 및 임상 연구가 많으며 그 외 고혈압, 당뇨, 심혈관질환, 장게실 등의 위험을 억제하는 효과가 있다.

그 외에도 엽산, 메치오닌(methionine)은 세포기능의 중요한 역할을 하는데 핵산의 합성이나 유전자의 조절에 관여한다. 따라서 이 영양분이 부족한 경우 대장직장암의 위험성이 높아진다는 연구결과가 있다. 칼슘은 이온화된 지방산과 이차성 담즙산을 결합시켜 점막 독성을 억제하므로 대장직장암의 발생을 줄인다. 비타민 D와 항산화제들의 대장암억제 효과는 아직 확정적이지 못하다.

운동

높은 체지방을 가진 사람은 대장직장암의 위험성이 적어도 2배 이상 높다는 보고가 있으며 특히 남자에서 복부지방은 관련성이 높다. 중증도의 신체 활동은 성별에 상관없이 대장직장암의 위험도를 낮춘다. 높은 칼로리 섭취와 낮은 신체 활동, 높은 복부지방을 포함하는 비인슐린 의존성 당뇨병은 대장직장암과 연관성이 매우 높다.

열량이 높은 식사와 낮은 운동은 비만을 초래하며 이로 인해 인슐린 저항성이 생긴다. 이에 따라 순환하는 인슐린의 양이 증가하고 I형의 인슐린유사성장요소(insulin-like growth factor type I, IGF-I)의 혈액 내 농도도 높아지게 되는데 이 성장요소가 장점막의 증식을 자극한다.

환경 노출

흡연은 대장선종의 발생위험을 2-3배 높이며 대장직장암의 위험도도 높인다. 특히 흡연은 대장직장암의 초기에서 작용하여 이후 30-40년 동안 대장직장암의 발생에 영향을 미친다. 금연은 대장직장암의 위험을 줄일 수 있지만 그 위험도는 확실히 지속적이다. 부인과 암치료를 위한 골반 방사선치료가 2-3배 대장직장암의 발생을 높일 수 있다. 석면이 40%까지 대장직장암을 발생시킬 수 있다는 연구도 나와 있으나 아직 확정적이지 않다.

유전적 인자

대장직장암환자의 25%가 가족력을 가지고 있는데 이는 유전적 소인이 관여함을 말한다. 유전성 대장암은 크게 두 가지 유형으로 나눌 수 있는데 용종증 증후군과 비용종증 증후군이다. 가족성 용종증 증후군(familial adenomatous polyposis, FAP)은 20대부터 30대에서 수백 개 혹은 수천 개의 선종의 발생을 특징으로 하는 상염색체 우성질환으로서 전체 대장직장암의 1-2%를 차지하는 매우 드문 질환이다. 주로 종양억제유전자인 APC 유전자의 결손과 관련되어 있다. 대장용종이 사춘기 전에 나타나는 경우는 드물며, 보통 25세가 되면 명백하게 진단할 수 있다. 대장을 수술적으로 절제하지 않으면 40세 이전에 거의 모든 환자에서 대장직장암이 발생한다. COX-2 저해제와 같은 비스테로이드성 소염제(NSAIDS)는 일시적으로 용종의 개수와 크기를 줄일 수 있지만 대장암의 위험을 줄일 수 있는 명백한 증거는 없다. 따라서 전대장 절제술이 일차적인 치료법인 동시에 일차적인 예방법이기도 하다. 부모가 FAP으로 진단될 당시 사춘기가 되지 않은 자녀에서 이 전암 질환이 발생할 위험률은 50%이다. 따라서 35세가 될 때까지 매년 대장내시경검사를 받아야 한다.

가족성 용종증 증후군 외에도 대장용종증의 범주에 드는 질환으로는 가드너 증후군(Gardner's syndrome)과 터코트 증후군(Turcot's syndrome)이 있다. 가드너 증후군은 대장용종 외에 연부조직과 뼈의 종양, 선천성 색소성망막상피비후증, 장간막의 인대모양 종양과 십이지장 팽대부의 암이 동반되는 증후군이고, 터코트 증후군은 대장용종증이 중추신경계의 종양과 동반된 경우이다.

유전성 비용종증 대장암(hereditary nonpolyposis colon cancer, HNPCC)은 hMSH2, hMLH1, hPMS1, PMS2, hMSH6 등의 유전자적 결손을 동반한 상염색체 우성 유전 질환이다. 여러 개의 선종은 발생하나 용종증은 생기지 않으며 친가족 중 적어도 3명 이상이 대장직장암환자여야 하고, 이 중 한 명은 다른 2명의 직계가족이어야 하고, 가족 내 한 명 이상이 50세 이전에 대장직장암으로 진단되어야 하며, 최소한 2세대 이상에 걸쳐 대장직장암이 있어야 한다. 대장용종증에 비하여 유전성 비용종증 대장암에서는 근위부 대장에서 발생하는 암의 빈도가 높으며, 선암이 발생하는 평균 연령은 50세 미만으로 일반 인구에서의 대장선암 발생 평균 연령보다 10-15세 정도 빨리 발생한다. 전체 대장직장암 중 4-6% 정도를 차지한다.

염증성 장 질환

염증성 장 질환 환자에서는 대장직장암 발생 위험률은 질병의 처음 10년 동안에는 비교적 낮은데 그 이후에는 연 0.5-1%씩 증가되는 것으로 보인다. 발병 후 25년이 지나면 8-30%의 환자에서 암이 발생할 수 있다. 전 대장을 침범한 대장염을 가진 젊은 연령층의 환자에서 대장암 발생의 위험도가 더 높다. 염증성 장 질환과 연관된 대장직장암은 일반적인 대장직장암과 다른 특징을 가지는데, 일반적으로 20-30년 일찍 대장직장암이 발생되고 점액성 혹은 역형성(anaplastic)으로 용종이 아닌 편평 혹은 위축성 병변에서 시작된다.

일차예방

유전적, 생물학적, 환경적 원인 요소를 확인 제거하여 종양 발생자체를 억제하려는 방법이다. 화학예방요법 약제로 아스피린과 비스테로이드성 항염증제(NSAIDS)들이 가장 유효한데 프로스타글란딘 합성을 방해해서 세포증식을 억제하는 기전을 가진다. 정기적인 아스피린의 투약은 대장선종과 대장암 발현율이 낮고 대장암에 의한 사망률도 낮은 것으로 보고되고 있다. 항산화제인 아스코르빈산, 토코페롤, ß-카로틴 등은 야채와 과일에 많이 들어 있는 성분이어서 도움이 될 것으로 기대하였으나 대장선종을 제거한 후 선종의 재발을 막는 데는 효과적이지 못함이 보고되었다. 여성에서 에스트로겐 투여가 대장암 위험률을 낮춘다고 보고되어 있으며 엽산과 칼슘의 경구 복용이 선종선 용종과 대장직장암 발생 위험률을 낮추는 것으로 보고되어 있다.

선별 검사

암이 되기 전에 전암 병변을 발견, 제거하거나 암으로 진행되었더라도 완치적 수술이 가능한 단계에서 발견하는데 그 목적이 있다. 직계가족에 대장직장암의 가족력이 있는 개인에서는 이런 선별 검사가 매우 중요한데, 대장직장암의 비교 위험률이 1.75배이기 때문이며 60세 이전에 발생한 가족이 있으면 그 위험률은 더 높아질 수 있다.

현재까지 미국 암학회에서 추천한 보통 위험군에서의 선별 검사는 40세부터 매년 1회 직장수지검사를 받고, 50세부터는 매년 1회 대변잠혈검사를, 거기에 더하여 50세부터 5년마다 굴절성 S상결장경 검사를 받는 것이다. 선별 검사에서 이상소견이 있으면 대장경검사를 시행하여 확인하게 된다. 또 미국암학회는 10년마다의 대장경검사 또는 이중바륨대장조영술의 전대장검사를 대변잠혈검사와 정기적인 굴절성 S상결장경검사를 병용하는 선별 검사 대신으로 추천하고 있다.

고위험군인 가족성 용종증 증후군(FAP)에서는 APC 유전자의 이상소견을 검사하고 10-15세부터 매년 굴절성 S상 결장경검사나 대장경검사를 받기 시작해야 한다. 유전성 비용종증 대장암(HNPCC)에서도 최소 21세 이전 혹은 가족 중 최연소 대장암 발생 연령보다 5-10년 전부터 1-2년마다 대장경

검사를 시행해야 한다.

임상 증상

증상은 종양의 해부학적 위치에 따라서 다르게 나타난다. 회맹판을 통과하여 우측대장으로 들어오는 대변은 비교적 액체성이기 때문에 맹장과 상행결장에 생긴 종양은 아주 커지기 전까지는 장폐쇄의 증상이나 눈에 띄는 배변습관의 변화를 초래하지 않는다. 우측대장의 병변은 궤양이 잘 생기고, 만성적인 잠행성 출혈이 대변의 색깔이나 모양의 변화 없이 일어난다. 따라서 상행결장의 종양환자는 자주 피곤함, 가슴떨림 내지는 협심증의 증세를 나타내고 철분결핍을 시사하는 저색소성소구성 빈혈을 보인다. 암에서의 출혈은 간헐적일 수 있어서 무작위의 대변잠혈검사는 음성일 수 있다. 따라서 성인에서 설명되지 않는 철결핍성 빈혈이 있는 경우에 대장 검사가 필수적이다.

횡행결장이나 하행결장으로 대변이 내려가면 고형 형태를 갖추게 되는데, 이곳에 종양이 발생하면 대변의 진행을 방해하게 되며 복부의 경련성 통증, 때때로 장폐쇄, 천공까지도 생길 수 있다. 직장과 S상결장에 생긴 암은 자주 혈변, 후중증, 대변 직경의 감소와 동반되며 빈혈은 자주 보는 소견이 아니다. 이런 증상은 치핵을 의심하게 할 수 있으나 직장출혈이 있거나 또는 배변습관의 변화가 있거나 또는 두 가지 증상이 같이 있는 경우 검사를 바로 시행해야 한다.

병기, 예후 인자 및 전이

종양의 침범 깊이, 주위 림프절 전이 여부와 원격전이 여부가 예후와 밀접한 관계가 있다. 이 변수들을 이용하여 병기 판정을 위한 분류법이 제시되었는데 Dukes가 소개한 병기 체계와 TNM 분류체계가 그것이다. TNM의 T는 종양침범의 깊이, N은 림프절 침범 유무, 그리고 M은 원격전이 유무를 나타낸다(표 13-2). 전이된 병변의 증거가 육안으로 보이지 않더라도 수술적 절제와 수술적 절제 표본의 병리적 검사가 끝나기 전에는 정확히 병기를 판정할 수 없다. 특이한 분자유전학적 표지자를 이용한 면역조직화학적기법으로 진단된 전이가 통상의 광학현미경으로 진단한 전이와 같은 예후를 시사하는지 아직 확실하지 않다.

대부분 대장암 수술 후의 재발은 처음 4년 이내에 발생하기 때문에 5년 생존은 아주 믿을 만한 완치의 척도가 된다. 대장직장암의 근치적 절제술 후 불량한 예후를 시사하는 인자로는 국소림프절 침범, 국소림프절 침범 수, 종양의 장벽 관통, 나쁜 조직 분화도, 장 천공, 주위장기에 유착, 정맥 침범,

수술전 높은 CEA 수치(>5.0 ng/mL), 염색체 이수배수체, 특이한 염색체 결손이다. 대부분의 다른 암과는 달리 대장직장암의 예후는 림프절 침범 정도와 조직학적 분화도가 유사할 경우 그 일차적 병변의 크기에는 영향을 받지 않는다.

【표 13-2.】 대장직장암환자의 병기[45]

Stage	T	N	M
0	Tis	N0	M0
I	T1	N0	M0
	T2	N0	M0
IIA	T3	N0	M0
IIB	T4a	N0	M0
IIC	T4b	N0	M0
IIIA	T1-T2	N1-N2a	M0
IIIB	T3-T4a	N1	M0
	T2-T3	N2a	M0
	T1-T2	N2b	M0
IIIC	T4a	N2a	M0
	T3-T4a	N2b	M0
	T4b	N1-N2	M0
IVA	T any	N any	M1a
IVB	T any	N any	M1b

대장암은 일반적으로 국소림프절로 전이하거나 문맥순환계를 통해 간으로 전이한다. 간이 가장 흔한 복강 내 전이 장기인데, 재발하는 대장암의 1/3에서 원격전이의 첫 장기가 되며, 사망하는 환자에서 2/3 이상에서 간 전이가 발견된다. 일반적으로 대장직장암은 간으로 전이되기 때문에 폐, 쇄골상부림프절, 뼈 또는 뇌로 전이되는 경우는 거의 없다. 그러나 원위부 직장에서 원발성 암이 생긴 경우에 척추 주위의 정맥 얼기를 통해 폐 또는 쇄골상부림프절에 전이될 수 있다. 원격전이가 있는 경우의 생존기간은 6-9개월(간종대, 간기능이상인 경우)에서 24-30개월(상승된 CEA 수치로 인해 발견된 CT검사상 간 내 소결절이 있는 경우) 정도이다.

유전자발현 검사는 예후 인자로서 아직 명확한 근거가 없다. 많은 예후 인자들 중에서도 진단시의 병리학적 병기가 장기간의 예후를 판단할 수 있는 가장 좋은 예후 인자이다. 림프혈관침범과 수술 전 높은 CEA 수치는 좀 더 안 좋은 임상적 경과를 거치게 된다.

치료

종양의 완전한 수술적 제거가 가능하다면 수술은 가장 좋은 치료법이다. 수술 전 철저한 신체진찰, 흉부방사선검사, 생화학적 간기능 검사와 혈청 CEA 수치를 포함하는 전이 유무 검사를 시행해야 한다. 또한 대장경검사를 시행하여 동시성 병변을 확인하여야 한다. 수술은 침범된 부위를 광범위 절제해야 하는데 림프절과 혈관 분포에 따라 결정하게 된다. 근치적 절제 후 회복되면 6개월마다 신체 진찰을 하고 일 년에 한 번 혈액화학검사를 시행하면서 5년간 추적검사를 필요로 한다. CEA는 종양재발의 표지자로서 검사의 예민도가 높기 때문에 3개월 간격으로 측정하는 것이 추천된다. 종양의 재발을 조기에 증상이 없을 때 찾으려는 정기적인 복부 CT검사의 가치는 아직 불확실하지만 일부에서는 수술 후 처음 3년간 매년 실시할 것을 추천하고 있다.

임상적으로나 방사선학적으로 유일하게 간 전이만 있는 경우는 부분 간절제술을 고려해야 하는데 적절히 시행되었을 경우 5년 생존율이 25-30%로 상승되기 때문이다. 일반적으로 직장암의 경우 수술 전 또는 수술 후 골반 방사선치료가 추천된다. 장막을 통과하거나 주위 림프절을 침범한 경우(Dukes 분류 B2와 C)에는 국소재발률이 40-50%로 높다. 이는 해부학적으로 협소하고 봉쇄한 골반 내 공간이 절제 범위를 제한하고 직장 주위 골반 측벽의 풍부한 림프망이 악성종양세포가 수술적으로 접근이 불가능한 조직으로 조기에 쉽게 퍼지게 하기 때문이다. 수술 전 또는 수술 후 방사선치료가 국소 재발을 20-25% 정도 감소시키지만 생존율을 높이는지는 아직 확실하지 않다. 크고 절제가 불가능해 보이는 직장암환자에서는 수술 전 방사선 치료가 적응이 되는데 수술적 제거가 가능하게 충분히 작아질 수도 있다. 대장암의 일차적인 치료로서 방사선 치료는 효과적이지 않다.

전신에 전이된 대장암에서 5-FU를 이용한 항암 화학 요법 치료에 반응을 보이는 예는 15-20%로 실망적이다. 5-FU와 folinic acid (leucovorin, LV)를 동시에 투여하면 부분 관해율이 3배 정도 향상되지만 생존율 향상에 대한 효과는 미미하며 최적의 투여용량 및 투여 스케줄이 아직 확정되지 않았다. 일반적으로 5-FU는 정맥주사로 주입하나 경구투여제로 만든 capecitabine도 그 효과는 비슷해 보인다. Irinotecan (CPT-11)은 topoisomerase-I 저해제로 5-FU와 LV 처방에 추가하면 FOLFIRI 처방이라고 하는데 전이된 질환을 가지고 있는 환자에서 반응률과 생존율을 향상시킨다. Irinotecan의 부작용으로 가장 중요한 것은 설사이다. 백금유사제제인 oxaliplatin도 5-FU와 LV 처방에 추가하면 FOLFOX라고 하는데 전이가 있는 환자에서 처음 치료 시 반응률을 향상시킨다. Oxaliplatin의 부작용은 감각신경병증인데 치료를 중단하면 서서히 회복된다. FOLFIRI와 FOLFOX의 효과는 대등하다.

단일클론성 항체인 cetuximab (Erbitux®)은 세포막 당단백의 하나로 종양세포의 성장과 증식에 영향을 주는 신호전달체계에 관여하는 표피성장인자 수용체(EGFR)를 방해한다. Cetuximab의 단독투여는 이전에 항암 치료를 받은 환자의 일부에서만 효과를 보인다. Irinotecan과 같은 항암제와 병행 투여했을 때 시너지 효과를 내는데 이전에 irinotecan에 내성을 보였던 환자에서도 효과가 나타나는 것으로 봐서 세포의 약물내성을 cetuximab이 변화시킬 수 있는 것으로 추정된다. Cetuximab은 여드름 같은 피부 발진을 일으킬 수 있는데 발진의 발생과 정도가 심할수록 높은 항암효과를 시사한다.

Bevacizumab (Avastin®)은 단일클론 항체로 혈관내피성장인자(VEGF)를 방해하여 혈관형성을 억제한다. Irinotecan이 포함된 약제나 FOLFOX에 bevacizumab을 추가했을 때 처음에는 항암 치료 단독보다 치료반응이 높아 보였지만 후속연구들에서는 확실한 효과를 보이지 못했다. Bevacizumab은 고혈압, 단백뇨의 부작용이 있을 수 있고 혈전 색전성 질환의 가능성을 높일 수 있다.

제III병기의 환자에서 종양을 절제하고 6개월 동안 5-FU와 LV를 보조적 항암요법(adjuvant chemotherapy)으로 치료하면 재발률을 40% 낮추고 생존율을 30% 향상시킨다. FOLFOX는 5-FU와 LV보다 수술 후 재발률을 더욱 낮추는데, 의외로 FOLFIRI나 FOLFOX+bevacizumab, 또는 cetuximab 처방에서는 재발률을 더 낮추지 못했다. 제II병기의 환자에서는 보조적 항암요법의 이득이 없어 보인다.

통합의학적 접근

항산화제인 비타민 C와 E는 대장직장암의 발생을 감소시킬 수 있는 듯하다. 대장직장암환자를 대상으로 한 역학연구에서 장기간의 비타민 C와 E의 복용은 사망률을 감소시키지 못했다. 그러나 하위집단 분석에서 10년 이상 비타민 C를 복용한 65세 이하의 환자에서는 대장직장암으로 인한 사망 위험율을 감소시켰으며 모든 연령층에서 직장암의 사망 위험율을 감소시켰다.[24]

식이요소도 암을 예방하는 데 중요한 역할을 한다. 지중해의 나라들은 유방암, 자궁내막암, 대장직장암, 전립선암의 발생이 서구지역과 비교해서 낮은 편이다. 이러한 암들은 식사와 상관성이 높은 암인데 야채와 과일의 낮은 섭취와 붉은색 고기의 높은 섭취와 관련이 있다. 전통적인 지중해식 식사는 붉은색 고기를 적게 포함하고 과일, 야채, 올리브유를 많이 포함한다. 일부 역학연구에 의하면 서구식 식사를 지중해식으로 변경했을 때 대장직장암을 25%까지 예방할 수 있다고 한다.[25]

프로바이오틱스(probiotics)와 프리바이오틱스(prebiotics)는 위장관암에 있어서 화학적 예방의 역할을 할 수 있다. *Lactobacillus* sp. 같은 프로바이오틱스는 미생물의 전암형성성 세포 구조를 비활성화하고, 대장 효소를 조절하며, 유해한 박테리아의 성장을 제어하고, 면역 체계를 자극하며, 생리학적으로 활성화된 항암 대사산물을 생산함으로써 위장관암에 대하여 예방적인 이득을 주는 것으로 가정된다.[26] 이끼류에 속하는 석송(*Lycopodium clavatum*)은 직장암 통증에 동종요법 치료로서 유효한 효과가 보고되었다.[27] 명상과 이완요법은 보통 많은 암환자에서 시행되고 있는데 암성 통증을 조절할 뿐만 아니라 암과 관련된 우울증을 대처하는 데 도움을 준다.

한의학적 치료

황련의 주성분인 berbeine의 대장선종 재발방지에 관한 전향적 다기관 무작위대조 임상연구에서 berberine 투약군은 위약군에 비해 대장선종의 재발을 유의하게 감소시켰다.[28]

대만에서 이루어진 다기관 전향적 코호트 연구 결과 2기, 3기 대장암환자 중에서 한약을 복용한 그룹이 한약을 복용하지 않은 그룹에 비해 무질병생존기관과 전체생존기간이 모두 유의하게 증가하였다.[29]

전이성 대장암환자를 대상으로 한 무작위 위약대조군 임상연구에서 益氣逐瘀湯[30]은 FOLFOX-4와 first-line 치료로 병행 투여하였을 때 위약 병행 투여군에 비하여 반응률과 생존기간이 유의하게 상승하였고 grade 3/4에 해당하는 항암 치료 부작용도 유의하게 감소시켰다.[31]

진행성 대장암에 대한 한약의 체계적 고찰 연구에 의하면 健脾解毒方, 消積方, 益氣活血方은 항암 치료와 병행했을 때 1년 생존율이나 3년 생존율을 항암 치료 단독보다 유의하게 상승시키는 효과가 있었고 삶의 질 또한 제고시켰다. 그러나 항암 화학 요법에 대한 반응률이나 안정률(stability rate)을 상승시키진 못했다.[32] 다른 체계적 고찰에서도 한약과 항암 화학 요법의 병행치료는 항암 단독치료에 비해서 생존기간을 연장시키고, 종양의 반응을 높이며, 삶의 질을 향상시키고, 면역기능을 조절하고 급성 부작용을 경감시키는 효과가 있다고 한다. 그러나 이러한 근거가 확정적이기 위해서는 향후 더욱 엄격하고 높은 질적 임상 연구가 필요하다.[33] 대장직장암환자의 항암 화학 요법으로 발생하는 부작용 중에서 오심, 구토나 백혈구감소증을 黃芪 (astragalus) 위주의 한약처방이 유의하게 경감시키고 면역기능을 조절하였다는 체계적 고찰도 보고되었다.[34]

PHY906은 黃芩湯 (黃芩, 芍藥, 甘草, 大棗)이라는 한약처방을 표준화한 것으로 전임상연구에서 항암제로 인한 설사, 복통 등의 위장관 부작용을 억제하는 결과를 얻었는데 이를 바탕으로 한 1상 연구에서 IFL 항암처방(irinotecan, 5-FU, LV)과의 병행 시 약물역동학적인 변화를 일으키지 않았으며 안정성을 유지하였다.[35]

수술 후의 염증반응은 수술 후의 각종 합병증 및 부작용과 연관되어 있다. 大建中湯 (麥芽糖, 乾薑, 人蔘, 山椒)은 내시경적 절제를 받은 대장직장암환자의 C-반응단백(CRP, C-reactive protein)을 유의하게 억제하고 첫 가스배출 시간을 단축시키는 효과가 있었다.[36]

Oxaliplatin은 대장직장암의 주요한 항암치료제이지만 말초신경병증이 나타나는 부작용을 가지고 있다. FOLFOX치료와 함께 牛車腎氣丸 (熟地黃, 山藥, 山茱萸, 牧丹皮, 澤瀉, 茯苓, 車前子, 附子, 肉桂)을 복용한 대장직장암환자에서 grade 2/3의 말초신경병증을 유의하게 억제하는 효과가 나타났다.[37]

대장직장암은 한의학에서 癥瘕, 積聚, 腸風, 臟毒, 腸覃, 下痢, 鎖肛痔의 범주에 속한다. 스트레스에 의해 소화기의 기능이 영향을 받아 濕濁이 발생하여 이것이 오래되어 열로 되거나 혹은 음식의 문제로 濕熱이 발생해 장관의 氣血이 정체되면 熱毒으로 바뀌는 것이 한의학적인 대장직장암의 병리이다.

변증치료

脾虛氣滯證

治方: 香砂六君子湯加減

用藥: 木香 砂仁 黨蔘 半夏 白朮 茯苓 陳皮 八月札 枳殼 烏藥 綠萼梅 葡萄藤 蛇莓 等

濕熱蘊結證

治方: 白頭翁湯合槐角丸加減

用藥: 槐花 地楡 白頭翁 敗醬 紅藤 馬齒莧 黃柏 苦蔘 薏苡 黃芩 赤芍 等

瘀毒內阻證

治方: 膈下逐瘀湯加減

用藥: 當歸 紅花 桃仁 赤芍 丹蔘 生地 川芎 薏苡 半枝蓮 藤梨根 敗醬草 紅藤 白花蛇舌草 等

脾腎陽虛證

治方: 理中丸合四神丸加減

用藥: 附子 黨蔘 白朮 茯苓 薏苡 補骨脂 訶子 肉豆蔲 吳茱萸 乾薑 陳皮 五味子 等

肝腎陰虛證

治方: 知柏地黃丸加減

用藥: 生地 熟地 知母 黃柏 白芍 丹皮 山茱萸 五味子 麥門冬 澤瀉 沙蔘 枸杞子 葡萄籐 半枝蓮 等

氣血兩虛證

治方: 補中益氣湯合四物湯

用藥: 黨蔘 當歸 茯苓 黃芪 熟地 白芍 川芎 升麻 白朮 黨蔘 陳皮 八月札 大棗 甘草 紅藤 葡萄根 藤梨根 等

【참고문헌】

1. De Stefani E, Boffetta P, Deneo-Pellegrini H, Ronco AL, Correa P, Mendilaharsu M. The role of vegetable and fruit consumption in the aetiology of squamous cell carcinoma of the oesophagus: a case-control study in Uruguay. Int J Cancer. 2005;116(1):130-5.
2. AICR/WCRF. Food, Nutrition, Physical Activity and the Prevention of Cancer: A Global Perspective. 2007.
3. Cross AJ, Leitzmann MF, Gail MH, Hollenbeck AR, Schatzkin A, Sinha R. A prospective study of red and processed meat intake in relation to cancer risk. PLoS Med. 2007;4(12):e325.
4. Ogoshi K, Satou H, Isono K, Mitomi T, Endoh M, Sugita M. Immunotherapy for esophageal cancer. A randomized trial in combination with radiotherapy and radiochemotherapy. Cooperative Study Group for Esophageal Cancer in Japan. Am J Clin Oncol. 1995;18(3):216-22.
5. Mark SD, Qiao YL, Dawsey SM, Wu YP, Katki H, Gunter EW, Fraumeni JF Jr, Blot WJ, Dong ZW, Taylor PR. Prospective study of serum selenium levels and incident esophageal and gastric cancers. J Natl Cancer Inst. 2000;92(21):1753-63.
6. Jiang TL, Yan SC, Zhao LF. Preventing effect of "liuwei dihuang decoction" on esophageal carcinoma. Gan To Kagaku Ryoho. 1989;16(4 Pt 2-2):1511-8.
7. Abrams DI, Weil AT. Integrative Oncology. New York, NY: Oxford University Press; 2009.
8. Liu J, Li X, Liu J, Ma L, Li X, Fønnebø V. Traditional Chinese medicine in cancer care: a review of case reports published in Chinese literature. Forsch Komplementmed. 2011;18(5):257-63.
9. Wei X, Chen Z, Yang X, Wu T. Chinese herbal medicines for esophageal cancer. Cochrane Database Syst Rev. 2009;(4):CD004520.
10. 許浚. 東醫寶鑑. 서울: 南山堂; 1991.
11. 조종관, 유화승. 한의학의 암치료기술 처방집. 서울: 의성당; 2008.
12. 보건복지부. 2021년 국가암등록통계. 2022.
13. Kumar S, Metz DC, Ellenberg S, Kaplan DE, Goldberg DS. Risk Factors and Incidence of Gastric Cancer After Detection of Helicobacter pylori Infection: A Large Cohort Study. Gastroenterology. 2020;158(3):527-36.e7.
14. Borrelli F, Capasso R, Russo A, Ernst E. Systematic review: green tea and gastrointestinal cancer risk. Aliment Pharmacol Ther. 2004;19(5):497-510.
15. Jonkers D, van den Broek E, van Dooren I, Thijs C, Dorant E, Hageman G, et al. Antibacterial effect of garlic and omeprazole on Helicobacter pylori. J Antimicrob Chemother. 1999;43(6):837-9.
16. Hertog MGL, Hollman CH, Katan MB. Content of potentially anticarcinogenic flavonoids of 28 vegetables and 9 fruits commonly consumed in the Netherlands. J Agric Food Chem. 1992;40:2379.
17. Shih WT, Yang PR, Shen YC, Yang YH, Wu CY. Traditional Chinese Medicine Enhances Survival in Patients with Gastric Cancer after Surgery and Adjuvant Chemotherapy in Taiwan: A Nationwide Matched Cohort Study. Evid Based Complement Alternat Med. 2021;2021:7584631.
18. Gan T, Wu Z, Tian L, Wang Y. Chinese herbal medicines for induction of remission in advanced or late gastric cancer. Cochrane Database Syst Rev. 2010;(1):CD005096.
19. Takahashi T, Endo S, Nakajima K, Souma Y, Nishida T. Effect of rikkunshito, a chinese herbal medicine, on stasis in patients after pylorus-preserving gastrectomy. World J Surg. 2009;33(2):296-302.
20. Endo S, Nishida T, Nishikawa K, Nakajima K, Hasegawa J, Kitagawa T, et al. Dai-kenchuto, a Chinese herbal medicine, improves stasis of patients with total gastrectomy and jejunal pouch interposition. Am J Surg. 2006;192(1):9-13.
21. Dang W, Yang J. Clinical study on acupuncture treatment of stomach carcinoma pain. J Trad Chin Med. 1998;18:31-8.
22. Zhou H, Zheng J, Shen KP. Clinical study on Wei Chang An recipe in the treatment of advanced gastric cancer. Tumor. 2007;27(6):487-9.
23. 조종관, 유화승. 한의학의 암치료기술 처방집. 서울: 의성당; 2008.
24. Jacobs EJ, Connell CJ, Patel AV, Chao A, Rodriguez C, Seymour J, et al. Vitamin C and vitamin E supplement use and colorectal cancer mortality in a large American Cancer Society cohort. Cancer Epidemiol Biomarkers Prev. 2001;10(1):17-23.
25. Trichopoulou A, Lagiou P, Kuper H, Trichopoulos D. Cancer and Mediterranean dietary traditions. Cancer Epidemiol Biomarkers Prev. 2000;9:869.
26. Geier MS, Butler RN, Howarth GS. Probiotics, prebiotics and synbiotics: a role in chemoprevention for colorectal cancer? Cancer Biol Ther. 2006;5(10):1265-9.
27. Rajendran ES. Homeopathy as a supportive therapy in cancer. Homeopathy. 2004;93:99-102.
28. Chen YX, Gao QY, Zou TH, Wang BM, Liu SD, Sheng JQ, et al. Berberine versus placebo for the prevention of recur-

rence of colorectal adenoma: a multicentre, double-blinded, randomised controlled study. Lancet Gastroenterol Hepatol. 2020;5(3):267-75.

29. Xu Y, Mao JJ, Sun L, Yang L, Li J, Hao Y, et al. Association Between Use of Traditional Chinese Medicine Herbal Therapy and Survival Outcomes in Patients With Stage II and III Colorectal Cancer: A Multicenter Prospective Cohort Study. J Natl Cancer Inst Monogr. 2017;2017(52): lgx015.

30. 益氣逐瘀湯: 人蔘 10 苦蔘 10 川芎10 防己 10 薑黃 12 沙蔘 15 黃芪 30 白朮 10 當歸 10 鬱金 10 芍藥 10 三稜 12 白花蛇舌草 30 半枝蓮 30(g).

31. Cao B, Li ST, Li Z, Deng WL. Yiqi zhuyu decoction combined with FOLFOX-4 as first-line therapy in metastatic colorectal cancer. Chin J Integr Med. 2011;17(8):593-9.

32. Guo Z, Jia X, Liu JP, Liao J, Yang Y. Herbal medicines for advanced colorectal cancer. Cochrane Database Syst Rev. 2012;5:CD004653.

33. Zhong LL, Chen HY, Cho WC, Meng XM, Tong Y. The efficacy of Chinese herbal medicine as an adjunctive therapy for colorectal cancer: a systematic review and meta-analysis. Complement Ther Med. 2012;20(4):240-52.

34. Taixiang W, Munro AJ, Guanjian L. Chinese medical herbs for chemotherapy side effects in colorectal cancer patients. Cochrane Database Syst Rev. 2005;(1):CD004540.

35. Kummar S, Copur MS, Rose M, Wadler S, Stephenson J, O'Rourke M, et al. A phase I study of the chinese herbal medicine PHY906 as a modulator of irinotecan-based chemotherapy in patients with advanced colorectal cancer. Clin Colorectal Cancer. 2011;10(2):85-96.

36. Yoshikawa K, Shimada M, Nishioka M, Kurita N, Iwata T, Morimoto S, et al. The effects of the Kampo medicine (Japanese herbal medicine) "Daikenchuto" on the surgical inflammatory response following laparoscopic colorectal resection. Surg Today. 2012;42(7):646-51.

37. Nishioka M, Shimada M, Kurita N, Iwata T, Morimoto S, Yoshikawa K, et al. The Kampo medicine, Goshajinkigan, prevents neuropathy in patients treated by FOLFOX regimen. Int J Clin Oncol. 2011;16(4):322-7.

38. DeVita VT Jr, Rosenberg SA, Lawrence TS. DeVita, Hellman, and Rosenberg's cancer: Principles & practice of oncology. 12th ed. Baltimore, MD: Wolters Kluwer Health; 2023.

39. Longo D, Fauci A, Kasper D, Hauser S, Jameson J, Loscalzo J. Harrison's principles of internal medicine. 18th ed. McGraw-Hill Education/Medical; 2011.

40. Abrams DI, Weil AT. Integrative Oncology. New York, NY: Oxford University Press; 2009.

41. Shin A, Kim J, Park S. Gastric cancer epidemiology in Korea. J Gastric Cancer. 2011;11(3):135-40.

42. Sleisenger MH, Feldman M, Friedman LS, Brandt LJ. Sleisenger and Fordtran's gastrointestinal and liver disease: Pathophysiology, diagnosis, management. Saunders; 2010.

43. 김정룡. 소화기계 질환. 서울: 일조각; 2000.

44. 中華中醫藥學會. 腫瘤中醫診療指南(Guideline for Diagnosis and Treatment of Tumor in TCM). 北京: 中國中醫藥出版社; 2008.

45. Amin MB, Edge S, Greene FL, Schilsky RL, Byrd DR, Gaspar LE, et al., editors. AJCC Cancer Staging Manual. 8th ed. Cham, Switzerland: Springer International Publishing; 2016.

각론 제14장

간담도암

조정효 대전대학교 한의과대학 교수

한의통합종양학

C

각론 제14장

간담도암

조정효 대전대학교 한의과대학 교수

간세포암

발생 빈도와 역학

간세포암(hepatocellular carcinoma, HCC)은 전 세계적으로 암 발병율 6위, 암으로 인한 사망 원인 4위를 차지할 정도로 광범위하게 퍼져 있는 암으로 매년 백만 명이 새로 발병하고 남녀 비율은 2.3배 정도로 남자가 높다.[1,2] 몽고는 10만 명당 93.7명, 미국은 9.5명이 발생할 정도로 지역 간 편차가 있으며, 아프리카와 아시아 지역에서 비교적 발생률이 높은 편이다.[3,4]

우리나라에서는 2020년의 간암 전체 발생 건수 15,152건(10만 명당 29.5명, 남녀 비율 2.8:1)이었고, 그중 간세포암의 발생률이 담관암(cholangiocarcinoma)에 비해 약 2배 정도 높게 나타났다. 이는 2010년 발병률 5번째에서 현재는 갑상선, 폐암, 대장암, 위암, 유방암, 전립선암에 이어 7번째로 하락한 상태이다.[5] 2020년도 국내 암 사망자는 10만 명당 160.1명이고 그중 간암은 20.6명이며 이는 2010년의 22.5명에 비해 다소 낮아진 상태이다. 그러나 암사망률은 폐암의 36.4명에 이어 두 번째로 여전히 높았으며, 가장 활동이 왕성한 40-50대에서는 간암으로 인한 사망률이 40대는 10만 명당 6.2명, 50대 21.0명으로 가장 높았다.[6]

병인

한의학 고전에서의 간암에 대한 언급은 肝積, 脾積, 癥瘕, 積聚, 黃疸, 肥氣, 癖黃 등의 병증에서 기전과 치료가 언급되었다. 간암의 원인과 병리 기전은 매우 복잡하여 간단명료하게 표현하기 어렵다. 일반적인 병인으로는 B형 또는 C형 바이러스 간염에 의한 만성간염, 간경변증 등의 지속적인 염증 및 섬유화를 기본으로, 최근에는 알코올, 비알코올성 지방간염(NASH), 당뇨병이나 비만 등의 대사성질환에 의한 발생을 들 수 있다. 이 외에도 아플라톡신(aflatoxin), 성호르몬, 흡연 등도 영향을 줄 수 있다. 한의학에서는 크게 感受毒邪, 七情內傷, 飮食勞倦, 正氣虧虛를 병인으로 본다.[7]

感受毒邪

濕熱이라는 邪氣가 우리 몸에 침범했을 때 우리 몸의 正氣가 이를 밖으로 내보내지 못하면 몸 안의 濕熱은 氣血의 운행과 臟腑의 기능에 영향을 주어서 痰凝結聚의 과정을 거쳐서 간암이 된다.

七情內傷

장기간에 걸친 精志조절 장애는 肝氣鬱結의 병증을 발생하고 이는 氣血운행을 원활하지 못하게 하고, 肝이 脾를 제어하지 못하여 濕濁이 생겨서 氣血이 응체되는 과정을 거쳐서 간암이 된다.

飮食勞倦

장기간의 음식 섭취의 부절제 및 고열량의 음식 및 음주과다는 脾의 運化과정, 胃의 水穀의 納化과정에 영향을 주어 水濕이 생겨서 痰濕장애의 과정을 걸쳐 痰塊를 만든다.

正氣虧虛

正氣부족은 간암 발생의 중요한 요인이다. 장기간의 정기부족 상태에서는 장부기능이 문란해지고, 음양의 균형이 무너져서 痰濕을 발생하고, 이 痰濕정체가 오래되면 積聚를 형성하여 간암이 생긴다.

B형 간염 바이러스

전 세계적으로 만성 B형 간염환자는 350만에서 400만 명정도 추산되며, 비감염자에 비해 간세포암 발생률이 100배 이상 높은 것으로 보고된다.[8] 만성 B형 간염환자에서 평생을 통해 간세포암이 발생될 위험률은 10-25%로, B형 바이러스 감염은 간암 발병의 주요 원인이 된다.

C형 간염 바이러스

HCV는 주로 만성 감염(10%: HBV vs. 60% to 80%: HCV)에 의한 간경화, 간암으로의 진행경로를 따르게 된다.[9] 또한 C형 바이러스는 다른 발병요인과 결합하여 암 발생률을 높이는 역할을 한다. HBV와의 중복감염인 경우 HBV가 발암 과정을 개시(initiation)하고 HCV가 촉진(promotion) 또는 악화(progression)시킬 수 있다.

알코올

알코올은 간암 발병의 주요 인자 중 하나이다. 전향적 연구들의 메타분석에 의하면 과도한 알코올 소비(≥37.5 g/day)는 간세포암 발생을 16% 증가시킬 수 있다. 특히, 알코올과 간암 발생과의 상관성은 남성보다 여성에게서 높게 나타난다. 심한 알코올 소비(≥50 g/day)는 남성에선 간암 발생을 59% 증가시키는 반면, 여성에선 거의 4배에 가까운 간암 발생 증가율을 보여준다.[2]

대사증후군, 당뇨와 비만

2014년 메타분석에 의하면 대사증후군은 간세포암 발생 위험율을 81% 증가시킨다. 당뇨 또한 간세포암 발생 위험율을 2-3배 정도 증가시키며, 특히 남성에서 높은 상관성을 보여준다. 비만도 간세포암 발생과 높은 상관성을 보여주는데, 미국과 스웨덴에서의 연구에 의하면 특히, 청년기 때의 비만은 간세포암 발생 위험율을 2-3배 가까이 증가시켰다.[2]

비알코올성간질환

미국에서의 한 연구에 의하면 비알코올성간질환(nonalcoholic fatty liver disease, NAFLD)은 전체 성인의 32.8% 정도이며, 이 중 20-30%는 비알코올성간염(non-alcoholic steatohepatitis, NASH)으로 진행하며, 다시 10-20%는 간경화로 진행하게 된다. 지방간질환은 간경화의 대표 원인이고, 지방간염은 간세포암 관련 간이식의 두 번째로 높은 원인 인자가 된다.[2]

병리 기전

간암의 병리 기전 또한 복잡하다. 간에서 시작하여 脾, 腎, 膽, 胃로 영향을 주는데 肝, 脾의 기능 저하 상태가 간암의 발생 및 진행에 직접적인 영향을 준다. 초기에는 氣鬱, 脾虛, 濕阻의 상태여서 식욕부진, 피로 등의 비특이적인 증상을 나타낸다. 濕濁, 濕熱의 상태가 지속되면서 氣血을 손상시키면 正虛와 邪實의 혼재된 상태로서 脾虛, 肝腎陰虛, 氣滯, 血瘀, 痰濕, 熱毒의 증상이 복합적으로 나타난다. 말기에는 正氣損傷이 심하고 음양 조절기능의 심각한 손상으로 체중감소, 腹大脹滿, 面色黧黑 등의 증상을 나타낸다.

간암의 중요 위험 인자 중 우리나라에서 높은 발병원인은 B형, C형 간염바이러스이다. HBV 감염에 의한 HCC발생의 정확한 기전은 알려져 있지 않다. 일부 연구에 의하면, HBV는 만성 염증에 의한 섬유화, 간경화를 통한 발암원으로서의 간접적 역할과 HBV DNA의 integration과 hepatitis Bx (HBx) 유전자 산물에 의한 직접적 역할로 나눌 수 있다. HBx 유전자는 p53 유전자에 영향을 미쳐 종양억제기능을 저해하게 된다. 반면, HCV는 RNA 바이러스로 간세포 DNA에 integration 될 수 없는 반면, 감염은 B형 바이러스 감염보다 만성화 확률이 높아 만성간염과 간경변의 지속적인 진행으로 암을 발생시킨다. 그 외는 발생 원인에 상관없이 만성 염증, 섬유화에 의한 간 손상, 간세포의 재생 증식 과정에서 생성되는 이형성 간세포(dysplastic hepatocyte)의 증식으로 간암이 생성된다. 관련 분자 신호전달체계에서 nuclear factor kappa B (NF-κB), Telomerase reverse transcriptase (TERT) Wnt signaling의 활성화를 유도하게 된다. 또한, 간암세포 증식 과정에서는 Ras, Raf, MEK, ERK, PI3K, Akt 등의 세포증식 및 항자멸자 신호전달체계가 활성화된다.[10]

간암은 과혈관성 악성종양이므로 혈관형성인자의 발현을 증가시키고 혈관형성억제인자의 발현을 감소시켜서 종양으로 혈관 공급을 유도한다. 이 과정에 관여하는 사이토카인으로는 vascular endothelial growth factor (VEGF), basic fibroblast growth factor (bFGF), cyclooxygenase-2 (COX-2) 등이다. 종양조직은 정상조직에 비해 상대적으로 혈관에서 멀리 떨어진 곳에 있고 저산소 상태로 항암제에 노출이 덜 되고 다양한 항자멸 신호기전의 활성화로 간암세포의 생존을 도모한다. 아울러 항암 치료약재에 대해서는 다제 내성 당단백(MDR P-glycoprotein)과 다제 내성 단백(MRP) 등의 다제 내성 유전자(multidrug resistance, MDR)를 과발현시켜서 항암제를 세포 외로 유출시킨다. 종양세포와 그 주위의 간조직에서는 종양세포와 면역세포(대식세포, 수지상세포, 자연살해세포, T 림프구) 간의 지속적인 상호 억제 과정이 이루어진다. 종양세포는 MHC class I 항원 및 종양 특이 항원의 발현을 막고 면역억제 사이토카인을 다양하게 분비하여 면역회피 미세환경을 만들어 종양세포의 손상을 막는다.[11, 12]

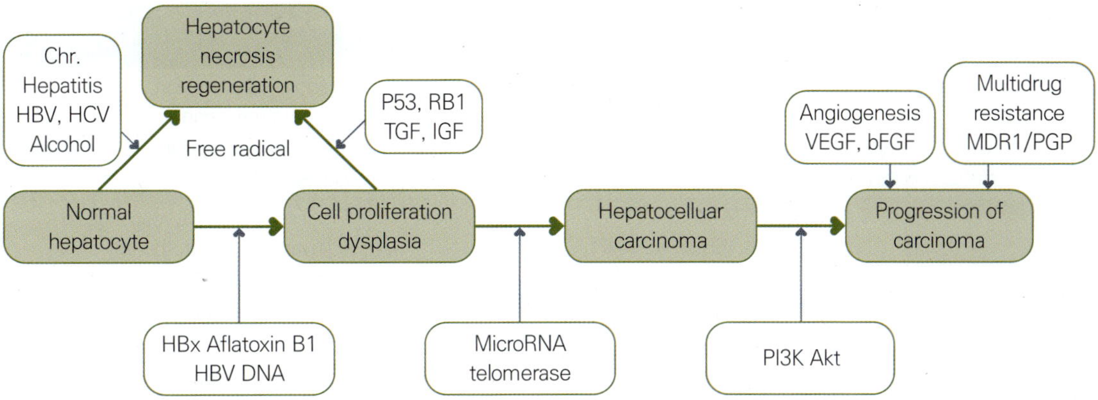

【그림 14-1.】 간발암모델

【표 14-1.】 간세포암에서의 주요 분자 신호전달경로[13]

Functional Process (Frequency)	Signaling Pathway	Associated Molecules (Frequency %)	Mode of Action in Tumors	Phenotypic Features
Cell cycle(4-35%)	p53, RB-E2F	TP53, CKN2A/B, CCND/E1, CDKs, ATM, RB1	Inhibition	Loss during tumor progression, aggressive phenotype, DNA damage repair mechanisms
	Wnt-β-catenin	CTNNB1, AXIN1+2, APC	Activation	Early and late stage, genomic stability, activation in tumor-initiating cells
	TGF-β	SMADs	Early: inhibition Late: activation	Poor prognosis, metastasis, tumor-initiating cells
Development and differentiation(2-55%)	Hippo-YAP	Growth control, via YAP and MST1/2	Activation	Stem cell features, tumor initiation, chemoresistance
	NF2	Growth control, via YAP, EGFR	Inhibition	Stem cell features, tumor initiation
	SALL4	NURD complex, PTEN	Activation	Development and progression, poor prognosis, tumor-initiating cells
	IGF	IGF1R, IRF2, IRS, SHP, PI3K	Activation	Preneoplastic lesions, early stage
	HGF-MET	SH2, MAPK, MEK, ERK	Activation	Metastatic potential, invasion
Oncogenic signaling(0-35%)	EGFR	AKT, STATS, RAS/RAF	Activation	Aggressive phenotype, reprogramming
	PI3K-mTOR	PIK3CA, AKT, RPS6KA3, PTEN, TSC1, RAPTOR, RICTOR	Activation	Poor prognosis, poorly differentiated tumors, and earlier recurrence
	VEGF	VEGFR, HIF1α	Activation	Aggressive phenotype, poor prognosis, metastasis
Angiogenesis(0-15%)	FGF	FGF19, FGFRs, SHP2	Activation	Development or progression
	PDGF	ROS, PI3K, STAT3, MMPs	Activation	Liver cirrhosis, development

Functional Process (Frequency)	Signaling Pathway	Associated Molecules (Frequency %)	Mode of Action in Tumors	Phenotypic Features
Immune response(2-9%)	NF-κB	IKb, IKK, NEMO, p65, IL-20	Activation	Chronic inflammation, tumor progression
	TWEAK/Fn14	NOTCH, WNT	Activation	Tumor-initiating cells, cell fate decision
	IL-6 signaling	STAT3, LIN28, IL-6R, IL-6, JAK1	Activation	Progenitor derived, response to adjuvant interferon therapy
Posttranscriptional modifications (not reported)	RNA editing	AZIN1, ADARs, ODC	Activation	Cirrhosis, development and recurrence, poor prognosis
Genome maintenance (10-28%)	Chromatin remodeling	ARID1 and ARID2, MLL, BAP1, EZH2	Activation	Frequently mutated (SWI/SNF), poor prognosis
	Telomere stability	TERT	Activation	Earliest genetic changes, associated with activation of WNT-B-catenin
Stress response/mitochondria (0-22%)	Oxidative response	NRF2, KEAP1, CUL3	Activation	Oxidative phosphorylation, tumor progression, late stage

병기 체계

간세포암은 종양의 진행상태와는 별도로 간의 기능에 따라 치료결정과 예후에 미치는 영향이 크기 때문에 하나의 통일된 병기 체계로 설명하는데 어려움이 있다. 다양한 병기 체계 중 전 세계적으로 가장 많이 알려진 것은 American Joint Committee on Cancer (AJCC)/International Union Against Cancer (UICC) 병기 체계로, 여러 고형암에서의 TNM체계를 기본으로 한다. 그러나, 미세혈관 침범유무와 관계없이 2 cm 이하의 종양은 T1a로 분류하는 등 치료 후 예후를 잘 반영하지 못한다는 단점도 있다. 국내에선 일본 간암연구회에서 제안하였던 UICC 병기를 수정한 modified UICC (mUICC) 병기(일명 Liver Cancer Study Group of Japan: LCSGJ)를 표준 병기로 채용하고 있다. 그렇지만, 이 또한 국제적인 유효성 검증의 부족과 국제적인 교류의 제한점이 있다. 이 외에 간기능 환자 증상 및 치료방법을 고려한 medical staging의 경우는 Barcelona Clinic Liver Cancer (BCLC) system을, 생체 간이식을 위한 척도로는 Milan criteria 등이 적용되고 있다.

Modified UICC staging system

종양의 개수, 크기(2 cm 이하), 혈관 침범 여부를 종합하여 T 병기를 정하였으며, 종양 개수가 1개, 2 cm 이하, 혈관 침범이 없으면 T1, 이중 하나라도 만족 못하면 T2, 두 가지를 만족 못하면 T3,

세 가지가 모두 만족 못하면 T4로 정의하였다.[14]

【표 14-2.】 간세포암의 mUICC TNM 병기 체계

Stage	T	N	M
I	T1	N0	M0
II	T2	N0	M0
III	T3	N0	M0
IVA	T4	N0	M0
IVB	T1-3 T1-4	N1 N0-1	M0 M1

Criteria	T1 Agree with all 3 criteria	T2 Agree with 2 of 3 criteria	T3 Agree with 1 of 3 criteria	T4 Agree with no criteria
Tumor factor defined by 3 criteria: 1) single 2) < 2 cm 3) no vascular or bile duct invasion	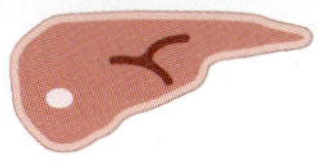	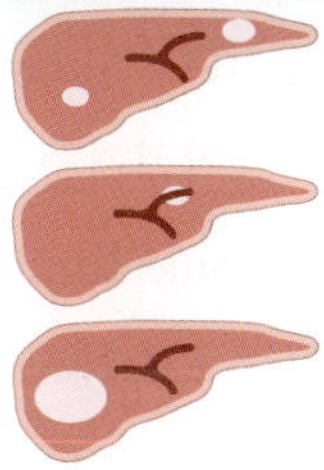	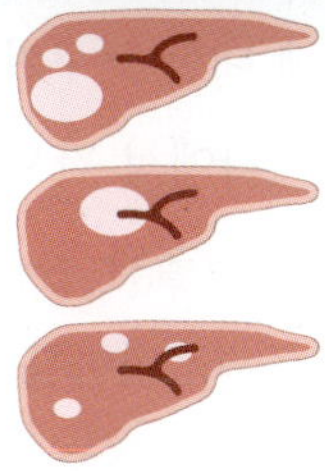	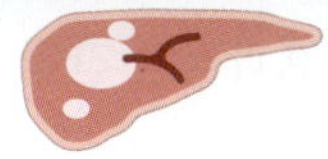

Barcelona Clinic Liver Cancer (BCLC) staging system

1999년 유럽의 간세포암에 대한 무작위 임상연구를 분석하여 Barcelona Group에서 제시된 기준이다.[15] 환자의 전신수행능(performance status), 암병기, 잔존 간기능의 세가지 요소를 포함하고 있고, 2003년에는 Stage 0(간기능이 우수하고 2 cm 이하의 단발성 간세포암)을 추가하여 stage 0, A-D로 분류하였으며, 2022년도에 업데이트되어 현재에 이르고 있다. Stage 0와 A는 중앙 생존기간이 5년 이상 기대되고, 치료방법으로는 간절제술 간이식 등의 근치적 치료가 적용 가능하다. stage B는 중앙 생존기간이 2.5년 이상이 기대되고, TACE가 효과적인 치료방법이다. Stage C와 D는 중앙 생존기간이 각각 2년, 3개월로 보존적 치료를 시행한다.[16]

【표 14-3.】 간세포암의 BCLC 병기 체계

Stage	Performance status	Tumor stage	Liver function
0 (Very early stage)	0	single<2 cm	Preserved liver function*
A (Early stage)	0	Single, or ≤3 nodules each≤3 cm	Preserved liver function
B (Intermediate stage)	0	Multinodular	Preserved liver function

Stage	Performance status	Tumor stage	Liver function
C (Advanced stage)	1-2	Portal invasion and/or extrahepatic spread	Preserved liver function
D (Terminal-stage)	3-4	Any tumor burden	End stage liver function

* Preserved liver function means compensated Child-Pugh A if there is underlying cirrhosis

Milan criteria

간이식은 비대상성 간경변을 포함한 간세포암의 치료에 있어 이론적으로 가장 이상적인 치료법이라 할 수 있다. 과거에는 간암에서 간이식후 높은 재발률로 인해 간암치료에 있어서 간이식은 상대적 금기증 중 하나였다. 그러나, 일부 간세포암종 환자의 치료에서 간이식의 우수한 치료결과가 인정되면서, 효과적인 간이식 기준에 대한 연구가 진행되고 있다. Milan criteria는 이탈리아의 Milan Group이 제시한 기준으로 여러 나라에서 간세포암종의 간이식기준으로 광범위하게 사용되고 있으며, 이식 전 영상검사에서 간 외 전이와 혈관 침습이 없고, single tumor일 경우는 5 cm 이하, 다발성인 경우는 3개 이하이면서 각각이 3 cm 이하를 간이식 기준으로 제시하였다.[17]

임상 증상

임상 증상은 매우 다양하나, 대개는 암이 진행되기 전엔 무증상인 경우도 많다. 간암의 임상 증상은 간암관련 증상, 간암관련 體證, 간암관련 병발증으로 크게 나눌 수 있다. 간암 관련 증상에는 간부위의 통증, 소화기 증상, 전신증상으로 크게 나눌 수 있고, 간암관련 體證에는 간장종대, 복수, 황달, 비장종대, 간부위의 혈관잡음, Budd-Chiari 증후군, 신생물딸림증후군(paraneoplastic syndrome: 저혈당, 적혈구증가증, 혈소판증가증, 고칼슘혈증, 여성형유방 등) 등이 있다. 이외에도 간암관련 병발증이 있는데 상부소화기출혈, 간암결절의 파열, 간성뇌증, 혈성 흉복수, 간신증후군 등이다.

간암 관련 증상에서 흔히 보이는 증상은 간 부위의 통증과 간장종대이다. 간암이 진행할수록 간장종대가 심하게 나타나는데 간우엽의 종양은 횡격막, 폐 등을 압박하여 운동 시 호흡에 영향을 주고, 간좌엽 종양은 검상돌기 부근에서 촉지된다. 간 부위의 통증은 간암 말기의 대표적 증상이다. 검상돌기부근, 우측 늑골 부위의 간헐적, 지속적인 은은한 둔통이 많고, 호흡에 따라 가중되는 경향이 있다. 간암관련 소화기 증상으로는 식욕부진, 오심, 설사, 복부팽만 등의 증상이 있는데, 복부팽만과 식욕부진이 많이 호소하는 증상이다. 설사는 간암에 의한 문맥압 항진과 연관되어 나타난다. 간암 관련 전신증상으로는 피로, 체중감소, 발열, 출혈, 황달, 하지부종, 복수, 급성복통 등이 있다. 피로와 체중감소는 말기로 갈수록 심해지는 경향을 보이고, 발열은 37.5-38℃에서 오한은 없고 오후에 많이 발생하는데 감염, 종양 대사산물 등의 영향을 받는다. 출혈은 위, 치아에서 많이 나타나고 피부 아래의 반점도 자주 관찰된다. 황달은 종양이 담관을 압박하거나 총담관에서 생성된 경우에 자주 나타나나 담관 압박의 경우에는 말기에, 총담관에 생성된 경우에는 초기에도 나타난다. 복수는 문맥압의 상승, 간기능의 저하를 반영한 결과이다.[18]

진단

간암의 진단은 침습적인 방법인 간조직 검사와 영상 및 종양 표지자 검사를 이용한 비침습적 방법을 통해 이루어진다. 간암환자는 간경변을 동반하는 경우에는 간기능 저하로 인한 출혈 위험, 종양 표적(targeting)의 어려움, 검사과정에서의 전파(seeding)의 위험성을 고려하여 비침습적 방법을 우선 이용한다.

선별(screening) 또는 감시(surveillance)검사에는 혈청 알파태아단백(alpha-fetoprotein, AFP), 간초음파검사가 가장 많이 이용되고 있다. 소간암의 doubling time이 3-4개월로 추정하고 있어서 크기가 2 cm로 자라는데 4-12개월이 소요되므로 우리나라에서는 고위험군(B형 간염바이러스 양성, C형 간염바이러스 양성, 간경변증)에 대한 감시검사를 6-12개월 간격으로 시행할 것을 권유한다(국립암센터 권고안).

종양표지자 검사[19]

혈청알파태아단백(AFP)은 4번 염색체에 있는 AFP 유전자에 의해 암호화(encode)된 단백질로, 태아발달(fetal development) 기간 동안 난황낭(yolk sac) 태아간(fetal liver)에 의해 생성되며 알부민의 태아 유사체(fetal analog)로 생각된다. 혈청 AFP는 HCC 환자의 70%에서 90%의 혈액 순환에서 수치가 상승하는 것으로 밝혀졌기 때문에 HCC 바이오마커로 광범위하게 연구되어 왔다. 영상화 기준도 충족되는 경우 HCC에 대해 200 ng/ml의 임계값이 진단적인 것으로 간주되어 왔다. 만성간염 또는 간경변증 환자들에서 혈청 AFP 수치가 200 ng/mL 이상일 때 간세포암종 진단의 확률이 높다. 그러나 소간세포암종 중 약 35%에서 AFP 수치는 정상이며, 간염의 악화 또는 간세포의 활발한 재생 시기에도 AFP 수치가 상승하는 단점이 있으므로 혈청 AFP 상승만으로 간암을 진단하기는 어렵다.

PIVKA II (protein induced by vitamin K absence II)는 간암의 초기 및 간암 수술 후 재발한 환자에서도 상승하기 때문에 수술 후 추적검사의 표지자로 이용되며 AFP 검사의 단점을 보완하여 두 가지

검사를 동시에 하면 간암 진단의 민감도는 74.2%, 특이도는 87.2%까지 상승한다고 보고되고 있다.

영상의학검사

조직검사를 통한 병리적인 확진이 필요한 다른 암종과는 달리 간세포암종은 영상의학검사를 기반으로 병리적인 확진이 없어도 진단이 가능하기에 영상의학검사의 임상적 의의는 크다고 할 수 있다. 1 cm 이상의 병변이 역동적 조영증강 CT 혹은 MRI, 간세포특이조영제 MRI 등에서 동맥기 조영증강과 문맥기, 지연기, 혹은 간담도기 씻김현상으로 나타나는 '전형적 영상소견'을 보일 때 간세포암의 확진이 가능하다.[20]

조영증강 초음파(contrast-enhanced ultrasound, CE-US)가 최근 많이 활용되며, 간세포암의 민감도와 특이도는 각각 60%, 93%이다. 방사선 조사의 위험이 적어서 조기검진 방법으로 많이 이용되고 있다.

CT는 간암의 진단이나 추적 검사에서 가장 많이 이용되는 검사방법이다. 다검출 나선식 CT(-multi- detector CT, MDCT), 다중절편나선형 CT (multiphasic spiral CT)가 많이 이용되고 있으며, 2 cm 이상의 간암에 대한 진단 민감도도 90%이상의 높은 민감도를 보인다. 그러나, 1 cm미만의 종양에 대해서는 MRI에 비해 상대적으로 낮은 민감도를 보인다.

자기공명 영상검사(magnetic resonance imaging; MRI)는 CT와 더불어 간세포암을 비침습적으로 진단하는데 중요한 역할을 하지만, 검사 시간이 길고 비용이 높아서 감시 검사로는 적합하지 않은 단점이 있다. 이의 보완을 위해 최근에는 조영제를 사용하지 않거나, 간세포 특이(hepatocyte-specific) 조영제 또는 세포 외(extracellular) 가돌리늄(gadolinium) 조영제를 이용한 단축 MRI (abbreviated MRI)전략들이 시행되고 있다.[21]

FDG-PET는 종양의 기능적인 측면을 찾는 검사로서 다른 영상 검사에서 발견되지 않는 작은 크기도 발견할 수 있는 장점이 있으나 간암에서는 60%의 민감도를 보여서 진단을 위한 검사보다는 다른 부위의 전이암을 발견하기 위한 목적으로 이용되고 있다.

진단 가이드라인

미국간학회는 1 cm 이상의 결절은 영상 검사 한 가지만으로도 진단 가능하다고 제시하였고, 대한간암연구회는 1 cm 미만의 결절이라도 두가지 이상의 검사에서 간세포암종의 전형적인 소견을 보이고, 알파태아단백의 지속적인 상승을 보인다면 진단가능하다고 제안하였다. 또, 아시아 태평양간학회는 크기와 혈청 알파태아단백에 상관없이 역동성 영상 검사를 진단 근거로 제안하였다.

【표 14-4.】 간암의 진단 가이드라인

Korean Liver Cancer Study Group[22]	
임상적 진단	• 고위험군 환자(B형 간염 바이러스 양성, C형 간염바이러스 양성, 간경변) 감시중 간세포암이 의심되는 경우 역동적 조영증강 CT 또는 MRI, 간특이 조영증강 MRI검사를 통해 진단할 수 있다. • 고위험군에서 직경 1 cm 이상의 결절에서 위에서 언급한 영상기술에서 하나 또는 두가지 검사에서 간세포암종의 전형적인 소견(동맥기 조영증강 및 문맥-지연기의 조영감소)을 보이면 간세포암종으로 진단할 수 있다. • 고위험군에서 직경 1 cm 미만의 결절에서 위에서 언급한 영상기술에서 두가지 이상의 검사에서 간세포암종의 전형적인 소견을 보이고, 혈청 알파태아단백의 지속적인 상승을 보일 때 간세포암종으로 진단할 수 있다.
조직학적 진단	임상적 진단 조건에 해당하지 않거나 간세포 암종의 비전형적인 영상소견을 보일 때는 진단을 위해 병리학적 진단(조직검사)이 고려되어져야 한다.
Asian Pacific Association for the Study of the Liver[23]	
• 역동성 CT, 역동성 MRI, 조영증강 초음파로 얻어진 영상에서 전형적인 혈관 영양상(동맥기 조영증강, 문맥기 조영감소)을 보인다면 크기에 관계없이 전형적인 간세포암종으로 진단할 수 있다. • 동맥기에 조영증강 양상이 등혈관성이거나 저혈관성인 종양, 문맥기 조영감소를 동반하지 않은 동맥기 과혈관성 조영증강 종양처럼 비전형적인 영상 소견을 가진 경우 SPIO-MRI 혹은 조영증강 초음파와 같은 검사를 시행하여 간세포암종을 진단한다. • 가돌리늄 경정맥 조영제를 통한 조영증강 MRI검사는 고등급 이형성 결절을 포함한 조기 간세포암종을 발견할 수 있다.	
American Association for the Study of the Liver Diseases[24]	
• 1 cm 이상의 종양에서 다중시기 다중절편나선형 CT (4-phase MDCT) 혹은 역동적 MRI 중 한가지 검사에서 간세포암종의 전형적인 소견(동맥기 조영증강 및 문맥-지연기의 조영감소)을 보이면 간세포암종으로 진단한다. • 1 cm 이상의 종양에서 다중시기 다중절편나선형 CT 혹은 역동적 MRI 중 한가지 검사에서 비전형적일 경우 다른 한 가지 검사를 추가로 시행하여 전형적인 소견을 보이면 간세포암종으로 진단한다. • 1 cm 이상의 종양에서 위의 조건을 만족시키지 못할 경우 조직검사를 시행한다. • 1 cm 미만의 종양은 3개월 후 초음파검사를 하여 크기와 종양의 성질 변화 여부 관찰한다.	

치료

간세포암의 궁극적 치료목표는 생존기간을 늘리고, 삶의질 향상에 있으나, 암병기, 잔존 간기능, 활동도에 따라 각각의 상황에 맞는 개별적 치료계획을 수립하는 것이 중요하다. 간암의 치료에는 간절제술, 간이식, 국소 치료술, 경동맥화학색전술, 방사선 치료, 항암 화학 요법 등이 활용된다. 5년 생존율이 비교적 높은 간이식, 간절제술, 국소 치료술은 근치적 치료법으로, 경동맥화학색전술, 항암 화학 요법, 방사선 치료 등은 완화적 치료법으로 분류되고 있다. 우리나라에서 각각의 치료법의 적용 빈도를 보면 경동맥화학색전술(50%), 간절제술과 간이식(26.1%), 항암 화학 요법(13%), 국소 치료술(11.5%) 순이다.

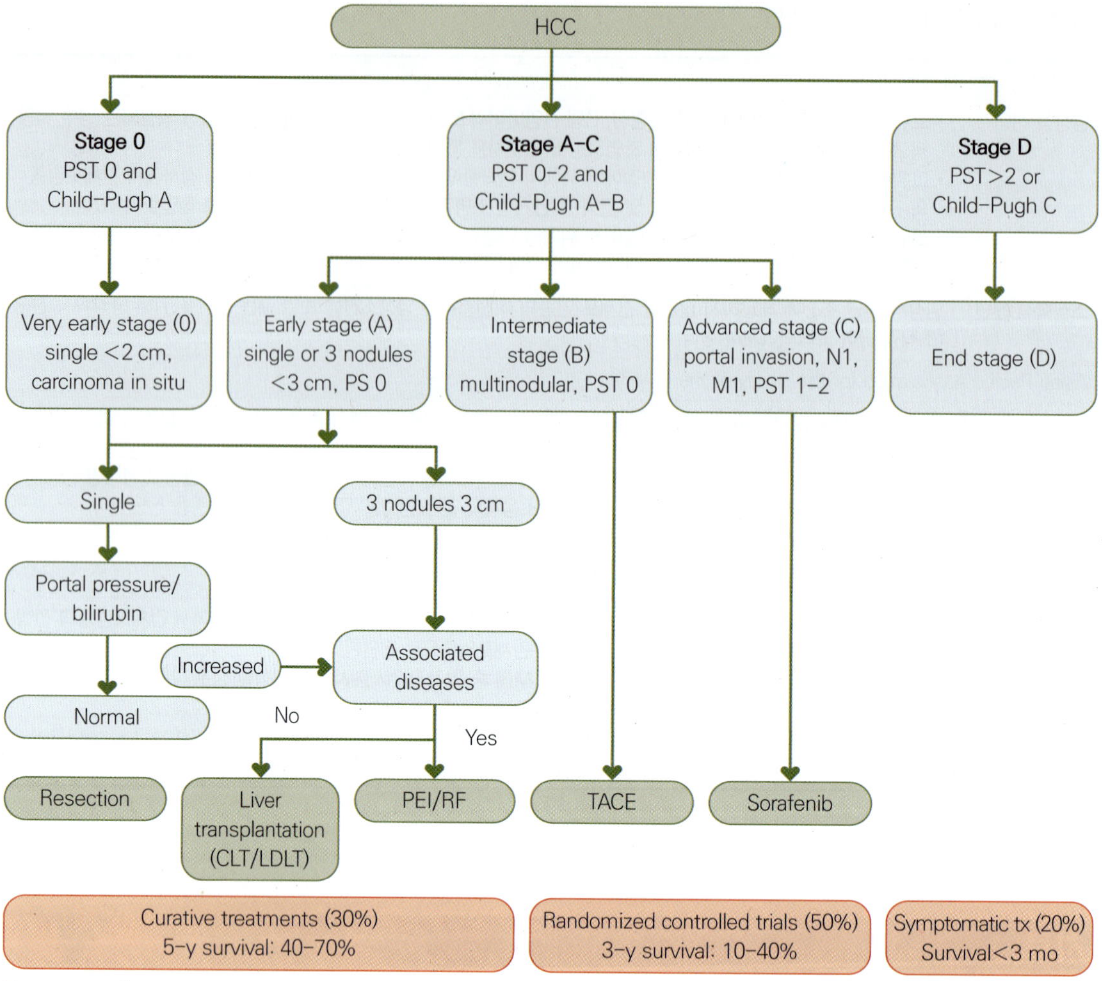

【그림 14-2.】 BCLC 병기 체계에 따른 간세포암의 병기별 치료전략

PST, performance status; CLT, cadaveric liver transplantation; tx, treatment.[2]

간절제술

간절제술은 간경변증이 없는 절제 가능한 간세포암종 환자 또는 간경변증이 있는 경우에도 잔존 간기능이 충분하다면 우선적으로 선택되는 1차 치료법이다. 우리나라에서는 문맥압항진증과 고빌리루빈혈증이 없는 Child-Pugh 등급 A 간세포암종 환자에서 간에 국한된 단일 종양에 우선 적용되며 경미한 문맥압항진증 또는 경미한 고빌리루빈혈증을 동반한 Child-Pugh 등급 A 및 상위 B 등급의 간세포 암종은 간엽절제(hemihepatectomy) 미만의 제한적 간절제술을 선택적으로 시행할 수 있다. 최근 간절제술의 사망율은 1-3% 이하로 감소되었고 5년 생존율은 50% 이상으로 높아졌으나 간절제 후 간세포암종의 5년 재발률은 43.7-77% 정도이다.[17]

간이식

간이식은 간세포암종을 포함한 병든 간을 완전히 제거하고 새로운 간을 이식하기 때문에 이론적으로 가장 이상적인 치료법이다. 과거에는 높은 암 재발률로 인해 간암치료법에서 제외됐으나 이탈리아의 밀란 그룹이 이식 전 영상검사에서 간 외 전이와 혈관 침습이 없고, 단일 결절인 경우 5 cm 이하, 다발성인 경우 결절이 3개 이하이면서 각 결절이 3 cm 이하인 간세포암종 환자에서 간이식 후 4년 생존율 75%, 무병 생존율 83%라는 우수한 성적을 발표하면서 활성화된 치료법이다. 간이식 방법에는 뇌사자간이식, 생체 간이식이 있는데, 우리나라에서는 후자가 주로 시행되고 있다.[17]

국소치료술

국소 치료술(local ablation)은 비수술적 요법으로 시술이 간편하고 주변 간 조직 손상을 덜 주면서 종양을 괴사시킬 수 있다는 장점으로 인해 널리 이용되고 있다. 표준적 국소치료술인 고주파 열 치료술, 에탄올 주입술과 이 외에 극초단파열치료술, 레이저 소작술, 냉동치료술, 고강도 집속 초음파치료술(HIFU) 등이 임상적으로 시도되고 있다.

고주파 열 치료술

종양조직은 45-50℃에서 3분, 60℃ 이상에서는 바로 단백질 변성과 응고성 괴사가 일어난다. 고주파 열 치료술은 종양조직의 이런 특성을 이용하여 종양 내 하나 또는 다수의 전극을 삽입하여 전극 주위로 빠른 고주파를 흘러 보내서 조직을 가열하여 괴사를 일으키는 시술이다. 다른 국소 치료술에 비하여 적은 횟수의 시술로 종양의 완전 괴사를 유도할 수 있는 장점이 있다. 크기 2 cm 미만의 종양에서는 고주파 열 치료술과 경피적 에탄올 주입술이 비슷한 효과를 보이지만 시술 회수는 고주파 열 치료술이 더 적으며 크기 2 cm 이상의 종양에서는 고주파 열 치료술이 에탄올 주입술에 비하여 더 높은 괴사율을 보인다. 고주파 열 치료술로 기대되는 간세포암종 환자의 장기 생존율은 Child-Pugh 등급 A이면서 장경 2 cm 이하의 종양은 3년 생존율 90%, 5년 생존율이 65-70%였고, 장경 2-5 cm의 종양은 3년 생존율이 65-75% 5년 생존율이 50%로 보고되고 있다.[17]

에탄올 주입술

시술이 간편하고 부작용이 적은 장점이 있으나 고주파 치료술에 비해 시술횟수가 많고 직경이 3 cm 이상의 종양은 완전괴사가 어려운 점 때문에 최근에는 고주파 열 치료술로 대치되고 있다. 직경 2 cm 이하 종양에서는 90% 이상의 종양 괴사율을 보이나 3-5 cm에서는 약 50% 정도의 종양 괴사율을 보인다. 에탄올 주입술로 기대되는 장기 생존율은 Child-Pugh 등급 A이면서 장경 2 cm 이하의 단일 종양은 3년 생존율이 70-80% 이상, 5년 생존율이 50% 이상이었고, 직경 2-3 cm의 종양은 3년 생존율이 47-64%로 보고되고 있다.[17]

간동맥 화학색전술

화학요법제인 독소루비신, 시스플라틴 또는 마이토마이신 C를 리피오돌에 혼합하여 암 영양동맥에 주입하고 바로 색전물질(젤라틴 스폰지 입자나 폴리비닐 알코올 입자 등)로 동맥색전술을 시행하여 간세포암종의 혈류공급을 차단시켜 암세포를 괴사시키는 시술법이다. 최근 일본간암연구회에서 발표한 전향적 코호트연구 결과에 따르면 8,510명에서 시행한 간동맥 화학색전술(transarterial chemoembolization, TACE)의 전체 1, 3, 5, 7년 생존율은 각각 82%, 47%, 26%, 16%이었고, 종양의 크기가 5 cm 이상인 경우의 1, 3, 5년 생존율은 각각 63%, 30%,16%이었다.[25] 그러나 TACE 시술 후 60-80%의 환자에서 발열, 복통, 오심, 구토, AST, ALT, gamma glutamyl transferase 상승 등의 증상을 동반하는 색전술후증후군(postembolization syndrome)이 나타나고 시술 후 30일 후의 사망률이 0-4.1%까지 보고되고 있다. 간동맥 화학색전술(transarterial chemoembolization, TACE)의 합병증으로는 급성간부전, 급성신부전, 간농양, 담관 손상, 척수손상, 폐색전, 대퇴동맥 가성동맥류, 대퇴동정맥 누공, 복부대동맥 박리 등이 있다.[26]

방사선 치료

수술 절제가 불가능하거나 국소 치료술, 경동맥화학색전술 등으로 근치적 치료가 되지 않는 환자, 암성 통증 등의 증상 완화, 비수술적 치료 후 재발한 환자의 구제치료 등을 목표로 방사선 치료(radiation therapy)가 시행되고 있다. 주로 간기능이 Child-Pugh 등급 A 또는 상위 B인 경우 시행되고 있으며 40-90%의 반응률과 10-25개월의 중앙생존기간을 보인다.[27]

양성자선 치료(proton beam therapy)

암조직에 집중적인 조사가 이루어져 주변 조직에는 손상이 적은 장점이 있으나 고가의 장비가 필요하고 비용이 비싸다는 단점이 있다. 일본에서 129명의 단일군 연구에서 치료 후 5년 국소조절률(local tumor control, LTC)/무병생존율(progression-free survival, PFS)/전체생존율(overall survival, OS)이 BCLC 병기 0/A기에선 94%/28%/69%, B기에선 87%/23%/66%, C기에선 75%/9%/25%로 보고되었으나 추가 연구가 필요하다.[28]

방사선 색전술

간동맥 화학색전술은 종양을 괴사시키기 위해 간동맥에 항암제, 리피오돌 및 젤폼과 같은 색전물질을 사용하나 방사선 색전술(radioembolization)은 방사성동위원소를 탑재한 세구(microspheres)를 혈류의 흐름에 따라 종양에 공급되는 간동맥을 따라 흘러 들어가 방사성 동위원소에서 나오는 에너지와 미세한 세구들에 의한 색전 효과로 종양을 괴사시키는 방법이다. 절제 불가능한 원발성 및 전이성 간암에 사용하나 환자가 방사선 색전술을 받기 위해서는 원칙적으로 간 외로 전이가 없어야 하고, ECOG가 1 이하, bilirubin이 2.0 이하여야 치료 적응증에 해당된다. 생존율은 기존의 간동맥화학색전술과 비교하여 뚜렷한 차이를 보이지 않고 있으나 색전술후증후군이 적고 치료 후 삶의 질이 높아 치료효과에 대한 연구가 지속되고 있다.[29]

항암 화학 요법

국소 림프절 전이, 폐 혹은 뼈 등의 간 외 전이가 있는 경우 또는 다른 치료법에 반응하지 않고 암이 계속 진행하는 경우 항암 화학 요법의 시행을 고려한다. 항암 화학 요법은 세포 DNA에 작용하는 세포독성 화학요법제(cytotoxic chemotherapy agent)와 세포 신호전달체계에 작용하는 표적 치료제(molecularly targeted agent)로 구분된다. 간세포암종의 경우 세포독성 화학요법제는 광범위한 연구가 되어 왔음에도 불구하고 반응률도 낮으며 치료반응기간이 짧아서 전체 생존기간을 증가시킨다는 보고는 없다. 표적 치료제로는 sorafenib, VEGF targeting (sunitinib, bevacizumab, brivanib, linifanib), EGFR inhibitors, mTOR inhibitors 등이 임상에서 활용되고 있으나 sorafenib만이 치료 효과가 인정되고 있다. 우리나라를 포함한 동양 환자들을 대상으로 한 연구에서 치료군과 대조군의 중앙 생존기간이 각각 6.5개월과 4.2개월로서 2.3개월의 생존 연장 효과가 있었다.[30, 31]

통합의학적 접근

孫燕은 간암의 의·한의 통합치료의 원칙을 Ⅰ, Ⅱ, Ⅲ기에 따라 제시하였다. Ⅰ기에는 간절제술을 우선적으로 고려해야 하며 간이식, 비수술적 치료도 가능하고 수술 후에는 보조항암 화학요법을 고려할 수도 있다. Ⅱ기에는 간절제술(부분)과 TACE, 방사선 치료 등을 복합적으로 활용한다. Ⅲ기에는 한약 치료, 생물반응조절제등을 위주로 하며 Child-Pugh A, B에는 항암 화학 요법을 고려해야 하고 한약 치료가 Ⅲ기에서 생존율 증가에 기여한다고 했다.[32] 그러나 余 등은 간암치료 전반에 걸쳐 한약 치료가 삶의 질과 생존율 향상에 기여한다고 했다. 수술 후에는 기혈의 손상이 심하므로 舒肝建脾, 調

理氣血, 化瘀抗癌의 약물을, TACE, 항암 화학 요법에서는 부작용을 감소시키고 정기를 보존하는 健脾補腎, 調補氣血의 약물을 기본으로 처방할 것을 제시하였다. 통합치료는 생존율을 향상시키는데, 조기 간암에서 간절제술의 5년 생존율이 60-70%였다면 간절제술 후 한약 치료는 5년 생존율이 80%에 이르렀다.[33]

기타 치료방법으로 colon therapy, heat therapy, Gerson therapy 사용, 천연물 중에는 aloe, ginseng, milk thistle, mistletoe 등이 간암에 효과가 있다고 하나 기전과 효과에 대한 연구 부족으로 미국암학회의 인증을 받지 못하였다.[34]

식이요법의 원칙으로는 간암 초기나 수술 전후에는 가급적 섬유질이 풍부하고 고단백, 고열량으로 정상인의 1.5배의 칼로리를 공급해야 하나 간기능이 저하되면 고지방, 고열량 식이는 피하고 버섯, 녹색 채소, 콩 등의 섭취를 늘리면서 염분을 제한하여야 한다. 또한 대변 상태가 원활하여야 하므로 변비를 유발할 수 있는 음식은 피하고 식도정맥류 등의 위장관 출혈을 동반할 수 있는 딱딱한 음식과 견과류는 먹기 편하도록 조리한다.[35]

한의학적 치료

1960년대 이후 암환자를 대상으로 본격적인 한의 치료가 시행된 후 표준암치료에 따른 부작용 감소만이 아닌 암치료의 궁극적 목적인 생존율 향상에 있어서도 유의한 효과를 보여 주었다. 여러 치료 유형 중 한의(韓醫) 단독 치료, 서의(西醫) 단독 치료, 이 둘의 병용치료에 대한 비교연구 결과 병용치료가 가장 생존율을 높여주는 것으로 판명되었다.[36] 특히, 간세포암종에 대한 의·한의 병용치료는 효과적이다. 예를 들어, 2005년에 시행된 메타분석(26 RCT, 2,079명 대상)에서 간동맥색전술과 한의결합치료가 표준치료에 비해 1년(RR 1.55, 95% CI, 1.39-1.72), 2년(RR 2.15, 95% CI, 1.75-2.64), 3년 생존율(RR, 2.76, 95% CI, 1.95-3.91)에서 모두 높은 유의성을 보여 주었다.[37] 2009년에 시행된 또 다른 메타분석(30 RCT, 2,428명 대상)에서도 간동맥색전술 단독치료보다 한의결합치료가 1년(OR 1.92, 95% CI, 1.43-2.57), 2년(OR 3.55, 95% CI, 2.36-5.36), 3년 생존율(OR 5.12, 95% CI, 2.76-9.52) 모두 높게 나타났다.[38] 국내에서도 2023년에 시행된 메타분석(25 RCT, 2,623명 대상)에서 역시 간동맥색전술 단독치료에 비해 한의결합치료가 6개월 생존율(OR 1.70, 95% CI 1.21-2.38), 1년 생존율(OR 2.01, 95% CI 1.65-2.46), 2년 생존율(OR 1.83, 95% CI 1.20-2.80), 3년 생존율(OR 1.90, 95% CI 1.25-2.91) 모두 높게 나타났으며, 종양관해율에서도 한의결합치료가 나은 치료효과(OR 1.84, 95% CI 1.40-2.42)를 보여 주었다.[39]

한의 단독치료에서도 일부 후향적 연구가 국내에서 2009년에 진행되었는데, 한방병원에 내원한 간담도계 암환자 312례를 대상으로 임상분석을 한 결과, 내원한 간세포암환자의 83.3%가 IV기로 III기 이하가 다수를 차지하는 현대의학적 연구와 비교 시 많은 차이를 보여 주었다. 또한, 대부분의 초기 진단이 양방병원에서 이루어지는 관계로 생존율 분석에서 진단시점이 아닌 한방병원에 내원한 시점에서 분석을 함으로써, 실제 생존기간보다 단축될 수 있는 한계점이 있었다. 그럼에도 불구하고, IVb에서 중앙생존기간이 6.9개월로 비슷한 시기에 이루어진 2007년 박 등의 논문에서 IVb의 중앙생존기간 3.7개월과 비교 시 약 2배 가까이 Stage IV 간담도계 암환자의 생존기간을 연장하는 효과가 있었음을 간접적으로나마 유추할 수 있다.[40, 41]

한의학적 치료 방법을 선택하기 위해서는 대상 환자의 虛實, 臟腑, 證候, 脹滿 상태를 파악하여 치료의 先後를 어디에 둘 것인가를 결정해야 한다. 辨證論治에 대한 통일된 안은 없으나 氣滯, 血瘀, 脾虛, 濕熱, 陰虛로 주로 변증한다.[6] 초기를 제외한 간암에서 가장 많이 진단되는 변증은 濕熱이며 30-40%정도에 이른다. 濕熱에는 大溫大補藥을 쓰면 濕熱의 정체를 유발하여 병을 악화시킨다. 濕熱은 간암을 유발하면서 脾의 運化 기능을 떨어뜨려 困脾 상태가 되므로 먼저 芳香化濁, 清熱利濕의 약물을 복용 후 濕熱이 감소한 후에 健脾시켜야 한다.

辨虛實

허실을 판단하는 것은 가장 우선된다. 초기에는 正氣가 虛한 경우가 적고, 邪氣가 實한 경우가 많으므로 攻邪 위주, 말기에는 正氣가 虛해지므로 扶正祛邪 위주의 치료법을 선택한다.

辨臟腑

초기에는 脾虛가 많고 진행하면서 脾胃不和, 肝膽濕熱이 더해지고 말기에는 脾腎陰虛, 肝腎陰虛로 진행된다.

辨證候

증상을 간암에 수반되는 증상, 소화기 증상, 전신 증상으로 구분하고 우선 치료 증상이나 증후를 결정하는 것이다.

辨腹脹

복창은 간암에서 많이 나타나는 증상이다. 복창은 원인에 따라 氣脹, 水脹, 蠱脹 등으로 구분되며, 氣脹은 七情이 鬱結하여 발생하는 것으로 창만이 때때로 없어지기도 하고 排氣 후에는 증상이 감소한다. 水脹은 脾土가 濕邪에 손상되어 발생하는 것으로 복창이 서서히 증가하나 잘 감소하지 않으며 복부가 개구리와 비슷하다. 蠱脹은 脹病이 극심하여 腹部만 脹滿하고 四肢는 瘦削하여 거미(蜘蛛)와 같은 형상을 띠게 된다.

辨證論治 이외에는 기존 임상가에서 많이 활용되어 온 경험처방을 활용할 수 있는데 肝癌放療方,[42] 肝癌化 療方,[43] 錢佰文肝癌方, 建脾疎肝湯, 雄黃朱砂粉, 肝復方, 復方天仙臙散, 蓮花片, 如意金黃散 등이다.[44-46]

鍼灸治療는 면역기능을 높이고 抗病능력을 증가시키고 통증을 감소시키는 목적으로 사용한다. 초기에는 침을 위주로 하고 말기로 가면 뜸을 위주로 한다. 주요 침자리는 章門, 期門, 肝兪, 內關, 公孫이며, 통증이 있으면 外關, 足三里, 支溝, 陽陵泉, 구역에는 膈兪, 복수에는 氣海, 三陰交, 水道, 陽陵泉, 소화기 출혈에는 尺澤, 列缺, 曲澤, 合谷 등을 이용한다.[44]

【표 14-5.】 간암의 변증론치

辨證	主症	次症	活用藥物
氣滯	右脇悶脹竄痛胸悶喜太息 情志抑鬱易怒右脇肋下痞塊	納呆食少 噯氣腹瀉或嘔逆 舌苔薄膩 脉弦	鬱金 香附子 佛手 厚朴 枳角 枳實 木香 大腹皮 烏藥 陳皮 靑皮
血瘀	脇下痞塊巨大脇痛引背痛處不移 拒按脘腹脹滿面色晦暗	納呆食少神疲乏力形體消瘦 大便糖結不調 噯氣 舌質紫暗 脉沈細	桃仁 蓬朮 赤芍藥
脾虛	納呆食少神疲乏力脇下痞塊大便溏泄 食後腹脹增加	惡心嘔吐少氣懶言口粘不欲飮 舌淡邊有壓迹舌苔厚膩 脉細弦	人蔘 黨蔘 白朮 薏苡仁 黃芪 山藥 半夏 茯苓 白扁豆
濕熱	心煩易怒口苦口乾脇肋脹痛灼熱 黃疸 溲赤便干	納呆食少發熱煩渴脘腹脹滿 頭暈耳鳴舌紅絳苔黃膩 脉弦滑數	茵蔯 梔子 白花蛇舌草 龍膽草 金錢草 茯苓 半枝蓮
陰虛	脇肋灼痛腰膝酸軟五心煩熱 頭暈失眠口苦脇下痞塊形體消瘦	食少腹鼓脹靑筋暴露出血 低熱盜汗舌紅少苔 脉細數	麥門冬 女貞子 枸杞子 杜沖 牡蠣 夏枯草 鼈甲 穿山甲 桃仁 蓬朮

치료 후의 평가

종양 반응의 평가

간세포암종 치료 4주 후 역동적 조영증강 CT를 시행하여 치료 반응을 평가하는 것이 현재 표준적인 영상학적 치료 반응 평가 방법이다. AFP 등의 혈청학적 종양 표지자들은 치료 전에 종양표지자 수치가 증가되었던 환자에서는 치료 후 반응 평가에 사용될 수 있다. 일본의 대규모 전향적 연구(크기 3 cm 이하, 종양 개수 3개 이하, child A/B등급)의 결과를 보면 1년 및 2년 재발률은 간절제술군 7.0%, 35.5%와 고주파열치료군 26.0%, 55.4%로 재발되고, 간이식 환자의 경우 Milan criteria 내에서 간이식을 시행하더라도 재발률은 8-20%로, 대부분 2년 이내에 재발병소가 발견되기에 치료 후 첫 2년 동안은 3-6개월마다 영상의학, 혈청표지자 검사로 재발여부를 확인해야 한다.[47]

WHO criteria

1979년 세계보건기구는 이차원적인 종양의 크기(횡단면 영상에서 종양의 가장 긴 직경과 그에 수직인 가장 큰 직경)를 측정하여 그 곱을 합함으로써 종양 크기에 대한 평가개념(WHO criteria)을 만들었다.[48] 그러나 여러 가지 문제점이 발견되었는데 특히 연구자 간의 종양의 크기 변화의 차이와 CT, MRI 등의 발전으로 가능해진 3차원적인 영상에 의한 종양 크기 변화를 적절하게 반영하지 못하는 단점이 있었다. 완전 관해(complete response, CR)는 관찰되었던 모든 종양이 완전히 소실되고 적어도 4주 간격으로 2번의 관찰을 통하여 새로운 종양이 관찰되지 않은 경우이다. 부분 관해(partial response, PR)는 적어도 4주 간격으로 2번의 관찰을 통하여 측정되는 모든 종양의 50% 감소를 보이는 경우이다. 불변(stable disease, SD)은 완전 관해(CR), 부분 관해(PR) 또는 진행(PD)에 해당되지 않는 경우이다. 진행(progressive disease, PD)은 하나 또는 그 이상의 종양 크기가 25% 이상 증가한 경우 또는 새로운 종양이 관찰되는 경우이다.

EASL (European Association for the Study of the Liver)

국소 치료 후 발생하는 광범위한 종양 괴사가 병변의 직경 감소와 항상 일치하지는 않는 간세포암종의 특성 때문에 유럽 간 학회에서는 종양의 괴사 정도를 포함한 새로운 평가 기준을 제시하였다.[49] 완전 관해(CR)는 병변 내의 조영 증가되는 종양 부위가 모두 소실된 경우이다. 부분 관해(PR)는 기존 병변에서 조영이 증가되는 종양 크기가 50% 이상 감소한 경우이다. 진행(PD)은 조영이 증가되는 종양 크기가 25% 이상 증가를 보인 경우이다. 불변(SD)은 위의 정의에 부합하지 않는 경우이다.

RECIST (Response Evaluation Criteria in Solid Tumors)

1990년대 중반 구성된 International Working Party에서는 2000년에 RECIST (Response Evaluation Criteria in Solid Tumors, Version 1.0)가 제시하였고, WHO criteria보다 측정이 쉽고, 더 객관적이어서 점차 WHO criteria를 대체하기 시작하였다.[50] 그러나 표적 병변을 10개까지 측정하는 문제, 림프절 전이에 대한 평가, FDG-PET, MRI 등 새로운 영상의 사용에 따라 2009년에 개정판 RECIST 1.1이 발표되었다.[51] RECIST 1.1처럼 종양의 크기 변화만을 이용한 평가로는 TACE, 고주파 열치료, 표적 치료제에 의한 효과를 평가하는 데 한계를 보였다. 간세포암에서 표적 치료제(sorafenib), TACE 등의 치료는 종양의 크기에는 변화가 없고 조영증강 정도가 감소하여 괴사가 일어나는 경우가 대부분이기 때문이다. 이런 개념을 보강하여 2010년에 미국간학회와 전문가 집단은

modified RECIST (mRECIST)라는 기준을 제시하였다.[52] mRECIST는 dynamic CT, MRI 영상에서 동맥기의 조영 증강되는 부위만을 생존 종양(viable tumor)으로 평가하여 표적 병변으로 삼았고, 비전형적 조영증강을 보이거나 침윤성 간세포암, 문맥종양혈전 등은 모두 비표적 병변으로 평가한다(표 14-6, 7). 최근, 면역항암제가 새로 시도되면서, 종양에 반응하는 약물기전과 반응속도가 달라, 실제 종양이 면역항암제에 반응을 보이기전 종양이 일시적으로 진행되는 가진행기와 기존 병변의 개선 대신 새로운 병소의 출현 등으로 잘못된 판단으로 환자의 치료기회를 박탈시키는 요인이 될 수 있다. 이에 2017년에 면역치료에 근거한 iRECIST (a modified RECIST 1.1 for immune-based therapeutics)를 제시하였다. 여기서는 불확실한 질병진행(unconfirmed progressive disease, iUPD)과 확실한 질병진행(confirmed progressive disease, iCPD)으로 나누어, 비록 새로운 병소가 나타나더라도 바로 PD로 평가하지 않고, 4주 후 추적평가 시 병소가 커지거나 새로운 병소가 발견되면 iCPD로 확정하게 된다.[53]

【표 14-6.】 mRECIST의 표적 및 비표적 병변 평가

	Target lesion	Non-Target lesion
CR	Disappearance of any intratumoral arterial enhancement in all target lesions	Disappearance of any intratumoral arterial enhancement in all target lesions
PR	At least a 30% decrease in the sum if diameters if viable (enhancement in the arterial phase) target lesions, taking as reference the baseline sum of the diameters of target lesions	Incomplete response/stable disease (SD). The persistence of intratumoral arterial enhancement in one or more non-target lesions
SD	Neither PR or PD	
PD	An increase of at least 20% in the sum of the diameters of viable (enhancing) target lesions, taking as reference the smallest sum of the diameters of viable target lesions recorded since treatment started	The appearance of one or more new lesions and/or unequivocal progression of existing non-target lesions

【표 14-7.】 mRECIST의 종합 종양 반응 평가(Overall response assessment)

Target lesions	Non-target lesions	New lesions	Overall response
CR	CR	No	CR
CR	IR/SD	No	PR
PR	Non-PD	No	PR
SD	Non-PD	No	SD
PD	Any	Yes or No	PD
Any	PD	Yes or No	PD
Any	Any	Yes	PD

mRECIST, modified Response Evaluation Criteria in Solid Tumors; CR, complete response; PR, partial response; IR, incomplete response; SD, stable disease; PD, progressive disease.

담도암

역학

담도암은 담낭암과 담관암으로 나누고 담관암은 그 위치에 따라 간내, 간외 담관암으로 나눈다. 간내 담관암(intrahepatic cholangiocarcinoma)은 다시 주변부 담관암(peripheral cholangiocarcinoma)과 간문부담관암(perihilar cholangiocarcinoma; Klatskin tumor)으로 나누고 간외 담관암(extrahepatic cholangiocarcinoma)은 그 발생 부위에 따라 상부(근위부), 중부, 하부(원위부) 담관암으로 구분된다. 간문부에서 생기는 암이 전체 담관암의 65%를 차지한다. 담낭암은 여자에게서 많이 발견되고(남녀비, 1:2-4), 50세 이하에서는 거의 발병하지 않고 50세 이상에서 많이 발생하는데 70-80대가 가장 비율이 높다. 백인이 유색인에 비해 발병률이 높아서 미주, 유럽국가에서 많이 발병한다.[35] 담관암은 60대의 여성에서 가장 많이 발병하고 일본, 아메리카 인디언, 이스라엘 등은 인구 10만 명당 6-7명이 발생하여 미국의 10만 명당 1명에 비해 높은 발병률을 보인다.[54]

2021년 국가암등록사업 연례보고서에 의하면 2019년에 담도암은 7,383명(2.9%)으로 전체 9번째, 소화기종양 중에서는 위, 대장, 간, 췌장 다음으로 많고 10만 명당 조발생률이 14.4명이었다. 이는 1999년 6.5명, 2008년 9.2명보다 높은 발병률을 보였으나 5년 암 상대생존율은 1993-1995년 18.7%에서 2015-2019년은 28.5%로 증가하였다. 2021년 우리나라에서는 82,688명이 암으로 사망하였는데, 그중 담도암은 6번째로 5,277명(전체의 6.4%)이 사망하였다. 이 중 남자는 2,724명, 여자는 2,553명이었다.[55]

원인

담낭암은 조직소견으로는 80% 이상이 선암이다. 감염, 담석, 만성 염증, 담낭폴립 등이 주요 원인으로 추정된다. 담낭암 관련 전암성 병변으로는 담낭용종, 췌담관 합류이상(anomalous union of pancreatobiliary duct), 담석과 연계된 만성담낭염, 황색육아종성 담낭염(xanthogranulomatous cholecystitis), 담낭장관루(cholecystoenteric fistula), 도재담관(porcelain gallbladder), 세균감염(장티푸스, 헬리코박터 파일로리) 등이다. 담낭의 용종성 질환은 대부분 양성이지만 10%에서 암이 발견되며 서양에서는 담낭암환자의 80%에서 담낭결석을 갖고 있다. 담낭암의 상대적 위험은 담석 크기가 2-2.9 cm이면 2.4배, 3 cm 이상이면 10배로 증가한다. 췌담관 합류기형의 빈도가 정상인에게는 1-3%에 불과하나 췌장암환자는 10-15%로 나타난다.[56]

간내 담관암의 원인으로는 기생충감염, 간내담석, 염증성 장 질환(inflammatory bowel disease), 원발성경화성담관염(primary sclerosing cholangitis), 비담관성경화, 담관기형 등이 있고 간외 담관암의 원인으로는 원발성경화성담관염, 궤양결장염, 총담관췌관 연결이상, 총담관낭, 기생충감염 등이 있다.[57] 우리나라에서는 간흡충과 간내 담관석이 담관암의 주요 원인으로 추정되고 있다.[58]

임상 증상

담도암의 증상은 병변의 부위와 진행 정도에 따라 달라질 수 있다. 대부분 초기 단계에선 무증상인 경우가 많지만, 종양으로 인한 담도폐색이 있는 경우 황달과 피부소양감, 발열, 갈색뇨, 회색변 등이 나타날 수 있고, 경우에 따라 복통과 체중감소도 나타날 수 있다. 통증은 담석산통과는 양상이 다르게 나타나며, 초기에는 우상복부의 불쾌감만 있다가 후기에는 지속적인 통증을 호소한다. 심한 통증을 호소하는 경우 병이 상당히 진행되어 있는 경우가 많다. 90%의 환자가 소화기 장애를 호소하는데, 식욕감퇴, 기름진 음식에 대한 거부감, 트림, 오심 등을 호소한다.[59]

진단

담낭암의 진단은 초음파, CT, 담관조영으로 가능하다. 초음파검사상 98%의 환자에서 담낭벽의 비후, 종괴, 담석이 발견된다. 복부 초음파검사로는 38-63%의 환자만이 확진 가능하고 CT에서는 50%(spiral CT는 93%)가 확진된다. ERCP (endoscopic retrograde cholangiopancreatography; 내시경적 역행성 담췌관 조영술)로는 75%의 환자에서 이상이 발견되고 경피경간적 담도조영술(percutaneous transhepatic cholangiography)로는 80%의 환자에서 이상이 발견된다.[54, 56] 담관암의 영상진단법으로 초음파, CT, MRI 등이 사용되고 있으며 침습적 방법으로 경피경간담관조영술, ERCP, 수술 중 담관조영술 등이 사용된다. 주변부담관암은 초음파, CT, MRI로 주로 진단하며 간문부 담관암이나 간외 담관암은 담관조영술로 주로 진단한다.[59]

병기 분류

담도암의 병기 결정에 많이 사용되는 것은 American Joint Committee on Cancer (AJCC) group의 암 병기 시스템으로 현재 8판이 소개되어 활용되고 있다. 담도암의 병기는 임상에서 잘 활용되지 못하고 있다. 담도암은 성장속도가 다양하고 암의 크기보다는 주위 조직에의 침범 여부가 예후를 좌우한다. 담도암의 병기 구분에서 수술적 절제를 근거로 구분한 경우가 많다. AJCC 8th에서는 간내 담관암, 간문부담관암(perihilar bile duct), 말단담관암(distal bile duct), ampullar of vater 별로 병기 구분 기준을 제시하고 있다.[60] 이 중 간내 담관암의 병기 구분 기준은 표 14-8과 같다.

【표 14-8.】 간내 담관암의 병기

Stage grouping		Tumor	Nodes	Metastasis
I	A	T1a	N0	M0
I	B	T1b	N0	M0
II		T2	N0	M0
III	A	T3	N0	M0
	B	T4	N0	M0
	B	any T	N1	M0
IV		any T	any N	M1

담낭암의 병기구분 기준은 다음과 같다. T 병기는 Tis(점막에 국한된 경우), T1a(고유근층까지 침범), T1b(근육층까지 침범), T2a(근육 주위 복막 쪽 결체 조직까지 침범), T2b(근육 주위 간 쪽 결체 조직까지 침범), T3(장막까지 침범), T4(주요 문맥과 간동맥 혹은 2개 이상의 장기가 침범)로 구분하였고, N병기는 N0(림프절 침범이 없음), N1[담낭 주위 림프절(1-3개)에 침범], N2[주위 림프절(4개 이상)에 침범]로 구분하였고 원격전이된 경우는 M1으로 구분하였다.[60]

치료

조기 담낭암(T1)은 단순 담낭절제술만으로도 5년 생존율이 83-100%이다. 그러나 T1b(근육층에 국한) 경우도 확대 담낭절제술의 범위에 대한 이견이 상존하고 전체 담낭암 중에 T1기는 10%를 넘지 못한다. 담낭절제술은 해부학적 구조 때문에 충분한 tumor-free resection margin을 얻지 못하여 재발이 잘된다. 치료효과 향상 및 재발 방지를 위해 수술 후 보조 항암치료, 보조 방사선치료를 시행하지만 효과에 대한 입증이 안 된 상태다. Intraoperative RT는 육안적 잔존 병소가 있을 때에 효과가 기대되며 일부 방사선 치료는 통증을 감소시킨다. 수술이 불가능한 경우 5-FU를 근간으로 고식적 전신항암요법이 시행되는데 1년 생존율이 5%를 넘지 못한다.[61]

담관암의 가장 바람직한 치료는 수술적 절제이다. 폐색성 황달이 동반된 담관암에서는 담도배액술을 시행하여 일시적 또는 반영구적으로 담즙을 배액시킴으로써 환자의 전신상태를 개선시키며 수술에 용이한 환경을 조성한다. 내시경적 담도배액술(endoscopic biliary drainage, EBD)이 비수술적 요법으로 많이 사용된다. EBD는 내시경적 경비 담도배액술(endoscopic nasobiliary drainage)과 내시경적 역행성 담도배액술(endoscopic retrograde biliary drainage)로 나누고, 전자는 담도 감압 및 항생제 투여, 생리식염수 관류에 많이 이용되고, 후자는 수술 불가능 환자의 폐색성 황달에서 비수술적 감황에 많이 활용된다.

담도암환자의 10-30%만이 수술이 가능하며 부위별로는 middle, distal duct가 proximal duct보다 많이 시행된다. 수술 후 중앙 생존기간은 간내 담관암이 18-30개월, 간외 담관암은 12-24개월이다.[54] 방사선치료는 간외 담도암의 단독 혹은 수술 절제 후 보조 치료로 사용된다. 담관 주위에는 방사선에 민감한 간, 십이지장, 위, 척수 등이 있어서 방사선 치료에 어려움을 주고 있다.[62] 항암 치료는 방사선 치료와 더불어 수술 후 보조요법으로 사용하거나 고식적 전신 항암요법으로 시행된다. 현재까지 담도암환자에서 수술후 항암요법은 아직 근거가 많이 부족한 상태이기에 개별적 고려가 필요하다. 5-FU는 15%, gemcitabine은 20-40%의 반응률을 보이나 단독 치료로는 생존기간 연장 효과가 적어 gemcitabine과 cisplatin을 이용한 복합항암요법을 시행하거나, 1차 후 담도암이 계속 진행 시 FOLFOX 등 2차 항암요법을 고려할 수 있다.[56, 59]

예후

담도암 예방을 위한 조기검진 방법은 없다. 직경 3 cm 이상의 담낭결석, 1 cm 이상의 담낭용종, 50세 이상의 여자 등의 조건에서는 예방적 담낭절제술을 권유하고 있으나 담낭암 발생을 줄였다는 근거는 없다.[44] 담낭암은 병기 Ⅰ기에서 90%, Ⅱ기에서는 50% 전후, Ⅲ기에서는 10-20%의 완치율이 기대된다. 담관암은 근치적 절제술을 시행한 경우 1/3에서 완치를 기대할 수 있다.[62]

간내 담관암에서 예후가 나쁜 조건을 살펴보면, 림프절 전이나 담관 주위의 침윤 등이 있으면 예후가 불량하고, 편평세포암종이나 육종양 암종, 점액 변형이 선암종보다 예후가 좋지 않다. 간외 담관암은 유두상 용종형 종양이 가장 예후가 좋고 비침윤성 유두상 종양이 침윤성 종양보다 예후가 좋다. 신경주위 침윤과 림프관 침윤은 예후 불량인자다.[57]

한의학적 치료

十全大補湯이 gemcitabine으로 치료받는 여성 노인 담도암 4기 환자에게 병행 투여되어 완전 관해가 되는 증례가 있었으며, 십전대보탕은 종양미세환경에서 항암 면역반응을 증가시키는 것으로 확인되었다.[63]

담도암은 黃疸, 脇痛, 腹痛, 癥瘕의 범주에 속한다. 한의 치료에서 담낭암과 담도암은 동일한 관점에서 치료하고 있다. 肝氣鬱結證, 痰瘀互結證, 肝膽濕熱證, 肝膽實火證, 脾虛濕阻證로 변증하여 치료하나 임상에서는 환자의 증상과 병정을 판단하여 疎肝理氣, 淸熱利濕, 瀉火解毒, 化瘀散結法을 위주로 치료한다. 熱毒에는 乳沒皂刺湯,[64] 濕熱에는 茵蔯薏苡鬱金湯[65], 疏肝解毒에는 解毒抗癌方[66]을 활용하고, 치료 시기별로 膽囊癌術後方,[67] 利膽抗癌方[68]이 사용되고 있다. 암성 통증에는 외치법(水紅花子 60 g, 阿魏, 急性子, 大黃 15 g, 麝香 1.5 g, 甘草 9 g, 巴豆10粒, 白酒 500 mL), 침치료(章門, 期門, 膽兪, 內關, 公孫)가 활용되고, 약선(生薏苡仁 90, 大米 30 g) 등도 사용되고 있다.[32, 35, 37]

【참고문헌】

1. Global Burden of Disease Liver Cancer Collaboration. The Burden of Primary Liver Cancer and Underlying Etiologies From 1990 to 2015 at the Global, Regional, and National Level: Results from the Global Burden of Disease Study 2015. JAMA Oncol. 2017;3(12):1683-91.
2. DeVita VT Jr, Rosenberg SA, Lawrence TS. DeVita, Hellman, and Rosenberg's cancer: Principles & practice of oncology. 12th ed. Baltimore, MD: Wolters Kluwer Health; 2023.
3. McGlynn KA, Petrick JL, El-Serag HB. Epidemiology of Hepatocellular Carcinoma. Hepatology. 202;73 Suppl 1(Suppl 1):4-13.
4. Aly A, Ronnebaum S, Patel D, Doleh Y, Benavente F. Epidemiologic, humanistic and economic burden of hepatocellular carcinoma in the USA: a systematic literature review. Hepat Oncol. 2020;7(3):HEP27.
5. National Cancer Center. 2020 Cancer Facts & Figures. 2020.
6. 통계청. 2020년 사망원인통계 결과. 2021.
7. 利. 簡明中西醫結合腫瘤病學. 北京: 科學技術文獻出版社; 2008. pp. 199-213.
8. Yuen MF, Tanaka Y, Fong DY, Fung J, Wong DK, Yuen JC, et al. Independent risk factors and predictive score for the development of hepatocellular carcinoma in chronic hepatitis B. J Hepatol. 2009;50(1): 80-8.
9. Rehermann B, Nascimbeni M. Immunology of hepatitis B virus and hepatitis C virus infection. Nat Rev Immunol. 2005;5(3):215–29.
10. Kim W. Prediction of Tumor Biology in Hepatocellular Carcinoma. Journal of Liver Cancer. 2009;9(1):1-6.
11. Nies AT, König J, Pfannschmidt M, Klar E, Hofmann WJ, Keppler D. Expression of the multidrug resistance proteins MRP2 and MRP3 in human hepatocellular carcinoma. Int J Cancer. 2001;94(4):492-9.
12. Xu RH, Pelicano H, Zhou Y, Carew JS, Feng L, Bhalla KN, et al. Inhibition of glycolysis in cancer cells: a novel strategy to overcome drug resistance associated with mitochondrial respiratory defect and hypoxia. Cancer Res. 2005;65(2):613-21.
13. Marquardt JU, Andersen JB, Thorgeirsson SS. Functional and genetic deconstruction of the cellular origin in liver cancer. Nat Rev Cancer. 2015;15(11):653–67.
14. Nihon Kangan K. General rules for the clinical and pathological study of primary liver cancer. Tokyo: Kanehara & Co; 2010.
15. Llovet JM, Bru C, Bruix J. Prognosis of hepatocellular carcinoma: The BCLC staging classification. Semin Liver Dis. 1999;19:329-38.
16. Reig M, Forner A, Rimola J, Ferrer-Fàbrega J, Burrel M, Garcia-Criado Á, et al. BCLC strategy for prognosis prediction and treatment recommendation: The 2022 update. J Hepatol. 2022;76(3):681-93.
17. 국립암센터. 2022 간세포암종 진료 가이드라인. 2022.
18. 劉盧明, 楊宇飛. 肝癌. 北京: 人民衛生出版社; 2002. pp. 54-68.
19. Carr BI, Kanke F, Wise M, Satomura S. Clinical evaluation of lens culinaris agglutinin-reactive alpha-fetoprotein and desgamma-carboxy prothrombin in histologically proven hepatocellular carcinoma in the United States. Dig Dis Sci. 52:776-82, 2007.
20. 김소연. 간암의 새로운 진단알고리즘 - 2018 간세포암종 진료가이드라인 중심으로.
21. Kim JW, Lee CH. 간세포암 감시를 위한 단축 자기공명영상의 최신지견 [Recent Updates of Abbreviated MRI for Hepatocellular Carcinoma Screening]. Taehan Yongsang Uihakhoe Chi. 2021;82(2):280-97.
22. Korean Liver Cancer Study Group (KLCSG); National Cancer Center, Korea (NCC). 2014 Korean Liver Cancer Study Group-National Cancer Center Korea practice guideline for the management of hepatocellular carcinoma. Korean J Radiol. 2015;16(3):465-522.
23. Omata M, Cheng AL, Kokudo N, Kudo M, Lee JM, Jia J, et al. Asia-Pacific clinical practice guidelines on the management of hepatocellular carcinoma: a 2017 update. Hepatol Int. 2017;11(4):317-70.
24. Bruix J, Sherman M. Management of hepatocellular carcinoma: An update. Hepatology. 2011;53:1020-2.
25. Takayasu K, Arii S, Ikai I, Omata M, Okita K, Ichida T, et al. Prospective cohort study of transarterial chemoembolization for unresectable hepatocellular carcinoma in 8510 patients. Gastroenterology. 2006;131:461-9.
26. Yoo SH, Bae SH. Complications Associated with Transcatheter Arterial Chemoembolization in Patients with Hepatocellular Carcinoma. Korean J of liver cancer study group. 2011;11(2):144-8.
27. Hawkins MA, Dawson LA. Radiation therapy for hepatocellular carcinoma: from palliation to cure. Cancer. 2006; 106:1653-63.
28. Fukuda K, Okumura T, Abei M, Fukumitsu N, Ishige K, Mizumoto M, et al. Long-term outcomes of proton beam therapy in patients with previously untreated hepatocellular carcinoma. Cancer Sci. 2017;108(3):497-503.

29. Yun HJ, Cho SB, Chung HH. Radioembolization of unresectable hepatocellular carcinoma. Korean J of Liver cancer study group. 2010;10(1):29-34.

30. Zhu AX. Systemic therapy of advanced hepatocellular carcinoma: how hopeful should we be? Oncologist. 2006;11:790-800.

31. Cheng AL, Kang YK, Chen Z, Tsao CJ, Qin S, Kim JS, et al. Efficacy and safety of sorafenib in patients in the Asia-Pacific region with advanced hepatocellular carcinoma: a phase III randomised, double-blind, placebo-controlled trial. Lancet Oncol. 2009;10:25-34.

32. 孫燕. 臨床腫瘤內科手冊. 北京: 人民衛生出版社; 2012. pp. 539-50.

33. 林洪生. 中國百年百名中醫臨床家叢書(余桂淸), 北京: 中國中醫藥出版社; 2003. pp. 88-100.

34. 배종면. 암의 보완대체요법. 서울: (사)대한암학회; 2011. pp. 156-8, 168-71, 216-9, 305-8, 346-51, 496-8.

35. 中華中醫藥學會腫瘤分會. 常見腫瘤中醫診療精要. 北京: 人民衛生出版社; 2008. pp. 223-9.

36. 鬱仁存, 王笑民. 21世紀中西醫結合腫瘤研究前瞻. 中醫雜誌; 2001.

37. Shu X, McCulloch M, Xiao H, Broffman M, Gao J. Chinese herbal medicine and chemotherapy in the treatment of hepatocel lular carcinoma: a meta-analysis of randomized controlled trials. Integrative cancer therapies. 2005;4:219-29.

38. Cho WC, Chen HY. Transcatheter arterial chemoemboliza tion combined with or without Chinese herbal therapy for hepatocellular carcinoma: meta-analysis. Expert opinion on investigational drugs. 2009;18:617-35.

39. Oh HM, Kim EJ, Bae HR, Cho JH, Son CG, Lee NH. Adjuvant effect of herbal medicine on transarterial chemoembolization in patients with hepatocellular carcinoma: A systematic review and meta-analy sis. Front Oncol. 2023;13:1106827.

40. Jeong TY, Park BK, Cho JH, Son CG. Clinical Analysis of 312 Patients with Hepatobiliary Cancer in Oriental Hospital. J Korean Oriental Med. 2009;30(5):163-73.

41. Park KW, Park JW, Kim TH, Choi JI, Kim SH, Park HS, et al. Five-year survival analysis of a cohort of hepatocellular carcinoma patients who treated at the national cancer center, korea. Korean J Hepatol. 2007;13:530-42.

42. 太子蔘茯笭麥芽秒谷芽秒 15 白朮法半夏陳皮鬱金鷄內金 10 薏苡仁白花蛇舌草 30 半枝蓮20 沙蔘白芍 藥 12 g.

43. 阿膠鹿角膠旱蓮草女貞子陳皮當歸白朮 10 焦三仙, 黃芪 15 蚤休 30 靑皮 6 甘草 5 g.

44. 陳銳深. 現代中醫腫瘤學. 北京: 人民衛生出版社; 2003. pp. 470-95.

45. 조종관. 한방임상종양학. 대전: 주민출판사; 2005. pp. 473-88.

46. 조종관, 유화승. 한의학의 암치료기술 처방집. 서울: 의성당; 2008. pp. 99-123.

47. 최문석. 간세포암의 치료에 있어 간절제술과 고주파 열 치료술의 현황. 대한간암연구회지. 2010:10:17-21.

48. Miller AB, Hoogstraten B, Staquet M, Winkler A. Reporting results of cancer treatment. Cancer. 1981;47: 207-14.

49. Bruix J, Sherman M, Llovet JM, Beaugrand M, Lencioni R, Burroughs AK, et al. Clinical management of hepatocellular carcinoma. Conclusions of the Barcelona-2000 EASL conference. European Association for the Study of the Liver. J Hepatol. 2001;35:421-30.

50. Therasse P, Arbuck SG, Eisenhauer EA, Wanders J, Kaplan RS, Rubinstein L, et al. New guidelines to evaluate the response to treatment in solid tumors. European Organization for Research and Treatment of Cancer, National Cancer Institute of the United States, National Cancer Institute of Canada. J Natl Cancer Inst. 2000;92:205-16.

51. Eisenhauer EA, Therasse P, Bogaerts J, Schwartz LH, Sargent D, Ford R, et al. New response evaluation criteria in solid tumours: revised RECIST guideline (version 1.1). Eur J Cancer. 2009;45:228-47.

52. Lencioni R, Llovet JM. Modified RECIST (mRECIST) assessment for hepatocellular carcinoma. Semin Liver Dis. 2010;30:52-60.

53. Seymour L, Bogaerts J, Perrone A, Ford R, Schwartz LH, Mandrekar S, et al. iRECIST: guidelines for response criteria for use in trials testing immunotherapeutics. Lancet Oncol. 2017;18(3):e143-52.

54. Denniss A. Casciato. Manual of Clinical Oncology. 6th ed. Philadelphia: Lippincott Williams & Wilkins; 2009. pp. 222-8.

55. 국립암센터. 한국중앙암등록본부 보건복지부. 한국중앙암등록사업 연례보고서, 2019년 암등록통계. 2021.

56. Boutros C, Gary M., Baldwin K, Somasundar P. Gallbladder cancer: Past, present and an uncertain future. Surgical Oncology. 2012;21:e183-91.

57. 유은실. 담관암의 병리, 추계 소화기연관학회 학술대회(대한췌담도연구회 심포지움); 2006. pp. 87-95.

58. Choi DG, Lim JH. Clonorchis sinensis and Biliary Stones as Etiological Factors of Cholangiocarcino ma. Korean J of Liver cancer study group. 2010;(10):22-8.

59. Yoon JH. Diagnosis and Management of Biliary Tract Cancer. The Korean Journal of Pancreas and Biliary Tract. 2022;27(1):40-6.

60. Liao X, Zhang D. The 8th Edition American Joint Committee on Cancer Staging for Hepato-pancreato-biliary

Cancer: A Review and Update. Arch Pathol Lab Med. 2021;145(5):543-53.

61. Lee SE, Jang JY, Kim SW. The Surgical Strategy for Treating T1 Gallbladder Cancer. Korean Journal of HBP Surgery. 2009;13(2):69-75.

62. 박재갑, 박찬일, 김노경. 종양학. 서울: 일조각; 2003. pp. 400-16.

63. Nishiuchi T, Okutani Y, Yamagishi Y, Fujita T, Imataki O, Ohnishi H. Synergistic effect between Juzen-taiho-to, a Japanese traditional herbal medicine, and gemcitabine single-agent chemotherapy for advanced biliary tract cancer. J Altern Complement Med. 2013;19(6):593-7.

64. 乳沒沒子湯: 銀花赤白芍 15 g 制乳沒 6 g 青皮 陳皮 5 g 象貝母 天花粉 穿山甲 12 g 全當歸 皂角刺 黃芩柴胡 鬱金 生甘草 10 g 1日1劑2分服.

65. 茵陳薏苡鬱金湯: 茵陳 茯苓 薏苡仁 20 g 梔子 10 g 熟大黃澤瀉 12 g 半枝蓮白花蛇舌草 30 g 滑石丹參丹皮鬱金 18 g 三七 6 g 1日1劑2分服.

66. 解毒抗癌方: 白花蛇舌草 30 g 石見穿 12 g 蒲公英 15 g 金錢草 20 g 梔子鬱金 10 g 枳殼 12 g 柴胡 9 g 玄胡索 12 g 白茅根 18 g 1日1劑2分服.

67. 膽囊癌術後方: 石見穿山慈姑 30 g 黨參薏苡仁 15 g 白朮白芍藥 12 g 茯苓 砂仁 10 g 柴胡法半夏陳皮 9 g 木香 6 g 炙甘草 5 g 1日1劑2分服.

68. 利膽抗癌方: 虎杖根金錢草白花蛇舌草 30 茵陳枳殼麥芽 15 大黃9 木香黃芩 6 g 1日1劑2分服.

각론 제15장

췌장암

주종천 원광대학교 한의과대학 교수

각론 제15장

췌장암

주종천 원광대학교 한의과대학 교수

췌장암은 췌장에 생긴 암으로 90% 이상은 췌관의 샘포에 암이 생긴 선암(腺癌, pancreatic ductal adenocarcinoma)이다.

대부분의 췌장암환자는 55세에서 84세이며, 50세 미만은 7%이다. 이는 수년에 걸쳐 후천적 유전 결함으로 인해 발생하기 때문이다.[1]

한국의 췌장암환자는 2019년에 10만 명당 8,414명이 발생하여 모든 암의 3.4%로 8위이었다. 성별로는 남자는 4,324명으로 모든 암의 3.3%, 조발생률은 10만 명당 16.9명으로 7위, 여자는 4,090명으로 모든 암의 3.5%, 조발생률은 10만 명당 15.9명으로 6위이었다. 2020년 현재 5년 생존율은 전체 15.2%, 남자 14.2%, 여자 16.2%였다. 2021년 췌장암 사망자 수는 전체 6,931명으로 8.4%, 남자 3,600명으로 7.1%, 여자 3,331명으로 10.5%이었다.[2]

위험 인자

췌장암의 위험 인자로는 45세 이상, 흡연, 두경부/폐/방광의 암 과거력, 당뇨병, 비만, 고지질식이, 만성 췌장염, 가족력, 유전 질환이 있다.

흡연자는 비흡연자에 비해 췌장암 발병률이 1.5-2배 정도이다.

2형당뇨병이 있는 사람은 췌장암의 위험도가 1.5-2배 증가하며, 최근 발병했거나 조절되지 않는 당뇨병, 노인에서 더 관련이 있다. 당뇨병은 췌장암환자의 악액질 및 염증 상태, 체중 감소를 더 악화시킨다.[3]

비만은 염증, 인슐린 저항성, 고인슐린혈증 등과 관련되어 췌장암의 발병율을 증가시킨다.[4]

고지방과 육식은 췌장암 발생 빈도를 높인다. 풍부한 채소와 과일을 섭취하면 췌장암 발생률을 33-50%까지 낮출 수 있다.

췌장암의 5%는 만성 췌장염이 선행 질환이고 가족성 만성 췌장염 환자는 1/3에서 암으로 발전한다. 담낭과 위장 절제술을 받은 경우도 췌장암 발생률이 높다. 부분위절제 후 15-20년 후에 췌장암 발병 확률이 2-5배 높다. HER-2/neu, K-ras, p21WAF/CIP1 등의 유전자 변이는 췌장암 발병과 상관성을 갖는다. 농약 살충제, 가솔린, 석면, DDT, benzidine 등의 직업적 노출도 췌장암의 발생 원인이다.[5]

췌장암의 가족력이 있는 경우는 7-8%이며, 생애 위험도(lifetime risk)는 부모, 자식, 형제자매 중에서 3명 이상이 췌장암인 경우 40%로 일반인의 32배, 2명인 경우 10%로 일반인의 6.4배, 1명인 경우 6%로 일반인의 4.6배이다.[6]

췌장암이 잘 발생한다고 알려진 유전 질환은 hereditary pancreatitis, ataxia-telangiectasia, hereditary nonpolyposis colorectal carcinoma (HNPCC), Von Hippel-Lindau syndrome, familial atypical mole-multiple melanoma (FAMMM) syndrome이 있다.[7]

한국인을 중심으로 위험 인자를 살펴보면 여성은 남성보다 0.81배 낮고, 70대는 40대보다 10배 높다. 비만 환자는 1.13배, 암 가족력은 1.08배, 현재 흡연은 1.38배, 1갑 이상 흡연은 1.47배, 당뇨 진단군은 1.34배, 공복혈당군은 1.20배 위험도가 증가하였다. 당뇨흡연군은 비당뇨비흡연군에 비해 남자 2.07배, 여자 2.16배 위험도가 증가하였다. 50대 당뇨병 진단은 미진단에 비해 1.53배, 당뇨 유병기간이 1년 미만일 때 5.78배이었다. 10년간 췌장암 누적발생률은 만성췌장염 5.2%와 미진단군 0.25%, 급성췌장염 2.86%와 미진단군 0.23%이었다.[8]

임상 증상

췌장암의 증상으로는 복통과 체중감소가 가장 흔하고 그 외에도 황달, 오심, 구토, 식욕부진, 발열, 혈관성 정맥염, 복부 종괴, 복수, 우울증, 수면 장애 등의 증상을 나타낸다. 췌장암환자의 60-80%가 복통을 호소하는데 췌두부의 암보다는 췌미부의 암에서 더 심하고 식후나 누웠을 때 심해진다. 체중감소는 췌장암환자의 70-90%에서 나타나는데 이것은 식욕부진, 오심, 구토 등에 의한 2차적 증상이다. 황달은 암으로 간외담도가 폐쇄되어 생기므로 가려움, 회색변, 검은 소변 등을 동반하고 30-90%의 환자에서 나타나는데 췌미부의 암보다 췌두부의 암에서 많이 나타난다. 발열은 10%에서 나타나고 고열은 급성담관염을 동반한 경우가 많다. 복수나 복부의 종괴가 만져지는 경우는 전이를 의심해야 한다.[9, 10]

이학적 소견으로는 초기에는 황달, 우상복부의 압통과 촉지가 가능하고 부드럽지 않은 담낭이 만져지는 쿠루바지에 증상(Courvoisier's Sign)이 나타난다. 암이 더 진행하면 복부 종괴, 간비대, 비장비대 또는 복수가 나타날 수 있다.[11]

진단

종양표지자 검사는 암의 조기 진단, 치료에 대한 반응, 재발여부를 평가하는 데 유용하나 췌장암에서는 효용가치가 떨어진다. 췌장암에 많이 사용되는 종양표지자는 CA19-9이다. CA19-9는 정상 성인에서 증가된 경우가 1-2%였고, 증가된 경우의 1% 미만에서 췌장암이 발견되었다. CA19-9의 상승 정도는 절제 가능성과 예후 판정에는 도움이 되나 조기 발견 목적으로는 유용하지 않다.

복부초음파는 의심되는 증상이 있을 경우에 초기 검사로는 유용하나 3 cm 이상에서는 95%의 민감도를 보이지만 2 cm 이하에서는 민감도가 낮다. 복부 CT는 2 cm 이하에서 75%, 1 cm 이하에서는 15%에서만 종괴가 발견된다. 초음파내시경(endoscopic ultrasonography, EUS)은 췌장암 진단민감도가 97%이며, 2 cm 미만의 크기에서도 CT보다 우수하며 초음파내시경 가는바늘흡인(endoscopic ultrasonography-fine needle aspiration, EUS-FNA)으로 세포 검사가 가능한 장점이 있다. 내시경 췌관조영술(endoscopic retrograde cholangiopancreatography, ERCP)은 췌관의 협착, 폐쇄 정도를 파악할 수 있으며, 췌장액 채취, 조직생검 등의 목적으로 활용된다. 췌관내 초음파검사(intraductal ultrasonography, IDUS)는 췌관내 병변 진단 및 췌관협착의 감별 진단에 유용하다. 자기공명 담췌관 조영술(magnetic resonance cholangiopancreatogrqaphy, MRCP)은 ERCP 검사가 어려울 때에 유용하다. 양전자 방출 단층촬영(positron emission tomography, PET)은 췌장암의 미세 전이, 방사선 및 항암 화학 요법 후의 반응 평가에 유용하다. 증상이나 혈청검사에서 췌장암이 의심되는 경우 영상 검사 진단과정은 우선 복부초음파, CT, 초음파내시경으로 췌관의 확장 정도와 종괴의 유무를 확인하고 ERCP로 주췌관의 이상 유무를 확인하고, ERCP로 병변이 확인 안되면 IDUS, MRCP로 췌관을 직접 관찰하여 진단한다.[5, 12]

병기

췌장암은 예후가 매우 불량하여 임상적 단계를 세분화하는 것이 큰 의미는 없다. 오히려 절제술을 받을 수 있는 환자와 고식적인 치료만 가능한 진행성 환자를 구별하는 것이 더 필요하다. TNM 병기는 종양 크기, 림프절, 원격전이 유무에 따라 I기에서 Ⅳ기로 구분한다(표 15-1).[13,14]

수술 절제 여부에 따른 병기를 분류하면 근치적 절제가 가능하다고 생각되는 군(resectable pancreatic cancer), 근치적 절제가 가능할 수도 있다고 여겨지는 군(borderline resectable pancreatic cancer), 근치적 절제가 불가능하다고 생각되는 군(unresectable pancreatic cancer)으로 분류하기도 한다. 췌장 이외의 다른 부위로의 전이가 없고, 상장간막정맥과 간문맥 연결 부위의 침윤이 없고, 복강동맥이나 상장간막동맥에 침범이 없는 경우에는 근치적 절제가 가능하다. 췌장 이외의 다른 부위로의 전이, 상장간막정맥과 간문맥 연결 부위의 광범위한 침윤, 복강동맥이나 상장간막동맥을 감싸는 침범이 있을 경우 수술이 불가능하다.[15]

【표 15-1.】 췌장암의 병기 분류와 중앙생존기간(미국암위원회)

Stage	T	N	M	Median Survival Resected (Months)	Median Survival Unresected (Months)	% of Patients
0	Tis	N0	M0	N/A	N/A	N/A
I A	T1	N0	M0	50	-	1%
I B	T2	N0	M0	33	-	4%
II A	T3	N0	M0	21	-	1%
II B	T1-3	N1	M0	24	-	13%
III	any T or T4	N2 or Any N	M0	16	15	29%
Ⅳ	any T	any N	M1	-	8	52%
Overall	-	-	-	20	11	

치료

수술이 가능한 췌장암환자는 15% 미만이며, 수술 후 재발률은 50% 이상이다. 수술 가능여부는 상장간막정맥, 간문맥, 상장간막동맥, 간정맥, 총간동맥과 종양의 접촉 여부에 따라 결정된다(표 15-2). 경계 절제 가능 췌장암과 절제 가능 췌장암에서 동시 항암화학 방사선요법을 포함한 선행 항암치료법이 수술을 먼저 시행하는 치료 방법보다 우수하다. 최근에는 FOLFIRINOX와 gemcitabine/nab-paclitaxel을 사용한 후 생존율이 향상되었다. 최근에는 폴리아데노신 디프인산-리보오스 중합효소(PARP) 억제제, 면역항암제 등 여러 표적제들이 시도되고 있다.[16, 17]

【표 15-2.】 췌장암의 절제 가능 기준(NCCN)

	Resectable	Borderline Resectable	Locally advanced
SMV/PV	No tumor contact or under＜180° contact without irregularity	Tumor abutment ≥180°+/=vessel irregularity. Amenable to reconstruction	Tumor involvement or occlusion that is not amenable to reconstruction
SMA/hepatic artery	No contact	Tumor abutment＜180° of circumference of vessel wall	Tumor encasement≤180° of circumference of vessel wall
CHA	No contact	Reconstructable, short-segment interface between tumor and vessel of any degree	Not reconstructable, or long-segment encasement

SMV, superior mesenteric vein; PV, portal vein; CHA, common hepatic artery; NCCN, national comprehensive cancer network.

예후

췌장암은 진단 시에 이미 80%의 환자가 수술이 불가능한 상태이다. 5년 생존율은 20년 전과 마찬가지로 5% 이하이다. 국소 진행성 췌장암(locally advanced pancreatic cancer)은 중앙생존기간이 6-10개월이며, 전이성 췌장암은 3-6개월이다. 수술치료의 경우는 13-20개월의 중앙생존기간을 보여서 치료효과가 가장 좋다.[9, 10]

통합의학적 접근

Ⅰ기와 Ⅱ기의 췌장암환자는 수술의 가능 여부를 우선 고려해야 한다. 수술 전에 시행하는 선행보조항암요법은 효과가 불확실하므로 活血化瘀, 軟堅散結, 解毒抗癌의 효능이 있는 한약 치료를 병행하여 수술 후의 부작용을 줄여야 한다. 수술 후에는 益氣補血, 扶正培本의 한약 치료로 바른 증상 호전과 재발 방지에 중점을 두어야 한다. Ⅲ기, Ⅳ기에는 수술이 불가능하여 고식치료에 중점을 두는데, 방사선 치료 시기에는 活血化瘀, 清熱解毒의 한약으로 방사선에 의한 부작용을 감소시키고 면역력을 증가시켜야 한다. 방사선 치료 후에는 滋陰, 益氣, 消腫, 和胃의 한약으로 방사선 치료에 의한 국소부

위의 종창이나 통증, 부종, 위장관의 충혈 등을 완화시킨다.[18, 19]

수술, 항암 화학 요법, 방사선요법을 시행하는 동안의 한의 치료는 종양의 절제 가능성 및 환자의 체력에 따라 防護 치료, 한의 단독치료로 구분하여 시행한다. 防護 치료는 補氣養血, 健脾和胃, 滋補肝腎, 益氣養陰, 淸熱凉血, 活血解毒 등의 효능이 있다(그림 15-1).[20]

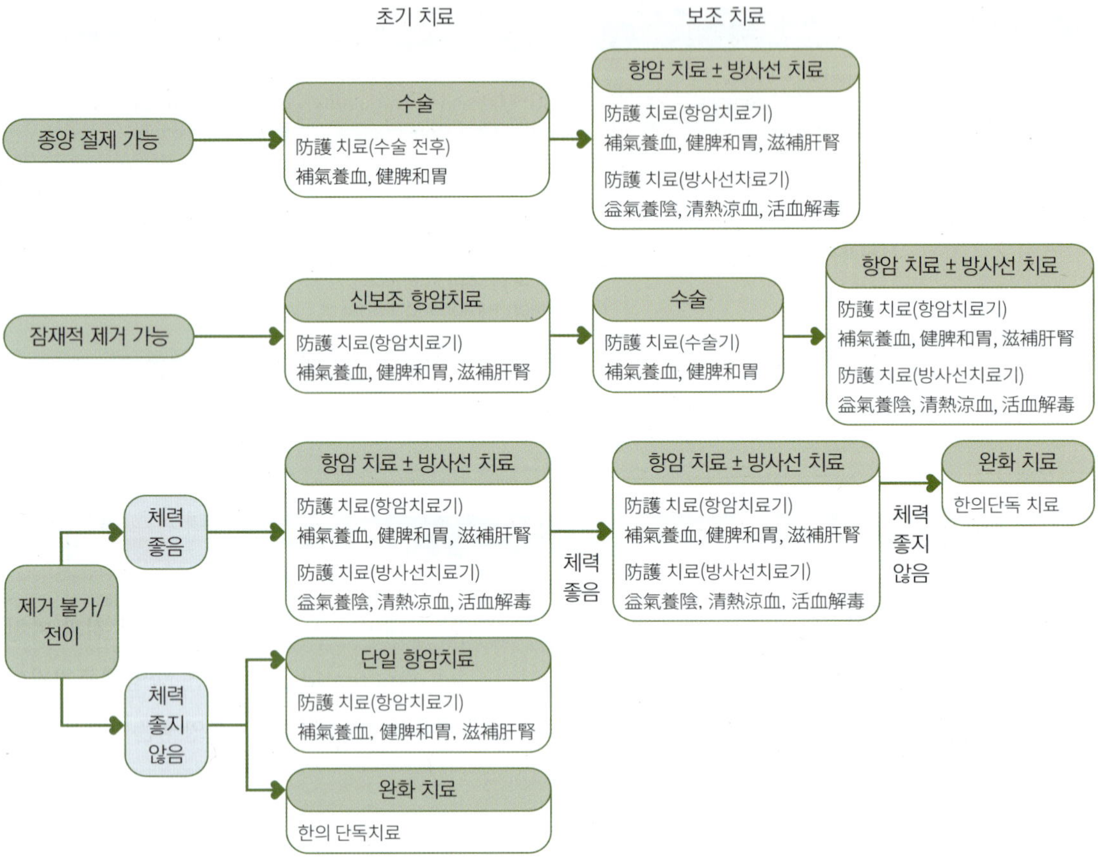

【그림 15-1.】 췌장암의 통합의학치료 과정

췌장암을 예방하기 위해서는 금연, 정상체중유지 및 적절한 활동, 매일 엽산이 풍부한 채소인 브로콜리, 시금치, 케일이나 다섯 가지 이상의 과일을 섭취할 것을 권고하고 있다.[21]

한의학적 치료

췌장암은 한의학 문헌에서 癥瘕, 積聚, 黃疸, 伏梁의 범주에 해당된다. 부적절한 음식, 七情, 正氣 부족의 원인으로 濕熱, 瘀熱, 熱毒, 正虛의 병증과정을 거치며 脾胃의 기능저하에 밀접한 영향을 받는다.[3]

췌장암의 변증은 중국중의학종양분과에서 肝膽濕熱證, 瘀血內阻證, 寒濕困脾證, 正虛邪變證으로 분류하고 있다. 침치료는 암성 통증 및 오심구역에는 足三里, 中渚, 內關, 中脘, 章門, 湧泉을 활용하며, 황달이 심할 때는 至陽, 腕骨, 足三里, 中渚, 大陵을 활용한다.[22]

경험방은 수술 및 항암 화학 요법과 한의 치료를 병행할 때 활용되는 처방으로 膵臟癌術後方, 膵臟癌放療後方, 膵臟癌化療後方이 있다(표 15-3).[18]

【표 15-3.】 췌장암의 한약 처방

Prescription	Composition
膵臟癌術後方	種節風 20 g 半枝蓮 15 g 當歸 熟地 茯苓 12 g 川芎 白芍藥 白朮 陳皮 木香 人蔘 10 g 炙甘草 5 g 大棗 2枚 生薑 3片 1日 1劑 2分服
膵臟癌放療後方	紅藤 赤芍藥 20 g 太子參 天門冬 牧丹皮 15 g 茯苓 12 g 柴胡 山藥 陳皮 法半夏 廣木香 10 g 甘草 5 g 1日 1劑 2分服
膵臟癌化療後方	薏苡仁 石見穿 20 g 茯苓 山藥 黃芪 15 g 法半夏 12 g 白蔘 10 g 蓮子肉 砂仁 扁豆 白朮 仙靈脾 10 g 甘草 5 g 1日 1劑 2分服

변증치료

肝膽濕熱證

治方: 茵陳蒿湯合黃連解毒湯加減

用藥: 茵陳蒿 梔子 大黃 黃連 黃柏 黃芩 等

瘀血內阻證

治方: 膈下逐瘀湯加減

用藥: 丹蔘 丹皮 桃仁 紅花 莪朮 三稜 八月札 卷柏 木香 穿山甲 白花蛇舌草 等

寒濕困脾證

治方: 茵陳朮附湯加減

用藥: 茵陳蒿 白朮 制香附 乾薑 炙甘草 肉桂 等

正虛邪戀證

治方: 聖愈湯加減

用藥: 生地 熟地 川芎 人蔘 當歸 黃芪 等

【참고문헌】

1. Khalaf N, El-Serag HB, Abrams HR, Thrift AP. Burden of Pancreatic Cancer: From Epidemiology to Practice. Clin Gastroenterol Hepatol. 2021;19(5):876–84.
2. 중앙암등록본부. 2020 국가암등록통계. 2022.
3. Chovsepian A, Prokopchuk O, Petrova G, Gjini T, Kuzi H, Heisz S, et al. Diabetes increases mortality in patients with pancreatic and colorectal cancer by promoting cachexia and its associated inflammatory status. Mol Metab. 2023;73:101729.
4. Maina JG, Pascat V, Zudina L, Ulrich A, Pupko I, Bonnefond A, et al. Abdominal obesity is a more important causal risk factor for pancreatic cancer than overall obesity. Eur J Hum Genet. 2023;31(8):962-6.
5. 박재갑, 박찬일, 김노경. 종양학. 서울: 일조각; 2003. pp. 385-99.
6. Klein AP, Brune KA, Petersen GM, Goggins M, Tersmette AC, Offerhaus GJ, et al. Prospective risk of pancreatic cancer in familial pancreatic cancer kindreds. Cancer Res. 2004;64(7):2634-8.
7. Song SY. Etiology and Carcinogenesis of Pancreatic Ductal Adenocarcinoma. Korean J Gastroenterol. 2008;51(2):71-83.
8. 서정훈, 박병규, 최정규. 건강보험공단 자료를 이용한 한국인에서 췌장암의 위험 인자 분석. 국민건강보험 일산 병원 연구소; 2020.
9. 冯利. 簡明中西醫結合腫瘤病學. 北京: 科學技術文獻出版社; 2008. pp. 215-29.
10. Casciato DA. Manual of Clinical Oncology. 6th ed. Philadelphia: Lippincott Williams & Wilkins; 2009. pp. 217-22.
11. Longo DL. Harrison's Hematology and Oncology. New York: Mc Graw-Hill; 2010. pp. 504-10.
12. Lee KN, Choi HS. Early Diagnosis of Pancreatic Diseases. Korean J Med. 2012;83(1):56-61.
13. Allen PJ, Kuk D, Castillo CF, Basturk O, Wolfgang CL, Cameron JL, et al. Multi-institutional Validation Study of the American Joint Commission on Cancer (8th Edition) Changes for T and N Staging in Patients With Pancreatic Adenocarcinoma. Ann Surg. 2017;265(1):185-91.
14. Ocuin LM, Winter JM, Brody JR, Posey JA III, Mueller AC, Yeo CJ. Cancer of the Pancreas. In: Devita VT Jr, Rosenberg SA, Lawrence TS. Cancer Principles and Practice of Oncology. 12th ed. Philadelphia: Wolters Kluwer; 2023. pp. 509-43.
15. Varadhachary GR, Tamm EP, Abbruzzese JL, Xiong HQ, Crane CH, Wang H, et al. Borderline resectable pancreatic cancer: definitions, management and role of preoperative therapy. Ann Surg Oncol. 2006;13:1035-46.
16. Kolbeinsson HM, Chandana S, Wright GP, Chung M. Pancreatic Cancer: A Review of Current Treatment and Novel Therapies. J Invest Surg. 2023;36(1):2129884.
17. 성민제, 방승민. 췌장암의 항암치료와 방사선 치료 최신 지견. 대한췌담도학회지. 2020;25(2):72-82.
18. 陳銳深. 現代中醫腫瘤學. 北京: 人民衛生出版社; 2003. pp. 456-69.
19. 林洪生. 中國百年百名中醫臨床家叢書(余桂淸). 北京: 中國中醫藥出版社; 2003. pp. 155-71.
20. 박수정, 유화승, 유준상. 췌장암 한의 임상진료지침 개발 예비 연구. 대한암한의학회지. 2017;22(1):1-11.
21. Abrams DI, Weil AT. Integrative Oncology. New York: Oxford University Press; 2009. pp. 15-40, 57-74.
22. 中華中醫藥學會腫瘤分會. 常見腫瘤中醫診療精要. 北京: 人民衛生出版社; 2008. pp. 230-7.

각론 제16장

비뇨기암

송봉근 원광대학교 한의과대학 교수

한의통합종양학

각론 제16장

비뇨기암

송봉근 원광대학교 한의과대학 교수

방광암

방광암은 우리나라 남성에서 9번째로 호발되는 암으로[1] 동양의 여러 나라들과는 비슷하지만 서양에 비해서는 상대적으로 발생률이 낮은 편이다. 미국에서는 여섯 번째로 가장 많이 발병하는 암으로 전체 암의 4.2%를 차지하며 남녀 발생비는 4:1이다.[2] 진단 시 연령의 중앙값은 73세인데[3] 연령 증가에 따라 방광암의 발생은 증가한다.

2022년에 발표 자료에 의하면 우리나라에서 2016년-2020년 방광암 5년 상대생존율은 남녀 전체 76.5%로 보고되었으며, 남자가 78.6%, 여자가 68.4%로 나타났다. 병기별 5년 생존율은 국한암(localized)의 경우 85.1%, 국소암(regional)의 경우 49.43%, 원격암(distant)의 경우 11.5% 등으로 나타났다.[1] 미국에서 방광암의 5년 생존율은 77%이다. 이 중 방광암 진단 시 51%를 차지하는 초기 표재성 암(*in situ*)의 경우 5년 생존율은 95.8%이지만, 방광암의 34%를 차지하는 국한암의 경우는 69.5%로 감소한다. 그리고 7%에 달하는 국소암의 경우는 36.3%, 5%를 차지하는 전이암은 4.6%로 나타났다.[2]

역학

연령이 증가할수록 방광암의 발생 위험은 증가하는데 60세 이상의 나이에서 70% 이상 발생한다. 남자의 50-65%, 여성의 20-30% 정도에서 흡연이 방광암의 발생 원인으로 지목된다.[1] 남성의 흡연은 비흡연자에 비해서 방광암의 발생가능성을 2-4배 증가시키며[4] 금연 후에도 10년 이상 위험성이 지속된다. 직업적 원인으로는 염료, 고무, 가죽, 페인트, 트럭운전사, 드릴판금 기술자, 석유화학에 종사하는 사람에서 방광암이 많이 생기는 것으로 보아 산업적인 노출과 연관성이 있어 보인다. 염색약인 allylamine, O-toluidine, benzidine 등이 지목된다. 장기간 cyclophosphamide 치료를 받았을 때 방광암의 발생 위험도가 30배 정도 상승한다.[3] 개발도상국가에서 발견되는 기생충인 방광주혈흡충(schitosomasis)이나 척수손상도 방광 편평세포암의 발생위험을 증가시킨다. 비타민 A는 방광암 발생에 예방적 효과가 있다.[5]

병리

방광암 진단 시 전체의 75%는 표재성(비근침습, non muscle invasive) 병변이고, 20%는 방광에 국한된 침윤성(근침습, muscle invasive)이며, 5%는 전이성(metastatic) 병변이다. 병기는 TNM 체계를 따르며 조직소견은 분화도가 정상에 제일 가까운 것(고분화도)은 1등급이며 그 반대(저분화도)가 3등급으로 나뉘는데 후자가 높은 병기로 잘 진행된다. 방광암의 95% 이상이 이행세포암(transitional cell carcinoma)이며 약 3%가 편평세포암, 나머지가 선암 및 기타의 형태를 가진 암이다. 이행세포암의 특징은 다발성으로 나타나는 것으로 방광뿐만 아니라 신우 및 요관의 이행세포점막에서 모두 발생할 수 있다. 이행세포암은 유두상(papillary) 종양으로 분화도는 1 또는 2를 보이는 경우가 많다. 이들은 매우 부스러지기 쉬우며 출혈경향이 있고 재발위험성이 높지만 치명적인 병변으로 이행하는 것은 드물다. 반면 상피내암종(carcinoma in situ, CIS)은 고도(high grade) 종양으로 치명적인 암으로 진행된다.[6]

방광암은 동시에 다발적으로 생기거나 시간차를 두고 다른 부위에 생기는 것으로 보아 암이 발생한 부위뿐만 아니라 요로 점막 표면 전체에 전암성 병변이 있는 것으로 간주된다.

침윤이나 전이가 없는 낮은 등급의 유두상 종양은 receptor-tyrosine kinase-Ras 신호 전달 경로의 구조적 활성화와 섬유아세포 성장인자 수용체3(fibroblast growth factor receptor 3, FGFR3) 돌연변이를 가지고 있다.[7] 반면에 상피내암종과 침윤암은 TP53과 RB유전자의 변화를 높은 빈도로 가진다.[8] Tis를 포함하여 T1 및 T2 이상 병변에서 p53, p21 또는 RB 유전자의 변화를 보이는 종양은

재발, 전이 및 암으로 인한 사망 가능성이 높다(그림 16-1).[9]

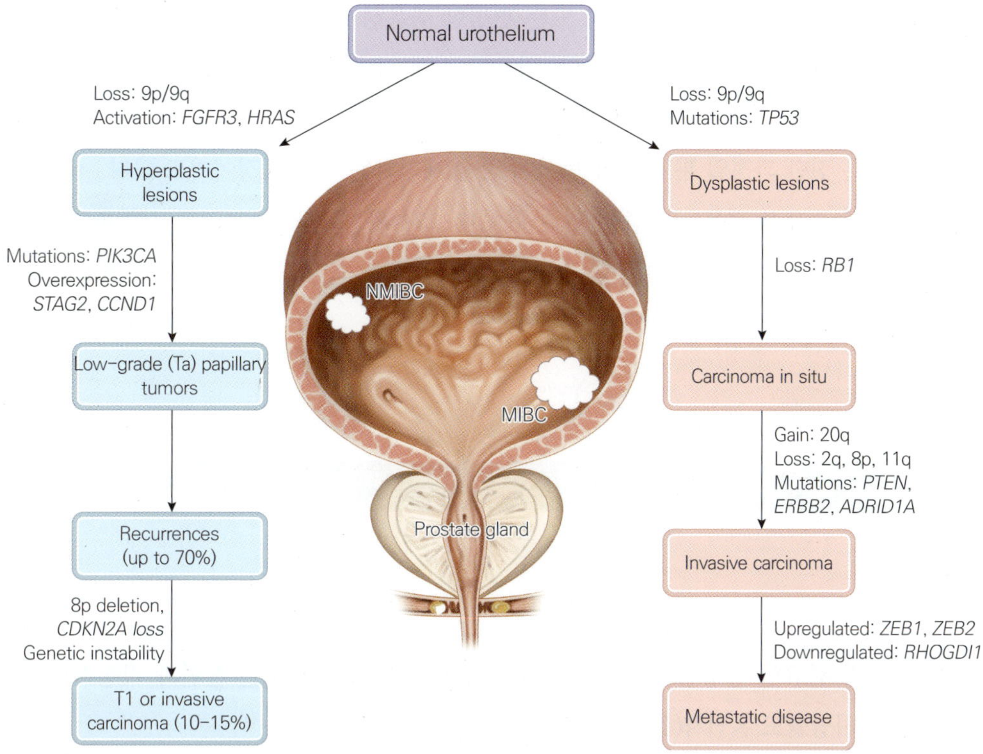

【그림 16-1.】 방광암의 분자적 발병 기전과 유전자

임상 증상

방광암의 주된 증상은 혈뇨로서 80-90%의 환자에서 나타난다. 그 외에 빈뇨, 요급박, 배뇨통 등의 방광자극 증상이 20-30% 정도 나타나는데 이 경우는 상피내암을 의심해야 한다. 무증상인 사람에서 혈뇨의 조기검진은 조기 방광암의 진단 비율을 높였으나 생존율의 향상을 가져오지는 못하였다. 요관폐색은 옆구리 통증 혹은 불편감을 초래한다.

진단

가장 주된 검사법은 방광경 및 경요도절제술(transurethral resection of bladder tumor,

TURBT)이다.

방광경으로 방광내부를 관찰하여 종양의 유무를 보고 또한 발적 등 다른 병변이 있는지를 살피고, 종양이 발견되면 그 모양이 유두상인지 또는 편평한 침윤성 종양인지, 종양의 수나 위치를 정확하게 관찰하며, 절제하여 병리학적 검사를 한다. 경요도 절제 시에 방광내로 돌출되어 있는 종양은 물론이고 종양이 있는 부위의 근육층까지 절제하여 종양 침윤의 깊이를 확실하게 측정해야 한다. 방광암의 경요도절제술은 진단 과정일 뿐 아니라 동시에 암을 제거하는 치료 과정이기도 하다.

진단평가 시 중요한 점은 근육층의 침범 유무다. 초음파, CT 또는 MRI를 시행하여 방광 주위 지방에 침범한 병변(T3)이나 주변 림프절 침범 유무를 알아낼 수 있다. CT, MRI나 bone scan을 이용하여 원격전이 유무를 확인해야 한다.

위험 인자

흡연

흡연은 가장 중요한 방광암의 유발인자이다. 방광암의 50% 정도는 흡연과 직접적으로 관련되어 있다.[9] 방광암 사망률도 흡연자(40%)가 비흡연자(20%)에 비하여 높다.[11]

금연은 방광암의 위험도를 유의하게 낮춘다. 금연 이후 1년이 지나면 발병 위험도는 30-40%가량 감소하는 것으로 보고된다.[12] 그럼에도 불구하고 흡연자의 방광암 위험도는 금연 이후 25년 정도까지 지속되는 것으로 나타난다.[13]

수분 섭취

수분 섭취는 배뇨량을 증가시켜 발암물질이 방광에 접촉하는 시간을 감소시킴으로써 방광암의 위험도를 낮춘다. 10년간 48,000명에 대한 후향적 조사에서 수분 섭취량과 방광암 위험도는 반비례하는 것으로 나타났다.[14] 하루에 2,531 mL 정도 다량의 수분을 섭취하는 사람은 1,290 mL를 마시는 사람에 비하여 대략 반절 정도의 방광암의 위험도를 가진다. 하루 6잔의 물을 마시는 사람은 하루 한 잔의 물을 마시는 사람에 비하여 방광암 발병 위험도가 51%가량 낮아진다.

열량 섭취

고열량 섭취는 미국에서 65세 이하에서 방광암의 위험도를 높인다.[15] 고열량 섭취는 IGF 증가를 통한 발암과정에 관련된다.[16]

지방 섭취

지방의 과도한 섭취는 산화적 손상을 통한 발암과정과 관련이 있다. 스페인에서 시행된 다기관임상연구에 따르면 포화지방의 과도한 섭취는 방광암의 위험도를 2.25배 증가시켰다.[17] 또한 지방 섭취량과 방광암 위험도는 비례하는 것으로 나타났다.[18] 따라서 방광암의 위험도를 감소시키기 위해서는 지방의 섭취를 줄이는 것이 필요하다.

치료

표재성 방광암(비근침습방광암)

표재성 방광암(non muscle invasive bladder cancer, NMIBC)에서는 경요도절제술을 일차적으로 시행한다. 경요도절제술은 표재성 방광암의 정확한 진단뿐 아니라 최초 치료로서도 충분하다. 그러나 문제는 5년 이내에 표재성 방광암의 30-80%에서 재발이 되며, 1-45%는 침윤성 암으로 진행하는 것이다.[19] 유두상 병변이 1개일 경우는 경요도절제술만으로 치료하며 상피내암종이나 재발성일 경우에는 절제 후 방광내 치료(intravescial therapy)를 시행한다. 방광내 치료는 일반적으로 경요도절제술 후 재발 예방을 위한 부가 치료 및 경요도절제만으로는 조절되지 않는 병변을 제거하기 위한 경우의 두 가지 상황에서 이용된다. 방광내 치료는 재발성이거나 방광 표면의 40% 이상을 차지하는 경우, 광범위한 상피내암종 또는 T1 병변인 경우에 권장된다. 표준 방광내 치료는 방광내 항암화학약물요법(intravesical chemotherapy) 또는 방광내 BCG (Bacillus Calmette-Guérin) 면역요법(intravesical BCG immunotherapy) 등이 있다. 방광내 항암 화학약물로는 mitomycin C, epirubicin, doxorubicin 등이 사용된다.[20] 방광내 BCG 면역요법은 방광암의 진행률을 의미 있게 낮추는 것으로 보고되었다.[21] 방광내 치료의 부작용으로는 방광염으로 인한 혈뇨, 빈뇨, 야간뇨, 배뇨통 등과 약물의존, 골수기능저하, 접촉성 피부염 등이 있다. 경요도절제술 후 1년간은 3개월 간격으로 관찰하여야 한다. 방광암의 재발은 신우, 요관, 요도 등 요로계 전반에 걸쳐 발생할 수 있다. 방광암의 성공적인 치료는 방광 외부(요도 또는 요관)에서 암의 발생을 높이게 된다. 미국종합암네트워크(National Comprehensive Cancer Network, NCCN)에서는 표재성 방광암(NMBIC)의 경우 저위험군이면 관찰 및 방광내 치료를 권장하고, 고위험군에서는 경요도절제술과 함께 BCG 치료 또는 방광내 치료를 권장한다. T1의 경우에는 경요도절제술 또는 방광절제술과 함께 BCG 치료 또는 방광내 항암 화학 요법을 고려한다.[22]

침윤성 방광암(근침습방광암, muscle invasive bladder cancer, MIBC)

근육층에 침범되었으나 방광에 국한되어 있는 방광암(T2-3)에는 근치적 방광절제술이 가장 좋은 치료법이 된다.[23] 부분절제가 불가능한 근육 침범 종양, 낮은 병기의 종양이나 다발성이거나 방광내 주입치료에 내성을 보여 보존적 치료가 어려운 경우, 상피내암종과 관련이 있으면서 고도 종양의 경우, 빈뇨나 혈뇨 등의 방광 증상으로 인해 삶의 질이 저하되는 경우가 방광절제술의 적응증이 된다. 절제범위는 남자에서는 방광, 전립선, 부고환, 정관 및 근위 요도가 절제된다. 발기신경을 보존하지 않는 한 발기부전 상태가 된다. 여자에서 결과는 수술 병기 및 조직학적 결과에 따라 다르다. NCCN에서는 방광절제술 이후 cisplatin을 기반으로 하는 항암 화학 요법을 권장하고 방사선 치료를 고려한다. 방광절제술이 어려운 경우에는 항암 화학 요법이나 방사선 치료 또는 경요도절제술을 권장한다.

전이성 방광암

전이성 방광암(mestastatic cancer)은 항암 화학 요법을 시행한다. 방광암은 그 첫 진단 단계에서 약 10-15%가, 그리고 방광에 국한되어 있던 침윤성 방광암의 약 50%에서 전이를 일으키고 환자는 이로 인하여 사망하게 된다. 일단 림프절이나 원격장기 등으로 전이된 종양은 완전 치유를 기대하기 어렵고 다만 환자의 생존기간을 연장시키고 동시에 생존의 질을 향상시키는 쪽으로 치료방침을 결정해야 한다. 전이성 방광암환자의 위험 인자로는 Karnofsky 수행등급(KPS)이 80% 이하거나 전이의 종류가 림프절이 아닌 내장(간, 폐, 뼈) 전이인 경우이다. 위험 인자가 0개, 1개, 2개인 경우는 항암 화학 치료의 완전관해 가능성이 각각 38%, 25%, 5%이며 생존기간의 중앙값은 33개월, 13.4개월 및 9.3개월이다. 수행등급이 낮거나 장기나 뼈 전이가 있는 경우 장기생존이 어렵다. 화학요법의 독성도 위험 인자와 비례하며 취약한 위험군에서는 3-4%에서 치료 관련으로 사망할 수 있다.

항암 화학 요법의 표준치료로는 M-VAC (methotrexate, vinblatine, doxorubicine, cisplatin) 및 GC (gemcitabine, cisplatine) 등이며 이들 병용요법들은 50% 이상의 반응률을 나타낸다. M-VAC과 GC 요법을 비교한 연구 결과 GC 요법이 호중구 감소증 및 발열, 점막염 등이 적게 나타나

서 M-VAC보다 흔히 사용되고 있다. 빈혈과 혈소판 감소증은 GC 치료군에서 더 흔하게 나타났다.[24]

전이성 방광암의 치료에서 최근에는 cisplatin을 적용할 수 없는 경우에는 gemcitabine/carboplatin, avelumab 또는 atezolizumab이나 pembrolizumab (Keytruda®)을, 계속 진행되는 전이암의 경우에는 pembrolizumab이나 erdafitinib (Balversa®) 등의 사용이 고려된다(그림 16-2).[25]

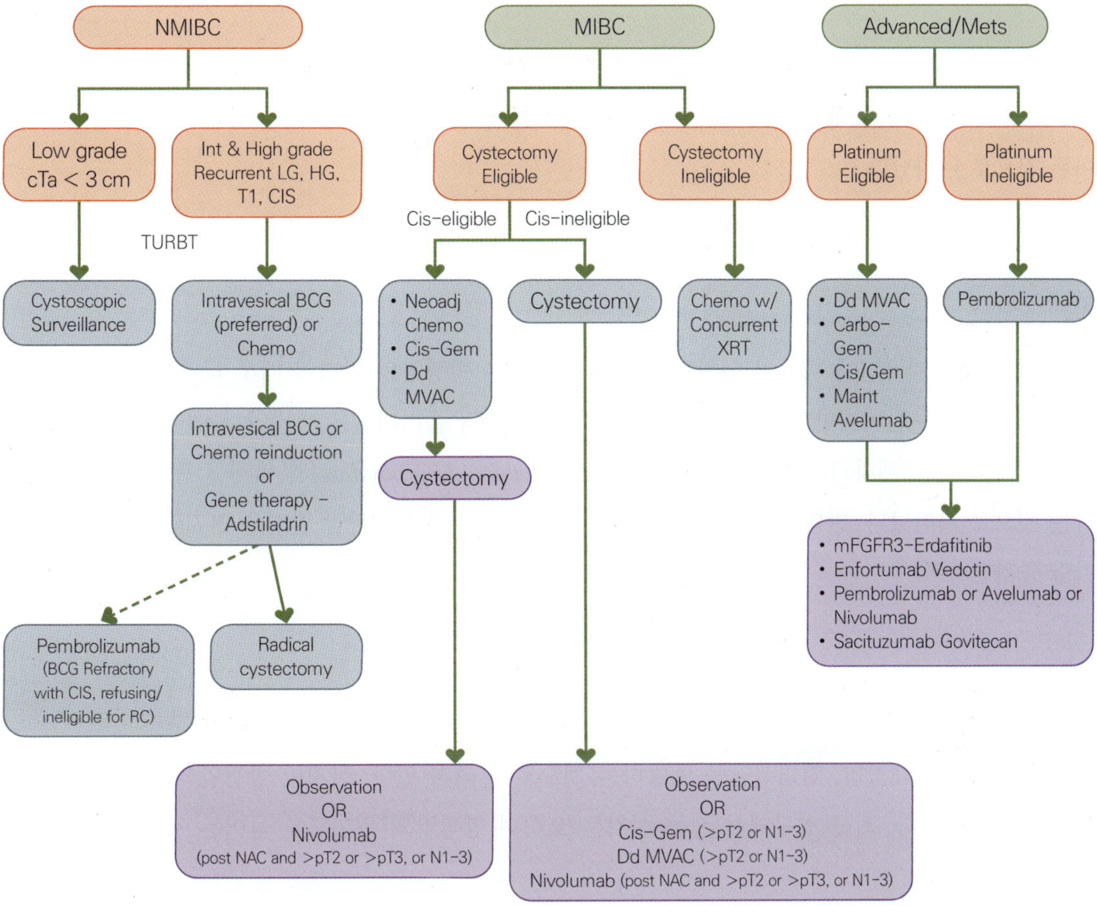

【그림 16-2.】 방광암치료의 알고리즘

통합의학적 접근

방광암환자와 정상인의 case-control 연구에서 방광암을 가진 환자에서 유리 활성산소가 높았으며 항산화제인 비타민 A, E, C와 selenium의 혈청 농도는 상대적으로 낮았다.[26] 다른 case-control 연구들에서는 비타민 D와 carotenoid의 낮은 혈청 농도는 높은 방광암의 발생과 상관성이 있는 것으

로 발표되었다.[27, 28]

방광암의 예방에는 금연과 충분한 수분 섭취, 열량 섭취 또는 지방 식이 제한, 충분한 과일 및 채소나 녹차 및 비타민의 섭취 등이 있다.

과일 및 채소의 섭취

채소를 많이 섭취하면 방광암의 위험도가 감소한다. 일본에서 39,000명의 원자폭탄 생존자를 대상으로 한 후향적 연구에서 규칙적으로 과일과 채소를 섭취하는 사람은 50% 정도 방광암 발병이 줄어든 것으로 나타났다.[29]

녹차

서양인이나 미국인에 비하여 녹차를 마시는 동양인은 방광암의 발병이 매우 낮다. 녹차 섭취량과 방광암의 발병은 반비례한다.[30] 녹차에 함유된 카테킨 등의 폴리페놀은 방광암 모델에서 니트로사민에 의한 발암을 억제하거나 오르니틴 탈탄산효소(*ornithine decarboxylase*)의 억제를 통해 발암을 억제하는 것으로 나타났다. 반면 일본에서 미국으로 이민한 세대에서 방광암 발병은 현지인에 비하여 2배가량 증가한다.[31]

콩

콩은 유방암, 대장암, 전립선암을 예방하는 것으로 알려져 있다. 하지만 방광암의 예방에 미치는 효과는 불분명하다. 최근 연구에서는 콩 섭취는 오히려 방광암의 위험도를 높이는 결과를 보이기도 하였다.[32]

비타민

방광암환자는 비타민 A, C 및 E와 셀레늄의 농도가 낮은 것으로 나타났다. 비타민 C는 강력한 항산화 성분으로 유해활성산소에 의한 DNA 손상을 억제하고 발암물질의 생성을 억제한다. 사람을 대상으로 한 연구에서 비타민 C를 다량 섭취하는 경우 방광암 발병의 상대위험도가 0.4로 감소하는 것으로 나타났다.[33] 비타민 E 또한 항산화 효과를 통한 발암물질의 생성을 억제하거나 면역기능 조절, DNA 합성 억제, 세포자살 활성 및 암세포 성장을 억제하는 효과가 있다. 한 연구에서 10년 이상 비타

민 E를 섭취한 인구에서는 방광암 발병이 30%가량 낮아졌다.[34]

한의학적 치료

경요도절제술(TURBT)이나 부분 방광절제술을 받은 313명의 방광암환자에서 재발 방지 요법으로 BCG, 저령(猪苓), mytomycin C, thiotepa을 시행한 군과 아무것도 하지 않은 대조군의 재발률을 살펴본 결과 각각 35.1%(BCG), 34.9%(저령), 41.7%(mytomycin C), 52.6%(thiotepa), 64.7%(대조군)의 재발률을 나타내었다.[35]

방광암은 한의학에서 溺血, 血淋, 癃閉 등의 범주에 속한다. 知栢地黃湯加味方인 滋陰利濕湯(茯苓, 生薏苡仁, 熟薏苡仁, 生地, 萆薢, 知母, 黃柏, 牧丹皮, 澤瀉, 玉竹, 山茱萸, 白朮, 甘草, 天龍)이나 五苓散加味方인 加味五苓散(猪苓, 茯苓, 白朮, 黃芪, 澤瀉, 海金沙, 海藻, 桂枝, 地楡, 薏苡仁, 白花蛇舌草)이 임상적으로 응용 가능하다.[36]

최근 47명의 경요도절제술 및 방광내 항암 화학 요법을 받은 방광암환자를 대상으로 한 연구에서 한약(土茯苓 野菊 熟地黃 砂仁 山茱萸 山藥 牡丹皮 澤瀉 黃芪 桂皮 夏枯草 蛤蚧 등)을 복용하며 병행치료한 환자군은 3, 6, 12개월 후 재발률이 각각 0%, 4.2%, 8.3%로 대조군의 재발률 8.7%, 13.0%, 21.7%에 비하여 유의하게 낮은 것으로 나타났다. 또한 Karnofsky 수행등급도 유의하게 높아 삶의 질에서도 개선되는 효과가 있는 것으로 나타났다.[37]

또한 경요도절제술을 시행한 92명의 방광암환자에게 hydroxycamptothecin 방광내 치료와 消癥湯(薏苡仁 30 g 黃芪 20 g 黃精 15 g 白花蛇舌草 15 g 猪苓 15 g 莪术 9 g 土貝母 9 g)을 수술 후 2년간 매일 1회 병행 투여한 결과 한약을 병행한 치료군의 치료율은 91.30%(완전관해 26.09%, 부분관해 36.96%, 변화 없음 34.78%, 악화 8.70%)로 대조군 67.39%(완전관해 6.52%, 부분관해 28.26%, 변화 없음 32.61%, 악화 32.61%)에 비하여 유의하게 높은 것으로 나타났고, 1.5년 및 2년 후 재발률도 치료군은 각각 17.39% 및10.86%로 대조군 23.91% 및 17.39%에 비하여 유의하게 낮았다.[38]

다른 연구에서는 70명의 방광암환자에 보중익기탕을 계속 투여하고, 3개월과 6개월에 각각 결과를 확인한 결과 한약을 복용한 군에서 유의한 Karnofsky 수행등급의 상승을 보였다. 보중익기탕은 6개월 및 12개월 후 혈중 VEGF 농도의 유의한 감소를 나타냈다. 또한 보중익기탕을 복용한 군에서는 빈뇨, 요급, 오심 등의 증상도 유의하게 감소하여 증상 완화나 삶의 질 향상에 도움이 되는 것으로 나타났다. 하지만 재발률 등에 있어서는 대조군과 유의한 변화를 보이지 않았다.[39]

국내의 임상보고에서 따르면 수술대기 중이거나 재발한 방광암환자에 한약, 침치료 및 약침과 매선침, 뜸과 부항치료를 통해서 완치 또는 증상의 개선, 재발 방지 등의 결과를 얻었다고 보고하였다.

주로 투여한 한약은 생맥산, 저령탕, 팔정산이었다. 침치료는 合谷 太沖 太谿 陰陵泉 中極 關元 歸來 三焦俞 腎俞 次髎 委中 志室 위주로 자침하였고, 曲骨 中極 關元 中脘 肺俞 腎俞 膀胱俞에 뜸치료를, 그리고 腎俞 小腸俞 膀胱俞 水道 歸來에 부항치료를 시행하였다.[40]

또 다른 국내에서의 임상보고에도 폐로 전이된 74세의 방광암환자에 홍삼, 항암단(삼칠근, 산자고, 동충하초, 인삼, 몰약, 우황, 진주분, 유향), 건칠단(건칠, 산약, 생지황, 유근백피) 및 약침(산양산삼, 동충하초, 천화분, 길경) 등의 치료로 2주 후 폐암의 크기가 줄었다고 보고하였다.[41]

중국종류학회 변증치료

中國中西醫結合學會 腫瘤專業委員會에서는 아래와 같이 단계별 치료 원칙을 제시하였다.[42]

수술 시기의 변증치료

변증	증상	치법	처방
氣血虧虛	面色淡白或萎黃, 脣甲色淡, 神疲乏力, 少氣懶言, 自汗, 或肢體肌肉麻木, 女性月經量少, 舌體瘦薄, 或者舌面有裂紋, 苔少, 脈虛細而無力	補氣養血	八珍湯, 當歸補血湯, 十全大補湯
脾胃虛弱	納呆食少, 神疲乏力, 大便稀溏, 食後腹脹, 面色萎黃, 形體瘦弱, 舌質淡, 苔薄白.	健脾益胃,	補中益氣湯

항암 치료 시기의 변증치료

변증	증상	치법	처방
脾胃不和	胃脘飽脹, 食欲減退, 惡心, 嘔吐, 腹脹惑腹瀉, 舌體多胖大, 舌苔薄白, 白膩或黃膩.	健脾和胃, 降逆止嘔,	旋覆花代赭湯, 橘皮竹茹湯
氣血虧虛	乏力, 精神不振, 頭暈, 氣短, 納少, 虛汗, 面色淡白或萎黃, 脫發, 或肢體肌肉麻木, 女性月經量少, 舌體瘦薄, 或者舌面有烈文, 苔少, 脈虛細而無力	補氣養血	八珍湯, 當歸補血湯, 十全大補湯
肝腎陰虛	腰膝酸軟, 耳鳴, 五心煩熱, 顴紅盜汗, 口乾咽燥, 失眠多夢, 舌紅苔少, 脈細數.	滋補肝腎	六味地黃丸

방사선 치료 시기의 변증치료

변증	증상	치법	처방
熱毒瘀結	會陰部皮膚腫痛, 破潰, 頻尿, 尿急, 尿痛, 小便短赤, 腰背酸痛, 小腹脹滿, 疼痛, 口渴, 納差, 舌紅或絳, 苔微黃膩, 脈滑數或脈弦	淸熱燥濕, 活血解毒	芍藥湯合八正散
氣陰虧虛	口乾, 乏力, 盜汗, 頻尿, 血尿, 伴腰膝酸軟, 或伴納呆食少, 舌紅, 苔白或少 苔, 脈細或數.	益腎滋陰	知栢地黃湯加減

변증치료[43]

중국 腫瘤中醫診療指南에서는 아래와 같이 변증에 따른 치료를 제시하였다.

膀胱濕熱證

主方: 八正散加減

用藥: 車前子 木通 扁蓄 滑石 瞿麥 梔子 大黃 甘草 燈心草 蒲公英 白茅根 小薊 等

瘀血內阻證

主方: 桃紅四物湯加減

用藥: 桃仁 紅花 川芎 當歸 白芍 熟地 三七粉 丹蔘 仙鶴草 等

瘀毒蘊結證

主方: 海金沙散合白茅根湯加味

用藥: 海金沙 燈心草 白茅根 土茯苓 龍葵 蛇莓 白英 苦蔘 大靑葉 蒲公英 等

脾腎虧虛證

主方: 四君子湯合加味腎氣丸加減

用藥: 黨蔘 白朮 茯苓 炙甘草 熟地 山茱萸 山藥 牧丹皮 澤瀉 附子 肉桂 牛膝 車前子 續斷 血餘炭 炒扁豆 等

肝腎陰虛證

主方: 六味地黃丸合二至丸加減

用藥: 熟地 山茱萸 山藥 茯苓 澤瀉 牧丹皮 女貞子 旱蓮草 地骨皮 白茅根 等

陰虛火旺證

主方: 知柏地黃湯加減

用藥: 知母 黃柏 生地 山茱萸 山藥 茯苓 丹皮 澤瀉 芙蓉 麥冬 大薊 小薊 側柏葉 白茅根 等

신장암

신세포암(renal cell carcinoma)은 콩팥에서 발생하는 악성 종양의 90-95%를 차지한다.[44] 특징적으로 항암제에 내성을 보이고 드물게 인터루킨-2(IL-2)와 같은 생물학적 조절제에 반응을 보이며, 전이암인 경우 드물지만 자발소실을 포함(0.8%)한 다양한 임상경과를 나타낸다.

역학

신장암은 매년 전 세계적으로 2%씩 증가하고 있으며 2022년 NCCN 가이드라인에 따르면 2021년 미국에서는 발생 빈도가 남성에서 6위이고 여성에서 8위의 암으로 연간 76,000명의 환자가 발생하고 13,780명이 이로 인해 사망한다.[45] 남녀 비는 2:1이며 55-75세 사이에 가장 많이 발생한다. 우리나라에서 신장암은 발생 빈도 10위의 암으로 특히 남성에서는 7위이고 여성에서는 13번째로 발생이 많은 암이다.[1] 원인은 다양하지만 환경적 요인으로는 흡연이 20-30%의 원인이 되고 비만 또한 30% 이상에서 신장암의 발생 원인이 된다. 기타 고혈압 및 화학약품이나 비스테로이드성 진통제 복용 등도 신장암 발생과 관계가 있다.[46]

말기 신기능 상태의 후천성 낭종, 결절상 경화증 등에서도 위험도가 올라간다. 상염색체 우성 유전성 질환인 Von Hippel-Lindau (VHL) 증후군에서 신장암이 나타나기 쉬운데 비교적 발생연령이 평균 39세로 조기에 나타나고 대개 양측성이며 다병소로 전이가 가능하다.

대부분의 암은 근위 세뇨관에서 발생한다. 여러 유전적 변이가 기술되었으나 염색체 3번의 이상이 흔하다.

병리

신장암은 조직소견이나 유전적으로 다른 다양한 종양의 그룹으로 임상적 소견도 양성에서 고도의 악성질환까지 다양하다. 신장암 범주에는 70-80%가 투명세포암(clear cell carcinoma), 유두상암(papillary tumor, 10-15%), 혐색소암(chromophobic tumor, < 5%), 집뇨관암(collecting duct tumor, < 1%) 등이 포함된다.

투명세포암은 가장 많은 조직형으로 전이병변이 발생하는 환자의 80% 이상에서 발견된다. 투명세포암은 근위세뇨관의 상피세포에서 발생하며 대부분 3p 결실이 발견된다. VHL 증후군의 암억제유전자는 투명세포암의 산발적 증례의 50% 이상에서 돌연변이되어 있다.

신장암의 4%는 유전성으로 인해 발생한다.

신장암의 병기 구분에서 I기 종양은 최장경이 7 cm 미만이고 신장에 국한되며, II기는 최장경이 7 cm 이상이고 신장에 국한된 경우, III기는 신장막을 통과하나 제로타막(Gerota's fascia) 안에 국한된 경우(IIIA) 또는 한 개의 문맥림프절을 침범한 경우, IV기 종양은 부신을 제외한 주변 장기를 침범한 경우나 다수의 림프절 전이 또는 원격전이가 있는 경우이다.

5년 생존율은 병기에 따라 달라서, I기는 90% 이상, II기는 85%, III기는 60% 및 IV기 10%이다.[2] 우리나라에서 신장암의 5년 생존율은 2016-2020 기간 동안 85.7%로 나타났으며, 병기별 생존율은 국한암(localized)의 경우 98.1%, 국소암(regional distant)은 78.4%, 원격암(distant)은 18.6%로 나타났다.[1]

임상 증상

혈뇨 및 옆구리 통증은 신장암환자의 40%의 정도에서 발생된다. 전형적인 삼증후인 혈뇨, 옆구리 통증 및 옆구리 종괴가 같이 나타나는 경우는 전체의 10-20%에 해당될 뿐이다. 그 외 발열, 체중감소, 빈혈과 정계정맥류(精系靜脈瘤, varicocele) 등이 나타날 수 있다.[44]

최근에는 영상진단법의 발전과 건강검진의 보편화로 증상이 없는 상태에서 우연히 발견되는 신장암이 증가하는 추세이다. 우연히 발견되는 낮은 병기의 종양이 증가함에 따라 사구체보존수술(부분콩팥절제술)도 증가하여 결과적으로 환자들의 5년 생존율도 향상되었다.

신장암에 의한 전신증상을 부종양 증후군이라고 하는데 적혈구증가증, 고칼슘혈증, 고혈압, 비전이성 간기능 이상이 종종 나타난다.[44]

진단

신장암이 의심되는 경우는 초음파, 복부 및 골반 CT 스캔, 자기공명영상(MRI), 흉부 X선 검사, 요검사 및 요세포학적진단이 표준평가 항목이다. 기타 이학적 검사로 배에서 혹이 만져지거나 갑자기 고혈압이나 남성에서 정계정맥류가 발생할 수도 있다. 임상병리 검사에서는 신세포암을 진단하는 특이적인 종양표지자 검사는 없다. 다만 혈뇨, 빈혈, 혈구침강속도 증가 등이 나타날 수 있으나 비특이적이다.

신종괴의 감별진단으로는 낭종, 양성 종양(선종, 혈관근지방종, 호산성과립세포종), 염증성 질환(신우염, 신농양), 다른 원발 및 전이암 들이다.

위험 인자

신장암의 위험 인자는 흡연, 비만, 고혈압, 약물, 기타 질환 및 환경 노출 등이 있다.[47,48] 기타 고단백식 또는 우유 제품의 섭취나 과음 등은 신장암의 발생 위험요소이다. 반면 십자화과채소의 섭취는 발병을 감소시킨다.[46]

흡연

흡연에 대한 24편의 연구를 분석한 결과 흡연자는 비흡연자에 비하여 최대 1.38배의 신장암 위험도를 높인다. 발병의 위험도는 흡연기간과 양에 비례한다. 반면 10년 이상 금연하는 경우 위험도는 감소한다. 흡연은 남성 신장암의 20-30%, 여성 환자의 10-20%에서 관련이 있다.

비만

비만은 BMI가 30 kg/m^2 이상인 경우 신장암 발생의 위험도가 높아진다. 아울러 신장암의 매년 증가는 비만 인구의 증가와도 관련되어 있다. 연구에 따르면 비만은 신장암의 약 20% 정도에서 관련이 있다.

고혈압

고혈압 역시 신장암의 위험 인자이다. 노르웨이에서의 18년간 코호트 연구에 따르면 정상혈압에 비하여 수축기 혈압이 150 mmHg 이상인 경우 위험도는 2배로 증가하였다.

당뇨병

당뇨병도 신장암의 위험도를 40%가량 높인다.

기타

최근 8,000명 이상이 참가한 20개의 연구를 분석한 결과 비스테로이드 진통제를 복용한 군에서 신장암의 발병이 높았다. 금속세정제로 쓰이는 트리클로로에틸렌(trichloroethylene)에 노출은 메타분석에서 신장암의 위험도를 30-40% 정도 증가시켰다. 일부 한약재에 함유되어 있는 아리스토로크산(aristolochic acid)도 신장암의 유발과 관련있다는 보고가 있다.

또한 유전질환인 VHL 증후군이나 13번 염색체 변이와 관련된 질환에서도 신장암 발병을 높이는 것으로 보고되고 있다.

치료

신장암의 치료는 암의 진행 정도나 환자의 연령 및 전신상태나 다른 질환의 동반 여부 등에 따라 결정된다. 신장암은 방사선 치료나 항암 화학 요법에 잘 반응하지 않으므로 일반적으로는 전이가 없는 경우에는 신장절제술을 시행한다.[3]

NCCN 가이드라인에 따르면 I기에는 감시요법을 시행한다. II기 신장암에는 신장 부분 또는 전절제술 이후 감시요법이 권장된다. III기에는 신장전절제술이 원칙이나 임상적 적응증인 경우 부분절제술이 가능하며 sunitinib의 항암 화학 요법을 실시를 권장하기도 한다.[49]

근치적 신장절제술은 I기, II기 및 선별된 III기 신장암의 표준치료가 된다. 이 절제술은 신장, 동측 부신 및 주변 림프절을 싸고 있는 제로타막을 한꺼번에 제거하는 것이다. 신정맥이나 하대정맥을 침범한 III기 환자도 수술 적응증이며 종양이 절제되면 50%의 환자에서 장기생존이 가능하다. 영상의학의 발달로 신원보존술(nephron-sparing surgery)은 또한 효과적인 치료선택이 된다. 하나의 신장이나 양측에 생긴 신장암의 경우 신적출술을 시행하면 영구적인 투석이나 신이식술을 받아야 하는데 이런 경우 신원보존술은 정상적인 신기능을 유지하면서 적절한 생존율을 얻을 수 있다. 신장절제술을 시행하고 나서 4-6개월 후 복부 및 흉부 CT 스캔을 시행하여 추적 관찰을 한다.

전이성 신세포암에서는 보조적 혹은 고식적 신적출술이 종종 시행되는데 특히 종양으로 인한 통증, 출혈, 고칼슘혈증, 적혈구증가증 또는 고혈압이 있는 경우에 주로 시행된다. 신종양을 제거한 이후에 원격전이 병소가 자연소실 된다는 보고도 있지만 그럴 확률은 매우 낮다(0.8%). 신세포암환자의 약 30%는 진단 당시 이미 원격전이가 있으며 그중 1.5-3.5%만이 단일병소의 원격전이로 확인된다. 이러한 단일병소의 원격전이 환자에서는 이를 제거하는 것이 생존기간 연장에 도움을 줄 수 있으며, 특히 폐나 뼈에 단독으로 전이된 경우에는 이의 수술적 제거가 생존율 향상을 가져온다.

전이성 신세포암은 항암제 치료에 불응하며, IL-2나 인터페론알파와 같은 사이토카인 치료에만 간혹 반응을 한다. 인터페론알파와 IL-2치료는 10-20%의 반응률을 보이나 가끔은 반응 지속기간이 긴 경우도 있다. 그러나 제한적인 치료효과와 부작용이 심한 편이다. 최근 개발된 신생혈관억제제는 비록 제한적 효과에도 불구하고 신장암치료제로 승인되었다. VEGF와 PDGF 수용체를 통한 타이로신 키나제 신호전달 억제제(tyrosine kinase inhibitor, TKI)인 sorafenib과 sunitinib이 그것인데 sunitinib은 인터페론알파보다 우월한 효과와 안전성을 보여 표준 1차 치료로 인정되었다. Sunitinib의 주요 부작용은 설사이다. Sorafenib은 경구투여제로 주요 부작용은 설사, 발진, 피로감, 수족증후군이다. mTOR (mammalian target of rapamycin) 억제제인 temsirolimus나 everolimus는 sunitinib과 sorafenib에 불응하는 환자나 치료받지 않은 예후불량의 환자에서 효과를 보인다.

최근에는 PD-1 checkpoint 억제제인 nivolumab이나 cabozantinib, lenvatinib, tivozanib 등도 최신치료로 시행되고 있다.[50]

전이성 신장암의 불량 예후인자로는 신장절제가 안된 경우, Karnofsky 수행등급이 80 이하인 경우, 빈혈, 교정 칼슘수치가 높을 때, LDH가 높은 것 등이라는 보고가 있다. 위험 인자가 0개, 1-2개 및 3개 이상일 때 중앙생존기간은 각각 24, 12 및 5개월이었다. 임상경과는 예측과 다를 수 있고 때로는 오래갈 수 있다.[51]

통합의학적 접근

예방을 위해서는 금연, 금주, 식습관 개선, 적절한 체중 조절, 혈압 및 당뇨조절 등이 권장된다. 식습관 개선은 육류의 섭취를 줄이고 채소 및 과일의 섭취를 늘리는 것이 좋다. 또한 식염의 섭취도 제한하는 것이 바람직하다.[52]

남자 흡연자에서 신장암의 발생 위험과 운동과의 연관성을 살펴본 코호트 연구에서 직업적 신체 활동은 신장암의 발생위험을 낮추지 못했으나 취미의 신체 활동(recreational physical activity)은 신장암의 발생저하와 연관성이 있었다.[53]

한의학적 치료

신장암은 한의학에서 血尿, 腰痛, 積證의 범주에 주로 속한다. 二苓薏石湯(猪苓 茯苓 滑石 澤瀉 阿膠 薏苡仁)이나 猪苓二白湯(猪苓 白茅 滑石 白毛藤 龍葵 蛇莓 仙鶴草 扁蓄 薏苡仁 甘草 白朮)

등은 신장암의 주요처방으로 응용될 수 있다.[36]

알러젠을 제거한 옻나무 추출물의 단독 투여로 전이성 신장암환자 2명에서 종양 병변이 부분 혹은 완전히 퇴축된 증례군 보고가 있다.[54]

최근 68명의 신장암환자를 대상으로 한 임상 연구에서 인터페론과 利腎化濁湯(麦芽 山藥 生地楡 赤芍 太子参 15 g 蒲黃 20 g 黃芩 10 g 丹参 30 g 莪术 10 g 鳳尾草 15 g 仙鶴草 15 g 靈芝 15 g 大黄 3 g 甘草 10 g)을 병행 치료한 결과 치료율이나 임상 증상이 대조군에 비하여 유의하게 개선되는 결과를 보였다. 또한 치료군에서 Karnofsky 수행등급도 유의하게 개선되는 것으로 나타났으며 기타 면역기능도 좋아지는 결과를 보였다.[55] 또한 补腎健脾方(당귀 단삼 복령 구기자 갈근 황련 여정자 강황 의이인)은 여러 경로 특히 종양형성 및 당분해 대사 등과 관련된 과정의 조정을 통하여 신장암 억제에 유의한 결과를 보였다.[56]

参芪地黃湯(인삼 황기 숙지황 산약 복령 목단피 산수유)도 실험적 연구에서 산화적 스트레스, 세포자멸사 및 면역 반응과 cyclin binding 등의 CCDN1 및 세포증식에 관여하는 NR3C2 유전자 발현을 통하여 신장암치료에 유용함을 나타냈다.[57]

단일 성분 연구에서 실험적으로 방기 등에서 추출된 알칼로이드인 테트란드린(tetrandrine)은 matrix metalloproteinases 9 (MMP-9), phosphorylated PI3K, PDK1, Akt 및 NF-κB 등의 활성을 감소시켜 신장암세포의 성장을 억제하였다.[58] 기타 ECCG(녹차) honokiol(후박) cafestol(커피) amygdalin(행인) esculetin(진피) fisetin(건칠) piperlongumine(필발) 등의 성분도 여러 경로를 통한 신장암세포의 성장 억제에 기여하는 것으로 보고되고 있다.[59]

다만 아리스토로크산(aristolochic acid)이 함유된 한약재(쥐방울덩굴속, *Aristolochia*)를 과잉 복용하게 되면 신장암 등을 유발의 위험도가 증가한다는 보고도 있음으로 복용에 주의해야 한다.[60]

변증치료[43]

중국 腫瘤中醫診療指南에서는 아래와 같이 변증에 따른 치료를 제시하였다.

腎虛毒聚證

主方: 六味地黃丸加減

用藥: 生地 熟地 山藥 山茱萸 丹皮 茯苓 澤瀉 補骨脂 牛膝 桑寄生 杜沖 土茯苓 龍葵 黃芪 女貞子 半枝蓮 仙鶴草 等

濕熱瘀毒證

主方: 小薊飮子加減

用藥: 小薊 生地 蒲黃 藕節 滑石 竹葉 當歸 梔子 甘草 猪苓 威靈仙 牛膝 桑寄生 五靈脂 莪朮 大黃炭 龍葵 蛇苺 等

氣血雙虧證

主方: 八珍湯加減

用藥: 黃芪 黨蔘 茯苓 白朮 生地 當歸 赤芍 白芍 女貞子 菟絲子 牛膝 木果 仙鶴草 炒棗仁 珍珠母 白英 半枝蓮炒 山楂 等

陰虛火旺證

主方: 知柏地黃湯加減

用藥: 知母 黃柏 丹皮 生地 熟地 山茱萸 猪苓 女貞子 旱蓮草 威靈仙 青蒿 鱉甲 大薊 小薊 藕節炭 半枝蓮 等

전립선암

미국에서 전립선암은 남자에서 피부암 다음으로 가장 많이 발생하는 암이다. 또한 폐암에 이어 암 사망의 두 번째이다. 우리나라에서는 최근 서구화된 식생활의 변화로 연간 13%대로 발생이 증가하고 있으며 2021년도 기준 인구 10만 명당 73.1건으로 전체 암 발생의 6.7%로 발생률 6위이고, 남성 암 발생률에서는 4번째로 빈번한 암이다.[1] 연령대별로 보면 70대에서 가장 많이 발병하며 60대, 80대의 순으로 많이 발병한다. 하지만 미국에서 전립선암은 남성 8명 중 1명꼴로 진단되지만 41명 중 1명만이 사망하므로 이 암에 대한 치료에는 생각할 부분이 많다. 미국에서 5년 생존율(2013-2019)은 97.1%로 보고되고 있으며,[2] 우리나라에서는 2017-2021기간 동안 96%이다.[1]

역학

전립선암의 발병에는 환경적 요소가 많이 관여한다. 전립선암의 발병과 사망률은 지역에 따라 상이하다. 미국 및 서유럽에서는 상대적으로 발병 위험도가 높고 아시아 지역에서는 위험도가 낮다. 특히, 연령, 가족력, 식사와 생활 습관, 그리고 인종 등은 전립선암의 발생에 위험 인자이다. 젊은 나이에 발생하는 전립선암의 40%, 모든 전립선암의 5-10%가 유전성으로 추측되고 있다.[61] 흑인에서는 같은 나이의 백인에 비해 전립선상피내종양(prostatic intraepithelial neoplasia, PIN)의 수가 많고 종양의 크기도 큰데 이는 아마도 흑인에서 testosterone치가 높은 것과 관련될 것이다.[62]

전 세계적으로 부검 시의 전립선암 발생률은 동일하나, 임상적 암 발생이 상이한 것은 환경적 요인이 역할을 하기 때문으로 보인다. α-리놀산(α-linoleic acid)과 같은 지방 과다 섭취나 붉은 고기의 조리 시 발생되는 다환성 방향성 수소화탄소(polycyclic hydrocarbon)가 위험을 증가시킨다. 미국으로 이민 간 아시아인들의 암 발생 빈도는 아시아 지역의 낮은 발생 빈도에도 불구하고 그 빈도가 급격하게 증가한다. Isoflavinoid genistein (5α-reductase 억제), 십자형 채소(isothiocyanate sulforaphane 함유), lycopene(토마토에 함유)이나 콜레스테롤 합성억제제(statin 제제) 등은 전립선암의 위험성을 낮춘다.

발암물질을 해독하는 GSTP1 유전자의 비활성화가 전립선암의 초기 촉발인자로 작용하여 산화손상이나 친전자성 발암물질에 전립선이 쉽게 손상되게끔 한다. 염증성 병변인 증식성 염증성 위축(proliferative inflammatory atrophy, PIA)은 전립선암의 전구병변이 될 수 있다.[63]

병리

전립선은 골반 내에 위치하며 직장, 방광, 배부 및 전립선 주변 정맥총, 발기능을 담당하는 배부정맥총, 수동적 요조절을 담당하는 요관괄약근으로 둘러싸여 있다. 전립선의 상피세포에서는 전립선특이항원(prostate specific antigen, PSA)과 acid phosphatase가 생산된다. 전립선 실질세포와 상피세포는 모두 남성호르몬 수용체(androgen receptor)를 발현하고 남성호르몬 자극으로 성장한다. 혈액의 주된 남성호르몬인 testosterone은 전립선의 5α-reductase에 의해 활성화형인 dihydrotestosterone (DHT)으로 전환된다.

전립선암의 발병 기전은 아직 명확하지는 않다. 그러나 전립선 조직에 발생한 염증이나 남성호르몬 관련 유전자의 변형 등이 관여하는 것으로 알려져 있다.

전립선은 노화가 진행됨에 따라 양성 및 악성의 변화가 증가된다. 검시결과를 보면 80대의 남성에서 전립선의 과증식성 변화는 90% 이상, 악성변화는 70% 이상 나타난다.[44] 작은 전립선암은 30-40대의 2%에서, 60-70대의 64%에서 존재한다.

전립선 조직은 초기 전립선상피내종양(PIN)이나 비전형적소소포증식증(atypical small acinar proliferation, ASAP)의 병변에서 고등급상피내종양(high grade prostate intraepithelial neoplasia, HGPIN)의 전암성 병변 과정을 거쳐 전립선암으로 발병한다.

상피세포의 비침습적 증식인 전립선상피세포내종양(PIN)은 암의 전구병변이지만 모든 PIN이 침습성 암으로 이행하는 것은 아니다. 전립선암의 95% 이상이 선암(adenocarcinoma)이며 나머지는 편평상피암(squamous cell tumor), 이행상피암(transitional cell tumor) 혹은 드물게 암육종(carcinosarcoma)으로 존재한다. 전립선암이 진단되면 병리학적 공격성을 측정하는 방법으로 Gleason 등급 분류법을 사용한다. 이 분류는 주 및 부 전립선의 조직학적 양상에 따라 1(최고분화)에서 5(최저분화)까지의 점수를 매기고, 총점이 각 종양마다 2-10점에 이르게 된다. 이 분류법은 예후와 상관성이 좋으며 가장 분화가 나쁜 종양(등급이 가장 높음) 구역이 예후를 결정하게 된다.

TNM 병기는 직장수지검사상 전립선암이 만져지지 않으나 PSA만 상승된 T1c 병기, 만져지나 전립선에 국한된 경우(T2) 및 전립선 밖으로 진행된 경우(T3, T4)를 포함한다. 다시 자세히 살펴보면 T1 병기는 임상적으로 나타나지 않으며 직장수지검사나 영상 검사로도 진단할 수 없는 상태이며, T2는 전립선에 국한된 병기이며, T3은 전립선 capsule 혹은 정낭까지도 침범한 상태이며, T4는 인접 장기로 고착되거나 침습한 상태이다. 최초 전립선암 진단 시 80%는 전립선에 국한된 질환(localized, T1, T2)이며 5년 생존율은 100%이다. 전립선암의 12%는 국소성(regional, T3, 전이 없는 T4)으로 이것도 5년 생존율은 100%이다. 4%의 전립선암환자만이 원격전이(distant, 전이를 동반한 T4)를 보이는데 5년 생존율은 30%를 나타낸다.[64] 병기의 결정에는 초음파 혹은 CT, MRI와 같은 영상 검사를 이용한다.

임상 증상

전립선암은 일반적으로 서서히 증식하는 암이라서 초기에는 별다른 증상이 없으나. 진행되면서 주위 장기를 침범하게 되면서 관련되는 증상이 나타난다. 먼저 배뇨곤란 증상과 전이에 따른 증상이 나타난다. 전립선암 조직이 요도를 압박하게 되면 소변 배출이 쉽지 않고 소변 줄기가 가늘어지고, 배뇨 후에도 잔뇨감을 호소하게 된다. 급뇨 및 빈뇨, 야간뇨 등의 증상을 동반하게 되고, 심하면 요폐의 증상도 나타난다. 가끔 혈정액증이나 육안적 혈뇨의 증상이 나타나기도 한다. 전립선암이 더욱 진행되면 요관폐쇄에 따른 수신증이나, 골전이에 따른 통증, 특히 요통이나 골반통 및 좌골신경통을 보이기도 한다.

진단

전립선암의 선별 혹은 조기진단은 병력 청취, 직장수지검사(digital rectal examination, DRE), 경직장 초음파검사(transrectal ultrasound, TRUS), 혈청 PSA 측정을 통해서 이루어지고 있다. 병력 청취는 요로폐쇄, 요자제, 성능력, 사정양상의 변화 등을 문진해야 한다. 전립선암은 요도와는 다소 거리가 있는 말초대에서 주로 발생하기 때문에 초기에는 증상이 별로 없고 증상이 나타날 때는 이미 국소진행암이나 전이암인 경우가 많다. 전립선 비대증과 유사하게 암이 커져서 요도나 방광경부를 침범하게 되면 소변 줄기에 힘이 없고 배뇨지연 및 단속뇨와 같은 폐쇄성 배뇨증상과 빈뇨, 야간뇨, 절박뇨 및 절박 요실금과 같은 자극성 배뇨 증상을 나타낸다. 그 외에도 뼈 전이에 의한 뼈 통증이 흔하며 골수 전이에 의한 빈혈, 사정관에의 국소침윤에 의한 혈정액증이나 사정액의 감소와 같은 증세와 신경혈관속의 침범에 의한 음위가 나타나기도 한다. 혈뇨는 흔하지 않아서 전립선암환자의 15% 미만에서 생긴다.

직장수지검사를 통해 딱딱하며 결절이 있으며 불규칙한 암종을 촉진할 수 있는데 전체적으로 직장수지검사상 이상이 있는 환자의 20-25%에서 암이 발견된다.[44] 직장수지검사는 현재까지도 매우 유용하고 가치 있는 검사로서 전립선 내에 국한된 전립선암을 찾는 중요한 검사 수단이며, 50세 이후의 남성들은 매년 직장수지검사를 받도록 권고하고 있다. 경직장초음파검사(TRUS) 유도하에 조직 생검으로 전립선암은 진단된다. 경직장초음파검사는 원발종양을 평가하는 데 가장 많이 이용되는 영상 검사방법이나 주로 전립선 조직검사에 이용되며 staging에는 사용되지 않는다.

전립선특이항원(PSA)은 정액 응고체의 액화를 유도하며 악성 및 비악성 상피세포에서 생산된다. PSA는 전립선 특이적이지 전립선암 특이적인 것이 아니므로 전립선염, 양성 전립선 과증식 및 전립선암에서 모두 증가한다. 전립선 조직검사 후에도 PSA는 8-10배까지 올라갈 수 있으며 조직 검사 후에는 4-8주가 경과한 후에 다시 측정하는 것이 좋다. 전립선 절제술 후에는 PSA 수치가 정상범위 이하로 떨어져야 하며 그 이상으로 유지될 경우 잔류 종양이 있는 것으로 조기에 재발할 가능성이 높다. 방사선 치료 후에도 PSA의 수치는 감소하지만 조기병변인 경우에도 완전히 감소하는 데에는 6-12개월이 걸린다. PSA가 감소하는 정도와 속도는 치료결과와 밀접한 관련이 있다.

1994년 미국 FDA에 의해서 전립선암의 조기검사로 PSA가 승인된 이후 조기 암의 발견에 있어 이 검사는 매우 중요한 역할을 해 왔는데 새로 진단된 전립선암의 70-80% 이상이 국한성 질병이었다.[44] 60대에 측정한 혈중 PSA 수치는 전립선암의 위험도 및 진단과 매우 밀접한 연관을 가지고 있다. 비록 PSA>2 ng/mL인 전립선암환자의 소수만이 치명적 전립선암으로 발전하지만, 대부분(90%)의 전립선암으로 인한 사망은 PSA>2 ng/mL인 환자에서 나타난다.[44] 조기검사에 대한 가이드라인은 아직 논란이 있는데 미국암학회(The American Cancer Society)에서는 50세 이상부터 시작하여 기대여명이 10년 이상 남은 남성까지 PSA 측정과 직장수지검사를 매년 시행할 것을 권고하고 있다. 미국비뇨기학회는 이들 검사에 의한 이득과 위험에 대한 성적이 확실치 않음을 알리면서 비슷한 권고안을 내 놓았고, NCCN (National Comprehensive Cancer Network) 가이드라인에서는 40세 이상에서 이런 검진을 시작할 것을 권유하며, American College of Physicians는 검진의 잠재적 이점과 알려진 해로움에 대해 기술하고 검진의 결정을 개개인에 따라 판단하라고 권고하고 있다. PSA 수치는 특별한 이유 없이 오르내릴 수 있으므로 단 하나의 이상 수치를 근거로 추가적인 검사를 시행해서는 안되고 반드시 한번 더 시행하여 확인해야 한다.

진단적 전립선 생검을 권유하는 데 사용되는 PSA 기준은 나이에 따라 다르다. 젊은 층에서는 PSA의 정상 상한치를 낮게, 60세 이상의 노인에서는 높게 정하고 있다. 조직 검사를 시행해야 할 기준은 4.0 ng/mL이지만 60세 이하에서는 2.6 ng/mL이나 3 mg/mL로 감소되어야 한다. PSA 속도(PSA velocity)는 시간에 따른 PSA 변화에 대한 비율로 대부분 PSA배가시간(PSA doubling time, PSADT)으로 표시한다. PSA가 4 이상이고 상승속도가 일년에 0.75 ng/mL 이상인 경우에는 암을 의미한다. 하지만 PSA가 낮을지라도 연간 상승 속도가 0.5 ng/mL보다 높은 경우에는 반드시 조직검사를 추천해야 한다. 전립선암세포와 정상 전립선 상피세포에서 생산되는 PSA의 상대적 비율인 %free PSA (free/total PSA ratio)를 활용하면 PSA 수치가 4-10 ng/mL의 구간에서 불필요한 조직검사를 피할 수 있다. 일반적으로 이 비율이 10% 이하면 암의 가능성이 높아 조직검사의 필요가 있고 25% 이상이면 암의 가능성이 낮다고 추정한다.

전면적인 PSA검사는 과도한 암의 진단 때문에 악성화의 가능성이 낮은 환자를 과도한 치료와 불필요한 부작용으로 이끌 수 있기 때문에 아직 논란이 많다. 즉 이 검사의 단점으로 환자가 사는 동안 생존 기간에 영향을 미치지 않거나 증상을 발생시키지 않을 악성도가 낮은 암을 진단하고 치료하게 된다는 점이다. 사망률이 낮은 암에 대한 치료의 부작용(요실금, 발기부전, 장기능이상)은 이러한 환자에서는 수용할 수 없는 증상이다. 그러나, 최근의 연구에 따르면 European Randomized Study of Screening for Prostate Cancer (ERSPC) trial에서 PSA 단독 조기검사는 전립선암의 발생과 사망을 20% 정도 감소시킨 것으로 나왔다. 환자는 이러한 검사의 장단점에 대해서 의사로부터 얘기를 듣고 이 검사를 받을지 말 것인지에 대한 개인적 결정을 하게끔 해야 한다.

최근에는 PSA 중에서 안정적이고 전립선암에서 높게 발현되는 p2PSA와 기타 free PSA 및 total PSA의 조합으로 산출된 공식으로 계산하는 전립선건강지수(prostate health index, PHI)를 활용한다. PHI는 PSA 검사보다 3배 높은 특이도를 보이고 약 30% 정도의 불필요한 전립선 생검을 줄이는 효과를 보이는 것으로 나타났다.[65]

위험 인자

전립선암의 위험 인자는 연령의 증가, 가족력 또는 유전적 소인, 음식의 섭취나 운동과 같은 생활습관, 비만 등 다양한 요소가 관여한다.

연령

전립선암은 연령의 증가와 가장 관계 깊은 질환이다. 전립선암은 50세 이상에서 급격히 증가하며, 60-70대에 가장 많이 발생한다. 또한 전체 전립선암환자의 2/3 이상은 65세 이상이다.[66] 전립선암의 증가는 연령 증가에 따른 혈중 PSA 증가와 남성호르몬의 감소와 관련이 있다.

가족력

전립선암 중 가족력이 있는 경우는 9% 정도로 알려져 있다. 부친 또는 형제 중 한 사람이 전립선암인 경우 발병률은 2-3배 증가하고, 모두가 전립선암인 경우는 9배로 증가한다.[67] 부친 또는 형제 중 전립선암으로 사망한 경우 사망 위험도도 2배 증가한다.[68]

유전

전립선암의 발병에는 HHOXB13, BRCA1, BRCA2, ATM, CHEK2 등의 유전자 변이와 관련되어 있다.[69] 일부 연구에서는 BRCA1/2 또는 ATM 유전자 변이가 있는 경우 전립선암 고위험 및 사망률이 증가하는 것으로 밝혀졌다.[70]

염증

전립선의 만성 염증은 전립선암 발병과 관계가 있다.[71] 하지만 급성 전립선염과 전립선암 발병과는 관련이 없는 것으로 나타났다.[72]

비만

과체중은 전립선암의 위험 증가와 관련이 없거나 긍정적인 것으로 알려지기도 하였다. 그러나 연구 결과 BMI가 높을수록 전립선암의 위험도가 상승한다. 비만은 여성/남성 호르몬의 활성변화를 일으키거나 고인슐린혈증을 유발하고 IGF를 증가시켜 전립선암의 발병을 초래한다. 비만하면 전립선암의 위험도는 2배에서 6배 증가한다. BMI가 30 kg/m²이면 전립선암 사망률 2배 증가하고, BMI가 5 kg/m² 증가할 때마다 사망률 20% 증가한다.[73] 또한 전립선암 진단 후 체중이 증가하면 재발 또는 사망률이 증가한다.[74, 75] 반대로 비만한 사람이 체중을 줄이거나 규칙적인 운동을 하면 전립선암의 위험도가 감소한다. 비만은 PSA 검사를 통한 전립선암의 조기 발견에도 부정적이다. 비만하면 혈장의 희석에 따라 PSA가 낮게 측정될 가능성이 많기 때문이다.[76]

음식

많은 연구를 보면 지역에 따른 전립선암의 발병 양상이 다른 것은 음식의 영향으로 생각한다. 특히, 동양에서 서양으로의 이민자들이 동양에서 일생의 대부분을 보낸 조상들보다 더 높은 전립선암의 발병을 보이는 것으로 보아 음식이 발병과 관련되어 있는 것으로 추정한다. 다량의 튀긴 음식이나 높은 온도로 조리된 적색육 및 트랜스지방의 섭취는 전립선암의 발병을 높이는 것으로 밝혀졌다. 육류를 높은 온도로 조리하면 다량의 발암물질(HCA, PAH, nitrosamine)이 생성되며, 7,949명을 대상으로 한 임상 연구에서는 HCA 섭취로 전립선암의 위험도가 22% 증가한 것으로 나타났다.[77] 우유 섭취량이 많은 국가에서 전립선암 발생이 증가한다는 보고도 있다.[78]

반면, 브로콜리, 콜리플라워, 양배추 등의 십자화과 채소는 전립선의 진행을 낮춘다.[79] 토마토 등에 들어 있는 항산화 성분인 라이코펜도 전립선암의 악화를 막는다. 한 연구에 따르면 다량의 라이코펜을 섭취한 전립선암환자는 전립선암 사망률이 30% 정도 감소한 것으로 나타났다.[80] 다른 연구에서는 낮은 위험도의 전립선암환자에게 하루 7접시 이상의 채식 위주의 식사를 하도록 하였으나 전립선암 진행에는 별다른 영향을 주지 못하는 것으로 나타났다.[81]

인종

인종은 전립선암의 강력한 위험 인자에 속한다. 전립선암의 북미와 서유럽, 북유럽 및 카리브 제도에서 발병이 많고, 동양에서 낮다. 미국의 경우 흑인의 전립선암의 발병은 1.5배 높으며 사망률도 2배 이상이다. 하지만 미국에 거주하는 일본이민자들은 본토의 일본인에 비하여 전립선암의 발병이 43배나 높다.[82-84]

생활 습관

서양에서 전립선암환자의 사망 원인은 심장병이다. 따라서 심장을 건강하게 유지하는 생활 습관이 도움이 된다. 적절한 체중을 유지하고 금연하는 것이 전립선암 사망 위험도를 낮춘다. 많은 연구에서는 흡연과 전립선암 진행이 관계 있는 것으로 밝혀졌다. 흡연하는 경우 전립선암의 사망률이나 재발 위험도가 61%까지 증가한다.[85] 반면 일주일에 3시간 이상 활발한 운동을 하면 1시간 미만으로 운동한 환자에 비하여 전립선암 사망률이 60%까지 감소한다. 비타민 E와 셀레늄은 7년간 연구에서 전립선암의 위험도에 별다른 영향을 미치지 않았다. 다만 비타민 E를 섭취하는 것은 전립선암의 위험도를 높이는 것으로 나타났다.[86]

치료

고령에서 전립선질환의 발생이 높지만 다른 질병이나 사망요인이 흔하므로 전립선질환의 진단 및 치료에서는 위험도에 따른 주의 깊은 접근이 필요하다. 이 질환은 일련의 질병단계로 생각하여 각 단계마다 증상 발현이나 사망의 위험을 평가하고 이에 대한 치료적 개입을 고려해야 한다. 전암성 병변에서 사망을 초래하는 전이에 이르는 일련의 과정은 수십 년에 걸쳐서 진행된다. 환자를 평가할 때마다 치료를 개시할지 여부와 어떤 종류의 치료를 개시할 것인가에 대한 결정은 암에 의한 위험과 암 이외에 각각의 개인에게 발생할 수 있는 사망의 원인을 같이 고려하여 어떤 것이 더 위험한지 고려하여 내려야 한다. 암이 있더라도 전립선암환자의 많은 수가 전이나 증상 발현 또는 사망에 이르지 않기 때문에 다른 암에서처럼 암을 완전히 제거하는 완치(cure)가 치료의 목적이 아니라 질병과 증상을 조절하여 환자가 다른 이유로 사망하게 되는 것을 목표로 하는 질병의 조절(cancer control)이 전립선암 치료의 목적이다.[44]

전립선암의 치료는 병기나 위험도, 환자의 나이와 건강상태 및 기대 수명 등 관련 요소를 고려하여 결정한다. 전립선암의 치료는 대기요법, 능동적 감시요법, 근치적절제술, 방사선 치료, 호르몬 치료, 항암 화학 요법, 면역치료 및 냉동요법이나 고주파 열 치료와 같은 국소치료 등이 있다.

NCCN guideline에 따르면 PSA와 병기에 따라 위험도를 초저위험, 저위험, 중등도 위험, 고위험, 초고위험으로 구분한다. 초저위험 등급은 PSA 수치가 10 ng/mL 이하 및 I기(T1c)이고 Gleason 점수가 6 이하이며, 저위험군에는 PSA 10 ng/mL 이하 및 Gleason 점수 6 이하이고 I-IIa기(T1-T2a), 중등도 위험군은 PSA 10-20 ng/mL 및 Gleason 점수 7이고 II기(T2b-T2c), 고위험군은 PSA 20 ng/mL 및 Gleason 점수 8-10이며 III기(T3a), 초고위험군은 III 및 IV기(T3b-T2c)에 해당하는 병변으로 구분하여 이에 따른 치료를 권장한다.[87]

국소성 전립선암의 치료

국소성 전립선암이란 병기설정 검사 후 비전이성인 경우를 말하며 치료의 옵션으로는 대기요법(watchful waiting), 근치적 절제술(radical prostatectomy), 외부 방사선 조사(external beam radiotherapy), 근접 방사선 조사(brachytherapy)가 있다. 치료를 선택할 때는 몇 가지 요소를 고려해야 하는데 증상의 유무, 치료하지 않을 경우 환자의 생존 기간 동안 부작용이 발생하여 치료를 요할 가능성, 종양이 국소적인 치료방법만으로 완치가 가능한지 아니면 전신적인 치료를 병행해야 하는지 등이 여기에 해당된다.

병이 진행될수록 국소적인 조절은 어려워지고 전신적인 재발 확률은 올라간다. 더욱 중요한 것은 T1, T2, T3 범주의 병이라도 다양한 예후를 보인다는 점이다. T1병기라도 전신 재발의 위험이 커 국소 및 전신치료를 하여야 완치되는 경우가 있고 T3라도 국소치료만으로 완치되는 경우가 있다. 특히 T1c 종양의 경우 병기만으로는 치료결과를 예측하기 어려운 경우가 많아서 다른 예후 요소들도 반드시 고려되어야 하는데 T병기나 Gleason 점수, 치료 전 PSA 등의 조합을 이용한 예후 모델이 개발된 바 있다.

대기요법이란 적극적인 추적 관찰로 고정된 간격으로 직장수지검사와 PSA, 필요할 경우 조직검사를 하면서 경과 관찰을 하고 종양이 진행할 때까지 치료적 개입을 하지 않는 것을 의미한다. 질병진행은 PSA의 상승, 국소종양의 성장, 증상의 발현이나 전이가 나타날 때로 정의한다. 이러한 진료는 잘 분화된 종양을 가졌으나 증상이 없는 노인을 대상으로 한 연구에서 종양이 오랜 기간 동안 임상적으로 진행하지 않고 오히려 상당수의 환자들이 동반 질환으로 사망했던 결과로부터 기원하는데 치료에 따른 합병증이 종양 진행에 따른 문제보다 더 심각할 것이 예상되는 경우에 대기요법 또는 추적 관찰이 추천된다.

최근 1,643명을 대상으로 한 15년간 추적 연구에서 국소전립선암환자에서 대기요법 또는 능동적 감시요법을 선택한 환자의 사망률은 전립선절제술 또는 방사선 치료를 받은 환자와 유의한 차이가 없었다.[88]

근치적 절제술의 목적은 모든 전립선 조직을 깨끗이 제거하며 외부괄약근을 유지함으로써 요실금을 막으며, 신경혈관총에서 자율신경을 보존하여 성기능을 유지하는 것이다. 근치적 절제술은 10년 이상의 기대수명을 가진 사람에 권장되며 후치골, 경회음 혹은 복강경을 통하여 수술한다. 수술의 기법이 향상됨에 따라 부작용도 감소하고 있으나 치료전략과 치료진의 경험에 따라 수술 후 요실금은 2-47%, 발기부전은 25-85%에서 나타난다. 수술 후 요실금의 위험 인자로는 고령, 짧은 요도의 길이, 수술기법 및 외과의의 경험이다. 나이가 젊을수록 수술 전 발기능이 좋을수록, 신경혈관총의 손상이 없을수록 수술 후 발기능의 회복이 빠르다. 발기능은 양쪽 신경혈관총이 보존되어 있을 경우 수술 후 4-6개월 이내에 회복된다. 한쪽 신경혈관총이 손상된다면 성교능은 약 반수에서 감소된다. 수술 전 호르몬치료(neoadjuvant hormonal therapy)가 고위험군 환자에서 시도되어 전립선 감소에 유의한 효과를 보였지만 PSA 무재발 생존율(PSA relapsefree survival)을 향상시키지 못하므로 현재로서는 추천되지 않는다.

외부 방사선 조사법은 3차원 정위적 방사선치료에 세기조절 방사선치료를 겸하여 전립선 조사량은 극대화하고 주변 정상 조직 노출은 최소화하는 것이다. 방사선 치료 후의 종양 조절에 대한 정의는 몇 가지 기준이 포함되는데 여기에는 PSA가 0.5 또는 1 ng/mL 이하로 감소, PSA가 다시 상승하지 않음, 2년 후 조직생검에서 음성인 경우가 포함된다. 최근 생화학적 실패의 정의(phoenix definition)는 가장 저점의 PSA 수치로부터 2 ng/mL 이상 상승하는 것이다.[44] 대체적으로 방사선 치료는 수술보다 위장관 합병증이 더 높게 발생하는데 주요 증상은 설사와 직장염이다. 이 부작용의 빈도는 최고 용량 치료를 받은 전 직장벽의 방사선 용량과 직접적인 관련이 있다. 70 Gy 이상을 조사받은 환자들에서 grade 3 및 grade 4의 독성은 각각 6.9%, 3.5%를 보여준다. 발기부전의 빈도는 치료 전 발기능, 방사선 조사량, 경과된 시간 등과 관련된다. 방사선 조사 후 발생하는 발기부전은 신경총과는 관련이 없고 혈액 공급의 차단과 관련 있다. 방사선 치료 전에 신보조 호르몬치료(neoadjuvant hormone therapy)는 단기간의 조절 효과가 있었으나 장기간의 효과 및 생존율 향상에는 아직 명확한 근거가 부족하다.

근접 방사선 조사는 방사능원을 전립선에 직접 주입하여 전립선에 방사선을 집중적으로 주입하고 주변 조직의 노출은 최소화하는 것이다. 근접 방사선 조사법의 개선으로 부작용은 적으면서 국소 실패율의 현저한 감소를 가져왔지만 아직까지도 많은 의사들이 중증도 또는 좋은 예후 그룹 환자들에게 적합하다고 느끼고 있다. 근접 방사선 조사는 수개월 동안 지속될 수 있는 빈뇨과 급뇨가 발생할 수 있으나 대부분의 환자들이 잘 견디며 2-4%에서 요실금이 발생한다.

PSA만 상승하는 상태란 수술이나 방사선 치료 후에 다른 증상 없이 PSA만 상승하는 것을 말한다. 이 상승은 재발을 의미하는데, 국소재발 때문인지 미세전이 때문인지 혹은 둘 다 때문인지를 감별하는 것이 중요하다. 만약 국소재발이라면 수술 후 재발은 방사선 치료로, 방사선 후의 재발은 수술 치료를 하여 완치하는 것이 이론적으로 가능하다. 수술 후 PSA가 계속 높은 경우는 방사선 치료를 권하지 않는데 이는 병이 이미 전립선 주변 이상으로 퍼진 상황이며 방사선 치료로 조절되지 않기 때문이다. 많은 경우 수술이나 방사선 치료 후의 PSA 상승은 무증상 전신 미세전이를 의미한다. 한 연구에 의하면 PSA가 상승하고 나서 전이성 병변이 나타날 때까지 걸리는 시간의 중간값은 8년이고, PSA 상승을 보이면서도 전이 없이 5년간 생존하는 환자는 63%에 달했다.[44] 병의 진행과 관련된 예후 인자로는 원발 종양의 Gleason 점수, 재발 시까지 걸린 시간, PSA 배가시간(PSADT)이다.

전이성 전립선암의 치료

전립선암은 진단 당시 이미 1/3에서 원격전이를 보인다. 수술이나 방사선 치료 후의 재발 시에는 뼈로의 원격전이가 가장 흔하며 이로 인한 통증이 가장 문제가 된다. 10-15%의 환자는 림프절, 폐, 간과 같은 연조직에서의 병변을 보인다. 따라서 효과적인 전신치료가 필요하며 호르몬 치료가 지난 50년간 표준치료였다. 항암 화학 요법과 유전자치료법은 최근 활발히 연구되고 있으나 아직 결과는 만족스럽지 못하다.

비거세 전이암이란 영상 검사에서 확인 가능한 전이성 병변이 있으나 남성호르몬인 테스토스테론 수치는 거세되지 않은 상태로 유지(>150 ng/dL)되는 환자들을 일컫는다. 치료는 약물요법이나 고환절제로 남성호르몬을 낮추거나 제거하는 것이다. 약물은 남성호르몬의 농도를 낮추는 테스토스테론 저하제와 안드로젠수용체에 작용하여 신호 전달을 차단하는 항안드로젠 제제로 나눌 수 있다. 테스테스테론 저하제는 생식샘자극호르몬유리호르몬(GnRH)의 유사체 및 여성호르몬, 프로게스테론 제제이다. GnRH 유사체(leuprolide 및 goserelin)는 초기에 황체형성호르몬과 여포자극호르몬을 상승시키나 후에 뇌하수체에서 이들의 수용체를 하향조절하여 화학적 거세가 초래된다. 부작용으로는 홍조, 무력감, 피로, 발기불능, 근육량 감소, 빈혈, 성격변화, 골밀도 감소, 우울증 등이다. 지질의 변화, 비만, 인슐린 저항증과 함께 당뇨과 심혈관질환도 발생할 수 있다. 골밀도의 감소로 골절의 위험은 비스포스포네이트와 칼슘, 비타민 D로 도움을 받을 수 있다.

비스테로이드 항안드로젠인 flutamide, bicalutamide, nilutamide는 남성호르몬이 그 수용체에 결합하는 것을 차단한다. 테스토스테론 저하제와 비교했을 때 부작용이 거의 없다. 여성형 유방이 발생할 수는 있으나 타목시펜(tamoxifen)에 의해 부분적으로 감소될 수 있다. 항안드로젠 제제는 단독으로는 암고유 성과지표가 다른 약제에 비해 열등하지만 삶의 질 향상이 중요한 경우에 사용될 수 있다.

대부분의 전이 전립선암환자는 호르몬 치료에 반응을 보여 혈청 PSA치가 감소하는 등의 관해를 보이나 결국은 호르몬 불응성 전립선암으로 진행하게 된다. 이러한 경우 평균 약 40주의 생존기간이 예측된다.

거세요법에 내성을 보이는 경우는 여러 양상으로 발현되는데 방사선 사진 이상이나 다른 증상 없이 PSA만 상승되거나 PSA 상승과 함께 골전이가 있으나 증상은 있을 수도 있고 없을 수도 있다. 중요한 점은 1차 호르몬 치료에 내성을 보인다 할지라도 대부분 2차, 3차 호르몬 치료에는 반응을 한다. 마이토산트론(mitoxantorne)은 생존율을 향상시키지 못하지만 거세 상태의 전이성 암으로 인한 통증 조절의 목적으로 승인된 첫 번째 세포독성 항암제이다. 통증조절은 이 상태의 환자에서 가장 중요한 부분을 차지한다.

2023년 NCCN 가이드라인에 따르면 항남성 호르몬치료는 거세비저항성(castration naïve)의 경우 abiraterone, biclautimede와 필요한 경우 docetaxel을 함께 사용할 것를 권장한다. 거세저항성(castration resistant)인 경우에는 abiraterone 또는 enzalutamide나 apalutamide와 함께 항암화학면역요법으로 docetaxel 또는 cabazitaxel이나 pembrolizumab 또는 sipuleucel-T나 mitoxantrone 등이나 기타 olaparib 같은 유전자변이 치료제 투여 치료를 권장한다(그림 16-3).[89]

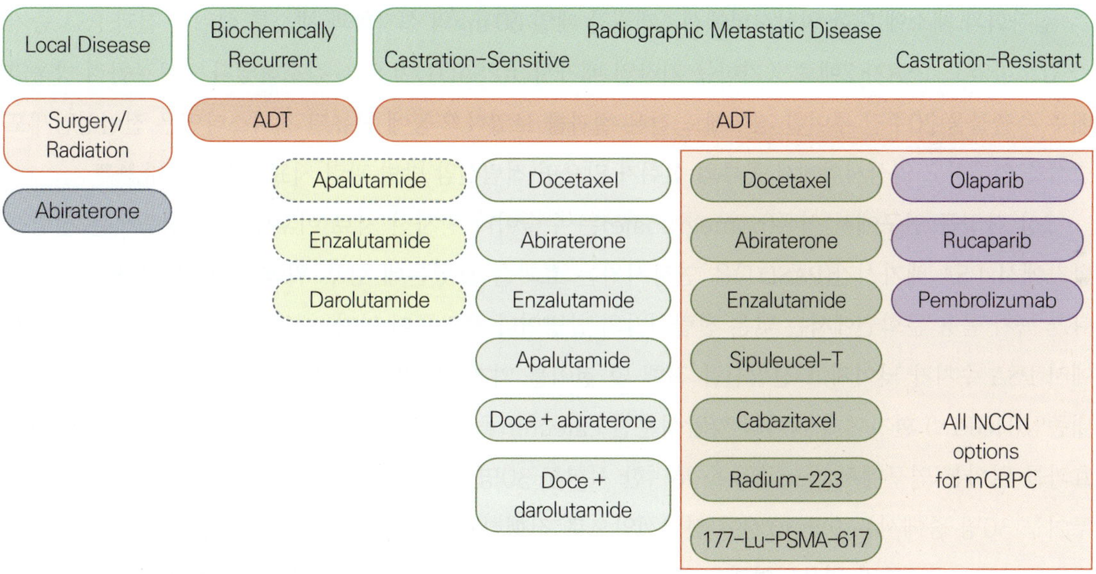

【그림 16-3.】 진행성 전립선암의 치료

몇몇 제제들의 임상적으로 유의한 전립선암 발생 감소효과에 대한 연구가 진행 중이다. Type2 5α-reductase inhibitor (5ARI)인 finasteride는 전립선암의 전체적인 발생은 억제하였지만 고등급 암의 발생은 오히려 증가하였고 전체적인 생존기간의 유의한 연장은 없었다. Type1, type2 5ARI인 dutasteride 또한 전립선암의 발생을 유의하게 줄였지만 사망률에 미치는 영향은 적었다.

수술이나 방사선 치료 이후 PSA가 다시 상승하는 전립선 재발암환자를 대상으로 6개월간의 식이조절, 운동, 스트레스 감소가 미치는 영향을 알아본 무작위 대조군 연구에서 단기간의 중재가 PSA의 상승을 유의하게 억제하지는 못했으나 대조군에서 삶의 질의 향상을 보여주었고, 포화지방산 섭취 감소와 동시에 섬유소, 과일의 섭취증가가 PSA 상승을 억제하는 데 연관된 예후 인자임을 알 수 있었다.[90]

Selenium과 vitamin E의 전립선암 예방효과를 알아본 대규모 무작위 위약 대조군 연구(SELECT)에서 selenium과 vitamin E를 동시에 복용한 그룹과 selenium 단독 복용한 그룹에서 전립선암의 예방효과가 모두 나타나지 않았다. 연구에서 위약군을 투여받은 환자(4.6%)에서의 전립선암 발생률과 selenium(4.9%)과 vitamin E(4.6%)를 각각 혹은 동시(4.6%)에 복용한 투여군에서 별다른 차이가 없었다. Physician Health Study II에서도 selenium, vitamin C, vitamin E의 효과는 별로 없었으며 vitamin E만 복용한 그룹에서는 오히려 전립선암이 17% 증가한 결과가 나왔다.[91]

십자화과 채소에 대한 임상시험에서 6개월간 매일 60 mg의 십자화과 채소를 섭취한 결과 PSA 증가가 감소하였고, PSA가 2배로 증가하는 기간인 배가시간(PSADT)이 86% 감소하였다.[92] 브로콜리 방울양배추 추출물을 20주간 투여한 경우에도 같은 결과를 보였다.[93] 콩에 함유된 제니스타인은 전립선암세포 증식을 억제하고 임상시험에서 콩류의 섭취가 많으면 전립선암 발병 관련 지표를 억제한다.[94, 95]

2상 단일군 연구에서 석류(pomegranate)는 수술이나 방사선 치료 이후 PSA가 상승하는 전립선 환자에서 PSA 배가시간(PASDT)을 연장시키는 효과를 보였는데 향후 위약-대조군 연구가 필요하다.[96] 녹차 음용 문화권에서는 낮은 전립선암의 발병이나 사망률이 낮다. 매일 6컵의 녹차를 마신 환자에서 PSA 수치가 낮아지고 전립선암 진행 및 전이를 억제한다.[97] 전립선암의 전구병변인 고등급상피내종양(HGPIN) 환자에게 녹차의 항암성분인 catechin을 1년간 경구투여하여 전립선암 예방에 대한 효과를 알아본 연구에서 catechin을 투여한 시험군 30명 중 1명(3%)만 전립선암이 발생하였고 위약투여군 30명 중에서는 9명(30%)이 전립선암으로 진행하였다.[98] 재발성 전립선암환자에게 콩과 토마토(lycopene)를 8주간 병용투여했을 때 41명 중 14명(34%)에서 PSA 수치가 감소하였고 VEGF 수치도 유의하게 감소하였다는 소규모 연구가 있다.[99]

또한 31명의 환자에게 30일 동안 매일 크랜베리(cranberry) 분말 1,500 mg을 섭취한 결과 PSA

가 22.5% 감소하였고[100] 커큐민(curcumin)은 90명을 대상으로 6개월간 1,440 mg을 투여한 임상시험에서 PSA의 증가가 감소하는 것을 확인하였다.[101] 비타민 D는 63명의 전립선암환자에 대한 임상시험에서 PSA를 감소시켰고,[102] 21주 투여 시에는 PSA 배가시간(PASDT)을 연장하였다.[103]

기타 운동, 음식교정, 지지요법을 포함한 포괄적 생활 습관 개선은 telomerase를 유의하게 활성화시키며 telomere 유지능력을 지속적으로 증가시킨 예비연구가 있다.[104]

한의학적 치료

전립선암은 한의학적 병명으로 淋證, 癃閉, 血淋의 범주에 속한다. 蔘芪仙蓉蛇甲湯(黃芪 黨參 仙靈脾 肉蓯蓉 巴戟 枸杞子 何首烏 穿山甲 牛膝 大黃 黃柏 知母 土茯苓 七葉一枝花 白花蛇舌草 白芍 甘草)이나 巴戟山甲湯(巴戟 穿山甲 大黃 黃柏 土茯苓 白花蛇舌草 黃芪 黨蔘 仙靈脾 肉蓯蓉 枸杞子)은 비교적 임상에서 활용 가능성이 높은 중요 처방에 속한다.[36]

1,224명이 참가한 17개의 임상시험을 분석한 결과 한약의 복용은 전립선암의 진행을 억제하였고(평균 10.37개월), 생존율을 증가시켰으며(7-15개월) 전립선암환자의 활동성을 증가시켰다.[105]

최근 임상 연구에 따르면 川龍抑癌湯(川芎 靈芝 地龍 莪术 三七 红花 大青葉)은 무작위 임상 시험 결과 PSA 감소 및 배뇨곤란, 배뇨통, 혈뇨 등을 개선하였고,[106] IPSS 감소 및 SF-36 증가 등의 효능을 보였다.[107] 또한 前列消癥湯(生薏苡仁 40 g 炙黃芪 15 g 黃精 15 g 白花蛇舌草 15 g 土貝母 15 g 莪术 10 g 猪苓 10 g)은 호르몬 저항성 전립선암환자 또는 항남성호르몬 요법에 반응하지 않는 말기 전립선암환자의 배뇨곤란, 식욕감퇴, 피로감, 삶의 질 개선 및 PSA 개선의 효과[108, 109]와 환자의 활동 지수 개선, 통증개선 등의 효과를 보였다.[110]

또한 시호계지탕은 삶의 질 및 생존율을 개선시켰고,[111] 지백지황탕은 PSA 수치 저하, IPSS 개선의 효과를 보였다.[112] 육미지황탕 역시 PSA 저하 및 임상 증상의 경감 및 삶의 질 개선의 효과를 보였고,[113] 보중익기탕[114]은 전신권태감 개선, 당귀작약산[115]은 항남성 호르몬치료 환자의 상열감 개선을 보였다.

다른 연구에서는 養陰益腎湯(黃芪 20 g 党参 20 g 白术 15 g 麦冬 15 g 茯苓 10 g 地黄 15 g 鳖甲 25 g 阿胶 10 g 黃精 15 g 白花蛇舌草 25 g 半枝莲 25 g 薏苡仁 20 g),[116] 健脾益腎颗粒(党参 白术 枸杞 女貞子 菟絲子 补骨脂)[117] 및 扶正化瘀湯(黃芪 30 g 太子参 15 g 白术 15 g 茯苓 15 g 白芍 15 g 赤芍 15 g 當歸 10 g 鬱金 10 g 牛膝 15 g 甘草 6 g)[118] 등도 PSA 저하 등의 임상 증상을 개선시키는 것으로 보고되었다.[119]

하지만 금궤신기환 복용 후 PSA 상승의 부작용도 보고되었으므로 한약 투여에서는 임상 경과 관

찰이 필요하다.[120]

국내의 임상례에서도 보중익기탕 및 산조인산 투여로 전립선절제술 시행 후 하부요로증상과 우울 불안 불면 등의 심리적 불편 증상이 완화되고 삶의 질이 개선되는 효과를 보였다고 보고하였다.[121]

침치료

항남성호르몬 요법에 따른 안면 홍조 및 상열감을 호소하는 환자에 대한 임상시험에서 환자에게 6주간 1주 2회 30분간 百會 陽陵泉 心兪 神門 內關 行間 三陰交 및 腎兪 次髎에 전침치료를 시행한 결과 22명 환자가 치료 4주 후 41% 환자에서 상열감이 50% 이상 감소하였고 삶의 질도 호전되었다.[122] 또 다른 연구에서도 8주간 주 2회 陽陵泉 太谿 太陽 神門 內關 曲池 三陰交 足三里 心兪 腎兪에 전침치료를 시행한 결과, 치료 2, 6, 8주 후 각각 68.4%, 89.2%, 80.3% 증상의 감소를 보였다.[123] 근치적전립선절제술을 받은 후 요실금을 호소하는 환자(n=64)에 대한 임상시험에서 골반저근 운동과 肺兪 脾兪 肝兪 心兪 膀胱兪 次髎 中髎 足三里 三陰交 蠡溝에 대한 침치료를 8주간 시행한 결과 4주 및 8주 후 유의한 개선효과를 보고하였고,[124] 다른 임상시험(n=98)에서도 八髎穴에 온침(溫鍼)치료한 결과 96.4%의 총유효율의 개선효과를 얻었고,[125] 骶四穴에 1개월 동안 주 3회 60분간 침치료로 총유효율 81.25%의 결과를 얻어 요실금 횟수가 감소하고 골반기능이 개선되었다.[126]

봉독(bee venom)은 세포자멸사 유도, 세포증식 억제, 혈관신생억제 등 다양한 경로를 통하여 전립선암세포의 증식을 억제한다.[127] 봉약 및 봉약의 성분인 mellitin은 실험 연구에서도 전립선암세포의 증식 억제 및 세포자멸사 유도등을 통한 항암작용을 나타내는 것으로 보고되었다.[128] 전립선암에 대한 봉약침은 배뇨기능 개선, 골전이 통증의 개선, 골전이 방사선 치료 후 독성 증상개선, 골전이 및 임파선 전이 억제와 PSA 감소와 거세저항성 전립선암 진행을 억제하는 효과과 있다고 병례 분석결과가 나타났다.[129] 국내의 임상보고에서도 전립선암 2례에 산양산삼 약침 20 mL를 투여하고 合谷 太衝 足三里 및 曲骨 三陰交 會陰에 봉독을 각 0.1 mL 주입 치료로 유의한 PSA 감소를 보였다.[130]

기타

인삼부자(人蔘附子) 주사액은 말기 전립선염 환자의 신체상황을 개선시켜 삶의 질을 높이고 PSA 수치를 유의하게 낮추는 것으로 나타났다.[131] 항남성호르몬요법을 시행하고 있는 말기 전립선암환자에 고삼(苦蔘) 주사액 및 봉약침을 투여한 결과 골전이로 인한 통증을 유의하게 감소시키는 것으로 나타났다.[132-134]

중국종류학회 변증치료

중국 악성종류중의진료지남(惡性腫瘤中醫診療指南)[135]에서는 다음과 같이 전립선암에 대한 각 단계별 가이드라인을 제시하고 있다.

한의 단독치료

辨證	主證	舌脈診	治法	處方
湿热蕴結	小便不畅 滴瀝不通或成癃闭 間或血尿 口苦口粘 渴而不欲飲 時有發熱 腰痛 小腹胀满 會陰部脹痛 拒按	舌质红 苔黃膩 脈滑數	清热利湿，通淋散结	八正散加減或 萆薢分清飲加減
瘀毒內阻	小便滴瀝點滴而下 尿如細線 或時而通脹 時有阻塞不通 少腹脹滿疼痛 或少腹積塊 尿色紫黯 有塊 伴腰背會陰疼痛 行動艱難 烦躁不安	舌質紫暗或有瘀点 苔薄 脉澁或細數	化瘀散結 活血止痛	桃仁紅花煎
腎陽虧虛	小便不通或點滴不爽 排尿乏力 尿流漸細 神疲乏怯弱 腰膝冷痛 下肢酸軟 畏寒肢冷 喜溫喜按 大便溏泄	舌淡 苔潤 脈沈細	溫補腎陽 滲利水濕	眞武湯
肝腎陰虛	尿流變細 排出無力或點滴不通 面色無華 消瘦 倦怠乏力 心悸 動則氣促 頭暈眼花 食慾減退 身疼腰痛 潮熱盜汗	舌紅苔少或 無苔 脈細數	滋補肝腎	知柏地黃湯

전립선절제술 단계

辨證	主證	舌脈診	治法	處方
氣血虧虛	面色淡白或萎黃 脣甲淡白 神疲乏力 少氣懶言 自汗	舌體瘦薄 或 舌面有裂紋 苔少 脈虛細而無力	補氣養血	八珍湯 當歸補血湯 十全大補湯
脾胃虛弱	納呆食少 神疲乏力 大便稀溏 食後腹脹 面色萎黃 形體瘦弱	舌質淡 苔薄白	健脾益胃	補中益氣湯

방사선 치료 단계

辨證	主證	舌脈診	治法	處方
氣陰虧虛	倦怠無力 口乾 面色無華 排尿無力或點滴不出	舌紅 苔白或少苔 脈細或數	益腎滋陰	知柏地黃湯
熱毒瘀結	會陰部皮膚腫痛破潰 尿頻尿急 排尿痛 小便短赤 排尿困難 腰背酸痛 小腹脹滿 疼痛 口渴 納差	舌紅或絳 苔微黃膩 脈滑數或脈弦	淸腸燥濕 活血解毒	芍藥湯合八正散 葛根芩蓮顆粒 八正顆粒

호르몬 치료 단계

辨證	主證	舌脈診	治法	處方
肝腎陰虛	性欲減退 勃起障碍 發作性燥熱 盜汗 骨痛 認知能力低下	舌質紅少苔 脈沈細或細數	滋陰補腎 疏肝淸熱	滋水淸肝飮合六味地黃湯
肝鬱氣滯	急躁易怒 失眠易驚 頭暈目眩 乳房脹痛及女性化 性格變化 面紅潮熱 烘熱汗出	舌質淡或淡紅 苔白或薄黃 脈弦	疏肝理氣 調和營衛	柴胡桂枝湯

대한암한의학회에서는 이러한 치료와 NCCN 가이드라인을 바탕으로 다음과 같이 전립선암에 대한 진료지침을 제시한 바 있다.[136]

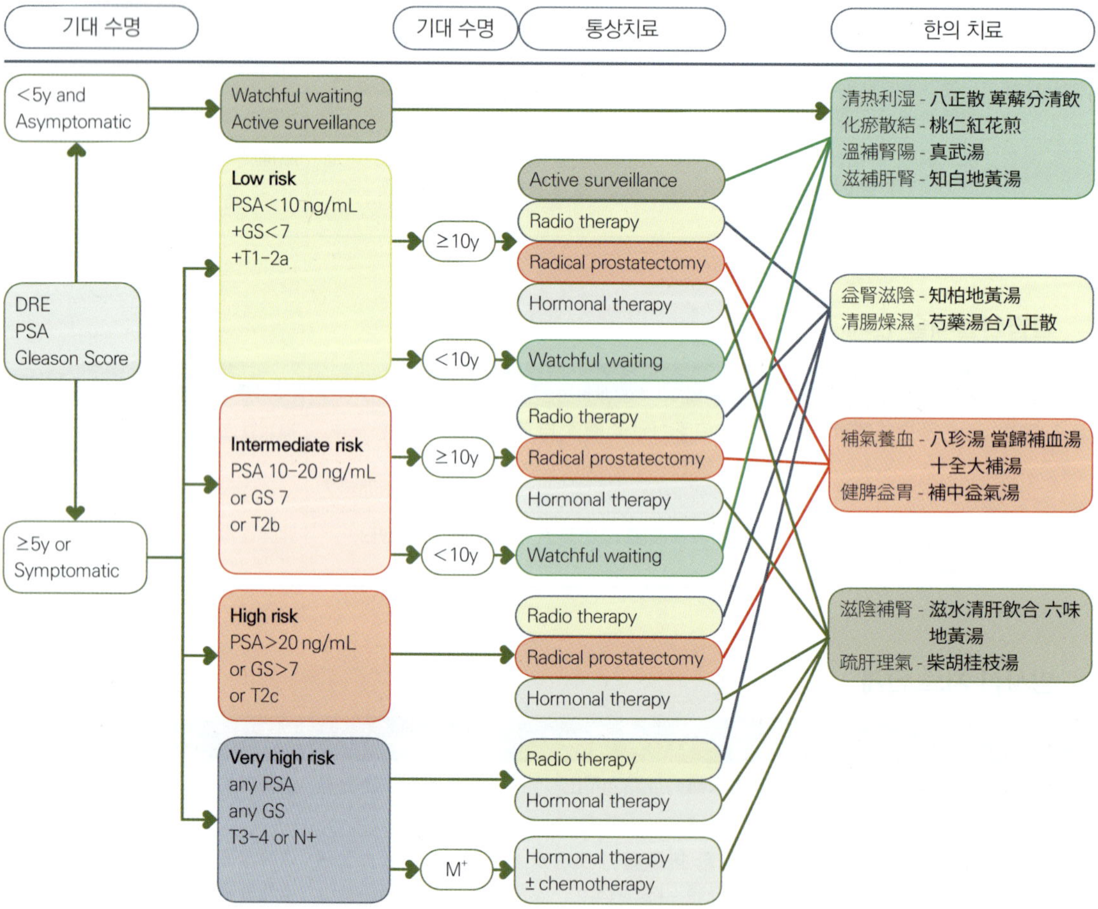

【그림 16-4.】 전립선암치료의 한의임상진료지침

변증치료[43]

중국 腫瘤中醫診療指南에서는 아래와 같이 변증에 따른 치료를 제시하였다.

腎氣虛虧證

主方: 六味地黃丸加味

用藥: 熟地 澤瀉 丹皮 茯苓 山茱萸 山藥 黃芪 白朮 桂枝 猪苓 白英 馬鞭草 等

濕熱蘊積證

主方: 八正散合二妙散加減

用藥: 黃柏 蒼朮 車前子 扁蓄 甘草 腫節風 瞿麥 白花蛇舌草 金錢草 土茯苓 龍葵 等

瘀熱內結證

主方: 解毒化瘀湯加味

用藥: 半枝蓮 白花蛇舌 敗醬草 土茯苓 夏枯 黃藥子 澤蘭 蒲黃 琥珀 枸杞 絞股藍 香附 等

毒邪稽留, 氣陰兩虛證

主方: 八珍湯加減

用藥: 人蔘 北沙蔘 白 茯苓 甘草 熟地 當 白芍 川芎 枸杞 丹皮 鼈甲 黃精 紫河車 夏枯草 半枝蓮 等

【참고문헌】

1. 국가암정보센터 [Internet]. 국가암정보센터 [cited 2024 Aug 20]. Available from: https://www.cancer.go.kr.
2. National Cancer Institute [Internet]. National Cancer Institute [cited 2024 Aug 20]. Available from: http://seer.cancer.gov.
3. Niederhuber JE, Armitage JO, Doroshow JH, Kastan MB, Tepper JE. Abeloff's Clinical Oncology. 6th ed. Philadelphia, PA: Elsevier - Health Sciences Division; 2019.
4. Bray F, Ferlay J, Soerjomataram I, Siegel RL, Torre LA, Jemal A. Global cancer statistics 2018: GLOBOCAN estimates of incidence and mortality worldwide for 36 cancers in 185 countries. CA Cancer J Clin. 2018;68(6):394-424.
5. Tang JE, Wang RJ, Zhong H, Yu B, Chen Y. Vitamin A and risk of bladder cancer: a meta-analysis of epidemiological studies. World J Surg Oncol. 2014;12:130.
6. Lamm D, Herr H, Jakse G, Kuroda M, Mostofi FK, Okajima E, et al. Updated concepts and treatment of carcinoma in situ. Urol Oncol. 1998;4(4-5):130-8.
7. Sjödahl G, Lauss M, Gudjonsson S, Liedberg F, Halldén C, Chebil G, et al. A systematic study of gene mutations in urothelial carcinoma; inactivating mutations in TSC2 and PIK3R1. PLoS One. 2011;6(4):e18583.
8. Jebar AH, Hurst CD, Tomlinson DC, Johnston C, Taylor CF, Knowles MA. FGFR3 and Ras gene mutations are mutually exclusive genetic events in urothelial cell carcinoma. Oncogene. 2005 Aug 4;24(33):5218-25.
9. Oncohema Key [Internet]. Urothelial Bladder Cancer Biomarkers in Circulation [cited 2024 Aug 20]. Available from: https://oncohemakey.com/urothelial-bladder-cancer-biomarkers-in-circulation/.
10. Wynder EL, Goldsmith R. The epidemiology of bladder cancer: a second look. Cancer. 1977;40(3):1246–68.
11. Raitanen MP, Nieminen P, Tammela TL. Impact of tumour grade, stage, number and size, and smoking and sex, on survival in patients with transitional cell carcinoma of the bladder. Br J Urol. 1995;76(4):470–4.
12. Brennan P, Bogillot O, Cordier S, Greiser E, Schill W, Vineis P, et al. Cigarette smoking and bladder cancer in men: a pooled analysis of 11 case-control studies. Int J Cancer. 2000;86(2):289–94.
13. Leppert JT, Shvarts O, Kawaoka K, Lieberman R, Belldegrun AS, Pantuck AJ. Prevention of bladder cancer: A review. European Urolog. 2006;49:226-34.
14. Michaud DS, Spiegelman D, Clinton SK, Rimm EB, Curhan GC, Willett WC, et al. Fluid intake and the risk of bladder cancer in men. N Engl J Med. 1999;340(18):1390–7.
15. Vena JE, Freudenheim J, Graham S, Marshall J, Zielezny M, Swanson M, et al. Coffee, cigarette smoking, and bladder cancer in western New York. Ann Epidemiol. 1993;3(6):586–91.
16. Dunn SE, Kari FW, French J, Leininger JR, Travlos G, Wilson R, et al. Dietary restriction reduces insulin-like growth factor I levels, which modulates apoptosis, cell proliferation, and tumor progression in p53-deficient mice. Cancer Res. 1997;57(21):4667–72.
17. Riboli E, Gonzalez CA, Lopez-Abente G, Errezola M, Izarzugaza I, Escolar A, et al. Diet and bladder cancer in Spain: a multi-centre case-control study. Int J Cancer. 1991;49(2):214–9.
18. Steineck G, Hagman U, Gerhardsson M, Norell SE. Vitamin A supplements, fried foods, fat and urothelial cancer. A case-referent study in Stockholm in 1985-1987. Int J Cancer. 1990;45(6):1006-11.
19. van Rhijn BW, Burger M, Lotan Y, Solsona E, Stief CG, Sylvester RJ, et al. Recurrence and progression of disease in non-muscleinvasive bladder cancer: from epidemiology to treatment strategy. Eur Urol. 2009;56:430-42.
20. Sylvester RJ, Oosterlinck W, van der Meijden AP. A single immediate postoperative instillation of chemotherapy decreases the risk of recurrence in patients with stage Ta T1 bladder cancer: a meta-analysis of published results of randomized clinical trials. J Urol. 2004;171:2186-90.
21. Sylvester RJ, van der Meijden AP, Lamm DL. Intravesical bacillus Calmette-Guerin reduces the risk of progression in patients with superficial bladder cancer: a meta-analysis of the published results of randomized clinical trials. J Urol. 2002;168:1964-70.
22. National Comprehensive Cancer Network [Internet]. NCCN Guidelines for Bladder Cancer 2024 [cited 2024 Aug 20]. Available from: https://www.nccn.org.
23. Stein JP, Lieskovsky G, Cote R, Groshen S, Feng AC, Boyd S, et al. Radical cystectomy in the treatment of invasive bladder cancer: long-term results in 1,054 patients. J Clin Oncol. 2001;19:666-75.
24. von der Maase H, Hansen SW, Roberts JT, Dogliotti L, Oliver T, Moore MJ, et al. Gemcitabine and cisplatin versus methotrexate, vinblastine, doxorubicin, and cisplatin in advanced or metastatic bladder cancer: results of a large, randomized, multinational, multicenter, phase III study. J Clin Oncol. 2000;18:3068-77.
25. Powles T, Bellmunt J, Comperat E, De Santis M, Huddart

R, Loriot Y, et al. Bladder cancer: ESMO clinical practice guideline for diagnosis, treatment and follow-up. Ann Oncol. 2022;33(3):244-58.

26. Yalcin O, Karatas F, Erulas FA, Ozdemir E. The levels of glutathione peroxidase, vitamin A, E, C and lipid peroxidation in patients with transitional cell carcinoma of the bladder. BJU Int. 2004;93(6):863-6.

27. Steinmaus CM, Nunez S, Smith AH. Diet and bladder cancer: a meta-analysis of six dietary variables. Am J Epidemiol. 2000;151(7):693–702.

28. Bianchi GD, Cerhan JR, Parker AS, Putnam SD, See WA, Lynch CF, et al. Tea consumption and risk of bladder and kidney cancers in a population-based case-control study. Am J Epidemiol. 2000;151(4):377–83.

29. Steinmaus CM, Nunez S, Smith AH. Diet and bladder cancer: a meta-analysis of six dietary variables. Am J Epidemiol. 2000;151(7):693–702.

30. Bianchi GD, Cerhan JR, Parker AS, Putnam SD, See WA, Lynch CF, et al. Tea consumption and risk of bladder and kidney cancers in a population-based case-control study. Am J Epidemiol. 2000;151(4):377–83.

31. Bushman JL. Green tea and cancer in humans: a review of the literature. Nutr Cancer. 1998;31(3):151–9.

32. Sun CL, Yuan JM, Wang XL, Gao YT, Ross RK, Yu MC. Dietary soy and increased risk of bladder cancer: a prospective cohort study of men in Shanghai, China. Int J Cancer. 2004;112(2):319–23.

33. Nomura AM, Kolonel LN, Hankin JH, Yoshizawa CN. Dietary factors in cancer of the lower urinary tract. Int J Cancer. 1991;48(2):199–205.

34. Michaud DS, Spiegelman D, Clinton SK, Rimm EB, Willett WC, Giovannucci E. Prospective study of dietary supplements, macronutrients, micronutrients, and risk of bladder cancer in US men. Am J Epidemiol. 2000;152(12): 1145–53.

35. Yang D, Li S, Wang H, Li X, Liu S, Han W, et al. Prevention of postoperative recurrence of bladder cancer: a clinical study. Zhonghua Wai Ke Za Zhi. 1999;37(8):464-5.

36. 조종관, 유화승. 한의학의 암치료기술 처방집. 서울: 의성당; 2008.

37. Qi H, Pan Y, Chen L, Li R, Wang C, Wang R. Effect of Chinese Medicine on the Biological Behavior and Magnetic Resonance Imaging of Bladder Cancer. Evid Based Complement Alternat Med. 2021;2021: 1124526.

38. Zhou S, Fan X, Du X, Liu S, Sun H, Zhang Y. Effect of Traditional Chinese Medicine Combined with Bladder Perfusion with Hydroxycamptothecin on Color Ultrasound and Clinical Efficacy in Patients with Bladder Cancer Surgery. Evid Based Complement Alternat Med. 2021;2021: 7178414.

39. Wang Y. Effects of Buzhong Yiqi Decoction Combined with THP Bladder Perfusion on Postoperative Efficacy in Patients with Bladder Cancer. Evid Based Complement Alternat Med. 2021;2021:368521.

40. Park T, Lee S. Clinical experiences of Korean Medicine Treatment against urinary bladder cancer in general practice. Evid Based Complement Alternat Med. 2016; 2016:3759069.

41. Lee DH, Kim SS, Seong S, Woo CR, Han JB. A case of metastatic bladder cancer in both lungs treated with Korean medicine therapy alone. Case Rep Oncol. 2014;7:534–40.

42. 박태열, 유화승, 이상헌. 방광암의 한의학적 진료지침 개발을 위한 기초 연구. 대한한방내과학회지. 2016;37(6): 911-28.

43. 中華中醫藥學會. 腫瘤中醫診療指南(Guideline for Diagnosis and Treatment of Tumor in TCM). 北京:中國中醫藥出版社; 2008.

44. Loscalzo J, Fauci A, Kasper D, Hauser S, Longo D, Jameson JL. Harrison's principles of internal medicine, twenty-first edition (vol.1 & vol.2). 21st ed. Columbus, OH: McGraw-Hill Education; 2022.

45. Siegel RL, Miller KD, Fuchs HE, Jemal A. Cancer Statistics, 2021. CA Cancer J Clin. 2021 Jan;71(1):7-33.

46. Padala SA, Barsouk A, Thandra KC, Saginala K, Mohammed A, Vakiti A, et al. Epidemiology of Renal Cell Carcinoma. World J Oncol. 2020;11(3):79-87.

47. Kabaria R, Klaassen Z, Terris MK. Renal cell carcinoma: links and risks. Int J Nephrol Renovasc Dis. 2016;9: 45-52.

48. Scelo G, Larose TL. Epidemiology and Risk Factors for Kidney Cancer. J Clin Oncol. 2018;36(36): JCO2018791905.

49. National Comprehensive Cancer Network [Internet]. NCCN Guidelines for Kidney Cancer 2024 [cited 2024 Aug 20]. Available from: https://nccn.org/guidelines.

50. Escudier B, Porta C, Schmidinger M, Rioux-Leclercq N, Bex A, Khoo V, et al. Renal cell carcinoma: ESMO Clinical Practice Guidelines for diagnosis, treatment and follow-up. Ann Oncol. 2019;30:706-20.

51. Rosellini M, Marchetti A, Mollica V, Rizzo A, Santoni M, Massari F. Prognostic and predictive biomarkers for immunotherapy in advanced renal cell carcinoma. Rev Urol. 2023;20(3):133-57.

52. Makino T, Kadomoto S, Izumi K, Mizokami A. Epidemiology and Prevention of Renal Cell Carcinoma. World J Oncol. 2020;11(3):79-87.

53. Mahabir S, Leitzmann MF, Pietinen P, Albanes D, Virtamo J, Taylor PR. Physical activity and renal cell cancer risk in a cohort of male smokers. Int J Cancer. 2004;108(4):600-5.

54. Lee SK, Jung HS, Eo WK, Lee SY, Kim SH, Shim BS. Rhus verniciflua Stokes extract as a potential option for treatment of metastatic renal cell carcinoma: report of two

cases. Ann Oncol. 2010;21(6):1383-5.

55. Song S, Li W, Liang W, Tian X. The Effects of Chinese Herbal Decoction Combined with Recombinant Human Interferon α2b on MRI Imaging, Tumor Markers, and Immune Function in Patients with Renal Cell Carcinoma. Evid Based Complement Alternat Med. 2021;2021: 8106974.

56. Zheng J, Xu W, Liu W, Tang H, Lu J, Yu K, et al. Traditional Chinese medicine Bu-Shen-Jian-Pi-Fang attenuates glycolysis and immune escape in clear cell renal cell carcinoma: results based on network pharmacology. Biosci Rep. 2021;41(6):BSR20204421.

57. Chen X, Zhang T, Zhan X, Zang X, Zhai X, Wan Z, et al. Molecular Targets of Shenqi Dihuang, A Traditional Chinese Herbal Medicine, and Its Potential Role in Renal Cell Carcinoma Therapy. Genet Res (Camb). 2023;2023:2355891.

58. Chen S, Liu W, Wang K, Fan Y, Chen J, Ma J, et al. Tetrandrine inhibits migration and invasion of human renal cell carcinoma by regulating Akt/NF-κB/MMP-9 signaling. PLoS One. 2017;12(3):e0173725.

59. Feng C, Lyu Y, Gong L, Wang J. Therapeutic Potential of Natural Products in the Treatment of Renal Cell Carcinoma: A Review. Nutrients. 2022;14(11):2274.

60. Hoang ML, Chen CH, Chen PC, Roberts NJ, Dickman KG, Yun BH, et al. Aristolochic Acid in the Etiology of Renal Cell Carcinoma.Cancer Epidemiol Biomarkers Prev. 2016;25(12):1600-8.

61. Bratt O. Hereditary prostate cancer: clinical aspects. J Urol. 2002;168(3):906-13.

62. Ross RK, Coetzee GA, Reichardt J, Skinner E, Henderson BE. Does the racial-ethnic variation in prostate cancer risk have a hormonal basis? Cancer. 1995;75:1778–82.

63. De Marzo AM, Marchi VL, Epstein JI, Nelson WG. Proliferative inflammatory atrophy of the prostate: implications for prostatic carcinogenesis. Am J Pathol. 1999;155(6):1985-92.

64. Steele CB, Li J, Huang B, Weir HK. Prostate cancer survival in the United States by race and stage (2001-2009): findings from the CONCORD-2 study. Cancer. 2017;123(suppl 24):5160-77.

65. Loeb S, Catalona WJ. The Prostate Health Index: a new test for the detection of prostate cancer. Ther Adv Urol. 2014;6(2):74-7.

66. Perdana NR, Mochtar CA, Umbas R, Hamid AR. The Risk Factors of Prostate Cancer and Its Prevention: A Literature Review. Acta Med Indones. 2016;48(3):228-38.

67. Hemminki K, Czene K. Age specific and attributable risks of familial prostate carcinoma from the family-cancer database. Cancer. 2002;95(6):1346-53.

68. Brandt A, Sundquist J, Hemminki K. Risk for incident and fatal prostate cancer in men with a family history of any incident and fatal cancer. Ann Oncol. 2012;23(1):251-6.

69. Vietri MT, D'Elia G, Caliendo G, Resse M, Casamassimi A, Passariello L, et al. Hereditary Prostate Cancer: Genes Related, Target Therapy and Prevention. Int J Mol Sci. 2021;22(7):3753.

70. Carter HB, Helfand B, Mamawala M, Wu Y, Landis P, Yu H, et al. Germline Mutations in ATM and BRCA1/2 Are Associated with Grade Reclassification in Men on Active Surveillance for Prostate Cancer. Eur Urol. 2019;75(5):743-9.

71. Palapattu GS, Sutcliffe S, Bastian PJ, Platz EA, De Marzo AM, Isaacs WB, et al. Prostate carcinogenesis and inflammation: emerging insights. Carcinogenesis. 2005;26(7): 1170-81.

72. Langston ME, Horn M, Khan S, Pakpahan R, Doering M, Dennis LK, et al. A Systematic Review and Meta-analysis of Associations between Clinical Prostatitis and Prostate Cancer: New Estimates Accounting for Detection Bias. Cancer Epidemiol Biomarkers Prev. 2019;28(10):1594-603.

73. Cao Y, Ma J. Body mass index, prostate cancer-specific mortality, and biochemical recurrence: a systematic review and meta-analysis. Cancer Prev Res (Phila). 2011;4(4):486-501.

74. Wilson RL, Taaffe DR, Newton RU, Hart NH, Lyons-Wall P, Galvão DA. Obesity and prostate cancer: A narrative review. Crit Rev Oncol Hematol. 2022;169:103543.

75. Golabek T, Bukowczan J, Ch osta P, Powro nik J, Dobruch J, Borówka A. Obesity and prostate cancer incidence and mortality: a systematic review of prospective cohort studies. Urol Int. 2014;92(1):7-14.

76. Allott EH, Masko EM, Freedland SJ. Obesity and prostate cancer: weighing the evidence. Eur Urol. 2013;63(5):800-9.

77. Major JM, Cross AJ, Watters JL, Hollenbeck AR, Graubard BI, Sinha R. Patterns of meat intake and risk of prostate cancer among African-Americans in a large prospective study. Cancer Causes Control. 2011;22(12):1691-8.

78. Ganmaa D, Li XM, Wang J, Qin LQ, Wang PY, Sato A. Incidence and mortality of testicular and prostatic cancers in relation to world dietary practices. Int J Cancer. 2002;98(2):262-7.

79. Kirsh VA, Peters U, Mayne ST, Subar AF, Chatterjee N, Johnson CC, et al. Prospective study of fruit and vegetable intake and risk of prostate cancer. J Natl Cancer Inst. 2007;99(15):1200-9.

80. Zu K, Mucci L, Rosner BA, Clinton SK, Loda M, Stampfer MJ, et al. Dietary lycopene, angiogenesis, and prostate cancer: a prospective study in the prostate-specific antigen era. J Natl Cancer Inst. 2014;106(2):djt430.

81. Parsons JK, Zahrieh D, Mohler JL, Paskett E, Hansel DE, Kibel AS, et al. Effect of a Behavioral Intervention to Increase Vegetable Consumption on Cancer Progression Among Men With Early-Stage Prostate Cancer: The MEAL Randomized Clinical Trial. JAMA. 2020;323(2):140-8.

82. Gann PH. Risk factors for prostate cancer. Rev Urol. 2002; 4 Suppl 5:s3-10.

83. Hsing AW, Tsao L, Devesa SS. International trends and patterns of prostate cancer incidence and mortality. Int J Cancer. 2000;85:60-7.

84. Shimizu H, Ross RK, Bernstein L, Yatani R, Henderson BE, Mack TM. Cancers of the prostate and breast among Japanese and white immigrants in Los Angeles County. Br J Cancer. 1991;63(6):963-6.

85. Kenfield SA, Stampfer MJ, Chan JM, Giovannucci E. Smoking and prostate cancer survival and recurrence. JAMA. 2011;305(24):2548-55.

86. Klein EA, Thompson IM Jr, Tangen CM, Crowley JJ, Lucia MS, Goodman PJ, et al. Vitamin E and the risk of prostate cancer: the Selenium and Vitamin E Cancer Prevention Trial (SELECT). JAMA. 2011;306(14): 1549-56.

87. NCCN [Internet]. NCCN Guidelines for Proatate Cancer 2024 [cited 2024 Aug 20]. Available from: https://www.nccn.org/guidelines.

88. Hamdy FC, Donovan JL, Lane JA, Metcalfe C, Davis M, Turner EL, et al. Fifteen-Year Outcomes after Monitoring, Surgery, or Radiotherapy for Prostate Cancer. N Engl J Med. 2023;388(17):1547-58.

89. Management of Metastatic Prostate Cancer [cited 2024 Aug 20]. Available from: https://jnccn.org/view/journals/jnccn/21/5.5/article-p548.xml.

90. Hebert JR, Hurley TG, Harmon BE, Heiney S, Hebert CJ, Steck SE. A diet, physical activity, and stress reduction intervention in men with rising prostate-specific antigen after treatment for prostate cancer. Cancer Epidemiol. 2012;36(2):e128-36.

91. Klein EA, Thompson IM Jr, Tangen CM, Crowley JJ, Lucia MS, Goodman PJ, et al. Vitamin E and the risk of prostate cancer: the Selenium and Vitamin E Cancer Prevention Trial (SELECT). JAMA. 2011;306(14): 1549-56.

92. Cipolla BG, Mandron E, Lefort JM, Coadou Y, Della Negra E, Corbel L, et al. Effect of Sulforaphane in Men with Biochemical Recurrence after Radical Prostatectomy. Cancer Prev Res (Phila). 2015;8(8):712-9.

93. Alumkal JJ, Slottke R, Schwartzman J, Cherala G, Munar M, Graff JN, et al. A phase II study of sulforaphane-rich broccoli sprout extracts in men with recurrent prostate cancer. Invest New Drugs. 2015;33(2):480-9.

94. Lazarevic B, Hammarström C, Yang J, Ramberg H, Diep LM, Karlsen SJ, et al. The effects of short-term genistein intervention on prostate biomarker expression in patients with localized prostate cancer before radical prostatectomy. Br J Nutr. 2012;108(12):2138-47.

95. Miyanaga N, Akaza H, Hinotsu S, Fujioka T, Naito S, Namiki M, et al. Prostate cancer chemoprevention study: an investigative randomized control study using purified isoflavones in men with rising prostate-specific antigen. Cancer Sci. 2012;103(1):125-30.

96. Paller CJ, Ye X, Wozniak PJ, Gillespie BK, Sieber PR, Greengold RH, et al. A randomized phase II study of pomegranate extract for men with rising PSA following initial therapy for localized prostate cancer. Prostate Cancer Prostatic Dis. Prostate Cancer Prostatic Dis. 2013; 16(1):50-5.

97. Kurahashi N, Sasazuki S, Iwasaki M, Inoue M, Tsugane S. Green tea consumption and prostate cancer risk in Japanese men: a prospective study. Am J Epidemiol. 2008; 167(1):71-7.

98. Bettuzzi S, Brausi M, Rizzi F, Castagnetti G, Peracchia G, Corti A. Chemoprevention of human prostate cancer by oral administration of green tea catechins in volunteers with high-grade prostate intraepithelial neoplasia: a preliminary report from a one-year proof-of-principle study. Cancer Res. 2006;66(2):1234-40.

99. Grainger EM, Schwartz SJ, Wang S, Unlu NZ, Boileau TW, Ferketich AK, et al. A combination of tomato and soy products for men with recurring prostate cancer and rising prostate specific antigen. Nutr Cancer. 2008;60(2): 145-54.

100. Student V, Vidlar A, Bouchal J, Vrbkova J, Kolar Z, Kral M, et al. Cranberry intervention in patients with prostate cancer prior to radical prostatectomy. Clinical, pathological and laboratory findings. Biomed Pap Med Fac Univ Palacky Olomouc Czech Repub. 2016;160(4):559-65.

101. Choi YH, Han DH, Kim SW, Kim MJ, Sung HH, Jeon HG, et al. A randomized, double-blind, placebo-controlled trial to evaluate the role of curcumin in prostate cancer patients with intermittent androgen deprivation. Prostate. 2019;79(6):614-21.

102. Wagner D, Trudel D, Van der Kwast T, Nonn L, Giangreco AA, Li D, et al. Randomized clinical trial of vitamin D3 doses on prostatic vitamin D metabolite levels and ki67 labeling in prostate cancer patients. J Clin Endocrinol Metab. 2013;98(4):1498-507.

103. Woo TC, Choo R, Jamieson M, Chander S, Vieth R. Pilot study: potential role of vitamin D (Cholecalciferol) in patients with PSA relapse after definitive therapy. Nutr Cancer. 2005;51(1):32-6.

104. Ornish D, Lin J, Daubenmier J, Weidner G, Epel E, Kemp C, et al. Increased telomerase activity and comprehensive lifestyle changes: a pilot study. Lancet Oncol.

2008;9(11):1048-57.

105. Cao H, Mu Y, Li X, Wang Y, Chen S, Liu JP. A Systematic Review of Randomized Controlled Trials on Oral Chinese Herbal Medicine for Prostate Cancer. PLoS One. 2016; 11(8):e0160253.

106. 胡芳. 川龍抑癌湯加減治療前列腺癌臨床評價及網絡藥理學研究. 揚州大學; 2022.

107. 呂水林, 陳國芹. 川龍抑癌湯聯合經尿道前列腺綠激光汽化術治療前列腺癌43例臨床觀察. 中國民族民間醫藥. 2019;3:72-4.

108. 龐然, 高筱松, 盧建新, 刘兵, 宋竖旗, 薄海, et al. 前列消癥汤治疗激素难治性前列腺癌临床观察. 北京 中医药, 2010;29(12):918-9.

109. 龐然, 盧建新, 高筱松, 刘兵, 宋竖旗. 前列消癥汤治疗激素难治性前列腺癌的临床研究. 中国中西医结 合外科杂志, 2013;4:374-7.

110. 陳紅, 王凱. 前列消癥湯輔助治療前列腺癌的臨床療效. 癌癥進展. 2020;14:1489-91.

111. 楊瑩, 肖永剛, 吳楠. 柴胡桂枝湯聯合125I介入治療對前列腺癌患者生活質量和總生存率的影響. 現代中 西醫結合雜志. 2015;21:2324-6.

112. 張成強, 程博, 徐旭東, 宋國平. 知柏地黃湯加減聯合內分泌治療腎陰虛型晚期前列腺癌療效分析. 中西 醫結合心血管病電子雜志. 2018;22:168.

113. 余紹龍, 陳智鋒, 林峰, 黃小琴, 溫志鵬. 六味地黃湯聯合內分泌治療晚期前列腺癌的臨床觀察. 中國當代 醫藥. 2010;24:93-7.

114. Minagawa T, Domen T, Suzuki T, Ueno M, Nagai T, Ogawa T, et al. Effectiveness of Hochuekkito (Japanese herbal medicine) for general fatigue after introduction of Enzalutamide in three cases of castration-resistant prostate cancer. Hinyokika Gakkai Zasshi. 2019;110(2):86-91.

115. Suzuki K, Kobayashi M, Tokue A. Clinical evaluation of hot flushes developing during endocrine therapy for prostate carcinoma. Nihon Hinyokika Gakkai Zasshi. 2003;94(6):614-20.

116. 李順. 養陰益腎湯聯合內分泌治療對晚期前列腺癌的應用價值. 中外醫學研究. 2021;16:135-7.

117. 董海濤, 劉浩, 關念波, 趙煒, 盧雯平. 健脾益腎顆粒減輕528例腫瘤患者化療毒副作用的臨床觀察. 中國 中醫藥信息雜志. 2008;9:12-3.

118. 唐靜雯, 裴俊文, 何朝宏, 楊峰. 扶正化瘀方加味聯合內分泌療法治療晚期前列腺癌臨床研究. 國醫論壇.2014;5:15-6.

119. Cao H, Mu Y, Li X, Wang Y, Chen S, Liu JP. A Systematic Review of Randomized Controlled Trials on Oral Chinese Herbal Medicine for Prostate Cancer. PLoS One. 2016;11(8):e0160253.

120. Abel S, Renz P, Hasan S, White R, Dawodu D, Wegner RE, et al. Alternative Medicine and Oncology: Erroneous Biochemical Failure Following Herbal Supplementation in Early-Stage Prostate Cancer. J Am Osteopath Assoc 2019;119(11):763-7.

121. 장권준, 양정민, 황우석, 이범준. 전립선암환자의 수술 후 발생한 후유증에 대한 한방치료 2례. 대한한방내과학회지. 2022;43(5):795-808.

122. Beer TM, Benavides M, Emmons SL, Hayes M, Liu G, Garzotto M, et al. Acupuncture for hot flashes in patients with prostate cancer. Urology. 2010;76(5):1182-8.

123. Ashamalla H, Jiang ML, Guirguis A, Peluso F, Ashamalla M. Acupuncture for the alleviation of hot flashes in men treated with androgen ablation therapy. Int J Radiat Oncol Biol Phys. 2011;79(5):1358-63.

124. Bernardes MFVG, Mata LRFD, Azevedo C, Izidoro LCR, Oliveira CMC, Chianca TCM. Effectiveness of systemic acupuncture in the control of urinary incontinence following radical prostatectomy: a randomized clinical trial. Rev Esc Enferm USP. 2022;56:e20220135.

125. 杨美伦. 温针八髎穴佐治前列腺癌术后尿失禁的临床观察及护理. 山东医学高等专科学校学报. 2012;34(3):203-4.

126. 李震东, 吕婷婷, 吕坚伟, 蒋晨, 傅琦博, 电针神经刺激治疗前列腺癌术后尿失禁疗效分析. 上海医药. 2016; 14:7-9.

127. Badawi JK. Bee Venom Components as Therapeutic Tools against Prostate Cancer. Toxins (Basel). 2021;13(5):337.

128. 양창열, 송호섭. Bee venom의 세포자멸사를 통한 전립선 암세포의 성장 및 LNCaP의 이종이식에 미치는 영향. 대한약침학회지. 2010;13(1):15-35.

129. 吕立国, 成永明, 吴巧玲, 孙洪福, 陈志强, 白遵光, 王昭辉, 代睿欣. 蜂针疗法治疗各期前列腺癌190例的典型病例分析. 第一届中医, 民族医蜂疗学术交流大会(2016年)论文汇编中国民族医药学会会议论文集; 2016. pp. 79-84.

130. Lee YH, Kim CW, Lee KH. A case report of monitoring PSA level changes in two prostate cancer patients treated with Mountain Ginseng Pharmacopuncture and Sweet Bee Venom along with western anticancer therapy. Journal of Pharmacopuncture. 2011;14(4):81-8.

131. 陈晓农, 王荣江. 参附注射液对晚期前列腺癌患者的PSA水平及生存质量的影响, 中华中医药学刊. 2014;6:1459-61.

132. 胡克邦.复方苦参注射液配合内分泌疗法治疗中晚期前列腺癌骨转移的疗效观察. 辽宁中医杂志. 2014;10:2174-5.

133. 黄和涛, 温忠霖. 蜂针配合中药治疗前列腺癌骨转移一则. 中国民间疗法. 2014;4:59-9.

134. 吕立国, 陈志强, 吴巧玲, 白遵光, 王昭辉. 蜂针疗法治疗前列腺癌的临床应用. 新中医. 2014;46(12):254-5.

135. 林洪生. 惡性腫瘤中医診療. 北京: 人民衛生出版社; 2014. pp. 499-515.

136. 송봉근, 이언정, 유화승. 전립선암치료의 한방 임상 진료지침. 대한암한의학회지. 2016;21(2):1-35.

각론 제17장

유방암

박지혜 (전)대전대학교 한의과대학 교수

한의통합종양학

각론 제17장

유방암

박지혜 (전)대전대학교 한의과대학 교수

유방은 기름샘이 변형된 형태로 피부의 한 부속기관이다. 유방은 실질조직과 간질조직으로 나뉘는데, 실질조직은 젖을 분비하는 소엽과 젖을 유두로 운반하는 유관(젖줄)으로 이루어져 있고, 그 사이를 지지해 주는 간질 조직(지방 등)이 있다. 성인 여성의 유방은 유두를 중심으로 15-20개의 유관이 방사상으로 나열되어 있으며, 각 소엽으로 나뉘게 되고 이 소엽은 많은 수의 유선(젖샘)으로 구성된다. 유방암의 약 91%는 바로 이 유관에서 발생한다. 일반적으로 유방암이라고 하면 유관과 소엽의 상피세포에서 기원한 암을 말한다.[1]

발생 빈도와 역학

2023년 중앙암등록본부 자료에 따르면 2021년에 우리나라에서는 277,523건의 암이 새롭게 발생했는데, 그중 유방암은 남녀를 합쳐서 28,861건으로 전체 암 발생의 10.4%로 5위를 차지했다.

남녀의 성비는 0.005:1로 환자의 거의 대부분이 여자였고 발생 건수는 남자가 141건, 여자는 28,720건으로 여성의 암 중에서는 1위를 차지했다. 남녀를 합쳐서 연령대별로 보면 40대가 29.8%로 가장 많았고, 50대가 29.3%, 60대가 20.7%의 순이었다.[2]

병인(표 17-1)[3]

유전 요인

유방암의 5-10% 정도가 유전적 요인, 즉 유방암 발생에 관여하는 유전자와 관련이 있다고 알려져 있다. 자신의 어머니나 자매 어느 한쪽에 유방암이 있는 경우에는 유방암을 진단받을 가능성이 약 2-3배 정도 높아지며, 어머니와 자매 모두가 유방암이 있는 경우에는 약 8-12배의 위험성을 가지는 것으로 알려져 있다. 유방암의 10% 이하는 배아단계 돌연변이와 직접적인 연관이 있다.

몇몇 유전자들이 가족력이 있는 증례들과 관련이 있다. Li-Fraumeni 증후군에서는 특징적으로 p53 종양억제유전자의 유전적인 돌연변이가 나타나는데 이는 유방암과 골육종, 그리고 다른 악성 종양들의 발생 빈도를 증가시킨다.[4]

BRCA (Breast Cancer Gene)는 두 개의 유전자인 BRCA1과 BRCA2가 있다. BRCA1이나 BRCA2 유전자에 변이가 있는 사람은 1,000명 중 1명 이하로 드물게 나타난다. 하지만, 만약 본인이 BRCA1이나 BRCA2 유전자에 변이가 있으면 일반인에 비해 유방암이나 난소암 외에도 전립선암, 췌장암, 대장암, 담낭암, 담관암 등 다른 유전성 암에 걸릴 위험이 크게 증가한다. 일반인의 경우 80세까지 산다고 하면 평생 동안 유방암이 발병할 확률이 3% 정도 된다. 하지만, 유방암을 BRCA1/2 유전자 변이를 가진 여성은 평생 동안 유방암이 발생할 확률은 평균 60-80% 정도이며 난소암이 발생할 확률은 40%로 증가하게 된다.[5]

호르몬 요인

호르몬 수용체 양성 유방암은 호르몬 의존적 질환이기 때문에 초경 연령, 최초로 만삭분만을 하게 되는 연령, 폐경 연령이 중요하다. 16세에 초경을 경험하는 여성들의 유방암 발생 위험도는 12세에 초경을 한 여성에 비해 50-60%에 불과하며, 평균적인 폐경 연령인 52세보다 10년 일찍 폐경한 경우 유방암 발생 위험도가 35% 정도 감소하게 된다. 일생 중 월경을 경험하는 기간은 유방암의 전체 발생 위험 인자 중 중요한 요소이며 특히 첫 번째 만삭 임신을 경험하게 되는 시기 이전 부분이 중요하다.[6]

또 국가 간의 차이도 호르몬에 의한 암 발생기전에 있어서 중요한 단서가 된다. 북미에서 80세까지 생존한 여성의 경우 9명 중 1명이 침윤성 유방암이 발생할 위험을 지니는 데 반해 아시아 여성에서는 북미 또는 서유럽 여성들에 비해 유방암 발생 위험도가 1/5-1/10에 불과하다. 아시아 여성들은 실질적으로 에스트로겐과 프로게스테론의 혈중 농도가 낮다. 에스트로겐은 여성의 여성성을 지켜주는 굉장히 중요한 호르몬이지만 유관세포의 증식을 촉진하는 효과가 있기 때문에 오랫동안 에스트로겐에 노출되는 경우 유방암의 발병 확률이 높아진다. 따라서 정상적인 생리과정에서 작용하는 여성 호르몬, 경구 피임약, 폐경 후의 호르몬 치료 등에 오랫동안 노출되는 경우 유방암의 위험도가 증가하는 경향이 있다. 경구 피임약의 경우 이 약제들이 유방암의 위험도를 증가시킨다고 해도 그 영향은 경미한 것으로 보인다. 폐경 후 호르몬치료(hormone replacement therapy, HRT)는 유방암 위험도에 많은 영향력을 미치는데 6-7년간의 HRT는 유방암 위험도를 2배 정도 증가시키는 것으로 밝혀지고 있다.[7]

연령 및 출산 수유 요인

대부분의 유방암은 40세 이후의 여성에서 발견되며, 연령 증가에 따라 발생 빈도도 높아진다. 특히 자녀가 없거나 적은 여성, 30세 이후에 첫 자녀를 본 여성, 그리고 수유를 하지 않은 여성의 유방암 발생 가능성이 높은 것으로 나타났다.[7]

비만

비만은 유방암 발생의 주요 위험 요인이지만 폐경 여부에 따라 폐경기 이전 여성의 경우 비만은 유방암 위험을 감소시키지만, 폐경 후 여성에서는 유방암 발생을 증가시킨다. 폐경 전 여성에서의 유방암 발생 위험은 체질량지수가 5씩 증가할 때마다 약 14% 정도 감소하고, 폐경 후 여성에서는 체질량지수가 5씩 증가할 때마다 약 9-19% 정도 증가한다.[8]

【표 17-1.】 여성 유방암의 위험도를 증가시키는 인자와 위험도를 감소시키는 인자

위험도를 증가시키는 인자	상대 위험도[a)]	일반 인구 기여 위험도[b)]
증명된 위험 인자		
이른 초경	1.3-1.7	-
늦은 폐경	1.4-6.3	-
임신 경험이 없는 경우	1.3-2.0	-
늦은 연령의 첫 만삭 임신	1.2-4.1	8.0%(24세 이상 임신)
폐경 후 여성에서의 비만	1.1-2.0	-
음주	1.2-2.3	-
호르몬대체요법	-	0.3%
경구피임약	1.31	5.3%
6개월 이하의 모유 수유	1.28	3.1%

위험도를 증가시키는 인자	상대 위험도[a]	일반 인구 기여 위험도[b]
유방암 가족력		
- 1차 가족관계	7.9	-
- 1, 2차 가족관계	1.5-2.3	-
가능한 위험 인자		
흡연	1.3-3.2	-
위험도를 감소시키는 인자	상대위험도	
모유 수유	0.2-0.8	
운동	0.3-1.0	
야채와 과일 섭취(포도, 토마토, 콩)	0.6	

a) Relative risk (RR), 위험 인자에 노출된 군과 노출되지 않는 군의 유방암 발생률의 비
b) Population attributable risk (PAR), 위험 인자가 제거되었을 때 전체 인구집단에서 유방암을 예방할 수 있는 비율

임상 증상

유방암 초기에는 대체로 증상이 없으며, 유방의 통증은 초기 유방암의 일반적인 증상은 아니다. 가장 흔히 나타나는 증상은 통증이 없는 멍울이 만져지는 것이다. 병이 진행되면 유방뿐만 아니라 겨드랑이에서 덩어리가 만져질 수 있다. 유두에서 피가 섞인 분비물이 나오거나 젖꼭지에 잘 낫지 않는 습진이 생기는 경우에도 유방암의 일종인 파제트 병의 증세일 수 있다. 유방암이 심하게 진행된 경우에는 유방피부 혹은 유두가 유방 속으로 끌려들어가 움푹 패거나 유두가 함몰되기도 한다. 염증성 유방암은 멍울은 잘 만져지지 않으면서 피부가 빨갛게 붓고 통증이 있거나 열감을 수반하여 염증이 생긴 것처럼 보이는 특수한 형태의 유방암이다. 암이 진행하면 유방 피부의 부종으로 마치 피부가 오렌지 껍질같이 두꺼워질 수 있는데, 이것은 피부 밑의 림프선이 암세포에 의해 막혀 피부가 부어오르기 때문이다. 암이 겨드랑이에서 림프선에 전이되면 커진 림프선이 만져지기도 한다.[1]

진단과 병기

유방 병소의 진단은 자가 검진 및 임상 진찰, 방사선 검사(유방촬영술, 유방초음파 등), 생검 등이 있다. 유방확대술을 받으면 유방암 발견이 어렵다고 생각할 수 있으나 불법시술이나 주사로 인해 유방 조직이 망가진 경우가 아니라면 검사가 가능하며, 검진을 위해 유방촬영술 외에 유방초음파 등 추가검사가 필요할 수 있다.

촉지되는 유방의 종괴

모든 여성들은 유방의 자가 검진법을 훈련하고 매달 스스로 검진하는 것이 꼭 필요하다. 유방 자가 검진은 자신의 유방을 스스로 만져보아 암이나 다른 이상이 생겼는지 확인하는 방법으로, 아직도 유방암환자의 70% 이상이 자가 검진에 의해 암을 발견하고 있다. 유방 자가검진의 적절한 시기는 매월 생리가 끝나고 2-7일 후 유방이 가장 부드러울 때가 최적기이다. 자궁제거술을 시행하였거나 폐경이 된 여성은 매월 일정일(예: 1일, 15일, 30일)을 정하여 정기적으로 자가 검진을 해야 한다. 의사가 유방을 검진할 때는 피부의 당김이나 여타 피부 변화를 관찰하기 쉽도록 밝은 조명 아래에서 시행해야 한다. 유두와 유륜도 반드시 관찰해야 하며, 유두 분비물을 볼 수 있도록 짜보아야 한다. 모든 국소림프절을 검사해야 하며, 모든 이상 병변들은 크기를 측정해야 한다. 신체검진만으로 악성의 가능성을 배제할 수 없다. 단단하고, 불규칙하며, 움직이지 않거나 고정되어 있고, 통증이 없는 병변 등의 특정한 양상을 띠는 병변은 더욱이 암(악성)이기 쉽다. 유방의 지속적인 종괴가 있을 경우 유방촬영 소견상 음성이라고 해서 악성의 가능성을 배제할 수 없다. 촉지되는 병변은 생검을 포함한 추가 진단적 시술이 필요하다.

폐경 전 여성에서는 신체검진상 애매하거나 악성으로 의심 가지 않는 병변에 대해서는 2-4주 이후, 월경주기의 난포기에 다시 검진을 시행해야 한다. 폐경 후 여성에게서 뚜렷하게 만져지는 종괴 또는 폐경 전 여성에서도 월경 주기 전체에 걸쳐서 뚜렷하게 만져지는 종괴는 반드시 세침흡인세포검사를 하거나 외과의사에게 의뢰해야 한다. 만약 세침 생검으로 비혈액성의 액체가 흡인되고 이후 병변이 치유되었다면 낭종에 대한 진단과 치료가 함께 이루어진 것이다. 지속적이고, 반복적이며, 복합적인 고형 병변이거나 혈성 낭종일 경우 비록 일부의 환자에서 조직검사를 피하기 위해 촉진, 유방촬영술 및 흡인(삼중진단법)이 시행되기도 하지만 유방촬영술과 조직검사가 필요하다. 낭종과 고형 병변을 감별하기 위해 세침흡인검사 대신 초음파검사를 사용할 수는 있다. 모든 고형 종양이 초음파에 의해서 발견될 수 있는 것은 아니기 때문에 만져지지만 초음파검사상에서 보이지 않는 종괴는 고형 병변으로 간주해야 한다.[1]

진단 검사의 종류[9]

유방촬영술

유방촬영술(mammogram)은 유방암 검사의 필수 기본 검사이며 유방초음파 등의 검사에서 발견이 어려운 미세석회화 등의 조기암 병변 발견 시 중요한 역할을 한다. 5 mm 정도 크기의 종괴도 발견이 가능하며 90-95%의 정확성을 보이고, 촉지되지 않은 유방암을 발견하는 데 있어 가장 예민한 검사로 조기에 암을 진단할 수 있는 가장 이상적인 방법이다. 국내에서 유방암 검진 지침은 40세 이상 여성에서 2년에 한 번 유방촬영술을 시행하는 것을 원칙으로 한다. 또한 유방에 증상이 있는 경우에도, 증상의 원인을 파악하기 위한 첫 번째 검사법으로 유방촬영술이 시행되고 있다.

유방초음파

유방조직의 밀도가 높아 유방촬영술(mammogram)에서 종괴를 관찰하기 어려울 때 유용한 진단 방법이다. 유방 낭종의 경우 90-99%의 확진을 내릴 수 있다. 또한 암 진단을 확진하기 위하여 조직검사를 실시할 경우에는 실시간으로 종괴를 관찰하면서 시행할 수 있기 때문에 손으로 잡히지 않는 작은 종괴의 조직 검사에서는 반드시 필요하다. 특히 우리나라 여성에서 흔한 치밀한 유방실질을 가진 유방의 검사에 초음파검사는 유용하다. 악성 종양과 양성 종양은 초음파 소견에서 60-80% 구별이 가능하며, 악성의 가능성이 있는 경우나 악성 소견 시 조직 검사를 하고, 악성의 소견이 없는 경우는 추적 검사를 6개월, 1년, 2년 정도 추적하는 것이 원칙이다.

자기공명영상

유방의 자기공명영상(MRI)은 유방암의 진단뿐만 아니라 유방암의 병기나 전이 여부를 진단하는 데 도움이 된다. 조영제를 사용하는 경우가 많으며, 비싼 검사비와 긴 검사시간 등의 문제로 대중적으로 시행되기 어려운 검사이나 암 진단에 있어서는 유방촬영 및 초음파검사와 비교할 때, 가장 우수한 진단 성능을 보이는 검사이다. 따라서 기존의 단순유방촬영술이나 초음파검사가 가지고 있던 한계점을 극복할 수 있는 유용한 방법으로 최근 유방암 진단에 점차 이용이 늘고 있다.

전산화단층촬영

전산화단층촬영(CT)은 유방암의 진단목적으로 사용되지 않는다. 이는 방사선 노출량이 많고 미세한 병변을 찾는 데 있어서 단순유방촬영술을 능가하지 못하기 때문이다. 이 검사법은 유방암이 확진된 후 병기결정을 위해 사용하거나, 치료 후 재발, 또는 전이 여부를 확인하는 데 유용하다.

양전자방출단층촬영(PET)

종양세포의 대사 변화를 단층촬영 및 3차원의 이미지로 나타내는 진단 방법인데, 전이가 의심되나 전이 위치를 알기 어려운 경우, 다른 검사로 암과 감별이 어려운 경우에 유용하다.

세침흡인세포검사(fine needle aspiration)

가는 바늘(20-25게이지)을 병변 부위에 찔러 소량의 세포를 얻어 현미경으로 보아 암의 유무를 검사하는 방법이다. 간편하고 정확하며 큰 합병증 없이 환자에게 고통을 덜 주는 방법이다. 침으로 하는 조직검사의 경우 잘 만져지는 병소에 대해서는 별 무리 없이 여러 번 검체를 채취할 수 있으나 잘 만져지지 않는 병소의 경우 실시간으로 초음파영상을 보면서 바늘을 병변 내에 위치시킨 후 흡인하며 약 90% 이상에서 암을 정확하게 진단해 낼 수 있다. 장점으로는 시술이 빠르고 통증이 적으며 안전하며 혈종의 발생이 적고 세침의 경로를 따라 암 전이의 가능성이 적다. 물혹의 경우 주사기로 액체를 흡입함으로써 진단 및 치료가 가능하다. 단점으로는 충분한 양의 조직을 얻을 수 없어 정확도는 높지만 정확한 진단을 내리는 데 한계가 있고 숙련된 세포병리 전문가가 필요하며 유방암의 조직학적 등급을 알 수 없다. 또한, 침습성 유방암과 상피내 유방암을 구분하기 어렵다.

총생검(core needle biopsy)

피부에 부분 마취를 한 후 굵은 바늘(14-18게이지)을 장착한 생검용 장비를 사용하여 병변 부위에 바늘을 위치하여 용수철 기능을 이용해 총을 쏘듯이 방아쇠를 눌러 바늘이 자동으로 조직의 일부를 떼어내게 하는 간단한 방법이다. 여러 번 조직을 채취하는 생검 방법으로 5회 정도 반복시행하며 충분하지 못한 조직의 양성률은 3-7% 정도이다. 합병증으로 출혈, 통증, 염증, 흉벽 손상 등이 있을 수 있다.

맘모톰 조직검사(mammotome biopsy)

조직을 확보하는 데 어려움이 있었던 기존의 방법을 개선한 검사법이다. 기존의 방법과 달리 병소에 바늘을 한 번 위치시킨 후 반복적으로 여러 번 원하는 양의 조직을 얻을 수 있으며 수술조직검사만큼 정확하다. 영상 유도하에 굵은 바늘(11 또는 8게이지)을 병소에 넣고 진공흡입기를 작동하여 바늘 안으로 조직을 끌어들인 후 바늘 내부의 회전칼을 작동시켜 자동으로 병변을 잘라 유방 밖으로 배출해 주는 최신 조직검사 방법이다. 암이 의심되는 경우는 조직검사 목적으로 이용되지만, 병변이 최대 직경 3 cm 이하의 양성 종양으로 병소를 제거하기를 원하는 경우에는 큰 흉터 없이 그 병변을 완전히 제거할 수 있어 양성 혹의 치료적 목적으로도 사용된다. 암으로 강력히 의심되는 병변을 맘모톰으로 제거하는 것은 바람직하지 않은데 그 이유는 암 조직을 무리하게 제거하다 보면 병변 부위에 출혈이 많거나 딱딱해져서, 특히 유방보존수술을 할 때는 깨끗한 절단면을 찾을 수 없고 수술 범위를 정하는 데 어려움이 있기 때문이다.

병기

유방암의 병기는 종괴의 크기, 주변 림프절로의 전이, 다른 장기에 침범한 정도를 기준으로 하여 4가지로 분류된다. 병기는 병의 진행 상태를 알려주기 때문에 병기의 결정은 치료 방법을 선택하는 데 있어서 매우 중요한 척도이다. 종괴의 크기(T), 림프절 전이 정도(N), 다른 장기 침범 여부(M)를 조합하여 흔히 말하는 병기를 1-4기로 크게 분류하고, 1-3 병기는 세부적으로 A, B, C로 하위 구분하게 된다. 병기별로 TNM의 조합을 보면 다음과 같다(표 17-2).[10]

【표 17-2.】 유방암의 병기

종양의 크기(T)			
T0	원발 종양의 증거가 없음		
TIS	상피내암(carcinoma in situ)		
T1	종양크기≤2 cm		
T1a	종양 크기>0.1 cm 그러나 ≤0.5 cm		
T1b	종양 크기>0.5 cm 그러나 ≤1 cm		
T1c	종양 크기>1 cm 그러나 ≤2 cm		
T2	종양 크기>2 cm 그러나 ≤5 cm		
T3	종양 크기>5 cm		
T4	종양이 흉벽, 피부를 침범했거나 염증성 유방암일 때		
림프절 전이(N)			
N0	림프절 전이 없음		
N1	암세포가 전이된 겨드랑이 림프절이 3개 이하		
N1mi	림프절에 전이된 암조직의 크기가 2 mm 이하인 미세전이		
N2	암세포가 전이된 겨드랑이 림프절이 4-9개		
N3	10개 이상의 액와 림프절 전이가 있거나, 쇄골하 림프절 전이가 있거나, 1개 이상의 액와 림프절 전이가 있는 상태에서 동측 internal mammary 림프절 전이가 있거나, 3개 이상의 액와 림프절 전이와 임상적으로 확연치 않은 internal mammary 림프절로의 미세전이가 있는 경우, 또는 동측 쇄골상 림프절 전이		
원격 전이 (M)			
M0	원격 전이 없음		
M1	원격 전이 있음		
병기군			
Stage 0	Tis	N0	M0
Stage ⅠA	T1	N0	M0
Stage ⅠB	T0	N1mi	M0
	T1	N1mi	M0
Stage ⅡA	T0	N1mi	M0
	T1	N1	M0

Stage ⅡA	T2	N0	M0
Stage ⅡB	T2	N1	M0
	T3	N0	M0
Stage ⅢA	T0	N2	M0
	T1	N2	M0
	T2	N2	M0
	T3	N1, N2	M0
Stage ⅢB	T4	N0, N1, N2	M0
Stage ⅢC	Any T	N3	M0
Stage Ⅳ	Any T	Any N	M1

유방상피내암

유방촬영술의 발전으로 인해 50세 이상 여성의 비침습적 유방암이 더욱 자주 발견되게 되었다. 두 가지 그룹으로 나뉘는데 하나는 유관상피내암(ductal carcinoma in situ, DCIS)이며 또 다른 하나는 상피내 소엽성 암종(ductal carcinoma in situ, LCIS; lobular neoplasia)이다.

유관상피내암(ductal carcinoma in situ, DCIS)이란 세포학적으로 악성인 유방 상피세포들이 유관 내에서만 증식하는 것을 말한다. 치료를 받지 않은 DCIS의 최고 1/3 정도가 5년 이내에 침습성 유방암으로 발전할 수 있다. 유방상피내암의 가장 기본적인 치료는 외과적인 절제이다. 수술 후 보조요법으로는 방사선 치료, 항호르몬치료 등이 있다. 암세포에 호르몬 수용체가 생긴 유방암환자는 항암화학 요법과는 관계없이 항호르몬치료를 하게 된다.[11]

남성 유방암

남성에게 있어서 유방암은 여성의 1/150의 빈도로 발생한다. 대개 유방의 편측성 종괴로 나타나며 종종 신속한 진단이 이뤄지지 않는다. 연부 조직이 적다는 점과 문제를 쉽게 예측할 수 없다는 점에서 흔히 국소적으로 진행되는 양상으로 발생한다. 남성의 유방암과 여성의 유방암을 비교해 보았을 때 연령 및 병기에 의해 짝지어 보정한다면 전반적인 예후는 동일하다. 비록 여성형 유방(gynecomastia)이 초기에는 편측성이거나 비대칭성이기는 하지만, 40대 이상의 남성에서 유방의 편측성 종괴는 반드시 조직검사를 포함한 철저한 진단적 검사들을 시행해야 한다. 반면에 양측의 대칭적인 유방의 발달은 거의 유방암을 의미하는 경우는 없으며 대부분 내분비 질환이나 약물의 영향에 의한 것이다. 그럼에도 불구하고 여성형 유방을 지닌 남성에서는 유방암의 위험도가 훨씬 크며, 이러한 남성에서 육안적인 유방 비대칭을 보이는 경우 암의 가능성을 반드시 염두에 두어야 한다.

남성의 유방암은 유방전절제술과 액와 림프절 절제가 가장 좋은 치료법이다. 국소적으로 진행된 병변이거나 림프절이 침범된 경우에는 방사선 치료가 시행되어야 한다. 남성 유방암의 대략 90%에서

에스트로겐 수용체가 발현되며 전이성 암의 대략 60%에서는 내분비 치료에 반응한다. 남성의 유방암에 대해 보조요법의 역할을 평가한 무작위 연구는 없다. 남성 유방암 역시 수술 후 보조 전신치료에 잘 반응한다는 사실이 알려져 있으며, 따라서 의학적으로 금기사항에 해당되지 않는다면 여성에 있어서의 보조요법의 기준과 동일한 적용기준을 남성에도 적용해야 할 것이다. 유방암에 있어서 재발되는 부위와 화학요법 제제에 대한 반응의 양상은 실질적으로 남성과 여성에게서 모두 동일하다.[12]

치료

암이 진행된 정도와 발생 부위, 크기 등에 따라 수술과 항암 화학 요법, 방사선 치료, 항호르몬요법을 적절히 조합하여 치료한다(그림 17-1).[13]

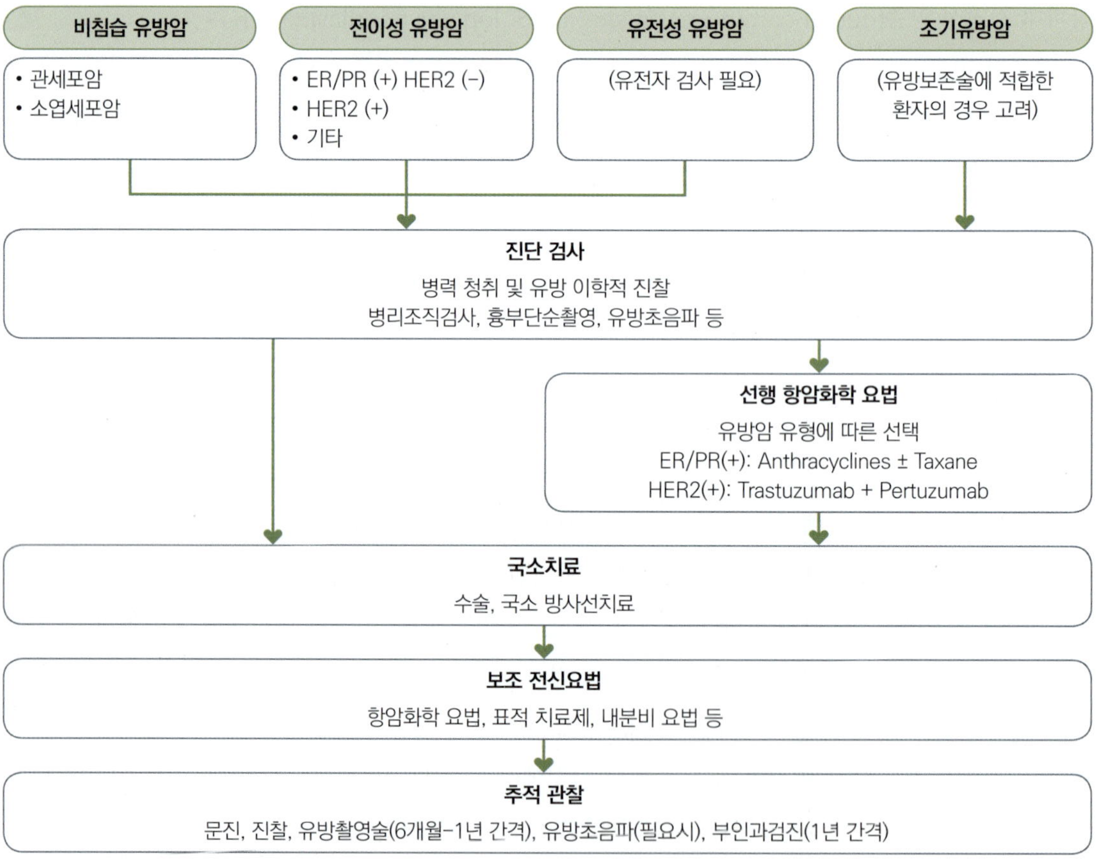

【그림 17-1.】 유방암 진료 알고리즘

수술의 종류

유방 보존적 절제술

유방 보존적 절제술(breast conserving surgery)은 유방을 부분적으로 제거하는 수술로 과거에는 유방암이 진단되면 유방을 전체를 제거하는 유방전절제술만이 수술의 방법이었으나 최근에는 유방암의 조기 진단율이 높아짐에 따라 수술로 절제하는 부위를 최소화하는 유방보존술의 시행이 크게 증가하고 있다. 유방 보존적 절제술은 유방암의 크기가 유방 전체의 크기에 비하여 작고 비교적 유방의 한 부분에 모여 있는 경우에 가능하다. 수술 시 유방암을 포함하면서 정상조직을 일부 포함하여 안전거리를 확보한 상태로 부분적으로 절제를 하게 된다. 몇몇 대규모 연구 결과 유방의 보존적 절제술과 전절제술이 재발률과 생존율에서 별 차이가 없는 것으로 나타났다.[14] 유방 보존적 절제술 후 방사선 치료를 많이 한다.

유방전절제술

과거에는 유방암환자에게 유방 전체와 유방 아래에 존재하는 근육도 제거하는 수술을 시행하였으나 현재 유방암환자에서 유방 전체를 제거하는 전절제술(total mastectomy)의 방법은 변형 근치 절제술이며, 대흉근에 암이 침윤하지 않았다면 그 근육을 제거하지 않는 방식이다. 이는 팔의 사용과 기능을 고려한 것이기도 하다. 팔에 부종이 발생하지 않고, 어깨 기능에 장애를 남기지 않으며, 대흉근을 보존하므로 쇄골 아래에 함몰 부위가 생기지 않는다. 침습성이 아닌 상피내암에서도 전절제술을 실시하는 경우가 있다. 최종 조직검사 결과에 따라 종양이 크거나 림프절 전이가 있으면 추가적인 방사선 치료를 하기도 한다.

액와부(겨드랑이) 림프절 수술

과거에는 유방암환자의 경우 유방암의 같은 편의 액와부(겨드랑이) 림프절 구획을 절제하는 액와부 림프절 곽청술을 모두 시행하였다. 수술 후 감각 신경에 이상 감각 증상이나 운동장애 또는 림프부종이 생기는 경우가 있다. 현재는 유방암에서 처음 만나는 림프절을 찾게 되는 감시 림프절(암세포가 원발종양에서 림프관을 통해 처음으로 확산하는 림프절) 생검술을 초기 암에서 시행하고 있다. 수술 중에 감시 림프절 생검 결과에서 유방암이 림프절로 전이가 되었다고 판단되는 경우, 필요에 따라서 액와부 림프절 곽청술을 시행하게 된다. 또한 유방암 초기가 아닌 진행성 유방암인 경우에는 수술범위에 따라서 액와부 림프절 곽청술을 시행하기도 한다.

항암 화학 요법[15]

수술 후 재발을 예방하기 위해 시행하는 보조항암 화학요법이나 수술 전에 시행하는 선행항암 화학요법은 환자의 상태에 따라서 보통 3주 간격으로 4회에서 8회까지 시행한다. 완화 목적의 항암 화학 요법은 환자의 상태에 따라 횟수가 다양하다.

주로 사용되는 약제로는 먼저 독소루비신(doxorubicin)이 있는데, 이 약제는 수술 후 보조요법, 수술 전 선행항암요법, 전이성 유방암의 완화적 요법 모두에서 효과적으로 사용된다. 약의 색깔이 붉은 색을 띠는 특징이 있다.

그리고 탁센 계열이라고 하는 파클리탁셀(paclitaxel), 도세탁셀(docetaxel)이라는 약제들도 수술 후 보조요법, 수술 전 선행 항암요법, 전이성 유방암의 완화적 요법 모두에서 많이 사용된다.

전이성 유방암의 완화 요법에서 사용하는 약제 중에는 카페시타빈(capecitabine)이라고 하는 경구 제제도 있고, 젬시타빈(gemcitabine), 에리불린(eribulin) 등의 약제들도 있다. 이러한 약제들을 단독으로 사용하는 경우도 있고, 필요시 병용해서 사용하는 경우도 있다.

대표적인 부작용은 구토, 전신쇠약, 탈모, 신경병증 등이며, 항암제 투여로 인해 무월경 및 얼굴이 화끈거리는 등 폐경 관련 증상이 나타날 수 있다. 또한 합병증으로 골수기능이 억제되어 호중구 감소증이 나타날 수 있다.

방사선 치료

고에너지의 방사선을 이용해 암세포를 제거하는 방법으로 유방암 수술 후 보조적 치료법으로 사용하거나 수술 후 국소재발이나 뇌, 뼈 등에 전이된 경우에 증상완화요법의 일환으로 사용한다. 유방부분절제술을 받은 모든 환자에게 전체 유방에 대한 방사선 치료가 필요하며, 유방전절제술을 받은 환자도 수술 후 결과에 따라 유방과 겨드랑이 림프절에 대한 방사선 치료를 고려하는 경우도 있다.[3]

표적 치료[15]

표적 치료제는 암세포에만 발현되는 인자들(수용체, 단백질, 변이 유전자 등)을 선택적으로 차단하여 정상세포에는 피해를 적게 입히면서 항암 효과를 나타내는 약제이다.

유방암에서는 주로 HER2를 표적으로 하는 약제들이 사용된다. 그중 대표적인 약제는 트라스투주맙(trastuzumab), 퍼투주맙(pertuzumab), 캐싸일라(성분명 trastuzumab emtansine)가 있다.

최근에는 엔허투(성분명 trastuzumab deruxtecan)라는 새로운 표적 치료제가 등장하여 사용되고 있다. 이 약제는 캐싸일라와 비슷하게 허셉틴(herceptin) 성분에 세포독성 물질을 결합시킨 표적 치료제로서 이미 다른 HER2 표적 치료제 치료를 시도했던 전이성 유방암환자들에서 유용한 치료를 해볼 수 있는 약제이다. 라파티닙(lapatinib)은 경구용 제제로서 매일 복용하는 약제로 주로 경구용

화학항암제인 젤로다(xeloda)와 함께 투여하게 된다. 또 다른 표적 치료제로 올라파립(olaparib)은 DNA 복구 단백질인 PARP-1을 표적으로 하는 경구 제제로, HER2 음성 유방암에서 유전성 BRCA 변이가 있는 환자에서 수술 후 보조요법이나 전이성 유방암의 완화적 요법으로 사용된다. 그 외에 CDK 4/6 억제제인 팔보시클립(palbociclib), 리보시클립(ribociclib), 아베마시클립(abemaciclib), 항증식억제제인 에버롤리무스(everolimus), 알페리십(alpelisib) 등이 있다.

면역항암제

호르몬 수용체와 HER2가 모두 음성인 삼중음성 유방암환자에서 수술 전 선행항암요법을 할 때, 고위험군에서는 화학항암제와 키트루다(성분명 pembrolizumab)를 병용해서 투여하고, 수술을 시행한 뒤 키트루다를 좀 더 유지하는 요법이 효과적인 것으로 알려져 사용되고 있다. 또한 전이성 삼중음성 유방암환자들에서 완화적 요법으로 화학항암제와 함께 키트루다 혹은 티센트릭(성분명 atezolizumab)을 병용하여 효과적인 치료를 하기도 한다.

항호르몬요법

유방암은 호르몬 수용체 양성 및 음성으로 분류될 수 있다. 유방암의 약 60-70%는 호르몬 수용체 양성으로 호르몬 수용체 양성은 암세포가 호르몬 수용체를 지니고 있는 경우를 말하며, 음성은 호르몬 수용체를 지니고 있지 않은 경우를 말한다. 호르몬 수용체 양성 종양에서는 에스트로겐 및 프로게스테론 수용체가 중요한 역할을 하며, 이러한 수용체가 양성으로 확인되면 수술 후나 유방암이 재발했을 때 항호르몬요법을 시행하게 된다. 이는 에스트로겐이나 프로게스테론이 호르몬 수용체와 결합하여 암세포의 성장을 촉진시키는 것을 방지하여 암세포의 성장을 막는 치료 기전이다.

여성호르몬의 생성을 차단하거나(아로마타제 억제제, 황체형성호르몬 분비 호르몬 유사체), 작용하지 못하게(선택적 에스트로겐 수용체 조절제) 하는 방법이 있다. 일반적으로 수술 후 항호르몬제 투여하는 경우, 화학항암제 4-8차례 투여 후 5-10년간 항호르몬제를 복용하는 것이 보통이다(표 17-3).[16]

【표 17-3.】 진행성 유방암에 대한 내분비요법

Premenopausal	Postmenopausal
Antiestrogens SERMs (Tamoxifen)	Antiestrogens SERMs (Tamoxifen, Toremifene)
Estrogen-deprivation therapy: Ovarian ablation Oophorectomy LHRH agonist	Estrogen-deprivation therapy: Aromatase inhibiotrs Anastrozole Letrozle Exemestane

신체 활동(physical activity)은 유방암의 위험을 낮춰주고 유방암환자의 생존율을 증가시키며, 이외에도 BMI, 혈압, 혈중지질 또한 유방암환자의 생존율과 관련성을 가진다.[17] 식이섬유의 섭취는 유방암 발생의 위험도를 낮춰주며,[18] 많은 양의 과일 섭취나 과일과 채소를 함께 섭취하는 것은 채소 단독으로 섭취하는 것보다 유방암 발생 위험을 약하게나마 감소시킨다.[19]

식물성 에스트로겐인 콩(soy)의 섭취는 서구인에게는 유방암의 재발의 억제효과가 없었으며 아시아인에게만 유방암의 재발을 억제하는 효과가 있었는데[20] 이것은 콩을 어린 시절부터 섭취한 아시아인에게 HER2의 유의한 감소와 같은 유전자 발현의 변화를 의미하며 어린 시절부터의 콩의 섭취가 유방암 발생 위험도와 재발의 위험도를 모두 낮추는 기전에 대해서는 더욱 연구가 필요하다.[21]

겨우살이(mistletoe) 추출물은 lectin viscumin을 포함하는데 이것이 면역시스템을 활성화시키므로 유럽에서 광범위하게 사용되고 있다. 겨우살이 추출물은 유방암환자의 삶의 질을 개선시키고 생존기간을 연장시킨다는 보고가 대체로 우세하다.[22]

심신의학적 접근법은 암환자의 감정적 개선뿐만 아니라 생리적이고 면역학적인 변화를 유도할 수 있다. 전이된 유방암을 가진 235명의 환자를 대상으로 한 무작위 시험에서 집단지지표현요법(supportive-expressive group therapy)은 비록 생존기간을 연장시키지는 못했지만 정서적 안정을 가져오고 통증인지를 감소시키는 효과가 있었다.[23] 또한 인지-행동 치료(cognitive-behavioral therapy)는 유방암환자의 불면증에도 유효한 효과를 보였다.[24]

암성 피로에 있어서 운동 요법이 가장 효과적이고 안전하다고 평가받고 있다.[25] 1주일에 150분 정도의 유산소 운동(경보, 자전거타기 혹은 수영 등)과 함께 1주일 2-3번의 고강도 운동을 권장하고 있다.

2018년 SIO (Society for Integrative Oncology)의 근거기반가이드라인에서는 유방암 치료 시 오심·구토 증상의 통합의학적 치료로 생강 사용을 제안하고 있다.[26]

또한 점점 유방암환자의 생존율이 높고 기대 수명이 길어지고 있기 때문에, 유방암 수술이나 치료 후의 삶의 질(QoL)이 가장 중요한 고려사항으로 간주되고 있다. 수술 후 보조치료와 삶의 질의 상관관계에 대해서 명확히 밝혀진 바는 없지만, 보조 치료를 받지 않은 환자의 QoL이 항암화학 요법이나 타목시펜 치료를 받은 환자의 QoL보다 높은 경향이 있다는 연구결과가 있기도 하였다.[27]

Du(2015)의 연구에서는 60례의 환자를 두 군으로 나누어, 치료군은 항암화학 요법과 함께 가미소요산을 처방 받았으며, 대조군은 항암요법 단일 치료를 하였다. 두 군은 28일을 한 주기로 하여 4주기의 치료 과정을 마친 뒤 치료 효과를 비교하였다. 치료군에서 KPS (Karnofsky Performance Status)의 향상이 대조군과 비교하여 유의하게 높았다.[28]

Sun(2016)의 연구에서는 유방암 수술 후 항암화학 요법 중이며, 우울 장애를 가진 환자들을 대상으로 하였으며, 무작위로 각 32명의 치료군과 대조군으로 나누었다. 치료군은 항암화학 요법과 함께 가미소요산을 투여받았으며, 대조군은 항암 단일 요법을 시행하였다. 그 결과 삶의 질이 대조군과 비교하여 치료군에서 유의하게 높았다.[29]

한의학적 치료

유방암에 대한 국내 한의학 연구 동향을 살펴보면 실험 연구가 많은 비중을 차지하고 주로 한약재에 대한 효과 및 기전 탐색 연구가 대부분이며 이를 실제로 활용한 임상 연구는 찾아볼 수 없었다.[30] 항암, 방사선 치료 후 생기는 부작용에 대한 보완치료는 이미 해외에서도 많은 관심을 끌고 있다. 이에 국내에서 근거 중심의 체계적인 한의임상진료지침을 개발하였다.[31]

침(acupuncture)은 유방암환자의 피로[32], 통증을 개선[33]시키고 폐경 후 발생하는 상열감(hot flash)[34]과 수면 장애(sleep disturbance)[35]를 호전시키는 효과가 있다. 유방암 수술후 항에스트로겐 치료를 받는 한국 유방암환자를 대상으로 한 예비연구에서 침치료는 유의하게 상열감을 호전시키는 결과를 보였다.[36] 유방암으로 인한 안면 홍조 증상은 타목시펜 사용으로 흔히 나타나며, 타목시펜을 처방받은 여성 중 최대 80%까지 증상을 호소하였고 그중 30%는 증상이 심각하였다.[37] 안면 홍조는 에스트로겐 결핍의 전형적인 증상으로 증상의 특성으로 비추어 보아 주로 신음허(腎陰虛), 신양허(腎陽虛), 신음양양허(腎陰陽兩虛) 등으로 변증하나, 다양한 증상으로 인하여 간울(肝鬱), 심간화왕(心肝火旺), 심신불교(心腎不交), 심비양허(心脾兩虛), 혈어(血瘀) 등도 고려할 수 있는 병인, 병기 들이다.[38]

한의학에서는 항암제 유발 오심·구토에 관하여 언급되고 있는 부분은 없지만, 일반적인 오심 및 구토 치료에 준하여 접근한다. 한의학적으로 구토는 여러 원인에 의한 하나의 증상으로 위기가 역상해서 발생하는 것이며, 침구치료는 주혈로 內關 (PC6), 中脘 (CV12), 足三里 (ST36)를 취하고, 太衝 (LR3), 內庭 (ST44)을 배혈할 수 있다.[39]

암성 피로에 있어 증상 개선을 위한 한약 치료에 대해 국내외에서 권장하고 있으며 Greenlee(2017)에서 제시한 가이드라인에서 유방암 치료 중 나타나는 피로에서 인삼이 고려될 수 있다고 하였다.[40]

半枝蓮 (*Scutellaria barbata*)은 세포자살의 특질을 지니고 있으며, 전이성 유방암을 가지 환자의 1b상 연구에서 안전하면서도 일부 환자에게 종양반응을 보여 주었다.[41]

중의학에서 연구된 유방암 관련 임상 연구를 살펴보면 苦蔘추출물(matrine)을 이용하여 유방암환자의 항암 치료 중 발생되는 간수치 상승을 억제시키거나 중성구 수치의 상승을 보인 결과가 있었으며, 인삼이나 황기 등의 補氣劑를 주사제로 만든 제제들은 유방암 수술후의 회복을 촉진시키고 부작

용을 줄이며 항암 치료의 종양반응률을 상승시키면서 삶의 질을 제고하는 연구결과들이 있었다.[42]

유방암은 동의보감에서 乳癰, 巖, 乳巖으로 기술되어 있으며 憂怒抑鬱이 장기간 오래되어 비기와 간기의 불균형의 초래가 가장 큰 원인이다. 예후에 관해서는 종괴가 未破한 것은 치료 가능하지만 破해서 瘡을 이룬 것은 치료가 어렵다 하였다. 十六味流氣飮[43]은 초기 유방암의 대표적인 처방이다. 대표적인 항암본초로는 포공영, 반지련, 산자고, 천화분, 왕불류행 등을 들 수 있다.[44]

변증치료[45]

肝鬱氣滯證

主方: 逍遙散加減

用藥: 柴胡 白芍 瓜蔞 茯苓 白朮 鬱金 夏枯草 白花蛇舌草 絲瓜絡 香附 皂角刺 貝母

熱毒蘊結證

主方: 五味消毒飮合桃紅四物湯加減

用藥: 金銀花 桃仁 紅花 赤芍 菊花 蒲公英 紫花地丁 生地 連翹 夏枯草 半枝蓮 皁角子

衝任失調證

主方: 青皮四物湯加減

用藥: 青皮 梔子 當歸 生地 白芍 川芎 香附 女貞子 龜板 菟絲子 枸杞子

氣血兩虛證

主方: 益氣養榮湯加減

用藥: 人蔘 白朮 茯苓 炙甘草 陳皮 川芎 熟地 白芍 黃芪 丹蔘 白花蛇舌草 蚤休 香附 鹿角霜

脾胃虛弱證

主方: 六君子湯加減

用藥: 人蔘 白朮 茯苓 陳皮 半夏 鷄內金 麥芽 甘草

肝腎陰虛證

主方: 一貫煎合杞菊地黃丸加減

用藥: 枸杞子 麥門冬 沙蔘 黃精 熟地 女貞子 山茱萸 冬蟲夏草 菊花

【참고문헌】

1. 국가암정보센터 [Internet]. 국가암정보센터 [cited 2024 Aug 20]. Available from: https://www.cancer.go.kr.
2. 보건복지부. 암등록통계, 2021, 61개 암종/성별 암발생자수, 상대빈도, 조발생률, 연령표준화발생률. 2021.
3. 한국유방암학회. 유방암백서. 2022.
4. Wikipedia [Internet]. Li–Fraumeni syndrome [cited 2024 Aug 20]. Available from: https://en.wikipedia.org/wiki/Li%E2%80%93Fraumeni_syndrome.
5. Warner E, Plewes DB, Hill KA, Causer PA, Zubovits JT, Jong RA, et al. Surveillance of BRCA1 and BRCA2 mutation carriers with magnetic resonance imaging, ultrasound, mammography, and clinical breast examination. JAMA. 2004;292(11):1317-25.
6. Key TJ, Verkasalo PK, Banks E. Epidemiology of breast cancer. Lancet Oncol. 2001;2(3):133–40.
7. Hunn J, Rodriguez GC. Ovarian cancer: etiology, risk factors, and epidemiology. Clin Obstet Gynecol. 2012;55(1): 3–23.
8. 민연기, 박중민, 김완배, 조성진, 김애리, 김남렬 외. 한국 유방암환자의 체질량지수(BMI) 분포 및 부가 치료로서의 호르몬 치료에 미치는 영향. 한국유방암학회지. 2002;5(1):275-81.
9. 대한유방검진의학회 [Internet]. 대한유방검진의학회 [cited 2024 Aug 20]. Available from: www.breast.or.kr.
10. Amin MB, Edge S, Greene FL, Schilsky RL, Byrd DR, Gaspar LE, et al., editors. AJCC Cancer Staging Manual. 8th ed. Cham, Switzerland: Springer International Publishing; 2016.
11. American Cancer Society [Internet]. Breast Cancer [cited 2024 Aug 20]. Available from: https://www.cancer.org/cancer/types/breast-cancer.
12. Cho JH, Han WS, Ko EY, Lee JW. The Clinical and Histopathological characteristics of Male Breast Cancer Patients. J Breast Cancer. 2007;10(3):211-6.
13. 한의표준임상진료지침. 유방암의 보완치료. 2021.
14. 손병호, 안세현, 곽범석, 김정경, 김희정, 홍수정 외. 유방암환자 3700명의 수술 후 재발률, 위험 인자 및 재발양상 분석. 유방암학회지. 2006;9(2):134-44.
15. National Comprehesive Cancer Network. Breast cancer NCCN guideline 2023. 2023.
16. 약학정보원 [Internet]. 이슈&트렌드 전이성 유방암(2) [cited 2024 Aug 20]. Available from: https://www.health.kr/researchInfo/issue&trend.asp.
17. Emaus A, VeierØd MB, Tretli S, Finstad SE, Selmer R, Furberg AS, et al. Metabolic profile, physical activity, and mortality in breast cancer patients. Breast Cancer Res Treat. 2010;121(3):651-60.
18. Aune D, Chan DS, Greenwood DC, Vieira AR, Rosenblatt DA, Vieira R, et al. Dietary fiber and breast cancer risk: a systematic review and meta-analysis of prospective studies. Ann Oncol. 2012;23(6):1394-402.
19. Aune D, Chan DS, Vieira AR, Rosenblatt DA, Vieira R, Greenwood DC, et al. Fruits, vegetables and breast cancer risk: a systematic review and meta-analysis of prospective studies. Breast Cancer Res Treat. 2012;134(2): 479-93.
20. Dong JY, Qin LQ. Soy isoflavones consumption and risk of breast cancer incidence or recurrence: a meta-analysis of prospective studies. Breast Cancer Res Treat. 2011;125(2):315-23.
21. Hilakivi-Clarke L, Andrade JE, Helferich W. Is soy consumption good or bad for the breast? J Nutr. 2010;140 (12):2326S-34S.
22. Grossarth-Maticek R, Ziegler R. Randomised and non-randomised prospective controlled cohort studies in matched-pair design for the long-term therapy of breast cancer patients with a mistletoe preparation (Iscador): a re-analysis. Eur J Med Res. 2006;11(11):485-95.
23. Goodwin PJ, Leszcz M, Ennis M, Koopmans J, Vincent L, Guther H, et al. The effect of group psychosocial support on survival in metastatic breast cancer. N Engl J Med. 2001;345(24):1719-26.
24. Savard J, Simard S, Ivers H, Morin CM. Randomized study on the efficacy of cognitive-behavioral therapy for insomnia secondary to breast cancer, part I: Sleep and psychological effects. J Clin Oncol. 2005; 23(25):6083-96.
25. Meneses-Echávez JF, González-Jiménez E, Ramírez-Vélez R. Effects of supervised exercise on cancer-related fatigue in breast cancer survivors: a systematic review and meta-analysis. BMC Cancer. 2015;15:77.
26. Lyman GH, Greenlee H, Bohlke K, Bao T, DeMichele AM, Deng GE, et al. Integrative Therapies During and After Breast Cancer Treatment: ASCO Endorsement of the SIO Clinical Practice Guideline. J Clin Oncol. 2018;36(25): 2647-55.
27. Ganz PA, Desmond KA, Leedham B, Rowland JH, Meyerowitz BE, Belin TR. Quality of life in long-term, disease-free survivors of breast cancer: a follow-up study. J Natl Cancer Inst. 2002;94(1):39-49.
28. 杜艳林, 王泽民, 王芳, 芦殿英. 加味逍遥散联合化疗治疗乳腺癌术后疗效观察. Modern Journal of Integrated Traditional Chinese and Western Medicine. 2015;24(3):295-7.

29. SUN Shi-ling YL-p, ZHANG Hong-rui, WU Yao-song. E ects of Modi ed Xiaoyao Powder on breast cancer patients with depressive disorder treated with chemotherapy after operation. CJTCMP. 2016;31(4):1499-502.

30. Review of Domestic Research on Traditional Korean Medicine for Breast Cancer. J. Int. Korean Med. 2018; 39(1):44-68.

31. 대한한방부인과학회. 유방암의 보완치료 한의표준임상진료지침. 2021.

32. 张雪, 黄文娟, 徐天舒. 麦粒灸对恶性肿瘤患者癌因性疲乏及生活质量的影响. 上海针灸杂志. 2016;35(6): 659-62.

33. Hershman DL, Unger JM, Greenlee H, Capodice JL, Lew DL, Darke AK, et al. Effect of Acupuncture vs Sham Acupuncture or Waitlist Control on Joint Pain Related to Aromatase Inhibitors Among Women With Early-Stage Breast Cancer: A Randomized Clinical Trial. JAMA. 2018; 320(2):167-76.

34. Lesi G, Razzini G, Musti MA, Stivanello E, Petrucci C, Benedetti B, et al. Acupuncture As an Integrative Approach for the Treatment of Hot Flashes in Women With Breast Cancer: A Prospective Multicenter Randomized Controlled Trial (AcCliMaT). J Clin Oncol. 2016;34(15):1795-802.

35. Bokmand S, Flyger H. Acupuncture relieves menopausal discomfort in breast cancer patients: a prospective, double blinded, randomized study. Breast. 2013;22(3):320-3.

36. Jeong YJ, Park YS, Kwon HJ, Shin IH, Bong JG, Park SH. Acupuncture for the treatment of hot flashes in patients with breast cancer receiving antiestrogen therapy: a pilot study in Korean women. J Altern Complement Med. 2013;19(8):690-6.

37. Day R, National Surgical Adjuvant Breast and Bowel Projet P-1 study (NSABP-1). Quality of life and tamoxifen in a breast cancer prevention trial: a summary of ndings from the NSABP P-1 study. National Surgical Adjuvant Breast and Bowel Project. Ann N Y Acad Sci 2001;949:143.

38. 대한한방부인과학회. 한방여성의학. 3판. 서울: 의성당; 2016. pp. 239-49.

39. JK Park, JC Jeong, et al. Review of the studies on acustimulation for gynecological surgery induced nausea and vomiting. J Korean Obstet Gynecol. 2009;22(3):185-96.

40. Greenlee H, DuPont-Reyes MJ, Balneaves LG, Carlson LE, Cohen MR, Deng G, et al. Clinical practice guidelines on the evidence-based use of integrative therapies during and after breast cancer treatment. CA Cancer J Clin. 2017;67(3):194-232.

41. Perez AT, Arun B, Tripathy D, Tagliaferri MA, Shaw HS, Kimmick GG, et al. A phase 1B dose escalation trial of Scutellaria barbata (BZL101) for patients with metastatic breast cancer. Breast Cancer Res Treat. 2010;120(1):111-8.

42. 정의민, 정종수, 박재우, 정현식, 윤성우. 중의학 논문에 나타난 유방암의 연구 동향에 대한 고찰-중의학 논문 을 중심으로-. 대한한방부인과학회지. 2009;22(1):263-78.

43. 十六味流氣飮: 紫蘇葉 1錢半 人蔘 黃芪 當歸 各1錢 川芎 肉桂 厚朴 白芷 防風 烏藥 檳檳 白芍藥 枳角 木香 甘草 各5分 桔 梗 3分 靑皮 1錢

44. 조종관, 유화승. 한의학의 암치료기술. 서울: 의성당; 2006. p. 168.

45. 中華中醫藥學會. 腫瘤中醫診療指南(Guideline for Diagnosis and Treatment of Tumor in TCM). 北京:中國中醫藥出版社; 2008.

각론 제18장

자궁암

정현정 대구한의대학교 한의과대학 교수

한의통합종양학

C

각론 제18장

자궁암

정현정 대구한의대학교 한의과대학 교수

자궁경부암

역학

2022년 발표된 암 등록 통계에 따르면, 2020년 우리나라에서는 247,952건의 암이 발생되었는데, 그중 자궁경부암은 2,998건으로 여성에서 전체 암 발생의 2.6%로 10위를 차지하였다. 연령대별로 보면 50대가 23.8%로 가장 많았고, 40대가 23.3%, 60대가 16.8%의 순이었다.[1,2] 전 세계적으로 자궁경부암의 발생은 2000년 471,000건에서 2018년의 570,000건으로 점차 증가하고 있으며, 4번째로 높은 사망률을 보이고 있다.[3] 그러나 우리나라에서는 2001년부터 지속적으로 감소 추세를 보이고 있으며, 1999년부터 2020년까지 연평균 4.0%의 감소율을 보이고 있다.[1]

또한 자궁경부암의 5년 생존율은 78% 정도이며, 병소가 국한된(localized) 경우는 92%이며, 국소적(regional)인 경우는 71%로 비교적 높게 유지되나, 원격(distant) 전이된 경우는 25%로 생존율이 급격이 저하되게 된다.[1]

선진국에서는 자궁경부암에 의한 사망률이 점차 감소 중이나, 소득이 낮은 나라에서는 사망률이 감소하지 않아, 아프리카에서 특히 사망률이 매우 높다. 선진국에서 자궁경부암의 사망률이 감소하는 원인에 대해서는 다양한 이론이 있으나, 선별 검사[자궁경부세포검사와 HPV (human papillomavirus; 인유두종바이러스) 검사]가 유효한 것으로 알려져 있다.[4] 편평상피세포암(squamous cell carcinoma)의 발생률은 점차 감소하고 있으나, 선암(adenocarcinoma)의 발생률은 점차 증가하고 있으며, 특히 55세 이하에서 더 많이 증가하고 있다.[5]

병기 분류[8]

자궁경부암의 병기는 TNM (tumor-node-metastases) 분류 방식과 FIGO (International Federation of Gynecology and Obstetrics; 국제산부인과학회) 분류 방식이 존재하며, 2020년 대한부인종양학회에서 발표된 부인암 진료 권고안에서 FIGO 분류를 사용하고 있다.

자궁경부암의 병기는 크게 I기에서 IV기로 나눈다. I기는 암이 자궁경부에 국한된 경우, II기는 자궁경부를 넘어 질 상부 2/3 부분까지 침윤하였거나 주위 조직까지 침윤한 상태, III기는 골반벽까지 침윤하였거나 질의 하부 1/3까지 침범한 상태, IV기는 종양이 방광이나 직장점막을 침범하였거나 원격전이가 있는 경우이다.

【표 18-1.】 FIGO (International Federation of Gynecology and Obstetrics) 자궁경부암 병기 분류[6,7]

병기	자궁경부암 소견		
I	종양이 자궁 경부에 국한		
	I A	현미경적으로 종양의 침윤 깊이≤5 mm	
		I A1	간질성 침윤의 깊이≤3 mm
		I A2	간질성 침윤의 깊이>3 mm, 그리고 ≤5 mm
	I B	종양의 침윤의 깊이>5 mm	
		I B 1	종양의 최대 직경≤2 cm
		I B 2	종양의 최대 직경>2 cm 그리고 ≤4 cm
		I B 3	종양의 최대 직경>4 cm
II	종양이 자궁 밖으로 진행했으나, 질 원위부 1/3 및 골반벽까지 진행 안 됨		
	II A	종양이 자궁 밖으로 진행, 질 근위부 2/3에 국한, 자궁방 침윤 없음	
		II A1	종양의 최대 직경≤4 cm
		II A2	종양의 최대 직경>4 cm
	II B	자궁방 침윤, 골반벽까지 진행 안 됨	
III	종양이 질 원위부 1/3까지 진행, 그리고/또는 골반벽까지 진행, 그리고/또는 수신증 또는 비기능성 신장을 유발 그리고/또는 골반 (그리고/또는) 대동맥 주위 림프절에 전이		
	III A	종양이 질 원위부 1/3 진행, 골반벽까지는 진행 안 됨 all	
	III B	종양이 골반벽까지 진행 그리고/또는 수신증이나 비기능성 신장(만약 다른 원인에 의한 것이 아닌)	
III	III C	골반 그리고/또는 대동맥 주위 림프절(미세전이를 포함) 전이, 종양의 크기와 진행과는 상관없음	
		III C1	골반 림프전에만 전이
		III C2	대동맥주위 림프절 전이

병기	자궁경부암 소견	
Ⅳ	종양이 골반(true pelvis) 밖으로 진행, 또는 방광 또는 직장 점막 침윤(조직학적으로 진단) 수포성 부종은 허용하지 않음	
	ⅣA	인접 골반 장기 침윤
	ⅣB	원격 장기 전이

【표 18-2.】 자궁경부암의 병기[2]

병기	0기	1기	2기	3기	4기
		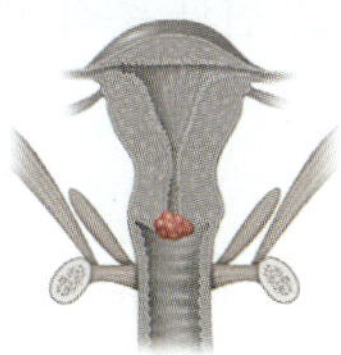	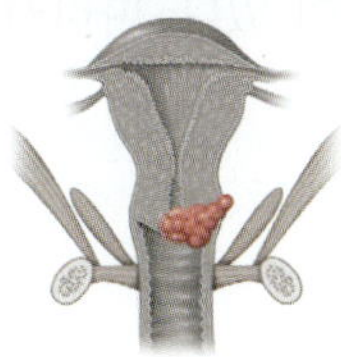	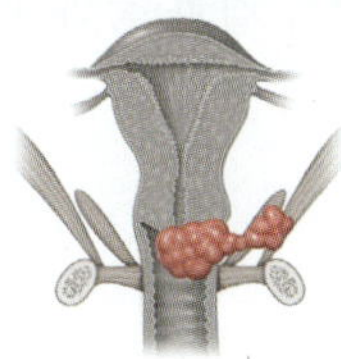	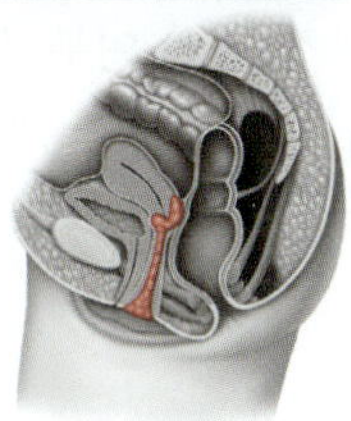
	자궁경부 상피내암	암이 자궁경부에 국한된 상태	암이 자궁경부를 넘어 질 상부 2/3까지 침투하였거나 주위 조직까지 침윤한 상태	암이 골반벽까지 침윤하였거나 질 하부 1/3까지 침범한 상태	암이 방광이나 직장점막을 침범하였거나 원격전이가 있는 경우

임상 증상[4]

초기 단계의 자궁경부암은 증상이 없는 경우가 많아, 선별 검사 도중 발견된다. 침습성 자궁경부암의 가장 초기 증상은 성교 후 출혈이며, 악취가 나는 질 분비물을 동반하기도 한다. 골반통은 국소 침습성 단계이거나 골반 염증성 질환을 동반한 경우 발생할 수 있다. 옆구리 통증은 신우신염의 합병증으로 인한 수신증의 증상일 수 있다. 진행성 종양에서는 종양이 방광으로 직접 확장되어 방광-질 누공으로 인한 혈뇨나 요실금이 발생할 수 있다. 크기가 큰 원발성 종양이 직장 외부를 압박하게 되면 변비가 발생할 수 있으나, 초기 진단에서는 직장 점막과 관련되는 경우는 거의 없다.

진단[4, 6]

자궁경부암이 있는 모든 환자는 자세한 병력과 신체 검사를 실시해야 하며, 세포 검사와 질확대경 검사를 선별 검사로 이용할 수 있으며, 조직 검사로 정확한 진단이 가능하다. 종양 크기, 매개변수 침입, 자궁 경부 확장, 골반 측벽 또는 인접 또는 원위 장기 침범, 림프절 상태와 같은 중요한 예후 요인을 확인하기 위해 CT, MRI, PET-CT 같은 영상 진단을 사용한다. 방광경 검사와 직장 내시경 검사는 영상 검사에서 종양의 크기가 크거나 장기 침범을 암시하는 소견이 있을 때 고려할 수 있다. FIGO에서 제시하고 있는 자궁경부암의 병기 결정 방법으로는 질확대경 검사, 착공생검(punch biopsy), 자궁경부 원추절제 생검, 방광경, 직장경 검사 등과 CT, MRI, PET, PET/CT 등의 영상 진단 또는 수술 조직 검사 결과를 반영하게 된다.

또한 편평상피세포암에서의 유용한 혈청 표지자인 SCC (squamous cell carcinoma) 항원수치는 치료 전 종양의 병기, 크기, 자궁경부 침윤의 깊이, 림프혈관강(lymph-vascular space) 침윤 여부, 림프절 전이 여부, 임상적 결과 등과 관련이 있다. 따라서 치료 전과 추적 관찰 중에 SCC 항원 등 종양 표지자를 측정한다.

치료[4, 6]

자궁경부암의 치료 방법의 결정 시, 침윤 깊이, 병기, 조직학적 특징, 림프절 또는 다른 장기로 전이, 수술 또는 방사선 합병증의 위험 인자, 환자 선호도 등 여러 요인들을 고려해야 한다.

조기 자궁경부암의 경우, 일차 치료는 임상적 병기 결정 후 수술 또는 방사선 치료를 시행한다. 자궁경부암에 대한 다양한 수술법이 있으며, 임신을 원하는 젊은 여성의 경우 광범위 자궁절제술 대신 광범위 자궁경부절제술을 시행할 수 있다. 수술 후 중등도 위험 인자(종양 크기가 큰 경우, 경부 실질 침윤, 림프혈관강 침윤)가 2개 이상인 경우는 골반 방사선 조사를 시행한다. 수술 후 고위험 인자(절제면 양성, 림프절 전이, 자궁방침윤)가 있다면 동시항암 방사선요법(concurrent chemoradiation, CCRT)을 시행한다.

병기 ⅠB2-ⅡA2의 경우, cisplatin을 기반으로 하는 동시항암 방사선요법을 시행할 수 있다. 동시항암 방사선요법 후 보조적 자궁절제술 혹은 광범위 자궁절제술을 임상적 판단에 의해 선택적으로 시행할 수 있다.

병기 IIB 이상, IVA 이하의 자궁경부암의 치료방법 결정을 위해서는 대동맥 림프절 침윤 여부 평가가 중요하다. 대동맥 림프절이 음성일 경우, 골반 동시항암 방사선요법을 시행하고, 양성일 경우 골반 및 대동맥 주위 동시항암 방사선요법을 시행하여야 한다.

병기 IVB 환자의 경우에는 전신요법(systemic therapy) 및 환자에 따라 적절한 방사선 치료를 시행한다.

자궁경부암이 골반 내 재발했거나 국소재발한 경우, 이전에 방사선 치료를 시행하지 않았다면 동시항암 방사선요법을 고려하고, 이전에 방사선 치료를 받은 경우라면 골반 장기 적출술을 선택적으로 시행하게 된다.

만약 골반 외 재발, 다발성 재발 혹은 수술적 절제가 불가능한 재발 환자는 항암 화학 요법이나 지지요법을 시행한다. 난치성 자궁경부암환자는 개인의 상황에 따른 완화요법, 통증 요법 및 정신적 지지요법 등을 포함한 포괄적 접근이 필요하다.

자궁체부암

역학

자궁체부암은 자궁에서 발생하는 암 중 자궁경부암을 제외한 암을 총칭한다. 자궁체부암은 병리조직학적으로 자궁내막암과 자궁육종으로 분류할 수 있고, 대부분 자궁내막암이고, 자궁육종은 전체 자궁체부암의 2-6%를 차지한다.[8] 자궁육종은 수술 전 진단이 어렵고 그 진행이 빠를 뿐만 아니라 예후는 매우 불량하다. 자궁내막암 중 대부분이 선형상피세포(glandular lining)에서 발생하는 자궁내막 선암종(endometrial adenocarcinoma)이다.

자궁내막암의 정확한 원인은 알려지지 않았으나, 지속적인 에스트로겐 자극이 주요 위험 요인으로 고려되고 있다. 따라서 이른 초경과 늦은 폐경, 출산경험이 없는 여성, 비만, 타목시펜을 사용하는 유방암환자 역시 자궁내막암 발생의 위험이 높다.[9]

자궁육종의 경우 과거 골반방사선 조사의 병력이 있는 경우 발병 위험도가 증가한다고 알려져 있다.[10]

2023년에 발표된 한국중앙암등록본부 자료에 의하면 2020년에 우리나라에서는 247,952건의 암이 발생되었는데, 그중 자궁체부암은 3,492건으로 여성에서 전체 암 발생의 3.0%로 8위를 차지하였다. 연령대별로는 50대가 29.4%로 가장 많고 60대가 24.2%, 40대가 17.5%의 순이었다.[1]

자궁체부암의 5년 생존율은 87%로 비교적 높은 편에 속하며, 10년 생존율 역시 82%로 높은 편이며, 병소가 국한된(localized) 경우의 5년 생존율은 95%이며, 국소적(regional)인 경우는 79%로 비교적 높게 유지되나, 원격(distant) 전이된 경우는 33%로 생존율이 급격이 저하되어 조기 발견이 중요하다.[11]

병기 분류[12, 13]

자궁체부암의 병기는 TNM (tumor-node-metastases) 분류 방식과 FIGO (International Federation of Gynecology and Obstetrics; 국제산부인과학회) 분류 방식이 존재하며, 2020년 대한부인종양학회에서 발표된 부인암 진료 권고안에서 FIGO 분류를 사용하고 있다.

【표 18-3.】 자궁내막암의 FIGO and TNM (Tumor-node-metastases) 병기[12, 13]

FIGO Stage	T	원발암
I	T1	자궁경부샘 침범을 포함한 자궁 체부에 국한된 종양
I A	T1a	종양이 자궁 내막에 국한되어 있거나 자궁근층의 1/2 이하로 침범
I B	T1b	종양이 자궁근층의 절반 이상을 침범
II	T2	자궁경부의 기질 결합 조직을 침범하지만, 자궁 밖으로 확장되지 않는 종양 자궁경부샘 침범만 있는 경우는 포함하지 않음
III	T3	장막, 부속기관, 질 또는 자궁 주위 조직을 침범함 종양
III A	T3a	장막 그리고/또는 부속기관을 침범함 조양(직접적인 확장이나 전이)
III B	T3b	질을 침범(직접적인 확장이나 전이) 또는 부속기관을 침범
IVA	T4	방광 점막 그리고/또는 장 점막을 침범한 종양(수포성 부종은 T4로 분류하기 충분치 않음)
	N	국소림프절
	N0	국소림프절 전이 없음
	No(i+)	0.2 mm 이하의 국소 림프절의 고립된 종양세포
III C1	N1	골반 림프절의 국소 전이
	N1mi	직경 0.2 mm 이상 2.0 mm 이하
	N1a	직경 2.0 mm 이상
III C2	N2	대동맥 주위 림프절로의 국소 전이(골반 림프절의 전이와 관계없음)
	N2mi	직경 0.2 mm 이상 2.0 mm 이하
	N2a	직경 2.0 mm 이상
	M	원격전이
	M0	원격전이 없음
IVB	M1	원격전이(서혜부 림프절, 복강내 질환, 폐, 간 또는 뼈) (골반 또는 대동맥주위 림프절, 질, 자궁장막 또는 부속기관의 전이는 제외)

【표 18-4.】 자궁육종의 FIGO and TNM (Tumor-node-metastases) 병기[12, 13]

FIGO Stage	T	원발종양
-	T0	원발종양의 증거 없음
I	T1	자궁에 국한된 종양
I A	T1a	종양의 크기가 5 cm 이하
I B	T1b	종양의 크기가 5 cm 초과
II	T2	종양이 골반 내까지 확장
II A	T2a	종양이 부속기관을 침범
II B	T2b	종양이 다른 골반 조직에 침범
III	T3	종양이 복부 조직에 침범
III A	T3a	한 군데만 침범
III B	T3b	한 군데 이상 침범
IVA	T4	종양이 방광이나 직장에 침범
	N	국소림프절
	N0	림프절 전이 없음

FIGO Stage	T	원발종양
ⅣA	No(i+)	0.2 mm 이하의 국소 림프절의 고립된 종양세포
ⅢC	N1	국소림프절 전이
	M	원격전이
	M0	원격전이 없음
ⅣB	M1	원격전이(부속기관, 골반, 복부조직은 제외)

임상 증상[9, 12]

자궁내막암의 가장 흔한 증상은 폐경후 질출혈이며, 80-90%의 환자가 경험하게 된다. 그러나, 폐경 후 질출혈이 있는 여성에서, 자궁내막암의 발병률은 10-15% 정도이다. 만약 폐경 전 여성이라면 월경과다나 월경 기간 이외의 부정기 출혈을 경험한다. 다른 증상으로는 질 분비물, 두꺼워진 자궁내막, Pap smear(자궁경부질세포진검사) 검사상 이상 소견 등이 있다. 드물지만, 직장 출혈, 통증, 하지 림프부종, 복수, 기침이나 토혈 같은 증상은 진행성 질환에서 나타나기도 한다.

비록 자궁내막암이 질출혈의 가장 흔한 원인은 아니지만, 이러한 증상을 호소하는 여성에서 자세한 병력 청취를 통해 환자의 자궁내막암 위험도를 평가해야 한다. 자궁육종의 임상 증상은 부정자궁출혈, 하복부 통증과 복부 종괴 등이며, 일부는 골반통을 호소하기도 한다.

진단[12]

자궁내막암

자궁내막암이 의심되는 증상을 가진 여성에서는 일단 자세한 병력 청취를 통해 환자의 자궁내막암 위험도를 평가해야 한다. 특히 자궁내막암의 위험도는 개개인이 갖는 위험 인자에 따라 크게 달라지므로 낮은 출산력, 무배란, 비만, 당뇨병, 호르몬 요법, 타목시펜 복용 및 유전적 요인 등의 위험 인자를 파악하는 것이 중요하다.

자궁내막암의 확진을 위해서는 자궁내막 생검을 실시해야 한다. 자궁내막암이 진단된 경우는 치료방법 및 예후를 결정하기 위해 전산화단층촬영(CT), 자기공명영상(MRI), 양전자방출단층촬영(PET)과 같은 영상 진단방법을 이용하여 암의 진행상황을 확인하게 된다. 또한, CA125 (cancer antigen125), CA 19-9가 상승할 수 있으나, 아직 표준적인 진단도구로는 그 가치가 확립되어 있지 못하다.

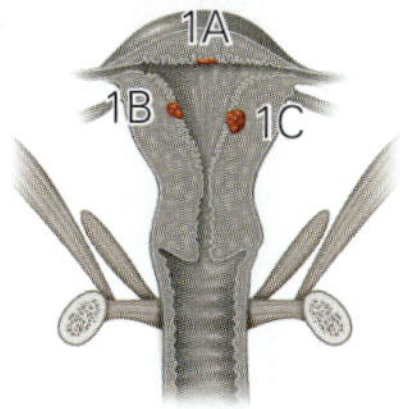

1기 **암이 자궁 체부에 국한되어 있는 경우**

1A 기	종양이 자궁 내막에 국한된 경우
1B 기	자궁근육층 두께의 절반 이내로 침범한 경우
1C 기	자궁근육층 두께의 절반 이상을 침범한 경우

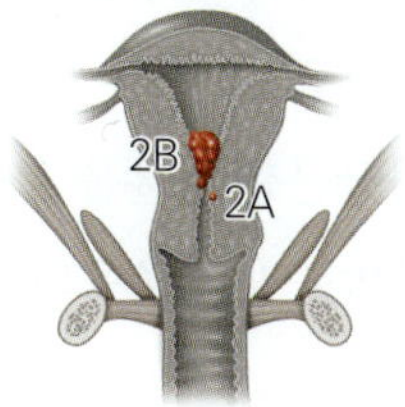

2기 **자궁체부와 자궁경부를 침범하였으나 자궁 외로 퍼지지는 않음**

2A 기	자궁경관내 선관(endocervical gland)만 침범된 경우
2B 기	자궁경부 기질(cervical stromal)에 침윤된 경우

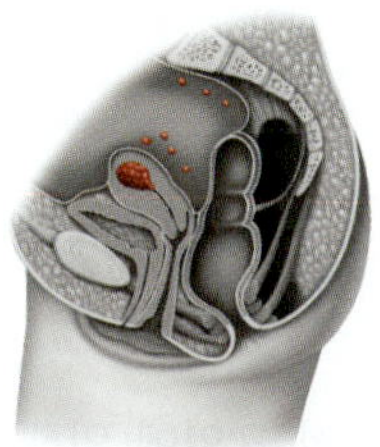

3기 **자궁 밖으로 퍼졌으나 골반을 벗어나진 않음**

3A 기	장막(serosa)과 부속기 혹은 복강세포진 양성
3B 기	질전이
3C 기	골반 혹은 대동맥주위 림프절 전이

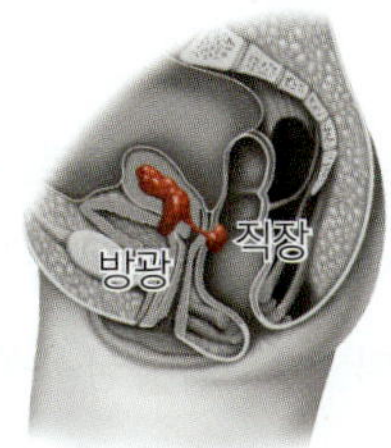

4기 **골반 밖으로 전이되거나 방광이나 직장 점막 침범**

4A 기	방광 혹은 장막의 침윤
4B 기	복강내 혹은 서혜부 림프절을 포함한 원격전이

【그림 18-1.】 자궁내막암의 병기[2]

자궁육종

자궁육종은 자궁절제술 혹은 근종절제술 후에 진단되는 경우가 많다. 조직학적 확진을 위해 자궁내막 조직검사 또는 자궁경관확대 소파술을 시행하기도 하지만 대부분의 자궁육종이 자궁 근육층에만 병변이 존재하므로 유용하지는 않다. CT 또는 MRI, PET 은 진단 목적으로 사용되지는 않으나, 수술 전 진단과 병기 설정에 도움을 준다.

치료[12]

자궁내막암

자궁내막암은 수술적 치료가 가장 기본적인 치료 방법으로 치료율을 높이는 가장 좋은 방법은 조기에 발견하여 수술적인 치료를 받는 것이다. 진단 당시 암의 진행 상태에 따라 치료를 병행하거나, 선택적으로 항암 화학 요법 및 호르몬 요법 등을 시행하기도 한다. 자궁내막암환자의 대부분은 자궁내에 국한된 I기에서 발견된다. 이 경우는 치료로는 난소와 자궁관을 포함하는 자궁 절제술이 이루어진다. 저위험군 자궁내막암(저등급의 자궁내막에 국한되어 있거나 혹은 얕은 자궁근층 침윤을 보이는 제1병기 자궁내막양암) 환자의 수술 시 골반림프절 절제술의 시행여부 따른 재발률과 생존율의 차이는 없으므로 골반림프절 절제술은 생략 가능하다.

병기 3, 4 환자의 경우, 항암 방사선요법이 방사선 단독 요법에 비해 재발률과 생존율을 향상시키므로, 항암 방사선요법이 추천된다.

자궁육종

자궁육종의 기본적인 일차치료는 자궁절제술±양측난관난소절제술이다. 내과적 요인에 의해 수술이 불가능한 환자에게는 골반방사선조사 ± 질강내방사선조사 그리고/또는 항암 화학 요법을 시행하고 호르몬 요법을 고려할 수도 있다.

자궁육종은 조기 병기에 해당되더라도 재발률이 높으며 원격 전이를 하는 경우가 많으므로, 수술 후 보조적인 방사선 치료 또는 항암 화학 요법의 추가 치료의 효과에 대해서는 아직 논란이 많다.

병기 I에 해당하는 자궁내막기질육종인 경우는 추가 치료 없이 추적 관찰한다. 미분화자궁육종, 자궁평활근육종 조직형에서는 항암 화학 요법±방사선 치료를 시행하며, 추가 치료 없이 추적 관찰도 고려할 수 있다. 병기 II, III, IVA에 해당하는 자궁내막기질육종인 경우 호르몬 치료±골반방사선조사를 시행하고, 미분화자궁육종, 자궁평활근육종은 항암 화학 요법 그리고/또는 골반방사선조사를 고려할 수 있다. 병기 IVB에 해당하는 자궁내막기질육종인 경우 호르몬 치료를 실시하고 경우에 따라 고식적 방사선 치료를 추가하며, 미분화 자궁육종, 자궁평활근육종인 경우는 항암 화학 요법±고식적 방사선 치료를 실시한다.

통합의학적 접근

역학적 연구에 의하면 높은 신체적 활동은 자궁내막암의 발생위험을 20-30% 예방할 수 있으며 가사일이나 도보와 같은 가벼운 신체 활동도 위험을 다소 줄인다고 한다.[14]

미슬토 추출물(Iscador)의 장기간 치료는 비록 자궁경부암환자의 종양진행을 억제시키지는 못했지만 전체 생존기간을 연장시키는 효과가 있었으며, 단기간적으로는 정신신체적 자기 조절(psychosomatic selfregulation)이 대조군에 비해서 현저히 증가하였다.[15] 자궁암환자에서 간단한 마음챙김 위주의 인지행동 요법(mindfulness-based cognitive behavioral intervention)이 성기능을 향상시키는 데 유효한 효과가 있었다.[16] 아가리쿠스 버섯 추출물을 복용한 항암 치료 중인 부인암환자들은 복용하지 않은 대조군에 비해 NK 세포의 활성도가 현저히 높았으며 식욕, 탈모, 정서적 안정, 전신 쇠약감 같은 삶의 질도 높았다.[17]

베타카로틴 보조제는 자궁암의 전구병변인 고등도의 자궁경부 상피내 종양(cervical intraepithelial neoplasia, CIN)의 퇴축을 증대시키지 못했으며 특히 인유두종 바이러스(HPV)가 양성인 군에서 그러했다.[18] 방사선 치료를 받은 자궁암환자들은 혈청 내 셀레늄(selenium)의 농도가 현저히 저하하게 되는데 셀레늄을 투여하는 경우 혈청 내 셀레늄의 농도를 회복하게 만들고 방사선 유발 설사를 감소시키는 효과를 보였다.[19]

한의학적 치료

화학 방사선치료를 받는 자궁경부암환자 중에서 한의학적 치료를 동시에 받은 환자와 그렇지 않은 환자를 후향적으로 분석한 연구에 따르면 한의학적 치료를 받은 환자가 대조군에 비해 5년, 10년, 15년 생존율이 각각 유의하게 높았다. 이 연구에서 많이 사용된 한약처방으로는 십전대보탕(十全大補湯), 팔미지황환(八味地黃丸), 인삼양영탕(人蔘養榮湯), 시령탕(柴苓湯), 보중익기탕(補中益氣湯) 등이었다.[20]

단삼[21], 희렴초[22] 같은 한약재의 자궁암의 치료 기전에 대한 연구가 존재한다.

자궁경부암은 한의학에서 崩漏, 五色帶下, 癥瘕의 범주에 속한다. 악성종류중의진료지남[23]에서는 아래와 같이 단계별 치료 원칙을 제시하였다.

치료 원칙

자궁경부암의 주된 치료수단은 수술적 치료이다. 보조적으로 화학 항암치료, 방사선 치료 등이 적용된다. 그리고 한의학적 치료는 보완대체의료 형태로 활용될 수 있다. 한의학적 치료는 단계에 따라 5가지 치료 원칙을 따르도록 한다.

예방적 치료

- 적용대상: 전암단계
- 치료 원칙: 정기를 보하는 치료(扶正)와 해독(解毒) 위주
- 치료목적: 면역력을 높이고, 암의 원인이 되는 요인을 제거
- 치료수단: 변증탕약+기타 한의 치료
- 치료주기: 1개월에 1회 치료

합병증, 보완적 치료

- 적용대상: 수술전후, 방사선, 화학항암 치료기간의 환자
- 치료 원칙: 정기를 보하는 치료(扶正) 위주
- 치료목적: 수술 및 방사선, 화학 항암치료로 인한 부작용 경감 작용, 치료 후 신체 회복력 증강, 증상 개선, 삶의 질 향상
- 치료수단: 변증탕약 + 기타 한의 치료
- 치료주기: 수술전후 기간, 방사선, 화학항암, 내분비, 표적항암 치료기간과 동일하게 적용

강화적 보조치료(鞏固)

- 적용대상: 수술 후 완치, 보조화학치료를 완료한 환자
- 치료 원칙: 부정거사(扶正祛邪)
- 치료목적: 암의 재발 방지, 증상 개선, 삶의 질 향상
- 치료수단: 변증탕약 + 기타 한의 치료
- 치료주기: 3개월에 1회 진료

유지적 보조치료

- 적용대상: 방사선, 화학 항암치료 후 안정기에 접어든 암환자(미완치 상태)
- 치료 원칙: 부정거사(扶正祛邪)

- 치료목적: 종양의 성장을 억제하고 악화를 늦추어 방사선, 화학 항암치료가 가능한 상태를 유지, 삶의 질 향상, 생존기간 연장.
- 치료수단: 변증탕약+기타 한의 치료
- 치료주기: 2개월에 1회 진료

단독한의학적 치료

- 적용대상: 수술, 방사선, 화학항암, 내분비, 표적 항암치료에 부합하거나 치료를 거부하는 환자
- 치료 원칙: 부정거사(扶正祛邪)
- 치료목적: 종양의 성장 억제, 증상 개선, 삶의 질 향상, 생존기간 연장
- 치료수단: 변증탕약+기타 한의 치료
- 치료주기: 2개월에 1회 진료

치료수단: 변증탕약

예방치료

습열하주(濕熱下注)

- 임상 증상: 대하의 양이 많고, 색이 황색이나 황백이고, 점조하며, 냄새가 난다. 가슴이 답답하고, 식사량이 줄고, 혹은 아랫배가 아프거나, 대하의 색이 백색이고 질이 점조하여 비지 양상이다. 음부가 가렵고 소변이 황색이고 양이 적다. 설태가 황니(黃膩)하거나 후(厚)하고 맥은 유(濡)하다(帶下量多, 色黃或黃白, 質黏膩, 有臭氣, 胸悶口膩, 納食較差, 或小腹作痛, 或帶下色白質黏如豆腐渣狀, 音痒等, 小便黃少, 舌苔黃膩或厚, 脈濡略類)
- 치료 원칙: 청열이습(淸熱利濕)
- 대표처방: 지대방(止帶方) 가감방 《세보제의서(世補齊醫書)》

비위허약(脾胃虛弱)

- 임상 증상: 대하의 색이 희거나 담황색이고, 묽으며, 냄새가 없고, 지속적이다. 얼굴색이 광백하거나 위황하며, 사지가 따뜻하지 않다. 정신이 피로하며, 식사량이 적고 대변이 묽다. 발등이 붓고, 혀가 담백하고 태가 백색이거나 기름지고, 맥은 완약하다(帶下色白或淡黃, 質黏稀, 無臭氣, 綿綿不斷, 面色晄白或萎黃, 四肢不溫, 精神疲倦, 納少便溏, 兩足跗腫, 舌淡苔白或膩, 脈緩弱)
- 치료 원칙: 건비이습(健脾利濕)
- 대표처방: 완대탕(完帶湯) 가감방 《부청주여과(傅靑主女科)》

간울비허(肝鬱脾虛)

- 임상 증상: 기분이 우울하고, 가슴이 답답하고 쉽게 화를 내며, 흉협이 그득하고 답답하며, 백대하의 양이 늘어나고 소복(少腹)이 그득하고, 설태가 엷고 백색이며 혹은 어점(瘀点)이 있고, 맥은 현하다(情志鬱悶, 心煩易怒, 胸脇脹悶 白帶增多, 少腹脹痛, 舌苔薄白或有瘀点, 脈弦)
- 치료 원칙: 소간이기(疏肝理氣)
- 대표처방: 소요산(逍遙散) 가감방 《태평혜민화제국방(太平惠民和劑局方)》

신양허(腎陽虛)

- 임상 증상: 백대하가 청냉(淸冷)하고, 양이 많고, 질의 희박하며, 종일 뚝뚝 떨어지며, 그치지 않는다. 허리가 시큰거리고 끊어질 것 같고, 아랫배가 차고, 소변이 잦고 청장하며, 야간에 더 심해진다. 대변은 무르고, 설질이 담하고 태가 박백하며 맥은 침지하다(白帶淸冷, 量多, 質稀薄, 終日淋漓, 腰酸如折, 小腹冷感, 小便頻數淸長, 夜間尤甚, 大便溏薄, 舌質淡, 苔薄白, 脈沈遲)
- 치료 원칙: 온신배원(溫腎培元), 고삽지대(固澁止帶)
- 대표처방: 내보환(內補丸) 《태평성혜방(太平聖惠方)》

신음허(腎陰虛)

- 임상 증상: 대하가 적백색이고, 질이 끈적하며 냄새가 없고, 음부에 작열감이 있다. 어지럽고, 혹은 얼굴이 붉고 열이 나며, 손발바닥과 가슴에 열감을 느끼고, 잠을 못 자고 꿈을 많이 꾸며, 대변을 보기가 어렵고 소변이 황색이다. 설홍소태하고 맥세하다(帶下赤白, 質稍黏無臭 陰部灼熱 頭昏目眩 或面部烘熱 五心煩熱 失眠多夢 便難尿黃 舌紅少苔下 脈細)
- 치료 원칙: 익신자음(益腎滋陰), 청열지대(淸熱止帶)
- 대표처방: 지백지황탕(知柏地黃湯) 가감 《의종금감(醫宗金鑒)》

병행치료: 수술과 한약 병행치료

기혈휴허(氣血虧虛)

- 임상 증상: 얼굴색이 담백하거나 위황하며, 입술과 손발톱색이 담백하다. 정신과 육체가 피로하고, 기운이 없고 말을 적게 하며, 땀이 흐른다. 혹은 전신이 저리거나 월경량이 적고, 설체가 수박(瘦薄)하거나, 설면에 열문이 있고 태가 적다. 맥허세하고 무력(面色淡白或萎黃, 脣甲淡白, 神疲乏力, 少氣懶言, 自汗, 或肢體肌肉麻木, 月經量少, 舌體瘦薄, 或者舌面有裂紋, 苔少, 脈虛細而無力)
- 치료 원칙: 보기양혈(補氣養血)

• 대표처방: 팔물탕(八物湯) 가감《정체유요(正體類要)》, 당귀보혈탕(當歸補血湯) 가감《내외상편혹론(內外傷辨惑論)》, 십전대보탕(十全大補湯) 가감《태평혜민화제국방(太平惠民和劑局方)》

비위허약(脾胃虛弱)

• 임상 증상: 식욕이 없고, 정신과 육체가 피곤하고, 대변이 묽고, 식후 더부룩하다. 면색이 위황하고, 살이 빠진다. 설질은 담백하고, 설태는 박백하다(納呆食少 神疲乏力 大便稀溏 食後腹脹 面色萎黃 形體瘦弱 舌質淡 苔薄白).
• 치료 원칙: 건비익위(健脾益胃)
• 대표처방: 보중익기탕(補中益氣湯) 가감《비위론(脾胃論)》

병행치료: 방사선요법과 한약 병행치료

열독어결(熱毒瘀結)

• 임상 증상: 입이 마르고 혀가 건조하고, 마음이 괴롭고 불안하며, 아랫배가 은은하게 아프고, 소복이 창만하여 편안하지 않다. 국소 피부가 붓고 아프며, 궤양이 생기기도 한다. 혹은 질 분비물의 양이 증가하고 색이 누렇고 뻑뻑하다. 혹은 빈뇨, 급박뇨, 배뇨통, 심하면 혈뇨, 배뇨곤란이 나타난다. 혹은 대변을 자주 보고 점액이나 혈액이 섞여 있거나, 심하면 혈변, 항문 작열감, 이급후중이 나타난다. 설홍강하고 태는 황니하다. 맥은 활삭 혹은 현하다(口乾舌燥, 煩悶不安, 下腹隱痛, 少腹脹萬不適, 局部皮膚腫痛, 破潰, 或見陰道分泌物增多, 色黃質稠; 或見尿頻, 尿急, 尿痛, 甚或血尿, 排尿不暢; 或見大便頻繁, 黏液血便, 甚或便血, 肛門灼熱, 裡急後重; 舌弘或絳, 苔黃膩, 脈滑數或脈弦) 방사선 피부염, 방광염, 직장염에서 자주 볼 수 있다.
• 치료 원칙: 청장조습(淸腸燥濕), 활혈해독(活血解毒)
• 대표처방: 작약탕(芍藥湯)《소문병기기의보명집(素問病期氣宜保命集) 합 팔정산(八正散)》,《태평혜민화제국방(太平惠民和劑局方)》 가감
• 치료 원칙: 소간이기(疏肝理氣), 화위강역(和胃降逆)

기음양허(氣陰兩虛)

• 임상 증상: 어지럽고, 허리와 무릎이 시큰거린다. 눈이 건조하고 껄끄럽고, 꿈이 많다. 귀에서 소리가 나고 청력이 떨어지며, 호흡이 짧고 힘이 없다; 혹은 손발바닥에 열이 나고, 오후에 열이 오르며, 광대뼈 부위가 붉어지고, 소변이 적삽하다. 혹은 대변이 상쾌하지 않고, 탈항이 생긴다. 혀가 붉거나 홍강하고, 설태가 적거나 없거나 혹은 열문이 있다. 맥세하거나 세삭하다(頭暈目眩, 腰膝酸軟, 目澁夢多, 耳鳴耳聾, 氣短乏力; 或手足心熱, 午後燥熱, 觀紅, 小便短赤; 或便下不

爽, 肛門脫垂; 舌質紅或絳紅, 苔少或無苔, 或有裂紋. 脈細或細數). 방사선 손상 후기나 지연성 손상 혹은 정기가 손상된 자에서 많이 발생한다.

- 치료 원칙: 익신자음(益腎滋陰)
- 대표처방: 지백지황탕(知柏地黃湯) 가감 《의종금감(醫宗金鑒)》

병행치료: 항암 화학 요법과 한약 병행치료

비위불화(脾胃不和)

- 임상 증상: 위완부가 그득하고 식욕감퇴, 오심, 구토, 복창만 혹은 설사한다. 설체가 반대하고, 설태가 박백하고, 백니혹은황니하다(胃脘飽脹, 食慾減退, 惡心, 嘔吐, 腹脹或腹瀉, 舌體多胖大, 舌苔薄白, 白膩或黃膩). 화학요법으로 인한 소화기 부작용에서 자주 볼 수 있다.
- 치료 원칙: 건비화위(健脾和胃) 강역지구(降逆止嘔)
- 대표처방: 선복대자탕(旋覆代赭湯) 가감 《상한론(傷寒論)》 혹 귤피죽여탕(橘皮竹茹湯) 가감 《금궤요략(金匱要略)》

기혈휴허(氣血虧虛)

- 임상 증상: 피로하고 나른하고, 어지럽고 숨이 가쁘고, 식사량이 줄고, 식은땀이 난다. 얼굴색이 담백하거나 위황하고 탈모가 나타난다. 혹은 전신이 저리고 월경량이 줄어든다. 설체가 수박하거나 설면에 열문이 있고 설태가 적고, 맥은 허세하고 무력하다(疲乏, 精神不振, 頭暈, 氣短, 納少, 虛汗, 面色淡白或萎黃, 脫髮, 或肢體肌肉麻木, 女性月經量少, 舌體瘦薄, 或者舌面有裂紋, 苔少, 脈虛細而無力). 화학요법으로 인한 피로 혹은 골수 억제에서 많이 볼 수 있다.
- 치료 원칙: 보기양혈(補氣養血)
- 대표처방: 팔진탕(八珍湯) 가감 《정체유요(正體類要》, 당귀보혈탕(當歸補血湯) 가감 《내외상편혹론(內外傷辨惑論)》, 십전대보탕(十全大補湯) 가감 《태평혜민화제국방(太平惠民和劑局方)》

간신음허(肝腎陰虛)

- 임상 증상: 허리와 무릎이 시큰하고, 귀가 울린다. 손발바닥과 가슴에 열감을 느끼고, 광대뼈 부위가 붉고 야간에 땀이 난다. 입이 마르고 목이 건조, 잠을 못 자고 꿈이 많다. 설은 홍색이고 태는 적다(腰膝酸軟, 耳鳴, 五心煩熱, 觀紅盜汗, 口乾咽燥, 失眠多夢, 舌紅苔少, 脈細數). 화학요법으로 인한 골수 억제나 탈모에서 많이 볼 수 있다.
- 치료 원칙: 자보간신(滋補肝腎)
- 대표처방: 육미지황환(六味地黃丸) 가감 《소아약증직결(小兒藥證直決)》, 당귀보혈탕(當歸補血

湯) 가감 《내외상편혹론(內外傷辨惑論)》, 십전대보탕(十全大補湯) 가감 《태평혜민화제국방(太平惠民和劑局方)》

병행치료: 방사선 및 화학요법 후 한약 치료

수술 후 보조요법을 완료한 환자는 강화적 보조치료의 치료 원칙을 따르며, 암의 재발 및 전이를 예방하고 증상 개선, 삶의 질 향상에 초점을 맞춘다. 방사선, 화학 항암치료 후 안정기에 접어든 암환자는 유지적 보조치료의 치료 원칙을 따르며, 종양의 성장을 억제하고 악화를 늦추어 방사선, 화학 항암치료가 가능한 상태를 유지, 삶의 질 향상, 생존기간 연장에 초점을 맞춘다. 변증은 단독한약 치료와 같다.

단독 한약 치료

수술, 방사선, 화학요법을 할 수 없는 환자들에게 한의학적 치료를 단독으로 수행하며, 종양의 활동을 억제하고 병정을 안정시키고, 삶의 질 향상, 생존기간 연장을 목적으로 한다.

간울기체(肝鬱氣滯)

- 임상 증상: 흉협이 그득하고, 가슴이 그득하고 쉽게 화를 낸다. 소복이 창통하고 입이 쓰고 인후가 마른다. 소변량이 적고 황색이며 대변이 굳게 된다. 설태가 얇고, 맥이 현하다(胸脇脹萬, 心煩易怒, 少腹脹痛, 口苦咽乾, 小便黃短, 大便乾結, 舌苔薄, 脈弦). 접촉성출혈을 동반하고 색이 선명하고 덩어리가 없고 대하색이 황색이다. 조기나 혹은 질병 안정기에 많이 나타난다.
- 치료 원칙: 소간이기(疏肝理氣), 량혈해독(凉血解毒)
- 대표처방: 단치소요산(丹梔逍遙散) 가감 《태평혜민화제국방(太平惠民和劑局方)》

습열어독(濕熱瘀毒)

- 임상 증상: 대하가 적백혹은 적색이고, 혹은 쌀뜨물 같은 양상이며, 비린내가 난다. 질출혈의 양이 많고 어혈색을 띄며, 아랫배가 빠지는 것처럼 아프다. 허리와 옆구리가 은은하게 아프거나 자통이 있다. 소변의 양이 적고 붉으며, 대변이 굳어진다. 설색이 어둡고, 설태가 황하거나 니하다. 맥현세하거나 활삭(帶下赤白或赤色, 或如米泔, 氣味腥臭, 陰道出血量多色瘀, 少腹墜痛, 腰脇隱痛或刺痛, 小便短赤, 大便秘結, 舌黯, 苔黃或膩, 脈弦細或滑數). 자궁경부암의 국소적인 괴사궤양, 감염에서 자주 볼 수 있다.
- 치료 원칙: 청열이습(清熱利濕), 해독화어(解毒化瘀)
- 대표처방: 이황탕(易黃湯) 《부청주여과(傅靑主女科)》 합 이묘산(二妙散) 《단계심법(丹溪心法)》 가감

간신음허(肝腎陰虛)

- 임상 증상: 어지럽고, 귀가 울린다. 눈앞이 아찔하고 입이 마른다. 허리와 무릎이 시큰하고, 손발바닥에 열감을 느끼고, 잠을 잘 못 잔다. 변비가 생기고 소변이 붉어진다. 질출혈의 양이 많고 색이 붉고 대하의 색이 황색이거나 혹은 덩어리가 있다. 설이 홍하고 태가 적고 맥현세하다(頭暈耳鳴, 目眩口乾, 腰膝散軟, 手足心熱, 夜寐不安, 便秘尿赤. 陰道出血量多色紅, 帶下色黃, 或如塊狀. 舌紅 苔少 脈弦細)
- 치료 원칙: 자보간신(滋補肝腎) 해독육음(解毒育陰)
- 대표처방: 지백지황탕(知柏地黃湯) 가감《의종금감(醫宗金鑒)》

비신양허(脾腎陰虛)

- 임상 증상: 정신과 육체가 피로하고, 허리와 무릎이 시큰하고, 식사량이 줄고 권태롭다. 백대하가 청희하고 양이 많다. 질 출혈량이 많고 색이 담백하다. 대변은 앞은 건조한데 뒤는 묽다. 혀는 붓고 희고 윤기가 있는 설태, 맥세약하다. (神疲乏力 腰膝酸軟, 納呆倦怠 白帶淸稀而多, 陰道出血量多色淡 大便先乾後溏, 舌質胖, 苔白潤, 脈細弱)
- 치료 원칙: 건비익신(健脾溫腎) 보중익기(補中益氣)
- 대표처방: 우귀환(右歸丸) 가감《경악전서(景岳全書)》

【참고문헌】

1. 보건복지부. 국가암등록사업 연례 보고서(2020년 암등록통계). 2023.
2. 국가암정보센터 [Internet]. 국가암정보센터 [cited 2024 Aug 20]. Available from: https://cancer.go.kr/.
3. Arbyn M, Weiderpass E, Bruni L, de Sanjosé S, Saraiya M, Ferlay J, et al. Estimates of incidence and mortality of cervical cancer in 2018: a worldwide analysis. Lancet Glob Health. 2020;8(2):e191-e203.
4. DeVita VT Jr, Rosenberg SA, Lawrence TS. DeVita, Hellman, and Rosenberg's cancer: Principles & practice of oncology. 12th ed. Baltimore, MD: Wolters Kluwer Health; 2023.
5. van der Horst J, Siebers AG, Bulten J, Massuger LF, de Kok IM. Increasing incidence of invasive and in situ cervical adenocarcinoma in the Netherlands during 2004-2013. Cancer Med. 2017;6(2):416-23.
6. 대한부인종양학회. 자궁경부암 진료 권고안 VER 4. 2020.
7. NCCN [Internet]. NCCN Guidelines Version2. 2024 Cervical Cancer [cited 2024 Aug 20]. Available from: https://www.nccn.org/guidelines/recently-published-guidelines.
8. Holloway RW. Treatment options for endometrial cancer: experience with topotecan. Gynecol Oncol. 2003;90(3 Pt 2):S28-33.
9. DeVita VT Jr, Rosenberg SA, Lawrence TS. DeVita, Hellman, and Rosenberg's cancer: Principles & practice of oncology. 12th ed. Baltimore, MD: Wolters Kluwer Health; 2023. pp. 917-27.
10. Cze nin K, Wronkowski Z. Second maligancies of the irradiated area in patients treated for uterine cervix cancer. Gynecol Oncol. 1978;6(4):309-15.
11. Power P, Stuart G, Oza A, Provencher D, Bentley JR, Miller WH Jr, et al. Efficacy of pegylated liposomal doxorubicin (PLD) plus carboplatin in ovarian cancer patients who recur within six to twelve months: a phase II study. Gynecol Oncol. 2009;114(3):410-4.
12. 대한부인종양학회. 자궁체부암 진료 권고안 VER 4. 2020.
13. NCCN. NCCN Guidelines Version 2.2024 Uterine Neoplasms. 2024.
14. Cust AE. Physical activity and gynecologic cancer prevention. Recent Results Cancer Res. 2011;186:159-85.
15. Grossarth-Maticek R, Ziegler R. Prospective controlled cohort studies on long-term therapy of cervical cancer patients with a mistletoe preparation (Iscador). Forsch Komplementmed. 2007;14(3):140-7.
16. Brotto LA, Erskine Y, Carey M, Ehlen T, Finlayson S, Heywood M, et al. A brief mindfulness-based cognitive behavioral intervention improves sexual functioning versus wait-list control in women treated for gynecologic cancer. Gynecol Oncol. 2012;125(2):320-5.
17. Ahn WS, Kim DJ, Chae GT, Lee JM, Bae SM, Sin JI, et al. Natural killer cell activity and quality of life were improved by consumption of a mushroom extract, Agaricus blazei Murill Kyowa, in gynecological cancer patients undergoing chemotherapy. Int J Gynecol Cancer. 2004;14(4):589-94.
18. Keefe KA, Schell MJ, Brewer C, McHale M, Brewster W, Chapman JA, et al. A randomized, double blind, Phase III trial using oral beta-carotene supplementation for women with high-grade cervical intraepithelial neoplasia. Cancer Epidemiol Biomarkers Prev. 2001;10(10):1029-35.
19. Muecke R, Schomburg L, Glatzel M, Berndt-Skorka R, Baaske D, Reichl B, et al. Multicenter, phase 3 trial comparing selenium supplementation with observation in gynecologic radiation oncology. Int J Radiat Oncol Biol Phys. 2010;78(3):828-35.
20. Takegawa Y, Ikushima H, Ozaki K, Furutani S, Kawanaka T, Kudoh T, et al. Can Kampo therapy prolong the life of cancer patients? J Med Invest. 2008;55(1-2):99-105.
21. Jin Z, Chenghao Y, Cheng P. Anticancer Effect of Tanshinones on Female Breast Cancer and Gynecological Cancer. Front Pharmacol. 2022;12:824531.
22. Chang CC, Ling XH, Hsu HF, Wu JM, Wang CP, Yang JF, et al. Siegesbeckia orientalis Extract Inhibits TGFβ1-Induced Migration and Invasion of Endometrial Cancer Cells. Molecules. 2016;21(8):1021.
23. 임홍생. 악성종류중의진료지남. 인민위생출판사. 2014. pp. 478-89.

각론 제19장

난소암

박소정 부산대학교 한의학전문대학원 교수

한의통합종양학

각론 제19장

난소암

박소정 부산대학교 한의학전문대학원 교수

부인암 중에서 난소암은 가장 치명적인 암으로 조기에 발견이 되더라도 효과적으로 사망률을 낮추지 못하는 암이다. 난소암은 난소상피암(ovarian epithelial cancer)이 85% 이상을 차지하며, 그 외 생식세포 종양(germ cell tumor)과 성기삭 간질성 종양(sex cord and stromal tumors)으로 구분된다(표 19-1). 이 중 난소상피암은 발암의 기원, 분자생물학적 발생기전, 임상 양상 등을 바탕으로 1형과 2형으로 분류하며 1형은 전구병변으로부터 발생하여 조기에 발견되는 경향이 있으며, 2형은 진행성 병기에서 많이 발견되는 것으로 알려져 있다. 주로 2형 난소상피암이 많고 난소암 사망의 대부분을 차지하므로, 치료와 예방 시 2형 난소상피암에 중점을 기울여야 한다.[1-3]

【표 19-1.】 난소암의 WHO 분류

분류 유형	설명	하위 유형
상피성 난소암 (Epithelial ovarian cancer)	난소의 표면 상피세포에서 발생하는 가장 흔한 난소암	• 장액성 암(serous carcinoma): 고등급(high grade), 저등급(low grade) • 점액성 암(mucinous carcinoma) • 내막암(endometrioid carcinoma) • 투명세포암(clear cell carcinoma) • 미분화 암(undifferentiated carcinoma)
성기삭기질 종양 (Sex cord-stromal tumors)	난소의 생식세포와 결합 조직에서 발생하는 종양. 드물게 나타남	• 과립막세포종(granulosa cell tumor) • 세르톨리-라이디히 세포종(Sertoli-Leydig cell tumor)

분류 유형	설명	하위 유형
생식세포 종양 (Germ cell tumors)	난소의 원시 생식세포에서 발생하는 종양. 젊은 여성에서 흔히 발생	• 기형종(teratoma): 성숙 기형종(mature teratoma), 미성숙 기형종(immature teratoma) • 난황낭 종양(yolk sac tumor) • 이소성 분화종(dysgerminoma)
전이성 종양 (Metastatic tumors)	난소 외부의 다른 부위에서 시작하여 난소로 전이된 종양	• 다른 장기에서 유래한 전이성 종양(예: 위암, 유방암 등)

발병과 병인[4-6]

2023년에 발표된 국립암센터 중앙암등록본부 국가암등록사업연례보고서에 의하면 2020년에 우리나라에서는 연 평균 178,816건의 암이 발생되었는데, 그중 난소암은 연 평균 2,947명으로 전체 암 발생의 1.2%, 전체 여성암 발생의 2.5%를 차지하였다. 연도별 발생률은 매년 1.7%씩 서서히 증가하는 것으로 나타났다. 5년 생존율은 1993-1995년 58.7%에서 2008-2012년 61.9%로 거의 향상되지 않고 제자리걸음을 하고 있어 난소암치료법의 개발이 시급하다.

난소는 복잡하고 역동적인 기관으로 약 11세부터 50세까지 난자의 성숙, 배란, 주기적인 성호르몬 분비 등 난포의 성숙에 반응한다. 이러한 작용은 난소 내의 여러 세포에 의해 조절되므로 각각 발암 가능성을 가지고 있다.

25세 이하의 나이에 임신과 출산, 경구 피임약 복용, 수유를 한 경우에는 난소암 발생률이 30-60% 감소한다고 알려져 있으며, 반대로 35세 이상의 첫 출산, 생애 주기의 무출산 등의 요인은 난소암 발생의 위험을 증가시킨다고 알려져 있다. 유전성 난소암은 전체 난소암환자의 15%를 차지하며 BRACA1, BRACA2 유전자의 돌연변이와 린치 증후군(Lynch syndrome) 등이 알려져 있다. BRACA1 또는 BRACA2 유전자 변이의 경우 예방적 난소난관절제술을 통해 난소암 및 나팔관암의 발생을 줄일 수 있다고 알려져 예방적 치료로 시행되고 있다.

난소상피암은 난소암 중에서 가장 흔하며 양성이 50%, 악성 33%, 경계성 악성이 16%이다. 젊은 여성일수록 양성일 가능성이 높으며 악성 위험은 연령의 증가함에 따라 증가한다. 세포형태에 따라 장액성 종양이 50%를 차지하고, 25%는 점액성 종양, 15%는 자궁내막상, 5%는 투명세포암이다. 조직학적 과도기의 세포 또는 Brenner 종양은 1%이다. 반면 간질세포 종양(stromal tumor)은 스테로이드 호르몬을 생산하는 세포에서 발생하여 다른 표현형을 가지며 표현형과 호르몬 생산량에 따라 임상 증상이 다르게 나타난다. 난소암은 1차적으로 유방, 대장, 위, 췌장 등의 장기로 전이되며 소화기관에서 기원한 종양이 난소로 전이되는 난소의 전이성 종양을 크루켄버그(Krukenberg) 종양이라고 한다.

난소상피암

역학과 위험 인자[7-9]

난소상피암은 20대에서 70대까지 다양한 시기에 발생하며 60대에서 가장 많이 발생한다. 난소상피암의 정확한 원인은 알려져 있지 않으며, 대부분의 난소상피암환자들에게서 특별한 원인을 찾을 수 없는 경우가 많다. 그러나 여러 연구를 통해 고려되고 있는 난소상피암의 발병 요인은 배란, 유전학적 요인, 환경학적 요인, 유방암, 자궁내막암, 또는 대장암을 앓았던 과거력 등이다. 배란은 가장 크게 생각하는 위험요소로 일생에서 배란기가 많은 경우는 그렇지 않은 경우에 비해 난소상피암의 발생 위험이 높다. 예를 들면 초경이 빠른 경우나 늦은 폐경은 난소상피암의 발생 위험을 높인다. 출산 경험이 적은 경우 발생 위험이 높다. 반면 경구 피임약을 5년 이상 장기 복용하는 경우에 그렇지 않은 여성에 비해 난소상피암의 발생이 낮다. 대부분의 난소암은 유전적이지 않으며, 난소암의 5-10%만이 유전적 성격을 가지고 있다. BRCA1 또는 BRCA2 유전자의 돌연변이 및 이상변화가 있을 경우 난소암 발병의 위험도가 높아지며, 이들 여성들의 대부분은 주목할 만한 유방암과 난소암의 가족력을 가지고 있다. 유방암, 자궁내막암 또는 대장암을 앓았던 적이 있는 여성에서 난소상피암의 위험도가 높다. 석면과 활석 및 방사선 동위원소에 노출된 경우에도 난소상피암의 발생과 관계가 있는데 이는 석면이나 활석 분말입자가 자궁, 난관을 통하여 복강 내에서 복막 자극을 일으켜 난소상피암을 유발시키는 것으로 추정되고 있다.

임상 증상

난소의 암은 염전(torsion)이 있지 않으면 통증이 없는 경향이 있다. 전형적인 증상은 국소 장기의 압박 또는 전이에 의한 증상이다. 난소암이 발생한 여성은 골반 내 불편감과 창만 등 증상의 발생 가능성이 증가하고 전형적인 비뇨기계 및 장의 움직임에도 변화를 일으킨다. 높은 등급의 암은 조기에 전이한다. 다른 상피암과 다르게 이 종양은 골반 내에 박리를 일으켜 파종성 골반 내 종양과 관련된 증상을 일으킨다. 위의 주소증을 포함한 가장 일반적인 증상은 속쓰림, 오심, 조기 포만감, 소화불량, 변비, 그리고 복통 등이다. 복수의 축적으로 인한 급격한 복부 둘레의 증가는 위장관의 증상을 발생시키거나 악화시킨다.

진단[3]

난소암이 의심되며, 난소 이외의 다른 부위의 전이가 의심되지 않는 경우 우선 문진 및 혈액 내 종양표지자 검사를 실시한다. CA-125 (cancer antigen-125)가 대표적 종양표지자이며, CA 19-9 (carbohydrate antigen 19-9) 또는 CEA (carcinoembryonic antigen) 등을 추가로 측정하기도 한다. 생식 세포 종양이 의심되면 AFP 나 β-hCG 검사를 시행할 수 있다. 난소암은 여러 영상장비로 관찰이 가능하나 경질초음파(transvaginal ultrasound)가 가장 주요한 검사이다. 초음파 검사는 종양의 위치, 크기, 종양의 성상을 파악한다. 난소암의 병기는 Ⅰ-Ⅳ기로 나눈다. Ⅰ기는 종양이 난소에만 한정, Ⅱ기는 골반 내로의 파급, Ⅲ기는 복강 내로의 전이, 그리고 Ⅳ기는 복강을 벗어난 것으로 실질 장기(간, 폐, 비장)와 복벽, 흉강 등으로 전이된 것이다.

FIGO 병기 체계 (FIGO Staging System)	• Stage I: 암이 난소에만 국한됨 – IA: 한쪽 난소에만 존재, 종양이 난소 표면에 없음 – IB: 양쪽 난소에 존재, 난소 표면에 없음 – IC: 한쪽/양쪽 난소에 존재, 난소 표면에 종양 있음/파열됨 • Stage II: 암이 골반 내 다른 조직으로 퍼짐 • Stage III: 암이 복강 내 다른 조직이나 림프절로 전이됨 • Stage IV: 암이 복강 외부로 전이됨

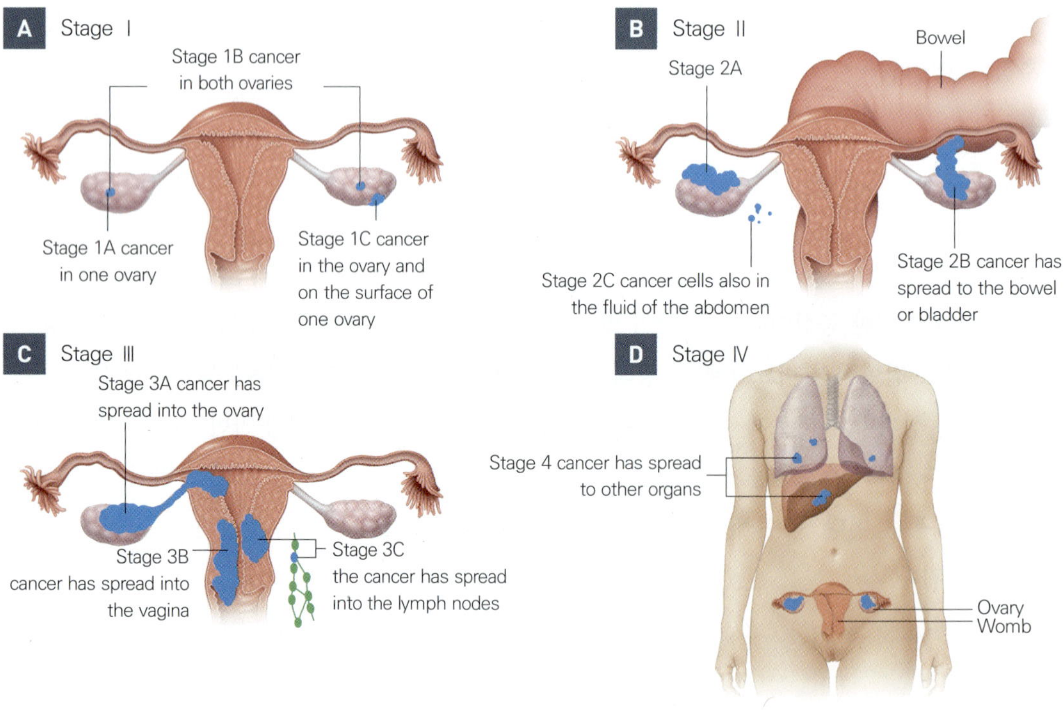

【그림 19-1.】 난소암의 병기에 따른 침범 범위

난소상피암의 치료[11-15]

수술적 치료

난소암의 적절한 일차적 치료는 수술적 병기 결정 혹은 종양감축술과 수술 후 보조 항암요법으로 구성된다. 최소 침습 수술보다는 개복하에 최대 종양감축을 시행하는 경우가 많다. 가임기 여성의 경우 임신을 원하며 병기가 1A-1C에 해당하면 자궁과 한쪽 자궁부속기를 보전하는 임신능력 보존 수술(fertility-sparing surgery)을 시행할 수 있다. 병기가 II, III, IV기인 환자의 경우는 최대 종양감축술이 추천되며, 잔류 종양이 없을수록 우수한 생존율을 보이기 때문에 수술 시 눈에 보이는 모든 종양을 제거하여 육안적 잔류종양을 제거하는 것을 목표로 한다. 일부 III, IV병기 환자들의 경우 선행항암요법을 시행하고 종양감축술을 시행한다.

보조항암 화학요법

초기 난소암(1기)

- 저위험군(1A, 1B, 등급 1): 대부분의 경우 추가 항암요법이 필요하지 않으며, 수술 후 관찰이 권장된다.
- 고위험군(1C, 등급 2-3 또는 클리어셀/고형 내피양성 변이): 보조(adjuvant) 항암요법이 권장되며, 일반적으로 카보플라틴(carboplatin)과 파클리탁셀(paclitaxel)의 병용요법이 표준 치료로 사용된다.

진행성 난소암(2기 이상)

- 대부분의 진행성 난소암 환자에게 수술 후 카보플라틴(carboplatin)과 파클리탁셀(paclitaxel) 병용요법이 권장되며, 이 요법은 3주 간격으로 6주기 시행하는 것이 표준이다. 환자의 나이, 신장 기능, 부작용 발생에 따라 용량 조정이 필요할 수 있으며, 환자의 상태에 따라 맞춤형 치료가 고려된다.

재발성 난소암

- 재발성 난소암에서는 이전 치료에 대한 반응과 재발 시기에 따라 플래티넘-기반 화학요법 또는 비플래티넘 요법을 선택한다. 플래티넘-기반 요법에 반응한 환자는 플래티넘 기반 병용요법이 재사용될 수 있다.

표적치료제

- BRCA 변이 또는 HRD (homologous recombination deficiency)*가 있는 난소상피암 환자의 경우 PARP (poly ADP-ribose polymerase) 억제제(olaparib, niraparib, veliparib) 또는 베바시주맙(bevacizumab)을 카보플라틴(carboplatin)과 파클리탁셀(paclitaxel)의 병용요법 것이 무진행생존율을 향상시킬 수 있는 것으로 나타났다. 또한 일차 보조항암요법 이후 복강내 온열항암화학요법(hyperthermic intraperitoneal chemotherapy, HIPEC)을 파클리탁셀(paclitaxel)l과 같이 사용하는 경우 재발을 낮출 수 있다.

HRD*: 난소암의 바이오마커 중 하나로, 손상된 DNA를 복귀하는 상동재조합 복구 기전 중 DNA 이중가닥을 복구할 수 없는 환자들에게 나타나는 유전체 특징임.

추적 관찰

수술 및 항암 화학 요법 후 첫 2년 동안 2-4개월 간격으로 추적 관찰하고, 그 이후 3년간은 3-6개월 간격, 그 이후에는 매년 추적 관찰한다. 일반혈액검사, 영상 검사 등은 임상적으로 필요에 따라 적절히 시행한다. 종양표지자의 경우 초기 검사 시 이상 소견에 따라 해당 항목을 2-3개월에 한 번 추적 관찰한다. 일반적으로 CA-125는 증가 후 임상적 재발 시기까지 2-6개월 정도 걸리는 것으로 알려져 있다.

난소상피암환자의 5년 생존율에 영향을 주는 요인은 종양의 병기와 조직학적 단계를 들 수 있다. 병기의 경우, stage 1-stage 4로 병기가 높아질수록 생존율이 낮아진다. 또한 조직학적 단계에서 잘 분화된 종양의 5년 생존율은 88%이고, 중간으로 분화된 종양은 58%, 잘 분화되지 않은 종양은 27%로 분화의 형태 역시 생존율에 영향을 준다. 반면에 조직학적 타입은 5년 생존율과 밀접한 연관성이 나타나지 않았다. 악성화의 위험도가 낮은 환자의 경우 수술로 완치를 기대할 수 있으며, 화학요법과 방사선 치료는 생존율에 영향을 주지 않았다.

비상피성 난소암

생식세포종양(Germ cell tumor), 성기삭 간질종양 (Sex cord stromal tumor), 암육종(Carcino-sarcoma)

역학과 임상 증상[16-17]

난소상피암을 제외한 난소암을 비상피성 난소암으로 분류하며, 난소 종양의 약 10%를 차지한다. 종류에 따라 생식세포종양과 성기삭 간질성 종양, 암육종으로 분류된다. 비상피성 난소암은 역학과 치료에 있어서 상피성난소암보다 예후가 좋다. 생식 세포종양은 주로 10대와 20대의 젊은 나이에 발생하며 한쪽 난소에 국한되며 조기에 진단되고 복강경을 통한 최소침습수술로 임신능력 보존 수술을 하는 경우가 많다.

가장 흔히 나타나는 증상은 난소 염전(torsion)으로 인한 복부 통증과 복부 종괴의 발견, 종양 내 출혈 또는 파열, 종양에 의한 호르몬 분비에 기인한 증상과 증후이다.

호르몬을 생산하는 가장 흔한 종양에는 난포막종(thecoma), 과립막세포종양(granulose cell tumor), 유년형 과립막 세포종(juvenile granulose tumor)을 포함한다. 이 에스트로겐을 생산하는 종양으로 인하여 유방압통뿐만 아니라 소아의 동성 거짓성조숙증(isosexual precocious pseudopuberty in children), 불규칙과다월경(menometrorrhagia), 희발월경(oligomenorrhea), 폐경 전 여성에서의 무월경(amenorrhea), 또는 폐경기 여성의 폐경 후 출혈 등의 증상이 종종 발현된다. 어떤 여성에서는 자궁내막암이나 유방암과 같은 에스트로겐과 연관된 2차 암이 동시 발생적으로 나타나기도 한다. 반대로, 현재 발견된 자궁내막암이 이후에 잠재된 과립막세포종양을 입증하는 편측 고형 난소종양으로 진단되는 경우도 있다. 세르톨리라이디히세포종양(Sertoli-Leydig 종양)은 종종 testosterone, androstenedione, 또는 다른 17-ketosteroids의 증가에 의한 다모증, 남성화, 쿠싱증후군을 나타낸다. 호르몬이 불활성된 종양은 복수와 흉수증과 연관된 메이그스 증후군(Meigs' syndrome)이라고 알려진 단독 종양이 나타나는 섬유종을 포함한다. 이 종양들의 부분집합은 간질(interstitum)에 종양을 발생시키는 다양한 원인이 된다.

생식세포종양[16, 18]

진단 검사

- 생식세포종양(germ cell tumor)의 진단을 위한 기본 검사에는 혈액 검사로 종양 표지자 측정(CA-125, Inhibin, LDH, AFP, β-hCG 등)과 영상 검사(초음파, 복부 및 골반 CT, MRI, PET)를 시행한다.

수술 및 치료

- 임신을 원하지 않는 경우, 완전한 병기 결정 수술을 시행하여 암의 범위를 평가한다. 임신을 원하는 경우에는 병기와 상관없이 임신능력 보존 수술을 우선 고려한다.
- 수술 후 초음파 검사나 CT 스캔을 통한 추적 관찰이 필요하며, 자녀 계획이 완성된 이후에는 완전한 수술을 시행하는 것이 고려된다.
- 악성 생식세포종양은 대체로 예후가 좋아, 적절한 치료를 받을 경우 5년 생존율이 85% 이상이다.

특정 병기 및 유형의 관리

- 완전한 병기 결정 수술이 시행된 1기 미분화배세포종이나 1기 분화도 1의 미성숙기형종의 경우, 추가적인 치료 없이 경과 관찰을 시행한다.
- 병기 결정 수술이 완전하지 않을 경우, 환자의 상태에 따라 경과 관찰을 하거나 재수술을 통해 병기를 다시 결정할 수 있다.
- 소아 및 청소년의 조기 생식세포종양에서는 완전한 병기 설정 수술이 생략될 수 있으며, 성인과는 다른 접근이 필요하다.

수술 후 관리

- 수술 후 잔류 종양이 없는 경우 경과 관찰을 시행하지만, 잔류 종양이 있는 경우에는 BEP 병합요법(Bleomycin, Etoposide, Cisplatin)을 사용한다.
- Bleomycin 사용 시 폐 기능 검사를 시행하는 것이 권장되며, 폐 기능이 저하된 경우나 내과적 이유로 Bleomycin 사용이 어렵다면 VAC 병합요법(Vincristine, Dactinomycin, Cyclophosphamide)이 고려될 수 있다.

성기삭 간질성 종양[10, 19]

성기삭 간질 종양(sex cord stromal tumor)의 대부분은 과립막세포종양이다. 과립막세포종양은 여성호르몬인 에스트로겐을 분비한다. 예후는 좋은 편이다. 병기 IA-IC이고 임신을 원하는 환자는 임신능력 보존수술을 시행한다. 그 외의 모든 환자는 완전한 병기 결정 수술을 시행한다. 수술 소견상 병기 I이며 저위험군인 경우에는 경과 관찰을 시행한다. 병기 I이고 고위험군(종양 파열, 세포분화도 3, 종양크기 10 cm 이상)인 경우는 경과 관찰을 시행하거나, 백금 기반 항암 화학 요법을 고려할 수 있다. 병기 II-IV인 경우 백금 포함 복합항암 화학요법을 시행하는 것이 일반적이다. 재발암의 경우에는 임상 시험, 대증요법, 이차 종양감축술과 같은 치료 방법이 시행될 수 있다.

암육종

완전한 병기 결정 수술로 병기 I로 진단된 경우는 상피성난소암에 준하는 항암 화학 요법을 선택적으로 시행할 수 있다. 병기 II-IV와 재발성인 경우에는 상피성난소암과 같이 치료한다.

통합의학적 접근[20-22]

난소암의 통합의학적 접근과 관련된 연구는 식이, 운동, 한약, 보충제, 침치료, 마사지, 심신 치료, 주사요법 등 다양하다. 대부분이 긍정적인 효과를 기대할 수 있다는 연구가 있으나, 아직까지는 잘 설계된 임상적 연구가 적고 대부분 실험실 연구가 많아 논란이 되고 있다. 난소암과 관련된 통합의학적 접근과 그 가능성에 대해서는 다음 표로 정리하였다.[1] 그 외에도 기타 고주파온열요법[2]과 고용량 비타민C, 셀레늄 요법[3] 등이 항암효과를 개선시키거나, 삶의 질을 향상시킨다는 연구 결과 등이 나와 있어 많이 활용되고 있다(표 19-2).

[표 19-2.] 난소암의 통합치료의 종류와 잠재적 효과

통합의학 치료 종류	잠재적 효과 및 이익
생활 습관의 변화: 식이, 운동, 사회적 활동	
• 키토제닉 식이	신체 기능을 향상시키고, 에너지 수준을 높이는 데 효과가 있을 수 있음
• 운동프로그램	피로, 우울, 수면 질, 일상기능 개선에 효과가 있을 수 있음
한약 또는 생약	삶의 질 개선, 항암부작용 완화
• 미슬토	여러 다른 통합요법과 병행 사용 시 생존율을 높일 수 있음
• 아가리쿠스 버섯	피로, 탈모, 식욕부진, 정서적 문제에 효과가 있을 수 있음
• 인삼	항암기간 동안 피로, 오심, 숨참 등에 효과가 있을 수 있음
• 생강	카보플라틴 또는 파클리탁셀에 의한 급성 오심에 효과가 있을 수 있음
• 한약처방	중성구 감소증을 줄일 수 있음
• 익기활혈처방	난소암 상피세포암 3C기 환자의 무진행생존율을 연장시키고, 삶의 질 개선에 효과가 있을 수 있음
침치료 및 뜸치료	
• 침치료	카보플라틴과 파클리탁셀으로 인한 급성 및 지연구토 예방효과를 기대할 수 있음
	구토 및 변비를 예방할 수 있음
	중성구 감소증을 예방할 수 있음
• 침치료와 뜸치료 병합	수면의 질 향상을 가져올 수 있음
심신요법	
• 이완 및 상담	불안과 중도의 우울증 예방 및 완화 효과를 기대할 수 있음
• 마음챙김 기반 인지치료	암 재발에 대한 불안과 공포를 줄일 수 있음
• 요가	우울, 불안, 피로와 삶의 질 개선효과를 기대할 수 있음
환자 맞춤형 통합치료	
여러 가지 요법 병행 (마사지, 기도, 힐링터치)	기존 방법으로 완화되지 않는 삶의 질 문제에 효과를 가져올 수 있고, CD4, CD8, NK세포의 증가효과를 기대할 수 있음
한약, 마인드바디, 운동을 결합한 병행요법	위장관 문제, 통증, 불면, 정서적 문제, 신경병증 등에 효과가 있을 수 있고, 화학요법의 부작용으로 인해 항암을 중단하는 것을 방지함. 특히 부인암에서는 높은 생존율을 기대할 수 있음

한의학적 치료[23-28]

2019년 난소암의 한의학적 치료에 대한 체계적 고찰 연구에 따르면, 18개의 무작위대조군 임상 연구에서 서양의학적 처치를 받은 환자와 통합치료(서양의학과 한의학 병행치료)로 한약을 사용한 환자의 경우 삶의 질 및 환자의 증상을 완화할 뿐만 아니라, 면역수치, 종양표지자의 개선, 3년 생존율이 개선된 것으로 나타났다. 구체적으로 살펴보면 난소암환자를 대상으로 수행한 10건의 임상시험에서 식욕부진 및 피로 등의 개선을 가져왔으며, 9건의 임상시험에서 카르노프스키 수행점수(Karnofsky performance status score)가 크게 증가하였다. 고형종양 반응 평가기준(RECIST)에 따른 종양평가에서도 더 안정적으로 치료효과를 유지하였다. 종양표지자의 경우 CA-125를 평가한 4편의 임상시험에서 결과적으로 수치가 유의하게 낮아졌으며, 면역 반응에 있어서도 CD4의 수치가 상당히 높았다. 그 외에도 삶의 질 개선, 3년 생존율 등에서도 유의미한 효과가 있는 것으로 나타났다. 안전성과 관련해서는 항암과 한약을 병행하였을 경우 위장관 반응(오심, 구토, 설사 등)의 발생률이 현저히 낮았으며, 간기능 및 신기능에서는 두 그룹의 차이가 나지 않았으며, 한약을 항암제와 병행 투여함이 대체적으로 안전한 것으로 판단되었다. 의학적 치료로써 한약 치료가 항암제와 같이 빠르게 종양의 성장을 억제하는 것은 어려울 수 있지만, 항암약물로 인해 손상된 원기를 강화하고 환자의 면역력을 강화하여 항암 약물에 대한 저항력 강화에 중요한 역할을 하는 것으로 판단된다. 또한 기존의 수술, 항암, 방사선의 부작용을 완화하고 예방하는 효과와 세포 면역을 향상시켜 항암효과를 높이고 생존기간을 연장시키는 것으로 보인다. 하지만 아직까지 잘 설계된 임상 연구의 수가 부족하고, 여러 한의학적 치료법이 혼재되어 있어 결론을 내리기에는 한계가 있다. 향후 이에 대해 잘 설계된 대규모 무작위대조 임상연구가 지속적으로 수행되어야 할 것이다.

난소암은 한의학에서 腸覃, 癥瘕, 石瘕 등에 속한다. 중의종양과임상진료지남에서는 아래와 같이 단계별 치료 원칙을 제시하였다.[2]

변증론치 및 변증방법

난소암의 한의학적 변증은 허실협잡(虛實夾雜)한 경우가 많으며, 여러 가지 변증이 동시에 발현되기도 한다. 최근 문헌조사를 통해 정리한 변증치료는 크게 6종류로 난소암에 대한 한의학적 기초 변증은 아래와 같다.

변증방법은 다음 중 아래의 조건에 부합하면 변증을 할 수 있다.

- 2가지의 주증(主症)이 부합하고, 주설맥(主舌脈)이 있으면 변증할 수 있다.
- 2가지의 주증(主症)이 부합하거나 1가지의 차증(次症)이 보이며, 어떠한 주설맥(主舌脈)이 있으

면 변증할 수 있다.

- 1가지의 주증(主症)과 최소 2가지 차증(次症)이 보이며, 어떠한 주설맥(主舌脈)이 있으면 변증할 수 있다.

기허증(氣虛證)

- 주증(主症): 복통이 은은하며(腹痛綿綿), 정신이 피곤하고(神疲), 무기력하며(乏力), 기력이 없어 말하기를 귀찮아 한다(少氣懶言).
- 차증(次症): 식사량이 적고 밥맛이 없음(食少納呆), 체중이 빠지며(形體消瘦), 숨이 차고(氣短), 땀이 나고(自汗), 추위가 싫고 팔다리가 시리다(畏寒肢冷).
- 주설맥(主舌脈): 설담반(舌淡胖), 맥허(脈虛)
- 차설맥(次舌脈): 설변유치흔(舌邊有齒痕), 태백활(苔白滑), 태박백(苔薄白), 맥세약(脈細弱), 맥침세(脈沈細)

혈허증(血虛證)

- 주증(主症): 안색이 어둡고(面色無華), 어지럽고, 눈앞에 날파리 등이 나는 것 같이 어른거리며(頭暈眼花), 손발톱의 색이 담백하고(爪甲色淡白), 아랫배가 그득하다(少腹脹滿)
- 차증(次症): 가슴이 두근거리고(心悸怔忡), 잠을 못 자고 기억력이 감퇴하고(失眠健忘), 월경폐지 혹은 색이 옅은 소량의 질 출혈이 있다(月經閉止或陰道出 血色淡量少)
- 주설맥(主舌脈): 설담(舌淡), 맥세(脈細)
- 차설맥(次舌脈): 태백(苔白), 태박백(苔薄白), 맥침세(脈沈細), 맥세약(脈細弱)

기체증(氣滯證)

- 주증(主症): 아랫배가 그득하고(少腹脹滿), 통증의 부위가 옮겨 다님(痛無定處)
- 차증(次症): 가슴이 달아오르면서 타는 것 같고, 화가 쉽게 나며(煩躁易怒), 입이 쓰고 목 안이 마르며(口苦咽乾), 트림을 하며(噯氣), 아랫배에 덩어리가 만져지고(少腹包塊), 두드려 맞은 듯한 통증(攻撑作痛), 복부가 그득하고 옆구리가 아프다(腹脹脇痛)
- 주설맥(主舌脈): 설담홍(舌淡紅), 맥현(脈弦)
- 차설맥(次舌脈): 설변홍(舌邊紅), 태박백(苔薄白), 태박황(苔薄黃), 태백니(苔白膩), 태황니(苔黃膩), 맥현세(脈弦細)

혈어증(血瘀證)

- 주증(主症): 아랫배에 덩어리가 있고(少腹包塊), 칼로 베는 듯한 통증이 있으며, 통처가 고정되어 있다(刺痛固定), 피부가 마르고 각질이 생겨서 굳은살처럼 되어 짙은 갈색을 띄게 된다(肌膚甲錯)
- 차증(次症): 얼굴색이 푸르거나 검은빛이며(面色蒼黑), 입술과 손발톱이 청자색(脣甲青紫), 덩어리를 동반하거나 짙은 색의 질 출혈(陰道出血色黯瘀 或夾血塊)
- 주설맥(主舌脈): 설암(舌黯), 맥삽(脈澁)
- 차설맥(次舌脈): 설자암견어반, 어점(舌紫黯見瘀斑, 瘀点), 설변청자(舌邊青紫), 설하맥락곡창(舌下脈絡曲張), 맥세삽(脈細澁), 맥결대(脈結代)

열독증(熱毒證)

- 주증(主症): 입이 쓰고, 몸이 덥고(口苦身熱), 소변이 붉고 대변이 굳다(尿赤便結次症), 얼굴과 눈이 붉고(面紅目赤), 변비, 황색소변, 출혈, 창양옹종(瘡瘍癰腫), 갈증이 나서 찬물을 마신다(口渴飮冷), 발열
- 주설맥(主舌脈): 태니(苔膩), 맥활(脈滑)
- 차설맥(次舌脈): 설담 혹은 설홍(舌淡或紅), 태백니 혹은 황니(苔白膩或黃膩), 맥세활(脈細滑), 맥활삭(脈滑數)

양허증(陽虛證)

- 주증(主症): 얼굴색이 희멀겋고(面色㿠白), 추위를 싫어하고 사지가 차며(畏寒肢冷), 아랫배가 차고 아프다(少腹冷痛)
- 차증(次症): 몸이 피곤하여 움직이기 싫고 힘이 없다(倦怠乏力), 힘이 없어 말하기 어렵다(少氣難言), 소변이 맑고 양이 많거나(小便淸長), 소변의 양이 적더라도 색이 옅다(短少色淡), 대변은 묽다(大便溏泄), 신체부종, 현훈, 입안이 싱겁고 갈증이 없다(口淡不渴), 국소 부위의 냉통으로 환부를 따뜻하게 하고 만져주는 것을 좋아한다(局部冷痛喜溫喜按), 혹은 면색이 푸르거나 검은빛이고(或面色蒼黑), 정신이 위축되고 의기소침함(精神萎靡)
- 주설맥(主舌脈): 설담태백(舌淡苔白), 맥침지(脈沈遲)
- 차설맥(次舌脈): 설반대태활(舌胖大苔滑), 맥세약(脈細弱)

치료 원칙

난소암의 주된 치료방법은 여전히 수술적 치료이다. 보조적으로 화학 항암치료, 방사선 치료, 내분

비치료, 표적 항암치료 등이 적용된다. 그리고 한의학적 치료는 보완대체의료 형태로 활용될 수 있다. 의과 표준 치료 원칙은 NCCN 가이드라인을 따르며, 한의학적 치료는 단계에 따라 5가지 치료 원칙을 따르도록 한다.

예방적 치료

- 적용대상: 수술 전후, 방사선, 화학항암, 내분비, 표적항암 치료기간의 환자
- 치료 원칙: 정기를 보하는 치료(扶正) 위주
- 치료목적: 수술 및 방사선, 화학항암, 내분비, 표적항암제 치료로 인한 부작용 경감 작용, 치료 후 신체 회복력 증강, 증상 개선, 삶의 질 향상
- 치료방법: 변증탕약 + 기타 한의 치료
- 치료주기: 수술전후기간, 방사선, 화학항암, 내분비, 표적항암 치료기간과 동일하게 적용

합병증, 보완적 치료

- 적용대상: 합병증이 있는 환자, 다중항암제 치료를 지속하지 못하고 선택적 단일항암제 치료를 받는 환자
- 치료 원칙: 사기를 제거하는 치료(祛邪) 위주
- 치료목적: 합병증 제어, 항암 치료 효과 증진
- 치료방법: 변증탕약 + 기타 한의 치료
- 치료주기: 화학항암 치료기간과 동일하게 적용

강화적 보조치료(鞏固)

- 적용대상: 수술 후 완치, 보조화학치료를 완료한 환자
- 치료 원칙: 부정거사(扶正祛邪)
- 치료목적: 암의 재발 방지, 증상 개선, 삶의 질 향상
- 치료방법: 변증탕약 + 기타 한의 치료
- 치료주기: 3개월을 주기로 치료

유지적 보조치료

- 적용대상: 방사선, 화학 항암치료 후 안정기에 접어든 암환자(미완치상태)
- 치료 원칙: 부정거사(扶正祛邪)
- 치료목적: 종양의 성장을 억제하고 악화를 늦추어 방사선, 화학 항암치료가 가능한 상태를 유지,

삶의 질 향상, 생존기간 연장.

- 치료방법: 변증탕약 + 기타 한의 치료
- 치료주기: 2개월을 주기로 치료

단독한의학적 치료

- 적용대상: 수술, 방사선, 학항암, 내분비, 표적 항암치료에 부합하거나 치료를 거부하는 환자
- 치료 원칙: 부정거사(扶正祛邪)
- 치료목적: 종양의 성장 억제, 증상 개선, 삶의 질 향상, 생존기간 연장
- 치료방법: 변증탕약 + 기타 한의 치료
- 치료주기: 2개월을 주기로 치료

치료경로

(1) 난소암 한의 치료 경로

변증	치료	처방
기체혈어 氣滯血瘀	행기활혈, 거어소징 行氣活血, 祛瘀消癥	소복축어탕 합 계지복령환 가감 少腹逐瘀湯合桂枝茯苓丸 加減
담습온결 痰濕蘊結	건비이습, 제담산결 健脾利濕, 除痰散結	이진탕 가감 二陳湯 加減
간신음허 肝腎陰虛	자보간신 滋補肝腎	지백지황환 가감 知柏地黃丸 加減
기혈양허 氣血兩虛	익기양혈, 자보간신 益氣養血, 滋補肝腎	인삼영양탕 가감 人蔘養榮湯 加減

【그림 19-2.】 난소암 한의 치료 경로

(2) 난소암 의한협진 치료 경로

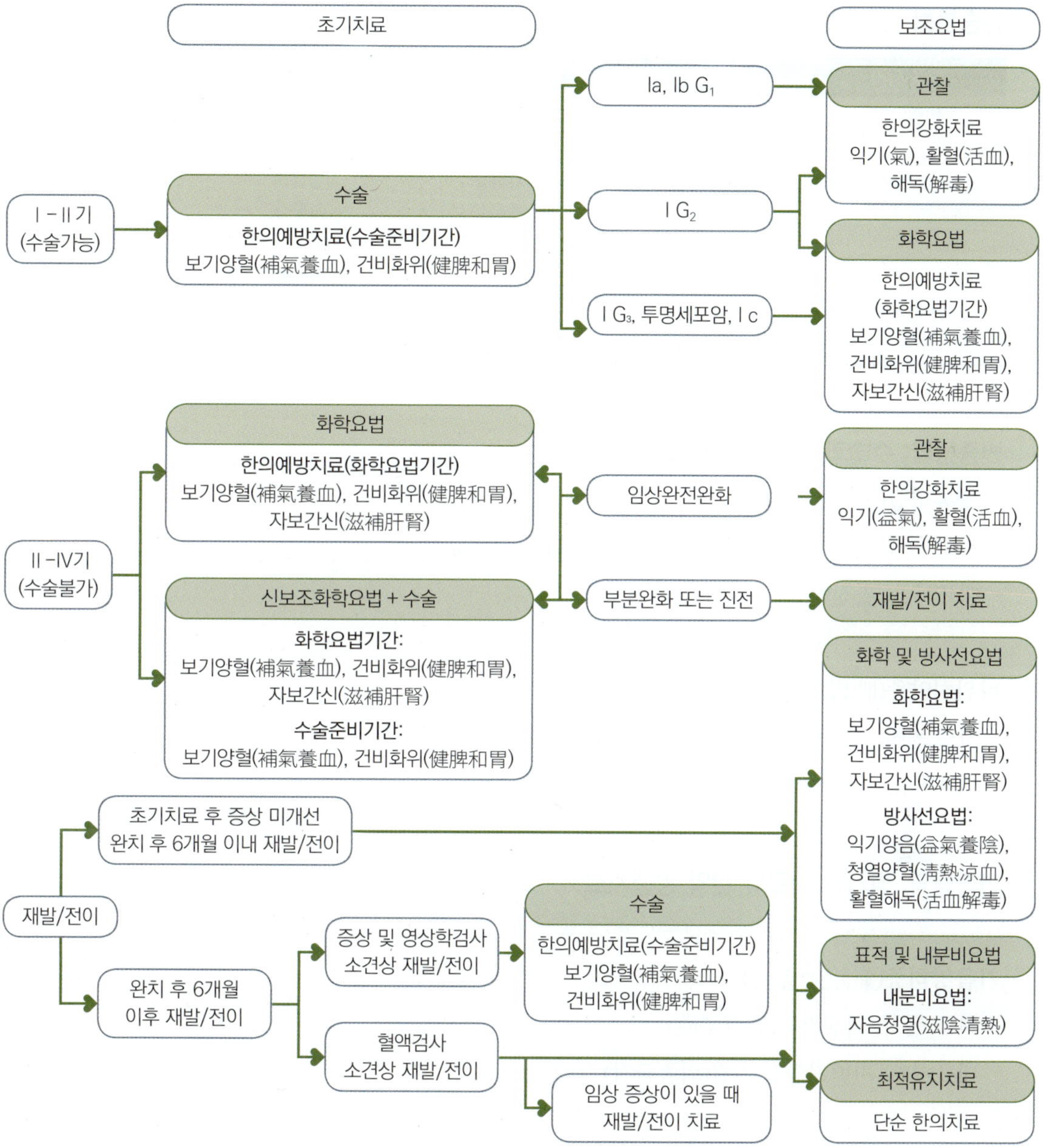

【그림 19-3.】 난소암 의한협진 치료 경로

치료방법

변증분형

치료 시기	수술	방사선요법	화학요법	단순 한의치료
변증유형	기혈휴허 氣血虧虛	기음양허 氣陰兩虛	간위불화 肝胃不和	기체혈어 氣滯血瘀
	비위허약 脾胃虛弱	열독어결 熱毒瘀結	기혈휴허 氣血虧虛	담습온결 痰濕蘊結
			간신음허 肝腎陰虛	간신음허 肝腎陰虛
				기혈양허 氣血兩虛

변증탕약: 수술과 한약 병행치료

기혈휴허증(氣血虧虛證)

- 치료 원칙: 익기양혈(益氣養血), 부정거사(扶正祛邪)
- 대표처방: 팔진탕 가감(정체류요)

비위허약증(脾胃虛弱證)

- 치료 원칙: 건비이기(健脾理氣), 익기화위(益氣和胃)
- 대표처방: 보중익기탕 가감(비위론)

변증탕약: 방사선 치료와 한약 병행치료

기음양허증(氣陰兩虛證)

- 치료 원칙: 익신자음(益腎滋陰)
- 대표처방: 지백지황탕 가감(의종금감)

열독어결증(熱毒瘀結證)

- 치료 원칙: 청장조습(清腸燥濕), 활혈해독(活血解毒)
- 대표처방: 작약탕(소문병기기의보명집) 합 팔정산(태평혜민화제국방) 가감

변증탕약: 화학요법과 한약 병행치료

간위불화증(肝胃不和證)

- 치료 원칙 : 소간이기(疏肝理氣), 화위강역(和胃降逆)
- 대표처방: 사역산(상한론) 합 반하후박탕(금궤요략) 가감

기혈휴허증(氣血虧虛證)

- 치료 원칙 : 익기양혈(益氣養血)
- 대표처방: 팔진탕 가감(정체류요)

간신음허증(肝腎陰虛證)

- 치료 원칙 : 자보간신(滋補肝腎)
- 대표처방: 육미지황환(소아약증직결) 합 옥녀전(경악전서) 가감

변증탕약: 방사선 및 화학요법 후 한약 치료

수술 후 보조요법을 완료한 환자는 강화적 보조치료의 치료 원칙을 따르며, 암의 재발 및 전이를 예방하고 증상 개선, 삶의 질 향상에 초점을 맞춘다. 방사선, 화학 항암치료 후 안정기에 접어든 암환자는 유지적 보조치료의 치료 원칙을 따르며, 종양의 성장을 억제하고 악화를 늦추어 방사선, 화학 항암치료가 가능한 상태를 유지, 삶의 질 향상, 생존기간 연장에 초점을 맞춘다.

변증탕약: 단독한약 치료

기체혈어증(氣滯血瘀證)

- 치료 원칙 : 행기활혈(行氣活血), 거어소징(祛瘀消癥)
- 대표처방: 소복축어탕(의림개착) 합 계지복령환 가감

담습온결증(痰濕溫結證)

- 치료 원칙 : 건비이습(健脾利濕), 제담산결(除痰散結)
- 대표처방: 이진탕 가감(태평혜민화제국방)

간신음허증(肝腎陰虛證)

- 치료 원칙 : 자보간신(滋補肝腎)
- 대표처방: 지백지황환 가감

기혈양허증(氣血兩虛證)

- 치료 원칙 : 익기양혈(益氣養血), 자보간신(滋補肝腎)
- 대표처방: 인삼양영탕 가감(태평혜민화제국방)

변증탕약: 침구치료

- 기본혈위: 족궐음간경, 족양명위경, 임맥경혈 위주(關元, 氣海, 中極, 天樞, 三陰交, 太衝)
- 임상적 의미: ① 關元, 氣海, 中極 - 疏通胞宮, 調理衝任, ② 天樞-理氣活血, 징가(癥瘕)의 경험혈위, ③ 三陰交, 太衝-疏肝實脾, 活血行氣.
- 변증배혈: ① 기체혈어(加 肝兪, 隔兪, 血海 - 行氣散瘀), ② 담습온결(加 脾兪, 足三里, 豊隆-補益脾胃,除濕化痰), ③ 간신음허(加 肝兪, 腎兪, 太溪-滋補肝腎), ④ 기혈양허(加 足三里, 血海-補氣養血)
- 수증배혈: ① 협통(加 陽陵泉), 소복통(加 次髎)
- 적용: 호침침자, 보사겸시. 1일 1회, 유침 30분, 총 10회 / 허증에는 뜸 겸용 / 전침 시 파형은 소밀파(疏密波), 주파수: 2/15 Hz, 지속자극시간 20-30분.

【참고문헌】

1. Kurman RJ, Centre international de recherche sur le cancer. WHO Classification of tumours of Female Reproductive Organs. Genève, Switzerland: World Health Organization; 2014.
2. Prat J; FIGO Committee on Gynecologic Oncology. Staging classification for cancer of the ovary, fallopian tube, and peritoneum. Int J Gynaecol Obstet. 2014;124(1):1-5.
3. 대한부인종양학회, 대한산부인과학회. 부인암 진료 가이드라인 2024. 서울: 대한부인종양학회; 2024.
4. 국립암센터 중앙암등록본부. 국가암등록사업 연례보고서, 2023: 2020년 암 발생 통계. 고양: 국립암센터; 2023.
5. Gaitskell K, Green J, Pirie K, Barnes I, Hermon C, Reeves G, et al. Reproductive factors and risk of ovarian cancer: The Million Women Study. Int J Cancer. 2018;142(2):281-93.
6. Torre LA, Trabert B, DeSantis CE, Miller KD, Samimi G, Runowicz CD, et al. Ovarian cancer statistics, 2018. CA Cancer J Clin. 2018;68(4):284-96.
7. Siegel RL, Miller KD, Jemal A. Cancer statistics, 2020. CA Cancer J Clin. 2020;70(1):7-30.
8. McCluggage WG. Morphological subtypes of ovarian carcinoma: a review with emphasis on new developments and pathogenesis. Pathology. 2011;43(5):420-32.
9. Parkin DM, Boyd L, Walker LC. 16. The fraction of cancer attributable to lifestyle and environmental factors in the UK in 2010. Br J Cancer. 2011;105 Suppl 2.
10. Colombo N, Sessa C, du Bois A, Ledermann J, McCluggage WG, McNeish I, et al. ESMO-ESGO consensus conference recommendations on ovarian cancer: pathology and molecular biology, early and advanced stages, borderline tumours and recurrent disease. Ann Oncol. 2019;30(4):672-705.
11. Moore K, Colombo N, Scambia G, Kim BG, Oaknin A, Friedlander M, et al. Maintenance Olaparib in Patients with Newly Diagnosed Advanced Ovarian Cancer. N Engl J Med. 2018;379(26):2495-505.
12. Matulonis UA, Sood AK, Fallowfield L, Howitt BE, Sehouli J, Karlan BY. Ovarian cancer. Nat Rev Dis Primers. 2016;2:16061.
13. van Driel WJ, Koole SN, Sikorska K, van Leeuwen JH, Schreuder HW, Hermans RH, et al. Hyperthermic Intraperitoneal Chemotherapy in Ovarian Cancer. N Engl J Med. 2018;378(3):230-40.
14. Pujade-Lauraine E, Ledermann JA, Selle F, Gebski V, Penson RT, Oza AM, et al. Olaparib tablets as maintenance therapy in patients with platinum-sensitive, relapsed ovarian cancer and a BRCA1/2 mutation (SOLO2/ENGOT-Ov21): a double-blind, randomised, placebo-controlled, phase 3 trial. Lancet Oncol. 2017;18(9):1274-84.
15. Burger RA, Brady MF, Bookman MA, Fleming GF, Monk BJ, Huang H, et al. Incorporation of Bevacizumab in the Primary Treatment of Ovarian Cancer. N Engl J Med. 2011;365(26):2473-83.
16. Gershenson DM, Frazier AL, Connelly J, Lyerly HK, Pearlman M, Yarbrough WG, et al. Ovarian germ cell tumors: Pathology, clinical presentation, and molecular biology. Gynecol Oncol. 2019;153(3):434-46.
17. Kottarathil VD, Antony MA, Nair IR, Pavithran K. Recent advances in the management of granulosa cell tumor of the ovary. Obstet Gynecol Surv. 2013;68(11):763-79.
18. Mangili G, Ottolina J, Gadducci A, Gobbo F, Breda E, Savarese A, et al. Long-term follow-up is crucial after treatment for ovarian sex cord stromal tumors: An analysis of 157 patients. Gynecol Oncol. 2016;142(2):234-40.
19. Ray-Coquard I, Brown J, Harter P, Provencher DM, Fong PC, Maenpaa J, et al. Gynecologic Cancer InterGroup (GCIG) consensus review for ovarian sex cord stromal tumors. Int J Gynecol Cancer. 2014;24(9 Suppl 3).
20. Stewart C, Ralyea C, Lockwood S. Ovarian Cancer: An Integrated Review. Semin Oncol Nurs. 2019;35(2):151-6.
21. 周晓光 韩世愈 朱宏 赵霞 曹丽君.放疗联合热疗治疗68例晚期卵巢癌术后复发的放疗联合热疗临床观察[J]. 2015;15(4):703-5.
22. Golara A, Koz owski M, Guzik P, Kwiatkowski S, Cymbaluk-P oska A. The Role of Selenium and Manganese in the Formation, Diagnosis and Treatment of Cervical, Endometrial and Ovarian Cancer. Int J Mol Sci. 2023;24(13):10887.
23. Zhang Y, Liu X, Zhang J, Li H, Wang J, Liu B. Efficacy of integrative medicine in the treatment of ovarian cancer: A systematic review and meta-analysis of randomized controlled trials. J Tradit Chin Med. 2019;39(3):345-53.
24. Wang S, Wang M, Meng M, Li X, Liu Y. Traditional Chinese medicine in the treatment of ovarian cancer: An analysis of randomized controlled trials. Chin J Integr Med. 2019;25(7):511-9.
25. Li J, Gao Z, Liu Z, Wang X, Chen Y, Zhang M. Improvement of quality of life and immune function by integrative medicine in ovarian cancer patients: A review of randomized controlled trials. Evid Based Complement Alternat Med. 2019;2019:7286197.
26. Wang Y, Xu W, Xie T, Yang J, Zhan S, Zhang Y. The role of

traditional Chinese medicine in improving clinical outcomes in ovarian cancer: A review of randomized controlled trials. Oncotarget. 2019;10(20):2030-42.

27. Zhao H, Li L, Liu S, Li M, Liu X. Chinese herbal medicine for ovarian cancer: A meta-analysis of randomized controlled trials. Integr Cancer Ther. 2019;18:1534735419833215.

28. 林洪生. 惡性腫瘤中醫診療指南. 北京: 人民卫生出版社; 2014.

각론 제20장

피부암

김경순 대구한의대학교 한의과대학 교수

한의통합종양학

각론 제20장

피부암

김경순 대구한의대학교 한의과대학 교수

피부는 외부로부터 우리 몸을 보호하기 위해 각질형성세포, 멜라닌세포, 섬유모세포, 혈관 및 신경세포, 지방세포, 면역세포 등 다양한 세포로 이루어져 있다. 이들 구성세포가 악성화되면 피부암이 발생한다. 피부의 원발암 중 기저세포암(basal cell carcinoma), 편평세포암(squamous cell carcinoma) 및 흑색종(melanoma)이 대표적이다. 2022년에 발표된 중앙암등록본부 자료에 의하면 남녀의 성비는 0.8:1로 여자에게 더 많이 발생하였으며, 발생 건수는 남자가 3,155건, 여자가 3,934건이었다. 남녀를 합쳐 연령대로 보면 80대 이상이 32.4%로 가장 많았고, 70대가 28.6%, 60대가 19.4%의 순이었다. 70대 이상이 전체의 61%를 차지한다.

흑색종을 제외한 비흑색종 피부암의 원인은 복합적이긴 하나 햇볕, 특히 UV-B 스펙트럼에 지속적으로 노출되는 것이 가장 주요 요인이라고 할 수 있다. 다른 위험요소로는 남성, 고령, 켈트족 후손, 흰 살결, 금발이나 적발, 청색 혹은 녹색 눈동자, 햇볕에 쉽게 화상이 되는 경향, 실외에서 일하는 직업 등이 포함된다. 지구의 오존층이 얇아짐에 따라 피부암의 발생은 점차 증가되리라 예상된다. 내부적인 숙주인자로는 질병이나 약에 의한 면역억제가 포함된다. 고형장기의 이식을 받은 자나 면역억제치료를 받는 사람은 비흑색종 피부암에 걸릴 확률이 매우 높아진다.

비흑색종 피부암의 증상은 보통 비대칭적인데 진행성 병변에서는 아물지 않는 궤양, 출혈 혹은 통증이 유발될 수 있다. 기저세포암은 천천히 커지며 국소 비침습적이다. 얼굴, 귀 또는 두피에 발생하거나, 크기가 클수록 더 공격적이다. 전이될 가능성은 매우 적다. 편평상피세포암은 햇볕 손상에 의한 병변은 전이성이 적은 편이며, 아랫입술이나 귀에 발생하는 병변은 11-13%의 전이 잠재성을 가진다.

고위험군에 속한 환자의 치료는 종양을 완전하게 제거하는 것이 원칙이다. 그러나 고령, 수술 후 기능적 이상이 남을 수 있는 부위에서는 완전 제거가 현실적으로 어렵다. 이 경우 가장 좋은 치료법은 방사선 치료라고 할 수 있다. 약물로는 hedgehog pathway inhibitors를 고위험군 환자에게 선택적으로 사용하고 있으며 어떤 종류의 피부암에 가장 유용하는가에 대한 결론은 조금 더 시간이 필요하다.

기저세포암

기저세포암(basal cell carcinoma)은 비흑색종 피부암의 75-80%를 차지한다. 동양인은 백인과 비교하여 상대적 발생 빈도가 낮으나, 1970년도 이후 일본과 우리나라 등에서 기저세포암이 전체 피부 악성 종양의 30% 이상으로 전체 피부 악성 종양 가운데 가장 흔히 관찰되는 암이다. 기저세포암으로 진단받은 사람이 계속해서 암이 발생할 확률은 높은 편인데, 처음 기저세포암으로 진단받은 1년 이내에 첫 번째, 두 번째, 그리고 세 번째 기저세포암이 속발할 확률은 각각 33%, 14%, 7%이다.

기저세포암의 가장 확실하고 과학적으로 증명된 위험 인자는 자외선이다. 기저세포암 예방에 대한 자외선 차단 효과의 연구는 많지만 연관성을 확정 짓기 어려운 경우가 많고, 다만 자외선 차단제제품 사용에 대한 연구 몇 편만이 과학적으로 증명되었다. 전리방사선 및 비소가 기저세포암을 유발할 수 있는데, 위험도는 전리방사선에 노출되는 나이 및 시간과 연관된다. 해산물에 함유된 비소 중 발암성 비소인 비유기성 비소의 섭취는 위험도를 증가시킬 수 있으나, 전체 비소의 10% 정도를 차지하는 소량이기 때문에 특별히 문제가 되지 않는다. 장기이식을 받은 사람 및 후천성 면역결핍증 환자도 기저세포암 발생률이 증가한다.

기저세포암은 각각 다르게 여러 가지 형태로 나타나는데 결절, 표재, 경화 형태로 크게 나눌 수 있다. 각자의 형태가 함께 나타나는 경우가 있다. 멜라닌 양의 정도에 따라 갈색 혹은 검은색을 띄는 기저세포암을 색소기저세포암이라고 부른다.

종양은 전체적으로 돔 모양이며 자라면서 혈관들이 관찰되는데 색깔은 분홍색 혹은 피부색 모양을 띄는 것이 흔하지만 색소 침착에 의해 갈색 혹은 검정색으로 착색되어 보이기도 한다. 기저세포암은 서서히 자라며 중앙부가 주변부에 비해 편평해서 마치 접시 모양처럼 보이고 삼출과 쉽게 출혈이 일어나는 특징이 있다. 몸통에서는 광택이 있는 분홍색 내지는 붉은색을 띄는 인설을 동반한 판 모양으로 보이기 때문에 습진으로 오인할 수 있다. 흉터 모양으로 보이기도 하는데 이 경우는 종양의 테두리를 명확하게 찾기 어렵다.

결절기저세포암

전체 기저세포암의 50-79%를 차지하는 가장 흔한 형태이다. 진주색을 띠며 구진과 결절로 이루어져 있다. 종양을 자세히 보면 가지 모양의 모세혈관확장이 관찰된다. 종양은 서서히 자라고 중심부가 함몰되는 형태로 변한다. 시간이 지나면서 중앙부는 궤양이 생기고 주변부는 둥글게 만 듯이 변화하고 이 모양이 바로 전형적인 기저세포암이다. 이 형태의 기저세포암은 얼굴에 가장 흔하게 생긴다. 색소성 기저세포암은 검버섯과 비슷한 색깔을 보이지만 전술한 바와 같이 기저세포암은 중앙부 궤양과 융기된 변연부의 특징적 모양이 있기 때문에 이 점으로 두 가지 질환을 구별하면 된다.

얕은(표재)기저세포암

인설이 붙은 반점 모양으로 나타난다. 마치 진물이 흐른 후 딱지가 말라붙은 모양으로 보인다. 확대경이나 피부확대경으로 관찰해 보면 기저세포암의 특징적 모양인 말려 들어간 듯한 모양의 주변부 형태가 보인다.[1]

경화기저세포암

글자 그대로 딱딱한 기저세포암이다. 만져 보면 종양 경계부는 정상 피부와 다르게 경화성으로 느껴진다. 경화기저세포암은 잠복성으로 커지고 광범위한 조직 파괴가 동반되기 때문에 위의 두 가지 종류의 기저세포암이 가지고 있는 더딘 성장, 좋은 예후, 낮은 재발률 등의 생물학적 특징과는 거리가 먼 기저세포암으로 이해해야 한다. 피부가 딱딱해지는 흉터, 피부경화증과 감별이 필요하다.

진단

기본적으로 문진과 신체 검사를 철저하게 시행하고 조직검사로 확진한다. 피부조직검사 방법은 절제, 절개, 펀치, 면도생검법 등이 있다. 피부조직검사는 피하지방층을 포함하여 충분한 깊이까지 시행되어야 하지만 이 깊이까지 확보하지 못하는 경우에도 망상진피까지는 포함시켜야 한다. 피부조직 검사의 진단 정확도가 우리가 생각하고 있는 정도로 높지 않으며 약 80% 정도인 점을 기억하고 있어야 한다. 특히 얕은 피부조직을 채취하는 면도생검과 비교적 깊게 조직을 얻는 펀치생검법 모두 기저세포암의 아형 분류의 정확도가 유사하다. 이 사실이 시사하는 바는 기저세포암은 표층부 종양의 모양만으로도 전체 종양의 모양을 파악할 수 있다는 것이다. 기저세포암 중 우리가 관심을 가져야 할 형은 공격적으로 자라는 것으로 생검 시 약 28-38% 정도의 오진율을 보인다. 병리조직학적으로 기저세포암은 공격적으로 자라는 형과 서서히 자라는 형의 두 종류로 나눌 수 있다. 공격적으로 자라나는 형은 국소피부경화증모양기저세포암, 침윤기저세포암, 소결절피부세포암, 기저편평세포암 등이 속한다. 서서히 자라는 형에는 결절, 표재기저세포암 등이 있다. 이 두 가지 형태가 함께 존재하는 경우도 약 40% 정도로 보고되고 있다. 저위험군과 고위험군을 구별하여 치료방향을 결정하며 중요한 구별점은 발생 부위와 종양 크기라고 할 수 있다.[2] 고위험군 환자들에 대해서는 영상학적 검사와 수술을 더 적극적으로 광범위하게 시행한다. 기저세포암은 다른 부위보다 두피에 발생하면 재발률이 가장 높다. 고위험군 기저세포암과 편평세포암 두 가지 모두에서 유사한 임상적 특징이 나타난다. 분명하지 않은 종양의 경계선, 재발 병변, 면역억제, 선행된 방사선 치료 경험, 신경주위 침범, 공격적인 병리조직학적 소견 등이 그것이다. 기저세포암은 병리조직학적으로 여러 가지 형태로 나눌 수 있는데 공격적인 형태의 기저세포암에는 소결절, 경화, 침윤, 기저편평 기저세포암 등이 있다. 기저세포암의 크기가 몸통과 사지의 경우 20 mm 이상이면 고위험군으로 분류되는데 종양의 크기를 측정할 때 주의할 점은 종양 자체와 종양 주위에서 관찰되는 홍반까지가 정확한 종양의 크기이다.

치료

기저세포암의 치료목표는 종양의 완전 제거와 기능손상을 최대한 예방하고 미용적으로도 받아들일 수 있을 정도의 결과를 도출하는 것이다. 이런 목적을 달성하기 위해 치료법을 선택할 때 가장 중요하게 고려할 점은 재발위험 여부를 따지는 것이다.[2] 기저세포암을 치료하는 방법으로는 electrodesciccation and curettage (ED&C), 절개, 저온수술, 방사선 치료, 레이저치료, Mohs micrographic surgery (MMS), 국소 5-FU, 광역동치료, 국소 면역조절자가 있다. 비수술적 치료법은 표재, 저위험군 기저세포암환자에게 효과적이다.

결론적으로 완치율의 측면에서 보면 저위험군에서도 수술적 절제를 선택하는 것이 옳다. 그럼에도 불구하고 초고령 환자, 수술 후 기능적 이상이 동반될 확률이 높은 부위 등에서는 비수술적 방법을 사용할 수 있다. 기저세포암 자체가 재발률이 낮고 재발해도 수술로 치료할 수 있기 때문이다.

편평상피세포암

피부편평세포암은 피부암 중에서 두 번째로 발생률이 높은 암이다. 일반적으로 좋은 예후를 보이지만 5% 정도의 림프전이가 일어난다. 편평세포암은 기저세포암보다 예후가 상대적으로 불량하다.[3]

편평세포암은 표피의 각질형성세포(keratinocyte)에서 유래한 악성종양으로 대부분 전구성 병터인 광선각화증이나 보웬 병(Bowen's disease)에서 발생한다. 광산각화증은 일광노출시간이 증가하면 대부분의 사람에게 발생하는 질환으로 자외선의 축적이 짧게 과다 노출되는 것보다 발생위험도를 증가시킨다. 장기이식 수여자, 암환자에서 장기간 면역조절제를 사용하는 것은 이 질환의 발생원인이 되며, TP53 유전자변이가 발생과 연관이 있다. 미국에서 광선각화증의 유병률은 11-25%이며, 편평세포암의 60%는 이전의 광선각화증 병변에서 발생한다고 보고되었다.[4] 편평세포암의 발생률은 광선각화증 병변의 개수와 연관이 있는데, 6-20개의 광선각화증을 갖고 있는 경우 없는 사람보다 발생위험도가 4배 높고, 20개 이상의 광선각화증 병변을 갖고 있는 경우에는 11배가 증가한다고 한다.[5] 그러나, 실제 광선각화증이 편평세포암으로 얼마나 진행하는지에 대한 연구는 보고자에 따라 큰 차이를 보이는데, 진행률은 0.025%에서 20%까지 다양하다.[6] 문제는 어느 병변이 편평세포암으로 진행할지 예측하기 어렵다는 것이며, 임상적으로 두드러져 보이지 않는 병변이라 하더라도 편평세포암으로 진행하는 경로가 소개된 바 있어,[7] 광선각화증 주변의 육안으로 보이지 않는 부위까지 넓게 치료하는 방법이 다발성으로 발생한 환자치료에 필요하다.

전구병터 이외의 요인으로는 자외선 노출 후 손상된 DNA 복구 결함, p53 종양억제유전자의 돌연변이, 화상흉터, 방사선 노출의 축적된 양, 발암성 탄화수소, 피치(pitch), 타르(tar), 파라핀유(paraffin oil) 등의 화학물질, 열에 노출되어 발생한 피부손상, HPV 5, 16 감염, 면역억제제 사용 등이다. 특히, 만성적인 면역억제는 기저세포암보다는 편평세포암을 유발하는데, 콩팥 이식환자의 경우 이식 3-7년 후 편평세포암의 위험이 18배 증가한다고 알려져 있다.[3]

치료

치료법에는 여러 가지가 있으나 중간 및 고위험군에서는 외과적 절제술이 추천되고 있다.[8,9] 첫 번째 수술이 매우 중요한데 여기서 병변이 완전 제거되도록 해야 한다. 특히 중간 및 고위험군 cSCC인 경우 수술 시 histologically negative margin control과 함께 수술 후 adjuvant RT가 바람직하다.[10]

치료 후 추적 관찰은 저위험군에서는 2년간, 중간 및 고위험군에서는 5년간 필요하며, 고위험군의 첫 2년 동안에는 국소림프절의 정기적 초음파검사도 병행한다. 만일 전이가 있다면 cetuximab 같은 면역치료를 단독 혹은 수술이나 RT와의 병행요법으로 시행한다.[8,11]

고위험군 환자에서 모즈수술을 시행했음에도 불구하고 병리조직검사에서 양성으로 판명된 경우가 있다. 다음 치료법의 선택이 가장 어려운 경우이며 이때는 모즈수술을 재차 시행하지 않는다. 전이성 기저세포암의 평균 생존율은 고작 8개월에 불과하다. 현재 생존율을 높이기 위한 몇 가지 약물이 치료에 사용되고 있다. 2102년 미국 식품의약국은 전이성 기저세포암환자에게 vismodegib과 sonedigib 사용을 허가하였다. 전이성 기저세포암의 definition vismodegib 치료율은 약 64.7%이다. 기존의 치료법에 비해 효과가 뛰어나지만 국소진행성 기저세포암에서 치료 효과에 대해서는 아직까지 신뢰할 만한 결과가 없다. 반면 sonedigib의 전이성과 국소진행성 기저세포암에 대한 효과는 아직까지 입증된 바 없다.

흑색종

악성 흑색종(melanoma)은 멜라닌세포의 악성 종양으로, 멜라닌 세포가 존재하는 곳 어느 부위에나 발생할 수 있으나, 피부에서 가장 많이 발생한다. 흑색종은 이 멜라닌세포 또는 기존에 존재하는 모반세포(점을 구성하는 세포)의 악성 형질변환으로 정의되며 악성도가 높다. 피부의 악성 흑색종은 인종과 거주지역에 따라 발생 빈도에 많은 차이가 나는데, 특히 유럽계 백인에서 발생 빈도가 높고 흑인에서의 발생 빈도는 낮다. 백인에서 발생하는 피부의 악성 흑색종은 비교적 젊은 나이에 발생하며 매년 발생 빈도가 증가한다. 또한 서구의 백인에게는 주로 몸의 구간, 하지, 두경부의 피부에 분포하는데 반해, 우리나라를 포함한 동양인에서는 발바닥, 손바닥, 손톱 밑에 발생하는 것으로 알려져 있다.

발생 원인

발생원인으로는 유전적 요인과 환경적 요인이 알려져 있는데, 가족성으로 발생하는 흑색종은 전체 환자의 10-15%를 차지하며 같은 세대에 환자가 있을 경우 위험도는 2배 정도인 것으로 알려져 있다.[12] 일반적으로 흰 피부와 푸른 눈, 금발이나 붉은 털을 가진 사람으로 야외에서 많은 시간을 보내는 경우 흑색종의 위험이 크다. 많은 수의 점이 있고 이형성 모반일수록 흑색종의 위험도가 증가한다.[13] 서양인의 거대 선천성 멜라닌 세포모반에서의 흑색종 발생 빈도는 5-10%인 반면, 국내 후향적 연구에서는 131명 중 3명(2.3%)에서 흑색종이 발생한 것으로 조사된 바 있다.[14] 최근 B-RAF 유전자의 돌연변이가 일광노출 부위에 발생한 흑색종에서 흔히 발견됨이 보고되어 이를 선택적으로 억제하는 약물치료가 새로운 치료제로 각광받고 있다.[15] 그러나, 동양인에서 많이 발생하는 손발에 생긴 흑색종에서는 이 유전자의 변이가 발견되는 경우가 드물어 치료적용에 한계가 있다. 흑색종 발생의 환경적 요인으로는 자외선 노출이 주요원인으로 지목된다. 특히 인공태닝의 경우, 시작한 나이가 어리고 자주 이용한 경우 흑색종의 발생위험률이 증가한다고 알려져 있다.[16]

악성 흑색종의 발생 원인은 확실치 않으나 유전적 요인과 자외선 노출과 같은 환경적 요인으로 크게 나눌 수 있다. 예를 들면 장기간 햇볕에 과도하게 노출되거나 물집이 생길 정도의 햇볕에 의한 화상을 입는 경우 위험이 높아지며 특히 야외에서 많은 시간을 보내는 경우 악성 흑색종의 위험률이 높다. 유전적인 요소를 살펴보면 흑색종의 6%에서 가족력이 있으며 부모나 자녀가 흑색종이 있는 경우에는 흑색종이 없는 경우보다 8배의 높은 발생률을 보인다.

역학적 조사 및 분자생물학적 분석을 통해 환경적 요소와 유전적 요소가 흑색종에 영향을 미치는 것을 알 수 있었다. 자외선 조사로 인해 피부의 유전적 변화가 일어나고, 피부의 면역 기능이 감소되며 성장 인자의 생성이 늘고 케라틴 세포와 멜라닌 세포에 영향을 미치는 활성 산소가 만들어 진다. 발생률과 사망률이 지속적으로 저하되고 있지만 최근 몇 십 년간 젊은 환자들의 사망률이 크게 증가한 반면 65세 이상의 환자들의 사망률은 지속적으로 감소하고 있는 특징이 있다. 인종에 따른 차이로 한국인을 포함한 동양인은 백인보다 발생률이 낮다. 흑색종은 백인들에게 현저하지만(전체 케이스의 98%) 흑인과 동양인도 발병 가능하다.

임상 증상

피부 흑색종에는 4가지 유형이 있다. 이 중 표재 확장성 흑색종(superficial spreading melanoma), 악성흑자 흑색종(lentigo maligna melanoma), 말단 흑자성 흑색종(acral lentiginous melanoma) 3가지는 병변이 표재성으로 성장하는 기간이 있고, 이 기간 동안에는 크기는 증가하나 심층으로 침윤하지는 않는다. 표재성으로 성장하는 기간에는 외과적 절제를 통한 완치 가능성이 높다. 네 번째 유형인 결절성 흑색종(nodular melanoma)은 인지할 만한 표재성 성장기간 없이 대개 조기에 전이 가능한 깊은 침윤 병변으로 발견된다. 표재성 성장기의 흑색종은 불규칙한 경계와 색소양상의 변화, 색 변이 등의 특징을 갖는다. 초기 병변에 있어 70%의 환자에서 크기의 증가나 색의 변화가 관찰된다. 후반기 징후로는 출혈, 궤양, 통증이 있고 이들은 조기 발견에 거의 도움이 되지 않는다. 표재 확장성 흑색종은 백인에서 가장 흔하게 관찰된다. 흑색종은 남성에서는 등이, 여성에서는 등과 소퇴(아래다리)가 가장 흔히 발생 곳이다. 결절성 흑색종은 암갈색에서 암청색 결절이다. 악성 흑자 흑색종은 노인들에게서 만성적으로 햇빛에 손상 받거나 얼굴, 목, 손등 같은 햇빛에 노출된 부위에 대개 국한된다. 말단 흑자성 흑색종은 손바닥, 발바닥, 조갑바닥, 점막에서 발생한다.

임상 및 세포 병리학적으로 흑색종을 명확히 분류할 수는 있으나, 이러한 분류를 통해 예후를 정확히 진단할 수 있는 것은 아니다.

진단

진단의 목적은 종양 침윤이나 전이로 생명을 위협하기 전에 흑색종을 초기에 발견하는 것이다. 흑색종과 그 전구병변을 양성 색소침착 병변과 감별하는 것이 중요하다. 흑색종이 의심된다면 생검을 실시해야 한다. 'ABCDE 원칙'을 적용하여 흑색종의 조기진단에 도움을 받을 수 있다. A는 'asymmetry(비대칭성)'로 양성 병변은 대게 대칭성을 가진다. B는 'border irregularity(경계 불규칙성)'로 대부분의 모반은 경계가 명확하다. C는 'color variegation(색조의 다양성)'으로 양성 병변은 대개 균일하게 밝거나 균일하게 어두운 색소침착을 보인다. D는 'diameter>6 mm(연필 지우개 크기)'로 직경이 큰 경우 흑색종을 의심할 수 있다. E는 'evolving(점진적 변화)'으로 흑색종에는 출혈, 소양감, 상피증 등이 동반 될 수 있다.

밝은 조명 아래서 두피, 점막뿐만 아니라 손톱을 포함한 모든 피부 표면을 면밀히 검사해야 하며 확대경이 색소의 양상을 평가하는 데 도움이 된다. 또한 의심되는 부분이 있으면 생검을 실시하고 전문가에 의해 평가되어야 하며 사진 등의 기록을 통해 경과 관찰을 하는 것이 좋다. 흑색종이 진단되었을 경우 다른 가족들도 조사받아야 하며 고위험군인 환자는 매달 자가 검진을 실시하도록 교육한다. 2009년 미국합동암위원회(American Joint Committee of Cancer)에서 종양의 두께와 주위 림프절 또는 전신 침범 정도를 기준으로 흑색종의 진행단계를 4단계로 분류했다(표 20-1).

【표 20-1.】 악성 흑색종-미국합동암위원회(AJCC)의 병기 체계

병기	진행 정도
I A	국소침윤; 종양의 두께가 1 mm 이하로 궤양 없는 상태
I B	국소침윤; 종양의 두께가 1 mm 이하로 궤양 있는 상태 또는 종양의 두께가 1.01-2 mm로 궤양 없는 상태
II A	국소침윤; 종양의 두께가 1.01-2 mm로 궤양 있는 상태 또는 종양의 두께가 2.01-4 mm로 궤양 없는 상태
II B	국소침윤; 종양의 두께가 2.01-4 mm로 궤양 있는 상태 또는 종양의 두께가 4.01 mm 이상으로 궤양 없는 상태
II C	국소침윤; 종양의 두께가 4.01 mm 이상으로 궤양 있는 상태
III	국소 림프절전이
IV	원격전이

1. I 기와 II 기에서 중요한 것은 병변의 두께와 궤양의 유무로, 궤양이 있을 경우 병기가 더 진행한 것으로 본다.
2. III 기에서 중요한 것은 전이된 림프절의 수로서 림프절이 밖에서 만져질 경우 병기가 더 진행한 것으로 본다.
3. IV기에서 중요한 것은 전이된 위치와 LDH 수치이다. 피부, 피하조직 또는 원격림프절보다 내부 장기로 전이 되었을 경우 예후가 좋지 않다.

치료

수술은 흑색종의 가장 보편적이면서 확실한 치료 방법이다. 수술 시 병변뿐 아니라 주위의 정상 조직을 포함하여 제거하는데, 조직을 얼마나 떼어낼지는 병변의 두께에 따라 결정된다.

국소적 흑색종(Ⅰ기, Ⅱ기)

새로 진단된 피부 흑색종은 가장자리의 정상피부를 포함하여 병변을 넓게 절제해야 한다. 이는 병변과 관련된 모든 암세포를 제거하고 국소 재발을 최소화하기 위해서이다. 원발성 흑색종에 대해 다음과 같이 가장자리 절제의 범위를 권고할 수 있다. 상피 내의 경우에는 0.5 cm, 두께 1 mm까지의 침윤형은 1 cm, 두께 1.01-2 mm까지는 1-2 cm, 두께 2 mm가 넘는 경우는 2 cm이다. 얼굴, 손, 발에 있는 병변의 경우 상기의 엄격한 기준을 준수하되 수술 후 파생되는 문제점도 함께 고려하여야 한다. 단, 모든 경우에서 수술로 제거되는 조직은 피하 지방층을 포함시키는 것이 적정한 두께 측정과 수술 경계 부위의 종양 침범을 평가하는 데 필요하다.

수술 시 종양이 일정 두께 이상이면 종양의 림프액이 흘러가는 처음 림프절(들), 즉 감시림프절을 채취하여 병리조직검사를 시행하는데 이 검사법을 감시림프절 생검(sentinel lymph node biopsy)이라고 한다. 감시림프절 생검은 병기와 예후를 결정하는 데 도움을 준다. 원발 부위로부터 배액되는 초기 림프절은 푸른 염료와 방사성 동위원소를 주입하여 확인할 수 있다. 파랗게 염색된 림프절 또는 방사성 동위원소 섭취가 증가된 림프절을 촉지하여 초기 배액 림프절을 추가로 확인할 수 있다. 확인된 림프절들은 순차적이고 정확한 조직학적 진단을 시행하면서 제거해야 한다. 모든 사람이 감시림프절 생검의 대상은 아니다. 침윤 두께가 1 mm 이하이고 1 미만의 mitotic figure/mm^2인 환자는 예후가 양호하므로 젊은 나이, 궤양, positive deep margin 등의 고위험 징후가 없는 한 일반적으로 감시림프절 생검을 할 필요가 없다.

국소 전이성 흑색종(Ⅲ기)

병변 부위에 접하여 국소 전이가 있을 수 있으며, 또한 2-5 cm 떨어진 곳, 5 cm 이상 떨어진 곳에서도 위성전이가 있을 수 있다. 국소 전이의 재발은 수술적 처치로 관리한다. 하지만 수술을 하더라도 재발의 위험성이 높다. 일부 환자는 보조 치료를 고려하는 것이 좋은데, 보조 치료는 림프선 절제술 후 국소 전이의 재발 위험성을 낮추기는 하지만 전체적인 생존율에는 영향을 끼치지 못한다. 전신적 보조 치료로는 interferon α2b (IFN-α2b)가 있는데 미국 FDA에서 승인한 유일한 치료제이다. 하지만 고용량 IFN-α2b는 많은 환자에게서 독감 증상, 업무 능력 저하, 우울증과 같은 부작용을 일으킨다.

원격 전이성 흑색종(Ⅳ기)

재발의 증후가 보이는 경우에는 다시 병기를 관찰해야 하는데 전형적으로 뇌 MRI, 전신 PET/CT

혹은 체간의 CT scan을 이용하여 검사한다. 원격전이는 신체의 어느 부분에도 일어날 수 있는데 주로 내장, 뼈, 뇌를 포함한 피부와 림프절 전이가 많은 편이다. 원격 전이성 흑색종은 불치인 경우가 대부분이며 중간 생존기간은 6개월에서 15개월인데 침범한 장기에 따라 조금씩 달라진다. 예후는 폐나 내장 전이에서 보다 피부나 피하 전이인 경우가 좋은 편이다. 혈청 LDH 수치가 상승한 경우도 불량한 예후에 속한다.

비록 치료에 한계가 있지만 미국 FDA가 흑색종 치료에 유일하게 승인한 항암제는 dacarbazine (DTIC)이다. DTIC와 다른 항암제의 복합치료에서 생존율을 더욱 향상시킨 결과가 없기 때문에 DTIC의 단일 항암치료가 흑색종의 표준치료법이 된다. 면역요법으로 interleukin 2 (IL-2) 위주의 치료가 장기간 무질병 생존기간을 보이는 5%의 치료 환자와 관련되어 있다. 그 외에도 BRAF나 c-kit를 표적으로 하는 표적 치료제도 개발되었다.

통합의학적 접근

흑색종 환자에게 미슬토 추출물의 장기간 치료가 매우 안전하면서도 치료 하지 않은 historical control에 비해 흑색종 II기, III기의 환자에서 유의한 생존기간 연장효과를 보여주었다.[17] 비타민 C, 비타민 E, 베타카로틴, 셀레늄, 아연으로 구성된 항산화제의 섭취는 피부암 발생 위험을 높인다는 임상 연구결과가 있다.[18]

비타민D 수용체는 멜라닌세포, 각질형성 세포, 피부의 면역세포에서 관찰되며, 이 수용체의 다형성이 흑색종이나 기저세포암 상피세포암 등의 비흑색종성 피부암에서 발견된 바 있다.[19]

일본인을 대상으로 시행한 연구에서 실외 근로자들을 대상으로 자외선 차단을 하면 기저세포암과 편평세포암을 예방할 수 있음을 확인할 수 있었다. 18세 이전에 자외선차단제를 규칙적으로 사용하면 기저세포암 발생률을 78%까지 낮출 수 있다. 이때 권장되는 자외선차단제는 자외선차단지수 15 이상의 제품이다. 그러나 호주인을 대상으로 시행한 자외선차단제의 효과 연구에서는 편평세포암 예방효과는 증명됐지만 기저세포암에는 예방효과가 없는 것으로 밝혀졌다.

한의학적 치료

大戟 (*Euphorbia peplus*)의 수액을 비흑색종 피부암에 국소 도포하는 방법으로 실시한 1상 및 2상 임상시험에서 치료 후 15개월에서 완전관해율이 암종에 따라 50-75%을 보여주었다.[20]

피부암은 한의학에서 翻花瘡이나 瘡의 범주에 속한다.

변증치료

脾虛濕凝證

主方: 二陳湯合四君子湯加減

用藥: 白朮 扁豆 山藥 薏苡仁 猪苓 白僵蠶 土茯苓 白芥子 紫河車 夏枯草 瓜蔞 白花蛇舌草

肝鬱血燥證

主方: 柴胡疎肝散加減

用藥: 柴胡 鬱金 川楝子 香附 厚朴 化橘紅 橘絡 絲瓜絡 赤芍 紅花 三稜 莪朮 當歸

血熱濕毒證

主方: 五味消毒飮加減

用藥: 梔子 丹皮 紫草 連翹 紫花地丁 銀花 白鮮皮 土茯苓 半枝蓮 仙鶴草 生甘草

【참고문헌】

1. Lallas A, Argenziano G, Kyrgidis A, Apalla Z, Moscarella E, Longo C, et al. Dermoscopy uncovers clinically undetectable pigmentation in basal cell carcinoma. Br J Dermatol 2014;170:192-5.
2. Miller SJ, Alam M, Andersen J, Berg D, Bichakjian CK, Bowen G, et al. Basal cell and squamous cell skin cancers. J Natl Compr Canc Netw. 2010;8:836-64.
3. Korean Dermatological Association. Textbook of derma-to-logy. 6th ed. Seoul: Medbook; 2014.
4. Goldenberg G, Perl M. Actinic keratosis: update on field therapy. J Clin Aesthet Dermatol. 2014;7:28-31.
5. Green A, Battistutta D. Incidence and determinants of skin cancer in a high-risk Australian population. Int J Cancer. 1990;46:356-61.
6. Feldman SR, Fleischer AB Jr. Progression of actinic keratosis to squamous cell carcinoma revisited: clinical and treatment implications. Cutis. 2011;87:201-7.
7. Fernandez-Figueras MT, Carrato C, Saenz X, Puig L, Musulen E, et al. Actinic keratosis with atypical basal cells (AK I) is the most common lesion associated with invasive squamous cell carcinoma of the skin. J Eur Acad Dermatol Venereol. 2015;29:991-7.
8. Que SKT, Zwald FO, Schmults CD. Cutaneous squamous cell carcinoma. Management of advanced and high-stage tumors. J Am Acad Dermatol. 2018;78:249-61.
9. Alam M, Armstrong A, Baum C, Bordeaux JS, Brown M, Busam K, et al. Guidelines of care for the management of cutaneous squamous cell carcinoma. J Am Acad Dermatol. 2018;78:560-78.
10. Castley AJ, Theile DR, Lambie D. The use of frozen section in the excision of cutaneous malignancy. Ann Plast Surg. 2013;71:386-9.
11. Trodello C, Higgins S, Ahadiat O, Ragab O, In G, Hawkins M, et al. Cetuximab as a component of multimodality treatment of high-risk cutaneous squamous cell carcinoma. Dermatol Surg. 2019;45:254-67.
12. Korean Dermatological Association. Textbook of dermatology. 6th ed. Seoul: Medbook; 2014.
13. Kim SY, Yun SJ. Cutaneous melanoma in Asians. Chonnam Med J. 2016;52:185-93.
14. Yun SJ, Kwon OS, Han JH, Kweon SS, Lee MW, Lee DY, et al. Clinical characteristics and risk of melanoma development from giant congenital melanocytic naevi in Korea: a nationwide retrospective study. Br J Dermatol. 2012; 166:115-23.
15. McArthur GA, Chapman PB, Robert C, Larkin J, Haanen JB, Dummer R, et al. Safety and efficacy of vemurafenib in BRAF(V600E) and BRAF(V600K) mutation-positive melanoma (BRIM-3): extended follow-up of a phase 3, randomised, open-label study. Lancet Oncol. 2014;15:323-32.
16. Gallagher RP, Spinelli JJ, Lee TK. Tanning beds, sunlamps, and risk of cutaneous malignant melanoma. Cancer Epidemiol Biomarkers Prev. 2005;14:562-6.
17. Augustin M, Bock PR, Hanisch J, Karasmann M, Schneider B. Safety and efficacy of the long-term adjuvant treatment of primary intermediate- to high-risk malignant melanoma (UICC/AJCC stage II and III) with a standardized fermented European mistletoe (Viscum album L.) extract. Results from a multicenter, comparative, epidemiological cohort study in Germany and Switzerland. Arzneimittelforschung. 2005;55(1):38-49.
18. Ezzedine K, Latreille J, Kesse-Guyot E, Galan P, Hercberg S, Guinot C, et al. Incidence of skin cancers during 5-year follow-up after stopping antioxidant vitamins and mineral supplementation. Eur J Cancer. 2010;46(18):3316-22.
19. Mason RS, Reichrath J. Sunlight vitamin D and skin cancer. Anticancer Agents Med Chem. 2013;13(1):83-97.
20. Mason RS, Reichrath J. Sunlight vitamin D and skin cancer. Anticancer Agents Med Chem. 2013;13(1):83-97.
21. Ramsay JR, Suhrbier A, Aylward JH, Ogbourne S, Cozzi SJ, Poulsen MG, et al. The sap from Euphorbia peplus is effective against human nonmelanoma skin cancers. Br J Dermatol. 2011;164(3):633-6

각론 제21장

백혈병

이남헌 대전대학교 한의과대학 교수

각론 제21장

백혈병

이남헌 대전대학교 한의과대학 교수

개요

혈액암 중 백혈병은 혈액 또는 골수 속에 있는 혈액세포가 비정상적으로 무한 증식하는 혈액 종양의 일종이다. 제대로 성숙하지 못한 백혈구가 대량으로 혈액 속에 존재하는 반면, 정상적인 백혈구 수를 감소시켜 면역기능은 물론 산소 운반이나 영양 공급과 같은 기본적인 혈액의 기능을 수행할 수 없는 상태가 된다. 백혈병에는 진행이 빠른 급성백혈병과 서서히 진행되어 만성적이 되는 만성백혈병이 있고, 다시 골수성과 림프구성으로 구분한다.

급성 골수성 백혈병

골수성 백혈병(myeloid leukemia)은 혈액, 골수, 그리고 기타 장기들이 조혈조직의 악성 세포들로 침윤되는 특징을 갖는 질환들의 이형집단이다. 급성 골수성 백혈병은 평균 발병연령이 65-67세로 노인에서 호발하며, 성인의 급성 백혈병 중 가장 흔한 형태로서 약 80%를 차지한다. 2020년 우리나라의 암 발생 총 247,952건 중 골수성 백혈병은 총 2,481건으로 전체 암 발생의 1.0%를 차지했으며, 인구 10만 명당 조발생률은 4.8명으로 보고되었다(보건복지부 중앙암등록본부, 2022년).

원인

급성 골수성 백혈병의 원인은 유전, 방사선, 화학물질, 그리고 다른 직업적인 노출 및 약물과 관련이 있다. 유전적으로는 체세포 염색체의 수적인 이상을 갖는 증후군에서 발병률이 높으며, DNA 수선에 이상이 발생하는 선천성 질환과도 연관이 있다. 다른 골수 증식성 증후군들도 급성 골수성 백혈병으로 진행할 수 있으며, 종양단백 p53 (TP53)의 생식세포 돌연변이도 높은 발병률과 관련이 있다. 일본에서는 원자폭탄 폭발로 인한 방사선 노출 후 5-7년에 골수성 백혈병의 발병률이 높아지는 것이 관찰되었다. 벤젠에 대한 노출 또한 발병률을 증가시키며, 알킬화제, 국소이성화효소II 억제제에 노출되었을 때에도 발병률이 높아진다.

임상 증상

급성 골수성 백혈병은 빈혈, 백혈구 증가, 백혈구 감소 혹은 백혈구 기능이상이나 혈소판 감소의 결과로 점진적으로 혹은 갑자기 발생하는 비특이적인 증상이 나타난다. 거의 절반의 환자에서 백혈병 진단 전 3개월 이내에 증상이 시작된다. 피로가 첫 번째 증상이고 대부분 진단 당시에 피로와 쇠약감을 호소한다. 감염증을 동반하거나 동반하지 않은 발열이 약 10%의 환자에서 발생한다. 비정상적인 지혈의 징후(출혈, 쉽게 멍듦)가 5%의 환자에서 나타난다. 종종 뼈 통증, 림프절 종대, 비특이적 기침, 두통이나 발한이 현성 증상으로 나타난다.

신체소견으로는 발열, 비장종대, 간종대, 림프절 종대, 흉골 통증, 그리고 감염의 증거와 출혈이 진단 시에 흔하다. 상당한 위장관 출혈, 폐출혈, 혹은 뇌출혈도 흔하게 나타난다. 망막 출혈이 15%의 환자에서 발견된다.

혈액학적 소견에서 빈혈은 대개 진단 시에 존재하며 심할 수 있다. 빈혈은 대개 정상색소 정상적혈구성이며, 적혈구의 조혈이 감소되고 적혈구의 파괴가 촉진되면서 발생하고, 활동성 출혈이 있는 경우 또한 빈혈을 유발한다. 평균 백혈구 수는 15,000개/µL이다. 25-40%의 환자가 5,000개/µL 미만의 수치를 갖고, 20%는 100,000개/µL 이상의 수치를 보인다. 5% 미만의 환자에서는 혈액에서 검출 가능한 백혈병 세포가 없다. 악성 세포의 모양은 세포질 내에 종종 비특이 과립을 가지며, 핵은 곱고 레이스 모양의 염색질과 미성숙 세포의 특징인 하나 이상의 핵소체를 가진다. 호중구의 기능 부전은 탐식작용, 이동 장애, 형태적으로 비정상적 분절형과 과립형성부전에 의해 나타난다. 혈소판은 75%의 환자에서 100,000개/µL 이하로 나타나고 25%는 25,000개/µL 미만이다. 비정상적인 과립을 보이는 크고 기괴한 형태와 혈소판 사이의 부착, 혈관내피세포와의 부착의 부전을 포함하는 혈소판의 형태적 기능적 이상이 보일 수 있다.

진단

우선 혈액검사를 통해서 각종 혈액세포 수의 이상을 측정하고, 세포 이상 유무를 점검한다. 백혈병이 의심되면 정확한 진단을 위해 골수천자 및 골수조직검사를 실시한다. 골수검사를 통해 골수아세포가 20% 이상이면 급성백혈병으로 진단한다. 골수모세포의 모양에 따라 골수성 또는 림프성 백혈병으로 분류하며, 정확한 구분을 위해 골수혈액이나 조직의 특수염색이나 면역염색, 흐름세포측정(flow cytometry) 분석을 통한 표면항원검사 등의 특수검사를 시행할 수도 있다.

치료

치료는 대개 두 시기로 나뉘는데 완화(remission) 유도와 완화 후 치료이다. 초기의 목적은 빨리 완전완화를 얻는 것이다. 일단 완전완화를 얻게 되면 생존기간을 늘리고 완치를 얻기 위해 완화 후 치료를 시행해야 한다.

완화유도항암 화학요법

가장 흔히 사용되는 완화 유도 요법은 사이타라빈(cytarabine)과 안트라사이클린(anthracycline)의 복합화학요법이다. 화학요법 시행 후 완화되었는지 확인하기 위한 골수검사를 시행하여 5% 이상의 모세포가 20% 이상의 세포충실도와 함께 보이면 사이타라빈과 안트라사이클린으로 재치료를 받는다. 두 차례의 완화유도 요법에서 완전완화를 얻지 못한 환자들은 적절한 공여자가 있는 경우 즉시 동종 조혈모세포이식을 진행해야 한다. 이런 접근법은 장기기능이 정상적인 70세 이하의 환자에 적용할 수 있다.

앞에 제시된 사이타라빈/안트라사이클린 요법으로 60세 이하의 원발성 급성 골수성 백혈병 환자의 65-70%가 완전완화를 얻는다. 2/3의 환자는 1주기 치료로 완전완화를 얻고 1/3의 환자는 2주기의 치료를 필요로 한다. 완전완화를 얻지 못한 환자의 약 50%는 약제 내성 백혈병을 가지고 있고, 50%는 골수부전이나 정상조혈모세포의 회복부전으로 완전완화를 얻지 못한다.

보조치료

급성 골수성 백혈병 치료를 성공하기 위해서는 수 주간에 걸쳐 과립구와 혈소판 감소를 보이는 환자들을 위한 지지요법이 필수적이다. 항암 화학 요법 이후 감염률을 낮추기 위해 G-CSF (granulocyte colony stimulating factors)와 GM-CSF (granulocyte macrophage colony stimulating factor)를 사용할 수 있으나 이 방법은 아직 논란이 있어 합병된 경과의 노인 환자나 강력한 완화 후 요법을 받는 환자, 조절되지 않은 감염이 있는 환자 및 임상 연구에 참여하는 환자에서 권유된다.

혈소판 수혈은 필요에 따라 혈소판 수치를 10,000-20,000개/μL로 유지하도록 해야 한다. 발열이 있거나 진행성 출혈이 있거나 파종혈관내응고(disseminated intravascular coagulation, DIC)가 있는 경우는 더 높은 수준으로 유지되어야 하는 것으로 생각된다. 적혈구 수혈은 진행성 출혈, DIC, 울혈심부전이 없는 경우 혈색소 수치가 8 g/dL 이상이 되도록 주입되어야 한다.

혈액제제는 발열 반응뿐 아니라 동종면역 감작을 피하거나 늦추기 위해 여과에 의한 백혈구 제거를 시행해야 한다. 또한 수혈관련 이식편대숙주반응을 예방하기 위하여 방사선 조사가 되어야 한다.

감염 합병증은 급성 골수성 백혈병 환자들이 완화유도요법 혹은 완화 후 요법을 시행받는 동안의 주된 사망 원인이다. 발열이 없는 경우 예방적 항생제의 사용은 논란이 있다. 발열은 대부분의 급성 골수성 백혈병 환자에서 발생하지만 감염이 확인되는 경우는 발열 환자의 절반뿐이다. 초기에 경험적 광범위 항생제와 항진균제를 사용하며 발열의 원인 부위를 규명하기 위한 검사를 포함하는 임상적 평가 후 적절한 항생제 요법이 시작되어야 한다.

완화 후 치료

완전완화 후에도 남아 있는 백혈병세포를 계측가능 잔여질병(measurable residual disease, MRD)으로 부르고 완화 후 치료는 MRD를 최대한 제거하여 재발의 위험을 최소화하는 것을 목표로 한다. 지속 가능한 첫 번째 완전완화를 얻는 것은 급성 골수성 백혈병에서 장기간의 무병생존을 얻는데 필수적이나, 추가적 치료 없이는 거의 모든 환자가 재발을 경험한다. 일단 재발하면 급성 골수성 백혈병은 일반적으로 조혈모세포이식에 의해서만 완치가 가능하다.

완화 후 치료는 강력한 항암요법과 동종 혹은 자가 조혈모세포이식으로 이루어진다. 60세 이하의 환자에서 사이타라빈(cytarabine) 고용량 요법이 효과적임이 확인되었고 고령의 환자들에서는 화학요법이나 약화된 조혈모세포이식이 추천된다.

동종 조혈모세포이식은 조직적합성항원-일치 공여자가 있는 70세 이하의 환자에서 고위험 세포유전형을 보이는 경우 사용된다. 자가 이식은 완화기간에 채집한 자신의 조혈모세포를 주입받는 것으로 독성은 더 낮으나 동종 조혈모세포이식보다 재발률이 높고 기존의 항암 치료보다 나은 성적을 보여주지 못했다. 따라서 임상 연구로서나 반복적인 강력한 항암 치료가 자가 조혈모세포이식보다 더 위험한 경우에만 사용된다.

급성 림프모구 백혈병

급성 림프모구 백혈병(acute lymphoblastic leukemia)은 림프구계 백혈구가 악성세포로 변하여 골수에서 증식하고 말초혈액으로 퍼지게 되는 질병이다. 일반적으로 골수나 말초혈액에서 림프모세포가 20% 이상인 경우를 림프모구백혈병으로 정의한다. 국가암등록통계에 따르면 2020년 우리나라의 암 발생 총 247,952건 중 림프모구백혈병은 총 875건으로 전체 암 발생의 0.4%를 차지했으며, 인구 10만 명당 조발생률은 1.7명으로 보고되었다(보건복지부 중앙암등록본부, 2022년).

원인

유전, 바이러스 감염, 방사선 조사, 화학약품(벤젠, 방부제, 제초제, 살충제 등) 등에 대한 노출과 항암제(알킬화제 등) 등이 발병 원인으로 알려져 있다.

증상

대부분 빈혈, 백혈구의 증가 또는 감소, 혈소판 감소에 의해 발생하며 다른 백혈병 증상과 유사하다. 피로, 식욕부진, 체중감소 등의 증상이 나타날 수 있으며, 발열과 출혈(점상, 반상) 증상이 관찰될 수 있다. 그 외에도 간비대, 비장비대, 흉골압통, 림프절비대 등이 나타나기도 한다. 중추신경계 침범에 의한 오심·구토, 뇌신경마비 및 경련 등이 관찰되기도 한다.

진단

급성 림프모구 백혈병이 의심되는 경우에 먼저 혈액검사를 통해서 각종 혈액세포 수의 이상을 측정하고, 이상 세포 유무를 확인한다. 백혈병이 의심되면 골수천자 및 골수조직검사를 실시한다. 골수검사를 통해 골수모세포가 20% 이상이면 급성백혈병으로 진단한다. 골수모세포의 모양에 따라 골수성 또는 림프구성 백혈병으로 분류하며, 정확한 구분을 위해 골수혈액 또는 조직을 이용하여 특수염색이나 면역염색, 흐름세포측정(flow cytometry) 분석을 통한 표면항원검사 등의 특수검사를 시행하기도 한다.

치료

항암 화학 요법

완화유도요법, 중추신경계 예방요법 및 완화 이후 행해지는 강화요법과 유지요법으로 나뉜다.

완화유도요법

완화유도요법 시 완전완화율은 80-90%에 이르며, 일반적으로 몇 가지 약제(vincristine, dexamethasone/prednisone, anthracycline 등)를 복합 투여한다. 세 가지 약제만으로 치료한 경우보다 시클로포스파마이드(cyclophosphamide), 사이타라빈(cytarabine), 아스파라기나아제(asparaginase) 등의 약물을 더했을 때 완전완화율이 높다고 알려져 있다.

완화 후 요법

강화요법

완전완화 후 완치율과 장기 생존율을 높이기 위한 재치료를 시행하며, 이를 강화요법이라 한다. 고용량의 화학요법 또는 새로운 약물들을 사용할 수 있으며, 완화유도요법에서 사용된 약물들을 재사용할 수도 있다. 테니포시드(teniposide), 에토포시드(etoposide), 암사크린(amsacrine), 미톡산트론(mitoxantrone), 이다루비신(idarubicin) 등이 사용될 수 있다.

유지요법

재발을 막기 위해 항암제를 장기간에 걸쳐 투약하게 되는데, 이를 유지요법이라고 한다. 현재까지 표준화된 유지요법은 6-메르캅토퓨린(6-mercaptopurine)과 메토트렉세이트(methotrexate)의 조합으로 총 2-3년간 시행한다.

조혈모세포이식

조혈모세포이식이란 고용량 항암제와 면역억제제를 투여하여 병든 골수와 백혈병 세포를 제거하고 공여자로부터 받은 조혈모세포를 주입하는 치료방법으로 완치를 기대할 수 있는 치료법이다.

만성 골수성 백혈병

만성 골수성 백혈병(chronic myeloid leukemia)의 진단은 염색체 9번과 22번의 균형 잡힌 전위를 갖는 조혈모세포의 클론성 증식을 밝혀냄으로써 얻어진다. 이 전위는 염색체 22q11에 있는 BCR 유전자와 염색체 9q34에 있는 ABL 유전자의 두미접합(head-to-tail fusion)을 유도한다. 치료하지 않으면 만성기에서 가속기와 급성기로 평균 4년 이내에 진행하는 특징을 보인다.

발병률은 매년 인구 10만 명당 1.5명이고, 연령 보정 발병률은 남자가 여자보다 높다. 연령에 따른 발병률은 30대 중반까지는 서서히 증가하다가 이후에는 급격히 증가한다.

원인

만성 골수성 백혈병은 9번 염색체와 22번 염색체의 전위[t(9;22) (q34;q11)]에 의해서 생긴 필라델피아 염색체에 의해서 발병한다. 이 염색체 전위로 인해 생긴 BCR-ABL 융합 유전자로 인해 비정상적인 티로신인산화효소(tyrosine kinase)의 활성을 가지는 BCR-ABL 융합 단백질을 생산하게 된다. 이로 인하여 발암 단백질인 P210이 합성되며, 이 단백질은 골수세포 전구세포들의 세포자멸사를 억제하여 이들 세포의 비정상적인 증폭을 초래하게 된다.

세포독성 약물들과의 명확한 관계는 밝혀지지 않았고 바이러스의 연관성에 대한 증거도 없다. 흡연이 급성기로의 진행을 촉진시켜 만성 골수성 백혈병 환자의 생존에 영향을 미쳤으며, 고용량의 방사선이 만성 골수성 백혈병을 유발하는 것으로 보인다.

임상 증상

만성기의 임상적인 시작은 서서히 진행되어 어떤 환자들은 무증상인 시기에 건강검진을 통해 진단된다. 다른 환자들은 피로하고 몸이 좋지 않으며 체중감소와 비장 종대로 인한 이른 포만감, 좌상복부 통증이나 종괴 등을 보인다. 과립구 감소나 혈소판 기능저하와 관련된 증상들인 감염, 혈전증, 출혈 등은 흔하지 않다. 만성 골수성 백혈병의 진행은 증상의 악화와 관련되어 있다. 설명되지 않는 발열, 의미 있는 체중감소, 질병을 조절하기 위한 약물 용량의 증가, 뼈와 관절의 통증, 출혈, 혈전증, 그리고 감염증이 가속기나 급성기로의 진행을 시사한다.

미미한 혹은 중등도의 비장종대가 가장 흔한 신체적 소견이고 경한 간종대가 종종 나타난다. 지속적인 치료에도 비장종대가 지속되는 것은 질병의 진행을 시사한다. 림프절 종대나 골수성 육종은 흔하지 않으나 나타나면 예후가 나쁘다.

혈액학적 소견으로 성숙과 미성숙 과립구를 모두 포함하는 증가된 백혈구 수치가 진단 시에 나타난다. 혈소판 수치는 거의 항상 증가되어 있고 경도의 정상색소 정상적혈구성 빈혈이 존재한다. 질병의 가속화는 출혈이나 치료에 의해 설명되지 않는 빈혈의 진행, 세포유전학적 클론성 발전, 혈액이나 골수의 모세포가 10-20%, 혈액이나 골수의 호염기구가 20% 이상 혹은 혈소판이 100,000개/μL 이하로 정의된다. 급성기는 혈액이나 골수의 모세포가 20%가 넘는 급성 백혈병으로 정의된다.

염색체 소견에서 만성 골수성 백혈병의 세포유전적인 표현은 90-95%의 환자에서 나타나는 것이 t(9;22) (q34;911.2)이다. 이것은 짧아진 22번 염색체에 의해 인지되었고 필라델피아 염색체라고 명명되었다. 만성 골수성 백혈병을 진단하려면 모든 환자에서 전위의 분자적 혹은 세포 유전학적 혹은 형광동소교잡법(fluoroscent in-situ hybridization, *FISH*)의 증거가 있어야 한다.

진단

혈액검사를 시행하여 백혈구와 혈소판의 증가가 확인되면 만성 골수성 백혈병을 의심하며, 골수검사를 시행하여 확진한다. 골수 검사상 다양한 형태의 골수세포들이 미성숙 단계부터 성숙된 호중구까지 많은 수로 증식한 것이 관찰된다. 말초 혈액, 골수를 이용하여 암 유전자(BCR/ABL)와 필라델피아 염색체를 확인하기 위해 분자생물학적 유전자 증폭 검사, 염색체 검사를 시행한다.

치료

동종 골수이식이 이미 완치를 가능하게 하는 치료법임이 입증되었으나 심각한 독성이 있으며, 최근에는 5년 추적에서 훌륭한 결과가 도출된 표적 치료제인 이매티닙(imatinib)이 있다.

동종 골수이식

동종 골수이식(allogeneic transplantation)은 이식과정 중에 발생하는 초기 사망률이 문제이다. 환자는 장기기능이 양호해야 하며 70세 미만이어야 하고 건강하고 적합한 공여자가 있어야 한다. 이매티닙(imatinib)이 소개된 이후로 이식은 가속기 혹은 급성기의 환자 혹은 이매티닙에 실패한 환자에게 적용할 수 있게 되었다.

혈연 간에 조직적합성 항원이 일치하는 동기가 있거나 혹은 하나의 항원이 다른 공여자가 있다면 이식을 고려해 볼 수 있다. 진단된 지 1년이 안 된 만성기의 젊은(30세 미만) 환자에서 조직 일치 비혈연 이식을 시행하면 혈연 간의 일치이식과 비슷한 성적을 보이나, 그 이외의 모든 비혈연 이식은 혈연 이식에 비해 생착실패율이 높고 급·만성 이식편대 숙주병도 흔하며 이식 후 회복에 많은 시간을 들여야 한다. 성별불일치도 이식에 영향을 주는데, 여자 공여자-남자 환자의 경우가 불량한 이식 성적을 보인다. 제대혈 이식은 불일치에서도 이식이 가능하게 하였는데 문제는 성인에서 충분한 양의 조혈모세포를 얻기 위해서는 많은 제대혈을 확보해야 하는 것이다.

이매티닙

새롭게 진단된 만성 골수성 백혈병 환자에게 이매티닙(글리벡, Gleevec®)은 인터페론-알파와 사이트라빈(cytarabine)보다 효과적이다. 18개월째 혈액학적 완전완화율은 97%이었다. 이매티닙(imatinib mesylate) 치료 환자의 3%에서 치료 1년 동안 가속기나 급성기로 병이 진행하는 경우가 보고되었는데, 시간이 경과할수록 질병의 진행 확률은 이매티닙 치료군에서 감소하여 치료 4년째와 5년째가 되면 진행 확률은 1% 미만으로 감소한다. 그리고 이매티닙 치료 1년에 세포유전학적 완전완화에 도달한 환자는 아무도 가속기나 급성기로 이환하지 않았다. 이매티닙의 가장 중요한 부작용은 체액 저류, 오심, 근육경직, 설사 및 피부발진이다. 이러한 부작용은 대개 보존적 치료로 관리 가능하다. 골수억제가 가장 흔한 혈액학적 부작용이며, 드물게 투약을 중지하거나 성장 인자를 투여해야 할 수도 있다.

만성림프구백혈병

만성림프구백혈병(chronic lymphocytic leukemia)은 단클론 증식한 성숙한 림프구들이 골수, 말초혈액 및 림프구에 축적되는 질환이다. 림프구의 종류에 따라 B세포성과 T세포성으로 구분되며 95% 이상에서 면역표현형이 B세포이다. 림프구들이 림프절, 골수, 간, 비장에 주로 축적되고 때로는 다른 장기에도 축적된다. 미국에서는 급성 골수성 백혈병 다음으로 높은 발생률을 보여 1년에 10만 명당 3-5명 정도 발생하는 것으로 알려져 있으나[1] 아시아인이나 흑인에게는 상대적으로 드물다.[2] 국내 암 발생률 데이터베이스(Korean National Cancer Incidence Database)에 따르면 만성림프구백혈병은 인구 10만 명당 0.31명의 발생률로 서구에 비하여 1/10가량 낮은 발생률로 보고되었다.[3]

원인

만성림프구백혈병의 원인은 아직 명확하지 않고, 직업, 환경, 방사선, 바이러스, 사람백혈구항원(human leukocyte antigen, HLA)과 관련성은 없다고 추측된다. 만성림프구백혈병의 발병에는 만성림프구백혈병, 림프종 등의 가족력이 관련 있는 것으로 알려져 있다.

증상

만성림프구백혈병 환자의 대부분은 우연한 기회에 발견한 말초혈액검사상 림프구 증가로 내원한다. 신체 진찰상 림프절 비대가 확인되는 경우가 많으며, 20-50%의 환자들에서 간비대가 발견된다.[4] 10%의 환자들에서는 의도치 않은 체중감소, 감염의 증거 없는 야간 발열 또는 피로 등과 같은 B증상(B symptom)을 나타내기도 한다.[5] 만성림프구백혈병에서 면역기관 외 다른 장기에 림프구가 침범하는 경우는 흔하지 않으나 드물게 피부 및 중추 신경계에 침범하기도 한다.[6] 만성림프구백혈병에서 림프구 증가와 함께 적혈구 또는 혈소판의 감소가 동반되는 경우가 있는데, 자가면역성 용혈성 빈혈 또는 면역성 혈소판감소증과 관련이 있을 수 있다. 전체 만성림프구백혈병 환자의 4.5-10%의 환자에서 자가면역에 의한 혈구감소가 동반되는 것으로 알려져 있다.[7]

진단

만성림프구백혈병은 말초혈액에서 B 림프구가 5×10^9개/L 이상 3개월 이상 지속되고 흐름세포측정(flow cytometry)에서 B 림프구의 단클론성이 확인되면 진단이 된다.[8]

치료

만성림프구백혈병은 다른 백혈병에 비해 비교적 양호한 예후를 보이는 질환으로 무증상의 초기 병기일 경우 치료를 하지 않고 경과를 관찰하다가 증상이 발생하거나 병이 진행하는 소견이 보이면 치료를 시작한다.

항암 화학 요법

클로람부실(chlorambucil)은 과거 수십 년간 만성림프구백혈병의 표준 치료로 자리하였다. 이후 플루다라빈(fludarabine)과 같은 퓨린 유사체가 B세포 림프종에서 효과를 보이며 만성림프구백혈병 치료에 도입되어 우수한 치료 효과를 보여주었는데, 클로람부실과 비교 연구에서 플루다라빈은 더 나은 치료 반응률과 더 긴 질병 무진행 생존율(progression free survival, PFS)을 보여주었다.[9]

표적 치료제

단클론항체

리툭시맙(rituximab)은 CD20을 발현하는 혈액암에 사용하는 대표적인 치료제로, 기존 세포독성

항암제와 병합하였을 때 상승효과를 보여주었다. 치료받지 않은 만성림프구백혈병 환자 817명의 무작위 배정 3상 연구에서, 플루다라빈-사이클로포스파마이드(fludarabine-cyclophsphamide, FC)에 리툭시맙을 병합하여 치료한 경우 FC에 비해 44% vs. 22%의 높은 완전 완화율과 65% vs. 45%로 우수한 3년 무진행 생존율을 보였다.[10]

또 다른 CD20에 대한 단클론 항체인 오비누투주맙(obinutuzumab)은 리툭시맙에 비해 CD20에 더욱 강하게 결합하여 세포 사살 효과가 뛰어나다고 알려져 있고, 재발/불응 만성림프구백혈병에서 오비누투주맙은 단독 사용만으로도 30%의 반응률을 보였다.[11]

티로신인산화효소 억제제(tyrosine kinase inhibitor, TKI)

이브루티닙(ibrutinib)은 BTK (Bruton's tyrosine kinase) 억제제로서 B세포 기원의 림프종에서 그 효과를 입증 받았으며 만성림프구백혈병 환자에서도 매우 효과적인 치료제로 알려져 있다. 재발/불응 만성림프구백혈병 환자에서 오파투무맙(ofatumumab)과의 3상 비교 연구에서 이브루티닙은 전체 반응률 42.6%로, 오파투무맙 4.1%에 비해 매우 우수한 치료 효과를 보였다.

BCL-2 억제제(BCL-2 inhibitor)

B세포 림프종 2 (B cell lymphoma 2, BCL-2)는 만성림프구백혈병 세포가 사멸하는 것을 막아 종양세포의 증식을 유도한다. 베네토클락스(venetoclax)는 BCL-2를 억제하여 세포 자멸사를 유도하는 소분자억제제로 불응/재발 만성림프구백혈병 환자에서 효과가 있음이 확인되었다.[12]

조혈모세포이식

동종 조혈모세포이식은 만성림프구백혈병 환자에서 완치를 기대할 수 있는 방법 중의 하나이나, 이식 과정 중 발생할 수 있는 사망률이나 이식 이후의 이식편대숙주 반응 등의 위험을 고려해야 한다.

골수형성이상증후군

골수형성이상증후군(myelodysplastic syndromes)은 말초혈액에 범혈구 감소를 나타내며 골수에서는 무효조혈(ineffective hematopoiesis)과 무질서한 조혈세포의 증가를 특징으로 하는 클론 조혈모세포질환이다. 골수 기능부전과 한 종류 이상의 골수계 세포의 형성이상이 관찰된다. 국가암등록통계에 따르면 2020년 우리나라의 암 발생 총 247,952건 중 골수형성이상증후군은 총 1,343건으로 전체 암 발생의 0.5%를 차지했다. 인구 10만 명당 조발생률은 2.6명으로 보고되었다(보건복지부 중앙암등록본부, 2022년 12월).

원인

골수형성이상증후군의 발생 원인으로 정확히 알려진 것은 없으나 현재까지 알려진 위험 인자로는 고령, 음주, 흡연, 방사선노출, 면역억제치료, 바이러스감염, 벤젠, 톨루엔, 중금속, 암모니아, 살충제 등이 있다.

증상

골수형성이상증후군의 초기에는 빈혈이 주요 증상을 일으키게 되는데, 대개의 경우 피로, 전신쇠약감, 호흡곤란, 창백함 등의 증상이 서서히 나타난다. 또한 백혈구와 호중구 감소로 인한 감염과 함께 발열이 동반되기도 하며, 혈소판 부족에 의한 출혈증상이 나타날 수도 있다. 그러나 약 50%의 환자는 무증상인 상태에서 우연히 혈액검사를 통하여 골수형성이상증후군의 진단을 받게 된다.

진단

골수형성이상증후군이 의심되는 경우에 먼저 혈액검사를 통해서 각종 혈액세포 수의 이상을 측정하고, 이상 세포 유무를 점검한다. 혈액검사상 이상 결과가 나오면 정확한 진단을 위해 골수천자 및 골수조직검사를 실시한다.

치료

골수형성이상증후군 환자의 치료는 환자의 나이, 전신상태 및 위험도, 예후 등을 고려하여 정해진다. 병의 예후를 측정하는 방법으로 골수형성이상증후군에 대한 위험도 층화를 위한 국제점수체계(international prognostic scoring system for risk stratification in myelodysplastic syndrome, IPSS)가 많이 사용된다. 저위험군 환자들은 비교적 긴 생존기간이 예상되므로 혈구감소증의 호전에 치료목표를 두고, 고위험군의 경우에는 병리학적, 세포유전학적 완화를 유도함으로써 생존기간을 증가시키는 데 치료의 목표를 둔다.

수혈

대다수의 골수형성이상증후군 환자들은 적혈구 수혈이 필요하게 된다. 수혈은 절대적인 혈색소 수치보다는 환자의 증상에 따라 고려되어야 하며, 대부분의 수혈요법은 혈색소 7-8 g/dL이하에서 시행하게 되지만, 그 이상의 경우에도 협심증이나 호흡곤란이 있으면 고려할 수 있다.

조혈성장인자(hematopoietic growth factor)

골수형성이상증후군 환자들은 대부분 빈혈을 동반하기 때문에 적혈구 생성을 개선시키는 것이 치료에서 중요한 역할을 차지한다. 적혈구형성호르몬(erythropoietin, EPO)을 사용하는 경우 적혈구생성 기능이 호전되고, 혈색소가 증가하고 수혈 요구량이 감소한다.

항암 화학 요법

고위험군 또는 골수모세포의 비율이 높은 경우에는 급성 골수성 백혈병에 준하여 항암 화학 요법을 시행한다. 아직까지 정립된 항암 화학 요법은 없으며, 기존의 사이타라빈(cytrabine)-안트라사이클린(anthracycline) 치료 이외에도 사이타라빈(cytrabine), 토포테칸(topotecan), 플루다라빈(fludarabine) 등의 병합요법이 시도되고 있다.

후성요법

골수형성이상증후군의 발생에는 종양억제유전자의 메틸화 등의 후성유전학적 변화가 중요한 기전으로 작용하는 것으로 밝혀졌으며, DNA메틸화 억제제(DNA methylation inhibitors)가 치료에 효과적임이 알려지고 있다. DNA메틸화 억제제에는 5-아자시티딘(5 - azacytidine, AZA)과 데시타빈(decitabine)이 있다.

면역억제요법

골수형성이상증후군에서 관찰되는 혈구 감소증도 T세포의 면역기전에 기인한다는 것이 알려지면서 항흉선세포글로불린(antithymocyte globulin)과 항림프구글로불린(antilymphocyte globulin), 사이클로스포린(cyclosporine)을 이용한 면역억제요법이 시도되었고, 약 20-30%에서 반응이 있는 것으로 알려졌다.

동종 조혈모세포이식

현재까지 알려진 치료 가운데 골수형성이상증후군의 자연 경과를 바꿀 수 있는 유일한 치료는 동종조혈모세포이식이다. 하지만 이식 과정에서의 부작용으로 인한 사망률이 높으며 나이나 전신 상태를 고려하였을 때 이식에 부적합한 경우가 많아 실제로 이식이 많이 이루어지지 않는다.

다발골수종

다발골수종(multiple myeloma)은 골수의 형질세포가 악성 변화되어 발생하는 대표적인 혈액암으로, 골수 내 비정상적인 형질세포의 증식은 빈혈, 고칼슘혈증, 신기능 부전, 그리고 골용해성병변과 같은 특징적인 임상 증상을 유발한다. 발생률은 나이에 따라 증가하는 경향을 보이며, 진단 시 중앙 연령은 70세이고, 여성보다는 남성에서 더 흔하게 발생하는 것으로 보고되고 있다.[13] 국가암등록통계에 따르면 2020년 우리나라의 암 발생 총 247,952건 중 다발성 골수종은 총 1,747건으로 전체 암 발생의 0.7%를 차지했다. 인구 10만 명당 조발생률은 3.4명으로 보고되었다(보건복지부 중앙암등록본부, 2022년).

원인

정확한 원인은 밝혀지지 않았지만 유전적 소인과 환경 요인이 결합하여 발생할 것으로 추정된다. 환경적 요인으로 방사선 노출이 가장 유력하며 그 외 농약, 살충제, 벤젠 등과의 연관성이 보고되고 있다.

증상

다발골수종은 형질세포의 골수침윤, 단클론단백 생산 및 면역결핍에 의한 증상이 나타난다.

뼈 통증

가장 흔한 증상으로 약 2/3에서 나타나며, 골수종 세포의 뼈 침착으로 생긴다. 주로 등(척추)과 흉부(갈비뼈), 고관절에 나타나고, 운동 시에 악화된다. 40세 이상의 환자에서 갑자기 등통증이 나타나면 다발골수종을 의심해야 한다.

신장부전

신장부전의 주된 원인은 암세포에서 생성되는 항체의 유리경쇄(free-light chain)의 신장침착, 고칼슘혈증 등이 가장 흔한 원인이고, 그 외 고요산혈증, 반복된 감염, 조영제, 비스포스포네이트 사용

등도 원인일 수 있다. 증상으로는 소변량 감소, 부종 등이 있다.

고칼슘혈증

골 융해로 인하여 뼈 안의 칼슘이 혈류로 유입되어 고칼슘혈증과 이와 관련된 증상(식욕감퇴, 오심·구토, 갈증, 빈뇨, 변비, 피로감, 의식장애 등)이 나타날 수 있다.

감염

저감마글로불린혈증이 잘 동반되어 감염이 잘 발생되며, 항원에 노출되어도 항체반응이 잘 일어나지 않는다. 원인 미상의 고열이나 박테리아 감염이 잘 발생하며, 폐렴과 요로감염, 피부 감염이 발생할 수 있다.

출혈과 빈혈

골수기능 저하로 인하여 빈혈, 호중구 감소(발열, 잦은 감염), 혈소판 감소(출혈)가 생길 수 있다.

진단

혈액 또는 소변 검사를 통한 M단백의 존재 확인 및 골수검사에서 클론성 형질세포의 증가, 골수조직검사에서 형질세포 종양의 존재, 뼈 단순촬영에서 뼈의 융해성 병적 변화 등을 종합하여 진단한다.

치료

다발골수종의 치료는 자가조혈모세포이식의 가능 여부에 따라 이식이 가능한 환자군과 이식이 불가능한 환자군으로 분류된다. 이식이 가능한 환자는 일차요법 후 고용량 항암치료 및 자가조혈모세포이식을 시행하고 유지요법을 시행한다. 이식 대상이 아닌 환자는 일차요법 후 유지요법을 시행하거나 아니면 일차요법을 지속한다.[14]

이식 대상 환자의 일차요법

이식 대상인 새로 진단된 다발골수종 환자에서 프로테아좀(proteasome) 억제제, 면역조절치료제, 단클론항체치료제, 그리고 스테로이드를 포함하는 다양한 요법들이 일차요법으로서 권고되고 있다.

프로테아좀 억제제인 벨케이드(velcade), 레날리도마이드(lenalidomide), 덱사메타손(dexamethasone)을 포함하는 VRD요법이 높은 반응률과 낮은 말초신경병증을 보이는 것이 확인되어 일

차요법으로서 사용되고 있다.[15]

이식 비대상 환자의 일차요법

이식 비대상인 환자의 일차요법은 크게 알킬화제가 포함된 요법과 포함되지 않은 요법으로 구분할 수 있다. 알킬화제를 포함하는 대표적인 요법은 보르테조밉(bortezomib), 멜팔란(melphalan) 및 프레드니솔론(prednisolone) 병용요법(VMP요법)이고,[16] 알칼화제가 포함되지 않은 요법으로 레날리도마이드(lenalidomide)와 덱사메타손(dexamethasone) 병용요법(Rd요법)이 있다.[17]

유지요법

유지요법은 일차요법 후 치료 반응을 유지하고, 잔존 질환의 치료를 위하여 시행하는 것으로 전체 생존기간을 향상하고자 하는 것을 궁극적인 목적으로 한다. 대표적으로 권고되는 약제는 레날리도마이드(lenalidomide)로서 대규모 임상연구 및 이를 포함하는 메타분석 연구에서 무진행생존기간의 향상에 기여함이 입증되었다.[18]

한의학적 치료

임상 연구

급성 골수성 백혈병

항암 화학 요법과 한약 치료를 병행한 급성 골수성 백혈병 치료군과 항암 화학 요법만 받은 대조군을 대상으로 시행한 임상 연구에서 치료군의 완전완화율과 부분완화율의 합이 대조군보다 유의하게 높게 보고되었다.[19] 급성 골수성 백혈병 소아의 한의 치료와 혈소판 수혈을 병행한 증례 보고에 의하면, 출혈, 자반, 발열을 포함한 증상 호전과 백혈구, 적혈구의 수치가 개선이 보고되었다.[20]

골수성 백혈병 세포주 HL-60, MOLM-13, MV4-11, AML-M5을 대상으로 한 세포실험 연구에서 한약 처리된 실험군이 무처치 대조군보다 증식 및 분화 억제, 표면 항원 CD11B의 발현 증가가 확인되었으며, 급성 백혈병 세포주 AML-M5 세포주에서 한약 처리된 실험군이 대조군보다 세포사멸률이 증가하였다.[21]

만성 골수성 백혈병

만성 골수성 백혈병 환자 466명을 대상으로 진행한 코호트 연구에 의하면, 한약 치료를 받은 치료군이 한약 치료를 받지 않은 대조군보다 사망률이 낮으며, 한약 치료의 기간이 길수록 사망률이 유의하게 낮음을 보고하였다.[22] 만성 골수성 백혈병 환자 1례 증례 보고에서 침치료를 받은 후 백혈구 수치, 혈소판 수치 개선이 확인되었다.[23] 만성 골수성 백혈병 세포주 K562를 대상으로 한 *in vitro* 연구에 의하면, 건칠(乾漆) 추출물을 처리한 실험군이 약재 처리하지 않은 대조군에 비해 암의 증식에 관련 있는 miRNA발현이 낮게 보고되어, 암세포 증식 억제 효과를 확인하였다.[24] 와송(瓦松) 추출물을 처리한 실험군은 무처치 대조군보다 암세포 활성 감소, 세포자멸사 증가가 관찰되었으며 약재 처리 농도에 비례하였다.[25] 임상적으로 혈중 코발라민(Vit B12) 수치의 상승이 만성 골수성 백혈병의 진단 지표로서 효용성이 있다는 연구결과도 참고할 만하다.[26]

만성림프구백혈병

만성림프구백혈병 환자 616명을 대상으로 진행한 코호트 연구에 의하면, 한약 치료를 받은 치료군이 한약 치료를 받지 않은 대조군보다 사망률이 낮으며, 한약 치료의 기간이 길수록 사망률이 유의하게 낮음이 보고되었다.[27]

골수형성이상증후군

골수형성이상증후군 환자 2명의 증례 보고에 따르면, 침치료와 한약 치료를 포함한 한의 치료를 받은 후 피로, 현훈, 부종, 심계 항진, 불면의 증상 호전이 보고되었다.[28] 요통을 주소증으로 가진 골수형성이상증후군 환자의 증례 보고에서 한약, 침, 부항, 뜸 치료를 받은 후 요통의 호전과 혈소판 수치의 개선이 관찰되었다.[29]

다발골수종

다발골수종 환자 312명을 대상으로 진행한 코호트 연구에 의하면, 한약 치료를 받은 치료군이 한약 치료를 받지 않은 대조군보다 생존율이 유의하게 높음이 관찰되었다.[30] 다발골수종 환자 1례 증례 보고에서 18년간 황기계지오물탕(黃芪桂枝五物湯) 가감방을 복용한 후 병의 악화 없는 긴 생존기간이 확인되었다.[31] 조혈줄기세포이식을 받는 다발골수종 환자를 대상으로 한 임상 연구에서 침치료군이 거짓 침치료군에 비해 유의하게 통증을 감소시켜 진통제 용량을 감소시켰다.[32]

실험 연구

국내 연구에서 HL-60 cell의 세포자멸사를 유발하는 약재로는 목향,[33] 유근피,[34] 저근백피,[35] 황금,[36] 건강,[37] 백지,[38] 과루실,[39] 독활,[40] 동충하초,[41] 상황버섯,[42] 부자,[43] 동백[44] 등이 보고되고 있으며,

K562 cell에는 저근백피,[45, 46] 와송[47] 등이, U937 cell에는 감송향,[48] 동충하초,[49] 상륙,[50] 상황보리[51] 등이 보고되었다. 임상 경과는 만성 골수성 백혈병 환자 1례[52]와 뇌출혈을 동반한 만성 골수성 백혈병 환자 1례[53]가 있으나 이들은 모두 한의 치료를 시도한 증상 호전 사례이며 골수 검사로 입증된 경우가 아니다. 기공 치료를 받은 만성 골수성 백혈병의 골수 검사상 호전 1례[54]가 보고되었으나 이는 항암화학 요법의 후유증에 대한 보조적 치료였다. 또한, 백혈병 환자에서 후향적으로 임상 증상을 찾아내고 변증을 시도한 연구[55]가 있었다.

외국 연구로는 단삼의 tanshinone 2A[56]이 U-937 cell에서, 음양곽의 icariin 계열 성분인 icariside 2[57]가 U-937 cell에서 apoptosis 효과를 나타내며, 황금의 wogonin[58]과 아출의 beta-elemene[59]에도 다른 기전으로 세포자멸사를 유도한 연구가 발표되었다. 중국에서 암환자의 증례보고를 고찰한 연구(review)에 따르면 암 연구(652편, 61,035건) 중 백혈병의 편수가 11.2%(73/652), 환자 수는 5.32%(3,250/61,035)로 암 발생에 비하여 상대적으로 높은 연구 비중이 나왔으며,[60] 이는 백혈병이 다른 고형암처럼 특정한 위치에 근거하지 않아 한의학적 이론이 적용되기 용이하였기 때문이라 추정된다.[61]

급만성 골수성 백혈병은 한의학적으로 혈증(血證), 허로(虛勞), 적취(積聚), 담핵(痰核), 나력(瘰癧) 등의 범주에 속한다.

변증치료[62]

기혈휴손(氣血虧損) 열독내온증(熱毒內蘊證)

주방(主方): 팔진탕가감(八珍湯加減)

용약(用藥): 인삼 백출 복령 당귀 천궁 백작 숙지 생강 대조 감초

기음양허(氣陰兩虛) 독어응결증(毒瘀凝結證)

주방(主方): 대보원전가감(大補元煎加減)

용약(用藥): 인삼 숙지 산약 두충 구기자 당귀 산수유 자감초(炙甘草) 등

정수휴허(精髓虧虛) 어독교적증(瘀毒交積證)

주방(主方): 대보음환가미(大補陰丸加味)

용약(用藥): 숙지 황백 지모 구판 등

신양허손(腎陽虛損) 담어옹성증(痰瘀壅盛證)

주방(主方): 신기환가감(腎氣丸加減)

용약(用藥): 건지황 산약 산수유 택사 복령 단피 포부자(炮附子) 계지 등

독사취집(毒邪聚集) 기혈역란증(氣血逆亂證)

주방(主方): 청온패독음합청대웅황산가감(淸瘟敗毒飮合靑黛雄黃散加減)

용약(用藥): 석고 생지황 우각 황련 치자 황금 적작 단피 현삼 지모 연교 청대 웅황 길경 죽엽 감초

독어온결(毒瘀蘊結) 기혈암상증(氣血暗傷證)

주방(主方): 격하축어탕(膈下逐瘀湯), 청대웅황산(靑黛雄黃散), 당귀보혈탕합방가감(當歸補血湯合方加減)

용약(用藥): 황기 당귀 도인 홍화 천궁 적작 단피 현호색 오령지 오약 향부 지각 청대 웅황 감초

기음양허(氣陰兩虛) 독어호조증(毒瘀互阻證)

주방(主方): 사군자탕(四君子湯), 육미지황환(六味地黃丸), 청대웅황산합방가감(靑黛雄黃散合方加減)

용약(用藥): 인삼 백출 복령 숙지 산약 산수유 단피 택사 청대 웅황 감초

신음휴허(腎陰虧虛) 독어호결증(毒瘀互結證)

주방(主方): 좌귀환(左歸丸), 청대웅황산(靑黛雄黃散), 실소산합방가감(失笑散合方加減)

용약(用藥): 숙지 산약 산수유 토사자 구기자 우슬 녹각교(鹿角膠) 구판교(龜板膠) 청대 웅황 포황 오령지

【참고문헌】

1. Eichhorst B, Hallek M, Dreyling M. ESMO Guidelines Working Group. Chronic lymphocytic leukemia: ESMO clinical recommendations for diagnosis, treatment and follow-up. Ann Oncol 2008;19 Suppl 2:ii60–ii62.
2. Dores GM, Anderson WF, Curtis RE, Landgren O, Ostroumova E, Bluhm EC, et al. Chronic lymphocytic leukaemia and small lymphocytic lymphoma: overview of the descriptive epidemiology. Br J Haematol. 2007;139(5):809-19.
3. Lee H, Park HJ, Park EH, Ju HY, Oh CM, Kong HJ, et al. Nationwide Statistical Analysis of Lymphoid Malignancies in Korea. Cancer Res Treat. 2018;50(1):222-38.
4. Hodgson K, Ferrer G, Montserrat E, Moreno C. Chronic lymphocytic leukemia and autoimmunity: a systematic review. Haematologica. 2011;96:752–61.
5. Nabhan C, Rosen ST. Chronic lymphocytic leukemia: a clinical review. JAMA. 2014;312(21):2265-76.
6. Ratterman M, Kruczek K, Sulo S, Shanafelt TD, Kay NE, Nabhan C. Extramedullary chronic lymphocytic leukemia: systematic analysis of cases reported between 1975 and 2012. Leuk Res. 2014;38:299–303.
7. Hodgson K, Ferrer G, Montserrat E, Moreno C. Chronic lymphocytic leukemia and autoimmunity: a systematic review. Haematologica. 2011;96:752–61.
8. Hallek M, Cheson BD, Catovsky D, Caligaris-Cappio F, Dighiero G, Döhner H, et al. iwCLL guidelines for diagnosis, indications for treatment, response assessment, and supportive management of CLL. Blood. 2018;131(25):2745-60.
9. Rai KR, Peterson BL, Appelbaum FR, Kolitz J, Elias L, Shepherd L, et al. Fludarabine compared with chlorambucil as primary therapy for chronic lymphocytic leukemia. N Engl J Med. 2000;343(24):1750-7.
10. Hallek M, Fischer K, Fingerle-Rowson G, Fink AM, Busch R, Mayer J, et al. Addition of rituximab to fludarabine and cyclophosphamide in patients with chronic lymphocytic leukaemia: a randomised, open-label, phase 3 trial. Lancet. 2010;376(9747):1164-74.
11. Goede V, Fischer K, Engelke A, Schlag R, Lepretre S, Montero LF, et al. Obinutuzumab as frontline treatment of chronic lymphocytic leukemia: updated results of the CLL11 study. Leukemia. 2015;29(7):1602-4.
12. Roberts AW, Davids MS, Pagel JM, Kahl BS, Puvvada SD, Gerecitano JF, et al. Targeting BCL2 with Venetoclax in Relapsed Chronic Lymphocytic Leukemia. N Engl J Med. 2016;374(4):311-22.
13. Kyle RA, Rajkumar SV. Multiple myeloma. N Engl J Med. 2004;351:1860-73.
14. Jung SH, Jo JC, Song GY, Ahn SY, Yang DH, Ahn JS, et al. Frontline therapy for newly diagnosed patients with multiple myeloma. Blood Res. 2020;55(S1):S37-S42.
15. Rosiñol L, Oriol A, Rios R, Sureda A, Blanchard MJ, Hernández MT, et al. Bortezomib, lenalidomide, and dexamethasone as induction therapy prior to autologous transplant in multiple myeloma. Blood. 2019; 134(16):1337-45.
16. San Miguel JF, Schlag R, Khuageva NK, Dimopoulos MA, Shpilberg O, Kropff M, et al. Bortezomib plus melphalan and prednisone for initial treatment of multiple myeloma. N Engl J Med. 2008;359(9):906-17.
17. Facon T, Dimopoulos MA, Dispenzieri A, Catalano JV, Belch A, Cavo M, et al. Final analysis of survival outcomes in the phase 3 FIRST trial of up-front treatment for multiple myeloma. Blood. 2018;131(3):301-10.
18. McCarthy PL, Holstein SA, Petrucci MT, Richardson PG, Hulin C, Tosi P, et al. Lenalidomide Maintenance After Autologous Stem-Cell Transplantation in Newly Diagnosed Multiple Myeloma: A Meta-Analysis. J Clin Oncol. 2017;35(29):3279-89.
19. Jia G. Clinical Observation on Experiential Effective Recipe Shenqi Shabai Decoction combined with Chemotherapy in the Treatment of Acute Myeloid Leukocytes. Guangming J. of Chinese Medicine. 2017;4:568-9.
20. Lee JL, et al. The Clinical Study on a Case of Acute Myelogenous Leukemia. J Korean Oriental Pediatrics. 2004; 18(2):49-59.
21. Shen ZM, Zhuang BX, Zhao Y, Wang MS, Xu X, Hu ZB. [Effects of a Traditinal Chinese Medicine Compound Regimen on Differentiation and Proliferation of Acute Myeloid Leukemia Cell Lines]. Zhongguo Shi Yan Xue Ye Xue Za Zhi. 2019;27(2):403-408. Chinese.
22. Fleischer T, Chang TT, Chiang JH, Chang CM, Hsieh CY, Yen HR. Adjunctive Chinese Herbal Medicine therapy improves survival of patients with chronic myeloid leukemia: a nationwide population-based cohort study. Cancer Med. 2016;5(4):640-8.
23. Jihe Z, et al. Case report-acupuncture treatment for immunity in patient with chronic myelogenous leukemia. International J. of Current Advanced Research. 2021; 10(2):23828-9.
24. Choi HS, et al. MicroRNA Expression in Leukemia Cell Line(K562 cell) Using Rhus Verniciflua Stokes. Korea J of Herbology. 2019;34(6):71-8.

25. Yun KS, et al. Effect of Orostschys japonicus A. Berger on Apoptosis in K562 Cell Lines. J. of Internal Korean Medicine 2006;27(1):166-77.

26. Andrès E, Serraj K, Zhu J, Vermorken AJ. The pathophysiology of elevated vitamin B12 in clinical practice. QJM. 2013;106(6):505-15.

27. Fleischer T, Chang TT, Chiang JH, Hsieh CY, Sun MF, Yen HR. Integration of Chinese Herbal Medicine Therapy Improves Survival of Patients With Chronic Lymphocytic Leukemia: A Nationwide Population-Based Cohort Study. Medicine (Baltimore). 2016;95(21):e3788.

28. Kim JY, et al. Well-Managed Myelodysplastic Syndrome Patients Treated with Traditional Korean Medicine; Report of Two Cases. J. of Internal Korean Medicine. 2016; 37(3):539-47.

29. Joo SH, et al. A Case Report of a Patient with Myelodysplastic Syndrome Who Has Lower Back Pain. J of Internal Korean Medicine. 2018;39(2):230-6.

30. Huang CY, Wu MY, Kuo YH, Tou SI, Yen HR. Chinese Herbal Medicine Is Helpful for Survival Improvement in Patients With Multiple Myeloma in Taiwan: A Nationwide Retrospective Matched-Cohort Study. Integr Cancer Ther. 2020;19:1534735420943280.

31. Tian M, Huang H. The therapeutic effect of modified Huangqi Guizhi Wuwu Tang for multiple myeloma: An 18-year follow-up case report. Medicine (Baltimore). 2017;96(49):e9074.

32. Deng G, Giralt S, Chung DJ, Landau H, Siman J, Li QS, et al. Reduction of Opioid Use by Acupuncture in Patients Undergoing Hematopoietic Stem Cell Transplantation: Secondary Analysis of a Randomized, Sham-Controlled Trial. Pain Med. 2020;21(3):636-42.

33. Lee YJ, et al. Cytotoxicity in HL-60 cells and human lymphocytes and effect of leukemia cell differentiation induced by Saussureae Radix extract. Kor J Herbology. 2011;26(2):31-7.

34. Rhyu JK, et al. Studies on the Apoptosis-Inducing Effect of Ulmi Pumilae Cortex on Human Leukemia HL-60 Cells. Korean J Oriental Physiology & Pathology. 2004; 18(3):900-7.

35. Jeong YM, et al. Effect of Alianthi Cortex on the Apoptosis and Cell Cycle of HL-60 Leukemia Cell Line. Korean J.Oriental Physiology & Pathology. 2003;17(4):914-22.

36. Kang BJ, et al. Studies on Gene Expression of baicalin treated in HL-60 cell line using High-throughput Gene Expression Analysis Techniques. Korean J.Oriental Physiology & Pathology. 2004;18(5):1291-300.

37. Oh YM, et al. Effect of Rhizoma Zingiberis Siccatum Extract on the Induction of HL-60 Human Leukemia Cell Differentiation. Korean J Oriental Physiology & Pathology. 2006;20(2):345-51.

38. Kang BJ, et al. Studies on Gene Expression of Imperatorin treated in HL-60 cell line using High-throughput Gene Expression Analysis Techniques. Korean J.Oriental Physiology & Pathology. 2004;18(4):1028-35.

39. Kwon KB, et al. Apoptosis-inducing Effect of Fructus Trichosanthis in HL-60 Leukemic Cells. The Journal of Traditional Korean Medicine. 2006;15(1):83-9.

40. Kim SY, et al. Effects of Continentalic from Aralia Continentalis on Growth Inhibition and Apoptosis Induction in Human Leukemia HL-60 Cells. Korean J.Oriental Physiology & Pathology. 2009;23(6):1314-9.

41. Kim TH. Studies on Apoptosis of Human Leukemia HL-60 Cells by 4-Acetyl-2,13-epoxyl-9-trichothecene-3,15-diol Isolated from Isaria Japonica. Kor J Herbology. 2004; 19(2):51-9.

42. Choi EY, et al. Effect of Phellinus linteus on Differentiation and Cell Proliferation in Human Leukemia HL-60 cells. Korean J.Oriental Physiology & Pathology. 2007;21(5): 1170-5.

43. Kwon KB, et al. Apoptosis-inducing Effect of Radix Aconiti Extract in HL-60 Cells. Korean J.Oriental Physiology & Pathology. 2005;19(3):677-83.

44. Kim JH, et al. Anti-Proliferative Effect of Camellia japonica Leaves on Human Leukemia Cell Line. Kor J Herbology. 2003;18(1):93-8.

45. Park HR, et al. Aqueous Root Extract of Ailanthus altissima Extract Induced Apoptosis in K562 Human Leukemia Cells. Korean J Oriental Physiology & Pathology. 2004;18(6): 1728-32.

46. Cha MH, et al. Analysis of Gene Expression Pattern of Ailanthus altissima Extract and Gleevec on K-562 Leukemia Cell Line. Korean J Oriental Physiology & Pathology. 2005;19(4):913-21.

47. Yun KS, et al. Effect of Orostschys japonicus A. Berger on Apoptosis in K562 Cell Lines. Korean J Orient Int Med. 2006;27(1):166-77.

48. Kim JK, et al. Effect of Nardostachys chinensis on Induction of Differentiation in U937 Monomyelocytic Cells. Korean J Oriental Physiology & Pathology. 2011;25(1):29-36.

49. Hong SH, et al. Anti-proliferative Effects by Aqueous Extract of Cordyceps Militaris in Human Leukemic U937 Cells. Korean J Oriental Physiology & Pathology. 2005; 19(2):452-8.

50. Yang JS, et al. Effect of α-spinasterol Extracted from Phytolacca americanna on the Apoptosis of U937 cell line. Korean J Oriental Physiology & Pathology. 2007;21(5): 1108-17.

51. Park Cheol, et al. Apoptotic Cell Death by Methanol Ex-

tract of Phellinus Linteus-Barley Corn in Human Leukemic U937 Cells through Induction of p21 and Bax, and Activation of Caspase-3. Korean J Oriental Physiology & Pathology. 2007;21(5):1226-32.

52. Baik TH, et al. one case of Chronic Myelogenous Leukemia Treatment (By Gamisiryungtang hab bopaewontang and Gamibopaewontang). The journal of K.O.M.S. 10:86-89.

53. Kwack JJ, et al. A case of Chronic Myelogenous Leukemia with Intracerebral Hemorrhage. Korean J Orient Int Med. 2002;23(2):260-7.

54. Lee MS, et al. Qi therapy as a complementary therapy in chronic myeloid leukemia. Oriental Pharmacy and Experimental Medicine. 2004;4(4):275-7.

55. Shim SJ, et al. Clinical Observation and Diagnosis in Leukemia. Korean J. Oriental Physiology & Pathology. 2004;18(5):1242-53.

56. Liu C, Li J, Wang L, Wu F, Huang L, Xu Y, et al. Analysis of tanshinone IIA induced cellular apoptosis in leukemia cells by genome-wide expression profiling. BMC Complement Altern Med. 2012;12:5.

57. Zhu Jf, Li Zj, Zhang Gs, Meng K, Kuang Wy, Li J, et al. Icaritin shows potent anti-leukemia activity on chronic myeloid leukemia in vitro and in vivo by regulating MAPK/ERK/JNK and JAK2/STAT3 /AKT signalings. PLoS One. 2011;6(8):e23720.

58. Polier G, Ding J, Konkimalla BV, Eick D, Ribeiro N, Köhler R, et al. Wogonin and related natural flavones are inhibitors of CDK9 that induce apoptosis in cancer cells by transcriptional suppression of Mcl-1. Cell Death Dis. 2011;2(7):e182.

59. Yu Z, Wang R, Xu L, Xie S, Dong J, Jing Y. β-Elemene piperazine derivatives induce apoptosis in human leukemia cells through downregulation of c-FLIP and generation of ROS. PLoS One. 2011;6(1):e15843.

60. Yang G, Li X, Li X, Lu W, Li J, Song X, et al. Traditional chinese medicine in cancer care: a review of case series published in the chinese literature. Evid Based Complement Alternat Med. 2012;2012:751046.

61. Liu J, Li X, Liu J, Ma L, Li X, Fønnebø V. Traditional Chinese medicine in cancer care: a review of case reports published in Chinese literature. Forsch Komplementmed. 2011;18(5):257-63.

62. 中華中醫藥學會. 腫瘤中醫診療指南(Guideline for Diagnosis and Treatment of Tumor in TCM). 北京:中國中 醫藥出版社; 2008.

각론 제22장

악성 림프종

정의민 (전)상지대학교 한의과대학 교수

한의통합종양학

각론 제22장

악성 림프종

정의민 (전)상지대학교 한의과대학 교수

개요 및 역학

림프계 종양은 악성 림프종(lymphoma), 림프구백혈병(lymphocytic leukemia), 악성 형질세포 신생물(malignant plasma cell neoplasm)로 나뉜다. 그중 악성 림프종은 B세포, T세포, 자연살해세포(natural killer cell; NK세포), 리드-슈테른베르크세포(Reed-Sternberg cell) 등에서 기원하는 림프조직에서 발생하는 종양을 말한다.[1] 악성 림프종은 다시 호지킨림프종(Hodgikin lymphoma, HL)과 비호지킨림프종(non-Hodgikin lymphoma, NHL)으로 나뉜다.[1]

2011년 우리나라 중앙암등록본부 발표자료에 의하면 2009년 한 해 동안 악성 림프종으로 진단된 환자는 5,696명(연령표준화발생률 10만 명당 11.1명)이었다.[2] 이는 같은 해 미국과 유럽 등의 발생률(연령표준화발생률 10만 명당 약 18-21명)보다는 상대적으로 적은 편이나, 해가 갈수록 발생률이 증가하는 경향을 보인다.[3] 대부분의 악성 림프종은 비호지킨림프종에 해당한다. 호지킨림프종, 비호지킨림프종 모두 여성보다 남성에서 발생률이 높은 것으로 알려져 있는데, 남녀의 성비는 두 림프종 모두 1.15-1.52:1가량이다.[4] 연령별로는 60대가 약 22%로 가장 많고, 50대, 70대, 40대 순으로 발생률이 높은 것으로 나타났다.[2]

악성 림프종의 5년 생존율은 호지킨림프종의 경우 약 88.9%, 비호지킨림프종의 경우 약 74.3%로 다른 암종에 비해 비교적 높은 편이다.[5] 사망률의 경우 미국, 서아시아 및 북아프리카에서 높다.[3]

분류

악성 림프종은 조직생검을 통하여 리드-슈테른베르크(Reed-Sternberg) 세포라고 하는 거대한 다핵세포가 존재하는 호지킨림프종(Hodgkin lymphoma, HL)과 그렇지 않은 비호지킨림프종(non-Hodgkin lymphoma, NHL)으로 구분한다. 악성 림프종의 대부분은 비호지킨림프종이며, 비호지킨림프종의 경우 병리적 소견, 면역형, 임상양상이 호지킨림프종에 비해 더욱 이질적인 형태를 보여 종양의 확산이 예측이 어려운 형태로 비연속적인 패턴을 보인다. 비호지킨림프종은 특히 림프절 이외에도 피부나 위장관, 뼈, 골수 등의 침범이 흔하게 관찰된다. 따라서 비교적 비호지킨림프종의 예후가 더 불량하다.

세계보건기구(WHO)는 악성 림프종과 백혈병을 별도의 질환으로 구분하지 않고 형태학적 양상, 임상 양상, 면역/유전학적 특징을 토대로 분류한다.

호지킨림프종

호지킨림프종은 리드-슈테른베르크 세포가 이질적 양상의 비종양성 염증 세포 집단과 혼합되어 있는 림프계 신생물이다.

2017년에 발표한 세계보건기구(WHO)의 림프구 종양 분류법에 따르면 호지킨림프종은 크게 고전적 호지킨림프종(classical Hodgkin lymphoma, CHL)과 결절성 림프구 우세 호지킨림프종(nodular lymphocyte-predominent Hodgkin lymphoma, NLPHL)으로 구분한다. 고전적 호지킨림프종은 다시 결절성 경화형(nodular sclerosis), 혼합 세포형(mixed cellularity), 림프구 풍부형(lymphocyte rich), 림프구 고갈형(lymphocyte depleted)으로 나뉜다.

【표 22-1.】 악성 림프종의 구분[6]

	호지킨림프종	비호지킨림프종
림프종 내 발생률	약 5%	약 95%
종양 확산의 형태	비교적 연속적이고 규칙적	비교적 비연속적이고 불규칙적
리드-슈테른베르크 세포의 존재	있음	없음
림프절외 침범	드묾	흔함(피부, 위장관, 뼈, 골수 등)
종격동 침범	흔함	드묾
B 증상	흔함(약 1/3 정도 차지)	드묾. 병이 상당히 진행된 경우 발생
예후	비교적 양호	비교적 불량

【표 22-2.】 세계보건기구의 혈액림프성 종양 분류: B세포 림프성 증식 및 림프종[1]

1. Tumor-like lesions with B-cell predominance
1) Reactive B-cell-rich lymphoid proliferations that can mimic lymphoma
2) IgG4-related disease
3) Unicentric Castleman disease
4) Idiopathic multicentric Castleman disease
5) KSHV/HHV8-associated multicentric Castleman disease
2. Precursor B-cell neoplasms
1) B-cell lymphoblastic leukemias/lymphomas
(1) B-lymphoblastic leukemia/lymphoma, NOS
(2) B-lymphoblastic leukemia/lymphoma with high hyperdiploidy
(3) B-lymphoblastic leukemia/lymphoma with hypodiloidy
(4) B-lymphoblastic leukemia/lymphoma with iAMP21
(5) B-lymphoblastic leukemia/lymphoma with *BCR::ABL1* fusion
(6) B-lymphoblastic leukemia/lymphoma with *BCR::ABL1*-like features
(7) B-lymphoblastic leukemia/lymphoma with *KMT2A* rearrangement
(8) B-lymphoblastic leukemia/lymphoma with *ETV6::RUNX1* fusion
(9) B-lymphoblastic leukemia/lymphoma with *ETV6::RUNX-1* like features
(10) B-lymphoblastic leukemia/lymphoma with *TCF3::PBX1* fusion
(11) B-lymphoblastic leukemia/lymphoma with *IGH::IL3* fusion
(12) B-lymphoblastic leukemia/lymphoma with *TCF3::HLF* fusion
(13) B-lymphoblastic leukemia/lymphoma with other defined genetic abnormalities
3. Mature B-cell neoplasms
1) Pre-neoplastic and neoplastic small lymphocytic proliferations
(1) Monoclonal B-cell lymphocytosis
(2) Chronic lymphocytic leukemia/small lymphocytic lymphoma
2) Splenic B-cell lymphomas and leukemias
(1) Hairy cell leukemia
(2) Splenic marginal zone lymphoma
(3) Splenic diffuse red pulp small B-cell lymphoma
(4) Splenic B-cell lymphoma/leukemia with prominent nuceloli
3) Lymphoplasmacytic lymphoma
4) Marginal zone lymphoma
(1) Extranodal marginal zone lymphoma of mucosa-associated lymphoid tissue
(2) Primary cutaneous marginal zone lymphoma
(3) Nodal marginal zone lymphoma
(4) Pediatric marginal zone lymphoma
5) Follicular lymphoma
(1) In situ follicular B-cell neoplasm
(2) Follicular lymphoma
(3) Pediatric-type follicular lymphoma
(4) Duodenal-type follicular lymphoma

6) Cutaneous follicle centre lymphoma
(1) Primary cutaneous follicle centre lymphoma
7) Mantle cell lymphoma
(1) In situ mantle cell neoplasm
(2) Mantle cell lymphoma
(3) Leukemic non-nodal mantle cell lymphoma
8) Transformations of indolent B-cell lymphoma
9) Large B-cell lymphomas
(1) Diffuse large B-cell lymphoma, NOS
(2) T-cell/histiocyte-rich large B-cell lymphoma
(3) Diffuse large B-cell lymphoma/high grade B-cell lymphoma with *MYC* and *BCL2* rearrangements
(4) ALK-positive large B-cell lymphoma
(5) Large B-cell lymphoma with IRF4 rearrangment
(6) High-grade B-cell lymphoma with 11q aberrations
(7) Lymphomatoid granulomatosis
(8) EBV-positive diffuse large B-cell lymphoma
(9) Diffuse large B-cell lymphoma associated with chronic inflammation
(10) Fibrin-associated large B-cell lymphoma
(11) Fluid overload-associated large B-cell lymphoma
(12) Plasmablastic lymphoma
(13) Primary large B-cell lymphoma of immune-privileged sites
(14) Primary cutaneous diffuse large B-cell lymphoma, leg type
(15) Intravascular large B-cell lymphoma
(16) Primary mediastinal large B-cell lymphoma
(17) Mediastinal grey zone lymphoma
(18) High-grade B-cell lymphoma, NOS
10) Burkitt lymphoma
11) KSHV/HHV8-associated B-cell lymphoid proliferations and lymphomas
(1) Primary effusion lymphoma
(2) KSHV/HHV-8-positive diffuse large B-cell lymphoma
(3) KSHV/HHV-8-positive germinotropic lymphoproliferative disorder
12) Lymphoid proliferations and lymphomas associated with immune deficiency and dysregulation
(1) Hyperplasias arising in immune deficiency/dysregulation
(2) Polymorphic lymphoproliferative disorders arising in immune deficiency/dysregulation
(3) EBV-positive mucocutaneous ulcer
(4) Lymphomas arising in immune deficiency/dysregulation
(5) Inborn error of immunity-associated lymphoid proliferations and lymphopmas
13) Hodgkin lymphoma
(1) Classic Hodgkin lymphoma
(2) Nodular lymphocyte predominant Hodgkin lymphoma
4. Plasma cell neoplasms and other disease with paraproteins
1) Monoclonal gammopathies

(1) Cold agglutinin disease
(2) IgM monoclonal gammopathy of undetermined significance
(3) Non-IgM monoclonal gammopathy of undetermined significance
(4) Monoclonal gammopathy of renal significance
2) Disease with monoclonal immunoglobulin deposition
(1) Immunoglobulin-related (AL) amyloidosis
(2) Monoclonal immunoglobulin deposition diease
3) Heavy chain diseases
(1) Mu heavy chain disease
(2) Gamma heavy chain disease
(3) Alpha heavy chain disease
4) Plasma cell neoplasms
(1) Plasmacytoma
(2) Plasma cell myeloma
(3) Plasma cell neoplasms with associated paraneoplastic syndrome - POEMS syndrome - TEMPI syndrome - AESOP syndrome

【표 22-3.】 세계보건기구의 혈액림프성 종양 분류: T세포 및 NK세포 림프성 증식 및 림프종[1]

1. Tumor-like lesions with T-cell predominance
1) Kikuchi-Fujimoto disease
2) Indolent T-lymphoblastic proliferation
3) Autoimmune lymphoproliferative syndrome
2. Precursor T-cell neoplasm
1) T-lymphoblastic leukemia/lymphoma
(1) T-lymphoblastic leukemia / lymphoma, NOS
(2) Early T-precursor lymphoblastic leukemia / lymphoma
3. Mature T-cell and NK-cell neoplasms
1) Mature T-cell and NK-cell leukemias
(1) T-prolymphocytic leukemia
(2) T-large granular lymphocytic leukemia
(3) NK-large granular lymphocytic leukemia
(4) Adult T-cell leukemia / lymphoma
(5) Sezary syndrome
(6) Aggressive NK-cell leukemia
2) Primary cutaneous T-cell lymphomas
(1) Primary cutaneous CD4-positive small or medium T-cell lymphoproliferative disorder
(2) Primary cutaneous acral CD8-positive lymphoproliferative disorder
(3) Mycosis fungoides
(4) Primary cutaneous CD30-positive T-cell lymphoproliferative disorder: Primary cutaneous anaplastic large cell lymphoma

(5) Subcutaneous panniculitis-like T-cell lymphoma
(6) Primary cutaneous gamma/delta T-cell lymphoma
(7) Primary cutaneous CD8-positive aggressive epidermotropic cytotoxic T-cell lymphoma
(8) Primary cutaneous peripheral T-cell lymphoma, NOS
3) Intestinal T-cell and NK-cell lymphoid proliferations and lymphomas
(1) Indolent T-cell lymphoma of the gastrointestinal tract
(2) Indolent NK-cell lymphoproliferative disorder of the gastrointestinal tract
(3) Enteropathy-associated T-cell lymphoma
(4) Monomorphic epitheliotropic intestinal T-cell lymphoma
(5) Intestinal T-cell lymphoma, NOS
4) Hepatosplenic T-cell lymphoma
5) Anaplastic large cell lymphoma
(1) ALK-positive anaplastic large cell lymphoma
(2) ALK-negative anaplastic large cell lymphoma
(3) Breast implant-associated anaplastic large cell lymphoma
6) Nodal T-follicular helper (TFH) cell lymphoma
(1) Nodal TFH cell lymphoma, angioimmunoblastic-type
(2) Nodal TFH cell lymphoma, follicular type
(3) Nodal TFH cell lymphoma, NOS
7) Other peripheral T-cell lymphomas
(1) Peripheral T-cell lymphoma, not otherwise specified
8) EBV-positive NK/T-cell lymphomas
(1) EBV-positive nodal T- and NK-cell lymphoma
(2) Extranodal NK/T-cell lymphoma
9) EBV-positive T- and NK-cell lymphoid proliferations and lymphomas of childhood
(1) Severe mosquito bite allergy
(2) Hydroa vacciniforme lymphoproliferative disorder
(3) Systemic chronic active EBV disease
(4) Systemic EBV-positive T-cell lymphoma of childhood

【표 22-4.】 세계보건기구의 혈액림프성 종양 분류: 림프 조직의 간질 유래 신생물[1]

1. Mesenchymal dendritic cell neoplasms
1) Follicular dendritic cell sarcoma
2) EBV-positive inflammatory follicular dendritic cell sarcoma
3) Fibroblastic reticular cell tumor
2. Myofibroblastic tumor
1) Intranodal palisaded myofibroblastoma
3. Spleen-specific vascular-stromal tumors
1) Splenic vascular-stromal tumors
(1) Littoral cell angioma

(2) Splenic hamartoma
(3) Sclerosing angiomatoid nodular transformation of spleen

고전적 호지킨림프종은 전체 호지킨림프종의 약 90%를 차지하며, 그중에서도 결절성 경화형이 약 70%, 혼합 세포질형이 약 20-25%, 림프구 풍부형이 약 5%, 림프구 고갈형이 1% 이하의 비율을 보인다.

고전적 호지킨림프종과 결절성 림프구 우세 호지킨림프종 모두 성숙 B세포에서 유래한다. 고전적 호지킨림프종은 B세포의 표면 단백질 등이 부족하고, 세포질 면역 글로불린이 발현하지 않는 리드-슈테른베르크 세포라고 불리는 호지킨림프종 암세포가 관찰된다. 반면에 결절성 림프구 우세 호지킨림프종의 경우 성숙 B세포 마커를 발현하는 표현형이 뚜렷하며, 면역글로불린을 자주 발현하는 특징이 있다.

【표 22-5.】 2017 세계보건기구 호지킨림프종 및 조직학적 하위 유형[7]

1. 고전적 호지킨림프종(Classical Hodgkin lymphoma; CHL) [C81.1-C81.4]
1) 결절성 경화형 (고전적) 호지킨림프종[Nodular sclerotic (classical) Hodgkin lymphoma] [C81.1]
2) 혼합 세포충실성 (고전적) 호지킨림프종[Mixed cellularity (classical) Hodgkin lymphoma] [C81.2]
3) 림프구결핍 (고전적) 호지킨림프종[Lymphocyte depleted (classical) Hodgkin lymphoma] [C81.3]
4) 림프구과다 (고전적) 호지킨림프종[Lymphocyte-rich (classical) Hodgkin lymphoma] [C81.4]
2. 결절성 림프구우위성 호지킨림프종(Nodular lymphocyte predominent Hodgkin lymphoma, NLPHL) [C81.0]
1) Classical B-cell nodular
2) Serpiginous/interconnected
3) Prominent extra-nodular LP cells
4) T-cell rich nodular
5) Diffuse THRLBCL/DLBCL-life (T-cell/histocyte-rich B-cell lymphoma)
6) Diffuse moth-eaten, B-cell-rich

임상 양상

고전적 호지킨림프종은 대개 서서히 성장한다. 림프절병증, 종격동 종괴, B 증상(38도 이상의 발열, 야간 발한, 최근 6개월 동안 설명되지 않는 10% 이상의 체중 감소), 소양감 등이 전형적인 증상이다. 림프절병증은 일반적으로 압통이 없고 단단하고 고무와 같은 형태를 띤다. 목(neck)이 가장 흔한 침범 부위로, 환자의 60% 이상에서 목 또는 쇄골상 결절이 커지는 소견이 나타난다. 그 외 종격동, 후복막, 횡격막하에서도 발생할 수 있다. 비연속적 혹은 혈행성 파종은 드물며, 주로 단일 림프절 영역에서 림프관을 통해 인접한 림프절로 진행한 이후 인접하지 않은 부위로 침범하는 형태를 보인다. 종격동 종괴는 무증상이기도 하나, 기침, 호흡곤란, 흉골후부의 통증이 나타나기도 한다. 상대정맥증후군

(superior vena cava syndrome)이나 대용적 종격동 림프절병증(bulky mediastinal lymphadenopathy)은 흔하지 않다. B 증상은 약 40% 환자에게서 나타난다. 일반적으로 림프절병증을 동반하지만, 단독으로 나타나는 경우도 있다. 진행성 양상일수록 더욱 흔히 관찰된다. 발열은 저녁에 더욱 심해지는 경향을 보인다. B 증상의 예후가 불량한 인자 중 하나이다. 가려움증은 약 10-15% 환자에서 발견되며, 호지킨림프종 진단 시점 이전부터 증상이 나타날 수 있다.

드물기는 하나 알코올 관련 통증, 오심이나 복통 등과 간기능 검사 이상을 동반하는 간질환, 후복막 림프절 병증, 비장 비대, 간 비대, 피부 병변(말단각화증, 다형 홍반, 결절성 홍반, 색소 침착, 어린선 등), 뼈/골수 침범 증상, 신경병증(소뇌변성, 무도병 등), 신증후군, 고칼슘혈증, 빈혈, 호산구증가증 등이 나타날 수 있다.

진단 및 평가

병력 청취

전형적인 혹은 드물게 나타날 수 있는 증상 및 증후의 유무, 발생 시기, 지속 기간 및 정도 등을 확인한다. 아울러 이전의 치료 경력이 존재한다면, 해당 과거력을 확인하도록 하며, 특히 면역결핍 상태와 관련이 깊으므로, 인간면역결핍바이러스(HIV) 및 후천성면역결핍증(AIDS) 혹은 면역 억제 여부를 파악한다.

신체 검사

신체 검사로써 접근이 가능한 림프절 병변의 크기, 수, 부위 등을 확인한다. 특히 목에 샘병증(adenopathy)이 있는 경우에는 더욱 필요하다. 비장종대, 간비대 등의 존재 여부도 확인한다.

진단검사의학적 검사

백혈구감별을 포함한 전체혈구계산(CBC), 적혈구침강속도(ESR), 전해질검사, 간기능 검사, 콩팥기능검사, 알부민 등 일반적인 진단검사의학 검사항목과 아울러, HIV 관련 검사가 필요한 경우 시행한다.

영상의학적 검사

생검을 실시하기 이전에 병변 가능성이 있는 부위를 탐색하여 병변의 위치, 크기, 장기 부위로의 침범 여부 등을 파악한다. 초음파, 컴퓨터단층촬영(CT), 양전자방출 단층촬영(PET) 등이 활용된다. 특히 PET는 병기를 결정하고, 치료반응 평가, 치료 이후 잔존암 여부를 판단하기 위한 목적으로도 사용된다.

생검

확정진단을 하고 병리적 유형을 결정하기 위한 목적에서 실시한다. 임상 증상에 따라 생검하는 림프절의 부위가 다를 수 있다. 주로 목 부위, 쇄골상부, 액와부 림프절에서 생검이 이루어지며, 미세 바늘 흡인의 형태보다는 말초 림프절을 절제(excision)하거나 절개(incision)하는 방식 혹은 영상 유도 생검의 방식을 활용한다. 리드-슈테른베르크 세포 확인을 위해 면역염색을 통해 조직 소견을 확인한다.

병기 평가

Cotswolds 병기 체계를 이용하여 병기를 결정한다(표 22-6). Cotswolds 병기 체계는 과거에 사용해 온 Ann Arbor 병기 체계를 임상적 기준으로 세분화한 병기 체계로, 현재는 진단 및 치료 기술의 발달로 Ann Arbor 병기 체계는 사용하지 않는다. 병기는 위험도를 계층화하여 치료전략을 수립하는 데 중요하다.

【표 22-6.】 호지킨림프종의 Cotswolds 병기 체계[8]

병기	설명
Stage Ⅰ	한 개의 림프 구역 혹은 한 개의 림프 구조(예: 비장, 흉선, 왈데이어편도환 등) 또는 한 개의 림프 외 조직의 침윤
Ⅱ	횡격막을 중심으로 동일한 부위에서 2곳 이상의 림프절 침윤 * 침윤 부위의 개수를 괄호 안 숫자로 병기. 예를 들어 Ⅱ (3)은 Ⅱ기이면서 3곳의 림프구역 침윤이 있다는 것을 의미함.
Ⅲ	횡격막을 중심으로 상하 모두에 걸쳐 2개 이상의 림프구역이나 림프 외 조직의 침윤 * 침윤 외 조직 침윤이 있는 경우에 병기 뒤에 병기. 예를 들어 ⅢE는 림프 외 기관 침윤을 의미하며, ⅢS는 비장 침윤, ⅢES는 림프 외 기관 및 비장 침윤 모두를 의미함.
Ⅳ	림프절 침범 여부와 관계없이 1개 이상의 림프 외 기관이 파종성으로 침습 * 간 혹은 골수를 침습한 경우는 모두 Ⅳ기에 해당
각 병기마다 다음과 같은 내용을 적용	
A	B 증상 없음
B	B 증상 있음
X	대용적종양(종격동이 흉부 지름의 1/3 이상이거나 종양의 크기가 10 cm 이상인 경우)
E	림프구역과 인접한 곳의 림프 외 조직 한 구역 침윤

병기 체계와 호지킨림프종의 위험 인자 유무에 따라 조기 병기(early stage)와 진행병기(advanced stage)로 위험도가 계층화된다. 이는 치료전략을 수립하는 데 중요하다. 조기 병기는 다시 양호한 조기 병기(favorable early stage)/제한병기(limited stage)와 불량한 조기 병기(unfavorable early stage)/중기병기(intermediated stage)로 나뉜다. 분류 기준은 연구 그룹마다 상이하다(표 22-7).

【표 22-7.】 호지킨림프종의 연구 그룹에 따른 위험도 계층 분류[9]

위험도 계층화		EORTC/LTSA	GHSG
조기 병기(Early stage)	양호한 조기 병기(favorable early stage)/ 제한병기(limited stage)	위험 인자가 없는 임상병기 Ⅰ-Ⅱ기	위험 인자가 없는 임상병기 Ⅰ-Ⅱ기
	불량한 조기 병기(unfavorable early stage)/ 중기병기(intermediated stage)	1개 이상의 위험 인자가 있는 임상병기 Ⅰ-Ⅱ기	• 1개 이상의 위험 인자가 있는 임상병기 Ⅰ-ⅡA기 • 위험 인자 중 3번과 4번은 존재하나 1번과 2번은 없는 임상병기 ⅡB기
진행병기(Advanced stage)		임상병기 Ⅲ-Ⅳ기	• 위험 인자 1번과 2번이 있는 임상병기 ⅡB기 • 임상병기 Ⅲ-Ⅳ기
위험 인자		1. 대용적 종격동 종괴 2. 50세 이상 3. ESR 상승 4. 4개 이상의 림프구역(nodal area) 침윤	1. 대용적 종격동 종괴 2. 림프절 외 질환 3. ESR 상승 4. 3개 이상의 림프구역(nodal area) 침윤

치료

고전적 호지킨림프종

양호한 조기 병기

ABVD (doxorubicine, bleomycin, vinblastin, decarbazine) 2주기 시행 후 PET/CT를 통한 병기 재평가를 실시하고, 도빌 기준(표 22-8)에 따라 도빌 기준 1-2점 사이인 경우에는 ABVD 항암 단독요법 혹은 병변 부위 방사선 조사(20 Gy) 단독, ABVD와 병변 부위 방사선 조사(30 Gy) 병합요법이 선택될 수 있다. 도빌 기준 3점의 경우에도 병변 부위 방사선 조사 단독요법 혹은 ABVD와 병변 부위 방사선 조사 병합요법이 추가적으로 선택될 수 있다. 도빌 기준 4점인 경우에는 ABVD 항암 화학 요법을 2주기 추가적으로 실행한 후 PET/CT를 통해 병기를 재평가하여 도빌 기준 변화 여부에 따라 방사선요법이 추가되거나 추가적 생검을 통해 불응성 질환 여부를 판단하게 된다. 도빌 기준 5점 이상인 경우에는 곧바로 추가적 생검을 통해 불응성 질환 여부를 판단하게 되며, 생검 결과 음성인 경우에는 ABVD 항암 화학 요법 단독으로 추가 시행한 후 PET/CT 재평가를 실시하게 된다.[10-15]

【표 22-8.】 도빌 기준(Deauville criteria)

점수		PET/CT 스캔 결과
음성	1	흡수 없음
	2	흡수≤종격동
	3	흡수>종격동 그러나 ≤간
양성	4	간보다 인접한 주변 활동 상에 시각적으로 나타나는 적절히 높은 흡수

점수		PET/CT 스캔 결과
양성	5	간 및/또는 새로운 병변보다 현저하게 높은 흡수
	X	림프종과 관련될 가능성이 없는 새로운 흡수 부위

불량한 조기 병기

불량한 조기 병기에서도 ABVD 2주기 시행 후 PET/CT 재평가를 실시하고 도빌 기준 1-3점에 속하는 경우에는 ABVD 4주기를 추가 시행하거나 혹은 ABVD 2주기와 병변 부위 방사선요법(30 Gy) 병합요법을 추가적으로 선택할 수 있다. 도빌 기준 4-5점의 경우에는 BEACOPP (doxorubicin, bleomycin, vincristine, etoposide, cyclophosphamide, procarbazine, prednisone) 항암 화학요법을 2주기 추가적으로 시행한 후 PET/CT 재평가 후 도빌 기준을 재산정하고, 도빌 기준 1-3점으로 변화가 있는 경우에는 BEACOPP을 2주기 추가로 시행하거나 병변 부위 방사선요법(30 Gy)을 실시하여 경과를 관찰하게 된다. 만약 도빌 기준에 변화가 없는 경우에는 추가 생검을 통해 불응성 질환 여부를 평가하게 된다.[10-15]

진행성 병기

진행성 병기에서는 ABVD 2주기 시행 후 PET/CT 재평가를 실시하여 도빌 기준 1-3점으로 변화가 있는 경우에는 ABD (doxorubicine, bleomycin, decarbazine) 항암 화학 요법 4주기를 추가적으로 실시하여 추적 관찰을 시행하며, 도빌 기준 4-5점에 속하는 경우에는 BEACOPP 항암 화학 요법을 3주기 추가 시행 후 PET/CT 재평가하여 도빌 기준이 1-3점으로 변화가 되는 경우에 BEACOPP 항암 화학 요법을 1주기 더 시행하게 되며, 도빌 기준에 변화가 없는 경우에는 추가 생검을 통해 불응성 질환 여부를 평가하게 된다.[10-15]

결절성 림프구우위성 호지킨림프종

항암 화학 요법 및 방사선요법 등의 치료는 병기와 위험도에 따라 치료 전략이 상이하다. 조기 병기 호지킨림프종 중 양호한 조기 병기에서는 ABVD 항암 화학 요법 4주기 혹은 Stanford V (doxorubicin, bleomycin, vinblastin, vincristin, mechlorethamine, etoposide, prednisone) 2주기 항암 화학 요법과 병변 부위 방사선 조사(30 Gy)의 병합요법이 일차적으로 선택된다. ABVD 항암 화학 요법 2주기 이후 PET으로 종양 재평가 이후에 다시 ABVD 2-4주기 추가하는 항암 화학 요법 단독요법도 사용할 수 있다. 불량한 조기 병기 호지킨림프종의 경우 거대 종괴가 존재하지 않을 경우 최소한 6주기 이상의 ABVD 항암 화학 요법 단독요법을 권고하고 있으며, Stanford V 항암 화학 요법을 사용할 경우 B증상이 있는 경우 3주기의 실시 후 병변 부위 방사선 조사를, B증상이 없는 경우에는 2주기 실시 후 병변 부위 방사선 조사를 고려할 수 있다. 만약 거대종괴가 있는 경우에는 모든 병변 부위를 대상으로 방사선요법을 권고하고 있다.

진행성 호지킨림프종의 경우 1차적 치료는 항암 화학 요법으로 ABVD, Stanford V 외에도 BEA-COPP 요법이 선택될 수 있다.

추적 관찰

림프종 치료가 종결된 이후에도 첫 1-2년 동안에는 3-6개월마다, 3년 차에는 6-12개월마다, 4-5년 차에는 매년 1회가량 정기적인 병력 확인 및 신체검진이 필요하다. 혈액검사는 CBC, 혈소판검사 등이 요구되며, ESR의 경우 초기 진단 시 상승 소견이 관찰된 경우 추적 관찰이 필요하다. 경부(neck)에 방사선요법을 실시한 경우에는 최소한 1년에 1회 이상 갑상선자극호르몬(TSH) 검사가 요구된다. 경부, 가슴, 복부, 골반 부위의 조영 CT 검사의 경우 치료 완료 후 처음 2년 동안에는 6개월마다 평가를 실시할 것을 권고한다. 특히 후기 재발이 발생할 수 있는 결절성 림프구우위성 호지킨림프종에서는 치료 종결 후 2년이 지난 이후에도 임상적으로 필요한 경우 지속적인 CT 추적 관찰이 필요하다. PET/CT의 경우에는 가장 최근에 시행한 PET/CT 검사상 도빌 기준 4-5점인 경우에는 추가 검사가 요청된다. 하지만 PET/CT의 경우 위양성율이 높은 편으로 일상적인 추적 검사에 활용하지 않는다.

그 외 심혈관계, 생식기계, 피부암 위험, 유방 부위의 병변 여부 및 전반적인 건강습관과 심리사회적 요소 등을 확인하도록 한다.

치료 종결 5년이 경과한 후에도 매년 병력 확인 및 신체검진을 하는 것이 좋으며, 특히 경부에 방사선요법을 한 경력이 있는 환자의 경우에는 10년 간격으로 경동맥 초음파를 고려해 볼 수 있다. 또한 가슴 또는 액와부에 방사선을 조사한 경력이 있는 경우 치료 종결 후 8년이 경과한 후 혹은 40세가 된 경우에는 매년 유방 선별검사로서 유방조영술과 유방 MRI 등을 실시하는 것을 권고한다.

비호지킨림프종

비호지킨림프종은 림프구의 단일클론성 증식에 의한 종양 중 리드-슈테른베르크 세포가 혼합된 호지킨림프종의 특징이 없는 질환을 총칭한다. 전체 림프종의 약 95%가량을 차지하며, 그중에서도 B세포 림프종이 78%가량을 차지한다. 가장 흔한 비호지킨림프종은 광범위큰B세포림프종(diffuse large B-cell lymphoma, DLBCL)으로 국내 기준 약 43%에 해당한다. 다음으로는 결절외변연부B세포림프종(extranodal marginal zone B-cell lymphoma)이 약 19%, 비강유형의 결절외NK/T세포림프종(extranodal NK/T-cell lymphoma, nasal type)과 말초성T세포림프종(peripheral T-cell lymphoma)이 각각 약 6% 비율을 보인다.

비호지킨림프종은 형태학적으로 공격형/고위험군(aggressive form/high-grade) 림프종과 비활동형 /저위험군(indolent form/low-grade) 림프종으로 크게 분류할 수 있다. 공격형은 광범위큰B세포림프종, 외투세포림프종, 버킷림프종 등이 있으며, 이러한 유형은 빠르게 증식하나 치료에 비교적 잘 반응하여 완치의 가능성이 높은 편이다. 반면에 비활동성 형태는 서서히 증식하고 항암 화학 요법 등의 치료에 반응이 약하여 완치가 비교적 어려워 보통 질환을 조절하는 것에 그 목적을 두고 치료를 한다. 소포림프종, 변연부림프종, 림프형질세포성림프종, 털세포백혈병 등이 이러한 유형에 해당한다.

【표 22-9.】 비호지킨림프종의 형태학적 분류[16, 17]

공격형 림프종(고위험군 림프종)	비활동형 림프종(저위험군 림프종)
• 광범위큰B세포림프종(Diffuse large B cell lymphoma, DLBCL) • 외투세포림프종(Mantle cell lymphoma) • 자연살해/T세포림프종(NK/T cell lymphoma) • 말초T세포림프종(Peripheral T cell lymphoma) • 역형성큰세포림프종(Anaplastic large cell lymphoma) • 혈관면역모구T세포림프종(Angioimmunoblastic T cell lymphoma) • 장병증형T세포림프종(Enteropathy type T cell lymphoma) • 림프모구림프종(Lymphoblastic lymphoma) • 버킷림프종(Burkitt's lymphoma, BL) • 원발성 중추신경계 림프종(Primary CNS lymphoma)	• 소포림프종(Follicular lymphoma) • 점막연관림프조직림프종(MALT lymphoma) • 변연부림프종(Marginal zone lymphoma, MZL) • 림프형질세포성림프종(Lymphoplasmacytic lymphoma, LPL) • 소림프구림프종(Small lymphocytic lymphoma) • 털세포백혈병(Hairy cell leukemia, HCL) • 균상식육종 (Mycosis fungoides)

임상 양상

무통성 림프절 종대가 가장 흔한 양상이며, B증상이 나타나기도 한다. 림프절 종대는 보통 하나 또는 그 이상의 림프절이 서서히 커지는 양상이며, 주로, 목, 액와부, 복부, 서혜부에서 잘 관찰된다. 골수 침범 시에는 빈혈, 혈소판감소, 백혈구 감소 등의 혈구 감소 소견이 관찰될 수 있으며, 중추신경계 침범 시 구토와 두통 등이 관찰되기도 한다.

진단 및 평가

병력 청취 및 신체 검사

B증상의 존재 여부 및 그 정도를 확인한다. 쇄골상부, 액와, 서혜부, 왈데이어편도환 등의 병변이 나타날 수 있는 말초림프절 부위를 시진 및 촉진을 통해 확인한다. 빈혈 혹은 출혈 경향이 존재하는지, 비장종대나 간비대 등의 유무를 확인한다.

진단검사의학적 검사

호지킨림프종과 유사하게 백혈구감별을 포함한 전체혈구계산(CBC), 적혈구침강속도(ESR), 전해질 검사, 간기능 검사, 콩팥기능검사, 알부민 등 일반적인 진단검사의학 검사항목과 아울러, HIV 관련 검사가 필요한 경우 시행한다. 혈청단백전기영동 검사와 혈청 β2-microglobulin 검사는 림프형질세포림프종의 단클론 단백을 검사하는 데 유용한 검사이므로 추가적으로 실시하는 검사 항목이다. 혈청 LDH는 진행이 빠른 림프종에서는 상승소견을 보이므로 종양의 예후 인자로서 유용한 검사 중 하나이다.

영상의학적 검사

흉부 X-ray, 가슴·복부/골반 컴퓨터단층촬영(CT), 단일광자방출컴퓨터단층촬영(SPECT), 양전자방출 단층촬영(PET) 등이 활용된다. 호지킨림프종과 마찬가지로 PET가 병기결정에 가장 많이 활용되는 검사 중 하나이다.

기타 검사

대부분 환자에서 골수 검사를 시행한다. 요추 천자의 경우 신경학적 증상이 있거나 원발중추신경계림프종이나 중추신경 침윤의 위험이 높은 림프종(림프모구성림프종, 버킷림프종, 광범위B세포림프종 등)에서 실시하게 되는데, 대개 예방적 약제 투입을 병행하여 실시한다.

병기 평가 및 예후 평가

해부학적 병기 분류체계인 Ann Arbor 병기 체계를 활용하여 병기를 구분한다. 그러나 통상적으로 예후를 판단할 때에는 국제 예후인자(international prognostic index, IPI)가 더 중요하다.

【표 22-10.】 비호지킨림프종의 국제예후지표 및 그에 따른 예후[18, 19]

판정 결과	판정 점수	완전관해(%)	5년 무병생존율(%)	5년 생존율(%)
1. 60세 이상인 경우 유해인자				
1) Ann-arbor stage Ⅲ-Ⅳ기 2) 2군데 이상의 림프절외 침범 3) 일상 활동도(ECOG) 2-4 4) LDH 수치 정상범위 이상 상승				
저등급	0-1	87	70	73
저등급-중간	2	67	50	51
고등급-중간	3	55	49	43
고등급	4-5	44	40	26
2. 60세 미만인 경우 유해인자				
1) Ann-arbor stage Ⅲ-Ⅳ기 2) 일상 활동도(ECOG) 2-4 3) LDH 수치 정상범위 이상 상승				

판정 결과	판정 점수	완전관해(%)	5년 무병생존율(%)	5년 생존율(%)
저등급	0	92	86	83
저등급-중간	1	78	66	69
고등급-중간	2	57	53	46
고등급	3	46	58	32

【표 22-11.】 비호지킨림프종의 Ann Arbor 병기 체계[19]

병기	설명
Stage Ⅰ	• 한 개의 림프절 혹은 한 개의 림프외 기관 및 부위(ⅠE)를 침습(비장, 흉선, 왈데이어편도환 등)
Stage Ⅱ	• 횡격막을 중심으로 같은 곳에 2 곳 이상의 림프절 침습(Ⅱ) 혹은 림프외 기관 및 부위의 국소화된 침습(ⅡE)
Stage Ⅲ	• 횡격막을 중심으로 상 하 구역 모두 림프절이 침습된 경우(Ⅲ) • 림프외 기관 및 부위(ⅢE), 비장(ⅢS), 혹은 두 곳 모두(ⅢSE)의 국소화된 침습
Stage Ⅳ	• 간, 골수, 뼈 등의 다른 장기에 침습

치료

비호지킨림프종은 다양한 하위유형이 있어 치료전략이 다양하다. 대체적으로 공격적 형태의 비호지킨림프종의 경우 R-CHOP (rituximab, cyclophosphamide, doxorubicine, vincristine, prednisolone) 복합항암 화학요법이 가장 많이 활용된다. 비활동성 형태 비호지킨림프종은 무증상의 경우 치료를 대개 필요로 하지 않으며, 증상이 있거나 대용적림프병증, 진행성 양상의 결절 비대, 장기 기능에 영향을 끼치는 경우에는 치료를 실시한다. 조기 병기에서는 수술이나 방사선 치료를 통한 국소 림프병증을 치료하여 완치가 어느 정도 가능하며, 진행성 병기에서는 R-CHOP 혹은 R-bendamustine 등의 항암 화학 요법이 선택된다.

비호지킨림프종 중 가장 많은 유형을 차지하는 광범위큰B세포림프종에서는 R-CHOP 병용요법이 표준 치료에 해당한다. 두 번째로 많은 결절외변연부B세포림프종의 하위 유형인 위장MALT종의 경우 헬리코박터균(*H.pylori*) 제균치료가 1차 치료이다. 이는 *H.pylori* 양성 유무를 막론하고 실시한다. 나머지 결절외변연부B세포림프종의 경우 병변 부위 방사선요법, 항암 화학 요법, 면역요법 등을 단독 혹은 병합하여 치료하게 되며, 특히 진행성 병기의 경우에는 리툭시맙(rituximab) 기반의 항암 화학요법이 선택된다. NK/T세포 림프종의 경우에는 비강 유형에서는 항암 화학 요법이 가능한 경우에는 항암 화학 요법과 방사선요법을 동시에 혹은 순차적으로 실시하게 되며, 불가능한 경우에는 방사선요법 단독요법을 실시한다. 동시요법에서 선택되는 항암약물은 2/3DeVIC (dexamethasone, etoposide, ifosfamide, carboplatin) 혹은 VIPD (etoposide, ifosfamide, cisplatin, dexamethasone) 이후의 시스플라틴(cisplatin)이다. 순차적으로 실시하는 경우에는 SMILE (dexamethasone, methotrexate, ifosfamide, L-asparaginase, etoposide), LVP (L-asparaginase, vincristine, prednisolone)이다.

비강유형이 아니거나 파종성인 경우에는 SMILE 항암 화학 요법을 고려하게 되며, 필요한 경우 방사선요법을 결합할 수 있다. 완전완화(complete response, CR)의 상태에서는 조혈세포이식(hepatopoietic stem cell transplantation, HSCT)도 고려할 수 있다.[20-26]

한의학적 치료

중국 상하이에서 147명의 광범위큰B세포림프종(DLBCL) 환자를 대상으로 한 환자-대조군 연구에서 폐결핵의 과거력과 농약에 노출되는 농촌생활이 각각 DLBCL의 독립적인 불량 예후인자로 나왔고, 한약을 1년 이상 복용했던 사람은 DLBCL의 발생률이 현저히 줄어든 결과를 보여주었다.[27] 항암 화학치료의 부작용으로 표준치료를 잘 받지 못하거나 항암 화학 치료 불내성의 34세의 leukemic lymphoblastic lymphoma 환자와 41세의 acute lymphocytic leukemia 환자에게 자운단(紫雪丹)을 투여하여 증상의 호전을 보여준 증례가 있다.[28] 국내 임상증례에서 복강내 전이된 혈관중심성 T-cell 림프종에 대한 한의 치료 1례[29]와 MALT B-cell 림프종 1례[30]가 보고되고 있다.

악성 림프종은 한의학에서 석저(石疽), 담핵(痰核), 악핵(惡核), 나력(瘰癧) 등의 범주에 속한다.

변증치료

한담응체증(寒痰凝滯證)[31]

주방(主方): 양화탕가감(陽和湯加減)

용약(用藥): 숙지황(熟地黃) 녹각교(鹿角膠) 백개자(白芥子) 포강(炮薑) 육계(肉桂) 마황(麻黃) 감초(甘草) 등

기울담결증(氣鬱痰結證)[31]

주방(主方): 소요산가감(逍遙散加減)

용약(用藥): 시호(柴胡) 당귀(當歸) 백작약(白芍藥) 백출(白朮) 복령(茯苓) 포강(炮薑) 박하(薄荷) 백개자(白芥子) 묘조초(貓爪草) 하고초(夏枯草) 패모(貝母) 자감초(炙甘草) 등

담열저폐증(痰熱阻肺證)[31]

주방(主方): 대합산합사백산가감(黛蛤散合瀉白散加減)

용약(用藥): 청대(青黛) 해합각(海蛤殼) 상백피(桑白皮) 지골피(地骨皮) 생감초(生甘草) 갱미(粳米) 등

담어호결증(痰瘀互結證)[31]

주방(主方): 격하축어탕가감(膈下逐瘀湯加減)

용약(用藥): 당귀(當歸) 도인(桃仁) 홍화(紅花) 천궁(川芎) 적작약(赤芍藥) 목단피(牧丹皮) 현호색(玄胡索) 오령지(五靈脂) 오약(烏藥) 향부자(香附子) 지각(枳殼) 곤포(昆布) 해조(海藻) 천산갑(穿山甲) 계내금(鷄內金) 감초(甘草) 등

기혈양허증(氣血兩虛證)[31]

주방(主方): 팔진탕가감(八珍湯加減)

용약(用藥): 인삼(人蔘) 백출(白朮) 복령(茯苓) 당귀(當歸) 천궁(川芎) 백작약(白芍藥) 숙지황(熟地黃) 생강(生薑) 대조(大棗) 감초(甘草) 등

간신휴허증(肝腎虧虛證)[31]

주방(主方): 대보음환가감(大補陰丸加減)

용약(用藥): 숙지황(熟地黃) 황백(黃柏) 지모(知母) 귀판(龜板) 별갑(鱉甲) 등

【참고문헌】

1. Alaggio R, Amador C, Anagnostopoulos I, Attygalle AD, Araujo IBO, Berti E, et al. The 5th edition of the World Health Organization Classification of Haematolymphoid Tumours: Lymphoid Neoplasms. Leukemia. 2022;36(7):1720-48.
2. 중앙암등록본부. 국가암등록사업 연례 보고서(2019년 암등록통계). 2021.
3. Sung H, Ferlay J, Siegel RL, Laversanne M, Soerjomataram I, Jemal A, et al. Global cancer statistics 2020: GLOBOCAN estimates of incidence and mortality worldwide for 36 cancers in 185 countries. CA Cancer J Clin. 2021;71(3):209-49.
4. Radkiewicz C, Bruchfeld JB, Weibull CE, Jeppesen ML, Frederiksen H, Lambe M, et al. Sex differences in lymphoma incidence and mortality by subtype: A population-based study. Am J Hematol. 2023;98(1):23-30.
5. National Cancer Institute [Internet]. Surveillance, Epidemiology, and End Results (SEER) Program. National Cancer Institute, Bethesda, MA (2022) [cited 2024 Aug 20]. Available from: http://www.seer.cancer.gov.
6. Rademaker J. Hodgkin's and non-Hodgkin's lymphomas. Radiol Clin North Am. 2007;45(1):69-83.
7. International Agency for Research on Cancer. WHO classification of tumours of haematopoietic and lymphoid tissues: Vol. 2. 4th ed. Swerdlow SH, editor. IARC; 2017.
8. Kwee TC, Kwee RM, Nievelstein RA. Imaging in staging of malignant lymphoma: a systematic review. Blood. 2008;111(2):504-16.
9. Allen PB, Gordon LI. Frontline Therapy for Classical Hodgkin Lymphoma by Stage and Prognostic Factors. Clin Med Insights Oncol. 2017;11:1179554917731072.
10. National Comprehensive Cancer Network [Internet]. Hodgkin Lymphoma (Version 2. 2023) [cited 2022 Nov 8]. Available from: https://www.nccn.org/professionals/physician_gls/pdf/hodgkins.pdf.
11. National Comprehensive Cancer Network [Internet]. Pediatric Hodgkin Lymphoma (Version 2. 2023) [cited 2022 Mar 9]. Available from: https://www.nccn.org/professionals/physician_gls/pdf/ped_hodgkin.pdf.
12. Barrington SF, Kluge R. FDG PET for therapy monitoring in Hodgkin and non-Hodgkin lymphomas. Eur J Nucl Med Mol Imaging. 2017;44(Suppl 1):97-110.
13. Niederhuber JE, Armitage JO, Doroshow JH, Kastan MB, Tepper JE. Abeloff's Clinical Oncology. 6th ed. Philadelphia, PA: Elsevier - Health Sciences Division; 2019.
14. 박재갑, 방영주, 하성환. 종양학. 서울: 일조각; 2012.
15. DeVita VT Jr, Rosenberg SA, Lawrence TS. DeVita, Hellman, and Rosenberg's cancer: Principles & practice of oncology. 12th ed. Baltimore, MD: Wolters Kluwer Health; 2023.
16. Skarin AT, Dorfman DM. Non-Hodgkin's lymphomas: current classification and management. CA Cancer J Clin. 1997;47(6):351-72.
17. Jacobson CA, Longo DL. Non-Hodgkin's Lymphoma. In: Loscalzo J, Fauci A, Kasper D, Hauser S, Longo D, Jameson J, editors. Harrison's Principles of Internal Medicine. 21th ed. McGraw Hill; 2022.
18. International Non-Hodgkin's Lymphoma Prognostic Factors Project. A predictive model for aggressive non-Hodgkin's lymphoma. N Engl J Med. 1993;329(14):987-94.
19. Hermans J, Krol AD, van Groningen K, Kluin PM, Kluin-Nelemans JC, Kramer MH, et al. International Prognostic Index for aggressive non-Hodgkin's lymphoma is valid for all malignancy grades. Blood. 1995;86(4):1460-3.
20. National Comprehensive Cancer Network [Internet]. Hodgkin Lymphoma (Version 2. 2023) [cited 2022 Nov 8]. Available from: https://www.nccn.org/professionals/physician_gls/pdf/hodgkins.pdf.
21. National Comprehensive Cancer Network [Internet]. Pediatric Hodgkin Lymphoma (Version 2. 2023) [cited 2022 Mar 9]. Available from: https://www.nccn.org/professionals/physician_gls/pdf/ped_hodgkin.pdf.
22. National Comprehensive Cancer Network [Internet]. B-cell Lymphomas (Version 4. 2023) [cited 2023 Jun 2]. Available from: https://www.nccn. org/professionals/physician_gls/pdf/b-cell.pdf.
23. National Comprehensive Cancer Network [Internet]. Chronic Lymphocytic Leukemia/Small Lymphocytic Lymphoma (Version 3. 2023) [cited 2023 Jun 12]. Available from: https://www.nccn.org/professionals/physician_gls/pdf/cll.pdf.
24. National Comprehensive Cancer Network [Internet]. Pediatric Aggressive Mature B-Cell Lymphomas (Version 1. 2023) [cited 2023 Apr 4]. Available from: https://www.nccn.org/professionals/physician_gls/pdf/ped_b-cell.pdf.
25. National Comprehensive Cancer Network [Internet]. Primary Cutaneous Lymphoams (Version 1. 2023) [cited 2023 Jan 5]. Available from: https://www.nccn.org/professionals/physician_gls/pdf/primary_cutaneous.pdf.
26. National Comprehensive Cancer Network [Internet]. T-Cell Lymphomas (Version 1. 2023) [cited 2023 Jan 5]. Available from: https://www.nccn.org/professionals/

physician_gls/pdf/t-cell.pdf.

27. National Comprehensive Cancer Network [Internet]. Waldenström Macroglobulinemia/ Lymphoplasmacytic Lymphoma (Version 1. 2023) [cited 2022 Jul 6]. Available from: https://www.nccn.org/professionals/physician_gls/pdf/waldenstroms.pdf

28. Fan R, Zhang LY, Wang H, Yang B, Han T, Zhao XL, et al. Multicentre hospital-based casecontrol study of diffuse large B-cell lymphoma in Shanghai, China. Asian Pac J Cancer Prev. 2012;13(7):3329-34.

29. Hijikata Y, Kaneko J, Xi L, Nasu M, Yamashita S. Traditional Chinese medicines improve the course of refractory leukemic lymphoblastic lymphoma and acute lymphocytic leukemia: two case reports. Am J Chin Med. 1995; 23(2):195-211.

30. Kim YS, et al. Herb medications on angiocentric T-cell lymphoma with intra-abdominal metastasis, a case report. J of Kor Oriental Oncology. 2005;(1):93-8.

31. Han SS, et al. A Case Report on Extranodal Marginal Zone B Cell of Mucosa-associated Lymphoid Tissue (MALT) Type Lymphoma Treated with Hangam-dan. Korean J Oriental Med. 2008:29(3)810-8.

32. 中華中醫藥學會. 腫瘤中醫診療指南(Guideline for Diagnosis and Treatment of Tumor in TCM). 北京: 中國中醫藥出版社; 2008.

색인

한의통합종양학

C

색인

ㄱ

가미귀비탕 • 310, 315, 329, 331
가미소요산 • 277, 310, 315, 331
간내 담관암(intrahepatic cholangiocarcinoma) • 455
간내 담관암의 병기 • 457
간동맥 화학색전술(transarterial chemoembolization, TACE) • 448
간발암모델 • 439
간세포암(hepatocellular carcinoma, HCC) • 435
간암의 변증론치 • 452
간외 담관암(extrahepatic cholangiocarcinoma) • 455
간이식 • 447
간절제술 • 446
감초사심탕 • 302, 318
갑상선 여포암(follicular thyroid cancer) • 371
갑상선 유두암(papillary thyroid cancer) • 371
개위진식탕 • 283
객담세포진검사 • 392
경요도절제술(transurethral resection of bladder tumor, TURBT) • 479
경직장 초음파검사(transrectal ultrasound, TRUS) • 497
계룡통락방 • 279
계지가용골모려탕 • 315
계지가작약탕 • 304, 330
계지거작약대황탕 • 304
계지복령환 • 331
고등급상피내종양(high grade prostate intraepithelial neoplasia, HGPIN) • 496
고식적 요법(palliative) • 137
고압산소(hyperbaric oxygen) • 325
고주파 열 치료술 • 447
고혈압 • 488
골수형성이상증후군(myelodysplastic syn-

dromes) • 607
과체중(overweight) • 048
교모세포종 • 356
구강건조증(xerostomia) • 320
구강암 • 341
구강점막염(oral mucositis) • 317
구인두암 • 343
국소요법 • 129
국제예후지표 • 634
귀비탕 • 315, 331
근거 중심의 통합암치료 • 169
근치적 목적 • 127
금연 • 484
급성 골수성 백혈병 • 598
급성 림프모구 백혈병(acute lymphoblastic leukemia) • 601
기관지경검사 • 392

ㄴ

난소상피암 • 563
난소암 • 561
난소암의 통합의학적 접근 • 569
난소암의 한의학적 치료 • 570
남성 유방암 • 527
내시경 췌관조영술(endoscopic retrograde cholangiopancreatography, ERCP) • 467
뇌전이암 • 360
뇌종양 • 355, 356

ㄷ

다발골수종(multiple myeloma) • 610
다중 암 검출 검사(MCD) • 064
담낭암 • 455
담낭암의 병기 • 457
담도암 • 455
담배(tobacco) • 053
당귀음자 • 329
당귀작약산 • 331
대건중탕 • 304, 305, 308, 330
대승기탕 • 304
대장직장암 • 419
대장직장암의 통합의학적 접근 • 427
대장직장암의 한의학적 치료 • 428
대한통합암학회(Korean Society of Integrative Oncology, KSIO) • 151
도핵승기탕 • 304
독성 • 140
두경부암 • 341

ㄹ

라돈(radon) • 037
라이코펜 • 500
림프부종 • 322
림프절 부위 • 343
림프절 수준 • 343

ㅁ

마사지 요법 • 162
마음 챙김 기반 스트레스 완화(mindfulness-based stress reduction, MBSR) • 158
마자인환 • 304
만성림프구백혈병(chronic lymphocytic leukemia) • 605
만성 염증 • 039
말초신경병증(chemotherapy-induced peripheral neuropathy, CIPN) • 278
맞춤의학 • 172, 173
면역관문억제제 • 170
면역요법 • 142
면역항암제 • 170, 531
면역항암 화학요법(immunochemotherapy) • 140
면역회피 • 095
명상 • 158
미국 국립암종합네트워크(NCCN) • 013
미국 임상종양학회(American Society of Clinical Oncology, ASCO) • 149
미래의학(precision integrative medicine) • 173
미분화암(역형성암; undifferentiated thyroid cancer, anaplastic thyroid cancer) • 371

ㅂ

반응 평가 • 135
반하사심탕 • 302, 315, 318
반하후박탕 • 299, 310, 315, 330
발암기전 • 084
방광경 • 479
방광내 BCG (Bacillus Calmette-Guérin) 면역요법(intravesical BCG immunotherapy) • 481
방광내 항암화학약물요법(intravesical chemotherapy) • 481
방광절제술 • 482
방기황기탕 • 277, 331
방사선(radiation) • 051
방사선 색전술(radioembolization) • 449
방사선요법 • 131
방사선 치료 • 530
방사성 요오드(iodine radioisotopes) • 371
벤젠(benzene) • 035
변비 • 303
변증(辨證; pattern identification, syndrome differentiation) • 172
병기 결정(staging) • 007
보완대체의학(complementary and alternative medicine, CAM) • 149
보조항암 화학요법(adjuvant chemotherapy) • 137
보중익기탕 • 170, 277, 287, 329, 330, 331
보중제(dietary supplements) • 163
복령반하탕 • 299
봉독 • 276
봉독크림 • 281
부비동암 • 343

부작용 • 164
부정기 출혈 • 546
불면(insomnia) • 312
불면증 • 156
비강암 • 343
비만(obesity) • 048, 488, 521
비상피성 난소암 • 566
비소(arsenic) • 035
비소세포폐암 • 387
비소세포폐암의 TNM 병기 • 392
비인두암 • 343
비인암(鼻咽癌) • 348
비전형적소소포증식증(atypical small acinar proliferation, ASAP) • 496
비타민 D (vitamin D) • 044
비호지킨림프종 • 632
비화음 • 299
비훈(鼻燻)요법 • 315

ㅅ

사군자탕 • 329
사람유두종바이러스(human papilloma virus, HPV) • 341
사물탕 • 329
산조인탕 • 315, 331
삼출건비탕 • 283
삼출액(effusion) • 014
삼황사심탕 • 318
생검 • 006
생식세포종양(germ cell tumor) • 567
생존기간 • 136
생활 방식 교정 • 152
석면(asbestos) • 035
선행항암 화학요법(neoadjuvant chemotherapy) • 137
설사 • 300
성교 후 출혈 • 541
성기삭 간질성 종양(sex cord stromal tumor) • 568
성대암(vocal cord carcinoma) • 347
성문상후두암(supraglottic larynx carcinoma) • 347
성문하후두암(subglottic larynx carcinoma) • 347
성상세포종(astrocytoma) • 357
세기조절 방사선치료(intensity modulated radiation therapy, IMRT) • 346
세포 검사 • 541
세포고사(apoptosis) • 117
세포괴사(necrosis) • 116
세포독성항암 화학요법(cytotoxic chemotherapy) • 137
소건중탕 • 330
소세포폐암 • 387
소시호탕 • 330
수면 • 156
수분 섭취 • 484
수술요법 • 130
수술의 종류 • 529
수질암(medullary thyroid carcinoma) • 371
스트레스 관리 • 157

시령탕 • 277, 302, 324, 330, 331
시박탕 • 310, 330
시호가용골모려탕 • 315
식도암 • 405
식도암의 통합의학적 접근 • 408
식도암의 한의학적 치료 • 408
식욕부진(anorexia) • 282
식이요법 • 152, 203
식이지침 • 153
신경교종 • 356
신원보존술(nephron-sparing surgery) • 491
신장절제술 • 491
신적출술 • 491
신체 활동(physical activity) • 050
신체활동지수 • 008
실내 연기(indoor emissions from the household combustion of coal) • 037
심리 치료 • 202
심신 치료 • 152, 158
십자화과 채소(cruciferous vegetables) • 043, 500
십전대보탕 • 277, 287, 319, 329, 330, 331

ㅇ

아로마타제 억제제 관련 통증(aromatase inhibitor-related joint pain) • 161
아리스토로크산(aristolochic acids) • 035, 491
아크릴아미드(acrylamide) • 041
아플라톡신(aflatoxins) • 034
악성 림프종(lymphoma) • 621
악액질(cachexia) • 284
악액질 증후군(cachectic syndrome) • 015
안면 홍조 • 533
알코올 • 032
암(cancer) • 079
암 발생의 원인 • 080
암성 통증(cancer-related pain) • 259
암성 통증의 원인 • 262
암성 피로(cancer-related fatigue) • 289, 532
암육종 • 568
암 통증(cancer pain) • 012
액체 생검 • 065
약물 간 상호작용 • 022, 164
양성자선 치료(proton beam therapy) • 448
억간산 • 277, 315, 331
에스트로겐 자극 • 544
에탄올 주입술 • 447
엡스타인바 바이러스(Epstein-Barr virus, EBV) • 342
연령표준화발생률 • 005
오령산 • 277, 324, 331
오수유탕 • 331
오심·구토(chemotherapy-induced nausea and vomiting, CINV) • 295
온청음 • 318
완화요법(palliative care) • 327
완화적 목적 • 128
요가 • 159
용담사간탕 • 330

우울증 • 309
우차신기환 • 277, 279, 280, 331
운동과 신체 활동 • 154
원발성 위림프종 • 414
월경과다 • 546
위선암 • 410
위암의 통합의학적 접근 • 416
위암의 한의학적 치료 • 416
위육종 • 415
위종양 • 410
유관상피내암(ductal carcinoma in situ, DCIS) • 527
유방암 • 152
유방암의 병기 • 526
유전자 • 061
육군자탕 • 283, 287, 299, 311, 329, 330
윤장탕 • 304
을자탕 • 304
이중환 • 299
이진탕 • 299, 330
인공 감미료(artificial sweeteners) • 041
인두암 • 341
인삼양영탕 • 277, 280, 329, 330, 331
인지행동 요법 • 156
인지행동적 스트레스 관리법(cognitive-behavioral stress management, CBSM) • 157
인진오령산 • 330
인진호탕 • 330
임상 가이드라인(clinical practice guideline) • 150, 152
임상 증상 • 522
임종 • 017
입효산 • 319

ㅈ

자궁경부암 • 539
자궁내막암 • 544
자궁육종 • 544
자궁체부암 • 544
자기공명 담췌관 조영술(magnetic resonance cholangiopancreatogrqaphy, MRCP) • 467
자연살해 • 116
작약감초탕 • 277, 304, 331
장폐색(intestinal obstruction, ileus) • 306
저분화 갑상선암(poorly differentiated thyroid cancer) • 371
저산소증(hypoxia) • 325
적취 • 209
전립선건강지수(prostate health index, PHI) • 499
전립선상피내종양(prostatic intraepithelial neoplasia, PIN) • 495
전신 요법 • 129
전이 • 106
전이성 뇌종양 • 360
전인의학(holistic medicine) • 150, 166
정밀의료(precision medicine) • 172
제한병기(limited stage) • 393
조기검진 • 061

조위승기탕 • 304
종양(tumor) • 079
종양대사 • 087
종양면역 • 091
종양 표지자 • 006
종양항원(tumor antigen) • 094
죽여온담탕 • 299, 330
직장수지검사(digital rectal examination, DRE) • 497
진단 검사 • 523
진무탕 • 277, 330, 331
진통제 • 267
질확대경 검사 • 541

ㅊ

천연물 의약(natural medicine) • 168
천연제품 • 163
천왕보심단 • 315
총방사선양(biologically effective dose, BED) • 132
췌관내 초음파검사(intraductal ultrasonography, IDUS) • 467
췌장암 • 465
췌장암의 병기 분류 • 468
치료지수 • 141
칠물강하탕 • 329
침(acupuncture) • 533
침구치료 • 201
침술 • 152, 160

ㅋ

카드뮴(cadmium) • 036
칼슘(calcium) • 043
콜타르(coal tar) • 036
쿠루바지에 증상(Courvoisier's sign) • 467

ㅌ

태극권 • 160
테모달(temozolomide, TMZ) • 362
통증 • 160
통합암치료 • 169, 172
통합의학(integrative medicine) • 018, 149
통합의학적 특징 • 166
통합종양학(integrative oncology) • 149
통합종양학 가이드라인 • 152
통합종양학 학회(Society for Integrative Oncology, SIO) • 150

ㅍ

팔미지황환 • 277, 331
팔진탕 • 283
편도암 • 343
폐결절 • 394
폐경후 질출혈 • 546
폐암 • 152
폐암의 병리학적 분류 • 388
폐암의 전이 • 391
폐엽절제술 • 394

포름알데히드(formaldehyde) • 036
폴리아데노신 디프인산-리보오스 중합효소 (PARP) 억제제 • 449
표적 치료(targeted therapy) • 139
표준 치료 • 149
핍지교종 • 356

ㅎ

하인두암 • 341
한약 중심의 통합암치료 • 169
한열 변증 • 172
한의학 • 166
항산화제(antioxidants) • 041
항암 방사선치료(concurrent chemoradiation therapy) • 137
항암본초 • 534
항암제 유발 오심·구토 • 533
항암 화학 요법 • 137, 530
항호르몬요법 • 531
향사육군자탕 • 283, 299
향소산 • 310
현맥증액화독음(玄麦增液化毒饮) • 321
혈관신생(angiogenesis) • 099
혈청알파태아단백(AFP) • 443
호르몬 억제요법 • 142
호지킨림프종 • 622
홍경천(紅景天; Rhodiola algida) • 319
확장병기(extensive stage) • 393
환자 중심 • 167
환자 중심의 치유의학(patient-centered medicine) • 167
황기 • 168
황기계지오물탕 • 280
황련탕 • 318
후두암 • 341
휘틀세포암(Hürthle cell carcinoma) • 371
흡연 • 488

A

Ameriacn joint Committee on Cancer Classification (AJCC) • 375
Aromatase inhibiotrs • 531
Ataxia-telangiectasia • 466
Axitinib • 382

B

Barcelona Clinic Liver Cancer (BCLC) Staging system • 441
BRAF • 373
Breast cancer gene (BRCA) • 520
B 증상 • 627

C

CA19-9 • 467
Cabozantinib • 382
Calcitonin • 372
Common terminology criteria of adverse events (CTCAE) • 141

Cotswolds 병기 체계 • 629

E

European Association for the Study of the Liver (EASL) • 453
Endoscopic ultrasonography-fine needle aspiration (EUS-FNA) • 467

F

Familial atypical mole-multiple melanoma (FAMMM) • 466
FOLFIRINOX • 469

G

Gemcitabine/nab-paclitaxel • 469
Gleason 점수 • 502
Glioblastoma • 357

H

HER-2/neu • 466, 530
Hereditary nonpolyposis colorectal carcinoma (HNPCC) • 466
Hereditary pancreatitis • 466
HPV-16 • 342

I

International Federation of Gynecology and Obstetrics (FIGO; 국제산부인과학회) • 540
iRECIST • 136

K

K-ras • 466

L

Levatinib • 382
Levothyroxine • 381

M

Methotrexate, vinblatine, doxorubicine, cisplatin (M-VAC) • 482
Milan criteria • 442
Mitogen-activated protein kinase (MAPK) cascade • 373
Modified UICC staging system • 440

O

Oligodendroglioma • 357

P

p21WAF/CIP1 • 466
Pazopanib • 382
Protein induced by vitamin K absence II (PIVKA II) • 443
PSA 측정 • 497

R

RAS • 373
Response Evaluation Criteria in Solid Tumors (RECIST) • 009, 135, 453
RET • 373
RhTSH(인간유전자재조합 TSH) • 382

S

Seed and soil theory • 110
Sorafenib • 382, 449
Squamous cell carcinoma (SCC) • 542
Sunitinib • 382

T

Tamoxifen • 531
Thyroglobulin (Tg) • 372

V

Vandetanib • 382
Von Hippel-Lindau syndrome • 466

W

WHO criteria • 453

번호

3차원 정각 방사선치료(three-dimensional conformal radiation therapy, 3D-CRT) • 346
6가 크롬 화합물(hexavalent chromium compounds) • 036

한자

補中益氣湯 • 294
膵臟癌放療後方 • 471
膵臟癌化療後方 • 471
膵臟癌術後方 • 471
伏梁 • 471
海藻玉壺湯加減 • 383
黃疸 • 471
積聚 • 471
十全大補湯 • 294
石癭 • 382
四海舒鬱丸加減 • 383
四逆散加減 • 383
癭瘤 • 382
癥瘕 • 471
知柏地黃丸加減 • 383